ÉLÉMENTS D'OBSTÉTRIQUE

ÉLÉMENTS D'OBSTÉTRIQUE

PAR

Le DR V. WALLICH

PROFESSEUR AGRÉGÉ A LA FACULTÉ DE MÉDECINE DE PARIS

DEUXIÈME ÉDITION

Avec 135 figures dans le texte.

PARIS

G. STEINHEIL, ÉDITEUR

2, RUE CASIMIR-DELAVIGNE, 2

1910

PLAN

LIVRE PREMIER

OBSTÉTRIQUE NORMALE

Première partie : GROSSESSE NORMALE.

Deuxième partie : ACCOUCHEMENT NORMAL.

Troisième partie : POST PARTUM NORMAL.

LIVRE DEUXIÈME

PATHOLOGIE OBSTÉTRICALE

Première partie : GROSSESSE PATHOLOGIQUE.

Deuxième partie : ACCOUCHEMENT PATHOLOGIQUE OU DYS-
TOCIE.

Troisième partie : POST PARTUM PATHOLOGIQUE.

LIVRE TROISIÈME

OPÉRATIONS

Première partie : OPÉRATIONS D'EXTRACTION
(Forceps, version, extraction du siège).

Deuxième partie : EMBRYOTOMIES
(Embryotomie céphalique par basiotripsie, et em-

bryotomie rachidienne à la ficelle et aux ciseaux).

Troisième partie : Accouchement chirurgical
(Accouchement et avortement provoqués, césariennes et hystérectomies, symphyséotomie et
pubiotomie).

LIVRE PREMIER

OBSTÉTRIQUE NORMALE

PREMIÈRE PARTIE

LA GROSSESSE NORMALE

CHAPITRE PREMIER

LA FEMME ENCEINTE A TERME

SOMMAIRE. — 1º **Aspect extérieur** : Examen général, examen de l'abdomen. — 2º **Situation des organes** : Ouverture de l'abdomen, coupe longitudinale, coupe transversale. — 3º **Le contenu de l'utérus** : L'œuf, l'ovoïde fœtal. — 4º **Le bassin** : Le détroit supérieur, l'excavation, le détroit inférieur, les muscles. — 5º **Présentations et positions** : La tête du fœtus, présentations, positions, variétés de positions.

1º ASPECT EXTÉRIEUR

Examen général. — Lorsqu'on regarde une femme enceinte, près du terme de sa grossesse, alors que tout est normal, une chose frappe d'abord : *le volume du ventre,* qui a pour conséquence une démarche lourde et pénible. Le visage présente souvent, par places, une coloration plus foncée, une pigmentation, c'est *le masque de la grossesse.*

Si l'on fait déshabiller cette femme, on peut constater au niveau des *seins,* que l'aréole est plus foncée et parsemée de petites saillies qui sont les tubercules de Montgomery.

La peau des seins et du ventre, ainsi que celle des cuisses, présente des éraillures plus ou moins prononcées, ce sont *les vergetures.* Ces vergetures ont une signification : les femmes qui ont beaucoup de vergetures ont de mauvais tissus. Chez elles il sera plus difficile d'éviter une déchirure du périnée au moment de l'accouchement.

En faisant coucher la femme et en examinant ses organes génitaux, on trouve *la vulve violacée*.

Examen de l'abdomen. — Le ventre peut être soulevé par trois saillies différentes constituées par l'utérus, la vessie, l'intestin.

L'utérus forme une masse volumineuse, mesurant chez la femme à terme, $0^m,32$ à $0^m,34$ au-dessus du pubis, — généralement portée à droite, — et présentant une consistance élastique qui fait place, par moments, à une grande dureté, lorsqu'il se produit ce qu'on a appelé les « contractions indolores » de la grossesse.

La vessie se trouve en bas et à gauche quand l'utérus est à droite ; on peut voir et sentir sa masse liquide sans qu'elle contienne beaucoup d'urine.

L'intestin entoure l'utérus et la vessie ; il est facilement reconnaissable, à la percussion, par sa sonorité.

Si l'on fait lever la femme, on constate que l'aspect du ventre change, il paraît augmenté de volume. Il fait plus ou moins saillie en avant. Si la paroi abdominale manque de résistance, l'utérus penche de plus en plus en avant et produit ce qu'on appelle « le ventre pendulum », ou « en besace ».

Dans ces conditions, la femme aura de grandes difficultés pour faire des efforts, au moment de l'accouchement ; d'autre part, le fœtus mal soutenu, mal maintenu, pourra prendre de mauvaises attitudes ; enfin, après l'accouchement, le ventre présentera du relâchement des muscles droits, de « l'éventration ».

Il faut, en prévision de ces inconvénients, faire porter une ceinture abdominale, non pas seulement chez

FEMME ENCEINTE A TERME

OUVERTURE DE L'ABDOMEN

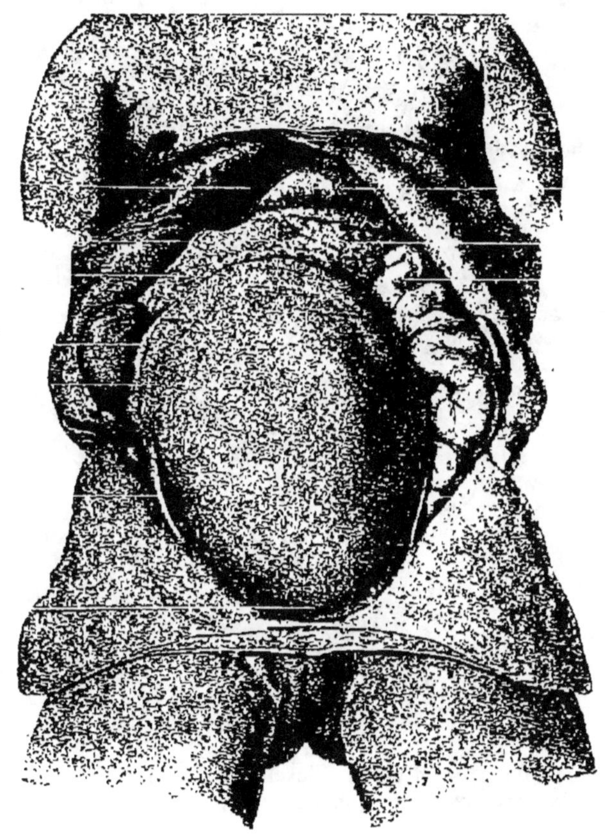

Fig. 1. — Moreau et Jacquemier.

FEMME ENCEINTE A TERME

COUPE LONGITUDINALE

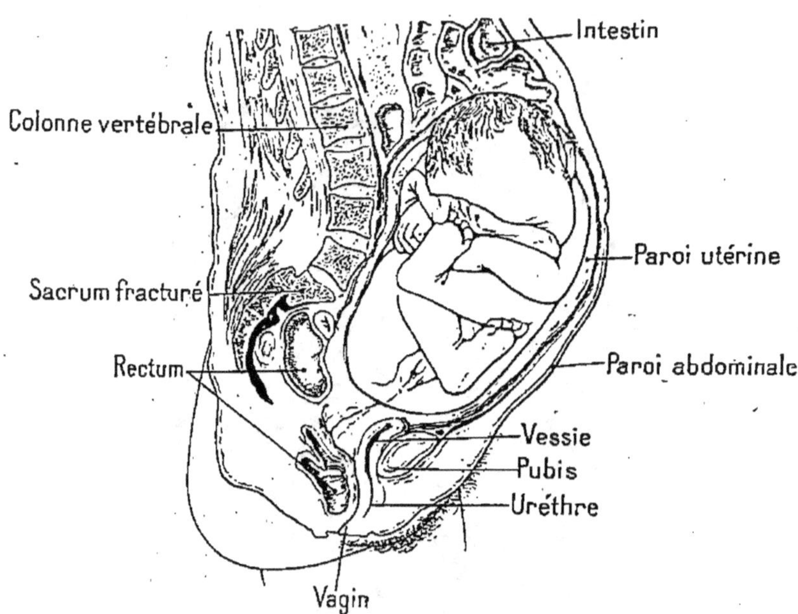

Fig. 2. — Waldeyer.

Femme tuée dans un accident de chemin de fer, mise à congeler et sciée verticalement sur la ligne médiane dans toute sa hauteur.

les grandes multipares, mais aussi chez la primipare, dès que l'utérus, vers le cinquième mois de la grossesse, commence à peser sur la paroi abdominale.

2° SITUATION DES ORGANES

Ouverture de la paroi abdominale. — Chez une femme enceinte à terme on trouve :

L'utérus presque au milieu du ventre, incliné à droite, tordu sur lui-même de droite à gauche, de sorte qu'on voit en avant un ligament large avec un ovaire très superficiel, et l'on comprend que l'on puisse, en comprimant cet organe pendant l'examen, provoquer parfois de la douleur.

L'utérus peut être mobilisé latéralement, puis en avant, mais pas en arrière, arrêté qu'il est par la colonne vertébrale.

L'intestin encadre l'utérus. Quant à la vessie, vide elle se cache derrière le pubis.

Coupe longitudinale. — Pour étudier l'emplacement respectif des différents organes et leurs rapports, on a pratiqué des coupes verticales ou horizontales sur des cadavres durcis par la congélation. Ces coupes ont permis d'établir sur des bases sérieuses l'anatomie et la physiologie de la femme enceinte.

Sur une coupe fendant verticalement, comme d'un coup de hache, le corps en deux parties symétriques, on peut noter les détails suivants chez une femme enceinte près du terme.

L'utérus est appliqué contre la colonne vertébrale, son fond remonte jusqu'à la deuxième vertèbre lombaire, mais n'atteint pas le rein, il ne peut donc pas comprimer directement cet organe, ainsi qu'on l'a cru longtemps. Mais, en revanche, il peut comprimer :

Les gros vaisseaux situés en arrière de lui, d'où les œdèmes des membres inférieurs.

La vessie, ce qui explique les envies fréquentes d'uriner.

Le rectum, d'où la constipation mécanique observée si souvent pendant la grossesse.

La paroi utérine se présente sur cette coupe longitudinale sous des aspects différents. Elle est plus épaisse dans les 2/3 supérieurs de l'organe que dans le tiers inférieur.

Ce tiers inférieur plus mince, moins contractile, s'étend jusqu'à environ 10 centimètres de l'orifice du col, il a reçu le nom de *segment inférieur de l'utérus,* c'est la région de prédilection des ruptures de cet organe.

La cavité utérine mesure environ $0^m,25$ de hauteur.

Le col de l'utérus mesure sur les coupes de femme enceinte, même près du terme, environ 4 centimètres de hauteur, de l'orifice externe à l'orifice interne, et forme ainsi un canal, rempli par un bouchon muqueux qui obture sa cavité jusqu'au moment du travail.

Le canal formé par le col de l'utérus subit au moment du travail, un aplatissement qui le transforme en anneau, on dit alors que *le col est effacé.*

On a beaucoup discuté sur la question de savoir si le col peut s'effacer pendant la grossesse, ou bien s'il ne peut s'effacer que pendant le travail. En réalité, la discussion n'a porté que sur des cas exceptionnels et difficiles à interpréter, dans lesquels le col très ramolli peut être déclaré effacé, parce que le doigt qui explore l'écrase contre la partie fœtale.

En somme, tout le monde est d'accord pour dire qu'il faut que *le col soit effacé pour déclarer la femme en travail.*

Le col peut se dilater pendant la grossesse, être largement *ouvert.* Mais dans ces cas, il conserve toute sa hauteur. Cela s'observe chez les grandes multipares, ou dans les cas de distension

FEMME ENCEINTE A TERME

COUPE TRANSVERSALE

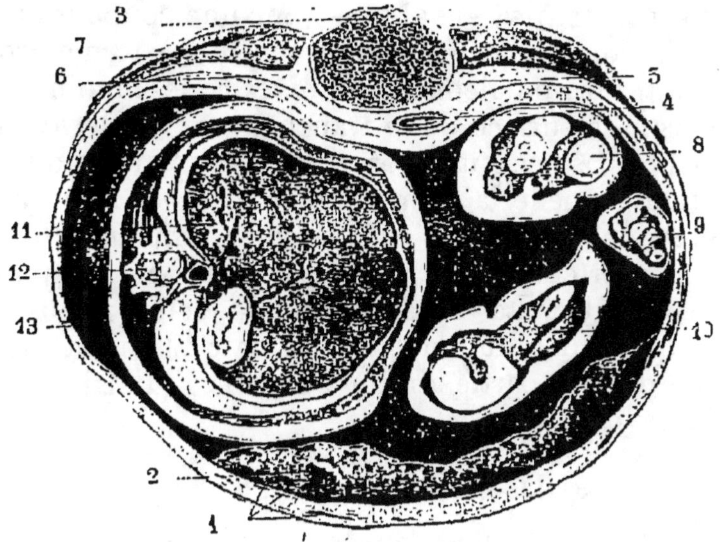

Fig. 3. — Barbour.

*L'utérus en se moulant sur la colonne vertébrale se déprime
en arrière sur la ligne médiane.*

1, sinus utérins. — 2, placenta. — 3, 4e lombaire. — 4, aorte. —
5, 6, uretères. — 7, m. tractor spinæ. — 8, 9, 10, membres pelviens du
fœtus. — 11, coupe de l'abdomen du fœtus, foie. — 12, colonne vertébrale du fœtus. — 13, liquide amniotique.

1.

utérine ; alors le col bâille, il devient, suivant l'expression consacrée, *déhiscent*.

La dilatation et l'effacement sont des phénomènes très distincts,
qui ne doivent pas être confondus l'un avec l'autre.

L'estomac et l'intestin se trouvent comprimés par la
masse utérine qui remplit le ventre, il s'ensuit que la
femme digère plus difficilement, et supporte mal les
repas copieux.

Coupe transversale. — Sur une coupe transversale du corps, chez la femme enceinte à terme, coupe
passant horizontalement au niveau de l'ombilic, on
voit, sur la surface de la tranche, que : *l'utérus* ne se
présente pas avec une forme circulaire, mais que son
contour rappelle la forme d'un « *haricot* ». Il y a une
dépression de la paroi postérieure, imprimée par la
colonne vertébrale, sur laquelle l'utérus vient s'appuyer
et se mouler. La conséquence de cette disposition,
c'est que le dos du fœtus logera naturellement sa convexité dans la partie droite ou dans la partie gauche
de la cavité utérine.

3° LE CONTENU DE L'UTÉRUS

L'utérus contient un œuf comprenant les membranes,
le liquide et le fœtus.

L'œuf. — Les membranes de l'œuf sont, en allant
de dehors en dedans :

La caduque ou muqueuse utérine épaissie, et modifiée.

Le chorion, dont une partie épaissie constitue, en
s'entremêlant avec la caduque, le placenta.

L'amnios, membrane la plus interne de l'œuf, contenant le liquide amniotique. Ce liquide opalescent, et non
pas citrin comme on l'a dit à tort, contient en suspension
une matière blanchâtre, sébacée, le « vernix caseosa ».
La quantité de liquide est d'environ un demi-litre.

Le fœtus est relié par une tige vasculaire, *le cordon ombilical,* au placenta, masse charnue, de forme discoïde, pesant 500 grammes environ.

L'étude anatomique du placenta et des membranes, qui constituent dans leur ensemble ce qu'on a appelé les *annexes du fœtus,* sera faite au chapitre de la délivrance.

Le fœtus à terme. — Chez le fœtus à terme, examiné étendu, la partie la plus volumineuse est la tête. Il pèse 3 250 grammes en moyenne et mesure environ 0^m,50 de long.

Or, la cavité utérine a environ 0^m,25 de hauteur. Comment le fœtus, qui mesure 0^m,50, peut-il s'y loger ?

Il y arrive en se blottissant, en se ramassant sur lui-même, en se pliant, en se fléchissant, en accommodant ses formes et ses dimensions à celle de la cavité utérine. C'est ce qu'on a appelé *l'accommodation,* dont Pajot a formulé la loi.

« Quand un corps solide est contenu dans un autre, si le contenant est le siège d'alternatives de mouvements et de repos, si les surfaces sont glissantes et peu anguleuses, le contenu tendra sans cesse à accommoder sa forme et ses dimensions aux formes et à la capacité du contenant. »

A cette explication classique de l'accommodation, on peut ajouter que la tête du fœtus, partie la plus résistante, partie irréductible de l'ovoïde fœtal, se place plus volontiers dans le segment inférieur de l'utérus moins contractile.

Le fœtus ainsi tassé, accommodé, a l'aspect d'une masse ayant la forme oblongue d'un œuf avec une grosse et une petite extrémité, c'est l'*ovoïde fœtal.*

Dans l'ovoïde fœtal, ce n'est plus la tête du fœtus qui est la partie la plus volumineuse, mais c'est la partie inférieure du corps : le siège avec les membres inférieurs pelotonnés. La petite extrémité de l'ovoïde fœtal est constituée par la tête.

La cavité utérine ayant une forme ovoïde à petite extrémité inférieure et à grosse extrémité supérieure, l'ovoïde fœtal a une tendance naturelle à loger sa petite extrémité, la tête, dans la partie inférieure de l'utérus.

4° LE BASSIN

Le bassin constitue une ceinture osseuse comprenant :

1° Une partie supérieure évasée, ou « grand bassin », peu importante au point de vue obstétrical;

2° Une partie inférieure, « petit bassin », canal osseux avec lequel l'utérus est en rapport, et que le fœtus doit traverser au moment de l'accouchement.

Le petit bassin est seul intéressant pour l'accoucheur, il forme un canal osseux, ayant un orifice supérieur et un orifice inférieur.

L'orifice supérieur c'est « le détroit supérieur ». L'orifice inférieur est appelé « détroit inférieur » ; entre les deux, le canal osseux prend le nom d' « excavation ».

Le détroit supérieur a une forme irrégulière mais symétrique, et rappelle dans son contour la forme d'un cœur de carte à jouer. Il présente en arrière une saillie osseuse, formée par l'angle sacro-vertébral, à l'union de la colonne lombaire avec la première vertèbre sacrée, c'est le *promontoire*. Sur les parties latérales, en partant du promontoire, et en allant d'arrière en avant, on rencontre successivement :

— Une surface plane, *aileron du sacrum*.

— Une fissure, constituée par *l'articulation sacro-iliaque*.

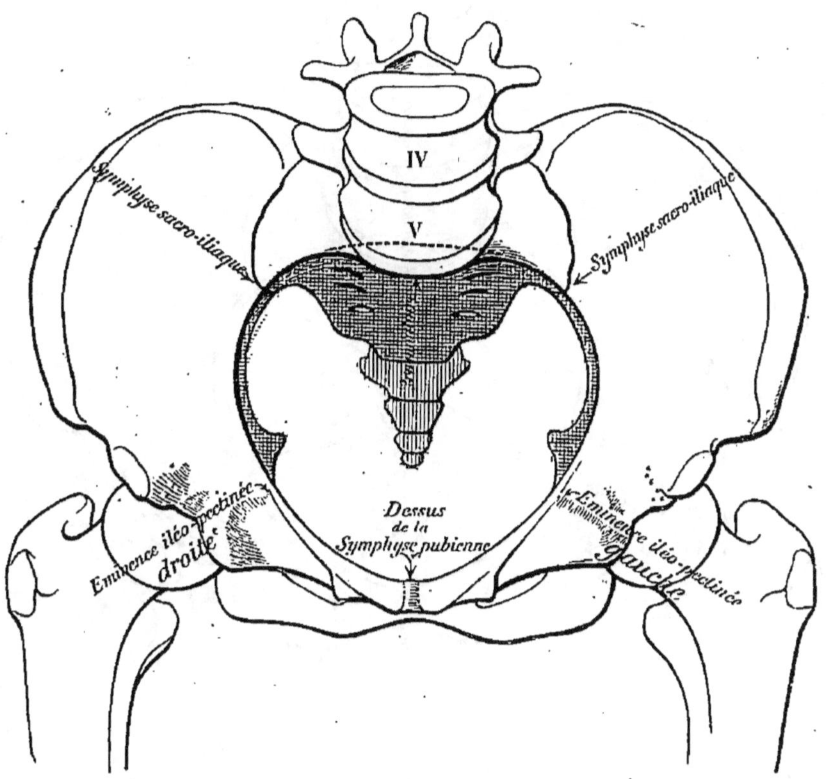

Fig. 4. — Faraboeuf et Varnier.

Bassin de femme debout vu d'avant et d'en haut.

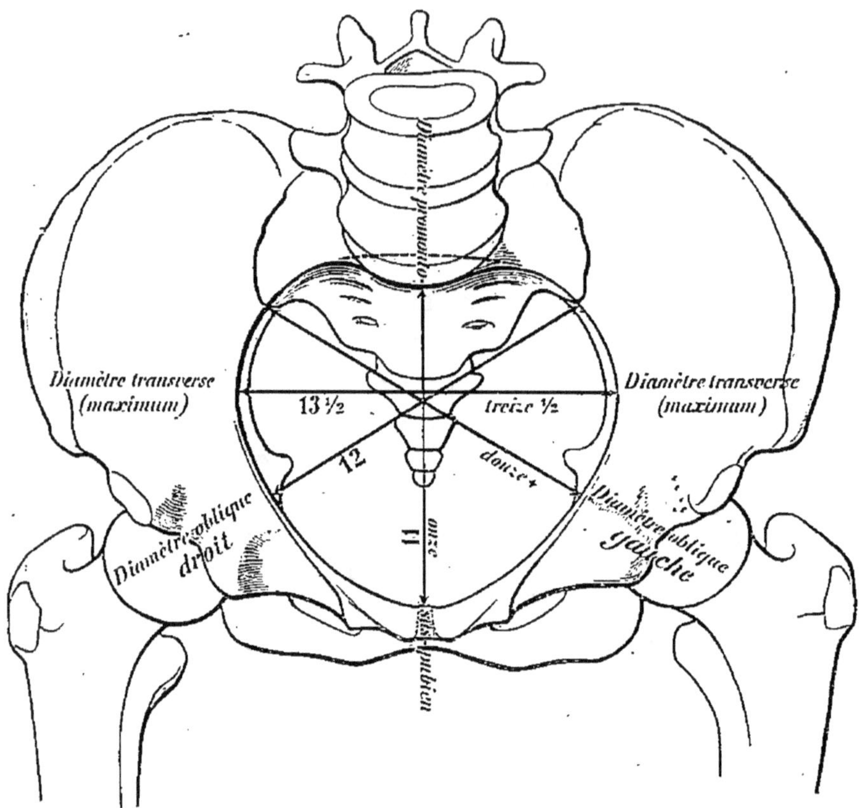

Fig. 5. — Farabœuf et Varnier.

Les diamètres : « 11, 12, 13 1/2 ».

Le diamètre transverse est trop rapproché du promontoire pour pouvoir être praticable.

— Une courbe osseuse entre le grand et le petit bassin : *ligne innomminée.*

— Une partie légèrement saillante : *éminence iléopectinée.*

— A cette dernière fait suite le *pubis*, qui se réunit en avant à celui du côté opposé pour former la *symphyse pubienne.*

Diamètres. — On désigne sous le nom de « diamètres » des lignes fictives réunissant deux points du contour du bassin. Pour le détroit supérieur on distingue trois diamètres :

Le plus petit diamètre est *le diamètre antéro-postérieur*, ou « promonto-pubien », il s'étend du promontoire à la partie supérieure et postérieure de la symphyse pubienne.

Le plus grand diamètre est *le diamètre transverse*, il s'étend entre les parties les plus excavées des lignes innomminées.

Le diamètre moyen est *le diamètre oblique*, étendu de l'éminence iléo-pectinée d'un côté à l'articulation sacro-iliaque d'un autre côté.

Leurs dimensions les plus fréquentes à l'état normal sont :

Diamètre antéro-postérieur.	11
Diamètre oblique.	12
Diamètre transverse..	13,5

Pajot, pour faire retenir ces dimensions, prononçait d'une voix solennelle en entrant dans le grand amphithéâtre de la Faculté : « 11, 12, 13 1/2 ». Il répétait ces chiffres plusieurs fois, puis disait à son auditoire, frappé et intrigué : « 11, 12, 13 1/2, ce sont les dimensions du détroit supérieur ».

L'excavation. — Elle fait suite au détroit supérieur, elle est constituée en arrière par le sacrum, en

L'EXCAVATION

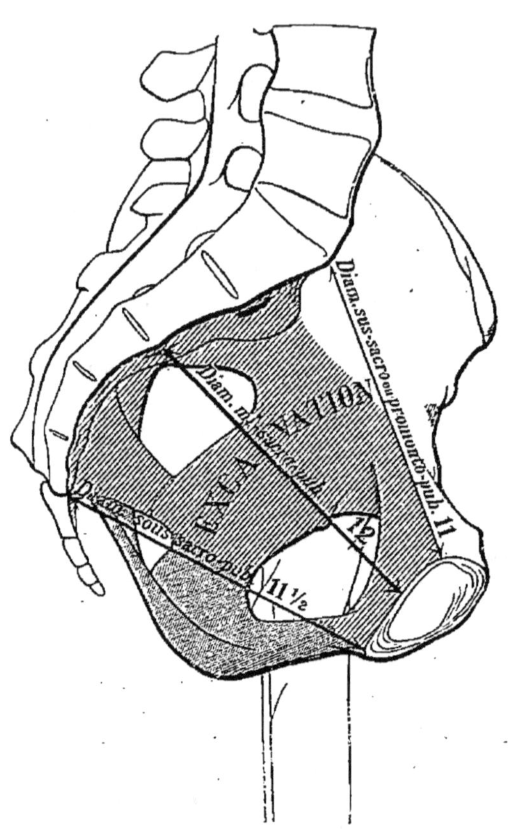

Fig. 6. — Farabeuf et Varnier.

avant et sur les parties latérales par les os iliaques. Il est bon de remarquer que la partie antérieure de l'excavation, formée par les pubis est beaucoup moins haute que la partie postérieure formée par le sacrum. *Les diamètres* de l'excavation sont à peu près égaux et mesurent $0^m,12$: « 12 partout », disait Pajot.

Le détroit inférieur. — Il se trouve constitué en arrière par *la pointe du sacrum* et *le coccyx*, sur les parties latérales par *les ischions*, et en avant par *l'angle du pubis*.

Diamètres. — Deux diamètres sont intéressants à retenir : le diamètre *antéro-postérieur*, allant de la pointe du coccyx au bord inférieur du pubis ou diamètre « coccy-pubien », et le diamètre *transverse* ou « biischiatique » entre les deux ischions.

De ces deux diamètres, le diamètre antéro-postérieur, coccy-pubien, est *le plus petit*.

Au cours de l'accouchement, lorsque la partie fœtale a repoussé le coccyx mobile, ce diamètre antéro postérieur aboutit non plus à la pointe du coccyx, mais à la base du coccyx articulée avec la pointe du sacrum. Ce nouveau diamètre antéro-postérieur, non plus coccy-pubien, mais sacro-pubien est *égal* au diamètre transverse.

Donc *après la rétropulsion* du coccyx le diamètre antéro-postérieur et le diamètre transverse sont égaux (1).

----

(1) Quand on interroge aux examens sur les diamètres du détroit inférieur, le candidat ne manque jamais de répondre ce que l'on a enseigné pendant longtemps : le diamètre antéro-postérieur est le plus grand. C'est l'écho de l'enseignement de Pajot, qui disait : « Au détroit inférieur $0^m,11$ partout et $0^m,13$ d'avant en arrière après la rétropulsion du coccyx. » Varnier, avec son maître Farabeuf, nous a appris dans sa thèse en 1888, qu'un bassin ainsi fait n'existe pas. Le bassin sec qui mesure au détroit inférieur $0^m,11$ partout, est le bassin qui a perdu son coccyx dans un

LE DÉTROIT INFÉRIEUR

COCCYX EN PLACE

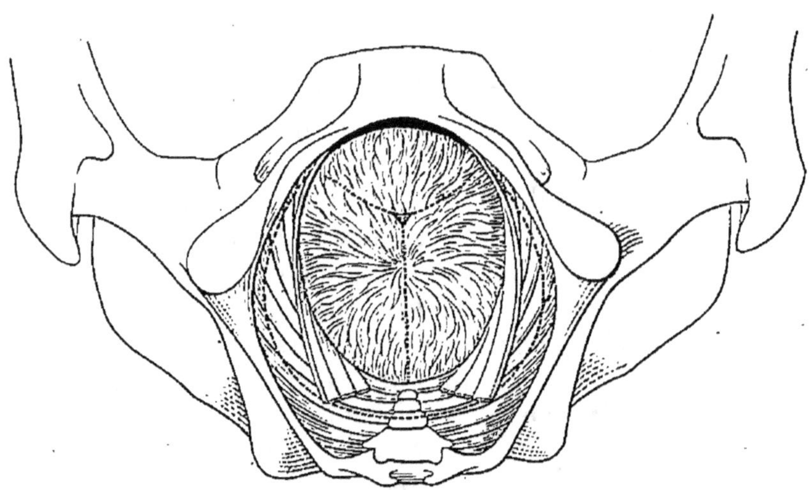

Fig. 7. — Farabeuf et Varnier.

Diamètre coccy-pubien. . . . 7 à 9 c.
Diamètre bi-ischiatique. . . 11 c.

LE DÉTROIT INFÉRIEUR

COCCYX RÉTROPULSÉ

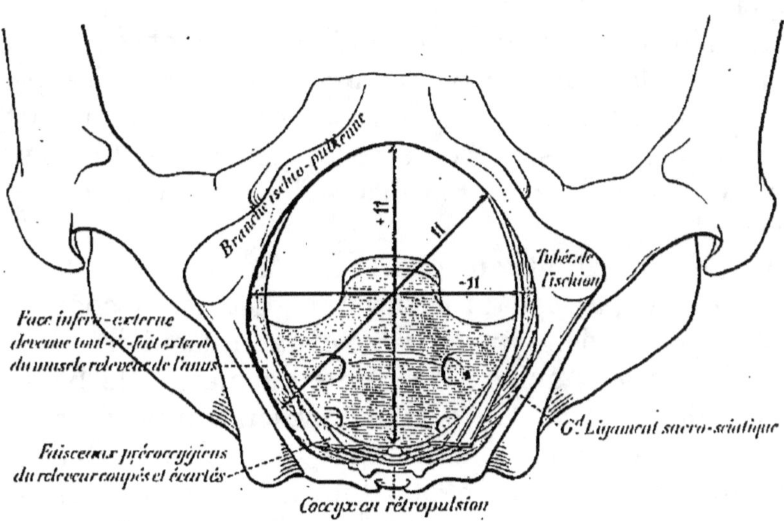

Fig. 8. — Farabeuf et Varnier.

« *11 c. partout* ».

Les dimensions *vraies* du détroit inférieur sont :

Diamètre antéro-postérieur (avant la rétropulsion du coccyx). . . . . 7 à 9 c.
Diamètre antéro-postérieur (après la rétropulsion du coccyx). . . . . 11 c.
Diamètre transverse.. . . . . 11 c.

Les muscles. — Le bassin est en rapport avec des muscles, qui modifient peu la forme du détroit supérieur.

Le détroit inférieur est obturé par *un plancher musculaire* perforé par un orifice que traversent : l'urètre, le vagin et le rectum, c'est le muscle releveur de l'anus, augmenté du muscle ischio-coccygien, constituant un ensemble appelé par Farabeuf, le « releveur coccy-périnéal ».

Ce muscle subit au cours de l'accouchement, au moment du passage du fœtus une distension considérable, et il devient un véritable canal musculaire : « le détroit inférieur musculaire » de Varnier, « le bassin mou » de Pinard. Ce détroit inférieur musculaire se trouve, en somme, constitué par toutes les fibres musculaires, qui partent du pourtour du détroit inférieur osseux pour venir se réunir sur la partie médiane, autour de l'orifice, laissant passer urètre, vagin et rectum. Il y a donc, à travers le muscle, une « boutonnière » à grand diamètre antéro-postérieur, une fente étendue du pubis au coccyx, *fente pubo-coccygienne,* qui impose au fœtus, une orientation déterminée lorsqu'il la traverse.

---

musée. Lorsque le bassin est muni de coccyx comme chez la femme vivante, le diamètre antéro-postérieur est *égal ou inférieur* au diamètre transverse. Ces considérations sont très importantes à retenir pour comprendre le mécanisme de l'accouchement.

5° TÊTE FŒTALE, PRÉSENTATION ET POSITION

C'est la tête fœtale, qui, par le fait de l'accommodation naturelle, doit se trouver à la fin de la grossesse en rapport avec le bassin. Au cours de l'accouchement, c'est la tête du fœtus qui passera le plus difficilement à travers le bassin, parce qu'elle est la partie la plus volumineuse et la moins réductible. Il est donc nécessaire de connaître la forme et les dimensions de cette tête.

Tête du fœtus. — Elle est formée par la réunion des pièces osseuses, prenant part à la constitution de la voûte du crâne, et qui sont, d'avant en arrière : 2 frontaux, 2 pariétaux, 2 temporaux, et l'occipital.

On appelle *sutures* les interstices compris entre ces pièces osseuses, et *fontanelles* les espaces membraneux qu'on rencontre sur le trajet des sutures.

Une seule suture est importante à retenir, c'est la plus longue de toutes, *la suture sagittale* qui sépare les deux pariétaux.

Cette suture sagittale s'étend entre deux espaces membraneux ou fontanelles, — l'un antérieur, situé à l'intersection des frontaux et des pariétaux, le plus grand, de forme losangique, *fontanelle antérieure* ou *bregma,* — l'autre postérieur, siégeant à la réunion des pariétaux et de l'occipital, tout petit, perceptible surtout par la réunion de 3 sutures (la suture sagittale et les 2 sutures de l'occipital), c'est la *fontanelle postérieure.*

Diamètres. — La tête du fœtus est une masse irrégulière, mais de forme oblongue, elliptique, présentant de grandes dimensions antéro-postérieures et de petites dimensions transversales.

La tête du fœtus prend part au tassement général que subit celui-ci pour s'accommoder et se loger dans la cavité utérine, elle vient appuyer fortement sur le sternum, comme lorsqu'on baisse la tête au maximum, *elle se fléchit.* Elle forme ainsi une masse absolument associée au cou. Cette masse mérite d'être connue dans les dimensions qu'elle présente aux orifices du bassin.

La tête fléchie présente des dimensions maxima au niveau d'une circonférence qui passerait : en arrière, dans la région située au-déssous de l'occiput, « le sous occiput », — sur les côtés, sur la partie la plus saillante des bosses pariétales, — en avant sur la partie la plus saillante du front. C'est la *circonférence sous-occipito-frontale,* la seule qui mérite d'être retenue dans le mécanisme de l'accouchement normal ; elle a une forme elliptique oblongue avec un grand diamètre antéro-postérieur, et un petit diamètre transverse.

Les diamètres de la circonférence sous-occipito-frontale sont au nombre de deux :

1° Le diamètre sous-occipito-frontal, 11 c. à 11 c. 5.

2° Le diamètre bi-pariétal, 9 c.

Il est nécessaire de connaître ces dimensions de la tête fœtale, puisque ce sont celles qui auront à compter avec les dimensions du bassin, au cours de l'accouchement.

D'autres circonférences peuvent être étudiées sur la tête fœtale, plus grandes ou plus petites que la sous-occipito-frontale. Leur nombre pourrait, du reste, être multiplié à l'infini. On en décrit trois principales :

La circonférence sous-occipito-bregmatique, passant sur le sous-occiput, la saillie des bosses pariétales et le bregma, elle est ronde, elle mesure 0^m,09 dans toutes ses dimensions, elle est *plus petite* que la sous-occipito-frontale.

Les deux autres circonférences sont plus grandes que la sous-occipito-frontale :

La circonférence occipito-frontale, qu'il ne faut pas confondre avec la sous-occipito-frontale, et la *circonférence occipito-mentonnière.* Ces circonférences ont toutes une forme oblongue à grand diamètre antéro-postérieur et à petit diamètre transverse. *Le dia-*

mètre transverse est le même pour toutes, c'est le diamètre bipariétal (9 centim.), le diamètre antéro-postérieur seul varie. Les diamètres antéro-postérieurs sont faciles à retenir :

Sous-occipito-frontal . . . .   11 (à 11,5)
Occipito-frontal.   12
Occipito-mentonnière (ou diamètre maximum). 13 1/2

C'est donc encore 11, 12, 13 1/2.

Les deux dernières circonférences ne se mettent en rapport avec le bassin que dans des conditions anormales, alors que la tête n'est pas dans son attitude naturelle, fléchie.

Lorsque la tête fœtale vient se mettre en rapport avec le bassin, elle s'en coiffe comme d'un chapeau, et, pour qu'elle puisse y pénétrer, il faut qu'elle s'oriente de façon à placer son grand diamètre sous-occipito-frontal (11 centimètres) dans le grand diamètre transverse (13,5) du bassin. Mais ainsi orientée, elle vient buter par une de ses bosses pariétales sur le promontoire, parce que le grand diamètre transverse du bassin se trouve beaucoup plus rapproché du promontoire que du pubis. La tête resterait ainsi arrêtée si elle ne trouvait praticable le diamètre oblique du bassin (12 centimètres), où elle peut facilement placer son grand diamètre (SOF = 11 ou 11,5) (1).

On peut donc concevoir la tête du fœtus *en rapport* avec le bassin. C'est ce qu'on appelle la présentation de l'extrémité céphalique.

La présentation normale. — A un point de vue général la présentation peut être définie ainsi : c'est la région fœtale en rapport avec le détroit supérieur, qui s'y engage ou tend à s'y engager (Pinard, Farabeuf et Varnier).

La forme naturelle de la cavité utérine ressemblant

____

(1) SOF, abréviation de sous-occipito-frontal.

TÊTE FLÉCHIE, PRÉSENTATION DU SOMMET

LE DIAMÈTRE SOUS-OCCIPITO-FRONTAL

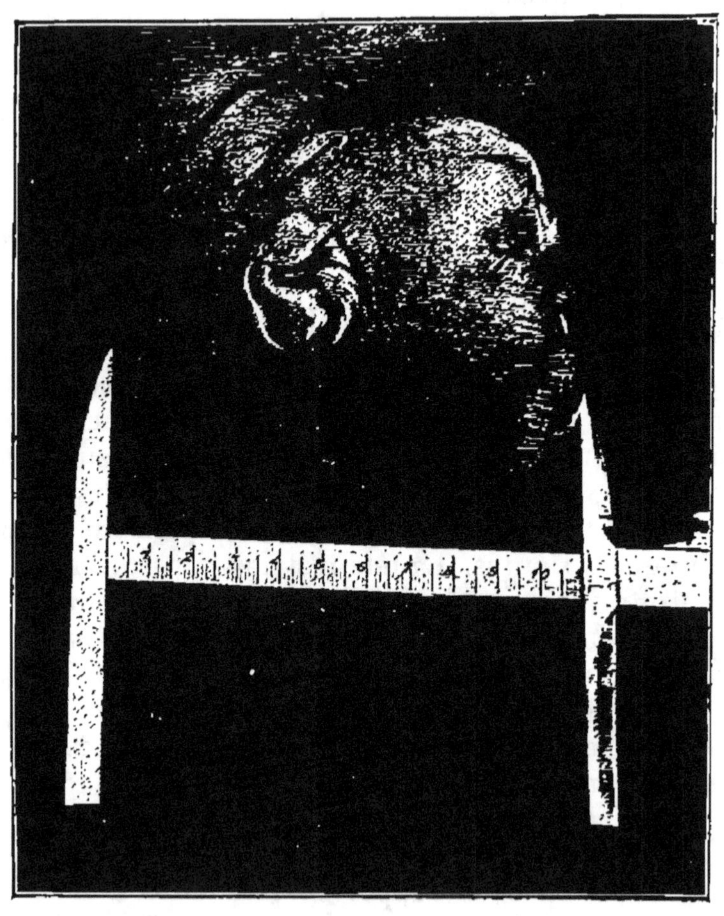

Fig. 9.

C'est le plus grand diamètre antéro-postérieur, que la tête présente au bassin, quand elle est fléchie.

TÊTE FLÉCHIE, PRÉSENTATION DU SOMMET

LE DIAMÈTRE BIPARIÉTAL

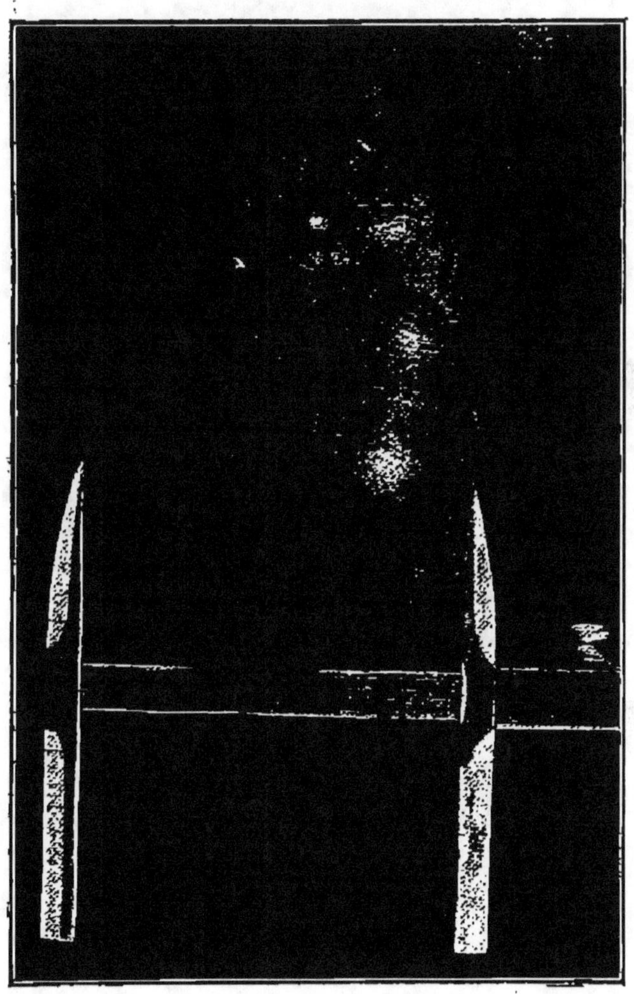

Fig. 10.

C'est le plus grand diamètre transversal de la tête (1).

---

(1) Ces deux diamètres : bipariétal et sous-occipito-frontal sont les seuls intéressants à retenir dans le mécanisme de l'accouchement, la tête étant fléchie en sommet, c'est-à-dire, en présentation normale.

LE SOMMET DU CRANE FOETAL

LA CIRCONFÉRENCE SOUS-OCCIPITO-FRONTALE

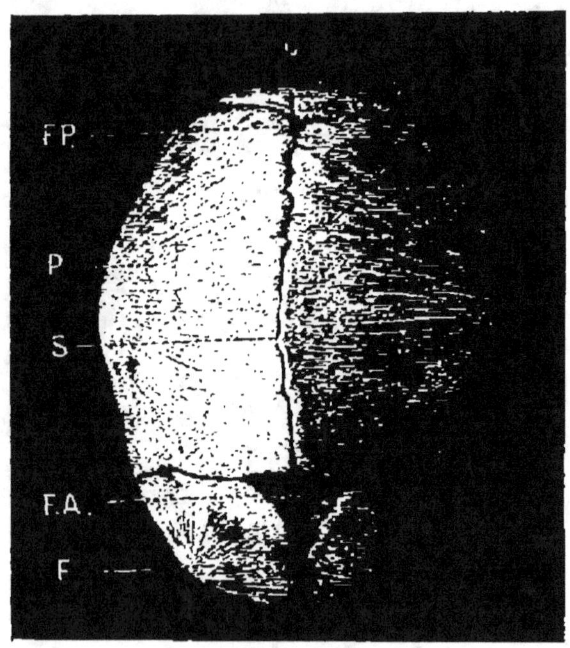

Fig. 11.

O, occipital. — FP, fontanelle postérieure. — P, pariétal. — S, suture sagittale. — FA, fontanelle antérieure. — F, frontal.

à celle d'une poire, commande à l'ovoïde fœtal de s'y placer de façon que la tête, petite extrémité de l'ovoïde, soit en bas, en rapport avec le bassin, c'est la présentation normale.

Si le fœtus est bien tassé, bien accommodé, bien fléchi, la tête met en rapport avec le bassin la région formée par la partie postérieure des pariétaux et l'occipital, bref le sommet de la tête, et l'on dit qu'il y a *présentation du sommet.*

Mais il faut pour cela que la tête soit bien fléchie ; si elle n'est pas bien fléchie et ne met pas son sommet en rapport avec le détroit supérieur, on dit qu'il y a, non pas présentation du sommet, mais *présentation de l'extrémité céphalique.*

Les présentations anormales. — Ce sont les présentations de la face, du front, du siège, de l'épaule, elles se produisent dans des circonstances qui s'écartent de la normale.

1. *La présentation de la face,* ou de l'extrémité céphalique défléchie, peut être la conséquence de la conformation allongée de la tête, ou de son développement plus considérable. Dans cette présentation la tête peut être complètement défléchie, c'est la présentation de la face proprement dite ; ou bien la déflexion n'est pas complète, et il s'agit d'une *présentation du front.*

2. *La présentation du siège* est constituée lorsque sous l'influence de modifications de forme, soit de l'ovoïde fœtal, soit de la cavité utérine qui le contient, c'est le siège du fœtus qui vient se mettre en rapport avec le détroit supérieur. Cette présentation s'observe surtout lorsque le placenta s'insère anormalement sur le segment inférieur de l'utérus.

3. *La présentation de l'épaule* se produit lorsque l'utérus présente une cavité déformée, à grand déve-

LES PRÉSENTATIONS

SOMMET   FACE

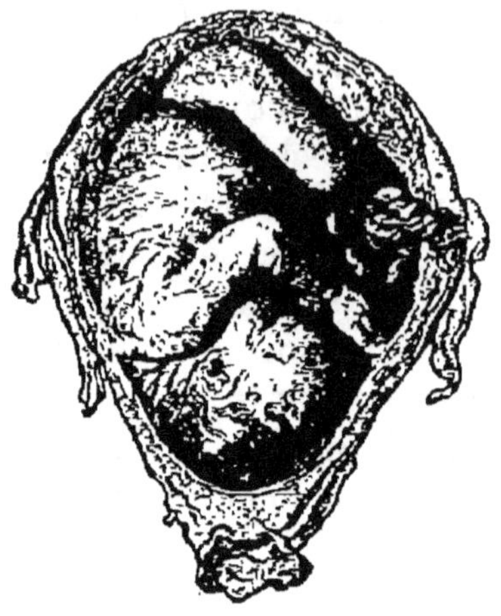

Fig. 12. — Hunter.

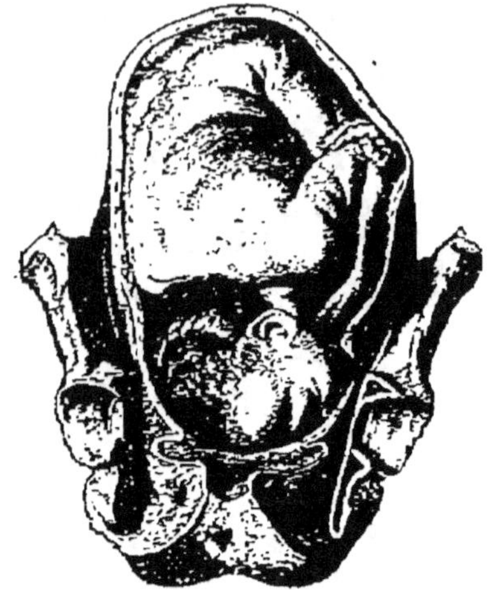

Fig. 13. — Smellie.

SIÈGE

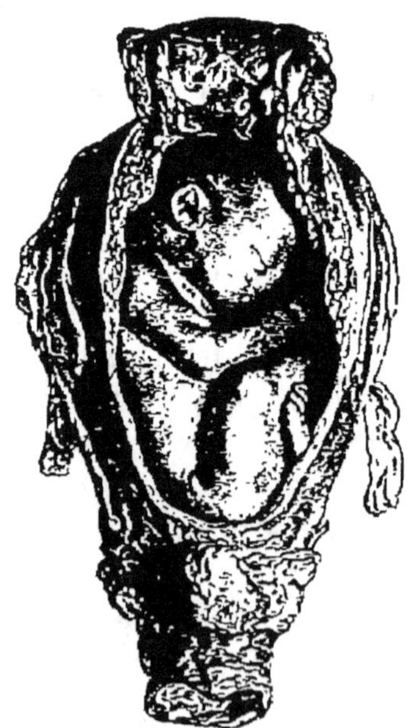

Fig. 14. — Hunter.

LES PRÉSENTATIONS

ÉPAULE

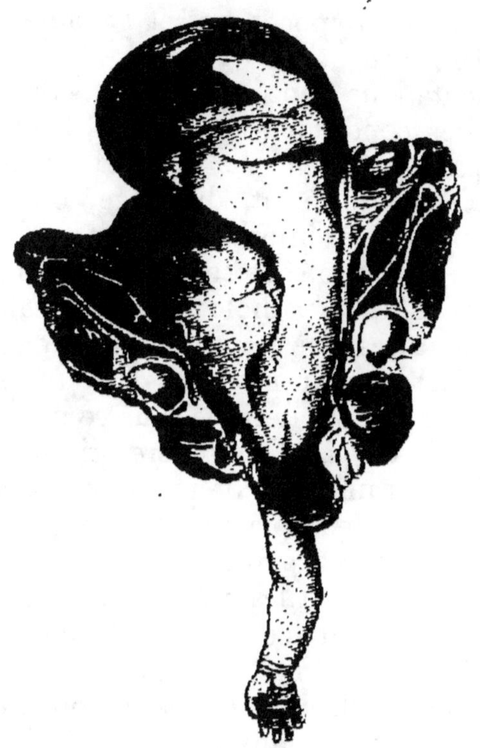

Fig. 15. — Zangemeister.

Sur cette pièce l'utérus est rupturé au-dessus de la tête du fœtus.

loppement transversal ; on la rencontre surtout quand l'utérus est mou, relâché, et la paroi abdominale sans résistance, chez les femmes qui ont eu beaucoup d'enfants. La présentation de l'épaule s'observe aussi chez les primipares qui ont une malformation utérine. Dans ces circonstances, la tête est dans une des fosses iliaques, le siège dans un hypocondre et l'épaule correspond au détroit supérieur.

Ces présentations sont *anormales,* elles se constituent dans des conditions anormales ; l'accouchement se produit par un *mécanisme spécial* dans les présentations de la face, du front, du siège, ou bien il est *impossible* sans intervention, comme dans la présentation de l'épaule. Ces raisons sont suffisantes pour qu'on puisse classer dans la pathologie obstétricale toutes les présentations autres que la présentation de l'extrémité céphalique fléchie (voir *Dystocie d'origine fœtale*).

La position. — On désigne sous ce nom le rapport qui existe entre un point de repère pris sur la présentation du fœtus et un point de repère pris sur le bassin de la mère. Il y a deux positions : *la position droite* et *la position gauche.* Le point du fœtus déterminé par convention varie suivant les présentations. Pour la présentation de l'extrémité céphalique fléchie ou du sommet, ce point est *l'occiput.* Si, par exemple, l'occiput est dans la moitié droite du bassin, on dit qu'il y a position droite. On a ainsi déterminé l'attitude du fœtus avec plus de précision.

Si l'on veut déterminer cette attitude avec plus de précision encore, il faudra indiquer, outre la présentation et la position, la variété de position.

La variété de position exprimera avec quel point du bassin l'occiput sera en rapport dans la présentation du sommet.

Les points de repère adoptés se trouvent à l'extrémité des principaux diamètres du bassin ; on les distingue en :

Antérieur. — A l'extrémité antérieure du diamètre oblique, au niveau de l'éminence iléo-pectinée.

Postérieur. — A l'extrémité postérieure du diamètre oblique, au niveau de l'articulation sacro-iliaque.

Transverse. — Aux extrémités du diamètre transverse du bassin.

Les termes usités pour définir l'attitude du fœtus sont les suivants :

Présentation : du sommet.

Position : gauche ou droite.

Variété de position : antérieure, postérieure ou transversale.

On dit, par exemple :

Présentation du sommet, position gauche, variété antérieure ou bien — occipito-iliaque-gauche antérieure, ou en abrégé OIGA.

Les variétés de position se distinguent en variétés obliques et en variétés transversales.

Variétés obliques. — Dans les présentations du sommet ce sont, par ordre de fréquence après l'OIGA, de beaucoup la plus fréquente :

Occipito-iliaque droite postérieure, ou OIDP ;

Occipito-iliaque gauche postérieure, ou OIGP ;

Occipito-iliaque droite antérieure, ou OIDA.

Cette dernière variété (OIDA) est tellement exceptionnelle au cours de la grossesse, qu'il est presque imprudent de la diagnostiquer dans un examen.

Variétés transversales. — Elle s'observent au détroit supérieur et dans l'excavation.

La tête arrêtée *au détroit supérieur* est, ainsi que Pinard l'a démontré, toujours en variété transversale, et cela aussi bien pendant la grossesse qu'au cours du travail.

Cette attitude est commandée, non pas par le bassin, puisqu'il ne peut agir sur la tête trop élevée, mais par l'utérus, qui loge le dos du fœtus à droite ou à gauche, et c'est celui-ci qui entraîne l'occiput à droite ou à gauche. Il ne faut pas oublier que le diagnostic de variété oblique (antérieure ou postérieure), *pendant la grossesse,* équivaut à dire que la tête a pénétré dans le bassin.

Dans l'excavation, on peut observer des variétés transversales, mais cela se produit au cours du travail, pendant que la tête accomplit son mouvement de rotation.

Remarques. — La tête dans l'excavation est en variété antérieure ou en variété postérieure, c'est-à-dire telle qu'elle y a pénétré, suivant un des diamètres obliques. Toutefois, d'après Pinard, la tête pénétrerait transversalement dans l'excavation dans deux circonstances exceptionnelles : d'une part, en cas d'utérus en antéversion, en besace, ventre pendulum, — d'autre part dans les bassins aplatis d'avant en arrière.

Il n'a pas été question jusqu'ici de ce que l'on appelle les *positions directes,* dans lesquelles l'occiput est placé directement en avant, en *occipito-pubienne,* ou directement en arrière en *occipito-sacrée.* Ces positions directes ne s'observent pas pendant la grossesse, ni au détroit supérieur, ni dans l'excavation. On ne les rencontre qu'au cours du travail, lorsque la tête tourne pour venir mettre son ovale en rapport avec celui de la boutonnière musculaire coccy-pubienne du releveur de l'anus, et la fente vulvaire.

CHAPITRE II

LES PROCÉDÉS D'EXPLORATION

Sommaire. — 1° **Le palper** : Technique générale, palper dans la présentation du sommet, le palper mensurateur. — 2° **L'auscultation** : Technique, les foyers d'auscultation dans les variétés du sommet, autres bruits fœtaux (souffles cardiaques et funiculaires, chocs), bruits maternels (pulsations, souffles, bruits intestinaux). — 3° **Le toucher** : Technique, résultats de l'exploration (vagin, col, segment inférieur, bassin). — 4° **L'observation obstétricale** : Les antécédents (héréditaires, physiologiques, pathologiques, obstétricaux), l'histoire de la grossesse actuelle, l'examen général, l'examen obstétrical.

Ces procédés sont : le palper, l'auscultation, le toucher. Le fait de noter l'aspect, la forme et les dimensions de l'utérus, ce qu'on a appelé « l'inspection », ne mérite pas le nom de procédé d'exploration.

Ces procédés d'exploration vont être décrits chez *la femme enceinte à terme*.

1° PALPER

Le palper est le plus important des procédés d'exploration. Il faut, autant que possible, ne demander au toucher et à l'auscultation que la confirmation des renseignements fournis par le palper.

C'est un procédé plus jeune que les autres, puisqu'il a fait son entrée dans la pratique il n'y a pas encore 30 ans, à la publication du *Traité du palper abdominal* de A. Pinard, en 1878.

Jusque-là, malgré les tentatives de Wigand, puis plus tard de

Mattei, personne n'utilisait d'une façon méthodique le palper en obstétrique.

Technique du palper. — Il est très important, pour pratiquer le palper, de disposer convenablement la femme.

Elle doit être couchée sur le dos, bien à plat, *sans oreiller*, les membres inférieurs étendus et légèrement écartés. C'est la meilleure attitude pour obtenir le relâchement des muscles abdominaux.

Si l'on faisait fléchir les membres inférieurs, les muscles abdominaux seraient, il est vrai, plus relâchés. Mais dans ces conditions il serait plus difficile d'explorer les parties inférieures de l'abdomen très saillant.

Dans le palper, on se propose de percevoir le contenu utérin du bout des doigts, à travers une double paroi musculaire : la paroi abdominale et la paroi utérine. Les précautions précédentes ont pour résultat le relâchement de la paroi abdominale. Mais on ne peut rien contre le durcissement de l'utérus quand il se contracte, ainsi que cela se produit fréquemment pendant la grossesse. Si ces contractions indolores gênent l'examen, on n'a qu'à attendre qu'elles soient passées. Elles sont généralement fugaces, bien que, parfois, il soit difficile de palper une femme qui a déjà été palpée longuement. Il vaut mieux, dans ces circonstances, remettre l'exploration à un autre moment, quand l'utérus sera moins excitable.

Il faut alors palper avec la plus grande douceur, de *l'extrémité*, de la pulpe des doigts, partie la plus sensible, et cela, avec le moins de force possible.

Il est nécessaire de ne pas oublier la règle générale suivante :

Lorsque les doigts dépriment, il ne faut pas, pour explorer différents points, les faire glisser sur les parties latérales, on doit déplacer les doigts et les appliquer sur chaque point à explorer.

On peut arriver à palper très profondément en déprimant du bout des doigts, jusqu'à ce qu'on sente un peu de résistance, c'est la paroi abdominale qui se contracte. — Il faut s'arrêter, ne pas entrer en lutte avec la contraction musculaire, mais ne pas retirer les doigts, on les laisse au point déprimé en conservant la dépression obtenue. La résistance cède bientôt, alors on pénètre plus avant, jusqu'à ce qu'on sente une nouvelle résistance, à ce moment nouvel arrêt, nouvelle attente jusqu'au relâchement, et ainsi de suite.

Palper dans la présentation du sommet. — On se place sur un des côtés du lit à la hauteur de l'abdomen. On commence par se renseigner sur l'épaisseur de la peau, en la pinçant délicatement en un pli qui se montrera plus ou moins épais. Puis après avoir délimité le contour de l'utérus, il faut, avec les deux mains, aller à la recherche du bord supérieur du pubis, qui, même chez les femmes les plus grasses, se sent d'une façon suffisante. Il faut toujours le déterminer, c'est un point de repère très utile.

On suit ce bord, et on porte les doigts en arrière de lui. Alors de deux choses l'une : ou les doigts vont être arrêtés, ou bien ils vont pouvoir pénétrer plus profondément.

Tête descendue. — Si les doigts sont arrêtés, c'est par une surface lisse, dure, résistante, arrondie, qu'on explore en déplaçant les doigts de place en place, sans les faire glisser. C'est *la tête.*

On porte ensuite les mains au fond de l'utérus et on y perçoit une partie fœtale volumineuse, arrondie, mais non dure, c'est *le siège.* Près de celui-ci, on rencontre de petites saillies que, parfois, l'on peut même voir soulever la paroi, ce sont les membres inférieurs et *les pieds* du fœtus.

Il s'agit de déterminer maintenant la place du dos. On sait qu'il ne peut être qu'à droite ou à gauche, à cause de la forme de l'utérus, moulé sur la colonne vertébrale de la mère.

Lorsque par exemple, dans le cas le plus fréquent, le dos est à gauche, si on palpe le côté droit de l'utérus, on ne sent à ce niveau aucune résistance, les doigts dépriment facilement. Si ensuite on palpe le côté gauche de l'utérus, on sent une résistance, une surface lisse, continue, « un plan résistant », qui réunit le pôle fœtal supérieur au pôle fœtal inférieur, c'est *le dos* (Parfois, le placenta siégeant du même côté que le dos, on n'éprouve pas avec la même netteté la sensation du plan résistant).

On a ainsi fait le diagnostic de la *présentation* par le palper. On a aussi fait le diagnostic de la *position*, puisque le palper nous a appris que le dos était à gauche, dans l'exemple choisi.

Il reste à établir *la variété de position.*

Pour cela, étant donné que c'est l'occiput qui est le point de repère convenu, il faut aller chercher l'occiput. Mais *lorsque la tête est fléchie, l'occiput ne forme aucune saillie,* il est en continuité avec le cou et avec le dos, il est donc impossible de le percevoir.

On tourne la difficulté en cherchant le front. *Le front est saillant lorsque la tête est fléchie,* et il arrête très facilement les doigts.

L'occiput sera à l'extrémité opposée du diamètre où l'on trouve le front.

Dans OIGA, on trouve le front en arrière et à droite.
Dans OIDP, le front est en avant et à gauche.
Dans OIGP, le front est en avant et à droite.
Dans OIDA, le front est en arrière et à gauche.

LE PALPER ABDOMINAL

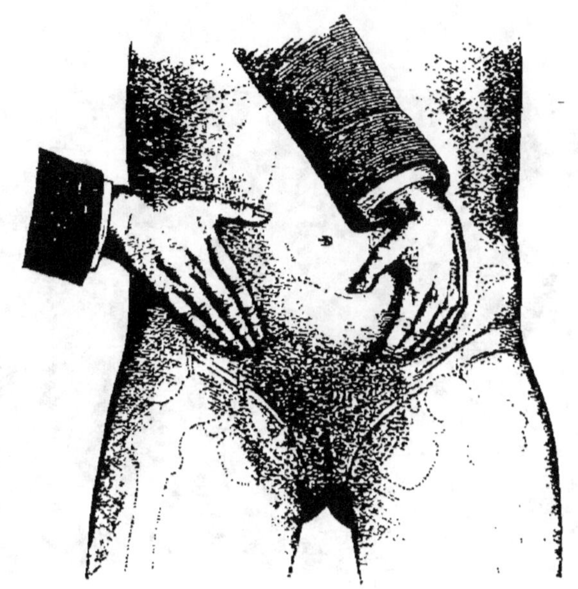

Fig. 16. — A. Pinard.

La main droite est arrêtée par le front. La tête est dans l'excavation en OIGA.

LE PALPER MENSURATEUR

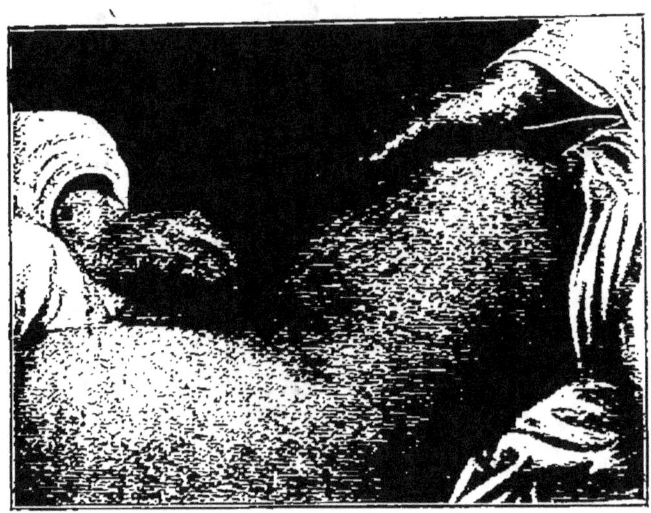

Fig. 17.

Entre les deux mains, on voit la tête faire saillie,
surplomber le pubis.

La femme a été photographiée quelques minutes avant de subir pour la seconde fois une opération césarienne pour rétrécissement pelvien.

Si le front est en avant, l'occiput est en arrière et on a affaire à une *variété postérieure.*

Si le front est en arrière, l'occiput est en avant et l'on a affaire à une *variété antérieure.*

Tête élevée. — Si les doigts ne sont pas arrêtés derrière le bord supérieur du pubis, on palpe au-dessus de ce bord. On peut rencontrer alors dans cette région *la tête élevée,* au niveau ou au-dessus du détroit supérieur. Cela s'observe fréquemment chez les multipares, même au terme de la grossesse.

Cette tête élevée peut être mobile et mal fléchie. La mobilité peut faire qu'elle glisse dans une fosse iliaque, il se produit alors une *présentation de l'épaule.* Le défaut de flexion de la tête peut, au moment du travail, se changer *en déflexion,* il y a alors *présentation de la face.*

Chaque fois que l'on constate une tête élevée, il faut l'explorer au point de vue de son volume, et de ses proportions par rapport au bassin ; c'est, suivant la dénomination de Pinard, « le palper mensurateur ».

Le palper mensurateur. — Pour le mettre en œuvre, on appuie sur la tête fœtale d'une main, de façon à l'appliquer sur la colonne vertébrale de la mère en arrière, et sur le détroit supérieur en bas. Pendant ce temps, de la main restée libre, on explore au-dessus du pubis pour se rendre compte *si la tête déborde* d'une façon notable au-dessus du bord supérieur du pubis.

Le diagnostic, établi par ce moyen, ne peut pas être rigoureusement exact. Parfois, en effet, malgré que la tête déborde, on voit l'accouchement se faire spontanément. D'autres fois, il arrive que la tête, bien que débordant très peu, ne peut pas passer. Ces réserves étant faites, on peut dire que, lorsque la tête ne déborde pas, elle peut généralement passer.

2° AUSCULTATION

L'auscultation des bruits du cœur du fœtus doit renseigner sur l'état de santé, et sur la vie du fœtus, ainsi que sur son attitude.

L'auscultation obstétricale a été découverte avant l'auscultation médicale, à la fois à Paris par un praticien, Lejumeau de Kergaradec, et à Genève, par Mayor, la même année, en 1818. Laennec ne découvrait l'auscultation médicale que l'année suivante, en 1819.

C'est en cherchant à entendre clapoter le liquide amniotique que Lejumeau de Kergaradec, ayant appliqué son oreille sur le ventre d'une femme enceinte, entendit les bruits du cœur du fœtus.

L'auscultation est dite « immédiate », si on applique directement l'oreille sur l'abdomen. Cette façon de procéder est incommode, et l'on ne doit y avoir recours que si l'on n'a pas ce qu'il faut pour pratiquer l'auscultation « médiate », c'est-à-dire l'auscultation avec un stéthoscope.

Le stéthoscope. — Cet instrument doit être pourvu d'un orifice assez large, il doit avoir une certaine hauteur, pour ne pas obliger à des attitudes gênantes pendant des recherches quelquefois prolongées. Le stéthoscope de Pinard répond à ces différentes indications.

Technique de l'auscultation. — Le stéthoscope sera appliqué sur l'abdomen de la femme dans la région du cœur du fœtus, celle-ci ayant été, au préalable, déterminée par le palper. Autrefois, avant l'emploi du palper, on cherchait au hasard le cœur du fœtus, en parcourant avec le stéthoscope la paroi abdominale.

L'observateur doit se mettre dans une situation non gênée, afin de ne pas comprimer au niveau de son cou ses artères carotides, dont il entendrait les battements. Pour cela on doit se placer à gauche pour ausculter à gauche, à droite pour ausculter à droite. Il faut avec le stéthoscope appuyer sur la paroi abdominale, mais il ne faut pourtant pas le faire d'une façon excessive ; il y a, comme disait Pajot, une sorte de mise au point. Il faut appuyer perpendiculairement à la paroi abdominale et maintenir le stéthoscope au point choisi. On doit s'arrêter s'il survient une contraction utérine.

On entend un bruit tout à fait comparable au tic tac d'une montre, c'est le cœur du fœtus.

Le nombre des pulsations est de 120 ou 140 à la minute ; il se trouve influencé par différentes circonstances. L'état de souffrance du fœtus, particulièrement au cours du travail, est marqué par une accélération suivie de ralentissement jusqu'à moins de 100 pulsations. Ce ralentissement indique un état grave du fœtus. Toutefois il faut ne pas oublier qu'une simple contraction de l'utérus peut modifier le rythme des bruits du cœur. Il faut donc s'abstenir d'ausculter pendant une contraction, ou immédiatement après une contraction.

· *Le sexe du fœtus* n'a aucune influence sur le nombre des pulsations, contrairement à ce qu'on avait cru pouvoir démontrer autrefois.

On désigne sous le nom de *foyer d'auscultation* la région où l'on entend les bruits du cœur du fœtus avec le plus d'intensité, c'est naturellement la région la plus voisine du cœur. On peut entendre les bruits du cœur en dehors du foyer d'auscultation, mais avec moins d'intensité qu'au foyer même ; ce sont les bruits du cœur transmis, propagés le long du dos du fœtus, c'est ce qu'on appelle : les *bruits de propagation.*

Le diagnostic différentiel doit être fait entre les bruits du cœur du fœtus, les pulsations maternelles, le pouls

PRÉSENTATION DU SOMMET

POSITION DROITE (VARIÉTÉ POSTÉRIEURE)

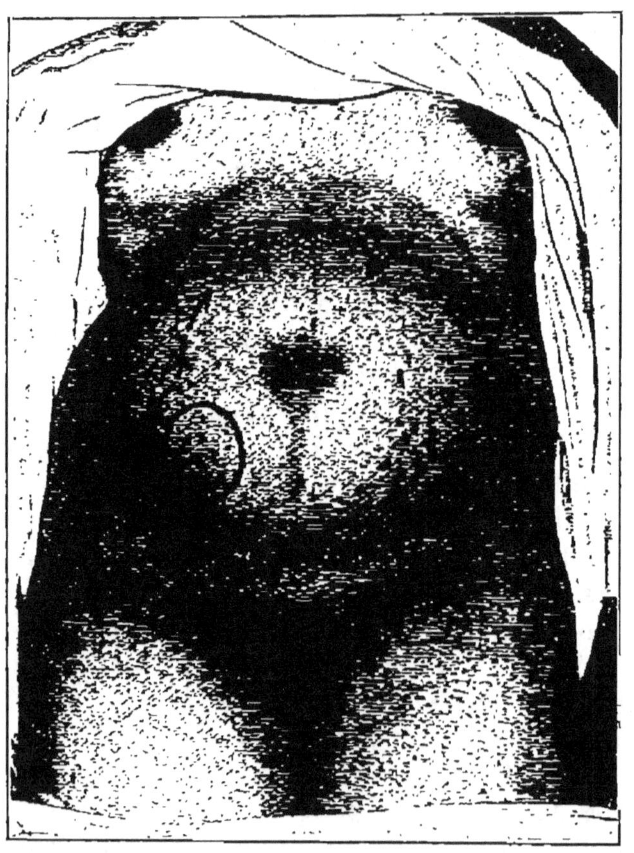

Fig. 18.

Foyer bas ; les bruits se propagent de bas en haut.

Dans la variété droite antérieure le foyer passe à gauche de la ligne médiane.

PRÉSENTATION DU SOMMET

POSITION GAUCHE (VARIÉTÉ ANTÉRIEURE)

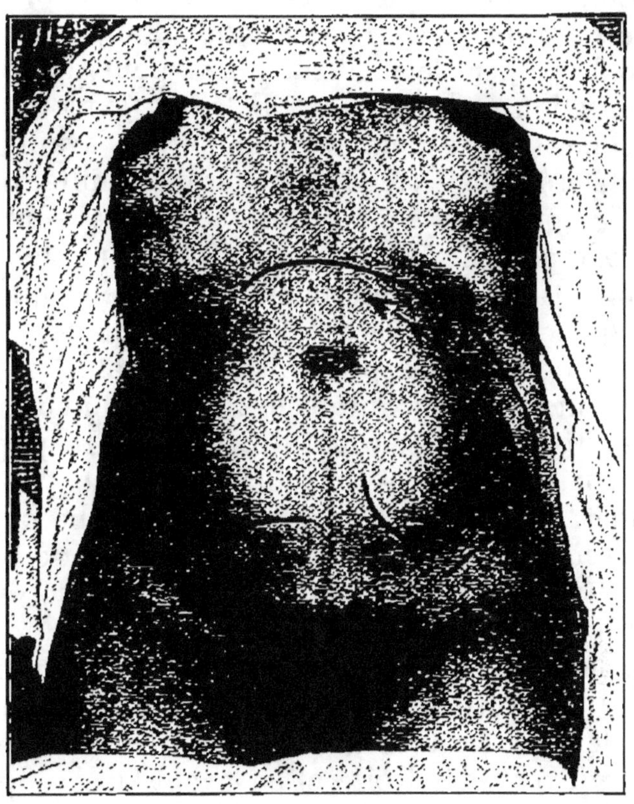

Fig. 19.

Foyer bas ; les bruits se propagent de bas en haut.

Dans la variété gauche postérieure, le foyer est reporté en arrière ; il peut être accessible en deux endroits, à gauche et à droite.

de l'observateur, qui peuvent être accélérés, au moment où l'auscultation est pratiquée. Rien n'est plus simple, on tient pendant qu'on ausculte, d'une main le pouls de la femme, et de l'autre sa propre radiale.

Le siège du foyer d'auscultation était, avant la pratique du palper, le meilleur signe pour déterminer la présentation et la position. Il fallait explorer du stéthoscope tous les points de l'abdomen, avant de pouvoir déterminer le siège du foyer d'auscultation. Cette façon de procéder était longue et moins sûre que la méthode actuelle. Voici en quoi elle consiste :

Après avoir pratiqué le palper et déterminé l'attitude du fœtus, on place le stéthoscope le plus près possible de la région précordiale du fœtus et c'est là qu'on entend le maximum des bruits du cœur.

Les foyers d'auscultation dans la présentation du sommet. — L'enfant se présentant par le sommet, le fœtus est en position gauche ou droite. Représentons-nous le fœtus dans chacune de ces positions et dans ses variétés afin de savoir où est son cœur, c'est-à-dire le foyer d'auscultation.

Si le fœtus est en gauche antérieure ou transversale, le foyer est à gauche et un peu en arrière.

Si le fœtus est en droite postérieure ou transversale, le foyer est à droite et en avant, très superficiel. Jusqu'ici le foyer est à gauche dans les positions gauches, à droite, dans les positions droites. Il n'en est plus de même pour la gauche postérieure et la droite antérieure :

Dans OIGP, il y a deux foyers d'auscultation, parce que le cœur situé en arrière est accessible à droite et à gauche.

Dans OIDA le *foyer est à gauche*, parce que le cœur se trouve en avant, mais à gauche de la ligne médiane.

En résumé :

Foyers à gauche.	Foyers à droite.
OIGA.	OIDT.
OIGT.	OIDP.
OIGP (2 foyers).	OIGP.
OIDA.	

La hauteur du foyer d'auscultation, situé plus ou moins haut au-dessus du pubis, apprend que la tête fœtale est plus ou moins descendue dans le bassin. Pendant longtemps on a pris soin de déterminer si le foyer se trouvait au-dessus, au niveau, ou en dessous de la ligne étendue de l'ombilic à l'épine iliaque antérieure ou supérieure. Il est beaucoup plus important de déterminer dans quelle direction les bruits se propagent en dehors du foyer d'auscultation.

Les bruits de propagation s'entendant le long du dos, ils ne peuvent être entendus dans la présentation de l'extrémité céphalique qu'au-dessus du foyer d'auscultation, et suivis dans cette direction jusqu'au siège, vers le fond de l'utérus, *les bruits se propagent de bas en haut.* — Si l'on ausculte au-dessous du foyer d'auscultation, on ausculte la tête, c'est-à-dire qu'on n'entend absolument rien.

Lorsqu'il y a *présentation du siège,* c'est le contraire qui se produit. En effet, on ausculte sur la tête, quand on ausculte au-dessus du foyer d'auscultation, et l'on n'entend rien. On perçoit très bien les bruits de propagation si l'on ausculte au-dessous du foyer d'auscultation. Les bruits se *propagent de haut en bas.*

Dans *la présentation de l'épaule,* on verra que le fœtus étant transversalement placé, son cœur, et par suite le foyer d'auscultation, se trouve à peu près situé sur la ligne médiane, près du pubis quand l'épaule gauche se présente, près de l'ombilic quand c'est l'épaule droite.

C'est un bon moyen de diagnostic, et très peu usité à tort, entre les différentes présentations dans les cas où le palper est difficile.

Autres bruits fœtaux. — On peut entendre à

PRÉSENTATION DU SIÈGE

POSITION DROITE

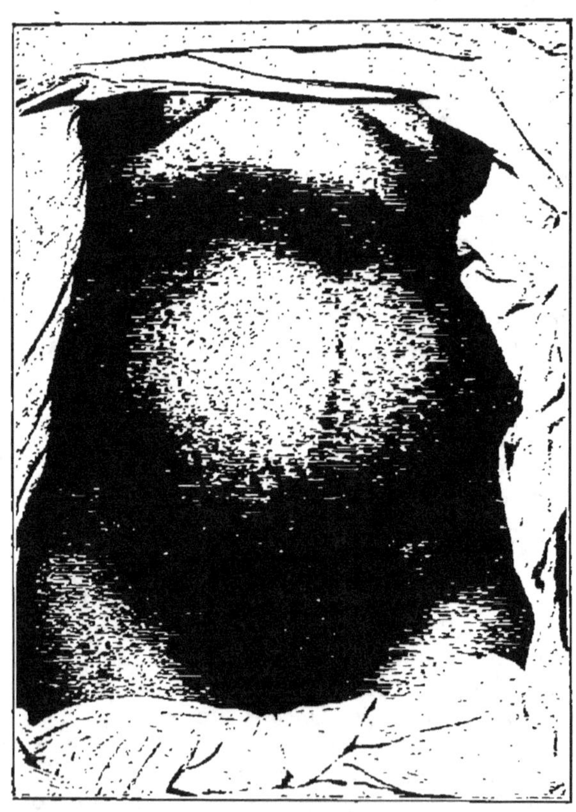

Fig. 20.

Le foyer est haut ; les bruits se propagent **de haut en bas.**

PRÉSENTATION DU SIÈGE

POSITION GAUCHE

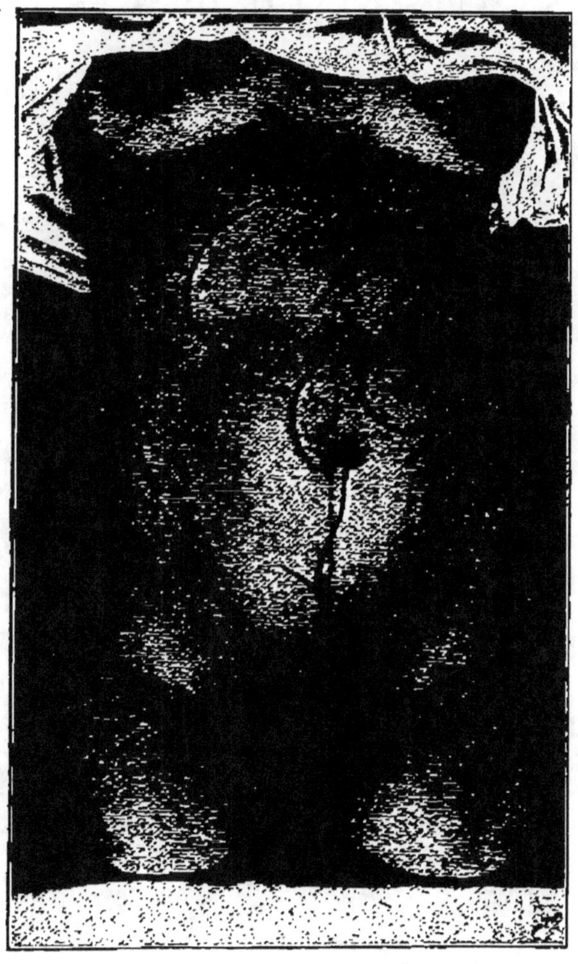

Fig. 21.

Le foyer est haut; les bruits se propagent de haut en bas.

PRÉSENTATION DE L'ÉPAULE

TÊTE DANS LA FOSSE ILIAQUE GAUCHE

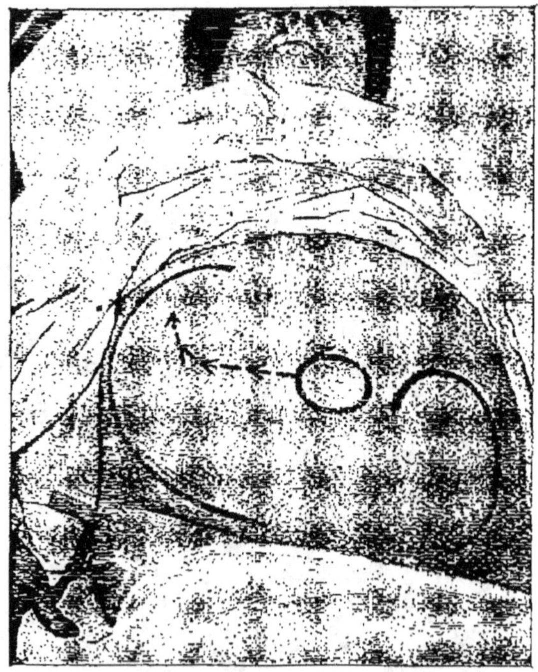

Fig. 22.

Le foyer est sur la ligne médiane ; les bruits se propagent
transversalement.

l'auscultation des bruits provenant du fœtus : les souffles cardiaques ou funiculaires, les chocs et mouvements du fœtus.

Les souffles cardiaques sont extrêmement rares, ils
indiquent une malformation du cœur, on les entend
au foyer d'auscultation.

Les souffles funiculaires se produisent sur un point
quelconque du cordon, soit lorsque celui-ci subit une
compression accidentelle, soit lorsqu'il existe des rétrécissements valvulaires dans les artères ; ils s'entendent en différents points de l'œuf.

Les chocs et *mouvements du fœtus* donnent à l'oreille
une sensation qu'on a justement comparée à celle
qu'on éprouve, en se donnant une chiquenaude sur
la main appliquée à plat sur une oreille.

Bruits maternels. — Des bruits maternels peuvent
être perçus à l'auscultation : des bruits intestinaux,
des pulsations et des souffles, dits souffles maternels.

Les bruits intestinaux s'entendent en dehors de la
zone utérine, ce sont des borborygmes, des gargouille-
ments caractéristiques.

Les pulsations coïncident avec le pouls radial de la
mère.

Les souffles maternels s'entendent au niveau de l'utérus et coïncident aussi avec les pulsations maternelles,
ils se constatent très fréquemment d'une façon intermittente ou permanente. Ce sont des bruits très intenses, qui ressemblent, suivant la comparaison classique, à celui qu'on produit en prononçant le mot
« vous », à voix basse.

Ces souffles se déplacent, on peut les entendre un
jour sur un point, le lendemain sur un autre point.
Ils n'indiquent pas la présence du placenta dans la
région où on les entend.

Comme mécanisme de leur production, on a invoqué des compressions vasculaires, ou le passage du sang à travers des vaisseaux de calibres différents. On a créé ainsi différentes théories, dites iliaque, utérine, épigastrique, du nom des vaisseaux dans lesquels on a voulu placer, sans la démontrer, l'origine de ces bruits de souffle.

3° TOUCHER

C'est le procédé d'exploration le plus ancien. On peut le pratiquer avec un ou deux doigts : *toucher digital,* — ou avec toute la main : *toucher manuel* pratiqué, dans des circonstances spéciales (voir *Pathologie*).

Technique du toucher digital. — Le toucher sera pratiqué avec un ou deux doigts, suivant les circonstances. Le toucher bi-digital permet une exploration plus profonde.

Après lavage des mains, on introduit dans le vagin le ou les doigts enduits de vaseline. Pour pénétrer sans hésitation dans l'orifice vulvaire, il est classique de faire en sorte que le doigt qui touche suive la marge de l'anus, d'arrière en avant, en appuyant légèrement de son bord radial, pour arriver dans la dépression vulvaire. Cette façon de procéder permet de ne pas découvrir la femme.

Mais, pendant le travail, il est nécessaire que le doigt n'entre pas en contact avec l'anus. On doit alors toucher à découvert et introduire le doigt directement dans l'orifice vulvaire.

Remarque. — Avant de pratiquer le toucher, il est bon d'explorer les aines de la femme, et si l'on trouve des indurations ganglionnaires, il faut soigneusement recouvrir de collodion les écorchures qu'on se découvre sur les mains. En effet les ulcérations syphilitiques de la vulve ou du vagin s'accompagnent généralement d'adénite de la région de l'aine.

Renseignements fournis par le toucher. — Pendant la grossesse, le toucher renseigne sur l'état du vagin, du col, du segment inférieur, et du bassin.

Dans le vagin, on peut constater des granulations de vaginite granuleuse, des brides cicatricielles, des malformations, etc.

Le col de l'utérus se trouve à gauche de la femme généralement (le corps de l'utérus basculant le plus souvent à droite) et en arrière. On peut apprécier la physionomie de ce col qui est *très ramolli,* mais il conserve toute sa longueur jusqu'au moment du travail.

Chez la multipare le col porte une cicatrice latérale, il est plus mou, plus perméable. Mais il ne faut jamais pénétrer dans cet orifice, ce qui aurait pour conséquence d'exciter l'utérus à se contracter. — Chez la primipare le col a mieux conservé sa forme et fait saillie dans le vagin.

En explorant les parties latérales du col on peut sentir à travers *le segment inférieur* la partie fœtale, qui se présente, avec plus ou moins de netteté, suivant qu'elle est plus ou moins descendue dans l'excavation. Mais par le toucher seul, en dehors du travail, il est difficile de distinguer au détroit supérieur une tête d'un siège.

Le diagnostic des positions et variétés de position par le toucher est très difficile au cours de la grossesse, même à travers un segment inférieur de l'utérus aminci. Ce n'est qu'au cours du travail, après dilatation de l'orifice, que l'on peut, soit directement, soit à travers les membranes, repérer à l'aide du doigt la situation de la fontanelle postérieure dans la présentation du sommet (V. page 21).

L'examen du *bassin* est du ressort de la pathologie. A l'état normal on ne doit pas atteindre le sacrum ni le promontoire,

4° L'OBSERVATION OBSTÉTRICALE

Un examen méthodique peut être fait, aussi bien dans la pratique privée que dans les Maternités. Comme dans toute observation médicale, on se renseignera sur *l'âge* et *la profession* du sujet.

La profession peut expliquer bien des accidents présents, passés ou à venir, soit par les intoxications qu'elle entraîne, soit par les mouvements ou les fatigues qu'elle occasionne.

Les antécédents. — On établira les antécédents héréditaires, physiologiques, pathologiques, obstétricaux.

Les antécédents héréditaires. — Ils ne sont à noter que quand ils peuvent fournir des renseignements intéressants.

Les antécédents physiologiques. — On doit les établir sur deux points principaux : les règles, l'âge de la marche.

Il est intéressant de noter si *les règles* étaient régulières avant la grossesse, afin de savoir si on doit tenir compte de la date de leur cessation pour établir l'âge de la grossesse.

L'âge de la marche, s'il a été tardif, peut mettre sur la voie d'altérations du bassin, dues au rachitisme.

Les antécédents pathologiques. — On doit les noter très soigneusement dans tous leurs détails.

Les antécédents obstétricaux. — Ils doivent être établis à propos de chaque grossesse et l'on doit rechercher tout ce qui concerne : 1° la grossesse ; 2° l'accouchement ; 3° les suites de couches ; 4° l'enfant.

La grossesse actuelle. — On doit être renseigné sur la date des dernières règles, et bien spécifier *la date de la fin* des dernières règles. On peut à cette date ajouter 10 jours, et compter trois mois en arrière pour établir la date probable de l'accouchement, mais en n'oubliant pas qu'on peut se tromper d'un mois dans cette évaluation. On peut noter aussi l'époque à laquelle la femme a senti remuer son enfant, mais cette époque peut être variable suivant les sujets, et chez la même femme, suivant les grossesses ; toutefois ces mouvements sont perçus le plus souvent vers le milieu de la grossesse.

Il faut interroger la femme sur toutes les maladies éprouvées, s'informer en particulier s'il n'y a pas eu *perte d'eau* ou *perte de sang,* et enfin *examiner les urines* et voir dans tous les cas, tous les mois, si elles ne contiennent pas d'albumine.

On peut alors pratiquer l'examen général et l'examen obstétrical proprement dit.

Examen général. — L'examen général doit être fait avec tact ; sans offenser la pudeur de la femme, on pourra examiner successivement les différentes parties du corps. On peut noter si le visage ne présente rien d'extraordinaire, puis on pourra découvrir *les membres inférieurs,* voir s'ils sont bien conformés, aussi bien au point de vue du squelette que des parties molles, constater s'ils portent des cicatrices, des éruptions, des varices, de l'œdème, etc. Il faut ensuite, recouvrant les jambes, regarder si *le thorax* et *les seins* sont bien conformés. En dernier lieu, on pourra faire asseoir la femme, et, en soulevant la chemise, examiner le dos, au besoin la faire lever et marcher, si l'on a des doutes sur la conformation de son squelette.

Examen obstétrical. — L'examen obstétrical comprendra l'application des procédés d'exploration : palper, toucher, auscultation.

CHAPITRE III

SIGNES ET DIAGNOSTIC
DE LA GROSSESSE

Sommaire. — 1º **Signes d'origine maternelle** : Suppression des règles, tumeur utérine, modifications extra-génitales, sensations de mouvements dans l'œuf. — 2º **Signes d'origine fœtale** : A la vue (soulèvements), au palper (choc, ballottement abdominal), au toucher (ballottement vaginal), auscultation (cœur et choc fœtal). — **Diagnostic de la grossesse** : Diagnostic proprement dit, diagnostic différentiel, diagnostic de l'âge de la grossesse.

Suivant la définition de Pinard, « la grossesse est l'état fonctionnel particulier dans lequel se trouve la femme pendant toute la durée du développement de l'œuf humain ».

Le premier des signes de grossesse est la suppression des règles, accompagnée ou non de malaises et de nausées. Plus tard le ventre grossit, par suite du développement de l'œuf dans l'utérus. Puis vient le moment où les mouvements du fœtus, d'abord sentis par la mère, peuvent être perçus à l'extérieur. Enfin les bruits du cœur du fœtus peuvent être entendus.

Les signes sont donc *d'origine maternelle*, ou *d'origine fœtale* (1).

---

(1) Il est classique de diviser les signes de grossesses en signes de probabilité et signes de certitude, les signes de certitude correspondant seulement aux manifestations du fœtus perçues par le médecin.

1º SIGNES D'ORIGINE MATERNELLE

Ce sont les premiers à paraître. Il faut, en effet, que le fœtus ait acquis un certain volume, pour manifester sa présence.

Les signes d'origine maternelle sont : la *suppression des règles,* — l'augmentation de volume de l'utérus, ou *tumeur utérine,* — des *modifications* extra-génitales, — la *sensation* des mouvements dans l'œuf.

La suppression des règles. — C'est un signe capital de la grossesse et il ne manque jamais. Pajot a formulé, à ce sujet, l'aphorisme suivant :

Toute femme, qui a périodiquement des règles égales en quantité et en qualité à ses règles normales, n'est pas enceinte.

Dans la pratique pourtant il peut arriver qu'on rencontre une femme enceinte de huit mois, par exemple, prétendant avoir eu ses règles chaque mois. Il faut, dans ces circonstances, l'interroger avec le plus grand soin, lui demander la date de ses dernières règles, établir le nombre de jours qu'elles ont duré, se renseigner sur leur abondance, leur coloration. Puis, cela fait, il convient de rétablir ce qui s'est passé, lors de la période précédente, et ainsi de suite, en remontant jusqu'au début présumé de la grossesse.

Une observation semblable n'a jamais été publiée, et ne se trouve ni dans les auteurs anciens, ni dans les auteurs modernes.

Les femmes enceintes n'ont jamais de règles. Si l'on a prétendu le contraire, c'est par suite d'observations superficielles et incomplètes.

Les règles physiologiques présentent certains caractères généraux qui permettent de les différencier d'un écoulement sanguin pathologique. Ces caractères ne se trouvent pas dans l'examen physique, chimique ou histologique du sang, mais dans la physionomie des phénomènes individuels de la menstruation.

La périodicité est le principal de ces caractères généraux. Cette périodicité s'établit d'une façon variable, toutes les trois ou quatre semaines, suivant les sujets, mais avec une périodicité identique chez le même sujet.

La quantité et la qualité de l'hémorragie sont toujours les mêmes chez la même femme. La perte est plus ou moins grande, le sang est plus ou moins rouge ou rosé, mais toujours avec le même aspect, tous les mois.

L'*aménorrhée*, ou suppression des règles, peut se produire en dehors de toute grossesse, dans les infections générales graves, dans les cachexies, la chloro-anémie, ou au cours d'affections utérines ou péri-utérines, mais il s'agit, dans ces cas, de femmes malades, et le plus souvent l'aménorrhée a été précédée, chez elles, de *dysménorrhée,* c'est-à-dire de menstruations difficiles et irrégulières.

Chez la femme bien portante, la suppression des règles doit d'abord être considérée comme un symptôme de grossesse. La suppression des règles persiste même dans les cas où le fœtus meurt dans l'utérus, et reste retenu dans la cavité utérine.

Remarque. — Une seule exception est à noter, c'est dans la *grossesse extra-utérine.* On peut voir, dans ces circonstances, les règles réapparaître deux mois environ après la mort du fœtus.

La tumeur utérine. — L'œuf se développant dans l'utérus entraîne une augmentation de volume de cet organe.

L'utérus non gravide est un organe musculaire en forme de poire qui mesure 6 à 7 centimètres de haut, 3 à 4 centimètres de large, et présente une capacité de 2 à 3 centimètres cubes.

L'utérus gravide à terme forme une énorme masse, il pèse avec l'œuf de 6 à 7 kilogrammes, au lieu de 40 à 70 grammes en dehors de la grossesse.

Cette augmentation de volume se fait d'une façon progressive.

Les dimensions de la cavité utérine, du col au fond de cette cavité, étudiées sur la table d'autopsie, ont pu être évaluées à 13 centimètres au 3e mois, 20 au 5e, 25 à terme.

Palper de la tumeur utérine. — L'utérus à trois mois de grossesse forme déjà une tumeur d'un volume appréciable, et ne doit pas échapper à l'examen. Suivant Pinard, on peut le trouver à cette époque, à mi-chemin entre l'ombilic et le bord supérieur du pubis, — à cinq mois, il est toujours à l'ombilic ou au-dessus.

Toutefois, il ne faut pas oublier que l'utérus, dans les premiers mois de la grossesse, peut remonter plus ou moins haut, suivant l'état de plénitude ou de vacuité du rectum et de la vessie.

On pensait autrefois qu'au début de la grossesse l'utérus s'abaissait pour disparaître dans l'excavation, et l'on disait: « en ventre plat, enfant il y a ». En réalité, l'utérus peut se montrer plus ou moins accessible, mais l'abaissement n'existe pas, et on ne le constate sur aucune pièce anatomique.

L'utérus est le plus souvent *dévié* du côté droit, ou situé sur la ligne médiane.

Vers le 3e mois l'utérus s'arrondit, mais il présente toujours une prédominance des diamètres verticaux. Il fournit à la main qui le palpe une sensation spéciale de *résistance molle,* suivant l'expression de Pinard. Cette consistance est moindre que celle d'un fibrome, mais plus prononcée que celle d'un kyste. Cette tumeur se contracte. Cela caractérise l'utérus : ni la vessie, ni aucune tumeur abdominale ne fournit cette sensation de contraction manifeste.

Toucher de la tumeur utérine. — Le toucher permet d'apprécier les caractères du col et du segment inférieur de l'utérus.

Le col est déplacé en sens inverse du fond de l'utérus. On le trouvera, par conséquent, souvent à gauche et en arrière. Mais, ainsi que Varnier le faisait remarquer dans ses cours, *il n'est pas abaissé.* Sur toutes les pièces anatomiques connues, on voit le col de l'utérus au même niveau, c'est-à-dire sur un plan étendu du sous-pubis à la pointe du sacrum.

Le col présente, à des degrés variables, un *ramollissement,* notablement plus accentué chez les multipares. On a comparé la sensation perçue en l'explorant à celle qu'éprouve le doigt en touchant un tapis de drap sur une table. Ce ramollissement augmente dans les derniers temps de la grossesse. Toutefois, cet état de mollesse du col ne doit pas être considéré comme un signe caractéristique, et il faut bien savoir qu'on peut le constater en dehors de la grossesse, en particulier chez les femmes atteintes de métrite chronique. Il est capital, afin de ne pas exciter l'utérus, de ne jamais pénétrer dans l'orifice du col d'une femme enceinte, sauf dans les cas où cela ne peut être évité, quand le col est largement dilaté, *déhiscent.*

Le segment inférieur de l'utérus se montre au toucher à des degrés variables d'ampliation. Cette constatation est au moins aussi importante que ce qu'on a appelé « le signe de Hegar ». Voici en quoi il consiste : si l'on pince le segment inférieur de l'utérus gravide entre les doigts qui touchent et la main qui palpe extérieurement, les deux mains arrivent à sentir leur contact, parce que l'utérus gravide est aminci et assoupli dans son segment inférieur.

A côté de ces différents signes maternels, il en est d'autres que Dubois et Pajot avaient appelés : « modifications dans les appareils étrangers à la reproduction ». Ces modifications peuvent être appelées, d'une façon plus brève, « extra-génitales ».

Les modifications extra-génitales. — Ces modifications peuvent être locales ou générales.

Modifications locales. — Ce sont des compressions : sur *la vessie,* se traduisant par des besoins fréquents d'uriner ; — sur *le rectum,* donnant lieu à la constipation si fréquente au cours de la grossesse ; — sur *l'estomac,* sur *les vaisseaux et les nerfs.* Toutes ces compressions expliquent certains malaises au cours de la digestion, les œdèmes, les varices, les douleurs névralgiques.

Comme modification locale, on peut encore noter la distension des tissus, entraînant la production d'éraillures de la peau, *les vergetures,* et l'écartement des muscles droits de l'abdomen constituant *l'éventration.*

Modifications générales. — Elles portent principalement sur l'appareil digestif, sur la circulation, sur le système nerveux. Ces modifications sont très variables. Elles sont très marquées chez certaines femmes, tandis qu'il en est d'autres chez lesquelles l'économie semble ne pas s'apercevoir de la grossesse.

Pour ce qui concerne *le tube digestif,* on peut noter une augmentation ou une diminution de l'appétit, des dégoûts, des nausées. Toutefois d'après Pinard et son élève Gerst le vomissement, même à un degré léger, doit être considéré comme phénomène pathologique d'auto-intoxication. On sait qu'il se montre le plus souvent le matin, au réveil. La femme peut éprouver des aigreurs, du pyrosis, des bizarreries du goût ; elle a de la constipation le plus souvent, exceptionnellement de la diarrhée.

Du côté du *système circulatoire,* on peut noter de l'œdème, se montrant principalement le soir aux membres inférieurs. Le *système nerveux* semble plus irritable, et il est fréquent de constater des changements d'humeur, une plus grande sensibilité morale.

On observe souvent sur *la peau* des pigmentations, qui, au niveau de l'abdomen sur la ligne médiane, constituent « la ligne brune », et sur le visage forment « le masque » de grossesse.

Sensations de mouvements dans l'œuf. — Ces mouvements, bien que produits par le fœtus, peuvent être considérés comme des signes maternels tant qu'ils ne peuvent être connus que de la mère, et qu'ils ne peuvent pas être perçus par le palper. La femme éprouve d'abord une sensation interne de chatouillement, des petits chocs au niveau de la paroi abdominale. Ces chocs sont produits par des mouvements d'ensemble, ou par des mouvements partiels du fœtus, tels que le redressement de la tête ou le déplacement d'un membre.

Ces mouvements peuvent être provoqués par des chocs extérieurs.

Ils sont généralement signalés par la femme vers *4 mois 1/2 de grossesse*. On croit qu'ils sont d'autant mieux perçus que le choc donné par le fœtus est frappé en avant, au niveau de la paroi abdominale antérieure, laquelle est plus sensible que les parties avoisinant l'utérus. On a cru voir dans ce fait une explication à l'intermittence et à l'irrégularité avec laquelle ces mouvements sont ressentis.

2° SIGNES D'ORIGINE FŒTALE

Dans les deux premiers mois de la grossesse, le contenu de l'utérus est trop peu consistant pour pouvoir être senti à travers la paroi utérine, soit au palper, soit au toucher.

Ce n'est qu'entre 3 et 4 mois de grossesse que le fœtus commence à être perceptible à l'examen. Il est mobile dans le liquide amniotique, formant une petite masse qui peut se déplacer spontanément, ou être déplacée artificiellement.

A la vue, on ne peut percevoir de *soulèvements* de la paroi abdominale que dans les derniers mois de la grossesse. Toutefois il ne faut pas oublier que, chez les femmes maigres, les mouvements intestinaux donnent parfois à l'œil l'illusion de mouvements fœtaux.

C'est surtout par le palper, le toucher et l'auscultation que l'on constatera les signes d'origine fœtale.

Palper. — On peut sentir, soit des mouvements propres du fœtus ou « mouvements actifs », soit des mouvements communiqués ou « mouvements passifs ».

Les mouvements actifs se manifestent par des chocs ou de légers soulèvements, perçus par la main de l'observateur, ils ne se perçoivent que dans la deuxième moitié de la grossesse.

Les mouvements passifs sont des mouvements provoqués par la main exploratrice, exerçant une pression ou un léger choc sur l'œuf. On désigne sous le nom de *ballottement* une sensation tout à fait spéciale, qu'on a justement comparée au choc ressenti par le doigt qui repousse un morceau de glace, nageant dans un verre d'eau. Il y a deux sensations : l'une fournie par le contact de la partie fœtale sur laquelle on exerce une pression, puis un nouveau choc, « choc de retour », comme disait Pajot, produit par la partie fœtale repoussée, quand elle revient à sa place primitive. Le ballottement est un signe précoce, il peut être perçu entre 3 et 4 mois, époque à laquelle le fœtus nage dans une grande quantité de liquide amniotique (il y a en effet à cette époque, proportions à peu près égales entre le volume du fœtus et celui du liquide amniotique ; tandis que, à la fin de la grossesse, le volume du fœtus est environ six fois plus considérable). A mesure que la grossesse avance, le ballottement est de moins en moins facile à provoquer. Le siège de prédilection de ce ballottement se trouve au niveau de la région péri-ombilicale. C'est là qu'il convient de le chercher. C'est le *ballottement abdominal*.

Le ballottement, au point de vue du diagnostic de grossesse, est un signe très important. Aucune tumeur, en effet, ne donne cette sensation de corps solide nageant dans du liquide, sauf la pierre dans la vessie.

Toucher. — Au toucher, on peut entre 3 et 4 mois de grossesse, en donnant du bout du doigt de petites secousses, obtenir une sensation très nette de *ballottement vaginal*.

En faisant cette exploration, il faut ne pas prendre pour le choc fœtal les battements de l'artère utérine, que l'on sent dans les culs-de-sac latéraux du vagin. La présence très exceptionnelle d'une pierre dans la vessie pourrait seule donner lieu à une confusion.

Auscultation. — Les bruits du cœur du fœtus constituent un signe caractéristique de grossesse. Lorsqu'on commence à entendre leur tic tac, *vers 4 mois 1/2 à 5 mois*, rarement plus tôt, ils sont assez faibles ; ils paraissent et disparaissent suivant que le fœtus, très mobile, s'éloigne ou se rapproche de la paroi abdominale antérieure.

Il faut se garder d'affirmer ou de nier la vie du fœtus, quand l'on n'entend pas les bruits du cœur du fœtus, quelle que soit l'époque de la grossesse.

Si les bruits du cœur sont difficiles à trouver au début de la période où il est possible de les entendre, on a parfois la chance d'entendre le *choc fœtal*, que l'on peut percevoir d'une façon très précoce. Ce bruit, produit par un mouvement ou un déplacement du fœtus, est tout à fait comparable, comme on le sait, à celui

produit par une légère chiquenaude sur la main appliquée à plat sur l'oreille.

3° DIAGNOSTIC DE LA GROSSESSE

Diagnostic proprement dit. — Il ne s'agira ici
que du diagnostic de la *grossesse normale*.

D'après la division classique des signes de grossesse
en signes de présomption, de probabilité, de certitude,
il semblait qu'on ne pût affirmer l'existence de la grossesse, avant que l'on eût constaté les bruits du cœur
du fœtus.

Cette qualification des signes de la grossesse, transmise de traités en traités d'accouchements, peut ne pas
être prise au pied de la lettre. Les signes de la grossesse peuvent, en effet, par leur groupement, constituer un ensemble qui ne se trouve que pendant la grossesse, — et l'on constate ainsi des signes certains, même
avant que l'on ait perçu les bruits du cœur du fœtus,
lesquels donnent évidemment la certitude absolue.

Il est donc possible, avant d'entendre les bruits du
cœur du fœtus, d'affirmer le diagnostic de grossesse,
si les règles sont supprimées, — si l'utérus est augmenté de volume et se contracte, — s'il y a du ballottement.

Les difficultés ne se montrent, au point de vue du
diagnostic, que si certains de ces signes manquent, ou
bien sont défigurés. Mais il s'agit alors de *grossesse
anormale*, comme, par exemple, chez une femme qui
a des pertes de sang pouvant donner l'illusion de règles, ou en cas de tumeur de l'abdomen, etc.

Au point de vue du diagnostic de grossesse, deux
sortes d'erreurs peuvent être commises :

On peut affirmer une grossesse qui n'existe pas, ou
bien on peut nier une grossesse qui existe. Ces erreurs

pourront être évitées en ce qui concerne la *grossesse normale* si l'on s'impose de :

1° Ne jamais se hâter d'*affirmer* l'existence d'une grossesse sans s'être assuré tout au moins de l'augmentation de volume de l'utérus et de la suppression des règles ;

2° Ne jamais se hâter de *nier* l'existence d'une grossesse chez une femme jusque-là bien portante et régulièrement réglée, qui, en pleine période génitale, présente une suppression de règles et une augmentation de volume de l'utérus.

Les remarques qui précèdent portent sur le diagnostic de la grossesse dans sa première moitié. Le diagnostic ne souffre plus de difficultés lorque l'on peut *constater* les mouvements actifs du fœtus et percevoir les bruits de son cœur.

Diagnostic différentiel. — Il n'est à faire que pour la *grossesse anormale et compliquée*. Il mérite alors d'être étudié à propos de chaque anomalie, de chaque complication (v. *Pathologie de la grossesse*).

Il est pourtant nécessaire de parler ici du diagnostic différentiel avec ce que l'on a appelé : *grossesse nerveuse*. C'est un état de grossesse qui n'existe que dans l'imagination de la femme.

Chez les femmes très désireuses d'avoir un enfant, « affolées de maternité », suivant l'expression de Pajot, le ventre grossit, la femme sent remuer, il y a des nausées, des malaises, des dégoûts. Les femmes indiquent, dans ces circonstances, tout l'ensemble des signes de la grossesse, parfois même la suppression des règles. Ces grossesses nerveuses ne doivent pas résister à un examen positif, car il manque toujours un signe essentiel : l'augmentation de volume de l'utérus.

Diagnostic de l'âge de la grossesse. — Ce

diagnostic ne peut jamais être précisé, il n'est possible de le faire *qu'approximativement.*

La date du début de la grossesse reste toujours inconnue, parce que la fécondation peut se faire à un moment plus ou moins éloigné du coït fécondant, variant de plusieurs heures à plusieurs jours.

Toutefois, la fécondation ayant lieu le plus souvent dans la période qui suit les règles, on compte le temps écoulé depuis *la fin* des dernières règles. Mais il faut ne jamais oublier que la grossesse a pu commencer (bien que cela soit exceptionnel) au milieu de l'espace intermenstruel, ou immédiatement avant les règles supprimées. Il en résulte que *l'on peut se tromper d'un mois* dans l'évaluation de l'âge de la grossesse.

En pratique, il faut se souvenir que la grossesse dure en moyenne de 270 à 280 jours après la fin des règles, mais que ces chiffres peuvent être dépassés, ou non atteints. La loi française reconnaît 300 jours à la durée d'une grossesse, comme terme maximum après le décès du père.

Il est d'usage d'ajouter 10 jours à la date de la fin des dernières règles et de compter 3 mois en arrière pour établir le terme *probable* de la grossesse.

Les dimensions de l'utérus peuvent fournir des indications, si elles concordent avec les dimensions moyennes de cet organe aux différents âges de la grossesse. On sait que le fond de l'utérus est :

A 3 mois, à mi-distance entre le pubis et l'ombilic.

A 4 mois, au voisinage de l'ombilic.

A 5 mois, au-dessus de l'ombilic.

A terme, à 32 ou 34 centimètres au-dessus du pubis.

Il est impossible de dire, d'une façon précise, si *le terme de la grossesse* est atteint, même en examinant après la naissance l'état physique de l'enfant, son volume, son aspect extérieur. Il faut pourtant reconnaître que les enfants nés prématurément présentent des caractères particuliers, qui seront étudiés plus loin (v. *accouchement prématuré*).

Il n'y a, en résumé, aucun moyen de connaître ou de déterminer l'*âge exact* de la grossesse. Il faut l'établir *approximativement* en tenant compte de la date des règles et de la hauteur utérine. La date d'apparition des mouvements actifs se place, il est vrai, au milieu de la grossesse, mais avec de telles variations, qu'on ne peut accorder beaucoup de valeur à ce signe.

CHAPITRE IV

HYGIÈNE. PUÉRICULTURE

1º PRESCRIPTIONS HYGIÉNIQUES

La grossesse la plus normale impose à l'organisme une incontestable *suractivité* ; d'autre part la simple augmentation de volume de l'utérus entraîne certaines conséquences matérielles, telles que les *compressions* exercées sur les organes voisins. On comprend donc que la femme enceinte mérite des soins spéciaux, ayant en vue, soit son « état local », soit son « état général ».

Soins locaux. — Il faut que la tumeur utérine ne soit pas comprimée, et comprime le moins possible les organes qui l'entourent. On arrive à ce résultat, au moyen de corsets appropriés et de ceintures abdominales. A cette question de soins locaux pendant la grossesse peut se rattacher l'hygiène des organes génitaux externes.

Le Corset. — Pendant la grossesse, le corset ne doit pas comprimer. Dans ce but, il est nécessaire qu'il soit construit d'une façon spéciale, avec lacets et élastiques, permettant de l'élargir au degré voulu pour que la femme se sente à son aise. Il est bon de ne pas le supprimer, car il supporte tout le poids des jupes au niveau des hanches.

La ceinture de grossesse. — C'est un appareil très utile qui doit être recommandé à toutes les femmes enceintes. Vers le milieu de la grossesse, lorsque l'utérus atteint ou dépasse l'ombilic, il est bon d'aider la paroi abdominale antérieure dans son rôle de soutien, pendant la marche et la station verticale.

La ceinture sera en tissu élastique, mais rendue résistante par des baleines verticales, afin qu'elle puisse sans se plisser accompagner la rotondité du ventre. Sa hauteur doit être suffisante pour que le bord supérieur arrive au niveau de l'ombilic. La fermeture se fait généralement en arrière par des courroies élastiques, au moyen desquelles la femme se serre au degré voulu pour se sentir soutenue. Deux fentes latérales, fermées par des lacets, permettent à la ceinture de prendre la forme exacte de l'abdomen. La ceinture sera maintenue en place par des jarretelles latérales se fixant aux bas, et non par des sous-cuisses, qui occasionnent de la gêne, et sont souvent malpropres.

Cette disposition permet de supprimer les jarretières, qui ont le gros inconvénient de comprimer les vaisseaux du membre inférieur.

Le port de la ceinture doit être prescrit, non seulement pour soulager la femme, et pour favoriser la bonne accommodation du fœtus, mais aussi pour *prévenir l'éventration*, il faut la faire porter lorsque l'utérus atteint l'ombilic, et cela *dès la première grossesse*.

Les injections vaginales. — Sauf indications spéciales, en cas de vaginite, les injections vaginales sont sans utilité pendant la grossesse. Leur emploi inconsidéré ne peut qu'irriter inutilement le vagin. Les toilettes extérieures et les bains généraux sont suffisants pour maintenir la propreté locale.

Soins généraux. — Ils ont pour but la surveillance de toutes les grandes fonctions de l'économie.

Tube digestif. — Il n'y a rien à prescrire pour lutter contre les nausées et les vomissements du début de la grossesse. Ces phénomènes, même quand ils sont peu accentués, quelle que soit leur origine réflexe ou toxique, peuvent être considérés comme phénomènes pathologiques, puisqu'ils manquent, d'après Gerst, environ dans 57 pour 100 des cas. L'état nauséeux cesse souvent en prenant un peu de nourriture.

Ces troubles digestifs du début de la grossesse disparaissent ou diminuent très souvent sous la simple influence du séjour au grand air, et ils s'atténuent généralement à mesure que la grossesse avance. On les voit cesser lorsque l'utérus, en se développant, est devenu franchement organe abdominal.

A la fin de la grossesse, par suite du développement de l'utérus, l'estomac trouve moins de place dans la cavité abdominale. Les digestions deviennent, à partir de ce moment, plus difficiles, surtout après les repas copieux. Il faudra, en pareil cas, conseiller des repas plus fréquents et plus légers.

La régularité des selles mérite d'être très soigneusement surveillée, et celles-ci doivent être quotidiennes pendant toute la durée de la grossesse. *La constipation* d'origine mécanique, provenant de la compression rectale par l'utérus gravide, s'observe d'une façon très fréquente ; elle doit être combattue par des *lavements tièdes* (administrés sous faible pression, le bock placé à 25 centimètres de hauteur) ou par des *suppositoires* glycérinés, ou même au moyen de *laxatifs*. Le cascara à la dose de 0,25 ou 0,50 centigrammes peut être prescrit, même trois fois par semaine, et pendant longtemps sans inconvénients.

Au point de vue de *l'alimentation* chez la femme enceinte, on peut, dans une certaine mesure, ne pas contrarier ses goûts parfois bizarres et ses caprices d'appétits ; mais il est bon de savoir aussi que ces désirs peuvent sans inconvénients ne pas être satisfaits, sans qu'il en résulte l'apparition chez le fœtus de prétendues *envies,* qui ne sont que des « nævi » ou tumeurs vasculaires.

Afin de ne pas imposer trop de besogne au foie et aux reins, on pourra recommander de ne pas manger trop de viande et il sera toujours bon de faire entrer le lait, les laitages, les fruits et les légumes pour une large part dans l'alimentation.

Fonctions rénales. — Il faut, en prévision des accidents graves d'auto-intoxication, analyser les urines régulièrement, au moins une fois par mois, chez toutes les femmes enceintes. On doit faire la recherche de l'albumine et du sucre, tout en sachant que des *traces indosables* d'albumine, ou de sucre à la dose de *4 à 5 grammes* par litre peuvent se rencontrer très fréquemment, sans conséquences importantes.

Système circulatoire. — On a abandonné la croyance que la grossesse, phénomène physiologique, entraîne l'hypertrophie et le surmenage du cœur. Les seuls troubles du système circulatoire observés au cours de la grossesse normale, sont des *œdèmes,* et des varices siégeant aux membres inférieurs, résultant des compressions exercées sur les vaisseaux abdominaux par l'utérus gravide.

Les œdèmes sont notablement atténués par le repos. Quant aux varices, il est bon de prévenir leur accroissement et d'atténuer la gêne qu'elles occasionnent, en faisant porter des bas élastiques très hauts, remontant jusqu'à la région de la cuisse.

Système nerveux. — La femme enceinte peut se montrer, au point de vue moral, un peu plus susceptible et irritable. Elle peut aussi, consécutivement aux compressions exercées par l'utérus sur les branches nerveuses, éprouver des douleurs névralgiques sur la paroi abdominale, dans le bassin, ou au niveau des membres inférieurs. Il y a peu de chose à faire contre ces malaises, en dehors du repos et de l'administration de quelques calmants.

Système cutané. — Dans l'intérêt du bon fonctionnement de la peau, il faut prescrire l'usage régulier *des bains,* pendant toute la durée de la grossesse, même pendant les premiers mois, époque à laquelle ils sont redoutés du public, par suite de préjugés anciens. Ils ne sauraient être remplacés par *le tub* ou *la douche,* dont l'action est toute différente. Le bain a une action sur l'épiderme et sur les glandes de la peau, le tub ou la douche ont surtout une action sur le système nerveux et sur la circulation. La femme, habituée au tub ou à la douche même froide, peut les continuer sans inconvénients, au cours d'une grossesse, mais sans se dispenser de prendre des bains.

Ces bains devront être pris deux ou trois fois par semaine, à 35 degrés centigrades, et durer environ vingt minutes, ou moins longtemps s'ils occasionnent quelque fatigue.

Les bains de mer ne sauraient être défendus, à condition qu'ils ne soient pris que par une mer calme, afin d'éviter le choc des vagues. On devra, en outre, recommander de ne pas se fatiguer en nageant.

2° PUÉRICULTURE

Ce chapitre n'a fait que très récemment son apparition dans les traités d'accouchements.

Le mot « puériculture », employé, en 1864, par un médecin de Paris, A. Caron, pour exprimer « la science d'élever les enfants », n'a été vulgarisé que depuis une communication de A. Pinard à l'Académie de Médecine, en 1895. Celui-ci a renouvelé récemment la définition de la façon suivante :

« La puériculture est la science qui a pour but la recherche des connaissances relatives à la reproduction, à la conservation et à l'amélioration de l'espèce humaine. »

La puériculture, ainsi comprise, est, en quelque sorte, *la médecine de l'espèce*, elle s'occupe de l'enfant à partir d'une époque antérieure à sa procréation.

On doit distinguer :

1° La puériculture *avant la conception*, — 2° la puériculture *intra-utérine*, — 3° la puériculture *après la naissance*.

Il ne sera question pour le moment que de la puériculture avant la conception et de la puériculture intra-utérine.

Puériculture avant la conception. — Les parents doivent choisir le moment de la fécondation, et ce moment doit être celui dans lequel ils se trouvent tous deux absolument sains, en dehors de tout malaise, même passager. D'après cet enseignement, les hérédités fâcheuses sont la conséquence de fécondations produites dans une heure de déchéance passagère ou durable d'un ou des deux parents, comme, par exemple, un accès d'alcoolisme ou une crise d'arthritisme (migraine, goutte), une syphilis récente ou insuffisamment traitée, etc....

Puériculture intra-utérine. — Elle doit avoir pour but de favoriser la complète évolution de la grossesse jusqu'à son terme naturel. Pinard et ses élèves, Bachimont père et fils, ont démontré *l'influence du repos* sur la durée de la grossesse et le poids des enfants ; on a pu même observer, à ce double point de vue, des différences entre les femmes travaillant assises ou travaillant debout.

Le repos est donc nécessaire à la femme enceinte. La fatigue entraîne vraisemblablement des distensions plus marquées du segment inférieur (On a remarqué une plus longue durée de la grossesse chez les femmes à bassins viciés, chez lesquelles la tête, retenue élevée, appuie peu sur le segment inférieur).

S'il est important d'éviter à la femme enceinte la fatigue des travaux pénibles, il est bon aussi de l'avertir des inconvénients que peuvent présenter *les chocs* agissant directement ou indirectement sur l'utérus.

Les secousses et les cahots d'une voiture mal suspendue, sur une mauvaise route, doivent être évités. Il est difficile de ne pas montrer une certaine indulgence en ce qui concerne les voyages qui peuvent être effectués dans de bonnes conditions, soit en voiture, en automobile, ou en chemin de fer. Mais on doit toujours, en pareil cas, prêcher la modération et ne pas dissimuler quelques réserves.

Les rapports sexuels peuvent agir comme un traumatisme direct sur l'utérus ; en outre, ils s'accompagnent souvent de congestions utérines favorisant, d'une façon fréquente, l'interruption de la grossesse, aussi bien dans les premiers mois que dans les derniers. Pinard, dans son enseignement de tous les jours, appelle l'attention sur le nombre d'avortements ou de naissances prématurées, coïncidant avec des rapports sexuels récents.

3° PRÉPARATIFS DE L'ACCOUCHEMENT

Il faut donner des indications sur l'installation à conseiller, les ustensiles à préparer, les médicaments qu'on doit se procurer.

Installation. — Il n'est pas besoin d'un local spécial pour l'accouchement, toutefois la chambre de l'accouchée sera claire et aérée, puisque la femme doit y faire un séjour plus ou moins long. On verra plus loin qu'il est tout à fait inutile, au nom de l'antisepsie, de faire enlever meubles, rideaux ou tapis.

Ustensiles. — Il faut, pour protéger le matelas, garnir le lit de *toiles cirées* ; à défaut de celles-ci, on pourra les remplacer par plusieurs plans de papier. On fera disposer, au moment voulu, une première toile cirée sur le matelas, et on la recouvrira d'un drap ; on place par-dessus une nouvelle toile cirée et un nouveau drap. On peut ainsi se passer de lit spécial pour l'accouchement. Celui-ci terminé, on n'a qu'à retirer le premier drap et la première toile cirée pour trouver au-dessous un lit propre sans aucune souillure.

Il est utile d'avoir *deux bassins,* — l'un en faïence pour les selles, — l'autre pour les injections, en métal émaillé. *Le bock* à injection aura une contenance de deux litres, il est préférable de l'avoir aussi en métal émaillé.

Il convient de se munir de *deux canules* en verre (elles supportent l'ébullition) avec l'extrémité percée de trous nombreux, en arrosoir, et d'*un tuyau de caoutchouc* pour relier la canule au bock.

On doit aussi avoir à sa disposition des *récipients* pour faire bouillir l'eau et recueillir l'eau bouillie. Il faudra, au moment de l'accouchement, faire préparer environ dix litres d'*eau bouillie froide* et dix litres d'*eau bouillie chaude.*

Médicaments. — Il faut se munir à l'avance d'ouate hydrophile, de sublimé, de vaseline, de gaze stérilisée et de différentes substances.

L'ouate hydrophile devra être *stérilisée,* elle servira pour les toilettes et les pansements vulvaires. Il sera bon de l'avoir découpée en carrés.

Le sublimé peut être prescrit sous forme de paquets, dits « de l'Académie », c'est-à-dire composés selon la formule suivante :

Sublimé. . . . . $0^{gr},25$
Acide tartrique.. . . . . 1^{gr}
Carmin d'indigo. . , ... I goutte à 5 pour 100.

Un de ces paquets dans un litre d'eau bouillie forme la solution antiseptique usitée pour faire l'antisepsie du *vagin*, mais il est dangereux de l'employer à cette dose dans l'injection *intra-utérine*. Tarnier lui-même, qui l'avait conseillée, avait fini par l'abandonner.

Cette solution à 1/4000 est un peu faible pour la stérilisation des mains.

Dans la pratique on a le tort, la plupart du temps, de ne pas mesurer la quantité d'eau dans laquelle on met à dissoudre le sublimé en poudre. On ignore ainsi le titre de la solution dont on se sert. Souvent aussi on prépare la solution au moment de s'en servir, et on commet la faute de l'utiliser alors que la solution du sublimé dans l'eau n'est pas encore achevée.

Pour éviter ces inconvénients, il suffit de préparer à l'avance 4 ou 5 litres de solution à 1/1000, qui seront employées, pures pour les mains, et étendues de trois parties d'eau bouillie pour les injections vaginales.

On peut aussi se servir de sublimé, sous forme de liqueur de Van Swieten, pure pour les mains, au 1/4 pour le vagin, — ou de bi-iodure de mercure à 1/2000 et à 1/4000, qui présente une puissance antiseptique équivalente.

Vaseline. — Cette substance est utile pour pratiquer le toucher et l'on s'en sert pour la première toilette de l'enfant. La vaseline pour toucher doit être stérilisée, et conservée dans des tubes d'étain, comme les couleurs à l'huile, elle n'est exprimée qu'au moment de s'en servir. Il faut rejeter l'emploi de la vaseline qui séjourne dans des pots, exposée à la poussière. Il vaut mieux se passer de vaseline que de se servir d'une substance douteuse.

Gaze stérilisée: — La gaze stérilisée sera utilisée dans le cas où l'on aurait à bourrer le vagin, pour comprimer des surfaces saignantes. Elle servira aussi pour les lavages des yeux de l'enfant, préférée à l'ouate, qui peut abandonner des filaments irritants dans les cils ou à la surface de l'œil.

Substances diverses. — Il est prudent d'avoir à sa disposition, si on ne peut en cas de besoin se les procurer d'urgence, certaines substances, telles que du *chloroforme,* de l'*éther,* de l'*ergotine* et des ampoules de *sérum salé,* une ou deux paires de gants de caoutchouc, si possible stérilisés (1).

-----

(1) Sinon on les fera bouillir au moment de s'en servir.

DEUXIÈME PARTIE

L'ACCOUCHEMENT NORMAL

CHAPITRE PREMIER

DESCRIPTION CLINIQUE

Sommaire. — 1º **La douleur** : Première série de douleurs, deuxième série de douleurs, troisième série de douleurs. — 2º **Périodes du travail** : Période d'effacement, période de dilatation, période d'expulsion.

Le symptôme dominant du travail est la douleur se produisant au moment de la contraction utérine. La « contraction utérine douloureuse » a pour effet de pousser, comme un coin, la partie inférieure de l'œuf et le fœtus sur l'orifice de la matrice. Sous l'influence de cette pression, le col « s'efface » puis « se dilate ». Quand la dilatation est complète, « l'expulsion » du fœtus se produit à travers l'orifice du col, la fente musculaire du périnée, et l'orifice vulvaire.

Il y a donc lieu d'étudier, au point de vue clinique, d'une part « la douleur », d'autre part, ses effets : effacement, dilatation du col, expulsion du fœtus, qu'on décrit sous le nom de « période d'effacement », « période de dilatation », « période d'expulsion ».

1º LA DOULEUR.

Premières douleurs. — La femme qui entre en travail se sent un peu plus lourde, mal à l'aise, elle éprouve quelques douleurs vagues dans les reins ou la partie inférieure du ventre. Malgré ces malaises, elle continue à s'occuper et à parler aux personnes qui l'entourent, mais de temps en temps elle s'arrête ou s'interrompt, en se soutenant ou s'appuyant. Ce sont les premières douleurs, qu'on a appelées « mouches » par analogie avec la sensation que donneraient des piqûres de mouches.

Ces douleurs deviennent de plus en plus fortes et fréquentes, mais ne s'accompagnent le plus souvent, ni de gémissements, ni de cris.

Elles sont plus ou moins espacées, mais laissent dans leur intervalle la femme bien disposée.

Deuxième série de douleurs. — Elles arrivent à être presque continues avec exacerbations, elles provoquent des gémissements, puis s'accompagnent de cris. A mesure que les douleurs augmentent de nombre et de fréquence, la femme s'agite, et n'a plus envie de se mouvoir, elle reste sur son lit à gémir et à se plaindre d'une façon presque constante. Ces phénomènes durent jusqu'au moment où les membranes de l'œuf se rompent. Dès lors, les douleurs vont changer de caractère.

Troisième série de douleurs. — A chaque douleur la femme fait des *efforts*, « elle pousse » comme pour aller à la selle. Ces efforts lui procurent un certain soulagement. La douleur finie, la parturiente exténuée, mais calme, s'assoupit jusqu'à la douleur suivante. Quand la douleur revient, elle fait une nouvelle poussée et de nouveaux efforts ; à ce moment, la bouche se ferme, l'expiration s'arrête, tout cri est par conséquent impossible. Tout à coup, la femme s'interrompt de pousser au milieu d'une douleur pour jeter un cri long et violent, elle éprouve la sensation d'un grand déchirement, et le fœtus traverse la vulve.

En résumé, on peut distinguer très nettement trois catégories de douleurs au cours du travail :

Premières douleurs, légères, intermittentes, pendant lesquelles la femme va, vient, cause, ne s'interrompt que pendant la douleur.

Deuxièmes douleurs, violentes, presque continues. La femme s'agite, souffre, crie, geint sans repos.

Troisièmes douleurs, plus supportables, s'accompagnant d'efforts, de poussées sans cris, puis la douleur finie, la femme ne souffrant pas se repose.

Aux premières douleurs correspond *l'effacement du col.*

Aux deuxièmes douleurs correspond la *dilatation du col*.

Aux troisièmes douleurs correspond l'*expulsion du foetus*.

2° PÉRIODES DU TRAVAIL

Les périodes du travail sont des divisions artificielles, mais très utiles pour indiquer la marche du travail de l'accouchement. On divise le travail en « période d'effacement », « période de dilatation », « période d'expulsion ».

Période d'effacement. — L'effacement du col est la transformation du col de l'utérus, par laquelle le canal cervical diminue de hauteur, subit un aplatissement, un amincissement tels que l'orifice interne et l'orifice externe arrivent à se confondre. Le col n'est plus alors un canal, mais un orifice. Quand le col est complètement aplati, aminci, on sent, au toucher, une surface mince séparant le doigt de la partie foetale, et un orifice à bords parfois tendus et comme tranchants, pendant la contraction. On dit alors que le col est *complètement effacé*. On peut, par cette constatation, avoir la certitude que la femme est en travail.

Avant d'arriver à l'effacement complet, le col diminue progressivement de hauteur, on trouve alors non pas l'effacement complet, mais un léger degré d'effacement, on dit alors que le col est *en voie d'effacement*.

Tant que l'effacement n'est pas complet, on ne peut pas avoir la certitude que la femme est définitivement en travail, les douleurs peuvent s'arrêter, et l'accouchement se produire 8 jours, 15 jours, un mois plus tard. Quand le col paraît en voie d'effacement, le travail peut continuer, mais il peut aussi s'arrêter.

La formule à retenir est simple : il ne faut affirmer le travail que si le col est effacé.

On a enseigné pendant longtemps que le col pouvait s'effacer pendant la grossesse, avant tout début de travail. Or, au *point de vue anatomique,* toutes les pièces montrent le col ayant toute sa hauteur pendant la grossesse, et *au point de vue clinique,* on peut citer la pratique de Pinard et de ses élèves, déjà vieille de trente ans, dans laquelle il n'est pas une seule observation de col effacé pendant la grossesse.

Il est nécessaire de préciser les signes de l'effacement.

Diagnostic de l'effacement du col. — Ce diagnostic peut présenter quelques difficultés. En effet si le col est très ramolli, l'orifice béant, déhiscent, comme cela se rencontre, à la fin de la grossesse, chez les femmes ayant eu beaucoup d'enfants, le doigt qui touche peut, dans ces conditions, aplatir, écraser sur la partie fœtale le col ramolli, ce qui donne l'apparence de l'effacement. L'erreur est encore plus facile si le doigt explore l'orifice largement ouvert, et en écrase les bords.

Il faut, pour apprécier l'effacement, que le doigt explore légèrement, *sans appuyer,* et cherche, *en se retirant,* à faire étaler, *développer,* sous sa pression la lèvre du col ramolli.

Si le col est effacé, le doigt ne sentira en se retirant, que le bord mince de l'orifice, — s'il n'est pas effacé, le col se développera et le doigt parcourra les 4 centimètres de hauteur, compris entre l'orifice interne et l'orifice externe. Cette exploration ne peut être faite, il ne faut pas l'oublier, que si le col est largement béant;

car, dans tout examen, il faut s'imposer de *ne jamais pénétrer dans le col,* dans la crainte de provoquer prématurément le travail.

Les modifications qui se produisent, au niveau du col, dans la période d'effacement, entraînent généralement l'expulsion du mucus qui oblitère le col pendant la grossesse. Ce mucus est le plus souvent mêlé à un peu de sang, et constitue ce qu'on a appelé les *glaires sanguinolentes.*

La marche de la période d'effacement est régulièrement progressive, les douleurs vont en s'accentuant et en se rapprochant, et l'on passe peu à peu à la période de dilatation.

En résumé, la période d'effacement est caractérisée par :
Des *douleurs* intermittentes, supportables, quoique interrompant la femme dans ses occupations,
Des *glaires sanguinolentes,*
L'*effacement* progressif du col.

Durée. — La durée de cette période est très variable, beaucoup plus longue chez les primipares que chez les multipares.

Période de dilatation. — Au cours du travail, le col effacé se dilate, afin de s'ouvrir largement devant le fœtus. Lorsque *la dilatation est complète,* les bords de l'orifice ont disparu et ont été rejetés le plus loin possible contre les parois de l'excavation. Le col n'arrive à ce degré de dilatation, qu'à la suite d'une déchirure latérale du col, dont on trouve la cicatrice chez toutes les multipares. Et de fait, au moment où la dilatation se complète, on constate chez les primipares, plus rarement chez les multipares, quelques taches de sang à la vulve, comme conséquence de cette déchirure du col.

Avant de devenir complète la dilatation a passé par différents degrés, le col a été *en voie de dilatation.*

UTÉRUS GRAVIDE

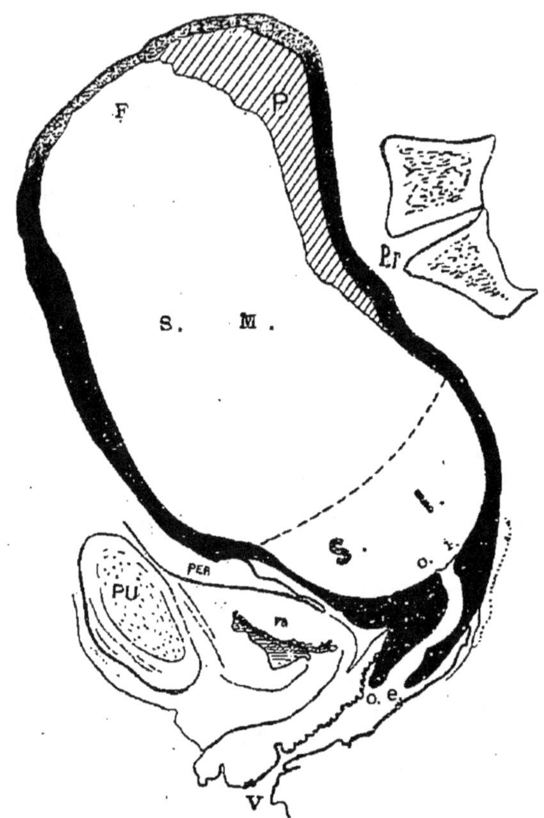

Fig. 23. — Schéma par Varnier, d'après Bayer.

Le col a toute sa longueur.

Coupe médiane verticale et antéro-postérieure. Le segment inférieur Sl est plus mince que le segment moyen SM et que le fond F. Le col a toute sa longueur entre l'orifice interne *oi* et l'orifice externe *oe*. — P, placenta. — Pr, promontoire. — V, vagin. — *ve*, vessie. — PER, péritoine. — PU, pubis.

UTERUS GRAVIDE

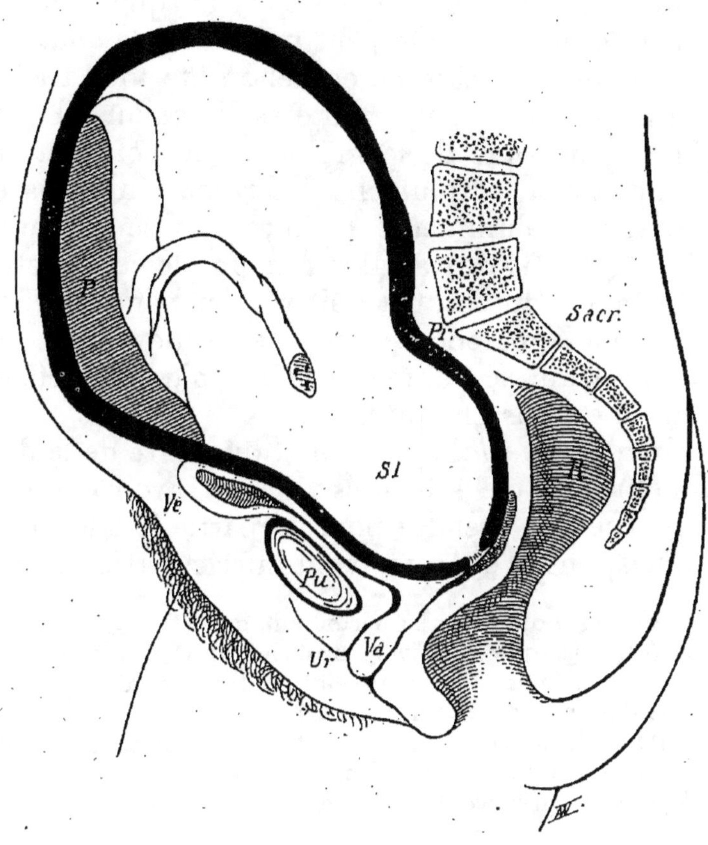

Fig. 24. — D'après Saxinger.

Le col est effacé.

Même légende que pour la figure 23.

On dit que la dilatation est d'abord « lenticulaire », puis comme une pièce, de « 5o centimes », de « 1 franc », de « 2 francs », de « 5 francs », comme « la paume de la main », et enfin « complète ».

La dilatation n'est un signe de travail que si elle est associée à l'effacement. On peut trouver de la *dilatation du col pendant la grossesse*, en dehors de tout travail, mais dans ces cas le col a toute sa longueur, il n'est pas effacé. Au cours de la grossesse, le col peut être largement ouvert, surtout chez les grandes multipares, dont l'œuf est volumineux. Il faut alors se garder de poser le diagnostic de travail sur la simple constatation de la dilatation du col. On doit vérifier par le toucher si ce col, en apparence effacé, ne se développe pas sous le doigt qui se retire. Si le col n'est pas effacé, la femme n'est pas en travail.

Le diagnostic de la dilatation et du degré de la dilatation n'offre pas de difficultés ; il faut savoir chercher l'orifice et ne pas prendre pour la partie fœtale ou les membranes, un col et un segment inférieur très aminci.

En résumé, on note, dans la période de dilatation :
Des douleurs presque *continues*, très violentes, provoquant *des cris* et mettant la femme dans un état de très grande agitation, même dans l'intervalle des contractions,
Une petite perte de sang, au moment de la dilatation complète chez la primipare, causée par la déchirure du col,
La dilatation progressive de l'orifice du col.

Durée. — Il est à remarquer que la femme met plus de temps pour arriver à la dilatation comme une pièce de 5 francs que pour passer de la dilatation de 5 francs à la dilatation complète.

Lorsque la dilatation est complète, il s'échappe du liquide amniotique au moment de la *rupture des membranes*, et aussitôt la période d'expulsion commence.

UTÉRUS GRAVIDE

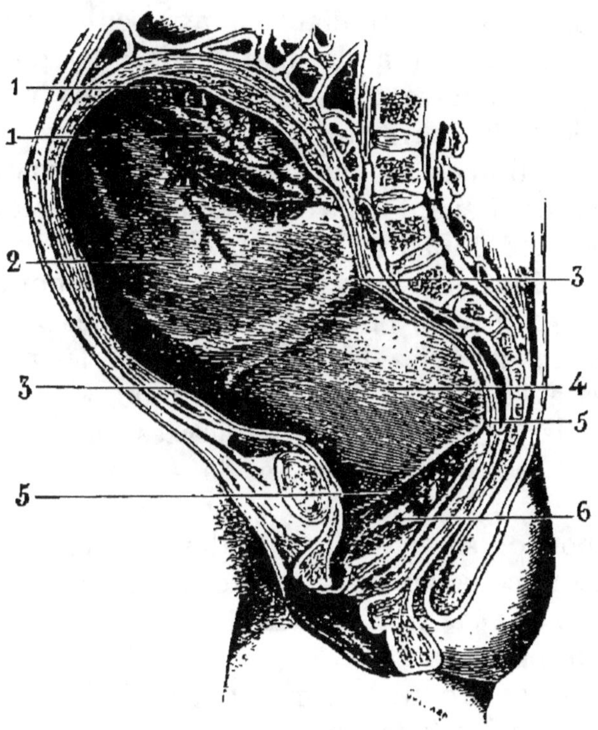

Fig. 25. — Braune.

La dilatation du col est complète.

1, placenta. — 2, orifice tubaire. — 3, anneau de contraction de
Bandl. — 4, segment inférieur de l'utérus. — 5, orifice externe du
col complètement dilaté. — 6, vagin.

Période d'expulsion. — Quand le col de l'utérus est complètement dilaté, les membranes, au niveau du pôle inférieur de l'œuf, n'étant plus soutenues, se rompent, l'œuf se trouve ainsi largement ouvert ; le fœtus va alors être expulsé à la fois de l'œuf et de l'utérus.

L'utérus, en se contractant, a agi seul, jusqu'ici, pour faire la dilatation du col. Celle-ci obtenue, le fœtus doit être chassé hors de l'utérus, dans le vagin, à travers la vulve, en distendant les parties molles du périnée. A l'action de la contraction utérine involontaire va s'ajouter maintenant celle de la contraction volontaire des muscles abdominaux. A chaque douleur, d'instinct, par un acte réflexe, la femme pousse comme pour aller à la selle et contracte pour cela ses muscles abdominaux. Mais les muscles de l'abdomen sont des muscles volontaires et la femme peut modérer ou activer leur action. De là les expressions employées en clinique : la femme « pousse bien », ou la femme « pousse mal ».

Il est bon de se souvenir que dans la physiologie de l'effort, l'occlusion de la glotte est nécessaire. *La femme ne crie pas, si elle pousse,* et si elle crie, elle ne peut pas pousser.

La poussée se produit au moment de la contraction utérine et procure à la femme un véritable *soulagement.* La poussée finie, elle éprouve un certain calme, et exténuée, se repose. Il y a là un ensemble très caractéristique de la période d'expulsion, contrastant avec l'agitation de la période de dilatation, alors que les douleurs sont presque continues et beaucoup plus aiguës.

Il est utile de bien connaître ces signes extérieurs pour arriver à pratiquer le toucher le moins souvent possible.

Le cri, lui-même, peut renseigner une oreille habituée sur la période du travail : — léger gémissement dans la période d'effacement, il devient plainte, cri, accès de désespoir, dans la période de dilatation, — il manque, remplacé par la poussée, dans la période d'expulsion.

Après un nombre plus ou moins considérable de contractions et d'efforts, on pourra constater, au moment de la douleur et de la poussée, que la partie comprise entre la fourchette et l'anus se développe, devient plus saillante, on dit alors que *le périnée bombe*. A ce moment aussi, la vulve s'entr'ouvre et l'on peut voir apparaître, dans sa béance, les cheveux du fœtus. La douleur finie, tout s'efface : saillie du périnée, écartement des lèvres, et la tête disparaît dans la profondeur. Les mêmes phénomènes se répètent aux contractions suivantes, mais en s'accentuant. Le périnée bombe de plus en plus, l'orifice vulvaire s'ouvre davantage. La douleur finie, tout se remet en place. En somme, la tête du fœtus paraît et disparaît comme en un *jeu de cache-cache*.

Brusquement, au moment d'une douleur ou d'une poussée, la tête ne rentre plus. Elle n'est pourtant pas dehors. Elle est *contenue dans le périnée*. Il lui reste l'orifice vulvaire à traverser.

A ce moment le périnée est largement distendu, aminci, ainsi que l'orifice vulvaire.

A chaque contraction on voit apparaître dans l'orifice vulvaire une plus grande partie de tête, puis elle le traverse tout entière, *l'occiput sous le pubis*, la face vers le plan du lit.

On verra bientôt la tête tourner sur le côté, pendant qu'on voit apparaître *une épaule sous le pubis*, puis l'autre à la fourchette, enfin le fœtus tout entier est expulsé.

Durée. — La période d'expulsion, commencée à la

dilatation complète, présente de grandes variations dans sa durée. Elle peut être d'une demi-heure à deux heures chez les primipares, tandis que chez la multipare il est fréquent qu'elle soit extrêmement rapide, et que l'expulsion du fœtus suive immédiatement la dilatation complète.

CHAPITRE II

ÉTUDE PHYSIOLOGIQUE

. Au point de vue de la physiologie du travail, on
peut distinguer des phénomènes « maternels », « ovulaires » et « fœtaux » (1).

1° PHÉNOMÈNES MATERNELS

Ce sont des phénomènes actifs : « la contraction
utérine » et « la contraction des muscles abdominaux ».

La contraction utérine. — Elle a pour caractère
essentiel d'être *douloureuse,* c'est ce qui la distingue de
la contraction indolore de la grossesse. La contraction
précède la douleur et dure plus longtemps qu'elle.

Les contractions utérines ont encore pour caractère
d'être *involontaires* et *intermittentes.*

---

(1) Cette division est au moins aussi naturelle que la division usitée en
phénomènes physiologiques et en phénomènes mécaniques. Varnier dans
son *Obstétrique journalière* a proposé de distinguer des phénomènes actifs
et des phénomènes passifs. On verra que les phénomènes actifs sont en
somme les phénomènes maternels, et que les phénomènes passifs sont
ceux qui se produisent sur l'œuf et sur le fœtus.

Il y a généralement un rapport entre l'intensité de la douleur et la force de la contraction. Pourtant il est des femmes chez lesquelles la contraction est très peu douloureuse, quoique suffisamment agissante.

La contraction dure 3o, 6o, et même 100 secondes, et revient à des intervalles de plus en plus rapprochés, à mesure que le travail fait des progrès.

Au début, les contractions utérines peuvent être très espacées et ne se produire que toutes les demi-heures, puis elles se montrent tous les quarts d'heures, toutes les dix minutes, toutes les cinq minutes, et enfin il n'y a pour ainsi dire plus d'arrêt.

La force de la contraction utérine a pu être mesurée, soit en cherchant la force nécessaire pour amener une rupture des membranes, soit en plaçant dans l'utérus des appareils spéciaux pour mesurer la pression exercée par cet organe. On n'est arrivé par ces différents moyens à aucun renseignement précis, puisque l'évaluation varie de 10 à 20 et 8o kilos. Il ne faut retenir que la force considérable avec laquelle l'utérus peut comprimer le fœtus ou la main de l'opérateur, quand elle se trouve dans la cavité utérine.

On ignore *les causes* naturelles de la contraction utérine. Aucune des hypothèses émises pour expliquer la fin de la grossesse et la mise en marche du travail n'est démontrée.

On connaît un certain nombre de moyens pour exciter la contraction utérine.

Excitants mécaniques. — Ce sont les corps étrangers, introduits dans l'utérus. On verra plus loin l'action par excitation des sondes ou des ballons, placés dans la cavité utérine.

Excitants thermiques. — Les injections vaginales d'eau chaude portée à 48° centigrades, ont une action excitatrice incontestable. Mais Pinard a démontré que cette action excitatrice ne se manifestait que sur l'utérus *en travail*. Il a pu par ce moyen accélérer un travail commencé, mais il n'a jamais pu provoquer des contractions utérines chez une femme enceinte.

Excitants électriques. — Ils ont une action peu déterminée, et sont peu usités dans la pratique.

Excitants médicamenteux. — Ils comprennent les substances qui, introduites dans l'organisme, peuvent avoir une action sur les fibres musculaires lisses de l'utérus.

Parmi ces substances, il en est une qu'il est préférable de ne jamais employer, c'est *l'ergot de seigle,* qui a été pendant longtemps d'un usage courant en obstétrique. L'ergot a l'inconvénient de faire contracter l'utérus d'une façon tétanique, permanente, ce qui a eu pour conséquence de très nombreuses ruptures utérines. Si bien qu'on en était venu au précepte de ne l'employer que pour lutter contre les hémorragies survenant *après l'évacuation complète de l'utérus.*

Le sulfate de quinine, au cours du travail, aurait la faculté d'accélérer les contractions, mais il n'a aucune action provocatrice du travail chez la femme enceinte. Oui a démontré que les femmes enceintes ayant de l'impaludisme peuvent supporter, *sans entrer en travail,* les doses de quinine nécessitées par leur état maladif.

Effets de la contraction utérine. — Ainsi que l'a démontré Varnier, par la photographie, l'utérus, malgré les apparences, n'éprouve *pas de redressement* pendant la contraction, *il durcit* seulement. Cette contraction a pour effets la compression de l'œuf ; compression exercée à la fois sur le fœtus et sur le liquide amniotique.

La compression sur le fœtus a pour résultat de le tasser, de le fléchir, *de l'amoindrir.* Cette pression peut même aller jusqu'à lui imprimer des attitudes vicieuses, ou très exceptionnellement des fractures dites intra-utérines, quand le liquide amniotique trop peu abondant ne le protège pas suffisamment.

La compression sur le liquide a pour effet de faire refluer ce liquide dans la partie la moins résistante, dans le segment inférieur de l'utérus qui s'amincit sous la pression et sur le col qui tend à s'effacer et à s'ouvrir.

L'effacement et *la dilatation* du col se produisent sous l'influence mécanique de la pression exercée par le pôle inférieur de l'œuf, poussé par la contraction utérine.

Il est facile de donner la *démonstration clinique* de ce fait.

Chez une femme, dont le bassin est rétréci, par suite de la disproportion entre la tête fœtale et le bassin, cette tête reste retenue au détroit supérieur. Le pôle inférieur de l'œuf, sous l'influence des contractions, est seul à appuyer sur le segment inférieur de l'utérus et le col, pour les amincir et les dilater. Mais si l'œuf se rompt accidentellement, alors que la tête est retenue par le bassin, rien ne vient appuyer sur les parties inférieures et *la dilatation du col ne se fait pas.* Elle ne se fera que si on la produit artificiellement avec la main, avec un ballon, ou avec la tête du fœtus saisie avec le forceps.

Ce fait, d'observation fréquente en clinique, suffit à détruire la théorie qui attribue la dilatation du col à des fibres musculaires en arceaux, lesquelles, en se contractant, attireraient excentriquement en dehors les bords de l'orifice du col.

La dilatation est donc passive, elle résulte de l'action d'un dilatateur, pôle inférieur de l'œuf ou fœtus, poussé par la contraction utérine.

La contraction des muscles abdominaux. — La contraction des muscles de l'abdomen est volontaire, mais elle est aussi instinctive, et véritablement d'ordre réflexe, quand une partie fœtale pèse sur le périnée. La volonté n'intervient que pour augmenter ou diminuer l'effort. La poussée ne trouve à utiliser toute son action que lorsque *la dilatation est complète et les membranes rompues.*

Avant la dilatation complète, elle est inutile, et ne peut que pousser l'utérus avec son contenu contre la paroi osseuse du bassin. Cet effort intempestif et sans but peut être dangereux, responsable même de certaines ruptures utérines, de plus il épuise la femme sans bénéfice.

Les contractions abdominales doivent être dirigées ;

il faut apprendre à la femme comment elle doit faire l'effort, en fermant la bouche, sans qu'elle puisse laisser sortir le moindre son. Il faut lui indiquer quand son effort est bien ou mal conduit, lui apprendre à le prolonger, l'avertir quand elle doit le cesser.

2° PHÈNOMÈNES OVULAIRES

Au cours du travail, les contractions utérines ont pour effet d'exercer une pression sur le liquide amniotique. Le liquide étant incompressible, il s'ensuit un déplacement de ce liquide vers la partie la moins résistante de l'utérus, c'est-à-dire vers le segment inférieur et l'orifice du col. La contraction finie, le déplacement de liquide cesse pour se reproduire à la contraction suivante. Ce déplacement du liquide contribue à former une hernie de l'œuf dans l'orifice utérin, c'est ce qu'on appelle « la poche des eaux ». Celle-ci devient saillante au moment de chaque contraction.

La poche des eaux. — Elle est constituée par deux des membranes de l'œuf : le chorion et l'amnios. Au niveau de l'orifice du col, il ne peut y avoir de caduque, puisque cette membrane maternelle, qui n'est autre chose que la muqueuse utérine, s'arrête sur les bords de l'orifice dilaté.

Le liquide amniotique peut affluer dans cette poche, en plus ou moins grande abondance, suivant qu'il peut circuler plus ou moins facilement autour du fœtus, car les parois de l'œuf peuvent être pincées entre le bassin et la tête du fœtus. On distingue diverses variétés cliniques de poches, dites « plates », « moyennes », « volumineuses », suivant leurs dimensions.

La poche des eaux constitue un dilatateur parfait, qui s'insinue et se moule sur les parties à dilater.

Rupture des membranes. — Cette rupture s'effectue normalement d'une façon spontanée, quand la dilatation est complète. La rupture alors est faite au moment de choix, elle est dite *tempestive*, par opposition aux ruptures dites *intempestives*.

La rupture intempestive est dite *tardive*, si la rupture se fait longtemps après la dilatation complète ; *précoce*, si la rupture se produit avant la dilatation complète (mais au cours du travail), *prématurée* quand la rupture a lieu avant tout début de travail.

La *rupture spontanée* des membranes se produit généralement au point le plus déclive de l'œuf, et donne lieu à un léger écoulement de liquide. Quand on recueille ce liquide on peut voir qu'il n'est pas jaune citrin comme on le répète à tort, mais *opalescent*, tenant en suspension des débris blanchâtres de *matière sébacée*.

L'écoulement du liquide peut être presque nul quand il s'agit de poches plates ; d'autres fois il est très abondant, formant un véritable flot, qui peut entraîner un membre du fœtus ou le cordon.

Rupture prématurée ou précoce. — Si les membranes se rompent d'une façon prématurée ou précoce, l'effacement et là dilatation du col sont produits, non plus par la poche des eaux, mais par la partie fœtale. Celle-ci, même si elle est constituée par la tête du fœtus, forme un dilatateur moins parfait, transmettant irrégulièrement la pression reçue.

Il s'ensuit des dilatations stationnaires, s'accompagnant d'infiltrations séreuses ou sanguines qui aboutissent souvent non pas à une dilatation, mais à une déchirure du col.

Il semble que le col et le segment inférieur, pour s'assouplir et se dilater, ont besoin d'un dilatateur élastique, comme l'est la poche des eaux. Celle-ci, en effet, se gonfle à chaque contraction utérine, pour se dégonfler ensuite. Dans les cas où la poche d'eau se

trouve surdistendue par un liquide abondant, et ne
subit pas ces alternatives de gonflement et de dégonflement, la dilatation est lente à s'accomplir.

Il se produit dans l'œuf une *tension permanente* qui
persiste dans l'intervalle des contractions, et la dilatation ne fait aucun progrès ; si, dans ce cas exceptionnel, on *rompt artificiellement* les membranes, la dilatation s'accomplit aussitôt (1).

En dehors de ces cas de tension permanente de l'œuf,
il faut conserver précieusement la poche des eaux jusqu'à
la dilatation complète. Mais il est bon de ne pas la conserver quand celle-ci est obtenue.

Ruptures tardives. — Après la dilatation complète,
si les membranes ne sont pas rompues, le fœtus ne peut
pas sortir de l'œuf, et de ce fait le travail est prolongé
inutilement. D'autre part, la pression, exercée par le
fœtus sur les membranes résistantes, peut entraîner
le décollement du placenta, qui a pour conséquence des
hémorragies. Ce décollement est rare, parce que ce sont
plutôt les membranes qui se décollent de plus en plus
haut, *se dissocient,* étant moins adhérentes entre elles,
que ne l'est le placenta à l'utérus. L'amnios résistant
le plus, le fœtus l'entraîne avec lui à la vulve, il naît
« coiffé », circonstance qu'un préjugé a fait pendant
longtemps regarder comme un heureux présage pour
l'enfant.

En réalité *la dissociation des membranes* a pour résultat qu'elles seront moins résistantes au cours de la déli-

---

(1) Le ballon Champetier de Ribes (V. OPÉRATIONS), constitue une véritable poche d'eau artificielle : quand on le gonfle *complètement,* il représente une poche d'eau à tension permanente et reste sans action, le
travail demeure stationnaire — quand, au contraire, on le gonfle *incomplètement,* il agit comme une poche d'eau normale se gonflant et se dé-
gonflant à chaque contraction de l'utérus, il dilate alors le col d'une
façon régulière.

vrance et qu'elles seront plus exposées à se déchirer et à être retenues dans la cavité utérine.

3° PHÉNOMÈMES FŒTAUX

Les phénomènes fœtaux (1), au cours du travail, comprennent, l'étude du trajet suivi par le fœtus, et les modifications qu'il peut subir dans son passage à travers les voies génitales. Ces phénomènes se décrivent sous les noms classiques de « temps de l'accouchement », et de « phénomènes plastiques ».

1° Temps de l'accouchement. — Les temps de l'accouchement désignent les éta pessuivies par le fœtus aucours de l'accouchement, — ils sont donc à distinguer très nettement des « périodes du travail », avec lesquelles on les confond à tort si souvent.

Ces temps de l'accouchement sont des divisions artificielles, et, par çela même, susceptibles de nombreuses variations, suivant les auteurs.

La division en 6 temps est depuis longtemps la plus usitée en France ; elle comprend, pour la présentation du sommet :

1° Flexion de la tête.	4° Dégagement.
2° Descente.	5° Rotation externe.
3° Rotation interne.	6° Expulsion du tronc.

1° La *flexion de la tête* a pour objet d'amoindrir ses dimensions, en lui faisant présenter au bassin une circonférence SOF, la plus petite qu'elle puisse présenter.

2° La *descente de la tête* s'accomplit en suivant un des diamètres obliques du bassin (mesurant 12 cent.) le diamètre transverse, plus grand, n'étant pas praticable, parce qu'il est trop rapproché du promontoire.

3° La *rotation interne* a pour résultat d'amener l'occiput sous le pubis.

---

(1) Ces phénomènes ont aussi été appelés phénomènes mécaniques, et on les décrit souvent sous le titre de « mécanisme de l'accouchement ».

LA TÊTE AU DÉTROIT SUPÉRIEUR

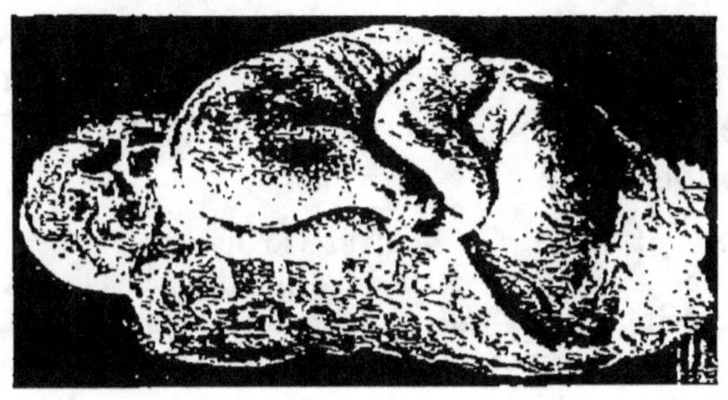

Fig. 26. — Varnier.

La tête est inclinée sur le pariétal postérieur.

4º Le *dégagement* se produit à travers le périnée et la vulve.
5º La *rotation externe* de la tête est la conséquence de la rotation interne des épaules, quand pour sortir, elles se placent, l'une sous le pubis, l'autre au niveau du sacrum.
6º L'*expulsion du tronc* se comprend d'elle-même.

Farabeuf et Varnier ont proposé une modification intéressante, ne portant que sur les trois derniers temps de la classification précédente ; suivant eux, les temps de l'accouchement s'exécutant pour chaque partie du fœtus, il devient inutile de parler des épaules et du tronc à propos de la tête, et il est préférable de préciser comment s'accomplit le 4ᵉ temps, c'est-à-dire *le dégagement.*

Le dégagement, pour Farabeuf et Varnier, se fait en deux étapes très faciles à distinguer chez la primipare : la *traversée du bassin mou* ou orifice coccy-pubien (formant un 4ᵉ temps), et la *traversée de la vulve* (formant un 5ᵉ temps). Ils suppriment le 6ᵉ temps : l'expulsion du tronc.

En réalité on peut réduire le trajet de la tête à trois mouvements importants :

1º Elle pénètre dans le bassin. C'est *l'engagement* ;
2º Elle tourne pour venir placer ses grands diamètres dans le sens antéro-postérieur de la fente coccy-pubienne, c'est *la rotation* ;
3º Elle traverse les parties molles, périnée et vulve, c'est *le dégagement.*

1º *L'engagement.* — L'engagement a été défini d'une façon précise par Farabeuf; c'est la situation de la tête dans le bassin, lorsque les bosses pariétales ont franchi le détroit supérieur.

On ne peut donc pas dire qu'une tête est plus ou moins engagée ; elle est ou elle n'est pas engagée.

Le mécanisme de l'engagement, ainsi qu'il a été indiqué au point de vue anatomique et physiologique par Farabeuf, puis au point de vue clinique par Pinard et Varnier, s'accomplit par la pénétration successive dans le bassin des bosses pariétales. La bosse pariétale postérieure pénètre la première, vient s'appliquer contre le sacrum et comble la concavité sacrée, faisant ainsi de la place et permettant à la bosse pariétale antérieure de descendre derrière le pubis.

Ainsi que l'avait bien vu et figuré Smellie, accoucheur anglais du XVIIIᵉ siècle, la tête retenue au détroit supérieur, avant son engagement, se trouve toujours, en variété transversale, inclinée sur son pariétal postérieur, la suture sagittale rapprochée du pubis (1). Cette disposition a été signalée depuis par Farabeuf, Pinard et Varnier dans toutes les pièces anatomiques, et se constate très facilement au point de vue clinique. Il suffit de noter par le toucher la situation de la suture sagittale. Celle-ci, primitivement rapprochée du pubis, quand la tête est au détroit supérieur, s'en éloigne, à mesure que la tête descend et se loge dans la concavité sacrée.

La tête, suivant l'expression imagée de Farabeuf, accomplit pour pénétrer dans le bassin un mouvement en « battant de cloche ».

Cette pénétration de la tête s'accomplit dans le diamètre oblique du bassin, seul praticable aux dimensions antéro-postérieures de la tête fléchie.

Le diagnostic de l'engagement est difficile à préciser, on peut facilement croire à l'engagement profond d'une tête non engagée, le mieux est de recourir au procédé indiqué par Farabeuf :

Quand on peut placer trois doigts de champ entre la tête et le *plan osseux coccy-sacré*, la tête n'est pas engagée.

Il faut prendre garde de bien mettre les doigts en contact avec le plan osseux, résistant, et non avec l'orifice vulvaire.

---

(1) Suivant une expression consacrée on désigne sous le nom de *synclitisme*, la situation d'aplomb, non inclinée de la tête au détroit supérieur, on désigne sous le nom d'*asynclitisme*, son inclinaison.

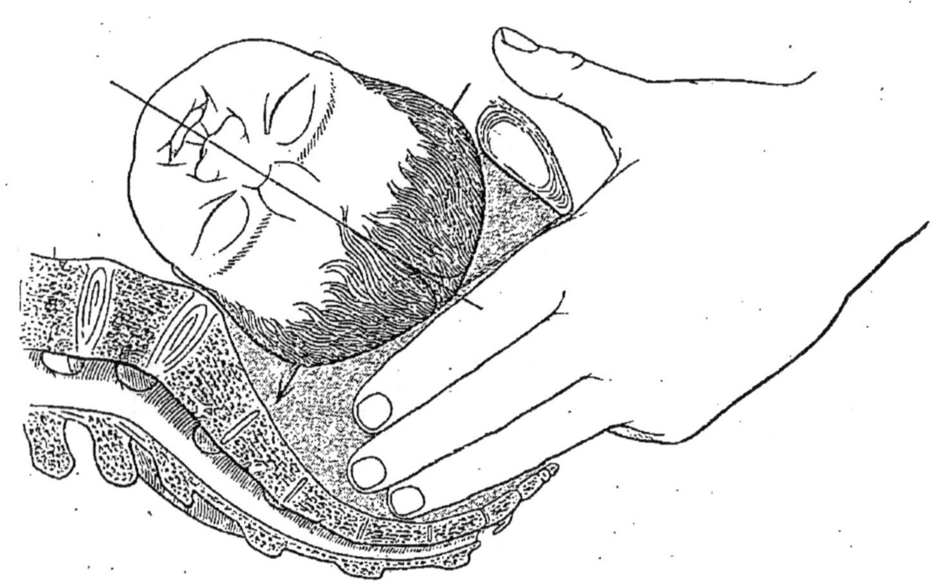

Fig. 27. — L.-H. Farabœuf.

La tête n'est pas engagée.

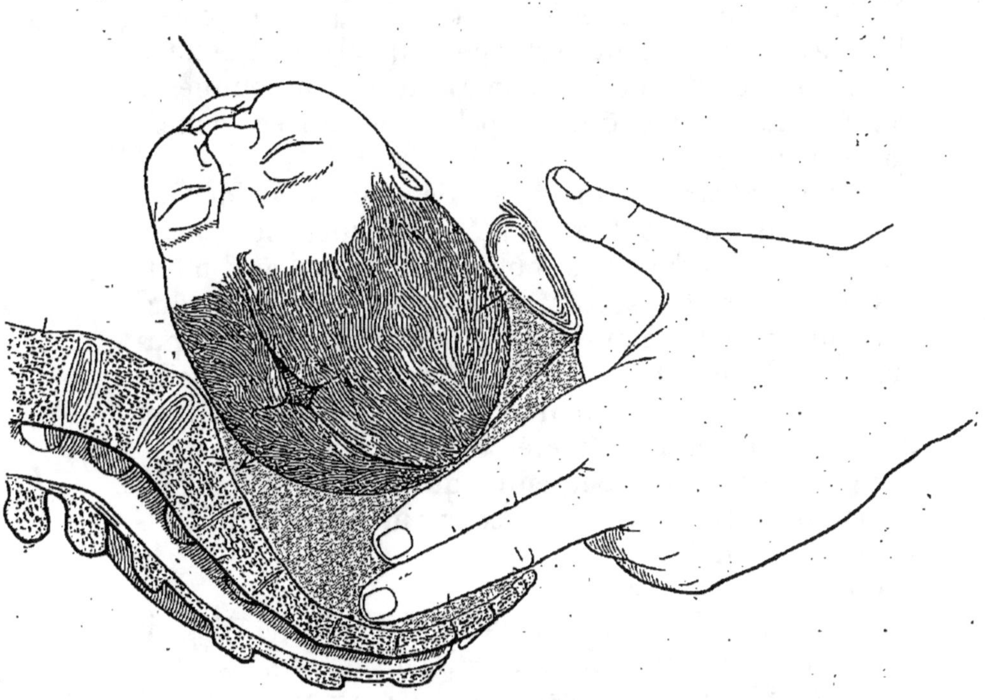

Fig. 28. — L.-H. Farabeuf.

La tête est engagée.

Sous l'influence de la tonicité de l'utérus, et des muscles abdominaux, la tête pénètre dans le bassin chez *la primipare,* vers sept mois et demi ou huit mois de grossesse, tandis que cette descente ne s'effectue le plus souvent, chez *la multipare,* qu'au moment du travail.

La conclusion de ce fait est que, lorsque la tête reste élevée chez une primipare, huit mois après la cessation des règles, il faut rechercher quelle est la cause qui empêche cette pénétration : attitude ou volume du fœtus, placenta bas, tumeur pelvienne, rétrécissement du bassin, etc.

2° *La rotation.* — La tête est descendue, ayant l'occiput au niveau de l'extrémité antérieure ou postérieure d'un des diamètres obliques. Arrivée au fond de l'excavation la tête accomplit un mouvement de rotation qui porte l'occiput sous le pubis, en occipito-pubienne (OP, en abrégé). Exceptionnellement, à peine 2 fois sur 100, le mouvement de rotation peut se faire en arrière, en occipito-sacrée (OS, en abrégé).

On a cru pendant longtemps que c'était la conformation du détroit inférieur osseux qui exigeait ce mouvement de rotation.

C'était une erreur.

Farabeuf et Varnier ont démontré que le détroit inférieur osseux présentait des dimensions égales dans tous ses diamètres (11 centimètres partout), au moment du passage de la tête, qui rétropulse le coccyx. Ils ont démontré aussi qu'avant ce passage le diamètre antéro-postérieur, allant du coccyx au pubis, était plus petit (7 à 9 centimètres), que le diamètre transverse (11 centimètres).

Le détroit inférieur osseux peut donc être traversé par une tête transversalement placée, et n'appelle en aucune façon la rotation qui ramène l'occiput sous le pubis.

C'est le détroit inférieur musculaire, percé d'une boutonnière, d'une fente coccy-pubienne à grand diamètre antéro-postérieur, qui exige cette rotation, la tête ne peut passer à travers cette fente que l'occiput en avant ou en arrière.

Cette explication de la rotation, fournie par Varnier dans sa thèse en 1888, a détruit toutes les autres théories proposées pour expliquer la rotation de la tête, et permet de comprendre ce qui avait paru incompréhensible dans l'expérience suivante de Paul Dubois :

Chez une femme morte en accouchant, on ouvrit le ventre et l'utérus, et, en poussant directement le fœtus par en haut, on le fit sortir par les voies génitales.

La tête exécuta son mouvement de rotation. On recommença l'expérience, elle réussit encore. Mais quand on voulut la refaire une troisième fois, elle ne réussit point. La tête ne tourna pas.

La rotation ne se reproduisit de nouveau que quand on répéta l'expérience avec un fœtus plus volumineux.

Que s'était-il passé ? Dans les deux premières expériences, la fente musculaire s'était dilatée, élargie, et n'exigeait plus la rotation dans un troisième passage. Mais cette rotation devenait à nouveau nécessaire pour le passage d'un fœtus plus volumineux.

3° *Le dégagement.* — C'est la traversée des parties molles. Farabeuf et Varnier ont démontré que cette traversée se faisait en deux étapes, très distinctes chez la primipare : traversée de la fente coccy-pubienne, et traversée de la vulve.

La *traversée de la fente coccy-pubienne* s'accomplit parfois péniblement, c'est alors que la tête paraît et disparaît comme en un jeu de cache-cache, jusqu'à ce que le coccyx rétropulsé butte contre la base du nez du fœtus. La tête à partir de ce moment ne rentre plus, mais elle n'est pas dehors ; contenue dans le périnée elle a encore l'orifice vulvaire à traverser.

La *traversée de l'orifice vulvaire* s'accomplit pro-

TEMPS DE L'ACCOUCHEMENT

1° ENGAGEMENT (PREMIER TEMPS)

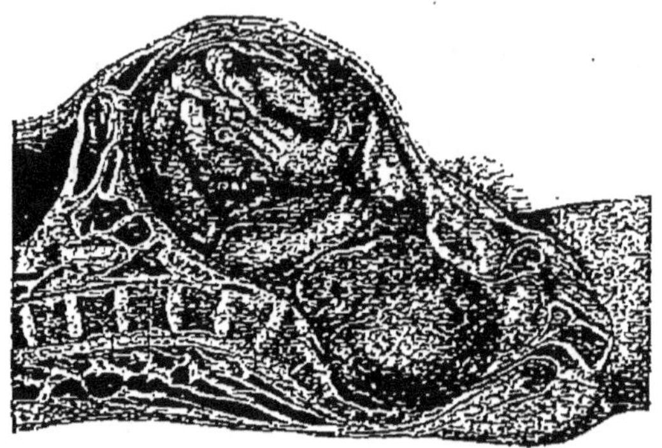

Fig. 29. — Braune.

2° ROTATION (DEUXIÈME TEMPS)

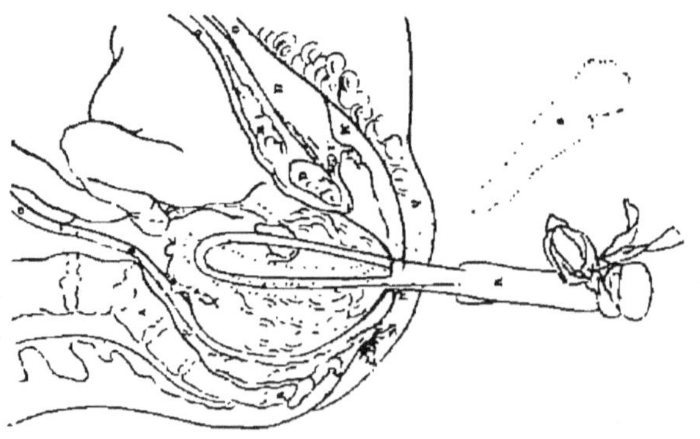

Fig. 30. — Smellie.

TEMPS DE L'ACCOUCHEMENT

3° DÉGAGEMENT (TROISIÈME TEMPS)

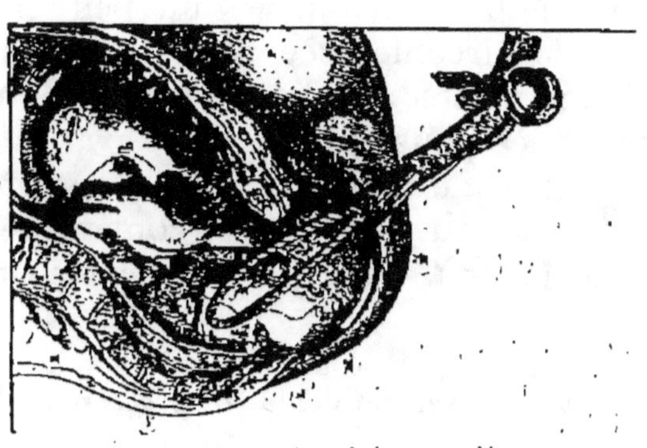

Fig. 31. — Smellie.
La traversée de l'orifice coccy-pubien.

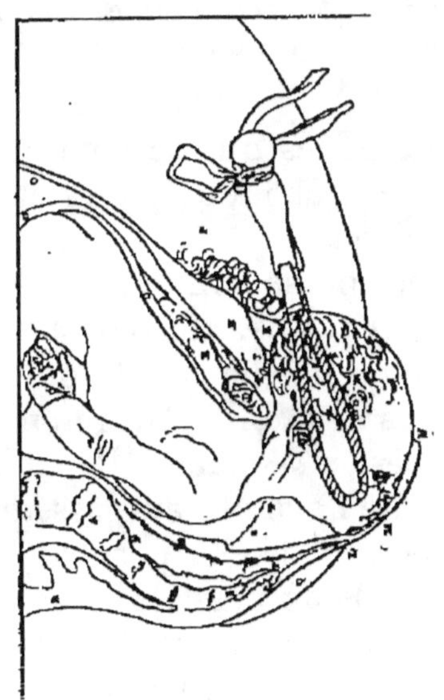

Fig. 32. — Smellie.
La traversée de l'orifice vulvaire.

gressivement. On voit cet orifice se dilater, et on sent du doigt une partie plus ou moins grande de la suture sagittale. A un moment donné, la fontanelle antérieure paraît à la fourchette, l'occiput est un peu en avant du pubis, c'est la circonférence sous-occipo-bregmatique (SOB) qui traverse l'orifice vulvaire. Sous l'influence de nouvelles poussées, l'occiput avance encore et remonte au-devant du pubis, le front paraît à la fourchette et la franchit. C'est la circonférence sous-occipito-frontale (SOF), qui franchit l'orifice vulvaire.

Farabeuf et Varnier ont précisé toutes ces étapes, et démontré qu'il se produisait un mouvement double de *progression* et de *déflexion* de la tête.

L'occiput avance, il est d'abord au-dessous, puis au-devant du pubis, — le front, parti du coccyx, distend et balaie toute la paroi postérieure du périnée, pour sortir à la commissure postérieure de la vulve. L'occiput fait donc, en somme, une petite évolution autour du pubis, pendant que le front en accomplit une grande.

Les mêmes phénomènes qui se sont produits pour la tête, se répètent pour chaque partie fœtale, pour les épaules et pour le siège.

Les épaules pénètrent suivant le diamètre oblique du bassin, *s'engagent* ; puis, arrivées à l'orifice musculaire coccy-pubien, elles *tournent* pour se placer une épaule en avant sous le pubis, l'autre en arrière vers le coccyx. Enfin elles se *dégagent*, l'épaule antérieure sous le pubis (comme l'occiput au passage de la tête), — l'épaule postérieure dans le périnée et à la fourchette (comme le front au passage de la tête).

Remarque. — C'est au moment de la rotation des épaules que la tête se trouve entraînée à accomplir ce que, dans l'ancienne nomenclature, on a appelé *la rotation externe*. Au moment où les épaules se placent

L'ACCOUCHEMENT DES ÉPAULES

LE DÉGAGEMENT

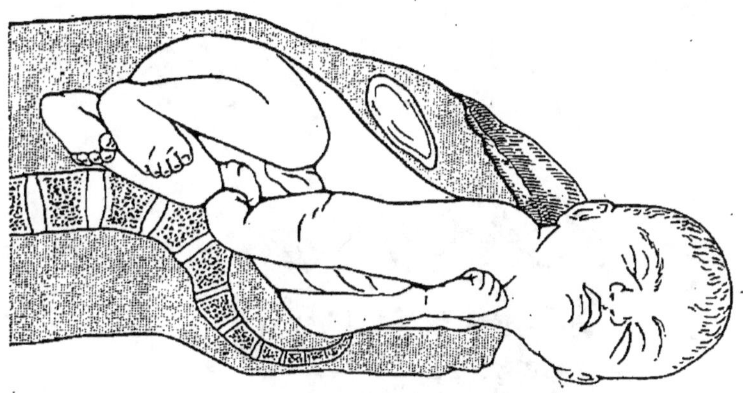

Fig. 33. — D'après un moulage de Zweifel.

La femme est couchée. L'épaule antérieure se dégage la première.

Coupe médiane verticale et antéro-postérieure.

ROTATION EXCEPTIONNELLE

OCCIPITO-SACRÉE

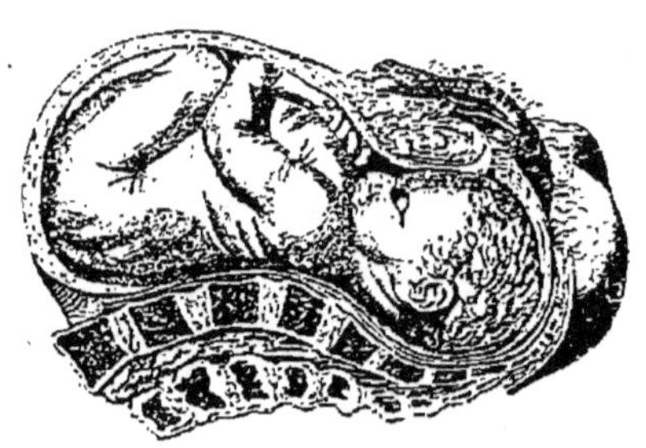

Fig. 34. — Smellie.

l'une sous le puhis, l'autre en arrière, l'occiput est forcé de devenir latéral.

L'occiput fait cette rotation à gauche dans les positions gauches, — à droite dans les positions droites.

Le siège venant le dernier, sort pour ainsi dire sans mécanisme à travers les parties dilatées par le passage des épaules et de la tête.

2° Phénomènes plastiques. — On désigne sous ce nom des modifications se produisant sur les parties fœtales, sous l'influence des pressions qu'elles subissent. Ces modifications peuvent être constituées par une infiltration localisée appelée « bosse séro-sanguine », ou par des chevauchements des os du crâne, donnant lieu à des « déformations de la-tête ».

Bosse séro-sanguine. — On désigne sous ce nom une infiltration séro-sanguine, produite dans les tissus du fœtus, au niveau de la région qui se présente.

L'infiltration se produit à la suite du stationnement de la présentation au niveau, soit de l'orifice du col, soit de la fente coccypubienne.

Les bords de ces orifices, exerçant une compression sur la partie fœtale, la circulation devient à ce niveau difficile, ou même s'y suspend, d'où la congestion, puis l'infiltration.

L'action de la compression se fait d'autant mieux sentir que les membranes sont rompues, et qu'il n'y a pas de liquide interposé entre la partie fœtale et l'orifice qui la comprime.

L'infiltration peut être intense et la bosse séro-sanguine acquérir un assez grand développement. Elle donne alors à la tête, dans la présentation du sommet, une physionomie spéciale en « pain de sucre ».

Au point de vue *anatomique,* cette infiltration se trouve généralisée à tous les tissus, peau, tissu cellulaire, os et même méninges. La bosse séro-sanguine se résorbe rapidement, sans laisser de traces, dans les jours qui suivent l'accouchement.

PHÉNOMÈNES PLASTIQUES

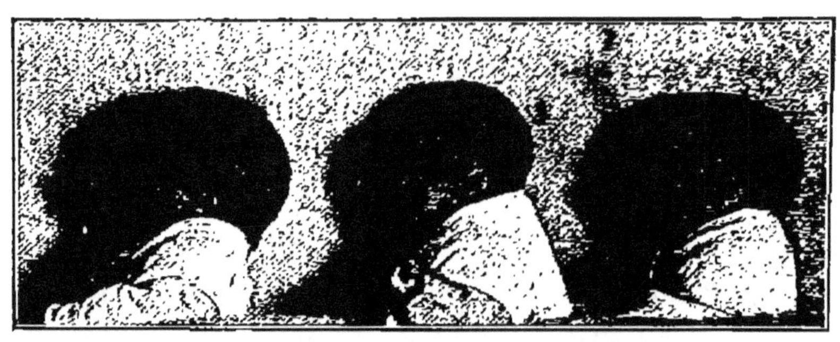

Siège.   Sommet.   Face.

Fig. 35.

Au point de vue *clinique*, il est à retenir que la bosse séro-sanguine peut descendre très bas et donner l'illusion de l'engagement, quand celui-ci n'est pas encore effectué.

Le *siège* de la bosse séro-sanguine est variable suivant l'orifice qui en a entraîné la production : on la trouve généralement sur le côté de la tête opposé au nom de la position, à droite dans les positions gauches, à gauche dans les positions droites du sommet.

La bosse-séro-sanguine est parfois la conséquence de la compression exercée par l'orifice coccy-pubien, elle peut alors fixer la tête comme par une cheville enfoncée dans cet orifice, et l'empêcher d'accomplir son mouvement de rotation.

Au point de vue du *diagnostic*, la bosse séro-sanguine est à distinguer, au cours du travail, avec la poche des eaux. Elle ne subit pas, comme cette dernière, des alternatives de gonflement et de dégonflement, suivant que la contraction se produit ou cesse ; de plus, la surface de la poche d'eau est plus lisse que le cuir chevelu, qui souvent se plisse ou se laisse plisser. Il est des cas pourtant où la distinction est des plus difficiles.

Après la naissance, le diagnostic doit être fait avec le céphalématome, infiltration sanguine sous-périostée. Il faut se rappeler que le céphalématome a un rebord dur et qu'il est limité par le bord des pariétaux.

Déformations de la tête. — Ces déformations se constituent par suite du chevauchement des os du crâne au niveau des sutures. Budin, dans sa thèse, a pu constater des diminutions importantes dans certains diamètres de la tête, qui reprend dans les jours qui suivent la naissance ses dimensions primitives.

Le chevauchement, portant sur la suture sagittale, a

pour conséquence une réduction notable du diamètre bi-pariétal, le plus grand des diamètres transverses.

Ces déformations donnent à la tête un aspect caractéristique de la présentation du fœtus, c'est ainsi que, dans la présentation du sommet, la tête prend une forme allongée dans le sens vertical. Elle est arrondie chez les fœtus nés en présentation du siège, allongée dans le sens antéro-postérieur dans les présentations de la face. Le front présente une saillie accentuée dans la présentation du front.

CHAPITRE III

DIAGNOSTIC ET PRONOSTIC DU TRAVAIL

Sᴏᴍᴍᴀɪʀᴇ. — 1° **Diagnostic au cours du travail** : Diagnostic du travail, de la période du travail, de la situation de la tête, du volume de l'utérus. — 2° **La durée du travail** : Chez les primipares, chez les multipares. — 3° **Pronostic du travail** : Pronostic chez les primipares, pronostic en cas de gros enfants, pronostic dans les variétés postérieures. — 4° **La prolongation du travail** : Effets sur la mère, effets sur l'enfant.

1° DIAGNOSTIC AU COURS DU TRAVAIL

Lorsqu'on est appelé auprès d'une femme, supposée en travail, on doit tout d'abord faire le diagnostic du travail, — puis le diagnostic de la période du travail, — le diagnostic de la situation de la tête, — le diagnostic du volume de l'utérus.

Diagnostic du travail. — La femme peut être déclarée en travail lorsque le col est effacé, — s'il est seulement en voie d'effacement, il vaut mieux faire des réserves.

L'effacement du col est le symptôme capital. Les contractions utérines douloureuses elles-mêmes peuvent induire en erreur, au point de vue du diagnostic du travail.

Si, chez une femme ayant véritablement des contractions utérines douloureuses, le col n'est pas effacé ou nettement en voie d'effacement, il peut y avoir imminence de travail, mais ce travail n'est pas encore commencé, et il peut ne se déclarer véritablement qu'à une époque quelquefois lointaine de cette fausse alerte.

Diagnostic de la période du travail. — Ce diagnostic peut être indiqué par la physionomie de la femme, mais il demande à être précisé par le toucher.

L'aspect de la femme est souvent caractéristique : on sait que, dans la période d'effacement, il n'y a que quelques douleurs de reins ; souvent la femme est levée, cause et s'occupe. — Dans la période de dilatation, la scène change : la femme crie et geint sans répit, elle est fatiguée ; à mesure que cette période avance, l'agitation augmente et persiste même dans l'intervalle des contractions, — enfin, la femme « pousse » dans la période d'expulsion.

Par *le toucher,* on constate le degré ou l'accomplissement de la dilatation, ainsi que l'état de la poche des eaux, on note si celle-ci est intacte, ou rompue, plate, moyenne ou volumineuse.

Diagnostic de la situation de la tête. — Il est très utile de connaître la situation de la tête, de savoir si elle est au détroit supérieur ou dans l'excavation, quelle est sa position et sa variété de position.

Pour reconnaître *l'engagement,* on n'a à recourir que dans les cas douteux au procédé de Farabeuf, il faut alors voir si on peut loger trois doigts de champ entre cette tête et le plan coccy-sacré, mais il suffit, dans la plupart des cas, de constater si la tête est très élevée ou bien si elle est profondément descendue.

Pour le diagnostic de *la position* et de la *variété de position,* on doit procéder méthodiquement par le toucher.

Il faut diriger son doigt, d'avant en arrière, sur la

ligne médiane, à la recherche de la suture sagittale dont on sent le ressaut, on la suit dans une direction, puis dans le sens opposé et l'on arrive forcément sur la fontanelle postérieure, dont la situation, par rapport au bassin, donne la position et la variété de position.

Ce diagnostic peut être fait à travers les membranes avant leur rupture, il est, néanmoins, plus facile quand la poche des eaux est rompue. Toutefois, dans ce dernier cas, il peut devenir très difficile, lorsqu'une bosse séro-sanguine, très développée, masque les reliefs de la partie fœtale, et cela à un moment où les contractions utérines très fréquentes empêchent de faire le diagnostic par le palper.

Le point essentiel est de s'assurer si la rotation est faite, ou si elle n'est pas encore effectuée.

Par l'auscultation, on doit déterminer le siège du foyer des bruits du cœur du fœtus, mais il ne faut pas oublier que ce foyer peut se déplacer, au cours du travail, quand la rotation de la tête se fait :

Lorsque la tête est en occipito-pubienne, le foyer s'est porté à gauche, même s'il s'agissait primitivement d'une droite. — Dans l'occipito-sacrée, au contraire, le foyer est toujours à droite, même s'il se trouvait primitivement à gauche.

Diagnostic du volume de l'utérus. — En palpant, on peut juger du volume plus ou moins considérable de l'utérus, mais il est préférable de préciser ses dimensions par *la mensuration.*

Si cette mensuration donne, du bord supérieur du pubis au fond de l'utérus, en suivant avec un ruban souple la rotondité du ventre, 37 à 38 centimètres, il est évident qu'on se trouve en présence d'un gros œuf, soit qu'il y ait beaucoup de liquide, soit que le fœtus soit gros.

On sait que la hauteur ordinaire est de 32 à 34 centimètres à la fin de la grossesse.

2° LA DURÉE DU TRAVAIL

La durée du travail est, d'une façon générale, plus longue chez les primipares que chez les multipares.

Il est naturel de penser que le col, les muscles du périnée et la vulve sont plus résistants quand ils n'ont jamais subi de dilatation, comme c'est le cas chez la primipare.

D'après la statistique donnée par Varnier dans « L'*obstétrique journalière* » et portant sur 2 000 observations, on trouve les moyennes suivantes :
Durée totale du travail :
Primipares 13 h. 1/2. — Multipares 7 h. 1/2.
Durée de la période d'expulsion :
Primipares 1 h. 15. — Multipares 35 minutes.
La durée de la période d'effacement et de dilatation réunies est donc d'environ :
12 heures chez les primipares.
7 heures chez les multipares.

Les chiffres indiquant la durée moyenne du travail sont, comme pour toutes les moyennes, obtenus en réunissant des cas très dissemblables.

3° PRONOSTIC DU TRAVAIL

Le pronostic de la marche du travail est lié à différentes circonstances qui viennent s'ajouter à l'influence, déjà indiquée, de la primiparité et de la multiparité. C'est ainsi qu'on a noté certaines particularités chez « les primipares âgées », — on a remarqué que « les gros enfants » avaient plus de peine à naître, — enfin, pendant longtemps « les variétés postérieures » ont été considérées comme peu favorables.

1° Pronostic chez les primipares âgées. — Chez les primipares âgées, ainsi qu'on appelle les primipares ayant atteint ou dépassé 30 ans, un préjugé an-

cien veut que la femme coure plus de risques en accouchant.

Varnier et son élève Dubey ont eu le mérite de préciser tous les termes du problème et sa solution.

Il est nécessaire tout d'abord de nettement distinguer parmi ces primipares, celles qui présentent des
difformités et celles qui sont normalement conformées.

En faisant cette distinction, on a pu constater que la
durée totale du travail ne différait pas sensiblement, chez
les primipares âgées, de celle que l'on constatait chez les
autres primipares. La même constatation a été faite en
ce qui concerne la période d'expulsion envisagée seule.

Le fait particulier à noter chez les primipares âgées
n'est donc pas l'exagération de la durée du travail ; il
se trouve, d'après ces auteurs, dans le nombre vraiment considérable des applications de forceps : 25
pour 100, — alors qu'on en pratique 1,6 pour 100
chez les primipares jeunes, et 3,1 pour 100 chez les
primipares de 20 à 30 ans.

On constate chez les primipares âgées, moins de
souplesse dans les parties molles du périnée, d'où la
nécessité de recourir au forceps dans 1/4 des cas. Mais
ces interventions ne présentent aucune gravité.

Il n'en était pas de même autrefois, avant l'invention du forceps, on ne pouvait alors extraire cette tête
profondément descendue qu'en la perforant.

Aujourd'hui, les primipares âgées, *bien conformées*,
sont seulement exposées à subir plus fréquemment que
les autres femmes une application de forceps.

Remarque. — Les primipares âgées ont très souvent
des fibromes, mais ceux-ci n'entrent pas en ligne de
compte, au point de vue du pronostic, quand ils sont
petits et ne sont pas situés sur les parties inférieures
de l'utérus.

2° **Pronostic en cas de gros enfants.** — Le volume de l'enfant est à considérer par rapport aux dimensions du bassin. On comprend qu'un enfant peu volumineux puisse passer dans un bassin même étroit, et qu'un fœtus très volumineux ne puisse traverser que difficilement un bassin normalement conformé.

Le poids du fœtus n'a pas à être pris seul en considération, il faut surtout tenir compte des *dimensions de la tête,* qui est la partie la plus irréductible.

Il faut bien savoir aussi qu'on peut se trouver en présence d'un fœtus petit ayant une grosse tête, ou d'un fœtus lourd, mais n'ayant pas une tête volumineuse. D'une façon générale, on peut noter que les garçons sont plus volumineux que les filles. On a enfin observé que, chez une même femme, le poids et le volume des enfants augmentent progressivement avec le nombre des grossesses.

D'après Varnier, au-dessous de 4 kilogrammes le travail n'est pas sensiblement prolongé, on reste dans les chiffres de la moyenne aussi bien chez les primipares que chez la multipare. — Au-dessus de 4 kilogrammes le travail présente une prolongation, évaluée dans les moyennes à deux ou trois heures. — Au-dessus de 6 kilogrammes, c'est une véritable dystocie. Les poids extraordinaires de 8, 9, 10 kilogrammes sont des raretés, mais on peut rencontrer moins exceptionnellement des enfants de 5 ou 6 kilogrammes.

Dans les 53 cas de gros enfants réunis par Varnier, tous les enfants sont nés vivants chez les primipares ; l'une d'elles dut pourtant subir une symphyséotomie. Chez les multipares tous les accouchements furent spontanés.

3° **Pronostic dans les variétés postérieures.** — Les variétés postérieures avaient autrefois très mauvaise réputation, on était même allé jusqu'à les considérer comme graves ou funestes. Varnier et Bataillard ont remis les choses au point.

Suivant ces auteurs, la durée totale du travail dans les variétés postérieures donne les moyennes suivantes, intéressantes à comparer :

Postérieures.	Antérieures.	Différence.
Primipares 14 h. 27	11 h. 11	3 h. 16
Multipares 8 h. 32	6 h. 42	1 h. 50

Il y a donc, en réalité, une augmentation dans la durée totale du travail s'évaluant à plus de trois heures chez les primipares, et à environ deux heures chez les multipares.

Quelle en est la cause ?

Au premier abord on est porté à penser que dans les postérieures, la tête, pour tourner en avant, a un plus grand chemin à parcourir, et que c'est cette longueur de rotation qui entraîne la prolongation du travail. Mais en regardant les choses de plus près, on voit que la période d'expulsion, au cours de laquelle se produit la rotation de la tête, ne subit, toujours d'après les constatations de Varnier et de Bataillard, aucune prolongation notable (1 h. 12, et 37 minutes en moyenne chez les primipares et chez les multipares).

D'où vient donc la différence de deux ou trois heures notée dans la durée de l'accouchement ? Puisque cela ne dépend pas de la rotation de la tête pendant la période d'expulsion, cela provient forcément de quelque chose, qui se produit dans la période de dilatation ou dans la période d'effacement.

Les vieux cliniciens savent que le mouvement de descente de la tête dans l'excavation se fait, dans les variétés postérieures, plus lentement que dans les variétés antérieures, parce que dans les postérieures *la tête est mal fléchie*.

Il est fréquent de sentir au toucher les deux fontanelles, l'antérieure et la postérieure, quand le travail traîne en longueur.

La tête n'étant pas bien fléchie, c'est une circonférence occipito-frontale qui cherche à s'enfoncer dans le bassin, circonférence plus grande que la circonférence sous-occipito-frontale (SOF) qui est celle que présenterait la tête fléchie.

En pratique, on constate que le travail s'accélère lorsqu'on sent, au toucher, la fontanelle antérieure remonter, et la tête se fléchir.

Tout ceci concerne les postérieures qui tournent en avant.

Quand l'occiput tourne en arrière, dans *les occipitosacrées* (plus exceptionnelles, 2 fois sur 100, d'après les recherches de Varnier et Bataillard) la durée totale du travail est un peu plus longue que dans les autres occipito-postérieures, mais la différence est insignifiante. Il faut encore retenir que dans les occipito-sacrées la tête présente au périnée une circonférence occipito-frontale, qui le distend et l'expose aux déchirures.

Quelles sont les conséquences pour l'enfant de l'orientation en postérieure d'après les mêmes auteurs ?

Mortalité fœtale.

Variétés antérieures = 2,76 pour 100.
Variétés postérieures = 3,28 pour 100.

C'est donc peu sensible, mais on a noté un plus grand nombre d'applications du forceps dans les postérieures, soit : 3,65 pour 100 dans les antérieures, et 10,25 pour 100 dans les postérieures.

La mortalité est donc légèrement accrue dans les postérieures, et l'on fait dans ces circonstances un peu plus d'applications de forceps.

Remarque. — Etant donné que les postérieures sont un peu moins favorables que les antérieures, il est intéressant de savoir quelle est la proportion de postérieures et d'antérieures ?

D'après les anciennes statistiques, on trouverait beaucoup plus d'antérieures que de postérieures.

D'après les statistiques récentes les chiffres sont à peu près égaux. Ces divergences proviennent de ce que l'on faisait autrefois le diagnostic avec le toucher seul, alors qu'on n'employait pas le palper. Or, on touchait surtout au cours de l'accouchement, ce qui faisait classer dans la catégorie des antérieures toutes les postérieures en train de tourner en avant pendant le travail.

4° LA PROLONGATION DU TRAVAIL

La prolongation du travail peut marquer ses effets chez la mère et chez l'enfant.

Chez la mère. — Ce sont les troubles du surmenage physique : accélération du pouls, sécheresse de la langue, dépression, abattement, et même un peu d'élévation de température, en dehors de toute infection. On note aussi fréquemment une albuminurie du travail. En outre, plus le travail dure, plus les chances d'infection augmentent.

D'autre part, la tête du fœtus peut comprimer les parties molles maternelles contre le bassin, et entraîner ainsi la production d'escarres qui, au voisinage de la vessie et du rectum, pourront, en tombant, donner lieu à des fistules.

Il est bon de remarquer toutefois que ces fistules sont devenues très rares depuis qu'on fait moins d'applications de forceps. Ce qui donne à penser que les applications de forceps elles-mêmes agissaient peut-être plus dans le mécanisme de production de ces fistules que la compression exercée par le fœtus.

Chez l'enfant. — L'enfant ne souffre pas trop de la prolongation du travail si les membranes sont intactes. Le liquide amniotique le protège contre la pression exercée par l'utérus pendant les contractions. Celles-ci ont toutefois une action manifeste sur la circulation du fœtus, puisque son pouls se modifie, passagèrement il est vrai, mais se modifie après chaque contraction.

Le fœtus est plus exposé à souffrir quand, après la rupture accidentelle des membranes avant la dilatation complète, il agit lui-même comme dilatateur de l'utérus.

Pendant la période d'expulsion le fœtus est soumis à de fortes compressions de la part de l'utérus qui contient moins de liquide, surtout au passage des orifices coccy-pubien et vulvaire qu'il dilate à lui seul. Au cours de cette période le cordon aussi peut se trouver comprimé.

Le pronostic est donc moins bon, et pour l'enfant et pour la mère quand le travail est prolongé.

CHAPITRE IV

THÉRAPEUTIQUE

1° CONDUITE A TENIR

La conduite à tenir peut être étudiée dans chaque période du travail (effacement, dilatation, expulsion).

Période d'effacement. — Il faut dès cette période donner à la femme tous les soins antiseptiques locaux, tels que savonnage de la vulve et injection vaginale. Il est même bon de donner ces soins, avant de pratiquer le toucher vaginal, qui sera utile pour renseigner sur le degré d'effacement du col. Cet examen terminé, on place un morceau de ouate stérilisée sur la vulve.

L'usage de donner un bain au début du travail mérite d'être abandonné, car il expose à faire pénétrer dans le vagin, l'eau du bain dans laquelle toutes les régions du corps ont été décrassées. Pour ces raisons, le bain doit être remplacé par des ablutions locales ou générales, et complètement proscrit, au nom de l'antisepsie, aussi bien au début qu'au cours du travail.

Le séjour au lit, dès cette période, est préférable, et a l'avantage d'assurer le maintien en place du pansement vulvaire. Il doit être prescrit d'une façon formelle en cas de rupture prématurée ou précoce des membranes.

Période de dilatation. — Il n'y a rien à faire pendant cette période. On peut, si elle se prolonge, pratiquer une nouvelle injection et changer le pansement vulvaire.

Il y a lieu de pratiquer le toucher quand les douleurs deviennent très vives et très fréquentes, afin de s'assurer du moment de la dilatation complète, pour rompre artificiellement les membranes, dans le cas où elles ne se rompraient pas spontanément.

La femme étant placée sur le bassin à injection, on introduit un ou deux doigts dans le vagin pour arriver au contact de la poche, que l'on déprime et que l'on crève au moment où elle est le plus gonflée sous l'influence de la contraction. Il est plus sûr de recourir à l'emploi du *perce-membranes*. C'est une mince tige métallique, flexible terminée en pointe demi mousse.

Le perce-membranes est introduit, la pointe glissant dans le creux de la main, jusqu'au contact des membranes. On pratique le percement au moment de la contraction. Si la poche est volumineuse, il convient de ne pas laisser écouler trop rapidement le liquide au dehors. Dans ce but on ne retire que très lentement les doigts qui sont placés dans le vagin, et qui font office de bouchon.

Période d'expulsion. — Dans cette période le rôle de l'accoucheur va devenir plus actif.

Il faut faire *pousser* la femme, et lui apprendre que son effort n'a d'action que lorsqu'elle ferme la bouche, et ne laisse échapper ni gémissement, ni cri.

Lorsque, au moment de l'effort, le périnée commence à bomber, on élève le siège de la parturiente en l'installant sur un drap replié dit « drap de siège », les membres inférieurs écartés, les cuisses à demi fléchies sur le bassin, les talons rapprochés du siège. Certaines femmes trouvent plus de facilité à faire l'effort en saisissant leurs genoux écartés, et en attirant elles-mêmes leurs cuisses en flexion forcée sur l'abdomen.

Protection du périnée. — Il s'agit dès lors d'arriver à ce que la tête traverse le périnée, orifice coccy-pubien et orifice vulvaire, sans les rompre. Pour protéger le périnée, il a été longtemps classique d'appliquer la main à plat sur cette région, comme pour la doubler, l'index et le pouce encadrant la commissure postérieure de la vulve. Cette protection est plus apparente que réelle. Ce qu'il faut éviter, c'est la brusquerie dans le mouvement de sortie. Il faut arriver à *régler* le dégagement de la tête, sans contrarier ses mouvements naturels de *progression* et de *déflexion*. Voici, pour la *sortie de la tête*, la conduite enseignée depuis longtemps à la clinique Baudelocque :

A partir du moment où le périnée bombe, l'accoucheur, les mains et avant-bras stérilisés, est placé à gauche de la femme, pour avoir la libre action de sa main droite (mais à la rigueur on peut agir aussi bien, en étant placé de l'autre côté du lit). A chaque contraction ou poussée, on retient la tête, juste suffisamment pour empêcher sa sortie brusque, mais pas assez pour arrêter sa progression et sa déflexion. On procède ainsi jusqu'à ce que l'on sente poindre, au niveau de la commissure postérieure de la vulve, la pointe de la fontanelle antérieure. C'est la circonférence sous-occipito-bregmatique (SOB) qui va franchir l'orifice vulvaire. C'est le moment dangereux pour le périnée. On interdit alors à la femme de pousser pendant la contraction, et on retient aussi en même temps la tête pour l'empêcher de sortir.

La contraction finie, on invite la femme à pousser doucement, puis, s'il est nécessaire, plus fort, juste ce qu'il faut pour faire progresser la tête.

Cette poussée, cet effort, produits en dehors de toute douleur, peuvent être réglés convenablement, la femme obéissant avec docilité à la voix qui la guide.

Quand la tête progresse, on repousse du doigt la commissure antérieure de la vulve, puis une lèvre, puis l'autre, de façon à découvrir une bosse pariétale, puis l'autre ; mais cela toujours dans l'intervalle des contractions.

Si une douleur survient, on arrête toute manœuvre, on invite la femme à ne pas pousser, et de la main on retient la tête pour l'empêcher de sortir à ce moment.

La douleur finie, on recommence à agir, lorsqu'on a déjà repoussé la commissure antérieure et les deux lèvres, il ne reste plus que la commissure postérieure à refouler en arrière. On la rabat comme la capote d'un cabriolet, suivant l'expression de Farabeuf.

De la sorte, la circonférence maxima sous-occipito-frontale traverse en douceur, sans brutalité, en dehors des douleurs, l'orifice vulvaire.

En somme, le dégagement de la tête s'effectue ainsi dans l'intervalle des contractions utérines.

Il n'est pas toujours facile d'empêcher la femme de pousser. Il faut préalablement l'avertir de la nécessité d'arrêter son effort pour ne pas être déchirée. On pourra aussi lui conseiller, dans ce but, d'ouvrir la bouche ou de crier.

Pour la sortie des épaules, il faut aussi procéder dans l'intervalle des contractions :

On saisit la tête entre l'index et le médius de chaque main disposés en fourche, et placés d'une part sous le maxillaire inférieur, d'autre part sur l'occiput. La tête est de la sorte solidement tenue sans léser le fœtus. On la fait tourner de façon à ramener l'occiput, qui est sous le pubis, vers le côté droit s'il s'agissait d'une position droite, vers le côté gauche s'il s'agissait d'une position gauche (1). On exécute ainsi le mouvement dit de « rotation externe », qui répond à la « *rotation* interne » des épaules.

Cela fait, il reste à procéder au *dégagement* des épaules (2). Pour cela, on invite, d'une façon impérative, la femme à ne pas pousser, et, au moyen de la tête que l'on n'a pas lâchée, on tire le fœtus vers le plan du lit, afin de faire pointer sous le pubis l'épaule antérieure.

A partir de ce moment, l'opérateur relève progressivement le

---

(1) On peut plus simplement la faire tourner dans le sens où l'on sent le moins de résistance.

(2) Voir plus loin, au chapitre du forceps, les figures représentan* l'extraction du tronc sur le mannequin.

sans des tractions, comme vers sa figure, ou vers le plafond. Par ce mouvement, l'épaule postérieure accomplit, à travers les parties molles, un trajet circulaire, ayant l'épaule antérieure comme centre.

Une fois l'épaule postérieure sortie, le reste du tronc, puis le siège sortent sans difficulté.

Remarque. — Avant d'exercer des tractions sur la tête, pour faire dégager les épaules, on doit toujours s'assurer du doigt que le cordon n'est pas enroulé autour du cou, en *circulaires,* suivant l'expression classique. Si cela était, il faudrait relever ces circulaires au-dessus de l'occiput et les faire passer au-dessus de la tête. Dans le cas où l'on ne pourrait y réussir, il faudrait sectionner le cordon entre deux pinces.

2° ANESTHÉSIE

La question de l'anesthésie, pratiquée uniquement pour éviter les douleurs de l'accouchement normal, a été très discutée, tant au point de vue des procédés d'anesthésie, que des indications de l'anesthésie elle-même.

Les procédés d'anesthésie peuvent être distingués en trois catégories : anesthésie complète, — demi-anesthésie, — anesthésie rachidienne.

Anesthésie complète. — L'anesthésie complète au chloroforme ou à l'éther, poussée jusqu'à la résolution musculaire, n'est véritablement recommandée par personne dans l'accouchement normal. Ce mode d'anesthésie est réservé pour les opérations. On ne pourrait du reste compter, dans ces circonstances, sur aucune terminaison naturelle.

Sous l'influence de cette anesthésie, les contractions utérines se suspendent, ou deviennent très espacées et moins actives. Cette action est même mise à profit, quand on veut calmer les contractions de l'utérus, lorsqu'on redoute une rupture utérine. D'après Pinard, les femmes ayant été anesthésiées au chloroforme et à l'éther sont plus exposées aux hémorragies, avant et après la délivrance.

Demi-anesthésie. — On peut comprendre sous ce nom la pratique, née en Angleterre, qui consiste à faire respirer quelques gouttes de chloroforme, seulement au moment de chaque contraction utérine douloureuse. Par ce mode d'administration intermittente du chloroforme, appelé aussi *chloroforme à la reine,* la femme serait plongée dans une sorte d'ivresse, où elle trouverait l'analgésie, sans pourtant perdre sa conscience. D'après les partisans de cette méthode, le chloroforme absorbé s'éliminerait dans l'intervalle des douleurs, et la femme ne serait pas exposée aux inconvénients et aux dangers de l'anesthésie complète.

Cette demi-anesthésie a été très vigoureusement combattue par Pajot et par Pinard, qui lui ont reproché surtout d'être inutile et d'augmenter chez les femmes la tendance à saigner, de nécessiter en outre un nombre plus considérable d'extractions artificielles.

Anesthésie rachidienne. — C'est l'anesthésie à la cocaïne ou à la stovaïne, injectées dans le canal rachidien. Cette méthode a été surtout étudiée en France par Doléris et par ses élèves.

La cocaïne agit pendant un temps variable, dans les deux heures qui suivent l'injection. En dehors de son action anesthésique, la stovaïne possède la propriété d'activer la contraction utérine.

Ces procédés ne sont pas entrés dans la pratique, ils exposent tout au moins à des malaises, vomissements, céphalalgies, parésies, qui doivent en faire rejeter l'emploi, insuffisamment justifié par l'unique but de supprimer les douleurs qui accompagnent un phénomène naturel comme l'accouchement.

En résumé, *l'anesthésie complète* ne doit pas être pratiquée dans un accouchement normal. Les tentatives de *rachicocaïnisation* n'ont pas donné de résultats encourageants. Quant à la *demi-anesthésie*, ou « quart d'anesthésie », comme disait plaisamment Pajot, elle n'est, à l'heure actuelle, sérieusement recommandée par personne, et n'a pris place dans aucune pratique hospitalière. Elle est, comme les célèbres pilules de mie de pain (*mica panis*), employée par ceux qui n'ont pas l'énergie de refuser l'action consolante d'un simulacre d'anesthésie.

3° TROUSSE OBSTÉTRICALE

La trousse est généralement composée de deux plateaux métalliques s'emboîtant et contenus dans une enveloppe de toile ou de cuir. La trousse doit avoir des dimensions suffisantes pour pouvoir loger des instruments d'assez grande longueur.

La trousse obstétricale doit être munie des instruments destinés aux principales interventions, dont les indications peuvent survenir même dans un accouchement qui s'annonce comme normal.

Instruments pour un accouchement normal. — Ces intruments sont peu nombreux :

Un stéthoscope de Pinard, le modèle en métal, facile à nettoyer.

Un perce-membrane métallique.

Une paire de ciseaux.

Deux pinces à forcipressure.

Un insufflateur de Ribemont-Dessaignes.

Une sonde vésicale en caoutchouc rouge.

Une aiguille à sutures, aiguille simple sans châs mobile, lequel pourrait ne pas fonctionner au moment de l'usage.

Il sera bon en outre d'être muni d'un tube de vaseline stérilisée, de paquets de sublimé, de fil de Bretagne (pour la ligature du cordon) ou de soie plate stérilisée, de catgut stérilisé. Enfin il sera bon d'avoir deux canules vaginales en verre, et un tube en caoutchouc rouge pour pouvoir, en cas de nécessité, improviser un bock de lavage, en amorçant par le système du siphon, ce tuyau avec le contenu d'un récipient quelconque.

Instruments de chirurgie obstétricale. — Ces instruments, qui seront décrits avec les opérations, seront ici simplement énumérés. Ils peuvent comprendre :

Un forceps (modèle de Tarnier).

Un basiotribe (modèle de Tarnier).

Des ciseaux de Dubois (modifiés par Pinard) (1).

Un ballon Champetier de Ribes avec sa pince et une seringue métallique (2).

Un bistouri, une paire de ciseaux, une pince à disséquer, quelques pinces à forcipressure.

Le matériel nécessaire pour les laparotomies, l'opération césarienne, l'opération de Porro, la symphyséotomie seront décrits à propos de ces opérations (V. Opérations).

---

(1) L'embryotome de Ribemont-Dessaignes est un bon instrument, quoique fragile, il peut se trouver dans la trousse à côté des ciseaux de Dubois, mais non sans eux.

(2) Les ballons Champetier de Ribes ont le grand inconvénient de se dessécher, et on n'a rien pu trouver pour l'éviter.

CHAPITRE V

LE NOUVEAU-NÉ

1º LES PREMIERS SOINS

L'enfant, immédiatement après sa naissance, est déposé sur le lit entre les cuisses de sa mère. On prend la précaution de ne pas exercer de tiraillements sur le cordon, et on place le nouveau-né en travers, de façon qu'il ne puisse toucher de ses pieds ou de ses mains les organes génitaux de l'accouchée.

Les premiers soins comprennent : le nettoyage des yeux, — la section et la ligature du cordon, — le bain.

Soins aux yeux. — Ils doivent être donnés le plus tôt possible. On a remarqué que lorsque des incidents entourant la naissance occasionnent un retard dans le nettoyage des yeux, ceux-ci sont souvent infectés.

On doit faire d'abord un simple nettoyage avec un morceau de gaze stérilisée, imbibée d'eau bouillie tiède (1).

On peut alors laver les paupières avec un morceau

---

(1) La gaze est préférable à l'ouate qui laisse toujours dans les cils des filaments très irritants.

de gaze imbibée d'une solution de sublimé à 1/8000 (c'est, en somme, la solution de l'injection vaginale dédoublée). L'instillation se fait d'elle-même, elle n'est pas irritante, surtout si on la fait suivre d'un nouveau lavage à l'eau bouillie. Le sublimé ainsi employé à titre prophylactique donne des résultats satisfaisants (1).

Morax donne la préférence au nitrate d'argent, à la dose de 1/50, suivant l'indication de Crédé. Mais, à cette dernière dose, il faut prendre garde de n'instiller qu'une goutte dans chaque œil, afin de ne pas provoquer une irritation qui peut être parfois très intense.

Le jus de citron a été longtemps adopté dans le service de Pinard, il peut encore être employé à défaut de substance plus active.

Section et ligature du cordon. — Cette ligature ne doit être faite que lorsqu'on a constaté la cessation des battements du cordon. Si on lie plus tôt, on fait une saignée à l'enfant, qui, suivant Budin, peut être parfois évaluée à une centaine de grammes. On a cru observer aussi que l'ictère chez le nouveau-né coïncidait souvent avec les ligatures faites trop tôt.

On attend le temps voulu jusqu'au moment où le cordon, non seulement ne bat plus, mais encore a perdu sa turgescence (2). Pendant cette attente, on recouvre l'enfant d'une serviette chaude.

On peut, à ce moment, faire un examen du nouveau-né, et voir s'il présente des anomalies : absence de testicules dans le scrotum, tumeurs, doigts surnuméraires, etc.

---

(1) Il est capital de surveiller le titre de la solution employée. Rien n'est plus facile. On mélange un verre à liqueur de liqueur Van Swieten (1/1000) avec sept verres à liqueur d'eau bouillie.

(2) Même alors que le cordon ne bat plus, du sang continue à revenir du placenta au fœtus, surtout quand le placenta se trouve comprimé par les contractions utérines. Il est inutile de priver l'enfant de ce sang.

On fait *la ligature* avec de la soie plate stérilisée. On peut se servir de fil de Bretagne, ou d'un fil quelconque, assez solide, qu'on aura fait bouillir préalablement un quart d'heure, et qu'on laissera, dans le récipient où il aura bouilli (1).

La ligature se fait à 2 ou 3 centimètres de l'ombilic, moins pour ne pas s'exposer à pincer de l'intestin dans le cas de hernie de l'ombilic, qu'afin de conserver du cordon pour poser une nouvelle ligature, si le cordon saignait. On doit dans les heures qui suivent la naissance, regarder, de temps en temps, si l'enfant ne saigne pas au niveau de l'ombilic.

Pour faire la ligature, on fait un nœud de chirurgien. Celui-ci s'obtient en passant deux fois le chef du fil dans la boucle produite ; ce nœud a la propriété de ne pas se desserrer pendant que l'on fait un deuxième nœud par-dessus. La ligature doit être unique et située seulement sur le bout ombilical du cordon, elle est inutile sur le bout placentaire.

Certains cordons improprement appelés *gras*, formés de beaucoup de tissu muqueux et œdématiés, sont très difficiles à lier. On peut sur ces cordons faire quelques mouchetures, en dehors bien entendu du trajet des vaisseaux, et pratiquer plusieurs ligatures. Il convient dans ces cas de refaire une nouvelle ligature quelque temps après en avoir pratiqué une première.

La section du cordon se fait aux ciseaux entre la ligature et le placenta (2).

Après un lavage de l'ombilic et l'application d'un morceau de ouate stérilisée à ce niveau, on met l'enfant dans des linges chauds et on le place dans son berceau.

---

(1) Ce procédé est préférable à celui qui consiste à se servir de fils macérés dans une substance antiseptique. Il faut se garder en particulier de l'eau phéniquée, à laquelle l'enfant est toujours très sensible, et qui l'intoxique très facilement.

(2) On a inventé des instruments spéciaux pour pincer et écraser le cordon ; on ne voit pas bien leur utilité pour remplacer la ligature et la section qui se font avec tant de simplicité.

Le bain. — Il est nécessaire tout d'abord de prendre la température du bain ; elle doit être de 35 degrés centigrades. On devra toujours tremper la main dans l'eau avant d'y plonger l'enfant, afin de parer au danger d'un mauvais thermomètre ou d'une erreur de lecture du degré de température.

Après avoir, par une friction à la vaseline, débarrassé l'enfant de l'enduit sébacé qui le recouvre, on le plonge dans le bain, où on lui fait un savonnage (1), sans toucher à l'ombilic ni aux yeux. Après quoi il est retiré du bain et séché dans des linges chauds. On l'habille, puis on le dépose dans son lit entre deux boules tièdes, soigneusement bouchées et enveloppées de linges.

2° LA MORT APPARENTE

Signes. — Quand l'enfant sort des voies génitales, aussitôt il crie et s'agite ; mais il peut arriver qu'il ne crie pas, qu'il reste inerte, sans respiration, les téguments tantôt blancs, tantôt violacés.

On introduit alors un doigt dans la bouche, pour retirer les mucosités, on provoque ainsi une excitation du pharynx, souvent suffisante pour produire des mouvements respiratoires. Si cela ne suffit pas, on peut faire quelques frictions sur le dos avec un peu d'alcool. Suivant une expression usuelle, on dit que l'enfant est né *étonné*.

A un degré de plus, c'est l'état de « mort apparente ». Le cœur bat faiblement, parfois d'une façon à peine perceptible, il arrive même qu'on ne sente aucun battement. Le nouveau-né est alors ou blanc

---

(1) Une seule personne peut suffire à ces soins. Dans le bain, l'enfant est tenu d'une seule main entre l'index et le médius disposés en fourche et passés sous l'occiput.

livide, c'est l'*asphyxie blanche,* ou bleu violacé, c'est
ce qu'on a caractérisé du nom d'*asphyxie bleue.*

Quand cet état de mort apparente s'atténue, les battements du cœur deviennent plus apparents, plus fréquents, — les téguments se colorent d'une teinte rouge
ou rosée, — on voit apparaître à la base du thorax
une sorte de frémissement, « mouvements vermiculaires
du diaphragme », suivant l'expression de Pinard. Ces
mouvements sont le prélude d'une première inspiration lente, douce, à peine visible, suivie d'une faible
expiration. Bientôt se produit une nouvelle inspiration
plus prononcée, suivie d'une expiration ; puis les mouvements respiratoires se rapprochent, quelquefois s'accompagnent de légers frémissements, pour aboutir enfin au cri vigoureux et puissant qui annonce le retour
à la vie.

Quand les choses doivent mal tourner, les battements de cœur se font de plus en plus faibles, le nouveau-né resté violacé ou pâle, les mouvements respiratoires font défaut. Parfois un espoir semble naître,
l'enfant a quelques mouvements convulsifs des lèvres
ou des yeux ; il fait une inspiration brusque, convulsive aussi, comme avortée, comme si l'air ne pénétrait
pas dans les poumons, puis l'enfant redevient inerte.
Il passe de la mort apparente à la mort réelle.

Traitement. — Les moyens de traitement doivent
être mis en œuvre avec calme, sans affolement, ils vi-
sent tous au même but : provoquer la respiration pulmonaire. On peut y arriver soit d'une façon indirecte
par des excitations cutanées, soit d'une façon directe
en produisant artificiellement la respiration.

Excitation cutanée. — Celle-ci s'obtient par des *fric-*
tions, faites avec la main mouillée d'alcool, rhum, cognac, eau de Cologne. Ces frictions doivent être pra-

tiquées au niveau de la région lombaire et le long des membres sans aucune violence.

On peut faire aussi de *la flagellation*. Elle doit être faite avec la main, sans brutalité et sur le siège seulement ; elle est dangereuse sur l'abdomen et sur la poitrine ; ces violences peuvent entraîner la mort brusque par inhibition. On ne doit pas enfin oublier que souvent, dans ces circonstances, l'enfant est un blessé porteur de foyers d'hémorragie, et qu'il y a intérêt à ne pas trop le remuer.

La balnéation chaude est un très bon procédé. Le bain doit être chaud ; il faut ne jamais manquer d'en supporter la température avec la main avant de plonger l'enfant dans l'eau.

On soutient celui-ci d'une seule main, ce qui est très facile, avec les doigts disposés en fourche autour du cou, et, de la main restée libre, on le frictionne.

Une poignée de farine de moutarde dans le bain forme un excellent révulsif.

Il convient de ne pas s'attarder trop longtemps à ces excitations ; si la mort apparente persiste, il faut intervenir d'une façon plus directe.

Respiration artificielle. — On porte l'enfant enveloppé de linges chauds sur une table, on l'étend le cou et le thorax libres, la tête non fléchie.

Les procédés les plus répandus de respiration artificielle sont : les tractions rythmées de la langue (méthode Laborde), les mouvements imprimés au thorax par l'élévation et l'abaissement des bras (méthode de Sylvester), enfin le procédé de Schultze, très usité en Allemagne, et qui consiste à faire exécuter au nouveauné, en l'air, une sorte de culbute qui entraîne de grands mouvements de flexion et de déflexion du tronc, lesquels seraient suivis d'appels et d'expulsion d'air dans l'appareil respiratoire. Enfin, le même résultat a pu être cherché par de simples balancements du fœtus, tenu par les pieds, alors qu'on le fait osciller comme un pendule.

Ces différents procédés ont l'avantage de pouvoir être appliqués en toute circonstance, sans appareil, ni instrument spécial, mais ils présentent, dans le traitement de la mort apparente du nouveau-né, le gros inconvénient de ne rien faire contre l'obstruction des voies respiratoires.

L'obstruction des bronches est, pour ainsi dire, constante chez le nouveau-né qui a souffert au cours de l'accouchement. Sous l'influence de cette souffrance, des réflexes lui ont fait d'abord rendre du méconium, puis d'autres réflexes lui ont fait faire des mouvements d'inspiration prématurée dans les voies génitales. Ces inspirations ont eu pour résultat la pénétration dans les bronches de mucosités très visqueuses et très adhérentes, qui empêchent tout acte respiratoire tant qu'elles n'ont pas été évacuées.

La désobstruction spontanée des voies respiratoires est très difficile à obtenir. Les efforts du nouveau-né dans ce sens, lorsqu'ils se produisent, étant des efforts inspiratoires, leur action est de faire pénétrer plus profondément encore les mucosités obstruantes. La désobstruation ne s'effectue réellement qu'à l'aide de l'aspiration directement pratiquée à l'aide d'un tube laryngien.

3° TUBE LARYNGIEN DE RIBEMONT-DESSAIGNES

Description de l'instrument. — Cet instrument a réalisé un véritable progrès dans la pratique de la respiration artificielle chez le nouveau-né. Il est composé d'un tube métallique, recourbé à une de ses extrémités pour suivre la forme de l'arrière-bouche ; la partie destinée à pénétrer dans le larynx représente la forme intérieure de cet organe et se termine par un bout arrondi percé d'un orifice latéral. A ce tube s'adapte une poire en caoutchouc, dont la contenance a été établie sur le calcul de la quantité d'air que peuvent admettre les poumons d'un nouveau-né de poids moyen.

Manuel opératoire. — Il faut introduire l'index dans l'arrière-gorge et sentir à la base de la langue, non pas l'épiglotte, mais, plus loin que celle-ci, une petite dépression limitée par deux cartilages : les cartilages aryténoïdes. Immédiatement en avant de ces cartilages se trouve l'orifice du larynx, dans lequel on doit placer le tube. Le doigt, placé dans le pharynx, sentira qu'il est séparé de l'instrument par la paroi postérieure du larynx.

Désobstruction des voies respiratoires. — Le tube étant placé, il faut se garder d'insuffler tout de suite ; il faut d'abord vider les bronches.

On peut faire cette aspiration à l'aide de la poire ou avec la bouche.

Si on emploie la poire, on fait d'abord le vide en la pressant avant de l'adapter, et on ne la relâche, pour faire appel d'air, qu'après l'avoir adaptée au tube laryngien.

Les mucosités bronchiques très épaisses, constituées en grande partie par du méconium, sont très adhérentes et peuvent résister à l'aspiration de la poire. Il faut alors faire cette aspiration avec la bouche. Pour cela, il suffit d'aspirer fortement en adaptant sa bouche à l'orifice du tube. Les mucosités ne peuvent pas arriver jusqu'à l'opérateur, car, par le fait de leur viscosité, elles restent dans l'autre extrémité du tube, d'où on les expulse même difficilement en soufflant dans le tube, après qu'on l'a retiré du larynx.

Insufflation. — Quand la désobstruction a été faite à plusieurs reprises, on peut commencer à envoyer de l'air, à *insuffler,* mais il faut le faire avec lenteur, avec douceur : envoyer une dose d'air, puis attendre que cet air soit sorti, l'aider même à sortir en pressant doucement sur la base du thorax. Ce n'est que lorsque l'air insufflé a été expiré, qu'on peut en envoyer de nouveau. De cette façon, on ne produira pas des lé-

LE NOUVEAU-NÉ

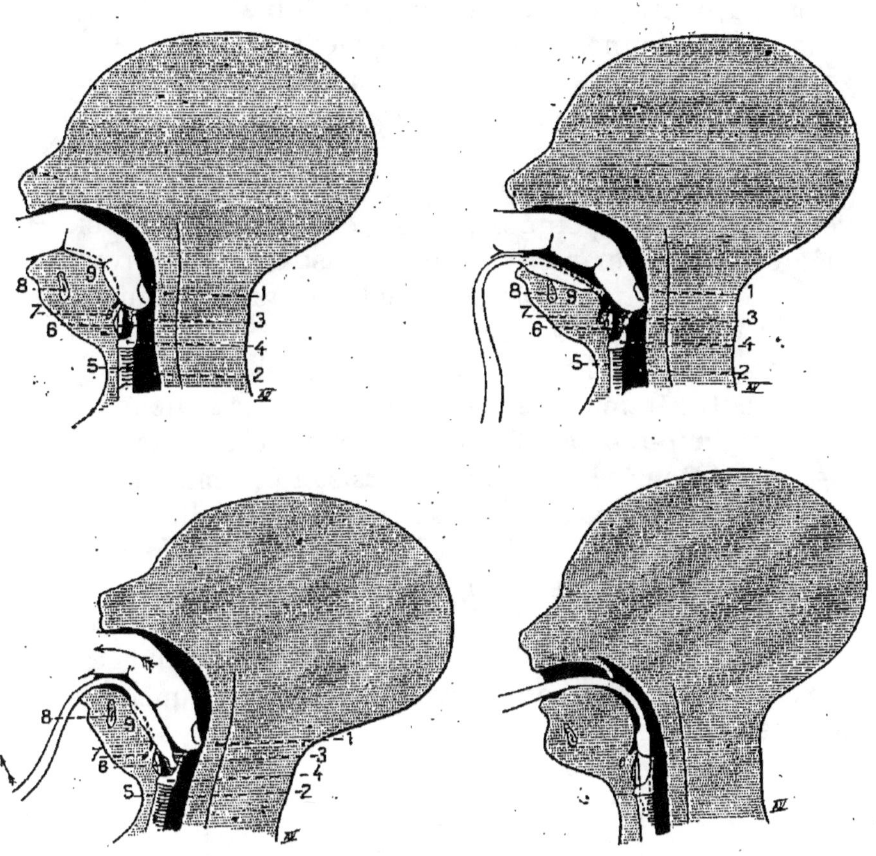

Fig. 36. — Le Gendre.

Mise en place de l'insufflateur de Ribemont-Dessaignes.

1, paroi postérieure du pharynx. — 2, œsophage. — 3, cartilages aryténoïdes. — 4, larynx. — 5, trachée. — 6, glotte. — 7, os hyoïde. — 8, maxillaire inférieur. — 9, langue.

sions d'emphysème ou des ruptures de lobules pulmonaires.

Si, au contraire, on insuffle avec force ou précipitation, la colonne d'air envoyée vient s'ajouter à la colonne d'air d'expiration, et la pression intra-pulmonaire peut alors devenir considérable.

Il faut aussi presser la poire avec douceur, car bien qu'elle corresponde comme capacité d'air à ce que peuvent contenir les poumons d'un nouveau-né, ceux-ci, même après les manœuvres de désobstruction, peuvent encore être obstrués partiellement, ce qui diminue la surface de l'arbre respiratoire.

Remarque. — La respiration artificielle ainsi pratiquée peut entretenir pendant des heures les battements du cœur du fœtus, sans qu'on voie se manifester d'autres signes de retour à la vie. Il faut persister patiemment, et ne pas se lasser de faire la respiration artificielle, on est arrivé ainsi à ranimer des enfants, dont l'état paraissait sans espoir. Mais il faut bien savoir aussi, que souvent les enfants, si difficiles à ranimer, ont des traumatismes crâniens, ou des hémorragies méningées, auxquel ils succomberont, quoi qu'on fasse, quelques heures après leur naissance.

CHAPITRE VI

LA DÉLIVRANCE

La délivrance est l'ensemble des phénomènes physiologiques et cliniques qui concourent au décollement et à la sortie de l'œuf vidé du fœtus.

1º SYMPTOMES

Immédiatement après la sortie du fœtus commence la période de délivrance. On va voir se manifester certains symptômes particuliers à cette période.

Contractions utérines. — La femme, aussitôt après l'expulsion du fœtus, éprouve un immense soulagement. A l'agitation de la fin de l'accouchement succède une période de calme, presque d'abattement. Au bout d'un temps très variable, l'accouchée est tirée de cet état par des contractions utérines douloureuses, dont elle localise le siège dans la région des reins.

L'utérus, dans ces moments, durcit, puis la douleur finie, se relâche pour rester simplement rétracté. Ces douleurs se renouvellent trois, quatre, cinq fois ou plus, et la femme demande si elle ne va pas accoucher de nouveau.

Frisson physiologique. — Il est fréquent de voir se manifester dans les premiers moments de la période de la délivrance un frisson qui secoue plus ou moins violemment la femme, sans entraîner de modification de la température ni du pouls.

Ralentissement du pouls. — Pendant toute la période de délivrance, le pouls à l'état normal bat au-dessous de 80 pulsations à la minute. Ce ralentissement est normal. Il convient au contraire de craindre une hémorragie, si le pouls dépasse d'une façon continue 80 pulsations.

Variétés cliniques. — On dit que la délivrance est spontanée, naturelle ou artificielle. Ces épithètes servent à caractériser différentes modalités cliniques.

Délivrance spontanée. — C'est la délivrance qui s'accomplit toute seule. Le plus souvent, au moment d'une contraction utérine douloureuse, la femme *pousse* et expulse l'œuf au dehors, incomplet. Il reste dans la cavité utérine une plus ou moins grande partie des membranes, souvent séparées au ras du bord du placenta. Celui-ci est alors, suivant une expression courante, « découronné ».

Délivrance naturelle. — Dans ce mode de délivrance l'accoucheur intervient pour extraire le placenta, quand celui-ci décollé, alors qu'il est encore retenu par l'adhérence des membranes, distend le segment inférieur de l'utérus et le vagin.

Délivrance artificielle. — On comprend sous ce nom une opération dans laquelle on va décoller artificiellement le placenta dans l'utérus. Cette opération sera décrite à la dystocie de la délivrance.

On ajoute aussi au mot délivrance les épithètes *com-*

plète ou *incomplète,* suivant que l'œuf se trouve extrait ou expulsé en totalité ou seulement en partie.

2° EXAMEN DE L'ŒUF EXPULSÉ

L'œuf, vidé du fœtus et du liquide, est constitué par le placenta accompagné des membranes et du cordon. Il forme une masse en forme de poche, percée d'un orifice par où est sorti le fœtus. Cette poche pèse environ 500 grammes avec un fœtus né à terme et présentant un poids de 3 à 4 kilogrammes.

On peut facilement reconstituer la disposition de l'œuf dans la cavité utérine, en étalant cette poche l'orifice en bas, avec le cordon à l'intérieur. On voit alors que cette poche comprend deux parties distinctes : l'une membraneuse, l'autre charnue.

Partie membraneuse. — Elle est constituée par les trois membranes de l'œuf : amnios, chorion, caduque.

L'amnios est une membrane lisse, unie, qui recouvre la partie interne de la totalité de la poche et se continue sur le cordon. On voit par transparence à travers l'amnios, au niveau de la portion charnue, les vaisseaux émanés du cordon s'étaler à la surface du placenta (face fœtale du placenta). On peut très facilement séparer l'amnios d'une membrane qui l'englobe dans toute son étendue, c'est le chorion.

Le chorion se trouve en dehors de l'amnios auquel il adhère, mais il est moins lisse que lui, plus épais, un peu rougeâtre, recouvert à son tour, mais irrégulièrement, de larges plaques adhérentes de caduque.

La caduque s'effrite et se déchire, quand on cherche à la détacher du chorion. On comprend, en constatant cette fragilité, que la caduque, dans l'épaisseur de laquelle s'est fait le décollement, puisse rester retenue en partie dans la cavité utérine. En somme, on considère l'œuf comme complet, lorsqu'il présente un amnios et un chorion entier et de larges placards de caduque. Celle-ci est d'autant plus retenue dans la cavité utérine que l'œuf est moins près du terme. Cette rétention est presque de règle dans l'accouchement prématuré.

Les membranes chorion et amnios se montrent dissociées et tout à fait séparées l'une de l'autre, quand la rupture se produit tardivement, plus ou moins longtemps après la dilatation complète. Les membranes, étant dissociées, sont moins solides, plus friables et elles se déchirent fréquemment dans ces circonstances.

Partie charnue. —Le placenta constitue la partie charnue de la paroi de l'œuf.

Description du placenta. — Le placenta est une masse aplatie, de forme *discoïde,* il présente : une *surface fœtale,* visible par transparence à travers l'amnios et une *surface utérine,* charnue, saignante, formée de gros bourgeons, appelés *cotylédons,* séparés par des scissures et des sillons plus ou moins profonds.

La surface des cotylédons, ou surface utérine, est constituée par de la caduque, dans l'épaisseur de laquelle s'est opérée une scissure au moment de la délivrance. De telle sorte qu'une partie de la caduque est restée adhérente au placenta, pendant qu'une autre partie demeurait attachée dans la cavité utérine.

Le tissu placentaire est constitué par une intrication des parties fœtales (chorion) et de parties maternelles (caduque).

La partie fœtale du placenta c'est le chorion qui suit les arborisations vasculaires du cordon ombilical. Ces arborisations recouvertes de chorion forment un chevelu léger qu'on voit flotter dans l'eau, ce sont *les villosités choriales.* Ces villosités ou bien flottent, « villosités libres », baignées par du sang maternel, qui charrie l'oxygène et les éléments nutritifs pour le fœtus ou bien vont se cramponner à la caduque pour former les « villosités crampons ».

Les espaces compris entre les villosités sont les *sinus* ou lacs sanguins maternels (1).

La partie maternelle du placenta, c'est la caduque, qui porte dans son épaisseur les vaisseaux sanguins maternels, et qui limite les sinus en allant s'attacher au chorion par *des piliers*, ou en recevant des attaches du chorion par les *villosités crampons*. Tout le bord du placenta est formé par de la caduque très adhérente au chorion, et qui se trouve irrégulièrement creusée à ce niveau, d'une cavité appelée le *sinus circulaire*.

L'adhérence du placenta à l'utérus est donc faite de l'union du chorion et de la caduque.

Siège du placenta. — On peut, par l'examen de l'œuf après la délivrance, connaître la hauteur du siège du placenta dans la cavité utérine. Pour cela, on mesure la distance comprise entre les bords de l'orifice de la poche et les bords du placenta. Si cette distance est inférieure à dix centimètres, dimensions attribuées au segment inférieur de l'utérus, on en conclut que l'insertion était basse, « prævia », ou sur le segment inférieur. On constate le plus souvent que le placenta siège sur les côtés de la poche, exceptionnellement sur le fond, contrairement à ce que l'on croyait autrefois.

3° PHYSIOLOGIE DE LA DÉLIVRANCE

La physiologie de la délivrance peut être divisée en trois actes principaux, appelés aussi « les temps de la délivrance » : 1° le décollement du placenta ; 2° la descente du placenta ; 3° la sortie ou le dégagement du placenta et des membranes.

Premier temps. — Décollement. — On a longtemps discuté pour savoir comment s'opérait le décol-

___

(1) Le sang fœtal n'arrive pas au contact du sang maternel dont il se trouve séparé dans la villosité par : l'*endothélium* du capillaire fœtal, — le *tissu muqueux* de la villosité —, l'épithélium de la villosité (couche protoplasmique contenant des noyaux) appelé *syncitium*,

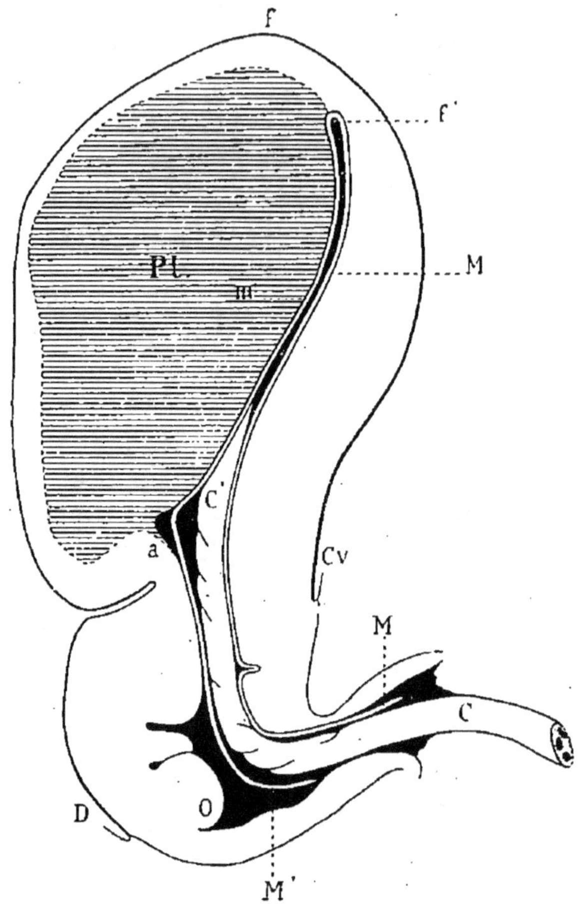

Fig. 37. — Pestalozza.

La paroi utérine est mince au niveau de l'adhérence placen-
taire, épaissie dans les autres points. Le segment inférieur
est plissé en accordéon.

f, fond de l'utérus. — *f'*, fond de la cavité de l'œuf. — MM, membranes adhérentes. — M', membranes décollées. — *m*, surface fœtale du
placenta. — C, C', cordon. — *a*, épaississement de l'utérus, anneau de
Bandl. — O, orifice externe. — D, cul-de-sac de Douglas.

DEUXIÈME TEMPS : LA DESCENTE
AVEC PRÉSENTATION DE LA FACE FŒTALE

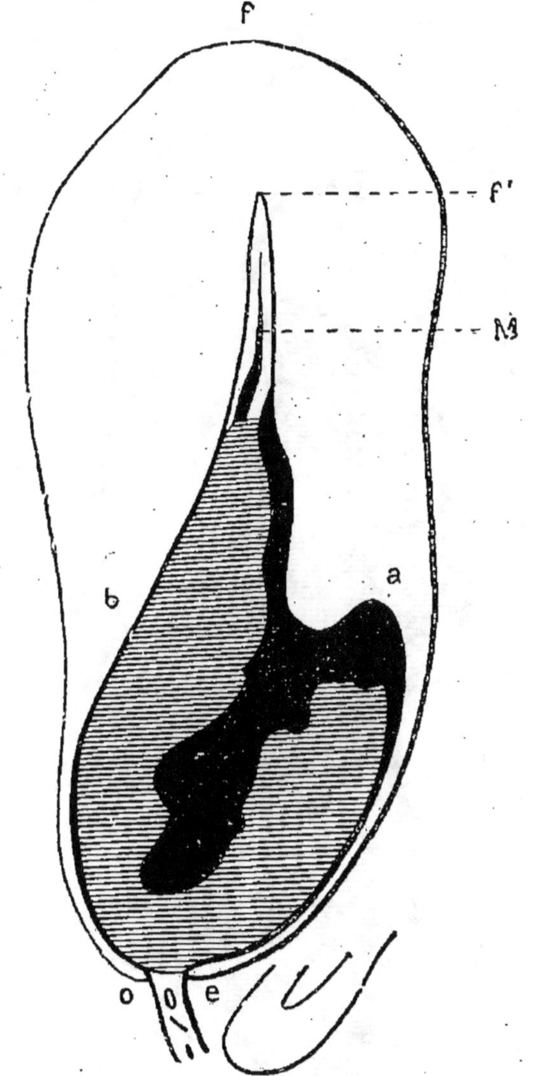

Fig. 38. — Pinard et Varnier.

*Déplissement du segment inférieur rempli par le placenta. —
Ascension du fond de l'utérus (1). — Le sang s'accumule
derrière le placenta.*

a, b, anneau de Bandl. — f, fond de l'utérus. — f', fond de la cavité.
— M. membranes, — oe, orifice externe.

____

(1) Comparer avec la hauteur du fond de l'utérus dans les figures 37
et 39 la même échelle.

LA DÉLIVRANCE

DEUXIÈME TEMPS : LA DESCENTE
AVEC PRÉSENTATION DE LA FACE UTÉRINE

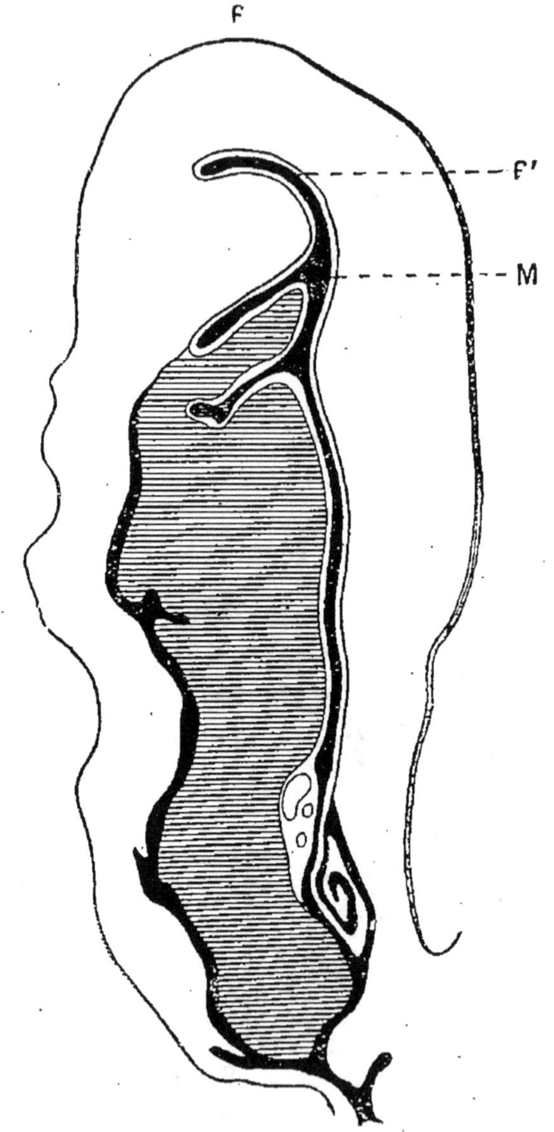

Fig. 39. — Schröder et Stratz.

Déplissement du segment inférieur de l'utérus. — Ascension du fond de l'utérus. — Mais ici le sang peut s'écouler au dehors.

F, fond de l'utérus. — F', fond de la cavité de l'œuf. — M, membranes.

lement du placenta adhérent dans l'utérus. Toutes les anciennes hypothèses sont tombées devant les constatations anatomiques, faites sur des utérus congelés et coupés. Le décollement se fait, suivant l'expression de Pinard et Varnier, par « enchatonnement ».

L'*enchatonnement* est un phénomène physiologique, constant, nécessaire à la production du décollement. Le muscle utérin se contracte, s'*épaissit* tout autour du placenta et *reste mince* dans les portions où le placenta adhère. L'épaississement, c'est-à-dire la contraction, enferme, encercle, enchatonne le placenta et le décolle.

Quand le décollement est achevé, le muscle utérin présente une épaisseur uniforme et l'on peut constater que l'épaississement se montre très accentué dans les deux tiers supérieurs de l'organe, le col et le segment inférieur restant mous et relâchés.

C'est à tort que l'enchatonnement a été pendant longtemps regardé comme un phénomène pathologique. Cette opinion avait pris naissance parce qu'on constatait l'enchatonnement du placenta chaque fois qu'on pratiquait la délivrance artificielle. Cela n'était pas extraordinaire, puisque, dans ces circonstances, on allait décoller avec la main le placenta. Il fallait donc pénétrer dans la loge utérine où le placenta se trouvait enfermé, *enchatonné*, parce qu'il n'était pas décollé.

Le décollement s'accomplit spontanément et se trouve généralement achevé au bout de la demi-heure qui suit l'accouchement.

Deuxième temps. — Descente. — Le placenta décollé, l'utérus reprend toute son épaisseur normale, et chasse en se contractant et même par sa rétraction, le placenta à travers le segment inférieur de l'utérus, le col et le vagin.

Le placenta décollé descend au milieu de parties molles, affaissées, plissées comme les plis d'un accordéon. En remplissant et en distendant les parties molles, il soulève en bloc la partie de l'utérus contractée. Il se produit alors un *mouvement ascensionnel* du fond de l'utérus qu'on peut apprécier au palper et qui témoigne de la descente et de la progression du placenta.

La présentation du placenta. — Le plus souvent, le placenta, siégeant sur les parties latérales de l'utérus ou sur le fond de cet organe, se trouve, après le décollement, chassé le cordon en avant, il s'inverse et descend le cordon le premier. C'est la *présentation de la face fœtale.*

Du sang peut s'accumuler dans l'utérus derrière le placenta, sans paraître au dehors. L'utérus alors se distend, et à mesure qu'il se distend, ses vaisseaux deviennent de plus en plus béants. Dans ces circonstances, l'utérus augmente de volume et le pouls s'accélère, bien avant que la femme pâlisse ou éprouve du malaise.

La présentation de la face utérine ou du bord du placenta s'accompagne toujours d'un écoulement sanguin, qui provient directement des points qui se décollent. Ce sang s'écoule sans obstacle au dehors.

Dans toute cette période de descente du placenta, les membranes tiennent encore, adhèrent à l'utérus.

Troisième temps. — **Dégagement.** — Le segment inférieur de l'utérus, le col et le vagin faiblement musclés, ne peuvent par leur propre contractilité chasser, à travers l'orifice coccy-pubien et la vulve, le placenta qui tient encore par les membranes.

Il faut donc que celui-ci soit chassé par une poussée, ou extrait artificiellement.

Expulsion naturelle. — Elle peut s'opérer sous l'effort de la poussée abdominale. La femme en poussant chasse son utérus contracté, comme un piston sur le placenta et celui-ci progresse. Toutefois, comme le placenta tient encore par les membranes, ces dernières se trouvent

pincées pendant la contraction utérine. On comprend
que, si la poussée a lieu au moment de la contraction,
le placenta progresse pendant que les membranes sont
retenues, ce qui entraîne la déchirure des membranes,
conséquence habituelle de la *délivrance spontanée*.

Il est donc préférable de diriger l'expulsion pour le
placenta, comme on le fait pour l'expulsion du fœtus,
de telle sorte que la sortie du placenta arrive à s'effectuer *dans l'intervalle des contractions*.

L'extraction artificielle. — L'extraction artificielle est
communément employée, il convient de ne la faire qu'en
dehors des contractions utérines. Elle n'est pas considérée comme une intervention, et garde le nom de *délivrance
naturelle*, tant que l'on n'a pas à décoller le placenta.

4° PROCÉDÉS DE DÉLIVRANCE NATURELLE

La délivrance naturelle consiste dans l'extraction du
placenta décollé.

Quel que soit le procédé mis en œuvre, il est rationnel de n'y recourir que lorsqu'on a la certitude que le
placenta est décollé. Ce décollement est généralement
accompli quand une demi-heure s'est écoulée depuis la
sortie du fœtus.

On peut s'assurer que le décollement est effectué soit par le
palper, soit par le toucher.

Par le palper. — Si le décollement n'est pas fait, on constate,
en appuyant sur le fond de l'utérus, que le cordon remonte dans
l'orifice vulvaire, au moment où l'on cesse d'appuyer. Si le placenta est décollé, une pression exercée sur le fond de l'utérus fait
un peu ressortir le cordon, ou bien n'a aucune influence sur
celui-ci. Ce moyen d'investigation, journellement indiqué par
Pinard dans son enseignement oral, est assez fidèle.

Par le toucher, on a la certitude que le décollement est opéré
lorsqu'on arrive sur l'insertion placentaire du cordon.

Lorsqu'on a la certitude que le décollement est achevé,

on peut procéder à la délivrance naturelle, qui peut être faite par *traction* sur le cordon, — ou par *expression*.

Traction sur le cordon. — C'est le procédé le plus usité en France.

Manuel opératoire. — Pour le mettre en œuvre, les deux mains vont agir de concert : l'une saisira le cordon dans un morceau de ouate stérilisée pour tirer, l'autre sera placée sur le ventre, *pour percevoir la contraction utérine* et arrêter aussitôt toute traction de l'autre main. Le rôle de la main abdominale est capital.

Le sens des tractions, suivant l'indication de Pinard, doit être en sens inverse de l'insertion du cordon. L'insertion est-elle à droite, on tire à gauche, on tire en bas si elle est en haut, en haut si elle est en bas, etc.

On doit interdire à la femme de pousser pendant les contractions. Mais dans l'intervalle de ces contractions sa poussée réglée, modérée, dirigée, facilite le dégagement du placenta, qui fait bomber le périnée, et traverse l'orifice vulvaire.

Pinard conseille d'aider à la sortie du placenta en exerçant une pression sur le fond de l'utérus, pendant qu'on exerce des tractions sur le cordon. Mais cette pression ne doit être exercée que dans l'intervalle des contractions.

Tout n'est pas fini quand on a reçu le placenta dans la main à la vulve, le placenta est encore suspendu *par les membranes.* Il faut continuer à le soutenir, et ne le laisser peser sur les membranes que très progressivement, toujours *dans l'intervalle des contractions.*

Il n'est pas rare de voir l'utérus rester dur assez longtemps dans cette période, mais on doit être très patient et attendre le relâchement de l'organe. A ce moment, les membranes se trouvant libérées, sortent, suivant une expression imagée, comme bavées.

Un procédé, conseillé déjà depuis longtemps, consiste à tordre le placenta à la vulve, pour enrouler les membranes en un faisceau résistant ; cela ne doit être fait que très lentement, et en s'assurant constamment que l'utérus est mou pendant cette manœuvre.

Expression. — On désigne sous ce nom une manœuvre ayant pour but de saisir l'utérus dans la main, et de l'exprimer, en refermant les doigts, comme on exprimerait une éponge, dans le but de renforcer la contraction utérine, et de hâter le décollement du placenta ainsi que son expulsion.

L'expression a été indiquée en Allemagne pour la première fois, par Crédé, en 1853 ; elle devait être exécutée tout d'abord, *immédiatement* après l'accouchement et pendant les contractions, mais l'on a peu à peu renoncé à cette façon de faire. L'expression, en Allemagne, se pratique aujourd'hui une *demi-heure* ou plus tard, après l'accouchement, c'est-à-dire alors que le placenta est décollé.

Pinard recommande l'expression (pratiquée dans l'intervalle des contractions et après décollement du placenta) dans les cas où le cordon n'est pas solidement attaché, par exemple dans l'insertion du cordon sur les membranes (insertion vélamenteuse). Il recommande la même méthode dans les cas où le placenta se présentant par le bord ou la face utérine, l'insertion du cordon sur le placenta se trouve dirigée vers la cavité utérine. C'est cette expression, qu'on emploie à la Clinique Baudelocque, sous le nom *d'expression française.*

Cette expression française diffère totalement de l'expression allemande. Elle est pratiquée dans l'intervalle des contractions et après le décollement du placenta. Elle a pour but de faire sortir le placenta des parties utérines ou vaginales non contractiles.

Toute les difficultés de la délivrance seront étudiées plus loin (*V. Dystocie de la délivrance*).

TROISIÈME PARTIE

LE POST PARTUM NORMAL

CHAPITRE PREMIER

ANTISEPSIE

1º MÉTHODE ANTISEPTIQUE

Définition. — L'antisepsie est la méthode employée pour détruire les microbes. On sait que ceux-ci se rencontrent partout, à la surface de tous les corps, dans toutes les poussières, mais qu'ils ne se développent que dans des milieux favorables, tels que les matières organiques vivantes ou mortes.

Sur les matières organiques mortes ils engendrent la *putréfaction* ; sur les matières vivantes, ils produisent *l'infection*.

C'est Semmelweiss à la Maternité de Vienne, qui, vers 1847, en faisant désinfecter les mains des étudiants dans du chlorure de chaux, eut le premier l'intuition de la méthode antiseptique. Elle devait naître 20 ans plus tard des théories microbiennes de Pasteur, créée par le chirurgien anglais Lister, pour être développée et vulgarisée par J. Lucas-Championnière.

Moyens de défense. — La peau et les muqueuses,

quand elles sont intactes, empêchent la pénétration des microbes dans l'organisme. Cette pénétration ne peut se faire qu'à la suite d'une érosion ou d'une plaie, qui constitue, comme on l'a dit, « une porte d'entrée » de l'infection.

Lorsque les agents de l'infection ont pénétré dans l'économie, les globules blancs s'accumulent autour de l'envahisseur et cherchent à le dévorer. C'est ce que Metchnikoff a appelé « la phagocytose ». A côté de cette première réaction de défense, il se forme dans l'organisme des substances appelées « anticorps », qui produisent l'immunité et la vaccination.

Après la délivrance, l'utérus étant mis à nu, dans toute sa surface interne, par le décollement du placenta et des membranes, il offre une plaie immense que les microbes peuvent envahir facilement. Il faut donc n'approcher des organes génitaux de la femme en travail que des instruments ou des mains que l'on a *stérilisées*, c'est-à-dire, que l'on a privées de ces microbes et qui sont ainsi devenues *aseptiques*.

L'asepsie s'obtient par l'action de substances chimiques dites antiseptiques, ou par l'action de la chaleur et du feu.

2° LES ANTISEPTIQUES

Les antiseptiques sont les substances destinées à détruire les microbes ; mais elles ne doivent pas altérer les tissus que l'on veut protéger. La difficulté a été de trouver des substances qui, tout en attaquant les microbes, ne détruisent pas, n'attaquent pas les tissus.

Sublimé corrosif. — Cet antiseptique est tout puissant, mais il faut bien savoir le manier. Il n'est vraiment utile et actif qu'à la dose de 1 pour 1000.

Or, à cette dose, excellente pour l'usage externe, les

mains, les parties externes, il est dangereux dans le vagin et l'utérus.

On est obligé de ne pas dépasser, pour les injections vaginales, la dose de 1 pour 4 000.

Pour les injections intra-utérines, il vaut mieux ne pas l'employer. Tarnier, après s'en être servi à doses faibles, avait fini par y renoncer à cause des accidents d'intoxication.

On sait que ceux-ci peuvent être très graves et entraîner la mort. Il est fréquent de constater de légères intoxications, se manifestant surtout par de la diarrhée, de la stomatite avec un liséré blanchâtre sur les gencives, et quelques éruptions caractéristiques. Tous ces accidents disparaissent dès qu'on suspend l'emploi des sels mercuriels.

Biiodure de mercure. — Cette substance, rendue soluble par la présence d'une dose égale d'iodure de potassium, est moins toxique que le sublimé. Pinard l'emploie à 1/4 000ᵉ en injections vaginales, et à 1/8 000ᵉ dans l'utérus, mais en petite quantité.

Les sels de mercure demandent à être maniés avec prudence, car beaucoup de sujets présentent une prédisposition très grande à s'intoxiquer.

Eau oxygénée. — L'eau oxygénée à 12 volumes jouit d'un pouvoir bactéricide très puissant, en même temps qu'elle altère peu les éléments cellulaires, à condition que son action sur les tissus soit passagère et rapide. J. Lucas-Championnière l'a employée avec succès dans les cas d'avortement septique. Il l'emploie pure, mais en très petite quantité, pour laver le vagin et toucher la cavité utérine à l'aide d'un tampon imbibé de cette substance (voir Avortement).

On a objecté à cette préparation son instabilité (par perte d'oxygène) et le développement gazeux, qui suit son application, lequel pourrait entraîner l'introduction de bulles gazeuses dans les vaisseaux de l'utérus post partum.

Autres antiseptiques. — D'autres substances peuvent être employées, telles que l'aniodol à 1/4 000ᵉ, le permanganate de potasse à 0,25 ou 0,50/1 000ᵉ, mais leur puissance est moindre que celle du sublimé ou du biiodure. J. Lucas-Championnière est resté fidèle aux solutions phéniquées avec parties égales de glycérine à 25 et à 50 pour mille.

Il est indispensable de se servir de solutions rigoureusement titrées. Il faut que non seulement la substance antiseptique ait été pesée, mais aussi que le liquide ait été soigneusement mesuré. C'est là une précaution trop souvent négligée.

Remarque. — Au point de vue obstétrical, l'emploi judicieux du sublimé ou du biiodure répond à toutes les indications. Ces substances peuvent être remplacées par l'aniodol ou le permanganate en cas d'intoxication. Mais celle-ci se produira rarement si suivant les préceptes de J. Lucas-Championnière, on emploie les solutions antiseptiques en petite quantité, c'est-à-dire si l'on pratique des injections, non pas de deux litres ou plus, comme on le fait si souvent, mais d'un litre ou même d'un demi-litre.

3° STÉRILISATION PAR LA CHALEUR ET PAR LE FEU

Cette méthode n'est applicable qu'aux objets, et encore parmi ceux-ci, à ceux qui peuvent résister, sans se détériorer, à l'action d'une température élevée à 100° ou au-dessus. On emploie le flambage, l'ébullition simple, l'ébullition sous pression à l'autoclave.

Flambage. — Le flambage est un procédé simple de stérilisation qui s'obtient par le chauffage des objets dans de l'alcool auquel on met le feu. Ce procédé, très commode pour stériliser rapidement des instruments ou cuvettes, est considéré comme moins sûr que l'étuve sèche, ou l'autoclave. Il est bon, quand on recourt à ce procédé, de ne pas verser de l'eau sur les instruments en acier, avant leur refroidissement, pour ne pas les détremper et aussi afin de ne pas arrêter prématurément l'effet de la chaleur.

Ebullition. — L'ébullition pendant 15 ou 20 minutes est un bon procédé de stérilisation, surtout si l'eau d'ébullition contient quelques cristaux de carbonate de soude qu'on trouve sous le nom de « cristaux » dans toutes les cuisines. L'addition de ce sel porte à plus de 100° la température de l'ébullition, et expose moins les instruments à l'oxydation ou la rouille.

Ebullition sous pression (*autoclave*). — C'est un moyen très sûr pour stériliser les objets de pansement. Ils sont de la sorte portés à une température de 120° à laquelle non seulement les microbes, mais aussi leurs spores, succombent d'une façon assurée.

4° APPLICATIONS OBSTÉTRICALES

Règles générales. — Il est une ligne de conduite à adopter : c'est, ainsi que l'enseigne J. L.-Championnière, de restreindre le plus possible, le point où l'on fait de l'antisepsie, il faut limiter la surveillance à la vulve et à tout ce qui s'en approche. C'est là que l'on doit concentrer toutes les précautions.

Tout ce qui doit approcher de la vulve, doit être aseptisé. Tout ce qui n'est pas en contact avec la vulve et le vagin n'a pas besoin d'être stérilisé. Il est, par conséquent, inutile de faire enlever les rideaux, tentures, tapis, d'opérer enfin un véritable déménagement.

J. Lucas-Championnière est le créateur de la méthode antiseptique en obstétrique. Il en fit les premières applications à la Maternité de l'hôpital Cochin en 1874.

Antisepsie pendant la grossesse. — On a pensé à désinfecter d'une façon préventive le vagin, où se trouvent des quantités considérables de microbes. Mais cela est très difficile à réaliser à l'avance.

En effet, si dans ce but l'on prescrit des antiseptiques peu actifs, comme l'acide borique, on n'obtient aucun résultat, — si, d'autre part, on emploie des antiseptiques actifs comme le sublimé, ils irritent rapidement la vulve et le vagin et doivent être supprimés.

On ne doit donc pas faire d'injections antiseptiques pendant la grossesse, sauf en cas d'indication précise, comme dans le cas de vaginite granuleuse s'accompagnant de pertes blanches très abondantes ; on fera alors quelques injections antiseptiques à une dose active, mais on ne les fera que pendant très peu de temps, et sous très faible pression (bock élevé de 30 centimètres au plus).

Antisepsie pendant le travail. — Il faut faire, dès le début du travail, la désinfection des organes génitaux avec le plus grand soin.

Dès que la femme a des douleurs, il faut faire un savonnage des lèvres et de la vulve, suivi d'un lavage au sublimé à 1/1000 (sur les parties extérieures), et d'une injection vaginale à 1/4000. Puis on applique un carré d'ouate hydrophile sur la vulve, en ayant soin d'ouvrir la feuille d'ouate, et de l'appliquer sur la vulve par la face qui n'a subi aucun contact.

Lorsque la dilatation est commencée, il faut maintenir la femme au lit, avec un pansement vulvaire. On pourra, si cette période se prolonge, renouveler l'injection vaginale, ainsi que le pansement.

Pendant la période d'expulsion, on pourra faire une nouvelle toilette vulvaire, et on repoussera en arrière, à l'aide d'un morceau d'ouate et sans se souiller les doigts, les matières fécales fréquemment expulsées au cours de cette période. On fera une injection après l'expulsion du fœtus et une autre après la délivrance. Toutes ces injections seront faites avec peu de liquide : un demi-litre ou un litre au plus.

Antisepsie pendant les suites de couches. — On peut, dans cette période, faire une injection matin et soir. Mais, il faut bien savoir qu'il n'y a pas d'inconvénients à s'abstenir d'en pratiquer. Les femmes de la clinique Baudelocque ne reçoivent des injections que si elles ont des lochies odorantes.

Remarque. — D'une façon générale, il vaut mieux supprimer les injections que de les faire pratiquer par des mains inexpérimentées.

5° PETITE CHIRURGIE OBSTÉTRICALE

Il est nécessaire de préparer des instruments et objets de pansements qui seront utilisés au cours de l'accouchement et des suites de couches. D'autre part, certaines précautions doivent être prises en ce qui concerne l'accoucheur et la parturiente.

Pansements et instruments. — La stérilisation ne doit être faite que pour les objets destinés à entrer en contact avec les organes génitaux. On arrive ainsi à limiter les précautions à un très petit nombre d'instruments, ou de substances. Tout ce qui n'a pas subi la stérilisation doit être considéré comme septique.

Instruments métalliques. — Ils doivent être bouillis avec des cristaux de carbonate de soude pendant 15 ou 20 minutes, et doivent attendre dans leur eau d'ébullition, sans être touchés, le moment où l'on doit s'en servir.

Instruments en verre. — Ils doivent être mis dans de l'eau froide ou tiède que l'on porte progressivement à l'ébullition.

Objets de pansements. — Les objets de pansements les plus usités sont la gaze et l'ouate hydrophile stérilisées. La stérilisation est généralement faite à l'avance, et ces produits sont livrés stérilisés dans des boîtes de fer blanc. Il est bon, pour l'ouate en particulier, de la commander en boîtes de carrés de différentes tailles, destinés les uns aux toilettes, les autres aux pansements vulvaires.

A défaut de produits stérilisés, on peut, en cas de nécessité, les remplacer par de vieux linges assouplis par l'usage, ou de la gaze. Mais alors ces linges ou cette gaze doivent être au préalable portés à l'ébullition pendant une demi-heure dans une solution de carbonate de soude.

REMARQUE. — Il est inutile de se laver les mains pour prendre un morceau d'ouate stérilisée ; il suffit, après l'avoir saisi, de le déchirer et de l'ouvrir, pour l'appliquer sur la vulve par la face non touchée.

Linges. — Les linges destinés à l'usage de la femme et de l'enfant sont blanchis et lessivés, mais non stérilisés. Ils ne doivent donc pas entrer en contact avec les parties stérilisées.

Ustensiles divers. — Les ustensiles tels que le bock, les cuvettes, peuvent être l'objet d'une stérilisation pour chaque usage soit en les ébouillantant, soit en les flambant.

On doit aussi prendre garde de ne pas laisser se souiller les bassins en les laissant traîner sur le sol, pour les placer ensuite dans le lit, sous le siège de la femme. Ces bassins doivent être toujours maintenus enveloppés dans une serviette, ou mieux dans une taie d'oreiller.

Asepsie de l'accoucheur. — Elle peut porter sur les vêtements, mais aussi et surtout sur les mains, qui seules sont appelées à entrer en contact avec les surfaces « infectables ».

Toilette des mains. — Les mains sont très difficiles à nettoyer, à stériliser. La peau présente de multiples plis et sillons, au fond desquels se trouvent de nombreux microbes. Le sillon péri-unguéal est en particulier très difficile à désinfecter. La stérilisation des mains a été même considérée comme impossible, et l'on a proposé pour y suppléer l'usage des gants de caoutchouc, préalablement stérilisés.

Il y aurait avantage à voir l'usage des gants se généraliser, bien que les mains de l'accoucheur aient surtout à faire des explorations, parfois un toucher délicat, ou des interventions dans lesquelles la prise des doigts doit être ferme et non glissante. On arrive avec un peu d'habitude à acquérir une assez grande sensibilité pour pouvoir pratiquer les différents examens par le toucher, à condition de faire usage de gants de caoutchouc faits d'un tissu peu épais.

A défaut de gants, on peut, en y mettant le soin nécessaire, arriver à s'aseptiser les mains d'une façon suffisante pour arriver aux meilleurs résultats.

Il faut, pour le moindre toucher pratiqué chez une femme en travail, s'aseptiser les mains comme on le ferait pour une laparotomie.

Il est préférable de faire cette toilette dans une cuvette que sous un courant d'eau. Cette eau sera aussi chaude que possible, parce que l'enduit sébacé, qui recouvre la peau, ne s'enlève qu'au contact de l'eau très chaude ; celle-ci sera en petite quantité, afin de former, comme le demande J. L.-Championnière, une solution de savon plus concentrée. Quand l'eau devient trop mousseuse, on peut la remplacer et cela, à deux ou trois reprises s'il le faut.

On se brosse les ongles et les doigts avec une brosse neuve en chiendent, qui aura été préalablement bouillie. On ne s'essuie pas les mains après ce lavage, et on se les frotte dans une solution de sublimé à 1/1 000.

Les mains s'imprègneront facilement de cette solution, si elles ont été bien lavées et débarrassées de leur enduit gras. Pour plus de sûreté, on peut les passer à l'alcool, avant de les tremper dans le sublimé.

Les gants de caoutchouc doivent être préalablement stérilisés à l'autoclave, ou mis à bouillir, enveloppés d'un linge qui les empêche de surnager, et ils doivent, bien que cela les détériore assez rapidement, subir la même préparation avant chaque examen.

Néanmoins au cours de la période d'expulsion, on peut, si les mains gantées ont été en contact avec des parties non stérilisées, se laver les mains gantées, comme on se laverait les mains nues à l'aide d'eau de savon, puis de sublimé. La surface lisse des gants de caoutchouc est beaucoup plus facile à nettoyer et à aseptiser que la surface de nos téguments.

Si on a touché du pus ou des plaies septiques, on doit se considérer comme infecté pendant quelques jours. Sans qu'on puisse fixer de durée exacte à cette période, il est prudent de se considérer comme dangereux, tant que l'épiderme ne sera pas renouvelé, d'attendre une semaine même, avant de pratiquer de nouveaux touchers, à moins de se servir de gants de caoutchouc.

Les mains lavées et stérilisées ne doivent plus toucher quoi que ce soit qui n'ait été stérilisé.

Si l'on n'a pas de vaseline stérilisée en tube, on s'en passe plutôt que de se servir de vaseline douteuse. Du reste, au cours du travail, le vagin est assez lubréfié, assez glissant pour qu'on puisse ne pas employer de corps gras.

Si, les mains étant stérilisées, il arrive de toucher un objet non stérilisé, il ne suffit pas de tremper les doigts dans le sublimé, *il faut les laver à nouveau.*

Vêtements. — On peut revêtir une blouse propre,

mais celle-ci est surtout destinée à protéger les vêtements. Si propre et si blanche qu'elle soit, elle n'est
pas stérilisée, ou ne peut pas être conservée stérilisée,
elle ne doit donc jamais entrer en contact avec les
mains ou les instruments aseptisés.

Asepsie de la femme.—L'asepsie de la parturiente
comprend des soins généraux de propreté, et des soins
locaux, tels que toilettes vulvaires, injections vaginales.

Soins de propreté. — L'accouchée qui a pris régulièrement des bains au cours de sa grossesse ne réclame
pas de soins spéciaux de propreté au moment de l'accouchement. Mais il n'en est pas toujours ainsi, beaucoup de femmes arrivent au terme de leur grossesse
dans un état nécessitant un nettoyage complet.

Il est d'usage dans beaucoup de maternités de donner un bain aux femmes, dès leur entrée, qu'elles
soient ou qu'elles ne soient pas en travail.

Au point de vue de l'asepsie, ce bain mérite d'être
critiqué. Il a, en effet, pour conséquence de faire baigner
la vulve, le vagin, sinon le col et même l'œuf, quand
les membranes sont rompues, dans une eau souillée
par toutes les impuretés et la crasse des téguments.

Il est de beaucoup préférable dans ces circonstances
de renoncer au bain pendant le travail. La femme peut
être nettoyée et savonnée, des pieds à la tête, dans une
bassine ou une baignoire vide, tandis que les organes
génitaux seront l'objet d'une toilette spéciale, suivie
d'injection vaginale.

Toilettes locales. — On fait une toilette des organes
génitaux externes et des régions voisines avec de l'eau
bouillie chaude et du savon. Ce savonnage doit être
très soigneux, il est très important. On le fait suivre
d'un arrosage extérieur avec une solution chaude de
sublimé à 1/1 000.

Cette toilette doit précéder, au début du travail, le premier toucher et la première injection.

Injections vaginales. — L'injection vaginale peut être particulièrement dangereuse, au point de vue des chances d'infection, si elle est pratiquée d'une façon non aseptique.

Il est très difficile à une personne seule, sans aide, d'arriver à donner une injection en conservant ses mains aseptisées. Aussi, a-t-on avantage à donner cette injection sans toucher ni la canule, ni la vulve, ni le liquide à injecter.

Technique de l'injection vaginale. — Il s'agit de faire passer dans le vagin, sous faible pression (30 centimètres), une solution antiseptique dont on connaît bien le titre, à une température convenable, avec une canule stérilisée.

On doit, quand il est utile de donner une injection chaude, savoir exactement si la solution est à la température voulue, et pour cela, vérifier cette température avec un thermomètre sortant du sublimé. Toutefois on peut apprécier la température du liquide en faisant couler le liquide de l'injection sur sa main, mais pendant assez longtemps pour laisser s'écouler d'abord le liquide du tuyau. Il est indispensable de connaître la température de l'injection : on a observé des cas où des femmes ont été très gravement brûlées. D'autres fois, il arrive qu'on donne une injection tiède ou insuffisamment chaude, alors que l'action de la chaleur serait nécessaire.

Le bock a été bouilli ou flambé préalablement et pour chaque injection on le lave avec du sublimé à 1/1 000 ainsi que son tuyau de caoutchouc.

La canule bouillie trempe dans son eau d'ébullition ou dans du sublimé à 1/1 000. On la saisit par l'extrémité qui va entrer dans le tuyau, et on l'adapte à ce tuyau. Ces préparatifs terminés, on place la femme sur le bassin, et on donne l'injection sans toucher ni la vulve, ni la canule. Pour cela, on prend la canule par l'extrémité qui est dans le tuyau en caoutchouc. Après avoir amorcé, c'est-à-dire chassé l'air, on introduit la canule dans l'orifice vulvaire béant et on élève le bock à 0,25 ou 0,30 centimètres de hauteur.

Cathétérisme de la vessie. — Il doit être pratiqué le

plus rarement possible, à cause des difficultés que l'on trouve à le rendre véritablement aseptique. Une affection très commune autrefois, « la cystite puerpérale », a pour ainsi dire disparu, depuis les applications de l'antisepsie et depuis que l'on enseigne de ne pratiquer le cathétérisme qu'à titre tout à fait exceptionnel.

Il doit être fait de préférence avec une sonde molle en caoutchouc rouge, préalablement portée à l'ébullition pendant 15 ou 20 minutes. On fait une toilette très soigneuse de la vulve et, les mains aseptisées, la sonde tassée dans le creux de la main, on introduit dans le méat urinaire son extrémité enduite de vaseline *stérilisée*.

Après l'accouchement, la recherche du méat urinaire au milieu des parties dilacérées et contuses, est souvent difficile.

CHAPITRE II

LES SUITES DE COUCHES PHYSIOLOGIQUES

Sommaire. — 1° **Après l'accouchement**: Soins immédiats, régime alimentaire, tranchées utérines, température et pouls, soins locaux. — 2° **Les premiers jours** : Les fonctions urinaires, les fonctions intestinales, les lochies, la montée laiteuse. — 3° **La deuxième et la troisième semaines** : Régression utérine, la première levée, le retour de couches. — 4° **Soins à l'enfant** : Pansement de l'ombilic, soins de propreté, l'habillement, le coucher, les sorties ; la déclaration légale ; vaccination.

1° APRÈS L'ACCOUCHEMENT

Soins immédiats. — La femme accouchée et délivrée reçoit une injection *vaginale* antiseptique. L'injection *intra-utérine* pourra être réservée aux cas dans lesquels on redoute l'infection utérine, par exemple chez les femmes qui ont eu une rupture prématurée des membranes longtemps avant le début du travail, ainsi que chez celles qui ont subi des touchers suspects ou des interventions intra-utérines (version, basiotripsie, délivrance artificielle).

Si l'utérus est bien contracté, le pouls à 80 pulsations ou au-dessous, on peut quitter l'accouchée environ une heure après la délivrance.

On recommande le repos absolu, le calme complet. La femme pourra prendre un grog léger ou une infusion aromatique chaude, ou un peu de lait, puis elle cherchera à dormir.

Régime alimentaire. — On ne croit plus nécessaire la diète qu'on prescrivait autrefois d'une façon si rigoureuse, dans le but d'éviter les accidents infectieux, dont on ne connaissait pas la véritable origine.

Le régime alimentaire de l'accouchée sera celui de la nourrice (v. *Allaitement maternel*), mais pendant le séjour au lit, on devra veiller à ce que ce régime soit suffisant sans être trop copieux, afin d'éviter les inconvénients de la suralimentation chez une femme qui ne prend aucun exercice. Il sera bon, à ce point de vue, de ne permettre la viande qu'à un seul repas par jour.

Tranchées utérines. — On désigne sous ce nom des contractions utérines douloureuses qui surviennent dans le commencement des suites de couches, en particulier chez les multipares, et avec d'autant plus de violence que la femme a déjà accouché un nombre plus considérable de fois. Ces coliques s'accompagnent généralement d'expulsion de caillots.

On peut, tout d'abord, ne rien faire pour arrêter ces tranchées, en se contentant simplement d'atténuer les phénomènes douloureux par des applications locales chaudes (linges, boules d'eau). Mais il peut se faire que ces douleurs reviennent avec une fréquence et une intensité telles qu'elles sont très difficilement supportées. On administre alors soit de l'antipyrine ($0^{gr},50$ à 1 gramme), soit du laudanum de Sydenham (X à XV gouttes en lavement), ou mieux (les substances précédentes pouvant passer dans le lait) une ou deux cuillerées à soupe de sirop de chloral.

La température et le pouls. — L'état de la température et du pouls devra être soigneusement observé, matin et soir, pendant toute la durée des suites de couches. Le thermomètre sera laissé dans l'aisselle jusqu'à ce que la température soit fixe. Il est plus sûr que la température soit prise dans le rectum. L'examen du pouls servira d'utile moyen de contrôle, et l'on verra s'il est en concordance avec la température. Il faut bien savoir toutefois que les femmes qui ont eu des hémorragies peuvent pendant plusieurs jours conserver le pouls fréquent en dehors de toute élévation de température.

Le pouls chez la nouvelle accouchée est normalement ralenti et ne doit pas dépasser 80 pulsations.

Soins locaux. — *Les injections vaginales* faites avec une substance antiseptique pourront être prescrites avec avantage. Mais ces injections doivent être faites avec une substance antiseptique à un titre suffisamment actif (sublimé à 1/4 000 ou biiodure au même titre). Elles doivent être administrées par un aide au courant de la méthode antiseptique.

On peut toutefois, *sans inconvénient,* se dispenser de donner des injections vaginales. A la clinique Baudelocque, les femmes qui ne présentent rien de spécial ne reçoivent, pendant les suites de couches, aucune injection vaginale ; elles ne sont soumises qu'à des toilettes extérieures des organes génitaux, deux fois par jour.

On peut recommander à une personne de l'entourage de limiter les soins locaux à un simple arrosage au moyen d'un liquide antiseptique versé sur la vulve matin et soir, sans toucher à celle-ci. Ce lavage sera suivi de l'application sur cette région d'un carré de ouate hydrophile stérilisée qu'on appliquera, après l'avoir ouvert, par la partie non touchée.

2° LES PREMIERS JOURS

Il est préférable de faire ses visites à l'accouchée le

soir, pendant la première semaine, parce que, s'il se produit des élévations de température, elles sont plus marquées à ce moment.

La femme, après les fatigues de l'accouchement, s'est endormie. Au réveil, son visage est reposé, sa langue rose et humide, elle ne signale le plus souvent que des tranchées utérines et un peu de courbature musculaire, conséquence des efforts de la période d'expulsion.

Il faut s'occuper, dans cette période, de la façon dont s'accomplissent les fonctions urinaires, les fonctions intestinales, les sécrétions utéro-vaginales ou lochies, et enfin la montée laiteuse.

Les fonctions urinaires. — Il faut s'enquérir, dès le lendemain de l'accouchement de la façon dont s'accomplissent les mictions. *La rétention d'urine* est fréquente.

Il est très important de savoir ne pas se hâter pour sonder la vessie. La cystite, dite puerpérale, qui a été autrefois si fréquente, a totalement disparu, depuis que l'on a appris à ne pas sonder les femmes en couches. Du reste, le cathétérisme est particulièrement difficile à pratiquer au milieu des tissus plus ou moins dilacérés qui entourent le méat urinaire. On doit donc attendre 24 heures, et même quelquefois plus longtemps, la première miction, qui finit presque toujours par se faire spontanément. On évitera ainsi non seulement les infections de la vessie, mais aussi cette paresse vésicale qui est très fréquente après le cathétérisme et qui nécessite de nouveaux sondages.

Les fonctions intestinales. — La constipation est presque de règle pendant les suites de couches, elle est sous la dépendance de deux circonstances : d'une part le séjour au lit, d'autre part l'obstruction créée par l'utérus lui-même.

POST PARTUM

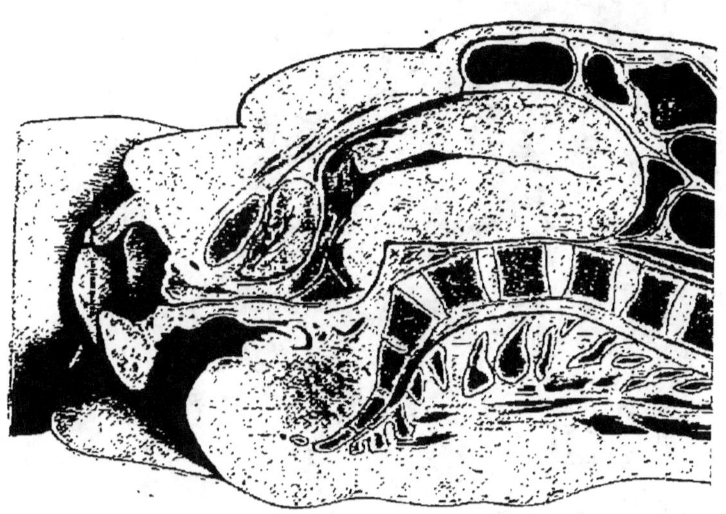

Fig. 40. — Schröder et Stratz.

L'utérus rétracté est couché sur la colonne vertébrale.

Coupe médiane verticale antéro-postérieure.

POST PARTUM

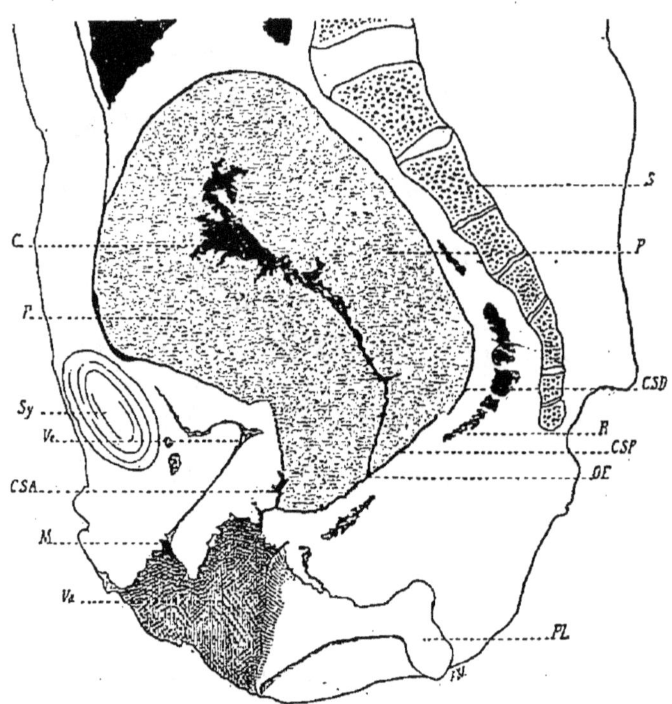

Fig. 41. — Barbour.

L'utérus obstrue l'excavation.

Coupe médiane verticale et antéro-postérieure. S, sacrum. — PP,
paroi utérine. — CSD, cul-de-sac de Douglas. — R, rectum. — CSP,
cul-de-sac postérieur du vagin. — OE, orifice externe. — PL, paroi
vaginale. — Va, vagin. — M, urètre. — CSA, cul-de-sac antérieur. —
Ve, vessie. — Sy, symphyse. — C, cavité utérine.

On peut très facilement se rendre compte de la gêne apportée
à la réplétion du rectum par le volume de l'utérus, en regardant
la place énorme occupée dans le bassin par l'utérus, sur les coupes
faites, chez les femmes mortes, dans les jours qui suivent l'accouchement. On y voit que l'utérus remplit véritablement l'excavation.

Il n'est pas extraordinaire dans ces conditions qu'il
devienne nécessaire de surveiller et d'aider l'accomplissement des fonctions intestinales par l'administration
de lavements et de laxatifs.

Il est de tradition de ne recourir à ces moyens que
vers le troisième ou le quatrième jour des suites de
couches, et de ne provoquer ensuite des selles que tous
les deux jours.

Il est pourtant plus conforme aux nécessités physiologiques de provoquer quotidiennement, et dès le second jour, l'évacuation de l'intestin, à moins qu'il n'y
ait des raisons spéciales pour temporiser. Cette tem-
porisation peut avoir son utilité quand le périnée déchiré porte des sutures, il y a alors avantage à ne pas
l'exposer au contact des matières fécales, pendant les
premiers jours, tant que la réunion superficielle n'est
pas opérée.

En dehors de cette circonstance les femmes se trouvent beaucoup mieux du fonctionnement quotidien et
régulier de l'intestin.

Les lavements doivent être, en raison de l'obstruction causée par l'utérus, administrés en observant plus
soigneusement que jamais la technique classique :

La femme sera couchée sur le côté droit, les membres inférieurs
dans la flexion. La canule molle et longue sera introduite assez
profondément, mais d'une façon très progressive, à mesure que
l'eau injectée distend le rectum. On prendra soin d'arrêter l'écoulement du liquide chaque fois que de l'intolérance ou de la douleur
se manifesteront. On arrivera de la sorte à faire tolérer un demi-

litre et même un litre d'eau bouillie simple ou additionnée d'une ou deux cuillerées à soupe de glycérine. On pourra parfois avec avantage recourir à l'emploi d'eau très chaude à 48° centigrades (mesurés au thermomètre).

Le lavement administré avec le bock à injections ne devra pas être donné avec une pression excessive, l'élévation du récipient à 0^m,50 de hauteur sera le plus souvent suffisante.

On pourra aussi conseiller l'emploi de suppositoires glycérinés, ou de laxatifs légers, comme le cascara à la dose de 0^{gr},25 à 0^{gr},50 au repas du soir.

Les lochies. — On désigne sous ce nom l'écoulement vaginal pendant les suites de couches. Cet écoulement est d'abord très rouge, constitué pendant les premiers jours principalement par du sang, puis il prend une teinte grisâtre, pour redevenir sanglant, pendant quelques jours, vers la fin de la deuxième semaine ou le commencement de la troisième, c'est ce qu'on a appelé « le petit retour de couches ».

Cet écoulement lochial est formé de sang et de débris de caduque.

Les lochies *sanglantes,* dans les premiers jours, se montrent parfois avec une abondance plus accentuée ; elles s'accompagnent alors, suivant Pinard, d'un état de dureté particulière de l'utérus et d'accélération du pouls.

L'examen des lochies n'a d'intérêt qu'au point de vue de savoir si elles sont ou ne sont pas *odorantes.* Il arrive parfois qu'elles présentent une odeur assez fétide, même en dehors de tout phénomène fébrile. Il convient dans ce cas de recourir aux injections vaginales antiseptiques : biiodure de mercure ou sublimé à 1/4 000, aniodol au même titre, eau oxygénée à 12 volumes à 1/5. Cette dernière solution désodorise d'une façon parfaite.

La montée laiteuse. — On appelle ainsi un ensemble de phénomènes fluxionnaires apparaissant au niveau des glandes mammaires, généralement vers le troisième jour des suites de couches. La montée laiteuse peut paraître quelquefois plus tôt, mais aussi d'autres fois plus tard. Elle peut se manifester avec une intensité variable qui n'est pas toujours en rapport avec la valeur future de la nourrice.

Les phénomènes locaux qui accompagnent la montée laiteuse seront étudiés à propos de l'allaitement.

Les phénomènes généraux manquent le plus souvent, mais ils peuvent se montrer en dehors de tout état infectieux. On constate alors une légère élévation de la température (quelques dixièmes de degré) et un peu d'accélération du pouls. Mais dans ces circonstances le thermomètre ne doit pas atteindre 38° et le pouls ne doit pas arriver à 100 pulsations.

Il n'y a plus de *fièvre de lait*. On décrivait autrefois, sous ce nom, les accidents fébriles notés au moment de la montée laiteuse. Cela se passait avant l'application de l'antisepsie à l'obstétrique. Cette fièvre — aujourd'hui disparue — correspondait alors le plus souvent à des phénomènes infectieux légers.

3° LA DEUXIÈME ET LA TROISIÈME SEMAINES

Pendant la deuxième et la troisième semaines, le pouls et la température, attentivement surveillés, doivent rester normaux. C'est dans cette période qu'on peut noter ce qui se passe au point de vue de la « régression » ou « involution » de l'utérus ; c'est aussi le moment de discuter la question de la « première levée », et d'examiner ce qui concerne le retour de la menstruation ou « retour de couches ».

Régression ou involution de l'utérus. — C'est le retour de l'utérus à son état antérieur.

L'utérus qui, après l'accouchement et la délivrance, pèse

1 500 grammes et atteint le niveau de l'ombilic, va progressivement se réduire à ses proportions ordinaires : cavité de 7 centimètres, poids de 60 à 70 grammes environ. Ce travail de régression des fibres musculaires se ferait par un travail d'atrophie, ainsi que l'avait indiqué Robin et que l'a confirmé depuis Helme d'Edimbourg.

La régression de l'utérus passe pour être entravée, retardée par les infections utérines. On a même voulu faire de ce défaut de régression un signe d'infection.

Il n'est pas facile d'apprécier autrement que d'une façon superficielle, et on peut dire très imparfaite, les étapes de cette régression dans cette période.

En effet, dans les premiers jours des suites de couches, la situation de l'utérus dans l'abdomen paraît surtout influencée par l'état de plénitude ou de vacuité du rectum et de la vessie. D'autre part, dans la deuxième semaine après l'accouchement l'utérus, déjà considérablement diminué de volume, peut plus ou moins s'enfoncer derrière le pubis, et disparaître même dans l'excavation quand il se met en rétroversion, comme cela arrive assez fréquemment.

D'après les constatations anatomiques de Varnier, l'utérus a repris à peu près ses dimensions normales, vers la fin de la troisième semaine. On sait, d'après les recherches de Leopold, que la muqueuse utérine est en voie de reconstitution dans la deuxième semaine, et ce fait peut expliquer la rareté des infections, à mesure qu'on s'éloigne de la date de l'accouchement. Il convient pourtant de ne pas se départir de l'asepsie tant que cette muqueuse n'est pas reconstituée d'une façon suffisante, et il est prudent que, pendant au moins trois semaines, la femme ne soit exposée à aucune contamination.

La première levée. — En France, par un usage

dont l'origine est très ancienne, un nombre considérable d'accouchées se lèvent le neuvième jour après l'accouchement. C'est la date à laquelle la plupart des femmes quittent les maternités.

Au neuvième jour des suites de couches, même quand tout s'est passé d'une façon normale, le mouvement de régression de l'utérus n'est pas achevé. A ce moment, la muqueuse utérine n'est pas encore reconstituée, l'utérus est encore très volumineux, pesant, gênant et susceptible de s'infecter. — Or qu'observe-t-on chez les femmes qui se lèvent à cette date? Elles ne sont pas, il faut le reconnaître, encore très vaillantes ni solides, mais, somme toute, on ne retrouve pas chez elles beaucoup plus de prolapsus utérins et d'infections utérines ou péri-utérines, que chez les femmes, qui attendent avant de se lever, la fin de la troisième semaine. C'est le moment choisi pour la première levée par une tradition, non plus populaire mais médicale, de date assez récente, et qu'on ne voit paraître dans les traités d'accouchements que vers la deuxième moitié du xixe siècle.

A la fin de la *troisième semaine,* au point de vue local, l'utérus a pour ainsi dire repris ses proportions normales, la muqueuse paraît reconstituée. A ces avantages, il convient d'ajouter celui d'avoir attendu les délais dans lesquels apparaît le plus souvent la phlébite. Toutefois quand on soupçonne cette affection, dans la crainte de l'embolie, il faut savoir retarder, au delà de trois semaines, la date de la première levée. Cette mesure devra être prise pour les femmes qui ont présenté des élévations de température même légères, et surtout une *fréquence persistante* du pouls.

En somme, c'est la crainte de la phlébite et de l'embolie qui doit dominer dans les préoccupations de celui qui autorise la première levée. L'accoucheur se montrera

moins sévère, quand la température et le pouls, *rigoureusement surveillés*, sont restés normaux. — On doit,
au contraire, énergiquement insister pour retarder la
première levée et même pour interdire les mouvements
dans le lit, quand il s'agit de femmes dont la courbe de
température et la fréquence persistante du pouls font
craindre l'existence d'une phlébite.

Le retour des couches. — C'est l'expression sous laquelle on désigne le retour de la menstruation après
l'accouchement.

Chez la femme qui n'allaite pas, les règles font leur
apparition six semaines environ après l'accouchement.
Cette première réapparition des règles peut se faire avec
plus d'abondance qu'en temps ordinaire, et on peut,
dans ce cas, conseiller le décubitus pour les premiers
jours de cet écoulement sanguin. Les règles suivantes
paraissent ensuite régulièrement.

Chez la femme qui allaite, la menstruation est suspendue. Mais il est très fréquent de voir les règles paraître, plus ou moins tôt, plus ou moins régulièrement,
en particulier au cours des premiers allaitements. On
peut observer aussi, chez une même femme, au cours
d'allaitements successifs, que l'apparition des règles se
fait d'une façon de plus en plus tardive.

Il n'y a dans cette apparition des règles, *aucune contre-
indication* à l'allaitement, comme on l'a cru pendant
longtemps. On peut noter seulement pendant les règles
un peu de diminution dans la quantité du lait ; l'enfant
pendant cette période est quelquefois moins bien disposé, il peut avoir aussi quelques selles vertes, mais ces
troubles légers se dissipent rapidement.

4° SOINS A L'ENFANT

Au cours des suites de couches, il faut surveiller

l'hygiène et l'alimentation du nouveau-né. Toutes les questions se rapportant au régime alimentaire et aux fonctions digestives seront traitées au chapitre de l'allaitement. Il ne sera question pour le moment que des soins concernant l'évolution de la plaie ombilicale, les soins de propreté, le vêtement, le coucher, les sorties; nous terminerons par quelques renseignements sur la déclaration légale de la naissance et la vaccination.

Plaie ombilicale. — Dans les heures qui suivent l'accouchement, il est très important de vérifier et de refaire, si cela est nécessaire, la ligature du cordon. Il est très fréquent que, par suite de la disparition du gonflement œdémateux du cordon, cette ligature se relâche. Il peut, dans ces conditions, se produire des hémorragies qui deviennent parfois mortelles, si elles ne sont pas diagnostiquées et traitées.

Le pansement le plus usuel du cordon est le pansement sec. On enveloppe le cordon dans de l'ouate ou de la gaze stérilisée, jusqu'à ce que, desséché, il se détache et tombe; cela peut se produire vers le cinquième jour, mais souvent aussi plus tard. Cette chute du cordon est considérée comme une preuve de santé de l'enfant, mais cela est loin d'être vrai d'une façon absolue.

C'est dans le but de ne pas infecter la plaie ombilicale que l'on conseille de ne pas donner de bain à l'enfant jusqu'à ce que le cordon soit tombé et la plaie ombilicale cicatrisée. On ne rencontre plus à l'heure actuelle que très exceptionnellement un accident autrefois assez fréquent, l'érysipèle de l'ombilic.

Il n'est pas rare de voir au niveau de la plaie ombilicale, après la chute du cordon, des bourgeons charnus, exubérants et suintants. On peut laver la plaie avec le liquide destiné aux injections vaginales (sublimé à

1/4 000), d'autres fois il sera utile de toucher les bourgeons avec un peu d'eau oxygénée dédoublée, soit enfin de cautériser au nitrate d'argent, ou de saupoudrer avec de la poudre de tanin.

Soins de propreté. — Après la chute du cordon, les bains seront administrés quotidiennement. On doit, de temps en temps, nettoyer au savon le cuir chevelu, de façon à ne pas laisser s'y développer cette couche de crasse que l'on a longtemps, par préjugé, considérée comme indispensable à la santé de l'enfant.

Il est préférable de laver la figure à l'eau bouillie, en se servant non pas d'éponge mais d'un morceau d'ouate stérilisée. Il faut dans ce cas prendre la précaution de ne pas passer de l'ouate sur les cils qui en retiennent de nombreuses particules, très irritantes pour l'œil.

A chaque tetée, ou mieux à chaque réveil de l'enfant, on doit l'inciter à uriner ou à aller à la selle, en présentant son siège vers la terre, au-dessus d'un vase, pendant qu'on le tient des deux mains appliquées sur ses cuisses fléchies contre l'abdomen. L'enfant s'habitue très rapidement à répondre à cette invitation. On peut ainsi obtenir qu'il ne souille que très rarement les linges qui l'enveloppent, ce qui le met à l'abri des érythèmes, parfois très intenses, qui se développent sur les cuisses et sur les organes génitaux.

Contre ces érythèmes, toutes les poudres antiseptiques ou absorbantes ainsi que les pommades isolantes sont sans effet, si l'humidité causale persiste. Il faut donc changer fréquemment l'enfant, le laver et surtout le sécher en tamponnant sans frotter. On pourra ensuite saupoudrer la région ano-génitale avec une poudre non fermentescible, telle qu'un mélange à parties égales de poudre de talc et de magnésie.

Vêtements. — Le haut du corps est revêtu d'une *chemise* à manches et par-dessus d'une *brassière*, sorte de petite camisole. Ces vêtements se croisent sur le dos. Ils doivent être suffisamment chauds pour éviter le refroidissement, si facile chez le nouveau-né.

Pour les parties inférieures du corps, on enveloppe le siège et les cuisses dans des linges de préférence usés, parce qu'ils sont plus souples. Ce sont les *couches* destinées à recevoir les excreta. Par-dessus ces couches on dispose soit le maillot traditionnel, soit la culotte de flanelle plus moderne.

Le *maillot,* composé de carrés de couverture de coton et de laine, appelés *langes,* enveloppe l'enfant comme dans un fourreau jusque sous les bras. Il se trouve ainsi à l'abri du froid, mais avec ce vêtement, il est difficile de surveiller si les couches sont mouillées. De plus, dans le maillot, l'enfant ligotté n'a pas la liberté de mouvoir ses membres inférieurs.

La culotte de flanelle tend à remplacer de plus en plus l'antique maillot, elle laisse à l'enfant la liberté de ses membres inférieurs. On doit toutefois, quand l'enfant est en culotte, lui faire porter une robe de flanelle, dite *jakson,* qui ne recouvre pas les bras, et se trouve maintenue en haut par de petites bretelles.

Coucher. — L'enfant doit être couché dans un berceau ou lit, dont le matelas sera toujours protégé par une toile caoutchoutée, recouverte d'un lange de coton. Dans la saison froide, le nouveau-né doit avoir de chaque côté une boule d'eau chaude, mais non brûlante, soigneusement enveloppée et bouchée.

L'enfant doit toujours être couché sur l'un ou sur l'autre côté, pour que, en cas de vomissements ou de régurgitation, les matières rejetées puissent s'écouler, sans se diriger vers le larynx.

Il ne faut pas, chaque fois que l'enfant crie, lui donner la déplorable habitude de le promener sur les bras, mais il est d'une bonne hygiène de le promener dans la station verticale, quand il est éveillé, bien disposé, et cela jusqu'à ce que cette promenade paraisse le fatiguer.

Sorties. — Elles ne peuvent être réglées que d'après les variations de la température, et en prenant en considération la très grande sensibilité du nouveauné au froid. Il convient aussi de redouter pour lui les poussières soulevées les jours de vent.

En vertu de ces remarques, l'enfant doit être recouvert de vêtements suffisamment protecteurs ; on considérera toujours comme préférable de pécher par excès que par défaut de chaleur. Par les temps froids, c'est une bonne précaution que de protéger d'un voile de laine le visage du nouveau-né. Ces sorties sont utiles pour la bonne hygiène de l'enfant qui y trouve un regain d'appétit. Il est de tradition de les autoriser, quand le temps est favorable, après la chute du cordon.

Les promenades du nouveau-né peuvent très bien être faites dans les petites voitures munies d'une capote, si injustement discréditées. L'enfant peut y être entouré de boules ; il est de la sorte beaucoup mieux installé et protégé que quand il est porté sur les bras.

Déclaration légale. — Elle doit être faite à la mairie de la commune dans les trois jours qui suivent la naissance. Le médecin ou la sage-femme sont responsables de cette déclaration, et passibles de peines diverses, si elle n'est pas faite dans les délais prescrits. Cette déclaration peut être faite dans des termes suffisamment vagues pour couvrir, si cela est nécessaire, l'anonymat de la mère.

Vaccination. — La vaccination se fait généralement au bout d'un mois, mais elle est pratiquée beaucoup plus tôt dans les maternités, au cours de la première semaine. Cette vaccination précoce ne présente pour le nouveau-né aucun inconvénient.

On se procurera de la pulpe glycérinée, qu'on tend actuellement à préférer au vaccin recueilli d'une façon immédiate sur la génisse. Les microbes disparaissent promptement dans le milieu glycériné, sans que la pulpe perde son pouvoir vaccinal.

On se servira pour l'inoculation de lancettes ou de vaccinostyles, sortes de plumes qu'on flambe dans une flamme d'alcool, et qu'on rejette après chaque sujet inoculé. On devra prendre la précaution, sous peine d'insuccès, de ne pas charger le vaccin sur la lancette flambée avant qu'elle soit refroidie.

L'opération est des plus simples, elle se pratique à la partie supérieure externe du bras chez les garçons, à la partie externe de la cuisse chez les petites fillles, afin qu'elles n'aient pas de cicatrices apparentes.

Après lavage de la région à l'eau et au savon, on sèche à l'ouate stérilisée.

On dépose sur la région à inoculer en trois points différents distants les uns des autres de un à deux centimètres une goutte de pulpe. Puis de la main gauche on embrasse le membre, bras ou cuisse, de façon à bien tendre les téguments, et l'on pique dans chaque goutte de vaccin déposée sur la peau.

On fait ainsi trois piqûres de chaque côté.

On laisse sécher un instant puis on recouvre d'un nuage d'ouate stérilisée.

L'éruption vaccinale fait son apparition cinq jours après l'inoculation. Au niveau des piqûres paraît à ce moment une pustule, qui se sèche les jours suivants. Pendant l'éruption il suffit de protéger les pustules avec un peu d'ouate sèche, et l'enfant continue ses sorties, il peut même prendre des bains quotidiens.

En cas d'insuccès on peut recommencer la vaccination dans la quinzaine suivante.

CHAPITRE III

ALLAITEMENT

L'enfant est nourri soit au sein de sa mère, soit à celui d'une nourrice, soit à l'aide du lait d'un animal. L'allaitement est donc « maternel », « par nourrice », ou « artificiel » (1).

Jusqu'à ces derniers temps l'allaitement artificiel ne pouvait être que l'allaitement avec le lait d'un animal. On possède actuellement à l'aide de la succipompe de Rohan, un moyen de traire la femme et de recueillir le lait humain. C'est ce qu'on peut dénommer « la tetée artificielle ».

On peut donc désormais distinguer deux sortes d'allaitement artificiel : l'allaitement par « tetée artificielle » au lait de femme et l'allaitement artificiel au lait animal.

---

(1) L'allaitement dit « mixte » est une variété d'allaitement au sein, et ne mérite pas de faire une catégorie à part.

1° ALLAITEMENT MATERNEL

C'est l'allaitement véritablement physiologique. Il doit servir de modèle à tous les autres modes d'allaitement.

Contre-indications. — Elles sont absolument exceptionnelles. Il en est pourtant une formelle, c'est la tuberculose pulmonaire. La femme qui en est atteinte, à un degré quelconque, ne doit pas nourrir son enfant, autant dans l'intérêt de celui-ci que dans le sien propre. Cette exception faite, on doit se souvenir que la même exclusion ne doit pas viser les femmes ayant eu antérieurement des tuberculoses localisées et éteintes (adénites, tumeurs blanches). L'allaitement ne se trouve pas contre-indiqué à priori chez les cardiaques. Il est commun de voir des albuminuriques, des femmes ayant eu des vomissements incoercibles, des accidents hystériques ou choréiques, devenir d'excellentes nourrices.

On pourra parfois trouver de très grandes difficultés à l'allaitement à cause de la conformation défectueuse d'un ou des deux seins : bouts trop déprimés, ombiliqués, ou exceptionnellement trop volumineux ; d'autres fois le sein est couturé de cicatrices profondes à la suite d'incisions d'abcès. Il faut se souvenir alors qu'une femme peut faire une nourrice très suffisante avec un seul sein, et que les bouts les plus défectueux peuvent se transformer sous l'influence des succions.

Les contre-indications en cours d'allaitement s'imposeront d'elles-mêmes pendant un état fébrile, ou un état maladif quelconque nécessitant la diète. Il faut savoir qu'il est possible de reprendre l'allaitement, même après une suspension assez longue.

Sécrétion lactée. — On distingue deux états du lait : le lait proprement dit, et le colostrum.

Lait. — En pratique, il y a peu de conclusions à tirer de l'appréciation des caractères physiques ou chimiques du lait.

C'est un liquide blanc, *anatomiquement* constitué par de nombreux éléments graisseux dits « globules de lait », ainsi que de nombreux débris protoplasmiques en forme de « croissants ».

Tous ces éléments ne sont visibles qu'au microscope.

La sécrétion du lait commence à se produire deux ou trois jours après l'accouchement, au milieu de phénomènes fluxionnaires qui se manifestent au niveau de la mamelle et sont décrits sous le nom de *montée laiteuse.* La glande augmente de volume, devient sensible, le tissu cellulaire voisin peut s'œdématier, et l'on voit parfois les ganglions de l'aisselle s'indurer. Il y a souvent élévation de la température locale, quelquefois une légère accélération du pouls. Mais il est bien établi aujourd'hui qu'il n'y a pas de fièvre, cette fièvre décrite autrefois sous le nom de « fièvre de lait ».

La sécrétion lactée peut durer au delà d'une année et être entretenue plus ou moins longtemps, mais sans avantages au delà de 12 à 15 mois.

Colostrum. — On désigne sous ce nom un liquide gris clair, sécrété par la mamelle, dans les moments où la sécrétion est peu active, comme pendant la grossesse, après l'accouchement avant la montée laiteuse, et au moment de la suppression de l'allaitement.

Au point de vue anatomique le colostrum est un liquide contenant, comme le lait, de nombreux « globules de lait », et en outre un certain nombre d'éléments, appelés par Donné qui les a découverts, « corpuscules du colostrum ». Ces *corpuscules du colostrum* sont des cellules, qui peuvent être assez volumineuses et qui contiennent un grand nombre de globules laiteux. A côté de ces corpuscules du colostrum on rencontre dans ce liquide, des *leucocytes.*

Les corpuscules du colostrum et les leucocytes paraissent être des agents de résorption du lait mal sécrété ou insuffisamment excrété.

L'histologie du lait n'a pas permis jusqu'ici, malgré les tentatives faites dans ce sens, d'établir un *cytopronostic* de la lactation, qui permettrait de juger la valeur du lait d'une nourrice.

Il ne reste que l'examen de l'état physique du nourrisson pour juger de la valeur du lait qu'il reçoit.

L'allaitement mérite d'être étudié dans plusieurs périodes : avant la montée laiteuse, — après la montée laiteuse, — pendant les premiers mois, — au moment du sevrage.

Allaitement avant la montée laiteuse. — Le nouveau-né rejette des mucosités nombreuses pendant les premières heures qui suivent sa naissance, et il est inutile de lui offrir une alimentation quelconque au cours de cette période, pendant laquelle du reste, il ne réclame rien ; 12 ou 15 heures après sa naissance, le nouveau-né commence par ses cris à réclamer un peu de nourriture. Il trouvera alors au sein du colostrum en quantité suffisante pour calmer sa faim.

Jusqu'à la montée laiteuse, on pourra le mettre au sein chaque fois qu'il paraîtra le réclamer. Si ses cris, par leur persistance, indiquaient que le colostrum sécrété est insuffisant, on pourrait en attendant la montée laiteuse, lui administrer quelques cuillerées à café de lait stérilisé coupé d'un tiers d'eau bouillie, juste assez pour le calmer, sans satisfaire complètement sa faim. Celle-ci est nécessaire pour qu'il tette vigoureusement de façon à activer la sécrétion du lait.

Peu nourri, rendant des urines et du méconium, il n'est pas étonnant que pendant cette période le nouveau-né subisse une *perte de poids*. Celle-ci est d'autant plus marquée qu'il s'agit d'un gros enfant. Elle est moins accentuée, quand l'enfant a perdu du méconium au cours du travail, avant sa première pesée.

L'allaitement après la montée laiteuse. — La

montée laiteuse marque souvent une période douloureuse pour la mère. Il faut calmer les phénomènes
fluxionnaires et les tiraillements, en soulevant les seins,
en les ramenant en avant, et en les enveloppant de
larges compresses de tarlatane humides et aussi chaudes qu'elles peuvent être supportées. Les seins ainsi
enveloppés sont soutenus dans un bandage. Chaque tetée apporte à la mère un véritable soulagement, bien
que souvent le mamelon étalé par le sein distendu
soit, à ce moment, difficile à saisir pour le nouveau-né.

Ces phénomènes fluxionnaires dissipés, la sécrétion
devient intermittente, se régularise ; il s'établit une véritable adaptation naturelle aux besoins du nourrisson.
Il n'y a rien à perdre à recommander une réglementation des repas.

La réglementation des tetées doit avoir un double but :
d'abord de laisser à l'enfant le temps nécessaire à la
digestion du lait, d'autre part de réserver à la femme
la possibilité de se livrer à ses occupations et aussi de
se réserver six heures consécutives de sommeil.

Etant donné que la digestion du lait s'accomplit en
2 heures et demie, on voit qu'il est difficile de prescrire
plus de 7 à 8 tetées au maximum dans les 24 heures.

On peut dans le premier mois recommander sept tetées réparties
toutes les trois heures, à partir de 7 heures du matin jusqu'à
1 heure du matin, et un repos complet durant six heures de la
nuit, de 1 heure à 7 heures.

Les quantités de lait à donner par tetées et par 24
heures ne peuvent être déterminées d'une façon précise. Chaque enfant a son appétit, sa manière de digérer, le lait est plus ou moins nutritif. On voit des enfants se contenter de petites rations, d'autres se
montrer plus exigeants, d'autres enfin mal supporter la
suralimentation.

LE NOUVEAU-NÉ

CHEVAUCHEMENT DE LA SUTURE SAGITTALE

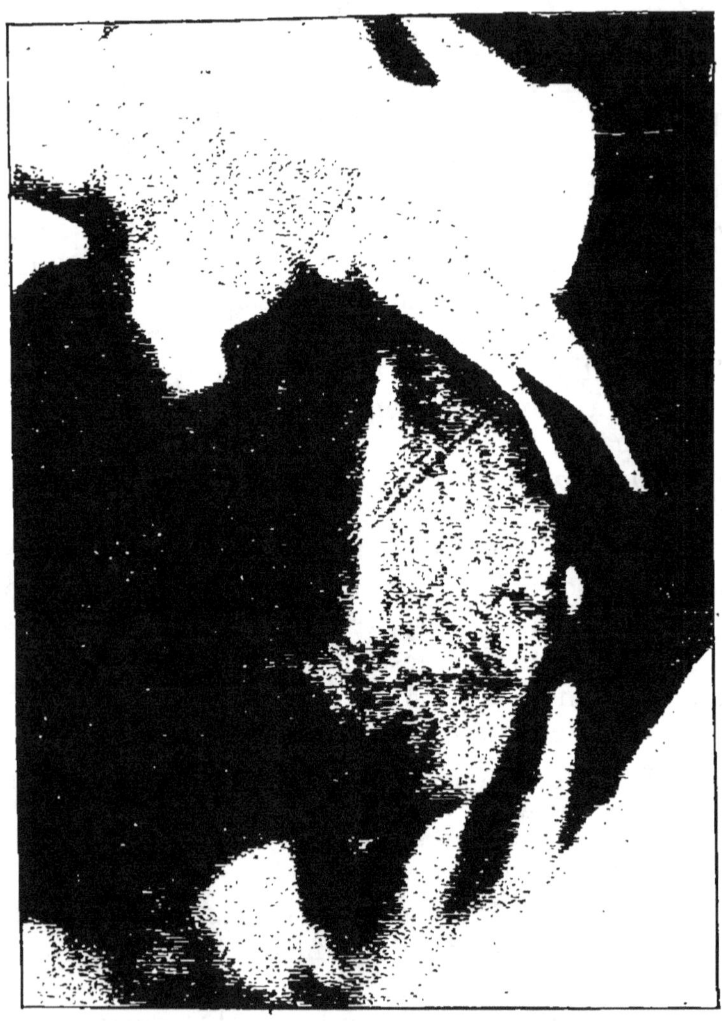

Fig. 42.

On voit en clair la saillie formée par le chevauchement de la
suture sagittale, chez un enfant qui diminuait de poids.

PÈSE-BÉBÉ

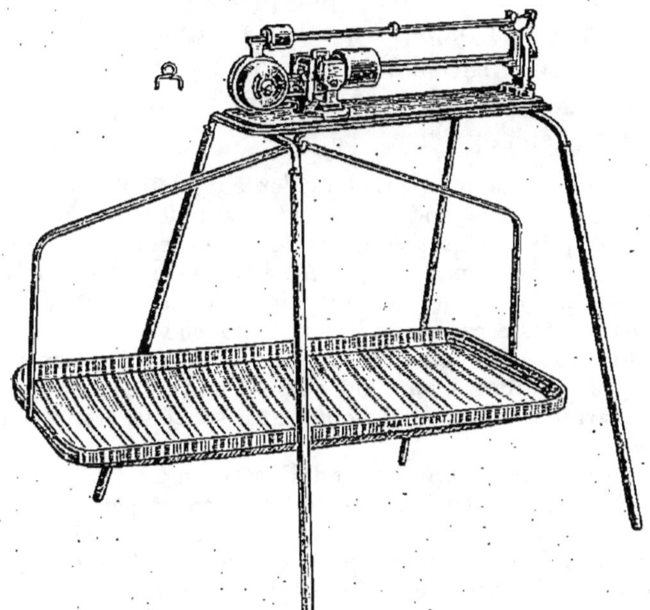

Fig. 43.

Système de la balance romaine.

En déposant l'enfant tout habillé sur la balance (1), avant et après la tetée, on voit qu'il peut prendre progressivement, 20, 30, 40, 50, 80 grammes ou même plus à chaque tetée. On constate toutefois que l'enfant arrive à faire deux ou trois repas principaux et d'autres moins copieux. La balance n'est pas indispensable pour juger de l'état de satisfaction et de santé de l'enfant. Il est un ensemble clinique permettant d'apprécier la valeur d'une tetée.

L'enfant mis au sein le saisit avidement et fait des mouvements de succion. On entend alors, en prêtant l'oreille, un bruit spécial produit par la déglutition. De temps en temps, l'enfant se repose, puis il recommence à teter. Au bout d'un temps variable de 5 à 10 minutes ou plus, l'enfant fait des mouvements de succion de plus en plus espacés et s'endort la bouche humide de lait. Il faut alors le déposer, avec précaution, dans son berceau pour éviter les régurgitations. Quand on a assisté à la scène précédente, on ne peut avoir aucun doute, l'enfant est satisfait, il a pris *une bonne tetée.*

Le tableau est très différent quand l'enfant n'est pas satisfait. Il prend le sein, puis bientôt le quitte, ou bien ne peut arriver à le saisir. Il s'impatiente bien vite à ce manège et se met à crier. D'autres fois, il fait des mouvements de succion réguliers, mais on n'entend pas le bruit de déglutition caractéristique. Après quelques instants de cris et de luttes, il s'endort d'un sommeil qui sera court et vite interrompu. Tel est le tableau qu'on peut observer quand la tetée est insuffisante.

La tetée, suivant l'abondance de la sécrétion, sera fournie par un seul ou par les deux seins.

L'allaitement pendant les premiers mois. — Il sera bon de modifier un peu la réglementation primitive des tetées. L'enfant plus développé pourra pren-

---

(1) J'ai fait construire par Maillefert un pèse-bébé pesant jusqu'à 10 kilogrammes avec une sensibilité de 2 grammes. Ce pèse-bébé, du système de la balance romaine, a ses poids adhérents, glissant sur ses tiges métalliques. L'enfant est déposé dans un hamac, où il se trouve très stable.

dre des repas plus copieux et moins nombreux. On pourra réduire leur nombre à six, en supprimant la tetée de 10 heures du soir. De la sorte, la mère aura la liberté et le repos de ses soirées, de 7 heures du soir à 1 heure du matin.

La ration quotidienne ne peut être établie d'une façon rationnelle pour un cas particulier, à l'aide d'une des nombreuses formules générales indiquées par les auteurs. Elle variera, suivant la valeur nutritive du lait, l'appétit de l'enfant et ses facultés digestives, entre 600 et 800 grammes de lait par 24 heures. Ce n'est qu'à la fin de la première année que la ration devra s'approcher du litre.

On doit éviter avec soin la suralimentation qui entraîne chez le nourrisson des troubles digestifs, une obésité exagérée, des eczémas très tenaces.

L'accroissement du nouveau-né se fait d'une façon variable, suivant les enfants, suivant la période de l'allaitement. C'est ainsi que les enfants ayant beaucoup augmenté le premier et le deuxième mois, augmentent peu ensuite ; d'autres, au contraire, ayant peu augmenté au début, font des augmentations plus marquées le deuxième ou le troisième mois. On voit des enfants dont l'état est satisfaisant faire des augmentations quotidiennes de 20, 25 ou 30 grammes ou plus pendant les premiers mois.

On peut vérifier assez souvent la formule générale de Terrien pour l'accroissement de l'enfant : il a doublé son poids de naissance vers le 5e mois, et l'a triplé à la fin de la première année.

Il est important de tenir compte, en dehors des pesées, de l'état physique et de l'examen clinique de l'enfant.

L'enfant *bien portant* et bien nourri a le teint rose et les chairs fermes, son sommeil est paisible, au réveil il se montre bien disposé. Les selles sont jaunes et rappellent l'aspect des œufs brouillés, elles sont au nombre de trois ou quatre par jour. Les mictions sont fréquentes et abondantes, l'enfant se mouille chaque fois qu'il se réveille. Il est un signe des plus importants au point de vue de l'appréciation de son état de santé, et qui mérite d'être bien mis en valeur, c'est l'état de la suture sagittale.

Le *chevauchement* des pariétaux, l'un sur l'autre, au niveau de la suture sagittale, ne manque jamais chez un enfant qui n'augmente pas de poids ou qui diminue. Il se produit vraisemblablement dans ces circonstances une résorption du liquide céphalo-rachidien. Au contraire la suture sagittale est étalée, ne chevauchant pas quand l'enfant est bien portant et augmente régulièrement.

Le chevauchement doit être recherché, non pas comme on le recommande à tort au niveau de la fontanelle antérieure, mais au sommet de la tête sur le trajet de la suture sagittale.

L'enfant *mal nourri* présente, outre le chevauchement de la suture sagittale, les signes suivants : son teint est pâle, ses chairs molles ; son sommeil est léger, parfois continu, d'autres fois entrecoupé de réveils et de cris, qui par leur répétition cassent la voix. Les selles sont rares et verdâtres. La constipation est ordinaire chez les enfants insuffisamment nourris. Les mictions sont aussi peu fréquentes.

On voit donc qu'il est possible, sans balance, d'apprécier l'état de santé et d'accroissement d'un nourrisson.

Hygiène de la femme qui allaite. — Il convient de recommander une alimentation correspondant aux habitudes de la femme, avec un peu de supplément, portant particulièrement sur les mets farineux : pommes de terre, pois cassés, lentilles, haricots blancs, pâtes alimentaires, pâtisserie, etc. La viande n'est pas nécessaire et doit être prise sans excès. Les boissons fermentées : vins, bière n'ont aucune des vertus galactogènes qu'on leur a attribuées, elles pourront être permises à doses modérées et suffisamment diluées. Le thé et le café ont souvent une action excitante sur l'enfant.

Il est traditionnel de défendre tous les acides : vinaigre, salades, fruits acides, le cresson, les asperges, les oignons, l'ail et les choux. Il faut aussi proscrire les mets épicés ou faisandés, les fromages fermentés.

Dans les médications à donner aux nourrices, il faut savoir qu'on ne connaît pas dans quelle mesure exacte les médicaments passent dans le lait. Certaines substances, comme le chloral et l'antipyrine, ont été accusées de diminuer la sécrétion lactée. Il faut donc être très réservé dans l'emploi des médicaments.

Les purgatifs sont considérés comme devant être évités, ils peuvent néanmoins être employés, en cas de besoin, sans inconvénient autre qu'un peu de ralentissement passager de la sécrétion lactée.

Les émotions morales peuvent avoir une action défavorable sur cette sécrétion, on peut en dire autant de la fatigue des rapports sexuels.

La menstruation est généralement suspendue pendant l'allaitement, elle n'est pas, quand elle se produit, une contre-indication à l'allaitement. La sécrétion lactée est un peu diminuée pendant la période d'écoulement menstruel, l'enfant se montre un peu moins bien disposé, ses selles peuvent être vertes ; mais ces phénomènes se dissipent rapidement à moins qu'il ne s'agisse de véritables pertes sanguines.

La grossesse survenant au cours de l'allaitement n'a d'autres conséquences que de créer pour la femme un peu de surmenage.

Il n'existe pas de substances dont l'action galactogène soit démontrée. Les tentatives faites à l'aide de l'opothérapie (extrait mammaire, suc placentaire) n'ont pas fourni des résultats très probants. On peut sans inconvénients essayer, en cas de besoin, une des préparations de galega ou de cotonnier citées par Marfan :

Extrait aqueux de galega. . . . }
Chlorhydrophosphate de chaux.. . } áá 10 grammes.
Teinture de fenouil. . . . . . }
Sirop de sucre.. . . . . . . 400 grammes.
Essence de cumin.. . . . . . XV gouttes.
4 cuillerées à soupe par jour.

Thé de feuilles de coton.. . . . 6 ou 8 feuilles
pour une tasse en infusion.
4 à 5 tasses par jour.

Le sevrage. — C'est ainsi qu'on nomme la cessation de l'allaitement. Cette cessation est lente ou brusque : lente, c'est l'allaitement mixte; brusque, c'est le sevrage proprement dit.

Allaitement mixte. — Quand l'allaitement au sein est insuffisant, on le complète par l'administration de lait d'un animal. L'allaitement mixte peut être nécessaire à toutes les périodes de l'allaitement. Les résultats en sont excellents. Les enfants soumis à l'allaitement mixte bien dirigé ne présentent pas de différence sensible avec les enfants élevés exclusivement au sein. Il semble que l'allaitement au sein, même partiel, suffise à éloigner les effets fâcheux de l'allaitement exclusivement artificiel, dont il sera question plus loin.

Dans le sevrage lent, on remplace un certain nombre de tetées par des biberons de lait d'un animal. Quand l'allaitement est mixte, le lait maternel peut être considéré comme un agent diluant, et les coupages du lait animal sont alors moins nécessaires.

Sevrage proprement dit. — La durée de la lactation peut être prolongée et entretenue, mais, d'une façon générale, il n'y a pas de grands avantages pour le nourrisson à la pousser au delà de la fin de la première année. A partir de ce moment les enfants recevant

une autre alimentation paraissent mieux se développer.

Il est dangereux d'entreprendre le sevrage dans les
mois chauds de l'année : juin, juillet, août, septembre,
à cause des altérations auxquelles est exposé le lait
pendant cette saison. On peut rencontrer quelques difficultés à administrer les premiers aliments. Il faut attaquer avec décision les résistances de l'enfant et ne pas
lui céder. On peut, au besoin, lui faire avaler de force
les premières cuillerées de lait en lui pinçant le nez,
afin de lui faire ouvrir la bouche. Cette opposition sera
d'autant moins longue qu'elle séra plus énergiquement
combattue. Chez l'enfant qui a accepté du lait pris à
la cuillère ou au biberon, l'administration des premières
soupes ne présentera aucune difficulté.

Ces soupes seront à base de lait, contenant une farine
de froment, du tapioca, de la semoule.

La bouillie est faite de lait bouillant dans lequel on répand une
cuillerée de farine mêlée à froid dans un peu d'eau.

Le racahout est préparé de la même façon avec une poudre
composée de parties égales de cacao soluble, de fécule de pommes
de terre ou d'orge, pour deux parties de sucre en poudre.

A ces soupes pourront être ajoutées quelques croûtes
de pain ou biscuits, mangés crus et secs. Dans les premiers mois de la deuxième année, on peut aussi donner
un œuf, le jaune d'abord, puis l'œuf entier à la coque,
ou brouillé sans beurre sur un feu doux.

La formule de Pinard « lait, pain, œufs », résume
les aliments à préférer pendant la deuxième année à
toutes les spécialités répandues dans le commerce, dont
on ne connaît pas la composition exacte.

Ce n'est qu'après dix-huit mois qu'on peut laisser
entrer dans l'alimentation des purées de pommes de
terre, de pois ou de lentilles, des purées de fruits ou

du jus de compotes, sans se presser de permettre l'alimentation carnée.

Chez la mère, la cessation de l'allaitement entraîne la fin de la lactation. Il est de tradition, pour « faire passer le lait », d'administrer un purgatif. Il ne faut pas manquer d'exercer à ce moment sur les seins de la compression ouatée. On arrive par ce moyen à rendre supportable la tension qui se manifeste dans la glande après la suppression de l'allaitement.

2° ALLAITEMENT PAR NOURRICE

Tout allaitement par nourrice a pour conséquence de séparer un enfant de sa mère : cet enfant est tantôt celui qui est mis en nourrice, tantôt l'enfant même de la nourrice, quand celle-ci vient dans la famille de son nourrisson, pour être *nourrice sur lieu*. L'enfant séparé de sa mère meurt, d'après les statistiques, dans la proportion de 50 pour 100. La mortalité est d'autant plus forte que l'enfant est abandonné plus jeune et dans les mois chauds. La loi Roussel n'a pu obvier aux inconvénients de cette séparation (1).

Choix d'une nourrice. — Ce serait une règle excellente que de refuser de parti pris, au point de vue médical, toutes les nourrices accouchées depuis *moins de trois mois*. Avant ce délai, la syphilis héréditaire peut donner lieu à des manifestations contagieuses chez l'enfant, alors même que la mère ne présente aucune lésion. De plus, la femme accouchée depuis trois mois est en pleine possession de toutes ses qualités de nourrice. Enfin, l'enfant à séparer de sa mère est

---

(1) L'article 8 de la loi Roussel dit que nulle femme ne peut se placer comme nourrice si elle n'est pas munie d'un certificat du Maire de la commune attestant que son enfant est âgé de sept mois révolus, ou qu'il est pourvu lui-même d'une nourrice au sein.

beaucoup plus résistant et capable de vivre sans sa mère, après trois mois qu'avant d'avoir atteint cet âge.

Ces conditions remplies, on pourra rechercher *les défauts* de la nourrice. Cet examen aura surtout pour objet de dépister la syphilis et la tuberculose. On devra avec le plus grand soin, pratiquer l'examen de la bouche et de la gorge, rechercher s'il n'y a pas d'ulcérations spécifiques s'accompagnant d'adénite sous-maxillaire ou cervicale, s'il n'existe pas de lésions cutanées, et en particulier des syphilides pigmentaires du cou. Il faudra aussi pratiquer très soigneusement l'auscultation des poumons.

Les qualités de la nourrice pourront être recherchées ensuite. Il est inutile de l'interroger, et pour cause, sur ses maladies antérieures. Il faut exiger d'elle toutes les apparences de la santé, des seins bien conformés ayant des bouts faciles à saisir. Les femmes ayant déjà allaité passent pour devoir être préférées, comme étant plus facilement bonnes nourrices. Cela n'est vrai que dans les débuts de l'allaitement. On n'est renseigné jusque-là que sur la valeur *apparente* de la nourrice. Sa valeur *réelle* n'est traduite que par l'état de son nourrisson.

L'examen du nourrisson est indispensable et ne saurait en aucun cas être négligé.

Le nourrisson doit avoir toutes les apparences de la santé, le teint frais, les chairs fermes et le développement correspondant à son âge. On doit examiner les téguments des pieds à la tête, ils doivent être vierges de toute lésion. L'examen, au point de vue syphilis, doit être fait avec le plus grand soin au niveau des plis de l'anus et de la muqueuse buccale. Parfois, on trouvera autour de l'anus ou sur les couches des traces de selles qui renseigneront sur la façon de digérer du nourrisson.

En dehors de ce qui précède, peu importe l'âge, le pays d'origine ou la couleur des cheveux de la nourrice.

Direction de la nourrice. — La ligne de conduite est à peu près la même que celle qu'on indique à la mère qui allaite. Les débuts seuls présentent quelques particularités. A ce moment, la nourrice, changeant son nourrisson de trois ou quatre mois contre un nouveau-né, éprouve un changement brusque dans le fonctionnement de ses glandes mammaires. Les seins, peu vidés, s'engorgent, et la sécrétion diminue ou même parfois peut se supprimer. Il faut alors savoir attendre le retour du lait et se garder de changer immédiatement de nourrice. Les mêmes phénomènes ne manqueraient pas de se répéter, jusqu'à ce que le nouveau-né soit assez vigoureux pour entretenir la lactation chez sa nourrice.

En revanche, il faut, sans hésiter, ni redouter les prétendus inconvénients d'un changement de lait, éliminer toute nourrice manifestement insuffisante.

Il faut aussi savoir user de l'allaitement mixte si la nourrice devient moins bonne laitière, alors que l'enfant a atteint la deuxième moitié de sa première année.

L'allaitement par nourrice ne doit pas être prolongé, et il doit se terminer, comme l'allaitement maternel, si l'on n'est pas dans les mois chauds, à la fin de la première année.

Hygiène de la nourrice. — Le régime sera le même que celui de la mère qui allaite et devra, en outre, ne pas être trop différent du régime habituel de la nourrice. Il sera surveillé au point de vue des excès et de l'intempérance, aussi bien en ce qui concerne les aliments que les boissons fermentées, ces dernières : vin, bière, etc..., doivent être rigoureusement rationnées.

Il faudra être particulièrement en méfiance vis-à-vis de ce qu'on a appelé la « nourrice de retour », celle qui cherche à se placer après avoir quitté un premier nourrisson. Elle doit être considérée comme suspecte, à moins que, ainsi que le demande Pinard, deux mois se soient écoulés depuis sa première nourriture, ou qu'un certificat médical affirme l'état de santé du nourrisson quitté.

3° ALLAITEMENT PAR TETÉE ARTIFICIELLE

La tetée artificielle. — On peut, par cette nouvelle méthode, recourir à l'allaitement artificiel avec du lait de femme.

La conformation du mamelon chez la femme n'avait pas permis jusqu'ici d'obtenir par la traite, ou au moyen des teterelles connues (bout de sein de Bailly, teterelle aspiratrice ou bi-aspiratrice de Budin et d'Auvard), que de petites quantités de lait, sans qu'on puisse par ces procédés entretenir la lactation ou nourrir un nourrisson d'une façon complète.

La tetée artificielle se fait à l'aide de la succipompe.

La succipompe de J. de Rohan est une pompe qui, au moment où le piston aspirateur est à fin de course, laisse, par un jeu de soupape, arriver l'air dans la pompe et dans un récipient où se recueille le lait. Le phénomène physiologique de la succion est ainsi réalisé mécaniquement. Nous avons pu, André et moi, recueillir de la sorte des quantités de lait de femme allant jusqu'à 6, 8 ou 900 grammes dans les 24 heures et allaiter au lait maternel un enfant qui, atteint de bec-de-lièvre, était dans l'impossibilité de teter.

Les expériences de Couvelaire, les nôtres en collaboration avec André sont très satisfaisantes.

L'appareil comprend une pompe, un tuyau le reliant à un réservoir qui s'adapte au mamelon.

Indications. — La tetée artificielle pourra être employée dans tous les cas où la succion du mamelon sera difficile ou impossible, soit pour des causes dépendant de la mère, soit pour des causes dépendant du nourrisson.

On pourra y recourir quand, chez la mère, les seins

seront mal conformés ou atteints de crevasses, lymphangites, abcès, soit pour recueillir le lait, soit dans le but d'entretenir la lactation.

Du côté de l'enfant, il y aura de nombreuses indications de tetée artificielle dans les cas de débilité, de maladies ou de malformation. En particulier, chez les enfants atteints de coryza ou de bec-de-lièvre.

Il sera possible par ce moyen d'éviter dans les maternités que des enfants suspects puissent contaminer les nourrices du service.

4° ALLAITEMENT ARTIFICIEL

Ce mode d'allaitement est celui qui comporte le plus d'inconvénients et de dangers. Il permet l'absence de la mère et rend possible la contamination du lait.

L'allaitement artificiel ne peut trouver, au point de vue médical, d'indication absolue, en dehors du cas très exceptionnel d'une syphilitique qui serait totalement privée de sécrétion lactée.

Le lait de vache est le plus employé dans nos pays, où il est préféré aux laits de chèvre et d'ânesse.

Préparation du lait. — Le lait est un milieu particulièrement fertile pour le développement de nombreuses espèces microbiennes qui peuvent aller ainsi infecter les voies digestives du nourrisson.

Depuis longtemps on a cherché à prévenir par la simple ébullition les altérations du lait, avant même de connaître les microbes, agents de ces fermentations. Les découvertes de Pasteur ont conduit à stériliser méthodiquement le lait par l'action de la chaleur.

Trois procédés de stérilisation sont usités à l'heure actuelle : l'ébullition simple, — l'ébullition prolongée au bain-marie, ou procédé de Soxhlet, — la stérilisation à l'autoclave.

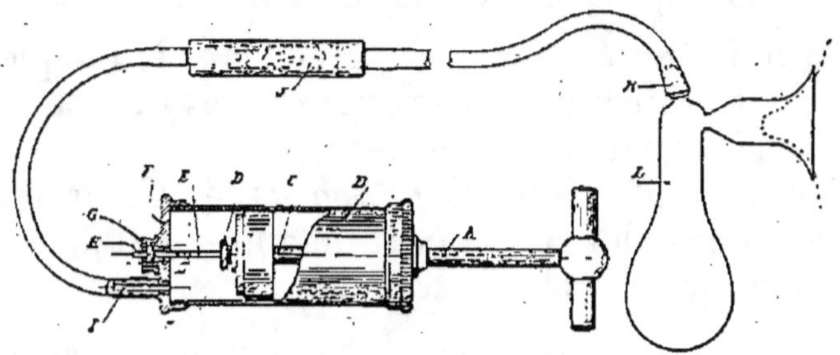

Fig. 44. — La succi-pompe Rohan.

Ébullition. — L'ébullition à 100 degrés centigrades n'atteint que les microbes, mais ne détruit pas les spores qui peuvent ultérieurement se développer. C'est un procédé néanmoins efficace, s'il est employé à un moment rapproché de la traite, avant que les microbes aient pu se reproduire et sécréter leurs toxines.

Pour obtenir l'ébullition vraie, il faut, quand « le lait monte », ce qui se produit à 80 degrés, rompre avec une cuillère l'écume qui tend à déborder du vase. On a construit des appareils spéciaux, sorte d'entonnoirs renversés, qui, placés dans le récipient exposé au feu, empêchent le lait de se répandre au dehors.

Le lait doit être conservé recouvert dans le récipient où il a bouilli. Il sera placé dans un endroit frais et consommé dans les vingt-quatre heures.

Stérilisation au bain-marie (Soxhlet). — Ce procédé peut être employé lorsqu'on peut obtenir le lait dans les deux heures qui suivent la traite.

L'appareil de Soxhlet est composé d'un récipient métallique, muni d'un couvercle. Dans l'appareil est un porte-flacon métallique contenant un nombre variable de flacons en verre, bouchés de rondelles de caoutchouc. Ces flacons doivent baigner dans de l'eau jusqu'à environ deux tiers de leur hauteur.

La mise en marche de l'appareil consiste, après avoir mis du lait dans les flacons, à faire bouillir l'eau du bain-marie pendant 45 minutes. Au bout de ce temps, on laisse refroidir sans retirer les flacons de l'eau, car ils se briseraient au contact de l'air frais. Au cours du refroidissement les flacons se bouchent automatiquement, par suite du vide qui suit l'expulsion de la vapeur.

Il est essentiel préalablement de rincer, écouvillonner et stériliser, par une ébullition d'un quart d'heure, les flacons et les bouchons.

Le lait, ainsi préparé, peut être conservé un certain temps, mais on l'emploie ordinairement dans les vingt-quatre heures qui suivent sa préparation.

Stérilisation à l'autoclave. — Le lait, immédiatement après la traite, est réparti dans des flacons et soumis à l'influence de la vapeur sous pression d'un autoclave. Le lait, ainsi porté pendant quinze ou vingt minutes à une température d'environ 120 degrés, est absolument privé de microbes et de spores, et cela avant que des toxines aient pu s'y former.

La stérilisation est donc absolue et le lait traité de la sorte peut être conservé indéfiniment. Mais ce procédé de stérilisation, exigeant le fonctionnement d'un autoclave, n'est applicable que dans l'industrie.

Remarque. — Quel que soit le procédé de stérilisation employé, le lait ne doit jamais être donné à l'enfant sans qu'on se soit assuré, en le sentant et en y goûtant, qu'il n'est pas altéré.

Choix d'une préparation de lait. — Le lait stérilisé à l'autoclave offre toutes les garanties possibles d'asepsie, mais on lui a reproché d'être un produit de conserve, un *lait mort* exposant au scorbut infantile (maladie de Barlow) les enfants soumis à son usage exclusif. Le lait porté à de hautes températures serait privé de substances mal déterminées, mais essentielles au point de vue de sa valeur nutritive.

Le lait préparé dans l'appareil de Soxhlet présente l'avantage d'être plus naturel et de n'avoir pas subi l'action des hautes températures, mais il offre aussi moins de sécurité et permet toujours de redouter une faute de préparation.

Les mêmes reproches peuvent être adressés, à plus forte raison, au lait bouilli.

On peut varier la préparation du lait suivant les circonstances.

Dans l'allaitement mixte, on peut sans hésiter employer le lait stérilisé à l'autoclave, puisque son emploi n'est pas exclusif et se trouve compensé par l'action du *lait vivant*, pris directement au sein.

Dans l'allaitement exclusivement artificiel, on peut recourir au procédé de Soxhlet, si le lait peut être préparé peu de temps après la traite et avec tout le soin nécessaire. On doit néanmoins toujours redouter une faute dans les manipulations.

En somme, c'est le lait stérilisé à l'autoclave qui offre le maximum de garanties, mais on doit veiller à ne pas prolonger inutilement son emploi chez des enfants qui, dans le cours de leur deuxième année, prennent d'autres aliments non aseptisés.

Le lait simplement bouilli offre moins de sécurité et ne doit être employé que chez des enfants ayant dépassé la première année.

Quant au lait cru, conseillé dans les cas de maladie de Barlow, il peut être employé comme moyen de traitement d'une façon passagère, mais son usage ne saurait être recommandé sans nécessité, à cause des altérations qu'il peut présenter et des graves infections du tube digestif qui en résultent.

Coupages. — Le lait de vache peut être utilement modifié par des coupages d'eau bouillie, qui permettent à l'enfant d'obtenir la quantité d'eau qui lui est nécessaire. Les proportions des coupages ne sauraient être déterminées à l'avance et doivent varier suivant l'âge de l'enfant, sa façon de digérer, la qualité du lait.

On doit procéder par tâtonnements ; commencer, par exemple, chez le nouveau-né par des coupages au tiers, et les modifier ensuite en observant attentivement le développement du nourrisson, pour les porter au quart, au cinquième, ou même arriver à supprimer l'eau complètement.

Direction de l'allaitement artificiel. — Il convient d'indiquer le mode d'administration du lait et de réglementer les repas.

Modes d'administration du lait. — Le lait peut être donné à la cuillère, à la tasse ou au biberon.

La cuillère et *la tasse* doivent préalablement être passées à l'eau bouillante, puis laissées à refroidir sans être essuyées. On ne les emploie guère que provisoirement, quand on donne, d'une façon passagère, du lait animal.

Le biberon est généralement le moyen d'administration préféré. Le procédé le plus simple est d'employer la bouteille dans laquelle le lait a été stérilisé. Il suffit d'y adapter une tetine en caoutchouc, qui doit avoir été bouillie avant chaque tetée.

Tout biberon entamé devra être rejeté. Il faut aussi complètement bannir l'emploi des anciens biberons à tubulures, impossibles à nettoyer.

Réglementation des repas. —Elle obéit aux règles qui ont été indiquées plus haut, à propos de l'allaitement maternel, c'est-à-dire qu'il convient d'espacer les repas pour laisser à l'enfant un temps de digestion minimum de deux heures et demie et un sommeil continu de six heures la nuit.

Quantités de lait à administrer. — Comme pour l'allaitement au sein, on ne saurait à ce sujet indiquer des doses fixes. Elles doivent varier, suivant l'appétit de chaque enfant, sa façon de digérer, la valeur nutritive du lait employé. Il faut tâtonner, surveiller le développement de l'enfant et suivant les cas, augmenter ou diminuer la quantité quotidienne du lait. On peut dans les premiers jours commencer par prescrire des doses correspondant à celles que l'enfant prend au sein, mais d'une façon générale, le lait de vache est nécessaire en moindre quantité, d'où l'utilité des coupages.

Il sera bon chez les enfants alimentés exclusivement au lait de vache, de leur offrir, après leur prise de lait, un peu d'eau bouillie. Ils l'acceptent le plus souvent avec grande satisfaction, et l'on peut voir quelques fois une courbe stationnaire marquer des progrès sensibles, à la suite de cette simple modification de régime.

Durée de l'allaitement artificiel. — Chez l'enfant soumis à l'allaitement artificiel on ne doit, comme pour l'enfant nourri au sein, commencer l'administration des farines et bouillies qu'à la fin de la première année, jusque-là le régime lacté doit être exclusif.

LIVRE DEUXIÈME

PATHOLOGIE OBSTÉTRICALE

PREMIÈRE PARTIE

PATHOLOGIE DE LA GROSSESSE

CHAPITRE PREMIER

LES
MALADIES GRAVIDIQUES LOCALES

Sommaire. — 1° **Vulvo-vaginites gravidiques** : Prurit vulvaire, végétations, vaginite granuleuse. — 2° **Rétroversion
de l'utérus gravide** : Signes, marches et terminaisons.
Causes, diagnostic, pronostic, traitement. — 3° **Déviations
exceptionnelles de l'utérus gravide** : Antéversion, latéroversion, prolapsus. — 4° **Malformations utérines** : Interruption de la grossesse, présentations anormales, difficultés
de la délivrance. — 5° **Maladies de la caduque** : Endométrite. — 6° **Maladies du chorion. Môle hydatiforme** :
Anatomie pathologique, symptômes, diagnostic, pronostic,
traitement. — 7° **Maladies de l'amnios. Hydramnios** :
Anatomie pathologique, étiologie, symptômes, complications,
diagnostic, pronostic, traitement. — 8° **Maladies exceptionnelles de l'amnios** : Oligoamnios, brides amniotiques, grossesse extra-membraneuse, hydrorrhée.

La pathologie de la grossesse comprend des affections très diverses, pouvant se ramener à deux groupes :
l'un, constitué par des maladies locales ou générales
liées à l'état de gravidité, — l'autre, comprenant toutes
les maladies médicales ou chirurgicales qui viennent
compliquer la grossesse. On peut donc de la sorte distinguer, d'une part, des « maladies gravidiques » et,
d'autre part, des « complications de la grossesse ».

Les maladies gravidiques comprennent des maladies locales et
des maladies *générales*. *Les complications* peuvent être, en suivant
le classement nosologique habituel, *médicales* ou *chirurgicales*.

1º VULVO-VAGINITES GRAVIDIQUES

Au cours de la grossesse, on voit parfois se manifester à des degrés différents des vulvites ou vaginites, qui ne se produisent que dans cette circonstance. Les principales formes cliniques sont : « le prurit vulvaire », « les végétations vulvaires », « la vaginite granuleuse ».

Prurit vulvaire. — On observe fréquemment ce trouble. Les femmes se plaignent de démangeaisons insupportables dans la région vulvaire. La congestion des organes génitaux joue certainement un rôle dans la production de ce prurit, car il se trouve diminué surtout sous l'influence du décubitus. Il est bon, dans ces cas, de recommander l'application de linges humides et chauds sur la région vulvaire. On doit aussi avertir que les grattages peuvent présenter de grands dangers en exposant à des hémorragies très graves les femmes qui ont des varices vulvaires.

Végétations vulvaires. — On désigne sous ce nom des papillomes végétants plus ou moins volumineux, qui se développent au cours de la grossesse sur les petites lèvres, la région clitoridienne, les grandes lèvres ou dans le voisinage de celles-ci. Ces végétations laissent suinter à leur surface une sérosité très odorante. On peut exciser ces petites tumeurs et cautériser leur pédicule d'implantation ; mais cette excision douloureuse n'est nullement nécessaire, car si on ne les opère pas, leur chute s'accomplit spontanément dans les jours qui suivent l'accouchement. Toutefois leur présence n'est pas sans danger, au voisinage de la vulve où elles constituent un véritable foyer d'infection, et il faut les désinfecter par des lavages antiseptiques au permanganate, au chloral à 1 pour 100, à l'aniodol à 1/4 000 ou à l'eau oxygénée au 1/5.

Vaginite granuleuse. — Dans ces vaginites, on trouve au toucher le vagin et le col rugueux, hérissés de granulations. La leucorrhée, formée d'un écoulement blanc verdâtre, est ordinairement en même temps assez abondante. Ces vaginites ont été considérées comme d'origine blennorrhagique.

Elles présentent deux dangers au moment de l'accouchement : l'infection utérine, et celle des yeux de l'enfant. Aussi convient-il de les combattre par un traitement actif, telles que des injections de sublimé à 1/4 000, ou au permanganate à 0,50/1 000. Au bout de quelques jours le traitement est suspendu et remplacé par de simples lavages à l'eau bouillie ; on reprend le traitement antiseptique, si la leucorrhée se montre de nouveau. Ce traitement intermittent a pour but de ne pas irriter le vagin, de façon à ne pas être obligé de renoncer aux antiseptiques actifs au moment de l'accouchement.

2° RÉTROVERSION DE L'UTÉRUS GRAVIDE

La rétroversion de l'utérus gravide n'est possible que dans la période où cet organe peut basculer dans le bassin. Après le troisième mois de la grossesse, quand l'utérus est devenu organe abdominal, ses dimensions longitudinales ne lui permettent plus ce déplacement.

Signes. — Il en est un capital : *la rétention d'urine.*

C'est parce qu'elle ne peut pas uriner que la femme, qui a une rétroversion de l'utérus gravide, vient consulter. Cette rétention d'urine est d'origine mécanique, elle provient de ce que l'utérus, renversé dans l'excavation, écrase avec son col pressé contre le pubis la partie inférieure de la vessie.

Cette rétention d'urine a pour conséquence, outre la rareté et la difficulté des mictions, le développement exagéré de la vessie pleine d'urine. Celle-ci forme *une tumeur* mate, résistante, pouvant dépasser l'ombilic, qui peut être prise elle-même pour un utérus gravide.

Si on pratique le toucher, on trouve une tumeur faisant saillie dans le vagin et effaçant le cul-de-sac postérieur; au premier abord on ne trouve pas de col. Il faut aller chercher celui-ci tout en haut, parfois très haut et en avant, derrière le pubis. Cette *situation du col* est caractéristique de l'affection.

La femme peut aussi éprouver quelques *douleurs* au niveau de l'utérus et des annexes comprimés. Il est fréquent de la voir se plaindre de *constipation*. Celle-ci est sous la dépendance de la compression rectale.

Quand on pratique le cathétérisme chez la femme qui présente ces différents symptômes, dès que la vessie est vide la tumeur abdominale disparaît, et l'on ne perçoit pas, par le palper, l'utérus couché dans l'excavation.

Marche et terminaison. — La rétroversion de l'utérus gravide évolue parfois sans rétention d'urine, et *se réduit spontanément* lorsque l'utérus remonte en se développant dans l'abdomen.

La rétroversion peut persister. Dans ce cas l'utérus augmente de volume, et se trouve de plus en plus à l'étroit dans l'excavation, comprimant les organes voisins, puis il subit lui-même, à un moment donné, la compression du bassin, dans lequel il s'enclave.

La compression éprouvée par l'utérus peut avoir pour résultat un avortement. Cette terminaison est relativement heureuse par rapport aux *complications* redoutables que l'on verrait survenir du côté de la vessie.

La cystite à un degré plus ou moins intense peut être la conséquence de la rétention d'urine ou de cathétérismes insuffisamment aseptiques.

La cystite gangreneuse, fort heureusement très exceptionnelle, serait le résultat des compressions subies, dans la partie inférieure de la vessie, par les troncs des artères nourricières de cet organe. Cette cystite s'accompagne d'élimination de muqueuse vésicale et comporte le plus grave pronostic.

Causes. — La rétroversion de l'utérus gravide persistante est un accident rare. Elle succède parfois à un déplacement brusque de l'utérus, mais elle peut aussi être due à des adhérences antérieures à la grossesse, entre cet organe et le péritoine pelvien. Parfois même, comme dans un cas de Pinard et Varnier, une épaisse couche d'adhérences fermait comme d'un couvercle le détroit supérieur, et rendait impossible toute réduction de l'utérus dans l'abdomen.

Diagnostic. — Il s'impose par la rétention d'urine, la situation élevée du col, la présence de l'utérus gravide dans le cul-de-sac postérieur du vagin, alors que, avec tous ces signes, on constate l'absence de tumeur abdominale.

Pronostic. — Il est lié à la précocité du diagnostic, à la mobilité de l'utérus, ou à l'importance des complications vésicales.

Traitement. — L'évacuation de la vessie étant faite, il faut procéder à la *réduction* digitale ou, s'il le faut, manuelle de l'utérus.

La manœuvre doit être exécutée par le vagin. On repousse la paroi postérieure de l'utérus d'une façon douce et progressive vers l'abdomen.

Il est classique de diriger les pressions vers l'un ou l'autre côté du promontoire, à ce niveau l'utérus trouve plus de place pour remonter dans l'abdomen.

En cas d'insuccès, il faut attendre, car bon nombre de réductions se produisent spontanément. Mais dans ces circonstances, il faut assurer l'évacuation quotidienne de la vessie par le cathétérisme le plus aseptique.

Si, par exception, le rétroversion persistait, et si des accidents de cystite paraissaient prendre une allure inquiétante, il y aurait lieu de discuter l'opportunité d'une laparotomie, pour libérer directement l'utérus de ses adhérences.

3° AUTRES DÉVIATIONS EXCEPTIONNELLES DE L'UTÉRUS GRAVIDE

Les autres déviations de l'utérus gravide sont encore plus exceptionnelles, telles sont : l'antéversion, la latéroversion et le prolapsus.

L'antéversion peut être le résultat d'adhérences péritonéales, accidentelles ou chirurgicales. L'utérus immobilisé en avant, par exemple à la suite de l'hystéropexie, se développe surtout au niveau de sa partie postérieure et de son fond. Il se trouve de la sorte malformé, et le fœtus peut y prendre des attitudes vicieuses, rendant parfois difficiles son expulsion naturelle ou son extraction.

La latéroversion, extrêmement exceptionnelle, peut aussi entraîner des coudures de l'utérus, constituant parfois un obstacle infranchissable à la sortie du fœtus.

Le prolapsus est antérieur à la grossesse, il se corrige spontanément au fur et à mesure que, par le fait de son développement, l'utérus remonte de l'excavation dans l'abdomen. Il en est généralement de même dans les cas d'allongement hypertrophique du col, que celui-ci soit associé ou non au prolapsus.

4° MALFORMATIONS UTÉRINES

L'utérus normal de l'espèce humaine, unique, piriforme se constitue dans la période embryonnaire par suite de la fusion de deux organes en forme de canaux accolés, qui se nomment les canaux de Muller.

Sous des influences inconnues, la fusion des canaux de Muller peut être incomplètement effectuée, à des degrés très divers : depuis l'absence absolue de fusion, constituant l'*utérus double,* jusqu'à la fusion presque complète, ne laissant des traces de séparation que dans la partie supérieure de l'organe pour constituer l'*utérus bicorne.*

Au point de vue obstétrical, ces malformations ont un intérêt en ce qu'elles créent une *déformation* de la cavité utérine. Les conséquences de cette déformation peuvent être l'interruption de la grossesse, les présentations anormales, les difficultés de la délivrance.

Interruption de la grossesse. — L'utérus malformé, présentant une distribution anormale de ses fibres musculaires, semble supporter moins facilement l'ampliation occasionnée par le développement de l'œuf.

Les interruptions de la grossesse sont fréquentes chez les femmes ayant une malformation utérine. On a remarqué que, quand ces interruptions se produisaient en série, elles se faisaient successivement à une époque de plus en plus tardive, se rapprochant du terme, comme si l'utérus s'assouplissait et devenait de plus en plus tolérant vis-à-vis de l'œuf qu'il contient dans sa cavité.

Ces avortements ou accouchements prématurés successifs se faisant à une époque de plus en plus rapprochée du terme, ressemblent aux avortements ou accouchements prématurés imputables à la syphilis, alors que cette maladie s'atténue sous l'influence du temps et du traitement. Mais il y a une différence capitale. Tandis que chez les syphilitiques, les enfants naissent morts et macérés, — chez les femmes à malformation utérine, ils naissent vivants, ou non macérés, quand ils ont succombé au cours du travail.

Présentations anormales. — Ces présentations s'observent surtout dans les utérus bicornes, offrant un développement anormal d'une ou des deux cornes utérines, avec ou sans cloison partielle au fond de l'organe.

La malformation utérine la plus fréquente, très facile à percevoir par le palper, est ce qu'on a appelé *l'utérus cordiforme,* dont le fond rappelle la double saillie du cœur de carte à jouer. On comprend que dans un utérus à cavité ainsi déformée, l'accommodation soit plus ou moins modifiée.

Dans ces cas, on rencontre des présentations du siège ou de l'épaule en série. La présentation de l'épaule constatée chez une primipare est même un signe caractéristique de malformation utérine.

Généralement on voit, à la suite de plusieurs grossesses, l'accommodation se modifier et se rapprocher de la normale, l'utérus paraissant subir progressivement une sorte d'assouplissement et de dilatabilité.

Difficultés de la délivrance. — Lorsqu'elles se produisent, elles sont la conséquence de la forme souvent irrégulière du placenta, qui, de ce fait, se décolle mal sous l'influence des contractions. Celles-ci agissent, de façon inégale dans les différentes parties de l'utérus malformé. Ces difficultés peuvent se traduire par des hémorragies, ou par des délivrances incomplètes.

5° MALADIES DE LA CADUQUE. ENDOMÉTRITE

Il est un certain nombre d'avortements ou d'accouchements prématurés, dont on ne trouve pas la cause précise. En examinant alors l'œuf expulsé, on arrive parfois à constater, — soit des traces d'hémorragies à la surface des membranes et l'on dit qu'il y a eu « endométrite hémorragique », soit un épaississement du placenta rappelant suivant la comparaison de Pinard, l'aspect du beafsteack dit « Chateaubriand » dans nos restaurants. Ces cas se montrent surtout chez des femmes ayant présenté antérieurement des accidents de métrite plus ou moins marqués.

6° MALADIES DU CHORION. MOLE HYDATIFORME

La môle hydatiforme ou vésiculaire est une maladie de l'œuf, à laquelle on peut, en présence des discussions pathogéniques actuelles, conserver, ce qui ne préjuge rien, l'ancienne définition de « dégénérescence kystique des villosités choriales ». Cette définition est purement descriptive.

Anatomie pathologique. — Au point de vue *macroscopique*, on trouve la totalité ou une partie de l'œuf transformée en une quantité de petits kystes, rappelant par leur groupement une grappe de groseilles ou de raisins, dont les grains seraient de dimensions inégales : les uns très petits, d'autres assez volumineux. Si, au milieu de cette transformation kystique, l'embryon est conservé, la môle est appelée : *môle embryonnée.*

La môle est appelée *môle creuse* lorsque l'embryon étant résorbé, une poche de liquide persiste au centre de la masse. On a affaire à une *môle pleine,* si la masse kystique ne présente ni trace d'amnios, ni trace d'embryon.

Dans l'utérus ces kystes pénètrent dans la caduque, et peuvent même s'infiltrer plus profondément encore dans le muscle, pour le perforer et atteindre ainsi la surface péritonéale.

Au point de vue *histologique* les lésions portent sur les éléments du chorion, les cellules de Langhans, et le syncitium.

Pour Durante les vaisseaux des villosités disparaissent par prolifération de leur endothélium qui comble la lumière vasculaire.

Cette prolifération endothéliale pourrait se développer, d'après le même auteur sous l'influence des toxines maternelles.

Les lésions consistent en une prolifération des éléments, surtout marquée dans les parties en rapport avec la paroi utérine. La caduque forme une barrière à l'envahissement des éléments proliférants, mais si elle vient à être entamée par eux, ils peuvent infiltrer le muscle, le détruire (perforations), ouvrir les vaisseaux (hémorragies), et pénétrer dans la circulation (métastases).

Il reste difficile d'établir des différences bien nettes entre la môle vésiculaire bénigne, la môle destructive et certaines néoplasies utérines décrites sous les noms de *déciduome malin, sarcome déciduo-cellulaire, placentome, chorio-épithéliome,* etc., pouvant s'accompagner de métastases et évoluant comme des tumeurs malignes.

Ces tumeurs à éléments provenant du chorion se rencontrent chez des femmes ayant eu le plus souvent dans leur passé, soit une môle hydatiforme, soit un avortement ou un accouchement antérieur.

On ne sait rien sur les causes de cette affection, qui s'observe peu fréquemment.

Symptômes. — On note des *symptômes de grossesse* : suppression des règles, augmentation de volume de l'utérus. Mais on constate aussi un certain nombre d'anomalies.

Les signes fœtaux font défaut.

Ce sont *les hémorragies* qui appellent en général l'attention. La femme, enceinte de 3, 4 ou 5 mois, a des pertes de sang plus ou moins abondantes, intermittentes, entremêlées de *pertes d'eau.* La femme peut, le même jour, perdre du sang le matin et de l'eau dans la soirée. Si l'on examine ce sang, il est plus ou moins rouge, quelquefois rosé, mélangé à de la séro-

MOLE HYDATIFORME

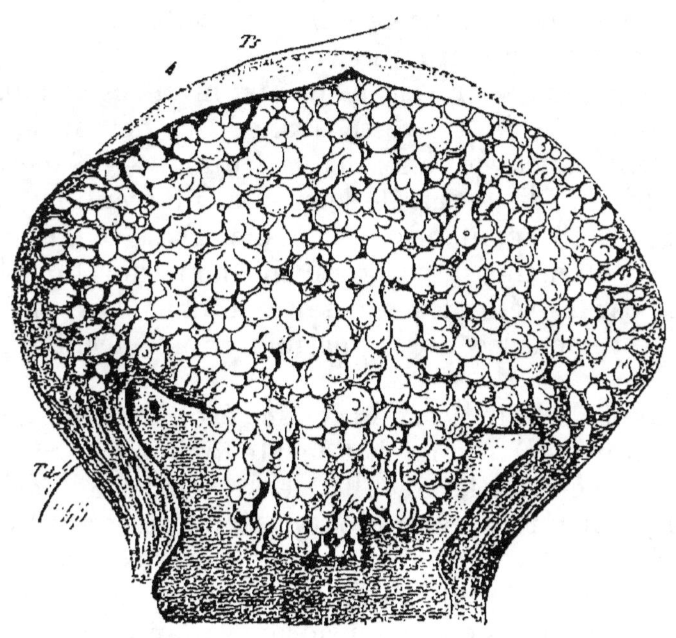

Fig. 45. — Volkmann.

Les vésicules infiltrant le muscle utérin.

sité ; on y rencontre parfois *des vésicules,* dans ce cas le diagnostic s'impose.

Le palper de l'utérus permet de constater que cet organe n'a pas sa consistance habituelle, il paraît plus mou, on ne peut y découvrir aucune partie fœtale. Enfin *le volume* de l'utérus n'est pas en rapport avec l'âge de la grossesse : quelquefois plus petit, mais le plus souvent plus gros ; dans certains cas cette augmentation est anormalement rapide.

L'auscultation ne révèle ni bruits, ni chocs fœtaux.

A mesure que la grossesse avance, les hémorragies se répètent et peuvent anémier la femme. — Généralement la maladie est arrêtée par une intervention, ou par l'expulsion spontanée de la môle. Dans le cas célèbre de Volkmann il se produisit une perforation de l'utérus par les vésicules. On sait que dans l'avenir la femme est menacée de l'apparition d'un déciduome malin.

Le fœtus de la môle embryonnée évolue exceptionnellement jusqu'à terme, et l'on cite toujours le cas de l'ancien doyen de la Faculté de Médecine de Paris, Béclard, qui aurait été le produit d'une grossesse môlaire. En réalité, il y avait eu dans ce cas grossesse double, l'un des œufs avait été habité par le futur doyen, et l'autre s'était transformé en môle hydatiforme.

Fieux a noté de l'albuminurie chez la plupart des femmes atteintes de grossesse môlaire.

Diagnostic. — Le diagnostic est généralement très difficile, jusqu'à l'apparition de vésicules dans l'écoulement vaginal. Deux ordres de difficultés peuvent se présenter, suivant qu'on a posé, ou non, le diagnostic de grossesse.

Si la grossesse est reconnue on pense à des hémorragies d'origine placentaire (placenta bas, albuminurie), et à des menaces d'avortements.

Si la grossesse est méconnue, ce qui est facile, puisque les hémorragies masquent la suppression des règles, on peut penser à des fibromes utérins.

Ces différentes hémorragies ne sont généralement pas entremêlées de pertes séreuses. De plus les fibromes de l'utérus ne subissent pas le développement rapide que montre souvent l'utérus qui contient une môle.

Le diagnostic des *môles partielles* ne se fait qu'après l'accouchement, en examinant les pièces de la délivrance. Ces cas sont du reste très exceptionnels.

Pronostic. — Il est lié à celui des interventions nécessitées par cette affection, et aux dangers des complications possibles, mais exceptionnelles de péritonite par perforation. Il faut aussi penser à la menace, pour l'avenir, des déciduomes ou chorio-épithéliomes.

Traitement. — La môle hydatiforme diagnostiquée, l'utérus doit être évacué. Les moyens à mettre en œuvre sont : la dilatation du col, à l'aide de laminaires ou de bougies de Hegar, suivie de l'introduction d'un ballon de Champetier de Ribes (petit modèle). L'utérus entre alors en contraction et expulse spontanément une partie de la masse de la môle. Il faut parfaire cette évacuation par un curage digital sous chloroforme. L'introduction de la curette dans l'utérus doit être très prudente, elle expose aux dangers de la perforation.

Etant données les menaces de l'avenir, au point de vue de la production du déciduome, on a conseillé de pratiquer l'hystérectomie, comme moyen préventif et curatif de la môle hydatiforme. C'est là un moyen trop radical, car nombre de femmes, ayant eu une môle, échappent au déciduome, et ont ultérieurement des grossesses normales.

7° MALADIES DE L'AMNIOS, HYDRAMNIOS

On désigne sous le nom d'hydramnios un état pathologique de l'œuf, caractérisé par la production exagérée de liquide amniotique.

Anatomie pathologique. — On sait que la quantité normale de liquide amniotique d'un œuf à terme est évaluée à 5oo grammes. Il est des cas où l'on peut en recueillir une quantité plus grande : un litre, deux litres, cinq litres, dix litres ou plus. On ne connaît pas la pathogénie de cette affection et cela n'a rien d'étonnant, puisqu'on ne sait rien de précis sur le mode de production du liquide amniotique. P. Bar a proposé dans sa thèse une explication pathogénique. Suivant cet auteur, les affections du cœur ou du foie chez le fœtus peuvent être la cause d'un ralentissement dans la circulation. Cette stase aurait pour conséquence une transsudation séreuse à travers la paroi du cordon ombilical, et c'est ainsi que pourrait dans certains cas s'expliquer l'hydramnios.

Etiologie. — On a noté une assez grande fréquence des cas d'hydramnios chez les syphilitiques, mais l'hydropisie de l'amnios s'observe aussi en dehors de toute syphilis, et aussi chez certains animaux, chez la vache en particulier. On retrouve l'hydramnios fréquemment dans les cas de malformations fœtales, sans qu'on ait pu établir un lien entre ces deux circonstances.

L'hydramnios se rencontre encore assez souvent dans les cas de grossesses gémellaires, localisée sur un seul œuf, plus exceptionnellement portant sur les deux œufs.

Symptômes. — L'utérus est augmenté de volume, sa hauteur, mesurée du fond de l'organe au bord du pubis, dépasse 4o centimètres (au lieu de la hauteur normale, 32 ou 34 centimètres à terme).

On peut obtenir la sensation de *flot,* en appliquant une main à plat sur un des côtés du ventre, pendant que de l'autre main on donne une chiquenaude sur la paroi opposée. Cette sensation sera rendue plus apparente en faisant exercer une pression par un aide, ayant le tranchant de la main appliqué sur la ligne médiane du ventre.

La mobilité du fœtus est très marquée. Celui-ci n'a pour ainsi dire pas d'attitude fixe : il peut se déplacer sous la moindre pression.

Les bruits du cœur peuvent être perçus d'une façon atténuée, comme si on les entendait de loin. On peut même dans certains cas ne les percevoir que d'une façon intermittente, suivant qu'il y a plus ou moins de liquide interposé entre le thorax du fœtus et la paroi utérine.

Le segment inférieur de l'utérus est distendu, et souvant l'on trouve au toucher le col béant, *déhiscent.*

On a voulu distinguer deux variétés d'hydramnios : « aigu » et « chronique » ; il est peut-être plus vrai de considérer l'évolution de l'hydramnios, comme une affection *à poussées,* au cours de laquelle on peut constater des augmentations et des diminutions dans le volume de l'utérus.

L'hydramnios s'observe parfois dans le cas où le fœtus est en même temps très volumineux et le placenta lourd. Cet ensemble constitue ce que Pinard désigne sous le nom de *gros œuf* : il n'est pas rare dans ces circonstances d'arriver à retrouver des antécédents syphilitiques chez les procréateurs.

Complications. — On peut observer des complications au cours de la grossesse, et surtout pendant le travail.

Complications pendant la grossesse. — Ce sont des phénomènes de compression, causés par les dimensions parfois énormes de l'utérus.

On voit se produire aussi de la dyspnée, des troubles circulatoires, des œdèmes.

Complications pendant le travail. — Elles résultent de la non-accommodation du fœtus. Les accidents sont à craindre au moment de la rupture des membranes, et de l'écoulement du liquide amniotique. Le fœtus, non accommodé, est souvent en *présentation vicieuse* du siège ou de l'épaule, et reste fixé dans cette attitude après l'issue du liquide. Au moment de la rupture des membranes, il arrive que le brusque écoulement du liquide entraîne en *procidence,* au-devant de la partie fœtale qui se présente, le cordon ou un des membres du fœtus.

Quand l'utérus a été très distendu, il arrive souvent qu'il se contracte avec moins d'énergie, non seulement pendant le travail qui se trouve ainsi prolongé, mais aussi dans la période de délivrance, ce qui entraîne des lenteurs dans le décollement du placenta, ou des hémorragies après son extraction.

Diagnostic. — Le diagnostic peut être très difficile dans les cas très prononcés, lorsqu'on ne perçoit pas de parties fœtales, et qu'on n'entend pas les bruits du cœur, surtout si l'utérus, constamment tendu, ne se contracte pas.

Il arrive dans ces circonstances de faire des confusions avec *l'ascite,* ou avec les *kystes de l'ovaire.* Il faut, en présence de ces difficultés, réserver son diagnostic, attendre une diminution du liquide, et tenir très grand compte des commémoratifs tels que : suppression des règles, malaises du début, physionomie des seins, etc...

L'hydramnios d'un des œufs dans la grossesse gémellaire peut prêter à la confusion avec une grossesse compliquée de kyste de l'ovaire. Dans ce dernier cas l'utérus et la tumeur forment le plus souvent deux masses assez distinctes.

Il ne faut pas se hâter de conclure à la mort de l'enfant, quand on ne perçoit plus les bruits du cœur du fœtus après les avoir antérieurement entendus. Ils peuvent de nouveau être constatés après une période de diminution du liquide.

Pronostic. — En dehors des cas donnant lieu à des troubles de compression très marqués, le pronostic ne comporte pas de gravité pour la mère. L'enfant se trouve au contraire très exposé par la syphilis causale, et par les complications qui sont fréquentes : présentations vicieuses, procidences, malformations.

Traitement. — On a conseillé pendant la grossesse le régime lacté, et même, en dehors de tout diagnostic causal précis, le traitement antisyphilitique, ou ioduré. Les phénomènes de compression peuvent être tels qu'ils exigent la rupture artificielle des membranes.

C'est surtout au moment du travail qu'il faut agir en vue de prévenir les présentations vicieuses et les procidences.

Dans ce but, il est préférable de ne pas attendre la rupture spontanée d'une poche volumineuse. Il vaut mieux faire la rupture artificielle en laissant le liquide s'écouler très lentement, la main de l'opérateur restant dans le vagin pour l'obstruer, pendant qu'un aide ramène ou maintient, par manœuvres externes, le fœtus longitudinalement placé.

Dans certains cas on sera obligé de ranimer la tonicité utérine par des injections vaginales d'eau à 48° au cours de la délivrance ou après sa terminaison.

8° MALADIES EXCEPTIONNELLES DE L'AMNIOS

On rencontre, très exceptionnellement par rapport à

la fréquence de l'hydramnios, d'autres affections de l'amnios, telles que l'oligoamnios, les brides amniotiques, la grossesse extra-membraneuse, et l'hydrorrhée.

Oligoamnios. — On a voulu désigner sous ce nom les cas dans lesquels le liquide amniotique se montre en très petite quantité. Par le fait de ce manque de liquide le fœtus est mal protégé contre la pression exercée sur lui par l'utérus, et il en résulte des *attitudes vicieuses,* des torticolis, ou des pieds-bots congénitaux, et même des fractures intra-utérines.

Brides amniotiques. — Ce sont des tractus constitués par des expansions amniotiques, étendus d'un point à l'autre de la cavité de l'amnios ; ils peuvent adhérer au fœtus ou entourer ses membres, ceux-ci sont alors parfois le siège d'arrêts de développement ou d'amputations congénitales.

Grossesse extra-membraneuse. — C'est le nom sous lequel on a désigné les cas dans lesquels, à la suite d'une rupture des membranes, le fœtus continue à se développer dans la cavité utérine, en dehors du sac membraneux amniotique ou chorial. C'est un cas des plus rares, se signalant par des pertes d'eau prolongées.

Hydrorrhée. — On désigne sous ce nom un écoulement séreux persistant au cours de la grossesse, alors qu'il ne s'agit pas d'une rupture franche des membranes.

On a voulu distinguer, sous le nom *d'hydrorrhée déciduale* et *d'hydrorrhée amniotique,* des écoulements provenant, soit de la caduque, soit de la cavité amniotique, mais cette distinction ne repose sur aucun signe précis.

Le liquide de l'écoulement est vraisemblablement

d'origine amniotique, mais il ne contient pas toujours de matière caséeuse en suspension, il est donc probable qu'il subit parfois une sorte de filtration à travers les membranes (1).

Cet écoulement de liquide peut se faire pendant des mois, et n'être suivi d'aucun incident, ni pendant la grossesse, ni au moment du travail. On prescrit dans ces cas le repos, et les injections antiseptiques avec pansement vulvaire.

(1) On a décrit sous le nom de *poche amnio-choriale*, une infiltration de liquide amniotique se collectant entre le chorion et l'amnios.

CHAPITRE II

LES
MALADIES GRAVIDIQUES LOCALES
(Suite.)

1º GROSSESSE EXTRA-UTÉRINE

Dans la grossesse extra-utérine ou ectopique, l'œuf se développe en dehors de l'utérus. Le plus souvent, c'est dans le trajet libre de la trompe qu'il s'arrête et se greffe anormalement. Ce n'est qu'à titre très exceptionnel qu'on peut le voir se développer au niveau de l'ovaire, ou dans la partie interstitielle de la trompe, en pleine paroi utérine (1). Il faut toutefois retenir les distinctions classiques en grossesse tubaire, ovarienne et abdominale.

La grossesse tubaire a été elle-même divisée, en tubo-interstitielle, tubo-abdominale, tubo-ovarienne. On emploie aussi les expressions de grossesse isthmique, ampullaire, infundibuliforme. Toutes ces divisions n'ont d'intérêt qu'au point de vue anatomique.

---

(1) On a proposé le nom de « grossesse angulaire » à des cas où l'œuf se grefferait dans l'angle de l'utérus, à la naissance de la trompe. Ces cas seraient suivis le plus souvent d'avortement ou de symptômes pouvant faire croire à une grossesse extra-utérine.

Anatomie et physiologie pathologique. — On ne connaît pas la raison de l'arrêt de l'œuf fécondé en un point anormal. Aucune des hypothèses proposées n'est satisfaisante ou susceptible de généralisation.

L'œuf fécondé, arrêté en un point du trajet de l'ovaire à l'utérus s'y greffe, comme il l'eût fait normalement dans l'utérus, et il se produit, à ce niveau par une sorte de réaction, *une hypertrophie des tissus environnants.* Toutefois, d'après les recherches de Couvelaire, la réaction de la muqueuse de la trompe est irrégulière, inconstante, et ne rappelle pas ce qu'on observe dans la grossesse utérine, c'est-à-dire, des phénomènes généralisés à toute la muqueuse, qui se tranforme en caduque.

Parallèlement, il se produit *une hypertrophie de l'utérus* dans toutes ses parties constituantes, qui se manifeste par une augmentation de volume et par la formation d'une caduque. L'expulsion de cette dernière se fait fréquemment au cours de la grossesse extra-utérine en prenant les apparences d'un avortement.

L'expansion de l'œuf se fait soit vers le ligament large, soit vers la cavité abdominale (variétés intra-ligamentaires, variété abdominales). Son développement peut ainsi se faire régulièrement jusqu'au terme de la grossesse, mais il est aussi très exposé à être arrêté dans son évolution par une apoplexie ovulaire, laquelle peut être suivie, soit de la désagrégation et de l'expulsion de l'œuf dans la cavité péritonéale par la trompe, c'est « l'avortement tubaire », soit d'une rupture du kyste.

La rupture du kyste fœtal est fréquente. Le siège de prédilection de la rupture serait, suivant Couvelaire, au niveau du point d'attache de l'œuf sur la paroi qui lui a donné l'hospitalité.

Au terme de la grossesse, il se produit un *faux tra-vail*, s'accompagnant de contractions utérines doulou-reuses, de petites hémorragies, ou d'expulsion de ca-duque utérine. Puis tout rentre dans l'ordre. La grossesse paraît continuer, jusqu'au moment où la femme ne sent plus remuer son enfant. On peut alors croire à une rétention du fœtus mort, et souvent dans ces circonstances, on entend prononcer le mot de « grossesse prolongée ».

D'après Pinard, *la réapparition des règles* se fait deux mois après la mort du fœtus. Celles-ci reviennent alors avec leur régularité, leur périodicité, leurs carac-tères habituels.

Après la mort du fœtus, la grossesse extra-utérine peut aboutir à l'infection de l'œuf, ou à la transfor-mation calcaire du fœtus.

L'infection de l'œuf s'observe, bien que la cavité ovulaire ne soit pas en communication avec l'exté-rieur (1). On suppose que les microbes de l'intestin peuvent se propager par voisinage dans le kyste fœtal et l'infecter. Cette infection se traduit par des phéno-mènes péritonitiques plus ou moins aigus, qui, si la femme ne succombe pas, aboutissent à des adhérences entre le kyste et les parties voisines : vessie, intestin, rectum, paroi abdominale.

On peut voir s'établir *des abcès*, qui en s'ouvrant à l'extérieur ou dans les cavités voisines permettent l'éli-mination des débris du fœtus et de l'œuf.

La transformation calcaire du fœtus, en « lithopé-dion » (enfant de pierre) ne s'observe plus guère à l'heure actuelle, la grossesse extra-utérine étant dia-

---

(1) L'infection de l'œuf fermé ne se fait jamais dans la grossesse uté-rine.

gnostiquée et traitée, avant que cette transformation ait pu s'effectuer.

Symptômes. — Ils peuvent être divisés en trois catégories : signes de grossesse, signes de grossesse anormale, complications.

Signes de grossesse. — On retrouve tous les signes habituels de la grossesse : malaises, troubles digestifs, turgescence des seins, suppression des règles, augmentation de volume du ventre, mouvements du fœtus.

Parfois la femme ne signale aucun trouble spécial : ni douleurs, ni hémorragies, jusqu'à une époque très avancée de la grossesse extra-utérine, à laquelle on ne vient à penser que parce qu'on ne voit pas se produire l'accouchement.

Signes de grossesse anormale. — Le plus souvent différents symptômes appellent l'attention, tels que les hémorragies, les douleurs, et les caractères du kyste fœtal.

Les hémorragies peuvent se montrer à des époques variables, et donnent quelquefois l'illusion de règles. Parfois elles s'accompagnent de contractions utérines qui aboutissent à une expulsion de caduque. Mais les véritables règles ne reparaissent avec leurs caractères que deux mois après la mort du fœtus.

Les douleurs sont assez fréquemment signalées ; les femmes se plaignent de souffrir dans les parties profondes avoisinant l'utérus, ou localisent leurs souffrances dans la vessie et le rectum. Ces douleurs résultent vraisemblablement de la compression exercée par le kyste fœtal sur les parties qui l'entourent.

Le kyste fœtal, dans les premières étapes de son développement, est très difficile à reconnaître, plus tard on arrive à le distinguer assez nettement de l'utérus, quand on peut l'étudier par les différents procédés d'exploration.

A l'auscultation, on perçoit, au niveau du kyste fœtal, les bruits du cœur et les mouvements du fœtus comme dans la grossesse utérine. On entend quelquefois un bruit de souffle comparable au « thrill » des anévrysmes. Ce bruit de souffle avec renforcement, suivant l'expression de Pinard, semble, d'après lui, correspondre au siège du placenta.

Au toucher, on peut parfois arriver à délimiter les deux tumeurs constituées par l'utérus et par le kyste. Dans certains cas, on arrive à percevoir un sillon de séparation entre le kyste et la tumeur. Par ce procédé d'exploration on peut aussi sentir parfois la tension du kyste, et éprouver la sensation donnée par le ballottement fœtal. Pinard a indiqué que le col, généralement mou quand le fœtus est vivant, reprend sa consistance normale après la mort du fœtus. Ce col est très souvent déplacé, reporté plus ou moins haut latéralement ou derrière le pubis. Quant à l'utérus, on le trouve plus ou moins augmenté de volume, toujours hypertrophié.

C'est par *le palper* que l'on arrive le mieux à établir les caractères du kyste fœtal. On sent deux tumeurs : l'une petite, c'est l'utérus, — l'autre dont le développement est en rapport avec l'âge de la grossesse, c'est le kyste fœtal.

Le kyste fœtal est le plus souvent *immobilisé* par ses adhérences, on dirait qu'il est « maçonné » dans les parties voisines. La consistance est celle d'un kyste plus ou moins plein, mais le plus souvent tendu (1). Malgré cette tension on arrive souvent à délimiter certaines parties du fœtus et à établir son attitude dans le kyste.

La superficialité des parties fœtales, donnée trop souvent comme signe classique de grossesse extra-utérine, manque dans la plupart des cas, d'après Pinard. Il est arrivé toutefois qu'on pouvait sentir le fœtus libre dans la cavité abdominale, mais après rupture du kyste.

Enfin au cours de cette exploration quelle que soit sa durée, jamais on ne constate de modifications dans la consistance du kyste ; il y a *absence de contractions*. C'est là un caractère essentiel pour distinguer le kyste fœtal de l'utérus gravide.

Complications. — Il y en a deux principales : l'hémorragie interne — quand la grossesse est vivante, — l'infection, quand la grossesse est morte.

---

(1) Dans la grossesse extra-utérine, le liquide amniotique peut persister dans l'œuf, même après la mort du fœtus. On sait que dans la grossesse utérine si le fœtus meurt et reste retenu dans la cavité utérine, le liquide amniotique se trouve plus ou moins rapidement résorbé.

L'hémorragie interne, conséquence de la rupture, se montre le plus souvent dans les premiers mois, parfois comme premier signe de la grossesse extra-utérine. Elle peut aboutir soit à un épanchement limité, c'est *l'hématocèle* rétro-utérine, ou se diffuser pour constituer une *inondation péritonéale.*

L'hémorragie interne apparaît *brusquement* et s'annonce souvent par une violente douleur dans le bas-ventre, entraînant des phénomènes *syncopaux* et un véritable état de « shock ». On constate tous les signes ordinaires d'une hémorragie : pâleur, décoloration des muqueuses, faiblesse et fréquence du pouls, sensation d'étouffement. C'est *l'hémorragie cataclysmique,* suivant le nom imagé qui lui a été donné. Ces hémorragies peuvent apparaître sans raison apparente, mais surviennent quelquefois au moment du coït.

L'infection est aujourd'hui très exceptionnellement observée, la femme étant traitée et laparotomisée avant que les accidents infectieux aient eu le temps d'évoluer. Ils se manifestaient autrefois sous forme de péritonite aiguë, parfois très grave, laquelle emportait la malade, ou aboutissaient à la forme chronique et à des suppurations. Ces collections purulentes se faisaient jour à l'extérieur, soit directement à travers la paroi abdominale, soit indirectement par le rectum, par l'intestin ou par la vessie.

Diagnostic. — Il comprend le diagnostic de grossesse, le diagnostic de grossesse anormale, le diagnostic des complications.

Le diagnostic de grossesse peut être rendu difficile par les hémorragies qui simulent plus ou moins les règles, surtout dans les premiers mois. Dans ces premières périodes, il est parfois aussi difficile de distinguer le kyste fœtal de l'utérus. Il faut savoir penser à la grossesse anormale chaque fois que des troubles se produisent dans la menstruation.

Le diagnostic de grossesse anormale se fait par le développement progressif du kyste fœtal. Lorsque celui-ci est susceptible d'être exploré par le palper, on le distingue des tumeurs abdominales, utérines, salpingiennes ou ovariennes, en constatant qu'il contient un fœtus, dont la présence est révélée par les bruits du cœur ou les mouvements actifs, d'autres fois seulement par la sensation d'un corps solide nageant dans du liquide, c'est-à-dire par le ballottement.

Le kyste fœtal doit être distingué de l'utérus gravide. Pour cela il faut se souvenir que, dans la très grande majorité des cas, le kyste fœtal présente une fixité tout à fait particulière, qu'il est *immobilisé*, maçonné, pour ainsi dire, par des adhérences péritonéales. De plus, dans l'examen du kyste fœtal, on constate *l'absence des contractions*. Or, en examinant l'utérus gravide, surtout dans la deuxième moitié de la grossesse, il est rare de ne pas percevoir des contractions indolores.

Le diagnostic des complications portera sur les accidents infectieux et sur les hémorragies. On ne confondra pas l'infection du kyste avec une torsion salpingienne, ni avec une poussée d'appendicite ou de cholécystite. Il faudra tenir compte du siège spécial de ces différentes affections, et, d'autre part, des symptômes de grossesse. Quant aux hémorragies, elles peuvent faire croire à un avortement, surtout quand elles s'accompagnent d'expulsion de caduque.

Pronostic. — Il est des plus graves et pour la mère et pour l'enfant, surtout par la menace de rupture du kyste fœtal qui peut survenir à toutes les époques de la grossesse extra-utérine. Toutefois, malgré les dangers, comme on le verra à propos du traitement, il y a parfois intérêt à laisser la grossesse évoluer et à n'in-

14.

tervenir qu'aux environs de son terme probable. Un
certain nombre d'enfants ont ainsi pu être extraits,
après laparotomie d'un kyste extra-utérin, vivants et
bien développés, alors que la mère guérissait et pouvait
les allaiter. La femme atteinte de grossesse extra-utérine peut avoir à nouveau des grossesses normales,
mais peut aussi présenter des récidives de grossesse extra-utérine.

Très exceptionnellement on a vu des cas, où il y
avait coïncidence de grossesse utérine et extra-utérine.
Funck Brentano a pu en réunir dans sa thèse un certain nombre d'exemples.

Traitement. — La nécessité du traitement chirurgical ne supporte pas de discussion, il reste à déterminer l'heure de l'intervention.

Aussi l'on peut comme ligne de conduite adopter la
formule de l'intervention immédiate, dès que le diagnostic est posé dans les premiers mois de la grossesse,
afin de ne pas laisser pendant une trop longue période
de temps la femme exposée aux dangers de rupture de
son kyste. Mais quand, au contraire, le diagnostic est
posé dans les derniers mois de la grossesse, on peut
immobiliser la femme dans une maison de santé ou
dans une maternité, afin d'être en mesure d'intervenir
d'urgence en cas de rupture. Dans ces conditions, l'o-
pération ne comporte pas plus de dangers à terme
qu'avant terme, et l'on peut arriver à pratiquer l'ablation du kyste après l'extraction d'un enfant vivant.

Depuis longtemps Pinard a préconisé la conduite suivante :
aussitôt le diagnostic fait, immobiliser la femme au lit, et, tout
en se tenant prêt à intervenir à la première alerte de rupture,
attendre pour opérer que deux mois environ se soient écoulés après
la mort du fœtus.

L'intervention qu'il recommande est une simple marsupialisa-
tion, c'est-à-dire une incision de la paroi abdominale ou du cul-

de-sac du vagin, suivant le sens de l'évolution du kyste vers l'abdomen ou vers le vagin, puis l'incision du kyste, suivie de suture des lèvres de la plaie kystique aux lèvres de la plaie abdominale. Cela fait on pratique l'extraction du fœtus ou de ses débris, en laissant le placenta en place s'éliminer spontanément peu à peu, et en faisant plusieurs fois par jour des lavages du kyste avec un antiseptique faible comme l'eau naphtolée à 0,50 pour 1 000.

L'opération se fait par la voie abdominale pour les kystes à expansion abdominale, par la voie vaginale ou par élytrotomie pour les kystes à expansion ligamentaire.

Cette thérapeutique, peu élégante au point de vue chirurgical, a permis de conserver beaucoup d'opérées. Pendant la même période de temps nombre de femmes ont succombé après des interventions pratiquées suivant une méthode plus rapide, aux hémorragies provoquées par la déchirure du kyste, au cours de l'extraction de ce kyste ou des tentatives de décollement du placenta. Ces accidents se montraient surtout quand on opérait les femmes atteintes de grossesse extra-utérine, avec enfant vivant.

Depuis que, au cours des opérations abdominales, on est arrivé à rendre le kyste plus accessible par la position inclinée de Trendelenburg, l'ablation totale du kyste est souvent réalisable dans des conditions très satisfaisantes, même quand l'enfant est vivant.

2° VARICES

Les varices se développent avec une assez grande fréquence chez la femme enceinte, elles prennent dans cette circonstance une physionomie particulière qui permet d'en faire une véritable affection gravidique. Ces varices sont la conséquence de la compression exercée par l'utérus gravide. Elles se montrent surtout aux membres inférieurs, dans la région vulvaire, et sous la forme d'hémorroïdes.

Varices des membres inférieurs. — On peut les observer à tous les degrés, depuis les simples varicosités superficielles et isolées, jusqu'aux énormes épaississements variqueux des saphènes qui peuvent être atteintes aussi bien au niveau de leurs troncs que dans leurs arborisations. Elles siègent de préférence sur le côté gauche ou se montrent nettement prédominantes à gauche, si les deux membres inférieurs sont variqueux.

Symptômes. — Ces varices entraînent des fourmillements, de la lourdeur et de l'impotence dans le membre inférieur atteint. On observe fréquemment une augmentation très notable de la température locale, et un œdème plus ou moins marqué, surtout apparent le soir après la fatigue de la journée.

Au point de vue de leur évolution, les varices de la femme enceinte présentent certaines particularités. Elles ne s'accompagnent généralement pas de phénomènes inflammatoires.

Les cas décrits sous le nom de phlébite de la grossesse sont très discutables au point de vue de leur nature exacte, ils ne méritent en rien d'être assimilés ou comparés à la phlébite infectieuse des suites de couches ou *phlegmatia alba dolens*. Il s'agit le plus souvent pendant la grossesse de phénomènes irritatifs périphlébitiques.

Les varices de la grossesse diminuent et même disparaissent parfois presque complètement après l'accouchement. Elles subissent un affaissement et une diminution notable par le seul fait de l'interruption de la grossesse, quand le fœtus meurt et se trouve retenu dans la cavité utérine.

Elles restent stationnaires dans l'intervalle des grossesses, mais reparaissent souvent avec une intensité croissante au cours des grossesses successives.

Traitement. — Le repos est nécessaire chez la femme atteinte de varices au cours de la grossesse. Il faut recommander le décubitus, dès que commence à se montrer la fatigue et la lourdeur des membres inférieurs. On conseillera d'éviter les longues courses ou les stations prolongées debout. Les femmes éprouvent un grand soulagement à porter des bas à varices. Il ne faut pas manquer de prescrire l'usage de ces bas, même dans les cas peu accentués.

Varices vulvaires. — Les varices vulvaires peuvent atteindre pendant la grossesse un grand développement.

Symptômes. — Elles peuvent être limitées à une partie de la vulve ou à la totalité de la région, déformant plus ou moins les lèvres et la commissure antérieure, donnant même quelquefois au clitoris un développement très marqué. Toute la région atteinte est turgide, violacée, chaude, faisant éprouver à la femme des démangeaisons parfois insupportables.

Complications. — Il en est une particulièrement grave, c'est l'hémorragie consécutive à la rupture veineuse. Cette hémorragie se produit surtout pendant la grossesse, elle est très exceptionnelle à la suite d'une déchirure vulvaire au cours du travail. Pendant la grossesse, elle résulte généralement d'une lésion de grattage ou d'une écorchure produite au cours du coït ; d'autres fois cette hémorragie survient à propos d'un traumatisme banal.

On cite l'exemple de la femme qui s'asseoit en tramway sur la barre de séparation de deux places, et qui rompt ainsi une varice vulvaire. Une autre en se mettant sur son vase de nuit avec brusquerie rompt une veine vulvaire.

Mais le plus souvent, il s'agit de lésion de grattage fait d'une façon inconsciente pendant le sommeil. La femme se réveille perdant des flots de sang. Cette hémorragie est généralement abondante, étant donnée la dilatation veineuse. De plus la rupture des varices est, dans la très grande majorité des cas, absolument insoupçonnée.

En effet, chez une femme enceinte perdant du sang, on pense à la cause la plus ordinaire des hémorragies, c'est-à-dire au décollement placentaire. Tous les efforts thérapeutiques sont dirigés vers l'utérus (injections chaudes, rupture des membranes ou ballons). Or, si dans ces circonstances, on ne regarde pas la région vulvaire, si on n'est pas averti de la possibilité de ces hémorragies par rupture des varices, le diagnostic n'est pas posé, l'hémorragie continue et la femme meurt.

Traitement. — On doit particulièrement recommander le repos et le décubitus. Il faut indiquer les dangers d'une rupture au moindre traumatisme, au moment du coït et sous l'influence du grattage. Le décubitus seul procurera du soulagement et calmera les démangeaisons, mais on pourra aussi recourir à des applications de compresses tièdes sur la vulve, et aux bains locaux ou généraux.

En cas d'hémorragie, le traitement consiste en une simple pression sur le point qui saigne avec un morceau d'ouate ou un linge quelconque aseptisé. Cela en attendant qu'on puisse placer un ou deux points de suture sur la région saignante, suture qui pincera la veine ouverte.

Hémorroïdes. — Elles se montrent fréquemment chez la femme enceinte et donnent lieu à des phénomènes douloureux, plus rarement à des hémorragies. Dans ce dernier cas il est très important d'en diagnostiquer l'origine.

Il faut, comme traitement, combattre la constipation, employer les lavements quotidiens, conseiller le repos et les applications de linges humides ou de cataplasmes très chauds.

3° RELACHEMENT DES ARTICULATIONS PELVIENNES

On décrit sous ce nom des phénomènes douloureux, observés surtout chez les grandes multipares, et dont le siège est nettement localisé au niveau de la symphyse pubienne, ou des articulations sacro-iliaques.

On peut, suivant Budin, par des mouvements provoqués dans les membres inférieurs, s'assurer de la mobilité du pubis. On peut aussi, par la pression au niveau de la symphyse pubienne, provoquer une certaine douleur.

Ces différents phénomènes s'atténuent ou disparaissent sous l'influence du repos, et aussi par la constriction exercée sur le bassin, soit à l'aide d'une bande de crêpe Velpeau, soit au moyen d'une ceinture.

4° ÉVENTRATION

L'éventration est assez fréquente chez les femmes enceintes, elle résulte de l'écartement des muscles droits de l'abdomen. Ceux-ci se laissent écarter et distendre, de telle sorte que l'utérus arrive à pencher plus ou moins considérablement en avant. On voit se constituer ainsi le ventre en besace, « pendulum ». Dans ces conditions la station debout devient très pénible.

Par suite de cette éventration, le fœtus mal maintenu peut se présenter par l'épaule, de plus les efforts abdominaux de la période d'expulsion deviennent très difficiles. Enfin l'éventration peut laisser chez la femme une véritable impotence, la rendant incapable du moindre travail musculaire et du plus petit effort.

Cette affection doit surtout être prévenue par le port de la ceinture, dès la première grossesse, quand l'utérus commence à peser sur la paroi abdominale.

CHAPITRE III

———

MALADIES GRAVIDIQUES GÉNÉRALES

———

Sommaire. — 1º **Ptyalisme** : Symptômes, traitement. — 2º **Gingivite.** — 3º **Dermatoses gravidiques** : Symptômes, traitement. — 4º **Vomissements incoercibles** : Description, causes et traitement. — 5º **Albuminurie gravidique** : Description, complications (convulsions éclamptiques, hémorragies), diagnostic, pronostic, traitement. — 6º **Ictère. Cachexie séreuse. Anémie pernicieuse progressive. Névrites puerpérales.**

On peut désigner sous le nom de « maladies gravidiques générales » des troubles ne se manifestant que dans l'état de grossesse et se montrant surtout quand l'organisme semble fléchir, devant la suractivité que lui impose la grossesse.

Pinard a réuni un certain nombre d'états pathologiques jusque-là non groupés. La raison de ce groupement se trouve dans le caractère commun à différentes affections de la grossesse, qui se trouvent manifestement améliorées par un même traitement, le régime lacté. Sous l'influence de ce régime, les symptômes s'amendent et l'organisme reprend son fonctionnement naturel. Or, on sait que le régime lacté a non seulement l'avantage d'être un des moins toxiques parmi les modes d'alimentation, mais aussi qu'il favorise l'élimination par les urines des toxines accumulées dans l'organisme (1). Il constitue donc un régime de désintoxication, et il est naturel de regarder comme des intoxications les accidents cédant rapidement sous son influence.

L'auto-intoxication admise, on peut se demander quelle en est l'origine ? D'après la conception de Bouchard et de Roger, on peut regarder le foie comme insuffisant dans sa tâche habituelle de neutralisation des poisons venus de l'intestin ; on peut, d'autre part, penser à l'insuffisance éliminatrice du rein. Il est très rationnel de voir dans cette insuffisance hépatique ou rénale la raison de l'auto-intoxication gravidique.

Pour Pinard, c'est surtout le foie qui est en défaut ; c'est de cet organe que dépendent les nombreux accidents qu'il considère comme des manifestations de l'*hépato-toxhémie gravidique.*

Celle-ci se manifeste par les symptômes les plus divers, relevant tous de la thérapeutique commune : le régime lacté. Pinard a réuni dans une même classe des troubles morbides très variés : le ptyalisme, les dermatoses gravidiques, les vomissements incoercibles, les convulsions éclamptiques, les ictères de la grossesse et aussi ces affections mal définies, telles que la cachexie séreuse, l'anémie pernicieuse progressive des femmes enceintes, les névrites puerpérales.

La théorie pathogénique de l'hépato-toxhémie gravidique est enseignée par Pinard depuis 1895. Elle a été vulgarisée par ses élèves Bouffe de Saint-Blaise et Le Masson.

-----

(1) L'expérience de Massen et de Pawlow au moyen de « la fistule d'Eck », est des plus démonstratives. On abouche chez des chiens la veine porte dans la veine cave, et on supprime de ce fait l'action du foie sur les toxines venues de l'intestin. Les chiens ainsi traités succombent, s'ils ont un régime quelconque. Seuls résistent ceux qui sont soumis au régime lacté.

1° PTYALISME

C'est une affection survenant chez les femmes enceintes, et qui est constituée par une salivation abondante.

L'excès de salivation peut se montrer à des degrés divers, mais acquiert parfois une intensité considérable : l'écoulement de salive est constant, les linges ne suffisent plus à étancher le liquide qui s'écoule de la bouche et inonde la femme.

La maladie présente des intermittences, mais peut persister pendant toute la durée de la grossesse.

Parmi toutes les médications proposées, rien ne réussit aussi bien que le régime lacté absolu.

2° GINGIVITE

Les gencives subissent un gonflement douloureux, elles sont rouges ou même saignantes, parfois couvertes d'un enduit blanchâtre. Ces phénomènes se dissipent sous l'influence du régime lacté, et sous l'action locale d'un mélange à parties égales d'hydrate de chloral et d'alcoolat de cochléaria.

3° DERMATOSES GRAVIDIQUES

On comprend sous cette dénomination, non pas toutes les affections cutanées qu'on peut observer chez les femmes enceintes, mais un certain nombre d'éruptions se manifestant sous l'influence de la grossesse, naissant et disparaissant avec elle, ne se reproduisant chez une même femme qu'au moment de la grossesse. Le mot « dermatose », en conservant un caractère vague, qui ne préjuge rien sur les formes multiples que peuvent affecter ces exanthèmes, paraît préférable aux autres dénominations, telles que « herpès gestationis » ou « dermatite herpétiforme ».

Symptômes. — La forme même de l'exanthème est très variable, polymorphe, suivant l'expression consacrée. Mais à côté de ces caractères variables, il en est qui sont communs à toutes ces dermatoses.

Elles sont généralement symétriques, elles provoquent des démangeaisons, s'arrêtent avec l'interruption de la grossesse et cessent par le régime lacté.

Ces dermatoses peuvent, chez certaines femmes, récidiver à chaque grossesse, sans jamais paraître dans leur intervalle.

Traitement. — Le traitement local aura en vue de calmer les démangeaisons par l'usage des bains d'amidon et par l'application de poudres inertes : talc, ou mélange de talc et de magnésie. Le traitement général comprendra l'administration de purgatifs et l'usage répété de laxatifs pour assurer le fonctionnement régulier de l'intestin. Enfin la femme sera soumise au régime lacté absolu, puis au régime lacto-végétarien et végétarien.

4° VOMISSEMENTS INCOERCIBLES

Description. — La femme atteinte de vomissements incoercibles arrive à rejeter la presque totalité, ou même la totalité des aliments et boissons qu'elle essaie de prendre. Avant d'atteindre ce degré d'intensité les vomissements se sont manifestés d'une façon progressivement croissante.

Paul Dubois avait distingué trois périodes. Une première période caractérisée par l'*amaigrissement* ; — une seconde période par l'*accélération du pouls* (qui, avant l'emploi du thermomètre, indiquait seul la fièvre) d'où le nom de « période fébrile » qui lui avait été donné, — enfin une troisième période, celle des *accidents cérébraux*.

L'amaigrissement peut devenir extrême, l'inanition est absolue, la femme ne dort plus. C'est dans ces conditions que, sous l'influence des phénomènes d'intoxication, se manifeste l'augmentation de la fréquence du pouls.

L'accélération du pouls au-dessus de 100 pulsations indique un état général grave, bien que la température pendant ce temps reste normale. Il n'est donc plus permis à l'heure actuelle, comme au temps de P. Dubois, d'appeler cette période « période fébrile ».

La faiblesse est très grande. La malade ne quitte plus son lit, se plaignant moins de la faim que de la soif. La langue devient sèche et rôtie, rouge-lisse sur les bords, la maigreur du visage est extrême, le regard éteint, et souvent les sclérotiques présentent une teinte jaune. La malade signale des douleurs au creux épigastrique, préludant au vomissement qui se produit, d'une façon plus ou moins rapide, après l'absorption du moindre aliment solide ou liquide. Les selles deviennent rares, ainsi que les urines qui prennent une teinte brun acajou, et donnent la réaction de l'urobiline au spectroscope.

Les accidents cérébraux se manifestent par des troubles de la vue, de l'ouïe, puis on voit apparaître du délire et enfin surviennent le coma et la mort. Il est commun de voir dans les dernières périodes les vomissements se suspendre. On croit à une amélioration, mais la femme ne tarde pas à succomber.

Les vomissements incoercibles se montrent surtout dans les trois premiers mois de la grossesse, rarement plus tard ; ils peuvent néanmoins s'observer, exceptionnellement, près du terme, chez des femmes n'ayant pas eu jusque-là de vomissements importants.

Causes et traitement. — L'ignorance des causes de ces vomissements a conduit aux thérapeutiques les plus diverses.

Causes locales et traitements localisés. — On a pensé voir dans ces vomissements l'expression réflexe d'une

irritation à point de départ utérin. L'argument, invoqué
en faveur de cette manière de voir, est dans le fait de la
cessation brusque des accidents avec l'interruption de
la grossesse ou la mort de l'œuf.

Varnier racontait l'observation d'une femme atteinte de vomissements incoercibles, chez laquelle il fut réduit à pratiquer l'avortement artificiel. Après l'expulsion de l'œuf en débris, les vomissements persistèrent avec la même intensité, et cela jusqu'à...
l'expulsion, quelques jours plus tard, d'un second œuf. Il s'agissait d'une grossesse double, dont le diagnostic n'avait pu être fait
dans les premiers mois de la grossesse.

On voit d'autres fois les vomissements cesser au moment où l'utérus se développant devient organe abdominal. Dans d'autres cas, on a vu les vomissements
s'arrêter par la simple dilatation du col, faite en vue
de provoquer un avortement thérapeutique.

Behm (de Berlin), puis Potens ont récemment voulu
voir dans une résorption des tissus de l'œuf (du syncitium) la cause des vomissements. Ce serait, d'après l'expression de Mettey, une intoxication d'origine syncitiale.

Pour Pinard, il s'agit d'intoxications, à l'origine
desquelles il faudrait invoquer l'action des sécrétions
internes de l'ovaire, et du corps jaune en particulier,
à côté des insuffisances hépatiques et rénales.

Peut-être serait-il rationnel d'admettre, avec Whitridge Williams,
3 formes de vomissements :

1° Forme réflexe, à point de départ, soit utérin (déviations,
endométrites), — soit ovarique ou ovulaire (hydramnios, môle,
gemellité).

2° Forme nerveuse. Accidents hystériformes.

3° Forme toxique d'origine intestinale, hépatique, ovarique,
fœtale.

Causes générales et traitements généraux. — Les
vomissements, considérés comme conséquence d'une
auto-intoxication, demandent un traitement approprié.

Pinard recommande la thérapeutique suivante :

La femme isolée est mise sous la surveillance d'une garde qui, ponctuellement de demi-heure en demi-heure, sauf au moment du sommeil, offre une dose de lait. Cette dose de lait est plus ou moins considérable, suivant la façon dont elle est supportée. Il faut, sans se rebuter, diminuer la dose si le lait est rejeté. On peut arriver de la sorte à proposer toutes les demi-heures une simple cuillerée à café. Si cette cuillerée est supportée, on augmentera progressivement la quantité pour arriver à des doses de plus en plus importantes. Parfois le lait, même à dose minime, n'est pas supporté. Il faut alors administrer à petites doses de l'eau bouillie, ou de la tisane sucrée ou non sucrée.

La diète hydrique ne saurait être maintenue longtemps. Au bout de deux ou trois jours, on peut ajouter un peu de lait dans l'eau. Si cette eau lactée est bien supportée, on peut augmenter progressivement la proportion de lait dans l'eau. Mais si les vomissements persistent, et si l'on ne peut revenir au régime lacté ou au régime végétarien, il ne faut pas s'attarder dans la diète hydrique, même si le taux des urines a augmenté sous son influence, il devient nécessaire de provoquer l'avortement.

On pourra, pour augmenter la diurèse, administrer quotidiennement un ou deux lavements de 500 grammes de sérum salé.

On peut, comme calmant, recourir à l'emploi du chloral en lavements à la dose de 4 grammes, avec un jaune d'œuf dans 100 grammes de lait, et donner des inhalations d'oxygène.

Condamin, de Lyon, a proposé de soumettre les malades à la diète absolue, avec lavements de sérum.

On a tenté aussi les injections sous-cutanées de sérum, les lavements nutritifs, toutes les médications calmantes, les purgations violentes.

L'action de l'électricité, suivant une méthode indiquée par Gauthier, Larat et Champetier de Ribes, aurait donné quelques résultats heureux.

On voit, en somme, dans le traitement de cette affection, tout réussir, ou rien ne réussir. En désespoir de cause, parfois les malades s'essayent à goûter les mets les plus indigestes et arrivent à les tolérer. Mais souvent l'état s'aggrave progressivement, et une intervention devient nécessaire.

On recommande généralement d'interrompre la grossesse, avant que l'amaigrissement soit poussé trop loin ; il ne faut pas laisser dépasser une perte de poids allant de 25 à 30 pour 100.

Avortement thérapeutique. — Il ne faut recourir à ce moyen ni trop tard, ni trop tôt. Pinard donne comme formule de provoquer l'avortement, *dès que* le pouls s'élève au-dessus de 100 pulsations, car il voit, dans cette accélération du pouls, une manifestation grave de toxhémie.

Il m'a été donné d'observer que des accidents de polynévrites pouvaient se développer, si on tardait trop à interrompre la grossesse. Il suffit pour se décider à cette intervention que le pouls se maintienne fréquent, même si les urines sont émises en abondance sous l'influence du régime hydrique et des lavements de sérum.

Il faut tenir compte, dans le choix du mode d'intervention, de l'état général de la malade, plus ou moins capable de supporter le choc d'un avortement provoqué. On videra l'utérus, soit en une seule séance, après dilatation aux bougies de Hegar, soit en prenant son temps, après application d'un ballon Champetier de Ribes. Si les circonstances ne sont pas très pressantes, le dernier procédé doit être préféré comme moins brutal. Il présente l'avantage de s'accompagner assez souvent de l'expulsion spontanée de l'œuf après la sortie du ballon.

5° ALBUMINURIE GRAVIDIQUE

L'albuminurie est un symptôme qui, pendant la grossesse, comme en dehors de celle-ci, peut correspondre à des accidents très variés. Néanmoins, il existe un état maladif des femmes enceintes dans lequel l'albuminurie est le symptôme prédominant, c'est l'ensemble symptomatique décrit sous le nom d'albuminurie gravidique.

Description. — L'*albuminurie* est le symptôme principal. Elle est plus ou moins prononcée, mais peut atteindre rapidement de fortes proportions, comme 6 ou 7 grammes par litre, on voit alors l'urine se prendre en bloc sous l'action des réactifs ordinaires. L'albuminurie peut s'accompagner de polyurie.

On voit apparaître *des œdèmes* souvent généralisés, mais surtout marqués à la face ou aux membres inférieurs. Certains *troubles de la vue* apparaissent chez ces femmes. Elles ont, suivant leur propre expression, comme « des brouillards devant les yeux ».

On observe souvent des *céphalalgies* parfois assez intenses et une douleur au creux épigastrique, dite *douleur épigastrique* de Chaussier. Vaquez et Nobécourt, puis Queirel et Raynaud, Bar, J.-L. Chirié ont signalé *l'hypertension artérielle* chez ces albuminuriques.

D'après J.-L. Chirié il n'y a pas un rapport constant entre l'état de la tension artérielle et la quantité d'albumine. Il y a des albuminuriques à tension normale, et il ne faut pas oublier que quelques albuminuriques, mais pas toutes, ont de l'hypertension. Cette hypertension serait en revanche constante chez les éclamptiques.

Il est fréquent chez les albuminuriques de trouver des *lésions hémorragiques placentaires*.

Pinard en France, Fehling en Allemagne, ont décrit ces lésions dans le placenta, et montré leur coïncidence avec l'albuminurie. Ces lésions se présentent sous des aspects différents : tantôt il s'agit *d'épanchements sanguins* déprimant le tissu placentaire, —

tantôt de petits noyaux blanchâtres, du volume d'un pois, d'une lentille, ou d'une amande, constituant ce qu'on a appelé les *infarctus blancs*.

Pour Rossier, au point de vue histologique, ces lésions dépendent d'un état maladif de la caduque intraplacentaire.

Pour Brindeau et Nattan Larrier, on rencontre deux types de lésions, les unes paraissant provoquées par un poison lent, et caractérisées par « des infarctus nodulaires », les artérites, les endométrites, les œdèmes, les petites hémorragies nodulaires. Dans le second type de lésions, nées sous l'action d'un poison violent, on trouverait « les hémorragies diffuses, les éclatements de vaisseaux fœtaux, la prolifération plasmodiale », modifications observées au microscope sur des placentas d'éclamptiques, en apparence normaux.

Le placenta « truffé » de lésions hémorragiques, suivant le mot de Pinard, offre un champ restreint à l'hématose et à la nutrition du fœtus. Celui-ci se développe mal, il maigrit, présente une physionomie spéciale, avec ses membres grêles, il rappelle la physionomie de « l'araignée ». L'enfant peut succomber par suite de ces lésions placentaires.

Complications. — Deux complications importantes se produisent chez les albuminuriques : les hémorragies, les convulsions éclamptiques.

Hémorragies. — Les hémorragies, nées dans le placenta, peuvent ne pas se cantonner dans le tissu placentaire, et entraîner des *décollements* plus ou moins étendus de cet organe. Ces hémorragies internes ou externes ont parfois pour conséquence la mort de la femme (V. DÉCOLLEMENT DU PLACENTA NORMALEMENT INSÉRÉ).

Convulsions éclamptiques. — Bien que ces convulsions aient été exceptionnellement constatées chez des femmes ne présentant pas d'albumine dans les urines, on peut le plus souvent les regarder comme une complication de l'albuminurie gravidique et une conséquence de la cause même de cette albuminurie. Les convulsions éclamptiques se manifestent sous forme d'accès, suivis d'une période de coma,

Le premier accès survient brusquement et terrasse la femme en la surprenant au milieu de ses occupations. Mais il est rare que cette femme n'ait pas eu de symptômes prémonitoires, tels que des céphalalgies, des troubles de la vue, la douleur épigastrique, et enfin une albuminurie plus ou moins importante. Pour J.-L. Chirié l'hypertension artérielle serait constante dans l'éclampsie menaçante ou confirmée.

Chaque accès se manifeste d'abord par une sorte d'*aura*; la femme perd connaissance, s'agite, exécute des mouvements de latéralité de la tête et des yeux, fléchit et défléchit ses membres, cherche à se tourner, et bientôt se montrent deux séries de convulsions.

Les *convulsions toniques* ouvrent la scène. Tous les muscles se raidissent, les membres sont en extension, les poings fermés, la respiration suspendue, la langue est projetée au dehors, et quelquefois mordue. La bouche est couverte d'écume, les yeux sont saillants, le visage violacé. Cette période dure un temps plus ou moins long, puis cesse progressivement.

Alors commencent les *convulsions cloniques*. Ce sont de grands mouvements du tronc et des membres; la malade doit être maintenue pour ne pas être projetée hors du lit. Peu à peu cette agitation se calme et la malade entre dans la période suivante, la période de coma.

Ces accès se répètent parfois avec une grande fréquence, au point de devenir subintrants, mais le plus souvent ils sont espacés, et, dans leur intervalle, la malade reste plongée dans le coma.

La mort peut survenir au cours d'un accès, mais ce mode de terminaison est exceptionnel. La femme succombe plutôt après une période plus ou moins longue de coma. Quand la guérison doit se produire, les accès diminuent de fréquence, et la femme sort progressivement de son état comateux, sans garder aucun souvenir précis des événements. Elle ne sait plus ni son nom, ni son âge, ni son adresse. Cette amnésie ne dure pas.

Les accès d'éclampsie éclatent le plus souvent au cours de la grossesse, quelquefois pendant le travail, rarement pendant les suites de couches. Il est commun de voir le travail se déclarer au cours des accès. L'accouchement semble entraîner une détente incontestable. L'élévation concomitante de la température peut être considérée comme d'un fâcheux pronostic.

La pathogénie de ces accidents a été l'objet de nombreuses théories. Ils résulteraient d'une intoxication sanguine, mise en évidence par les expériences de Tarnier et Chambrelent.

D'après J.-L. Chirié l'hypertension ne serait pas la cause certaine des accidents convulsifs, mais elle aurait une grande influence sur la genèse des hémorragies viscérales, constituées par un véritable éclatement des vaisseaux du foie et du rein. D'où la méthode du traitement préconisée par cet auteur, la saignée de 1 000 à 1 500 grammes.

Il est naturel de supposer que la rétention des produits toxiques résulte d'une insuffisance fonctionnelle du rein et du foie, organes chargés de l'élimination ou de la destruction des poisons (1).

Diagnostic. — Le diagnostic comprend le diagnos-

---

(1) Quant à la substance toxique elle-même, on l'a considérée comme constituée, soit par tous les éléments de l'urine, soit par certains d'entre eux comme l'urée, soit par des produits ammoniacaux. Doléris, Delore, Blanc, Herrgott ont attribué dans certains cas les accidents à une infection microbienne. Pour Lange. Fruhinsholz et Jeandelize, il s'agirait parfois d'une insuffisance des glandes thyroïdes et parathyroïdes. Pour Zweifel, l'éclampsie résulterait d'un empoisonnement par l'acide lactique. Suivant Dienst, « le poison éclamptique » serait constitué par le mélange accidentel, au niveau d'une lésion placentaire, entre le sang de la mère et le sang du fœtus. Ces deux sangs agiraient l'un sur l'autre, suivant cet auteur, comme des sangs d'espèces différentes. Enfin, d'après Mynlieff, l'éclampsie serait la conséquence de la distension intra-rénale.

tic proprement dit, le diagnostic de la cause, le diagnostic des complications.

Diagnostic de l'albuminurie gravidique. — Il se fait
naturellement par l'analyse des urines, qui doit être
périodiquement pratiquée chez toutes les femmes enceintes. Il ne faut pas négliger de rechercher les autres
signes, tels que : troubles de la vue, œdème, céphalalgies, etc.

Diagnostic de la cause. — Cette cause est très souvent difficile à déterminer. Il s'agit plus souvent de primipares que de multipares, l'affection se montre fréquemment chez les femmes ayant une grossesse multiple.

On a invoqué l'influence du froid, de l'humidité, et
aussi celle de la compression exercée par l'utérus gravide sur les uretères, ou accidentellement sur le rein.

Les lésions trouvées dans les autopsies sont variables, depuis la simple congestion rénale jusqu'aux lésions
des différentes formes de néphrite. Pilliet et Bouffe de
Saint-Blaise ont démontré l'importance des lésions de
nécrose et des hémorragies du foie chez les éclamptiques.

En somme, on n'a jusqu'ici nettement dégagé au
point de vue causal, parmi les femmes atteintes d'albuminurie gravidique, que celles qui sont atteintes antérieurement de lésions rénales, les brightiques.

Les brightiques ont des lésions rénales et des troubles
divers avant la grossesse, ou dans l'intervalle des grossesses. L'albuminurie, les œdèmes et les troubles cardiaques se montrent chez elles en dehors de l'état puerpéral.

J'ai cherché à démontrer qu'il fallait faire une place aux *albuminuries par suppuration*. Un certain nombre de femmes présentent du pus dans les urines, peut-être plus souvent qu'on ne le
croit, et il serait juste d'établir parmi les albuminuriques une
nouvelle catégorie, celle des « urinaires ».

Diagnostic des complications. — Le diagnostic *des*

hémorragies albuminuriques sera surtout fait par l'ensemble symptomatique, plus que par les caractères de l'hémorragie elle-même. On verra que l'hémorragie entraînant le décollement du placenta s'accompagne du signe indiqué par Pinard, *la dureté ligneuse* de l'utérus.

Les convulsions éclamptiques sont suivies de coma, elles ne doivent donc pas être confondues avec une crise hystérique ou un accès d'épilepsie, toujours terminés avec un retour de la connaissance. On ne devra pas non plus confondre le coma avec celui de la méningite cérébro-spinale. L'examen du liquide céphalo-rachidien, comme dans une observation de Bar, lèvera les doutes:

Pronostic. — Le pronostic de l'albuminurie est lié à celui des complications hémorragiques, ou convulsives.

L'albuminurie simple, sans brightisme, ne laisse généralement pas de traces après l'accouchement. La femme peut, même dans ces cas, faire une très bonne nourrice. Cette albuminurie disparaît presque immédiatement, au cours de la grossesse, quand le fœtus vient à succomber et reste un certain temps retenu dans l'utérus.

Les hémorragies placentaires sont souvent assez graves pour le fœtus qui dépérit et peut succomber. Mais ces enfants d'albuminuriques, qui naissent maigres et chétifs, dont le faible poids dépend surtout d'un manque de tissu adipeux, arrivent à très bien se développer après leur naissance, une fois qu'ils sont séparés de leur placenta insuffisant. C'est surtout pour ces enfants, qu'on voit s'accomplir les miracles de la couveuse.

Les convulsions éclamptiques sont d'un pronostic très grave, et pour la mère et pour l'enfant. Celui-ci succombe très souvent au cours du travail, dans un tiers des cas d'après une des plus récentes statistiques, recueillie par Reinburg à la clinique Baudelocque, pendant que la mère meurt dans la proportion de 1/5 dans le même service. Ces résultats ne sont pas faits pour surprendre quand on découvre à l'autopsie de ces femmes, des hémorragies profuses du foie et du rein, ou des hémorragies cérébrales.

Traitement. — Il comprend le traitement de l'albuminurie et le traitement des complications.

Traitement de l'albuminurie. — L'albuminurie gravidique se traite par le régime lacté absolu et les purgatifs.

La formule donnée par Tarnier, à savoir qu'on n'observe pas d'accès éclamptiques chez une femme soumise au régime lacté absolu depuis huit jours, n'a jusqu'ici reçu aucune contradiction.

Le régime lacté doit être absolu. Trois litres de lait forment une bonne ration alimentaire. Il est plus sûr de se servir d'un lait bouilli, qui peut être pris chaud ou froid, sucré ou non sucré. Depuis les recherches récentes de Widal et Javal sur le rôle des chlorures alimentaires dans la production des œdèmes, on doit considérer comme préférable de ne pas administrer du lait salé. Ce lait pourra être, en cas d'intolérance, donné avec un peu d'eau de Vichy, d'Evian ou de Vals. En cas de dégoût de la malade, on pourra masquer la saveur du lait en y mélangeant pour le parfumer, un peu de café à la chicorée, du cacao ou du chocolat.

Il sera bon de conseiller à la malade de prendre son lait par prises régulières, plus ou moins copieuses, suivant son appétit et la tolérance de son estomac, en laissant un espace d'environ deux heures et demie entre une prise et la suivante.

A l'action du régime lacté on peut joindre l'administration de purgatifs. La formule suivante est usitée à la clinique Baudelocque.

Eau-de-vie allemande.. . . . . . .   10 grammes.
Sirop de nerprun.   20   —

La femme ne doit pas s'exposer au refroidissement, il est bon qu'elle se couvre de flanelle.

Si, malgré ce traitement, l'albuminurie est persistante, s'il y a des hémorragies génitales, ainsi que des troubles de la vue, de la céphalalgie, des œdèmes, on peut trouver dans ces symptômes l'indication d'interrompre la grossesse, aussi bien dans l'intérêt de la mère que dans celui de l'enfant. Ces indications s'observent toutefois d'une façon très exceptionnelle.

Traitement des complications. — Le traitement des *hémorragies* sera étudié à propos des décollements placentaires (V. DYSTOCIE D'ORIGINE OVULAIRE).

Dans le traitement de *l'accès éclamptique,* on cherche à calmer les convulsions par l'administration du chloroforme et du chloral.

En présence d'une femme ayant un accès d'éclampsie, il faut *protéger sa langue.* Dans ce but, on introduit dans la bouche une compresse qu'on appuie à plat sur l'arcade dentaire du maxillaire inférieur, la langue se trouve ainsi bien maintenue.

Ensuite, on fait respirer du chloroforme, et l'anesthésie est poussée jusqu'à la résolution complète. Celle-ci obtenue, on arrête la chloroformisation. Mais il est capital de rester auprès de la malade avec le chloroforme et la compresse à portée. Dès que se manifeste un peu d'agitation, prélude constant d'un nouvel accès, on donne à respirer du chloroforme, jusqu'à ce que la résolution soit obtenue. Et ainsi de suite pendant des heures, et quelquefois des jours.

Les femmes arrivent à supporter des doses répétées de chloroforme. Dans ces cas il est vraisemblable que le chloroforme s'élimine dans les intervalles du temps où l'on peut en suspendre l'administration.

On doit en même temps faire injecter dans le rectum un ou plusieurs lavements au chloral ainsi formulés :

Hydrate de chloral.. . . . .   4 grammes.
Lait.   100   —
Jaune d'œuf. . . . .   nº 1.

Ce lavement, destiné à être conservé, doit être administré sous faible pression, après un lavement évacuateur.

Dès que les accès sont calmés, il y a avantage à administrer un lavement purgatif du codex.

On a proposé les injections de sérum salé, mais elles ne sont pas sans inconvénients à cause de leur action spéciale sur le rein, et à cause aussi de l'augmentation de la pression sanguine qu'elles provoquent. On peut enfin leur reprocher d'introduire dans l'économie des doses plus ou moins importantes de chlorure de sodium.

On a proposé de traiter les convulsions éclamptiques par la ponction lombaire, et l'évacuation de 40 centimètres cubes de liquide céphalo-rachidien. On réussirait ainsi à diminuer la tension exagérée du liquide céphalo-rachidien, qui pourrait d'après Krönig atteindre 200, 500 et même 600 millimètres alors que la pression normale est de 120. Audebert et Fournier en totalisant les cas où cette thérapeutique a été employée trouvent encore une mortalité maternelle de 35 pour 100.

Comme suite à la théorie thyroïdienne et para-thyroïdienne de l'éclampsie, on a proposé le traitement opothérapique thyroïdien, sans qu'on ait obtenu aucun succès bien démonstratif par ce moyen.

On a préconisé depuis longtemps *la saignée* de 300 à 500 grammes. Celle-ci peut trouver ses indications chez les femmes dont le visage reste très congestionné et cyanosé après l'accès. Mais cette saignée est insuffisante, d'après J.-L. Chirié, Porak et Macé pour obtenir une baisse de l'hypertension, il faut recourir à la saignée de 1 000 à 1 500 grammes. Les malades ne subissent alors aucun autre traitement, ne reçoivent ni chloral, ni chloroforme.

« Toute malade, reconnue éclamptique, d'après la méthode de Macé, est immédiatement soumise à la saignée. La quantité de sang retiré est variable suivant la corpulence de la malade, mais surtout suivant le chiffre de l'hypertension artérielle, en principe nous tâchons d'obtenir une chute à 10-12 (en retirant 1 200, 1 300, 1 000, 800 grammes au minimum). La saignée se fait lentement, demande environ 20 minutes, une demi-heure suivant les cas, bien que l'écoulement se fasse assez rapidement à cause de la haute tension sanguine. »

« Dans la suite les malades absorbent de gré ou de force 200 grammes d'eau lactosée toutes les 2 heures. Elles sont sondées toutes les 2 ou 4 heures. »

« Nous prenons souvent la tension, si celle-ci s'élève de 18 à
19, et si cette élévation s'accompagne de mal de tête, nous n'hé-
sitons pas à renouveler la saignée..... » (J.-L. Chirié.)

Au point de vue obstétrical, il faut, dès que la dilatation est complète, extraire le fœtus, mais il est peu
utile et non sans danger d'entreprendre chez une
éclamptique la provocation de l'accouchement, ou de
chercher à accélérer la dilatation.

Le traitement chirurgical a fait son apparition en
France dans un mémoire présenté à l'Académie de
médecine en 1906 par Chambrelent et Pousson (de
Bordeaux). Ces auteurs, après Edebohls (de New-York),
ont pratiqué avec succès dans un cas d'éclampsie, la
décapsulation du rein. Cette décapsulation mettant fin
à l'anurie, Pinard se déclare prêt à adopter cette opération, mais seulement chez les éclamptiques anuriques.

6° ICTÈRE. CACHEXIE SÉREUSE. ANÉMIE PERNI-
CIEUSE. NÉVRITES PUERPÉRALES

Ces maladies sont absolument exceptionnelles, et
mal connues, aussi bien dans leurs causes que dans
leur symptomatologie et leur traitement.

Ictère des femmes enceintes. — L'ictère apparaît rarement au cours de la grossesse ; il peut se montrer sous des influences diverses, auxquelles la grossesse ne vient s'ajouter que comme circonstance
aggravante. Le Masson, sous l'inspiration de Pinard, a
recherché les manifestations de l'ictère non seulement
dans le présent, mais aussi dans le passé des femmes
enceintes, pour arriver à démontrer qu'on retrouve le
foie moins résistant et insuffisant, à l'origine de bien
des troubles gravidiques inexpliqués.

Il est encore plus exceptionnel de rencontrer au
cours de la grossesse l'ictère grave, qui constitue alors

une complication fatale. Le traitement est surtout fait du régime lacté, lacto-végétarien et végétarien, accompagné de purgations répétées périodiquement.

Cachexie séreuse des femmes enceintes. — Cette affection est aussi très rare, elle se manifeste par des œdèmes plus ou moins généralisés, pouvant s'accompagner d'hydropisie des principales séreuses, de la plèvre, du péricarde, du péritoine. L'anatomie pathologique et la pathogénie de ces cas n'a pas été l'objet de descriptions précises. On peut se demander si la rareté actuelle de ces cas ne vient pas de ce qu'on arrive mieux à les faire rentrer dans les cadres connus des affections cardiaques, hépatiques ou rénales. Le régime lacté dans ces circonstances devra aussi être employé d'une façon absolue, même dans l'ignorance de la cause productrice. Toutefois on devra tenir compte des recherches récentes sur l'influence du chlorure de sodium dans la production des œdèmes, et essayer prudemment le régime déchloruré.

Anémie pernicieuse progressive des femmes enceintes. — Il s'agit encore d'une maladie très exceptionnelle, qui se caractérise par des phénomènes d'anémie et d'affaiblissement, auxquels la femme peut finir par succomber.

Comme symptômes, on signale la pâleur, les souffles anémiques, les œdèmes, et une diminution considérable du nombre des globules rouges, qui de 5 à 6 millions par millimètre cube peuvent tomber au-dessous de un million. Il y a des syncopes et parfois de la fièvre.

Tous les traitements échouent en pareille circonstance, l'interruption même de la grossesse n'arrive pas à arrêter la marche des accidents, et la terminaison est fatale.

Névrites puerpérales. — Ces affections sont rares, peu connues, et non décrites jusqu'ici dans les traités.

Dans ces dernières années, on a cherché à distinguer des accidents hystériques, ainsi que des lésions centrales cérébrales ou médullaires, certains troubles sensoriels et paralysies se manifestant au cours de la puerpéralité, en particulier pendant la grossesse.

Desnos, Joffroy et Pinard ont présenté en 1888 à l'Académie de Médecine le premier cas de névrite développée au cours de la grossesse. Depuis, quelques nouvelles observations ont été réunies dans les thèses de Tuilant et de Puyo, cette dernière en 1904.

Symptômes. — L'affection mérite pourtant l'attention. Les névrites se manifestent d'une façon légère ou d'une façon grave.

Dans *les cas légers* il s'agit de parésies portant sur le domaine des nerfs des membres, plus rarement du facial ; il y a de la faiblesse musculaire, de la paresse ou de la maladresse dans les mouvements, avec diminution de la sensibilité.

Dans *les cas graves* il y a de la paraplégie ou une véritable paralysie des quatre membres. La névrite peut intéresser aussi, ce qui devient très grave, le phrénique et le pneumo-gastrique. Il y a, en outre, lieu de redouter les localisations sur les organes des sens, la névrite optique en particulier s'accompagnant d'amblyopie ou d'amaurose, qui peut être passagère, mais aboutit parfois à l'atrophie du nerf optique et à la cécité. Les troubles de l'ouïe, de l'odorat et du goût sont moins manifestes.

Pathogénie. — Ces névrites se montrent le plus souvent simultanément avec des accidents d'hépatotoxhémie, tels que les vomissements incoërcibles, ce qui a conduit à les considérer comme relevant de la même cause toxique.

Traitement. — Le traitement comprendra le régime lacté, les purgatifs, et, en dernier ressort, devant la gravité des accidents, l'avortement provoqué.

CHAPITRE IV

COMPLICATIONS CHIRURGICALES DE LA GROSSESSE

1° TUMEURS UTÉRINES ET PÉRI-UTÉRINES

Le cancer, les fibromes de l'utérus, les tumeurs des annexes peuvent coexister avec une grossesse. Il y a intérêt à connaître l'influence réciproque de ces tumeurs sur la grossesse et de la grossesse sur ces tumeurs.

Cancer de l'utérus. — La grossesse peut se produire chez la femme atteinte de cancer, et évoluer jusqu'à terme. Il n'est pas prouvé que le cancer, évoluant sur l'utérus, puisse provoquer par sa présence l'interruption de la grossesse. En effet, on n'a pas tenu, dans la plupart des statistiques, un compte suffisant des autres causes banales d'avortement ou d'accouchement prématuré, qui peuvent agir à côté et en dehors du cancer. Il n'y a donc pas lieu, au nom des dangers créés par le cancer vis-à-vis de la grossesse, de considérer le fœtus comme quantité négligeable.

La grossesse semble accélérer l'évolution du cancer. C'est pour ce motif que dans les trois premiers mois de la grossesse l'hystérectomie compte des partisans. Plus tard, les bénéfices de l'intervention sont beaucoup plus discutables. Quant à l'avortement provoqué, il est dangereux, et ne doit pas être tenté à travers un col ulcéré, fongueux et septique.

On peut rencontrer le cancer sous ses différentes formes : infiltrée, ulcéreuse ou végétante. Le plus fréquemment le cancer est localisé sur le col.

On verra au chapitre de la dystocie quels dangers se montrent au moment de l'accouchement, alors que le col ne s'assouplit pas au cours de la dilatation, et ne peut que se rompre au passage du fœtus (V. plus loin DYSTOCIE D'ORIGINE MATERNELLE).

Fibromes utérins. — Pinard insiste depuis longtemps, dans son enseignement, sur la grande fréquence avec laquelle s'observent les fibromes de l'utérus chez les femmes qui ont une « fertilisation tardive », c'est-à-dire chez les primipares âgées, ou bien chez celles qui ont de « la stérilité secondaire », parce qu'elles cessent d'avoir des enfants.

Souvent ces fibromes, se développant sous le péritoine ou présentant un petit volume, ne donnent lieu à aucune particularité au cours de la puerpéralité. Toutefois, il est bon de retenir que, au cours de la grossesse, les fibromes de l'utérus suivent cet organe dans son développement et augmentent de volume avec lui.

Cette hypertrophie des fibromes peut dans certaines circonstances donner à l'utérus des proportions exagérées. On observe alors *des phénomènes de compression*: des douleurs, de l'œdème, de la gêne respiratoire.

L'utérus est plus ou moins déformé par les fibromes, et il en résulte parfois de véritables malformations acquises, qui, comme les malformations congénitales, peuvent exposer à l'avortement ou à l'accouchement prématuré, mais surtout aussi entraîner la production *de présentations vicieuses*.

On a noté assez fréquemment *le placenta prævia* chez les femmes atteintes de fibromes utérins, 3o fois sur 8o cas d'après Méheut. Dans ces cas, mais dans ces cas seulement, on peut trouver des hémorragies au cours de la grossesse ou du travail.

Ces hémorragies sont sous la dépendance de l'insertion vicieuse du placenta et de son décollement, mais elles ne sont pas provoquées par la présence du fibrome, comme on est porté à le croire.

Les fibromes ont donc pour conséquence des phénomènes de compression, des présentations vicieuses, et enfin, ils favorisent la production du placenta prævia. Leur présence peut rendre le diagnostic difficile, et prêter à la confusion avec les grossesses multiples, la grossesse compliquée de tumeurs de l'ovaire, ou la grossesse extra-utérine.

Au moment de l'accouchement, de la délivrance et des suites de couches, les fibromes donnent lieu parfois à des difficultés qui seront étudiées plus loin (V. DYSTOCIE D'ORIGINE MATERNELLE).

Kystes de l'ovaire. — Ces tumeurs, dont le volume est surajouté à celui de l'utérus gravide, donnent lieu souvent à des phénomènes de compression : œdèmes et dyspnée. Bien que leur développement soit accru du fait de la grossesse, il est difficile, à l'examen, de délimiter ce qui appartient à l'utérus et ce qui dépend du kyste.

On peut trouver, au point de vue du diagnostic pendant la grossesse, des difficultés considérables, d'autant plus qu'une ascite plus ou moins intense vient quelquefois rendre le palper encore plus obscur. La consistance de la tumeur permettra de la différencier du fibrome, plus résistant, mais il arrive que la distinction soit impossible, et on cite des cas où le diagnostic n'a pu être fait que par une ponction exploratrice, qui, d'une façon générale, n'est pas à recommander.

La présence du kyste de l'ovaire n'influe pas d'une façon sensible sur la marche et l'évolution de la grossesse. Ces kystes sont surtout à redouter au point de vue des accidents de torsion et même de rupture qui se produisent, soit pendant la grossesse, soit pendant les suites de couches.

Au cours de l'accouchement, le kyste de l'ovaire peut donner lieu à des difficultés très graves qui seront étudiées plus loin (V. DYSTOCIE D'ORIGINE MATERNELLE).

Quand les tumeurs de l'ovaire sont diagnostiquées au cours de la grossesse, il y a avantage à en pratiquer l'extirpation, afin de mettre autant que possible la femme à l'abri des dangers immédiats, et pour prévenir la dystocie au moment du travail.

Quand la torsion du kyste se produit, elle se manifeste brusquement par une douleur localisée, très vive, accompagnée bientôt de phénomènes péritonéaux : météorisme, sensibilité abdominale, vomissements, accélération du pouls. L'élévation de la température paraît correspondre au sphacèle de la tumeur, qui, avec des hémorragies intra-kystiques, complique souvent la torsion du kyste. Il faut dans ces circonstances pratiquer d'urgence l'ablation de la tumeur.

Salpingites. — Elles sont à peu près impossibles à diagnostiquer au cours de la grossesse, néanmoins, la salpingite peut donner lieu à deux accidents graves : lorsque la trompe subit un mouvement de torsion, ou lorsque pleine de pus elle vient à se rompre, entraînant de ce fait une péritonite purulente.

La torsion se produit surtout avec les salpingites non adhérentes, mobiles, comme c'est ordinairement le cas pour les hydrosalpinx. En cas de torsion, il se produit plus ou moins brusquement des phénomènes péritonéaux, parmi lesquels c'est surtout l'accélération et la petitesse du pouls, avec ou sans élévation de température, qui sont les symptômes dominants ; il peut y avoir, en outre, des vomissements, des douleurs vives, d'abord localisées en un point de l'abdomen, puis généralisées et accompagnées de météorisme. Ces accidents, classés longtemps sous le nom de péritonites, méritent d'être reconnus et surtout traités. La laparotomie, suivie de la détorsion du kyste et de son extirpation, devient une intervention nécessaire dans ces circonstances.

La péritonite suppurée, consécutive à une rupture de salpingite purulente est des plus exceptionnelles pendant la grossesse.

2° AFFECTIONS ABDOMINALES

On peut, au cours de la grossesse, se trouver en présence de complications chirurgicales portant sur l'abdomen, telles que les hernies, l'appendicite, la cholécystite, les affections des voies urinaires.

Hernies. — *La hernie ombilicale* se trouve accentuée pendant la grossesse, par suite de l'écartement des muscles droits ; il est nécessaire de la maintenir à l'aide d'une ceinture. *La hernie inguinale ou crurale* est, au contraire, favorablement modifiée : souvent le sac se vide sous l'influence du développement de l'utérus, qui entraîne en haut la masse intestinale. *La hernie de l'utérus gravide,* se faisant à travers l'orifice inguinal ou l'orifice crural, est un accident très rare, qui aboutit à l'avortement ou peut rendre nécessaire une hystérectomie.

Appendicite. — L'appendicite pendant la grossesse a été, jusque dans ces dernières années confondue avec toutes les affections abdominales s'accompagnant de phénomènes péritonéaux. Pinard a démontré la nécessité de dégager le diagnostic d'appendicite, et d'intervenir chirurgicalement le plus promptement possible

La grossesse paraît, en effet, favoriser le réveil des accidents appendiculaires, et elle semble rendre le pronostic de ces accidents particulièrement sérieux.

Les accidents d'appendicite se montrent aussi avec non moins de gravité au cours des suites de couches.

L'appendicite peut sans inconvénient être opérée à froid au cours de la grossesse. Mais en présence d'accidents sérieux, l'opération à chaud s'impose, d'après Pinard, d'une façon impérieuse. Le pronostic de l'intervention chirurgicale en elle-même ne paraît pas aggravé du fait de l'état puerpéral.

Cholécystite. — Les accidents consécutifs à l'infection et à l'obstruction calculeuse des voies biliaires peuvent se montrer au cours de la grossesse, donnant lieu à des symptômes plus ou moins bruyants, qui ont été confondus, jusque dans ces dernières années, sous l'étiquette vague de péritonites. Ces accidents apparaissent aussi quelquefois au cours du travail, ou dans les suites de couches.

Le traitement chirurgical est parfois nécessaire pour mettre fin aux accidents,

Infections des voies urinaires. — Ces infections peuvent se manifester sur la totalité ou sur une partie des voies urinaires, pour constituer : des urétrites, des cystites, des uretérites, des pyélonéphrites.

Urétrites et cystites. — Ces affections sont le plus souvent d'origine gonococcique. Elles se signalent par des douleurs vésicales, la sensation de cuisson pendant les mictions, et par l'apparition du pus dans les urines. Les cystites dites « puerpérales » ont, pour ainsi dire, disparu de la pratique, depuis que l'on fait moins de cathétérismes, ou qu'on les fait d'une façon aseptique.

Pyélonéphrites.—La pyélonéphrite s'observe fréquemment, depuis que l'attention a été appelée sur cette affection chez les femmes enceintes par Reblaub, en 1892.

On a pensé que les compressions subies par la vessie et l'uretère, au voisinage de l'utérus gravide, favorisaient l'apparition de la pyélonéphrite. Dans presque tous les cas, on trouve le pus contenant du coli-bacille, sans pouvoir établir si cette infection arrive par la voie sanguine au niveau du rein, ou par la voie ascendante, de l'urètre au rein, en passant par la vessie et l'uretère. — L'affection se montre le plus souvent chez des femmes ordinairement très constipées.

Les femmes atteintes de pyélonéphrite au cours de la grossesse ont généralement de la polyurie, avec abondant dépôt de pus au fond du bocal. Il arrive d'autres fois que les urines restent constamment troubles, ayant l'aspect du bouillon tourné.

Les malades se plaignent quelquefois d'un ou des deux reins, mais fréquemment aussi elles n'accusent aucune douleur. Souvent il n'y a pas de fièvre, mais il n'est pas rare d'observer ces grandes oscillations de température signalées par Vinay, qui, dans certains cas, peuvent mettre sur la voie du diagnostic.

En recherchant dans les urines la présence du pus par l'action de l'ammoniaque, Brédier est arrivé, dans le service de Champetier de Ribes, à découvrir de nombreuses « pyélonéphrites latentes ». Ces affections sont, du reste, reconnues très fréquentes depuis qu'on les recherche, ainsi qu'en témoignent la statistique de Cathala dans le service de Bar, celle de Marteville dans le service de Bonnaire, et les chiffres réunis par moi-même dans une de mes suppléances à la clinique Baudelocque. J'ai cherché à démontrer que la plupart de ces femmes sont en réalité « des urinaires », bien qu'elles aient été confondues jusqu'ici avec les autres « albuminuriques ».

Quelle est l'influence qu'exercent ces pyélonéphrites sur la marche de la grossesse, sur l'accouchement et les suites de couches ?

La grossesse peut très bien évoluer jusqu'à terme quelquefois même au milieu d'accidents fébriles très marqués. Mais d'autres fois, il devient nécessaire, comme dans les observations de Lepage, de provoquer l'accouchement, ou, comme dans les cas cités par Legueu, de pratiquer la néphrostomie.

En ce qui concerne *les suites de couches*, il y a lieu, ainsi que je l'ai indiqué, de distinguer les grandes oscillations de la température, dans la pyélonéphrite, des élévations de température avec fréquence persistante du pouls, telles qu'on les observe dans l'infection puerpérale. Il faut savoir dans ces circonstances s'abstenir d'interventions intra-utérines, au moins inutiles, et qui pourraient ne pas être sans danger, faites au voisinage d'un méat urinaire donnant issue à du pus.

3° TRAUMATISMES ACCIDENTELS OU CHIRURGICAUX

La femme enceinte est exposée à se blesser ou à subir des opérations. Quelles peuvent être les influences des traumatismes sur la marche de la grossesse ?

Traumatismes accidentels. — Ces traumatismes sont à distinguer suivant qu'ils atteignent, soit l'utérus ou son voisinage, soit une région éloignée de cet organe.

Traumatismes utérins. — Ce sont évidemment ceux qui peuvent avoir le plus d'action nocive et entraîner le plus facilement l'interruption de la grossesse, tels sont les coups reçus directement sur l'abdomen. Dans ces cas, l'interruption de la grossesse se produit dans les heures qui suivent le traumatisme. Les contractions utérines sont généralement alors précédées, soit d'une rupture de l'œuf avec perte d'eau, ce qui est exceptionnel, soit plus fréquemment d'un décollement placentaire suivi de perte de sang, avec ou sans mort consécutive du fœtus. Ces conséquences du traumatisme se manifestent d'une façon

immédiate après l'accident, le jour même ou le lendemain, mais non pas comme on le croit à tort, pendant
les jours ou les semaines qui suivent le traumatisme.

D'autres fois il s'agit de *plaies pénétrantes* de l'abdomen et de l'utérus. Dans ces cas, on voit se manifester
toutes les conséquences de la rupture utérine, et la laparotomie s'impose, comme dans le cas d'Albarran où
il y avait plaie par balle de l'utérus, avec le cordon
faisant hernie dans l'orifice de la plaie. Le ventre ouvert, il faut agir suivant les circonstances, mais le
plus souvent il est nécessaire d'extraire le fœtus par
section césarienne, suivie d'hystérectomie, pour ne pas
avoir à rechercher la réunion d'une plaie accidentelle
qui a des chances de n'être pas aseptique.

Parmi les traumatismes utérins directs, il faut ranger
le traumatisme des *rapports sexuels*, qui, même en dehors
de la grossesse, peut donner naissance à ces phénomènes
décrits autrefois par Gallard sous le nom de « métrite
balistique ». « Le traumatisme conjugal », suivant l'expression de Pinard, doit être rendu responsable d'un
grand nombre d'interruptions de grossesse, par les congestions et les contractions utérines qu'il provoque.

Traumatismes à distance. — Ce sont les traumatismes ne portant pas directement sur l'utérus. On voit,
à ce point de vue, les choses les plus étranges, telles
qu'une chute du cinquième étage n'entraînant pas l'interruption de la grossesse. Les traumatismes les plus
importants, accompagnés de fractures ou de luxations,
peuvent être subis par la femme enceinte sans provoquer
l'avortement ou l'accouchement prématuré. Le traitement de ces différents traumatismes n'est nullement
modifié ou entravé par l'état de grossesse.

Traumatismes chirurgicaux. — Diverses opérations chirurgicales peuvent avoir à être pratiquées au

cours de la grossesse. Elles présentent au point de vue de l'évolution de cette grossesse, des dangers d'autant plus grands qu'elles sont exécutées dans une région plus voisine de l'utérus, ou sur cet organe lui-même. Malgré ces dangers, on est arrivé dans ces dernières années à réussir, sans avortements, ni accouchements prématurés consécutifs, un assez grand nombre d'opérations abdominales, portant sur l'appendice, sur les trompes, sur les ovaires ou sur l'utérus lui-même.

Pinard a beaucoup insisté sur la nécessité de recourir dans ces circonstances à l'emploi de *la morphine,* non pas en cas d'accidents et de menaces d'avortement, mais à titre prophylactique. Il faut dans tous les cas, le jour de l'opération, et pendant les huit jours qui la suivent, pratiquer de parti pris, matin et soir, une injection sous-cutanée de un centigramme de chlorhydrate de morphine.

Par ce moyen on a pu impunément opérer nombre d'appendicites, de kystes de l'ovaire, etc.

Tout ce qui précède concerne les traumatismes chirurgicaux pendant la grossesse. Au moment de l'accouchement ou des suites de couches, les interventions chirurgicales dans les régions abdomino-génitales ne doivent être tentées qu'en cas d'urgence absolue, non seulement à cause des hémorragies qui peuvent provenir des vaisseaux dont le calibre est augmenté, mais aussi à cause des infections plus faciles dans une région moins résistante, en état de transformation et dont la circulation lymphatique augmentée multiplie les voies d'absorption.

En résumé, toutes les opérations sont devenues aujourd'hui possibles au cours de la grossesse, à condition de maintenir préventivement les opérées sous l'influence de la morphine. Mais il y a lieu de remettre, à deux ou trois mois après l'accouchement, les interventions dont les indications pourraient survenir au cours des suites de couches, s'il est possible de leur faire subir sans inconvénient ce retard.

CHAPITRE V

COMPLICATIONS MÉDICALES DE LA GROSSESSE

Sommaire. — 1º **Maladies du tube digestif, du foie et des reins** : Maladies de l'estomac, de l'intestin, du foie, des reins. — 2º **Maladies de l'appareil circulatoire** : Influence réciproque de la grossesse et des maladies du cœur, conduite à tenir, goitre exophtalmique. — 3º **Maladies de l'appareil respiratoire** : Laryngites, bronchites, pneumonie, pleurésie, tuberculose pulmonaire. — 4º **Maladies du système nerveux** : Névroses (hystérie, épilepsie), névralgies, tétanie, paralysies, maladies mentales. — 5º **Maladies de la nutrition** : Goutte, diabète, obésité. — 6º **Maladies infectieuses** : Considérations générales, fièvre typhoïde, choléra, rhumatisme, erysipèle, méningite cérébro-spinale, impaludisme. — 7º **Syphilis** : La syphilis de l'œuf, traitement. — 8º **Empoisonnements.**

Il est nécessaire dans ce chapitre de procéder à une revue de toute la pathologie interne, en étudiant, dans chaque maladie, les modifications que peut imprimer la grossesse à la maladie, et réciproquement la maladie à la grossesse.

A un point de vue général, on peut constater, d'une part, que la marche de la grossesse se trouve souvent interrompue dans les états fébriles graves, et il est manifeste, d'autre part, que la grossesse surajoutée à un état maladif quelconque crée un état de déchéance de l'organisme, lequel devient dans ces circonstances particulièrement moins résistant.

1° MALADIES DU TUBE DIGESTIF, DU FOIE, ET DES REINS

Maladies de l'estomac. — La grossesse chez les femmes atteintes de maladies d'estomac entraîne le plus souvent une accentuation des symptômes sur ce point faible de l'organisme. Les troubles gastriques, longtemps considérés comme manifestations pour ainsi dire normales et symptomatiques de la grossesse, doivent désormais être rangés parmi les phénomènes pathologiques. Toutefois il est naturel de comprendre que l'estomac, malade antérieurement à la grossesse, soit plus particulièrement affecté au cours de celle-ci. Quant au simple embarras gastrique, il mérite d'être traité, pendant la grossesse comme en dehors de la grossesse, par la diète, les purgatifs et le régime.

Maladies de l'intestin. — Les maladies de l'intestin : entérite, entéro-colite, sont en somme peu influencées par la grossesse et ont elles-mêmes peu d'action sur elle. Il y a lieu de noter pourtant l'influence souvent fâcheuse produite par la constipation de cause mécanique, résultant de la compression exercée par l'utérus sur l'intestin. Il est donc important de veiller, dans tous les cas, au fonctionnement régulier de l'intestin, par l'emploi de lavements tièdes et sans pression, de suppositoires, ou de laxatifs légers, qui sont assez bien supportés, même quand on est dans la nécessité d'y recourir d'une façon fréquente. Les inconvénients de cette dernière médication ne comptent pas à côté de ceux qui peuvent résulter du fonctionnement insuffisant de l'intestin. Les cachets de cascara à la dose de 0,25 ou de 0,50 centigrammes, deux ou trois fois par semaine sont très bien supportés pendant toute la grossesse.

Quant aux manifestations de l'appendicite, dont il a été question à propos des complications chirurgicales, on sait que l'état de grossesse aggrave considérablement le pronostic des accidents.

Maladies du foie. — *La colique hépatique* est un accident très fréquent pendant la puerpéralité. Elle se montre soit pendant la grossesse, soit pendant les suites de couches, soit au cours même de l'allaitement. La lithiase biliaire est vraisemblablement favorisée par le genre de vie sédentaire, le manque d'exercice souvent nécessaire pendant la puerpéralité, alors que l'alimentation reste copieuse et substantielle.

La colique se traite par la morphine comme en dehors de l'état puerpéral. Ce qu'il faut surtout, c'est prévenir le retour des accidents par un régime approprié.

La lithiase, assez fréquente pendant l'état puerpéral, ne frappe pas de préférence, ainsi qu'on l'a cru, les femmes qui allaitent, épargnant plutôt celles qui n'allaitent pas. Si la femme nourrit, il n'y a pas lieu de suspendre l'allaitement, autrement que d'une façon passagère pendant l'accès, quand la malade est sous l'influence de la morphine. Il est certain que le régime alimentaire spécial, imposé dans ces circonstances, peut ne pas favoriser une abondante production de lait, mais il suffit de recourir au besoin à l'allaitement mixte. Il n'y aucun bénéfice à tirer de la suppression définitive de l'allaitement.

Les ictères qui se montrent au cours de la puerpéralité ne présentent pas une physionomie très spéciale. Leur cause reste, comme d'ordinaire, le plus souvent inconnue, tout en dépendant fréquemment de la lithiase. On peut exceptionnellement se trouver en présence d'*ictère grave,* lequel prend dans ces circonstances une allure particulièrement maligne.

Maladies des reins. — La lithiase peut se manifester au niveau du rein au cours de la grossesse, mais avec beaucoup moins de fréquence que dans le foie. *La colique néphrétique* éclate pendant la grossesse ou les suites de couches, favorisée par le régime ou la sédentarité. Les phénomènes douloureux dans la région lombaire peuvent faire penser d'abord à des douleurs provenant de contractions utérines, mais leur unilatéralité doit mettre sur la voie du diagnostic réel. On peut aussi confondre avec la colique néphrétique les douleurs, parfois très vives, et du reste de même nature, qu'on observe dans la pyélonéphrite.

Les différentes formes de néphrite peuvent apparaître ou se trouver réveillées, et comme accentuées, au cours de la grossesse.

Les brightiques supportent assez mal les grossesses successives. Chez elles, les œdèmes vont en augmentant, et atteignent parfois, en particulier au niveau des organes génitaux, une intensité inquiétante, nécessitant dans le plus bref délai de nombreuses mouchetures afin d'éviter l'apparition du sphacèle. Le cœur, dans la région duquel on entend souvent un bruit de galop, est plus ou moins insuffisant, il s'hypertrophie et se dilate, la dyspnée peut devenir très intense. Il arrive, dans ces conditions, qu'on soit conduit à provoquer l'accouchement avant le terme de la grossesse. Ces brightiques se distinguent nettement des femmes présentant l'ensemble symptomatique décrit sous le nom d' « albuminurie gravidique », laquelle naît et disparaît avec la grossesse, ou seulement dans certains cas dès que le fœtus meurt. Ces dernières albuminuries sont passagères, et ne laissent généralement aucune trace.

Il y a lieu enfin de distinguer les brightiques « des urinaires », des femmes atteintes d'une suppuration du rein, de la vessie, ou de l'urètre, et qui sont albuminuriques parce qu'elles urinent du pus en plus ou moins grande abondance.

2º MALADIES DE L'APPAREIL CIRCULATOIRE

Influence réciproque de la grossesse et des maladies du cœur. — On a cru et enseigné longtemps que le cœur s'hypertrophiait du fait seul de la grossesse. Cette opinion s'appuyait sur des constatations faites dans des autopsies de femmes malades. On comprendrait difficilement, en effet, que la grossesse, phénomène physiologique, ait pour conséquence des lésions telles que l'hypertrophie ou la dégénérescence du cœur, du foie ou du rein.

On peut rechercher l'influence de la grossesse sur le cœur malade, et l'action de la maladie du cœur sur la marche de la grossesse.

On a étudié à ce point de vue les différentes lésions du cœur, afin de voir, d'une part, comment telle ou telle lésion agit sur la grossesse, et afin de savoir comment, d'autre part, la grossesse influence chaque lésion cardiaque.

Pinard enseigne qu'il importe surtout de voir comment les lésions sont compensées, et comment fonctionnent le foie et surtout, dans la circonstance, le rein. En envisageant les choses de la sorte, on voit des cardiaques, quel que soit le siège de leurs lésions, mitrales ou aortiques, mener très bien à terme, sans incidents, plusieurs grossesses, accouchements et même allaitements successifs. Pour d'autres, au contraire, la grossesse est pénible, l'accouchement difficile, l'allaitement impossible.

Pouliot réunissant les statistiques de Vinay, Démelin, Fellner, Champetier de Ribes chiffre à 7 ou 8 pour 100 le nombre des cardiaques présentant des accidents notables, et ces accidents se-

raient mortels dans 3o ou 4o pour 100 des cas. Porak avait antérieurement établi que le pronostic était particulièrement plus sérieux dans les affections mitrales.

Ces accidents sont généralement mal définis, et décrits sans ordre. La cardiaque peut avoir des avortements ou des accouchements prématurés, d'autre part
elle peut présenter des troubles cardio-pulmonaires,
prenant la physionomie de l'œdème aigu du poumon,
ou l'aspect banal de l'asystolie.

L'avortement ou l'accouchement prématuré peuvent
s'observer au cours des maladies du cœur et être imputés à ces affections. Pour Pinard, le placenta prend
dans ces circonstances un aspect particulier, il est tantôt très congestionné, tantôt infiltré, comme œdémateux ; c'est le placenta cardiaque. Il est difficile d'établir le mécanisme exact par lequel s'accomplit cette
interruption de la grossesse.

Les accidents cardio-pulmonaires arrivent parfois à
donner lieu à un ensemble symptomatique des plus inquiétants. Les crises *d'œdème aigu du poumon* surviennent aux différentes époques de la grossesse, mais
plus particulièrement près du terme. D'autres fois il
s'agit d'une véritable crise *d'asystolie*. On voit se produire aussi *la mort subite,* surtout par embolie.

Vaquez et Millet ont cherché à démontrer que le cœur malade
ne s'hypertrophiait pas au cours de la grossesse, mais qu'il subissait surtout de la dilatation, et qu'on observait alors dans le
myocarde des cellules musculaires à striations exagérées, ainsi
que des apoplexies plus ou moins nombreuses.

Mais ces différents accidents sont exceptionnels et
l'on a renoncé à la formule, trop longtemps classique,
de Peter interdisant à toute cardiaque, le mariage, la
maternité et l'allaitement.

Ces interdictions ont été reconnues très souvent non

justifiées, en particulier lorsqu'on se trouve en présence de lésions bien compensées, et surtout aussi lorsque le foie et les reins fonctionnent d'une façon suffisante.

Conduite à tenir. — La cardiaque peut, le plus souvent, se marier, avoir des enfants, et une fois mère allaiter. Telle est la formule à substituer à celle qu'indiqua Peter. Il faut toutefois compter avec un organisme plus fragile et plus sensible au surmenage de la puerpéralité.

Pendant la grossesse, il faut surveiller d'une façon particulièrement attentive le fonctionnement des reins, et conseiller l'alimentation la moins toxique possible. Sans recourir au régime lacté absolu, réservé aux cas graves, il est bon de donner un régime fait surtout de laitage, de légumes et de compotes, régime dans lequel la viande sera supprimée ou prise en très petite quantité. On conseillera en outre d'éviter toute fatigue, tout surmenage.

L'asystolie se produit surtout dans les derniers mois de la grossesse. Dans ces cas, il faut d'abord pratiquer une saignée de 300 à 500 grammes, administrer de l'oxygène, et, avant que les accidents deviennent trop menaçants, provoquer l'accouchement le plus rapidement possible.

J'ai eu occasion en 1890, de placer un ballon Champetier de Ribes, chez une cardiaque mourante, et d'obtenir par ce moyen en trois heures, chez cette femme qui ne présentait aucun signe de travail, la terminaison de l'accouchement et la délivrance.

Si la femme succombe avant qu'on ait eu le temps d'intervenir, il faut immédiatement, si l'enfant est vivant, pratiquer la césarienne post mortem.

Pendant le travail, on peut se trouver dans la nécessité d'accélérer la dilatation, soit au moyen du ballon, soit, à défaut de cet instrument, en procédant à la dilatation manuelle.

Il est inutile de soumettre la cardiaque aux efforts de la période d'expulsion, il est préférable dans ces circonstances de pratiquer une application de forceps.

Les suites de couches et l'allaitement se passent d'ordinaire sans aucune particularité. Les femmes présentent après l'accouchement une véritable détente et un grand soulagement. L'allaitement peut se faire dans des conditions tout à fait régulières et normales.

Goitre exophtalmique. — Cette affection présente, d'après Pinard, un rapport étiologique avec les phénomènes de l'ovulation. Charcot, Aran et Trousseau avaient aussi noté l'absence des règles chez les femmes présentant le syndrome en question.

Les observations de grossesse dans ces cas indiquent généralement une amélioration de l'affection. La grossesse, l'accouchement et l'allaitement sont très bien supportés.

3° MALADIES DE L'APPAREIL RESPIRATOIRE

Laryngites, bronchites. — Les affections aiguës du larynx et des bronches ne présentent pas une allure spéciale pendant la grossesse. Les efforts de toux répétés ne paraissent pas exercer, comme on pourrait s'y attendre, une influence fâcheuse. Le traitement de ces affections ne comporte aucune indication particulière. On peut, comme d'habitude, conseiller une médication calmante et l'usage de boissons chaudes.

Pneumonie. — La pneumonie au cours de la grossesse est une complication grave, et par la fièvre qu'elle occasionne, et par l'infection pneumococcique qui est transmissible au fœtus. La pneumonie peut avoir pour conséquences la transmission de la maladie à l'enfant et l'interruption de la grossesse.

Pleurésie. — La pleurésie avec épanchement expose, au cours de la grossesse, à une exagération des phénomènes dyspnéiques, et à toutes les conséquences occasionnées par les phénomènes fébriles qui l'accompagnent.

Tuberculose pulmonaire. — La grossesse peut survenir chez une tuberculeuse, à quelque degré de la maladie qu'elle se trouve, et évoluer jusqu'au terme normal. Il n'est pas démontré que le surmenage de la grossesse aggrave d'une façon sensible les lésions pulmonaires, mais il n'est pas rare d'assister à une recrudescence des symptômes après l'accouchement.

D'après les recherches de Kania, ni la grossesse, ni l'accouchement, ni l'allaitement ne semblent favoriser l'éclosion de la tuberculose chez une femme paraissant prédisposée à cette affection.

L'accouchement ne présente rien de particulier chez les tuberculeuses.

En ce qui concerne la transmission héréditaire de l'affection, elle a pu être notée chez quelques enfants mort-nés ou ayant succombé peu après leur naissance. On a même décrit une tuberculose placentaire. A. Herrgott a obtenu une inoculation positive avec du liquide amniotique recueilli chez une femme atteinte de granulie. D'autre part, Aviragnet a transmis expérimentalement la tuberculose par des inoculations d'organes fœtaux et de placentas en apparence sains, mais provenant de mères tuberculeuses.

Au point de vue de l'*allaitement,* la contre-indication est formelle et absolue, même dans les degrés les plus légers de la maladie, autant pour ne pas imposer à la mère les fatigues de l'allaitement, que pour éviter à l'enfant la possibilité d'une contagion par le lait. Il y a de plus intérêt, en pareille circonstance, à empêcher l'enfant de vivre auprès de sa mère, surtout dans la même chambre ; il faut le placer loin de son souffle, de ses caresses et de son contact.

4° MALADIES DU SYSTÈME NERVEUX

Au cours de la grossesse, on peut observer les différentes névroses, des névralgies, des paralysies, des troubles mentaux.

Névroses. — *L'hystérie* et l'*épilepsie* paraissent subir une détente et une amélioration, dans la plupart des cas, pendant la grossesse, les suites de couches et l'allaitement. Les manifestations de ces maladies peuvent se montrer à nouveau après la cessation de l'état puerpéral, mais il est commun de voir une épileptique, ou une hystérique ne pas avoir de crises au cours de ses grossesses.

La chorée persiste généralement pendant la grossesse, elle peut aussi naître pendant l'évolution de celle-ci. La chorée dite gravidique ne comporte pas un pronostic menaçant, ni pour la mère, ni pour l'enfant. Malgré des symptômes plus ou moins accentués, la grossesse évolue jusqu'à terme, et les suites de couches ainsi que l'allaitement peuvent n'être marqués par aucun incident. La chorée disparaît quelquefois avec la fin de la grossesse pour reparaître lors de grossesses ultérieures.

On peut, au point de vue du traitement, obtenir des améliorations très marquées, d'après Joffroy, par l'administration de doses de chloral progressivement élevées, jusqu'aux environs d'une dizaine de grammes par jour, doses qui sont bien supportées, même d'une façon continue, lorsque la tolérance est acquise.

Névralgies. — Il n'est pas rare d'observer pendant la grossesse diverses névralgies, en particulier sur le trajet des nerfs abdominaux, lesquels subissent des compressions plus ou moins marquées de la part de l'utérus gravide. Ces compressions sont surtout accentuées au niveau du bassin. Ces névralgies sont peu modifiées par les médications calmantes, elles durent généralement tant que persiste la compression dont elles dépendent.

Tétanie. — La tétanie apparaît, mais très rarement, soit au cours de la grossesse, soit au moment du travail, soit au cours de l'allaitement, sous des influences pathogéniques jusqu'ici mal déterminées. On a voulu récemment mettre cette affection sur le compte d'une insuffisance des organes thyroïdiens ou para-thyroïdiens.

Paralysies. — En dehors des paralysies hystériques, il peut se produire pendant la puerpéralité, mais très exceptionnellement, des paralysies consécutives à des hémorragies des centres nerveux. Ces paralysies ne comportent rien de spécial au point de vue de l'évolution de la grossesse, du pronostic de l'accouchement ou des suites de couches. Il y a lieu de distinguer ces complications des névrites puerpérales, imputables à l'auto-intoxication (voir MALADIES GRAVIDIQUES GÉNÉRALES).

Maladies mentales. — Divers troubles mentaux peuvent se montrer au cours de la puerpéralité, pendant la grossesse et surtout pendant les suites de couches. *La manie puerpérale* fait le plus souvent son apparition dans les jours qui suivent l'accouchement, se manifestant d'ordinaire par un délire à idées mystiques et religieuses.

Dans la plupart des cas de ce genre, on retrouve un terrain favorable à la production de ces troubles, une hérédité nerveuse plus ou moins chargée. Fréquemment aussi ces troubles mentaux peuvent être imputés à des auto-intoxications, et se trouver améliorés par le régime lacté, le régime végétarien et les purgatifs.

5° MALADIES DE LA NUTRITION, GOUTTE, DIABÈTE, OBÉSITÉ

Goutte. — Les manifestations articulaires de la goutte sont exceptionnelles chez la femme dans sa période d'activité génitale. Les autres manifestations de cette maladie, telles que la migraine, les crises hémorroïdales, paraissent plutôt atténuées pendant la puerpéralité.

Diabète. — *La glycosurie* s'observe très fréquemment chez les femmes enceintes et chez les nourrices. Lorsque cette glycosurie reste dans les limites de 4 à 5 grammes de sucre par litre, elle peut ne pas être prise en considération, et n'exige ni régime, ni traitement spécial.

Le diabète avec ses symptômes habituels : glycosurie plus ou moins importante, boulimie, soif vive, prurit génital, etc., ne s'observe que très exceptionnellement chez les femmes dans l'état puerpéral. Le diabète n'affecte le plus souvent que des femmes ayant dépassé l'âge d'avoir des enfants. Toutefois si la grossesse survient chez une diabétique, elle constitue un surmenage sérieux, et la femme se trouve en état de moindre résistance vis-à-vis des dangers d'infection, lors de l'accouchement. Le pronostic est d'ordinaire considéré comme très grave autant pour la mère que pour l'enfant.

Dans un certain nombre de cas, on a noté la coïncidence du diabète avec l'exagération dans la quantité du liquide amniotique et avec l'hydrocéphalie fœtale.

Obésité. — Il est fréquent de voir la puerpéralité entraîner une augmentation d'embonpoint à cause du manque d'exercice et de l'excès de l'alimentation. Il faut chez les femmes présentant des tendances à un ralentissement de la nutrition, régler le régime de telle façon qu'il n'aboutisse à aucune exagération.

6°. MALADIES INFECTIEUSES

Les fièvres éruptives, la fièvre typhoïde, l'érysipèle, la méningite cérébro-spinale, le choléra, le rhumatisme articulaire, l'impaludisme, se montrent parfois au cours de la puerpéralité et peuvent influer sur elle, alors qu'elle-même complique à son tour d'une façon notable ces différentes maladies.

Considérations générales. — Il y a lieu de noter d'une part, l'influence de la fièvre sur la marche de la grossesse, d'autre part, l'influence de la grossesse sur la marche de l'infection, et enfin la possibilité de la transmission de la maladie au fœtus *in utero.*

Influence de la fièvre. — Très souvent l'avortement se produit lorsque il y a une fièvre élevée, tant soit peu persistante. Dans ces circonstances l'utérus entre en contraction, sans que l'on connaisse la cause exacte de cette mise en train du travail. Toutefois la grossesse peut dans certains cas continuer à évoluer.

Influence de l'état puerpéral. — On a constaté, tant au point de vue expérimental qu'au point de vue clinique, une moindre résistance de l'organisme aux infections pendant tout le cours de la puerpéralité.

Transmission des infections de la mère au fœtus. — Les infections peuvent se transmettre de la mère au fœtus. Mais, ainsi que l'a démontré Chambrelent, le passage des microbes à travers le placenta se fait d'une façon inconstante, sans que l'on connaisse les raisons réelles de cette inconstance. Malvoz a émis l'hypothèse que le passage des microbes ne pouvait s'effectuer qu'à la faveur d'une lésion placentaire. Ce qu'on sait de l'anatomie et de la physiologie placentaire cadre avec cette hypothèse.

Il n'y a pas, en effet, dans le placenta de communication entre les deux circulations de la mère et du fœtus. Les poisons solubles peuvent passer par osmose de l'une dans l'autre. Porak, puis Catholineau, ont étudié ce passage. Mais on ne peut comprendre le passage des microbes que par une effraction vasculaire, si minime soit-elle, ou par diapédèse, c'est-à-dire, par infiltration entre les éléments cellulaires de la paroi des vaisseaux.

Fièvres éruptives. — *La rougeole,* maladie du

jeune âge, est exceptionnelle au cours de la puerpéralité, elle passe pour ne point créer dans ces cas d'immunité pour l'enfant. Le pronostic ne mériterait d'être pris en considération que si la maladie survenait à une époque avancée de la grossesse ou au cours du travail.

La variole affecte une allure particulièrement grave au cours de la grossesse, le fœtus prend la maladie, à laquelle il se montre désormais réfractaire, ainsi qu'à la vaccine. Roger et Weill auraient constaté la présence de leurs « corpuscules » spécifiques dans le sang de la mère, le sang du fœtus et le liquide amniotique. On a pu observer chez certains nouveau-nés des cicatrices de pustules varioliques, ou l'éruption caractéristique.

La scarlatine est rare pendant la grossesse, les femmes passent pour présenter pendant cette période une sorte d'immunité vis-à-vis de cette affection, qui a été considérée, au contraire, comme très fréquente chez les nouvelles accouchées, si bien qu'on est en droit de se demander s'il ne s'agit pas, dans un certain nombre de ces cas, d'éruptions scarlatiniformes sous la dépendance d'infections puerpérales méconnues, plutôt que de vraies scarlatines.

Fièvre typhoïde. — La fièvre typhoïde au cours de la grossesse affecte souvent une allure grave. Dans la majorité des cas, on voit se produire l'avortement ou l'accouchement prématuré.

Pendant les suites de couches, le diagnostic avec l'infection puerpérale sera des plus difficiles, et il sera bon en cas de difficultés de recourir au séro-diagnostic de Widal.

Choléra. — Dans les épidémies de choléra les femmes enceintes ont été particulièrement frappées et d'une façon spécialement grave.

Rhumatisme articulaire aigu. — Les manifestations du rhumatisme, sous toutes ses formes : aiguës, subaiguës et chroniques, peuvent être observées au cours de la puerpéralité. La médication salicylée doit être prescrite, bien qu'au cours de l'allaitement on puisse retrouver des traces de ce médicament dans les urines du nourrisson, même quand le salicylate a été prescrit en applications externes. Quant au rhumatisme dit puerpéral, pour Bégouin, Bar, Fieux, Fruhinsholz il n'est le plus souvent que de l'arthrite blennorhagique.

Érysipèle. — L'érysipèle peut évoluer sans incidents au cours de la grossesse. Il constitue néanmoins un gros danger comme toute streptococcie, s'il survient au moment du travail. Le fœtus peut n'être pas indemne. Nous avons pu noter, Widal et moi, la transmission intra-utérine du streptocoque de la mère au fœtus.

Méningite cérébro-spinale. — Ces méningites sont très rares au cours de la grossesse, mais comportent une exceptionnelle gravité. Les 15 cas réunis par Commandeur se sont terminés par la mort.

La céphalée, les convulsions, le coma font penser à l'éclampsie. La fièvre constante et l'examen après ponction lombaire du liquide céphalo-rachidien doivent permettre d'établir le diagnostic de méningite.

Impaludisme. — Les différentes formes d'impaludisme s'obvervent au cours de la grossesse. Les élévations de température peuvent s'accompagner de contractions utérines et d'avortement, mais il arrive aussi que la grossesse continue son cours normal. Ainsi que l'a fait remarquer Oui, les femmes peuvent sans inconvénient prendre les doses nécessaires de quinine, sans que, pendant la grossesse, cette substance manifeste sur l'utérus l'action excitante qu'on lui a attribuée.

7° SYPHILIS

La syphilis agit d'une façon presque constante sur

le produit de conception, mais c'est en vain qu'on a essayé d'établir des distinctions entre l'influence spéciale de la syphilis paternelle ou maternelle, ou à la fois paternelle et maternelle.

La syphilis de l'œuf. — L'action de la syphilis sur l'œuf se manifeste avec d'autant plus d'intensité que la maladie se trouve, chez l'un ou chez les deux parents, dans les premières périodes de son évolution. Cette action s'atténue sous l'influence du temps et du traitement. Toutefois le produit semble échapper à l'infection quand la syphilis est contractée par la mère au cours de la grossesse, dans un temps éloigné de la conception.

Inversement, il n'est pas rare de voir une femme mettre au monde un enfant syphilitique, alors qu'elle ne présente et prétend n'avoir jamais présenté elle-même aucun accident. Cette femme est dans un état spécial. Il est possible, bien qu'elle n'ait eu ni accident primitif apparent, ni accidents secondaires, qu'elle présente dans l'avenir des accidents tertiaires. Ce n'est pas tout. Cette femme saine d'apparence peut impunément, sans être contaminée, allaiter son enfant, même s'il présente des lésions ulcéreuses de la bouche. C'est *la loi de Baumès* appelée aussi *loi de Colles.*

Il s'agit là chez la mère, il faut bien le reconnaître, d'une syphilis un peu particulière, qu'on a désignée sous le nom de *syphilis conceptionnelle,* en supposant qu'elle ait été transmise dans l'utérus du fœtus à la mère, sans accident primitif, et qu'elle soit, suivant l'expression de Fournier, décapitée.

On peut objecter à cette manière de voir que l'accident primitif a pu siéger dans les parties profondes, passer inaperçu. Mais la femme n'en présente pas moins, dans les circonstances indiquées, une syphilis véritablement particulière, dans son évolution et dans ses manifestations.

La syphilis peut se manifester sur le produit de conception par la fonte de l'œuf et la formation d'un œuf clair, — elle peut entraîner la mort ou des lésions du fœtus, — des lésions placentaires, — enfin l'interruption de la grossesse.

OEuf clair. — On désigne sous ce nom l'œuf en dissolution, expulsé dans les premiers mois de la grossesse. D'autres causes peuvent aboutir à la mort et à la dissolution d'un œuf jeune, mais la répétition de cet accident doit faire penser à la syphilis, et commander le traitement spécifique.

Fœtus syphilitique. — Très souvent le fœtus, issu de parents syphilitiques, naît *mort et macéré*. La syphilis mérite d'être considérée comme la cause la plus fréquente de mort du fœtus au cours de la grossesse.

La mort subite de l'enfant s'observe assez fréquemment dans les jours ou les semaines qui suivent la naissance, alors que rien dans l'état du nouveau-né ne permettait de prévoir pareille terminaison.

D'autres fois l'enfant présente du *pemphigus*, siégeant sur la paume des mains ou sur la plante des pieds. Ces lésions sont considérées comme caractéristiques.

Ce n'est que plus tardivement que l'on voit apparaître chez le nouveau-né des *lésions ulcéreuses* de la bouche ou de l'anus, *le coryza*, et *l'onyxis*.

Tous ces accidents s'observent généralement chez des fœtus normalement développés, souvent gros, et même très gros. Les enfants maigrissent et ne subissent de la déchéance qu'un certain temps après l'apparition des accidents. Ce n'est qu'à ce moment qu'ils prennent l'aspect classique de « petits vieux », et qu'ils manifestent, comme l'a dit Fournier, leur « inaptitude à la vie ».

A l'autopsie des fœtus ou des nouveau-nés syphilitiques on a trouvé dans le foie des lésions granuleuses, qui ont été comparées à des grains de semoule, parfois aussi cet organe, par sa coloration et sa dureté, rappelle, suivant une comparaison classique, l'aspect de « la pierre à fusil ». Du côté de la rate on note une hypertrophie plus ou moins marquée, parfois très considérable. Mais chez les gros enfants mourant subitement dans les premiers jours de la vie, on ne trouvait, jusque dans ces derniers temps, aucune lésion permettant d'expliquer la brutalité et la violence des accidents, on ne pouvait que soupçonner un empoisonnement général dont on ignorait l'agent producteur :

Depuis la découverte récente par Schaudinn et Hoffmann du « spirochæte pallida », comme agent pathogène de la syphilis, on a cherché à préciser l'anatomie pathologique de la syphilis héréditaire. C. Levaditi a pu démontrer que le foie du fœtus pouvait être véritablement farci de spirochètes (1). Ces spirochètes ont été retrouvés dans le placenta. Levaditi et moi avons eu occasion de le rencontrer et de le figurer même dans les parties maternelles de cet organe, chez une femme accouchée d'un fœtus syphilitique, alors qu'elle-même n'avait jamais présenté aucun accident spécifique.

La réaction de Wassermann n'a pas encore donné de résultats applicables à la pratique. Lorsqu'elle est positive c'est un signe de syphilis, mais elle peut être négative chez un sujet infecté.

Les résultats obtenus par Bar et Donnay au cours de la puerpéralité chez les femmes et les enfants, n'ont été le plus souvent positifs que dans les cas où au point de vue clinique la syphilis ne paraissait pas douteuse.

Le placenta syphilitique. — Le placenta de l'œuf syphilitique peut présenter des caractères qui lui donnent une physionomie particulière.

Macroscopiquement, le placenta syphilitique est volumineux, lourd, par rapport au poids du fœtus.

Au lieu de 5oo grammes, poids habituel, le placenta peut atteindre 700, 8oo grammes, ou même dans

---

(1) D'après les constatations de Levaditi, le spirochète pénètre dans l'intérieur même des cellules hépatiques. Cette pénétration intra-cellulaire permettait déjà de supposer un mécanisme analogue dans la transmission paternelle de la maladie ; depuis, le même auteur, en collaboration avec Sauvage, vient de découvrir le spirochète dans l'ovule chez un nouveau-né.

certains cas dépasser 1 000 grammes. Sous l'inspiration de Pinard, plusieurs travaux ont été faits à la clinique Baudelocque pour établir la fréquence et le degré de la disproportion entre le poids du fœtus et celui du placenta qui accompagne les nouveau-nés syphilitiques. Dans ce service, l'allaitement par nourrice est interdit chaque fois que le placenta est trouvé lourd par rapport au poids du fœtus. Ces placentas lourds sont épais, volumineux, à cotylédons saillants, séparés par des sillons profonds. Ils sont particulièrement friables, et, sur la coupe, ils montrent une substance mollasse, pâle, rappelant, suivant une comparaison exacte, l'aspect de la « chair à saucisses ».

Au point de vue histologique on a voulu donner comme caractéristique du placenta syphilitique l'épaississement des villosités, correspondant à une abondante prolifération cellulaire.

Avortement syphilitique. — L'avortement se produit, d'une façon très fréquente, à certaines périodes actives de la syphilis. Cet avortement ou expulsion prématurée est toujours précédé de la mort du fœtus. Il n'est pas rare d'observer chez une même femme une série d'avortements avec produits morts et macérés (mort habituelle du fœtus, a-t-on dit pendant longtemps).

Ces interruptions de grossesse se font suivant un rythme particulier, elles se produisent de plus en plus tard, à des époques de plus en plus rapprochées du terme naturel. Puis, sous l'influence du temps ou du traitement, la femme finit par accoucher à terme d'enfants malades, mais vivants, puis finalement d'enfants vivants et bien portants (1).

____

(1) Malgré l'action incontestable du temps et du traitement sur l'atténuation des effets de la syphilis, il faut toujours redouter la possibilité d'un réveil ou de nouvelles poussées de la maladie au moment d'une

Les avortements successifs se font aussi de plus en plus tard dans les cas de malformations utérines. Mais dans ces circonstances, à l'encontre de ce qu'on observe pour les syphilitiques, les enfants naissent vivants.

Traitement. — Il est essentiel qu'il s'adresse aux trois intéressés : le père, la mère, l'enfant.

Le traitement du père est indispensable avant la procréation.

Les syphiligraphes ont jusqu'ici enseigné de n'autoriser le syphilitique à procréer que 5 ans après le début des accidents, et après 5 ans de traitement. L'expérience a démontré que, en obéissant à cette formule sans autres précautions, on peut voir l'action de la syphilis se manifester sur le produit de conception.

Pinard recommande que le père, chaque fois qu'il veut procréer, suive, pendant six mois avant la procréation, le traitement suivant :

Bi-iodure de mercure. . . .	0,10 centigr.
Iodure de potassium.. . . .	10 grammes
Eau distillée de menthe.. . .	50 —
Eau distillée.	250 —

Une cuillerée à soupe au milieu du repas de midi, une autre au repas du soir.

Ce traitement ne doit pas subir d'interruption, à moins d'intolérance stomacale. Dans ce cas, il suffit de le suspendre pendant une huitaine de jours.

Le traitement de la mère est le même ; toutefois, si c'est le père seul qui est syphilitique, le traitement ne doit être commencé qu'au moment de la grossesse, et continué pendant toute la durée de celle-ci. Le traitement ci-dessus indiqué présente le grand avantage de pouvoir être toléré longtemps. On peut le prescrire

grossesse. On verra à propos du traitement combien il est important de préparer les deux procréateurs par un traitement approprié, et cela six mois avant la conception, suivant les délais demandés par Pinard.

sans autres arrêts que ceux qui seront imposés par l'intolérance de l'estomac.

Le traitement de l'enfant ne doit être institué que lors de l'apparition des accidents syphilitiques. Les frictions mercurielles quotidiennes sur une région tous les jours différente, avec « gros comme un pois » d'onguent mercuriel, présentent l'avantage de ne pas mettre à l'épreuve la susceptibilité de l'estomac et de l'intestin du nourrisson. Toutefois la liqueur de Van Swieten, à la dose d'une demi-cuillerée à une cuillère à café par jour, répartie en plusieurs prises dans un peu de lait, est très bien supportée.

En somme, le traitement, suivant l'expression de Pinard, doit être dirigé sur l'espèce avant d'être entrepris sur l'individu, il doit commencer chez le père et chez la mère six mois avant la procréation, — chez la mère, il doit durer de la conception à l'accouchement, — chez l'enfant, il faut l'instituer dès qu'apparaissent les accidents. Pour ce dernier, on peut se demander avec Sauvage et Levaditi, s'il n'y aurait pas intérêt à prescrire un traitement prophylactique, dans les cas où le père et la mère n'ont pas été traités dans les périodes indiquées.

8° EMPOISONNEMENTS

On peut distinguer l'action sur la grossesse des empoisonnements aigus et celle des empoisonnements chroniques.

Empoisonnements aigus. — Les substances solubles passent à travers le placenta des humeurs de la mère dans l'organisme fœtal, et peuvent se retrouver dans les organes ou dans les urines du fœtus avec plus ou moins de rapidité. Gusserow, Féhling, Porak, ont étudié le passage de diverses substances médica-

menteuses à travers le placenta. Il semble que les médicaments, absorbés par la mère à dose thérapeutique,
n'exercent pas, d'une façon générale, une action nocive sur le fœtus. On cite même des exemples dans
lesquels le fœtus n'aurait pas été influencé par des
doses assez considérables de morphine que la mère
s'injectait quotidiennement. Néanmoins, comme on
ignore les lois exactes du passage des substances solubles dans l'organisme fœtal, il convient de ne pres·
crire qu'avec réserve les médicaments toxiques pendant la grossesse, comme du reste, pendant l'allaitement.

Empoisonnements chroniques. — Les plus
communs parmi ces empoisonnements sont produits
par l'oxyde de carbone, le plomb, le tabac, le mercure,
le sulfure de carbone.

Les femmes qui, par leur profession, sont quotidiennement en contact avec ces substances, et qui souvent travaillent dans des locaux mal aérés, arrivent à
s'intoxiquer d'une façon lente et continue. On a attribué à l'action de ces différents poisons un certain nombre d'avortements, d'accouchements prématurés, de
mort du fœtus, ou de maladies du nouveau-né. Il est
naturel, en effet, qu'une intoxication de la mère puisse
retentir sur l'état du produit de conception, et cela a
été vérifié au point de vue expérimental. Mais au point
de vue clinique, on a eu le tort d'attribuer des interruptions de grossesse à une intoxication maternelle,
ou même seulement paternelle, ce qui est plus extraordinaire, sans tenir un compte exact des causes banales qui peuvent provoquer ces accidents en dehors de
toute intoxication, comme la syphilis, le placenta prævia, l'albuminurie, sans parler d'une intoxication, souvent surajoutée aux autres, comme l'alcoolisme.

CHAPITRE VI

INTERRUPTION ACCIDENTELLE DE LA GROSSESSE

Sommaire. — 1° **Mort du fœtus « état de rétention »** : Modifications de l'œuf mort, signes, diagnostic, traitement. — 2° **L'avortement** : Causes, description, traitement. — 3° **L'accouchement prématuré** : Causes, description, le prématuré, la couveuse et le gavage.

La grossesse se trouve interrompue par la mort de l'œuf qui peut ensuite être retenu ou expulsé.

Quand l'œuf mort reste un certain temps retenu dans la cavité utérine, la femme n'est plus alors, à véritablement parler, en état de grossesse, mais, suivant l'expression de Pinard, en « état de rétention ». Cet état de rétention dure plus ou moins longtemps et se termine par l'expulsion de l'œuf, qui, suivant l'époque à laquelle elle se produit s'appelle « avortement » ou « accouchement prématuré ». Il est convenu de désigner sous le nom d'avortement l'expulsion de l'œuf se faisant avant que six mois se soient écoulés depuis les dernières règles. Au delà de ce terme, l'expulsion du produit de conception, se faisant avant la fin du neuvième mois après les règles, est désignée sous le nom d'accouchement prématuré.

1° MORT DU FŒTUS, « ÉTAT DE RÉTENTION »

La mort du fœtus dans la cavité utérine entraîne certaines modifications de l'œuf, l'apparition de nouveaux symptômes, et nécessite une conduite particulière. Il existe donc un ensemble de phénomènes utilement groupés sous le nom d' « état de rétention ».

Modifications de l'œuf mort. — Il y a lieu d'étudier d'une part les modifications qui portent sur le fœtus, d'autre part celles qu'on observe sur l'œuf lui-même.

Modifications fœtales ou embryonnaires. — Le produit de conception retenu dans la cavité utérine subit, après sa mort, une des quatre transformations suivantes: la dissolution, la momification, la macération, la putréfaction.

La dissolution est la fonte de l'embryon. Le contenu de l'œuf devient entièrement liquide, on dit qu'il s'agit d'un « œuf clair ». La dissolution ne se produit que dans les premières semaines de la grossesse, alors que l'embryon est encore composé d'une forte proportion de parties aqueuses.

La momification s'observe très exceptionnellement, elle se produit vers le deuxième ou le troisième mois de la grossesse, avant l'apparition du tissu adipeux dans les tissus de l'embryon. On sait qu'au quatrième mois de la grossesse l'embryon change de qualification, et prend désormais le nom de fœtus.

La macération est la modification la plus fréquemment observée. On trouve alors une infiltration de tous les tissus, portant aussi bien sur les téguments que sur les viscères. Tout le cadavre est flasque, le crâne déformé et ramolli n'offre plus aucune consistance, les os chevauchent les uns sur les autres. La peau présente un aspect tout à fait caractéristique : elle est couverte de larges phlyctènes, d'où s'échappe un liquide séro-sanguinolent laissant à nu un derme rouge et suintant. C'est, suivant l'expression classique, le « fœtus sanguinolentus ».

La putréfaction du fœtus ne se produit que si l'œuf est ouvert. Aussi longtemps que les membranes sont intactes, la putréfaction ne peut pas se produire (1).

Quand les membranes sont rompues, l'air arrive au contact du fœtus mort, qui se décompose rapidement dans un milieu chaud

---

(1) Dans la grossesse extra utérine l'infection de l'œuf peut se produire dans le kyste fœtal, même alors que celui-ci n'est pas rompu. On suppose que les microbes de l'intestin s'infiltrent à travers les adhérences développées entre la paroi intestinale et le kyste fœtal.

et humide très favorable à la pullulation des microbes de la putréfaction.

On voit quelquefois se produire une accumulation de gaz dans
la cavité utérine, constituant *la physométrie*. Il arrive alors que
les gaz septiques s'infiltrent dans la paroi utérine, ou même sous
le péritoine, donnant lieu à des péritonites très graves. L'infiltration gazeuse se manifeste aussi dans les tissus du fœtus mort, le
déformant, l'augmentant de volume, au point d'entraîner une véritable dystocie, consécutive à la putréfaction.

Modifications ovulaires. — Ces modifications sont à
considérer sur les différentes parties de l'œuf : le placenta et les membranes, le liquide amniotique.

Le placenta et les membranes après la mort du fœtus
sont ternis, décolorés, comme flétris. Le placenta contient moins de sang. Au point de vue histologique, on
constate dans la partie fœtale du placenta une diminution notable de l'affinité pour les matières colorantes, les
éléments sont comme flasques et déformés. Au contraire
les parties maternelles de l'œuf (caduque pariétale ou
expansions de la caduque intra-parlementaire) sont vivantes, conservent toute leur fermeté et leurs adhérences,
et l'on comprend que la caduque reste retenue dans la
cavité utérine après l'expulsion prématurée de l'œuf.

Le liquide est clair quand, dans les premiers mois de
la grossesse, il tient en dissolution l'embryon. Il est
rouge foncé, comme chocolaté, quand il baigne un fœtus
macéré. Ce liquide se résorbe en grande partie. Aussi la
poche d'eau est-elle flasque au cours de l'accouchement
prématuré avec enfant mort, elle ne se gonfle que d'une
façon peu marquée au moment de la contraction, dilate
mal le col et forme ces poches en « sablier » qui peuvent envahir tout le vagin. Il arrive dans ces cas qu'on
suppose la dilatation complète et qu'on rompe artificiellement les membranes, alors que l'orifice du col
est encore peu dilaté.

Signes. — Après la mort de l'œuf, la rétention peut être plus ou moins prolongée. Bien que la suppression des règles soit persistante, les signes antérieurs de grossesse présentent certaines modifications. La cessation des mouvements du fœtus est un des premiers symptômes qui frappe l'attention.

Toutefois la femme, ayant antérieurement senti remuer, peut se tromper et croire que ces mouvements n'ont pas complètement disparu. Ce sont des *mouvements de déplacement* qu'elle éprouve, elle a la sensation d'un corps qui se déplace dans son ventre et tombe sur le côté où elle se couche.

Si on pratique l'examen, on se trouve en présence de signes qui, considérés en particulier, peuvent ne pas être caractéristiques, mais dont la réunion permet le diagnostic de mort du fœtus.

Palper. — Si le fœtus a succombé depuis un certain temps, l'utérus est diminué de volume par suite de la résorption du liquide amniotique et de l'arrêt de développement, du ramollissement ou de la dissolution du produit de conception. Lorsque le fœtus est macéré, on sent ses différentes parties plus molles, sans résistance. On peut, en déprimant sa tête obtenir un signe pathognomonique, *la crépitation osseuse*, résultant du frottement osseux au niveau des sutures crâniennes.

Auscultation. — On ne perçoit évidemment, quand le fœtus est mort, ni chocs, ni mouvements, ni bruits du cœur. Mais quand on constate ce silence, il est prudent de ne pas se hâter de conclure à la mort du fœtus.

Dans un concours, le jury et un candidat furent unanimes à diagnostiquer ainsi la mort d'un fœtus que l'on trouva vivant un mois plus tard.

Toucher. — Le toucher ne permet guère de constater que la mollesse générale de l'utérus, et, au cours du travail, la flaccidité de la poche des eaux, qui prend la forme en sablier, en bissac ou en boudin.

Examen des seins. — Il se produit après la mort du fœtus une *montée laiteuse* très nette.

A la pression on fait sourdre du mamelon un liquide blanc laiteux, ou jaunâtre épais, très différent du colostrum gris clair que l'on observe généralement pendant la grossesse normale. Cette montée laiteuse reparaît après l'expulsion du fœtus.

La plupart des modifications que la grossesse peut provoquer, disparaissent après la mort du fœtus. La femme qui vomissait, cesse de vomir, les varices et les œdèmes disparaissent, l'albuminurie cesse souvent d'une façon subite chez l'albuminurique.

Diagnostic. — Il ne doit dans aucune circonstance être fait d'une façon hâtive, sous peine de s'exposer à de grossières erreurs. S'il est des cas où le diagnostic paraît évident, il faut souvent savoir douter et ne se prononcer qu'après plusieurs examens.

Il peut aussi arriver de croire vivant un enfant qui est mort, quand la mère a des pulsations fréquentes, et qu'on les prend pour celles du fœtus.

Causes. — Les causes de la mort du fœtus sont très diverses.

La plus fréquente de beaucoup est la syphilis; malgré cela, il ne faut pas considérer comme syphilitiques tous les enfants qui meurent pendant la grossesse. L'albuminurie peut entraîner la mort du fœtus par hémorragies placentaires. Les compressions du cordon, par des circulaires, par une procidence ou un procubitus, produisent parfois l'asphyxie du fœtus. Les enfants succombent enfin souvent au cours des infections graves qui surviennent chez la mère.

La syphilis doit être surtout incriminée dans les cas où l'on observe une série de fœtus morts chez une même femme. On sait que l'infection syphilitique peut ne laisser aucune trace chez la mère et passer chez elle inaperçue.

Thérapeutique. — Il faut attendre le travail naturel qui aboutira à l'expulsion de l'œuf. Cette attente ne présente aucun danger, aussi longtemps que les membranes sont intactes et l'œuf fermé.

Si au contraire l'œuf est ouvert, il est nécessaire de procéder à l'évacuation immédiate de l'utérus, sans attendre l'apparition de l'infection chez la mère ou la putréfaction du fœtus. Dans ce but, si, après rupture prématurée des membranes, le travail se prolonge, on devra pratiquer la dilatation artificielle du col de l'utérus. Dans tous les cas, étant donné les inconvénients et les dangers de l'ouverture de l'œuf, on s'efforcera de conserver l'œuf intact jusqu'à la dilatation complète, et on se gardera de rompre les poches en bissac ou en boudin, qui remplissent le vagin, alors que la dilatation est très peu avancée.

2° L'AVORTEMENT

C'est par le mot « avortement » qu'on désigne l'expulsion prématurée de l'œuf, quand cette expulsion a lieu avant le sixième mois de la grossesse, tandis qu'on a réservé l'expression « accouchement prématuré » pour l'expulsion de l'œuf du sixième au neuvième mois.

Cette distinction entre avortement et accouchement prématuré est toute artificielle, mais répond à la nécessité de distinguer le mode d'expulsion de l'œuf, très différent suivant que cette expulsion se produit dans les premiers mois ou dans les derniers mois de la grossesse.

Les attaches ou les adhérences à l'utérus d'un œuf de trois mois, par exemple, sont autres que celles d'un œuf de huit mois. La caduque n'a pas subi dans les premiers mois la dégénérescence qui la frappe à la fin de la grossesse.

Causes. — Les causes d'avortement peuvent le plus souvent être rangées sous l'une des deux étiquettes suivantes : syphilis ou traumatisme. On note ensuite comme principales causes : le placenta prævia, l'albuminurie, l'endométrite hémorragique, les malformations utérines, les infections, les intoxications.

Syphilis. — La syphilis ne produit pas à proprement parler l'avortement ; mais elle cause tout d'abord la mort du fœtus, laquelle est suivie plus ou moins rapidement de son expulsion. La syphilis est d'autant plus nocive qu'elle est plus récente ; son action s'atténue à la longue et sous l'influence du traitement.

Traumatisme. — Le traumatisme est souvent invoqué comme cause d'avortement. Il est rare qu'on n'accuse pas de l'interruption de la grossesse une chute, un coup reçu plus ou moins longtemps avant l'avortement. Or, le traumatisme ne peut avoir qu'une action immédiate, dans ce cas la femme perd aussitôt de l'eau ou du sang, et accouche dans un temps très rapproché de l'accident.

Le traumatisme le plus fréquemment observé est celui que Pinard a appelé « le traumatisme conjugal ». L'influence souvent fâcheuse des rapports sexuels se constate dans de très nombreuses observations. L'utérus gravide supporte mal la congestion et les chocs qui peuvent accompagner le coït (1).

Placenta prævia. — Brion, dans sa thèse en 1892, a démontré que sur un assez grand nombre d'avortements observés à la Clinique Baudelocque, on était arrivé à enregistrer un certain nombre de fois la cause de ces avortements. Or, parmi ces avortements à cause recon-

____

(1) Il ne peut être question ici des « traumatismes criminels », dont Doléris vient de signaler la formidable fréquence chez les femmes qui entrent dans les maternités de Paris pour y terminer un avortement.

nue, on a trouvé une majorité de cas où la syphilis pouvait être incriminée ; mais immédiatement après la syphilis, il a ·fallu ranger, comme cause fréquente d'avortement, l'insertion basse du placenta.

On voit l'*albuminurie* (par les lésions placentaires), et les *malformations de l'utérus* entraîner un certain nombre de fois l'interruption de la grossesse.

Depuis quelques années, on a remarqué assez fréquemment des traces d'hémorragies à la surface de la caduque. Ces cas sont enregistrés comme *endométrites hémorragiques*.

Telles sont les causes d'avortements les plus ordinairement observées. Ce n'est qu'à titre exceptionnel que l'on rencontre les avortements résultant d'*états infectieux*, et se produisant au milieu des symptômes fébriles.

L'action des *intoxications,* si souvent invoquée, le sera probablement de moins en moins, à mesure qu'on cherchera à mieux distinguer les autres causes d'avortement. Toutefois il faut retenir qu'on a accusé l'oxyde de carbone (cuisinières, repasseuses), le plomb, le sulfure de carbone, le mercure, le tabac, d'occasionner souvent l'interruption prématurée de la grossesse.

Description. — L'avortement, suivant qu'il comprend l'expulsion totale ou partielle de l'œuf, est dit en un temps ou en deux temps.

Le travail. — Le travail de l'avortement s'accomplit sous l'influence de contractions utérines douloureuses, qui entraînent : la dilatation du col, — le décollement ou la rupture de l'œuf, — enfin son expulsion.

Les contractions utérines douloureuses se montrent avec les mêmes caractères que pendant le travail normal à terme, le siège de ces douleurs est localisé principalement dans la région lombaire. Leur intensité paraît pourtant moins considérable que pendant la période de dilatation de l'accouchement à terme.

La dilatation du col s'accomplit juste au degré voulu pour laisser passer, soit l'embryon seul, soit l'œuf entier. Cette dilatation n'est pas toujours précédée d'effacement bien complet du col.

Le *décollement* et *la rupture* de l'œuf se traduisent, la première, par des hémorragies, la deuxième, par une petite perte de liquide aqueux. Le décollement ou la rupture de l'œuf précèdent souvent le début du travail de l'avortement. Le décollement n'est pas toujours suivi d'un avortement immédiat, les hémorragies peuvent se répéter un certain nombre de fois, et la grossesse continuer son cours.

L'expulsion de l'œuf s'accomplit sans mécanisme, le plus souvent d'une façon inaperçue. Les contractions utérines douloureuses s'arrêtent, et on trouve dans le vagin l'embryon, accompagné ou non du reste de l'œuf. Ces produits séjournent dans le vagin, jusqu'à ce qu'ils soient expulsés au moment d'une miction ou d'une selle ; d'autres fois ils sont ramenés par le liquide d'une injection.

La délivrance. — La délivrance peut s'effectuer spontanément dans les heures qui suivent l'avortement. Mais elle peut ne se produire que plusieurs jours ou même plusieurs semaines après l'expulsion de l'embryon.

Le décollement du placenta dans l'avortement se fait souvent avec lenteur. A l'encontre de ce qu'on observe dans la délivrance à terme, le placenta d'avortement peut sans inconvénient séjourner des semaines et même des mois dans l'utérus, sans s'y putréfier. Il continue à y vivre par ses parties maternelles, comme une véritable greffe, et, même après l'expulsion du placenta, une grande partie de la caduque reste le plus souvent retenue dans la cavité utérine.

Variétés. — L'avortement peut présenter une physionomie dépendant de sa cause productrice.

Avortement syphilitique. — Dans l'avortement syphilitique, l'expulsion de l'œuf s'effectue un temps plus ou moins long après la mort du fœtus, et celui-ci subit la macération.

La mort du fœtus est le premier acte de l'interruption de la grossesse dépendant de la syphilis. Il arrive que les avortements se répètent chez la même femme. Ces avortements successifs se font alors à des époques de plus en plus tardives. Les produits, d'abord constamment morts et macérés, naissent ensuite à terme vivants, quelquefois malades, d'autres fois sains.

L'avortement syphilitique se produit généralement sans hémorragie ni perte d'eau, mais le produit étant mort, on doit redoubler de surveillance au point de vue de l'asepsie, et ne pas laisser traîner pendant plusieurs jours l'expulsion de l'œuf. Le placenta est le plus souvent très développé.

Avortement par placenta prævia. — Ce sont des hémorragies répétées plus ou moins abondantes, ou une perte d'eau, qui marquent le début de cet avortement, le fœtus, dans ces cas, naît vivant, ou s'il est expulsé mort, c'est qu'il a succombé au cours du travail, et il est le plus souvent expulsé avant d'avoir pu subir la macération.

Avortement par malformation utérine. — L'enfant naît aussi vivant, ou mort non macéré, cela permet de différencier cet avortement de l'avortement syphilitique. On sait, en effet, que chez les femmes ayant une malformation utérine, on peut noter des avortements successifs se faisant, comme dans la syphilis à une époque de plus en plus avancée de la grossesse, mais les enfants naissent vivants. Il est probable que c'est la tolérance croissante de l'utérus qui permet à la grossesse d'approcher progressivement de son terme naturel.

Avortement par albuminurie. — Ces avortements peuvent se faire après la mort du fœtus, tué par des hémorragies rétro-placentaires, mais aussi alors que le fœtus est encore vivant. Ces hémorragies sont parfois très abondantes.

En résumé on peut, avec Fruhinsholz, grouper les symptômes d'avortement en deux types cliniques, suivant que l'œuf est mort ou vivant.

1° *Œuf mort.* — Il y a peu d'hémorragie. Le placenta peut se putréfier rapidement. La délivrance est généralement facile, mais incomplète, la caduque restant retenue dans la cavité utérine.

2° *Œuf vivant.* — Les hémorragies sont fréquentes. Le placenta est plus adhérent, et on observe souvent des délivrances tardives. Il y a parfois des phénomènes réflexes syncopaux (*avortement syncopal* de Pinard).

Conduite à tenir. — *Pendant le travail.* — *Le repos absolu* est la première prescription qui s'impose à la femme, présentant les premiers symptômes d'un avortement : douleurs utérines, hémorragie, ou perte d'eau.

Il est depuis longtemps classique d'essayer d'arrêter les contractions utérines en administrant le laudanum de Sydenham soit par la bouche, soit en lavement, à la dose de X, XX, XL gouttes et même plus, dans les 24 heures.

La teinture de viburnum prunifollium a été prescrite dans un même but aux doses quotidiennes de IL, L gouttes.

Cette préparation aurait le même pouvoir calmant que le laudanum, sans entraîner la constipation.

Cette médication a pour effet de suspendre les contractions utérines, mais non de supprimer la cause même de l'avortement. Si bien que, dans la très grande majorité des cas, le laudanum ne réussit qu'à retarder, sans bénéfice marqué, l'expulsion accidentelle de l'œuf.

Il est d'usage aussi de prescrire, dans ces circonstances les injections très chaudes, mais on peut leur reprocher d'exciter l'utérus et d'activer les contractions que l'on souhaite voir disparaître.

On peut ordonner des toilettes vulvaires et des *injections vaginales antiseptiques*, mais en recommandant que ces injections soient données *tièdes* et sous une très faible pression, en introduisant peu la canule ; on est sûr de ne provoquer de la sorte aucune excitation.

Il n'y a pas autre chose à faire au cours du travail de l'avortement. On sait que celui-ci se termine, soit par l'expulsion de l'œuf entier, soit par celle de l'embryon ou du fœtus seul, l'œuf restant retenu dans la cavité utérine.

Délivrance après avortement. — La délivrance s'effectue *spontanément* assez souvent pendant les 24 ou 48 heures qui suivent l'expulsion du fœtus.

Que faut-il faire quand il y a rétention des membranes de l'œuf ? Longtemps on s'est borné à l'expectation, aussi longtemps que le pouls et la température, attentivement surveillés, n'indiquaient ni fièvre ni hémorragie. On a pu de la sorte laisser longtemps dans la cavité utérine des débris d'œufs, sans qu'il se produisît aucun phénomène de putréfaction. Mais les femmes portant ces débris étaient toujours sous le coup d'une hémorragie qui pouvait les surprendre, de façon plus ou moins inopportune, et elles vivaient sous la menace constante des accidents infectieux. On préfère aujourd'hui intervenir, quand, au bout de 2 ou 3 jours, la délivrance ne s'est pas faite spontanément.

Le curage digital est l'intervention de choix, chaque fois qu'il s'agit d'opérer la délivrance, à quelque période de la grossesse que ce soit. Voici quel en est le manuel opératoire :

L'utérus est le plus souvent perméable au doigt. S'il ne l'est pas, il faut préalablement le dilater, soit en plaçant des tiges de laminaire, soit en dilatant avec les bougies de Hegar, soit en plaçant, si on le peut, un ballon Champetier de Ribes (petit modèle).

La dilatation étant suffisante pour le passage d'un ou deux doigts, la femme est endormie. On introduit alors une main dans le vagin et un ou deux doigts dans l'utérus. De l'autre main, on saisit cet organe à travers la paroi abdominale et on le maintient solidement, en le présentant au travail des doigts intra-utérins. Les ongles se mettent alors à gratter la cavité utérine dans toute son étendue. On extrait les débris, puis on donne une injection intra-utérine. Il est prudent, si l'on soupçonne l'infection, de laisser dans la cavité utérine jusqu'au lendemain une mèche de gaze iodoformée.

Le curettage pratiqué avec la curette ne saurait remplacer le curage digital. La curette morcelle par places le placenta, la rétraction utérine se fait mal, et il se produit souvent de graves hémorragies. D'autre part, on peut avec cet instrument perforer l'utérus, ou négliger de décoller de volumineux morceaux de placenta.

J. Lucas-Championnière a obtenu de très bons résultats en touchant la cavité utérine, après son évacuation, avec des tampons imbibés d'eau oxygénée.

En cas d'infection, la curette peut être utilisée, mais *après* le curage digital, soit immédiatement, soit au moment où paraissent les accidents infectieux.

3° ACCOUCHEMENT PRÉMATURÉ

Causes. — Ce sont les mêmes que celles de l'avortement. Il y a lieu cependant d'insister sur l'action fréquente de ce que Pinard appelle le traumatisme sexuel, et sur l'influence de la fatigue chez les femmes surmenées dans les derniers mois de la grossesse.

Description. — *L'accouchement prématuré* ressemble en tous points à l'accouchement à terme. Le travail conprend les mêmes périodes d'effacement, de

18.

dilatation et d'expulsion. Il est souvent plus rapide, le fœtus étant moins volumineux.

La délivrance s'accomplit, et doit s'accomplir dans les mêmes conditions qu'à terme, c'est-à-dire dans les heures qui suivent l'accouchement prématuré. Il serait très dangereux d'abandonner le placenta dans l'utérus.

Le placenta se décolle, descend et se dégage, mais, d'une façon presque constante, il y a *rétention de la caduque.*

Cette caduque s'élimine généralement d'une façon spontanée, mais en cas d'infection avec rétention de caduque, il vaut mieux recourir au curettage.

Le prématuré. — C'est sous ce nom qu'on désigne l'enfant né prématurément.

Bien que le Code fixe à six mois (1) le terme minimum de la viabilité légale, il y a peu d'enfants nés à cette époque de la grossesse qui réussissent à survivre. Rien, du reste, n'est plus difficile à établir que l'âge d'un prématuré, puisqu'une erreur d'un mois peut se faire sur l'appréciation de la durée de la grossesse.

Le prématuré présente une physionomie spéciale, toute question de poids et de volume mise à part. Ses téguments sont roses ou rouges, laissant voir par transparence les vaisseaux superficiels, la face est ridée, donnant à l'enfant un air vieillot. Le cri est faible, la température au-dessous de la normale. Malgré cet ensemble débile, les fonctions respiratoires et la digestion paraissent parfois s'accomplir de façon normale et régulière.

De nombreux dangers menacent cette existence fragile. La naissance la plus naturelle, ainsi que j'ai eu occasion de le démontrer dans de nombreuses autop-

____

(1) Exactement à 180 jours.

sies, est pour eux l'occasion de traumatismes et d'hémorragies mortelles. Couvelaire a constaté que ces hémorragies étaient plus fréquemment cérébrales que médullaires chez les prématurés. Après la naissance, ils sont exposés à toutes les infections, et, comme Delestre l'a établi, ils ne sont susceptibles que de faibles réactions. Si après avoir traversé toutes ces difficultés, ils se développent et grandissent, que deviennent-ils plus tard ? Pinard a observé un grand nombre de ces prématurés, et a recherché avec soin toutes leurs tares : infériorité intellectuelle, déchéance physique, retard dans le développement, hernies variées, mictions involontaires, maladie de Little.

La couveuse et le gavage. — Tarnier s'est efforcé de lutter contre les difficultés de l'élevage des enfants nés prématurément, au moyen de la couveuse et du gavage.

La couveuse. — La couveuse est un appareil dans lequel on place le nouveau-né, pour qu'il se trouve dans un milieu soumis à une température constante maintenue aux environs de 35 degrés centigrades. L'enfant ne subit de la sorte aucune action de refroidissement au contact de la température ambiante.

Les couveuses sont chauffées par des boules d'eau chaude, ou par un système de circulation d'eau chauffée soit à l'alcool, soit au gaz. Les modèles les plus récents sont susceptibles d'être stérilisés. Une vitre formant couvercle permet d'observer l'enfant.

Toutes les couveuses doivent être l'objet d'une surveillance attentive, en ce qui concerne le chauffage, la ventilation, l'asepsie ; et l'on comprend à quels dangers peut exposer la négligence de ces différentes précautions.

On peut, à défaut de couveuse, placer le prématuré dans une chambre où l'on maintient une température d'une trentaine de degrés. L'enfant, les membres et le tronc enveloppés de ouate, est entouré de boules chaudes.

Le gavage. — On désigne sous ce nom l'opération par laquelle on introduit, à l'aide d'une sonde, du lait dans l'estomac du nouveau-né.

Ce procédé est destiné aux prématurés qui n'ont ni la force de teter, ni celle d'avaler. On introduit par une des narines une sonde urétrale en caoutchouc souple, et on la fait pénétrer par ce chemin dans l'arrière-gorge, puis de là dans l'œsophage jusqu'à l'estomac. Cela fait, on adapte à l'extrémité libre de la sonde un petit entonnoir en verre, dans lequel on verse du lait tiède.

DEUXIÈME PARTIE

L'ACCOUCHEMENT PATHOLOGIQUE OU DYSTOCIE

CHAPITRE PREMIER

DYSTOCIE D'ORIGINE FŒTALE
PRÉSENTATIONS VICIEUSES

La qualification de « présentations vicieuses » ne peut indiquer que des présentations irrégulières, anormales, et par conséquent pathologiques. Il est de règle pourtant de décrire ces présentations avec la grossesse et l'accouchement normal, sans doute parce que certaines de ces présentations permettent un accouchement spontané. Il est peut-être plus juste de considérer comme pathologiques les présentations qui créent des difficultés, tout au moins au moment de l'accouchement, et de les décrire dans les chapitres de la dystocie. Ces présentations vicieuses peuvent être ramenées à trois types : présentation de la face, présentation du siège, présentation de l'épaule.

1° PRÉSENTATION DE LA FACE

Dans la présentation de la face l'extrémité céphalique est défléchie, comme dans l'attitude que l'on prend pour regarder directement au-dessus de sa tête. De la sorte, la face occupe la place occupée par le sommet dans la présentation normale et le menton descend le premier. C'est le menton qui est le repère de position.

On définit les présentations de la face par les expressions : mento-iliaque droite ou gauche : variétés antérieures, postérieures ou transversales. Suivant que le menton se trouve en rapport avec l'éminence iléo-pectinée (antérieures), l'articulation sacro-iliaque (postérieures), extrémité du diamètre transverse (transversales).

(En abrégé : MIDP, MIGA, MIDA, ou MIGP, etc.). Ces variétés de position sont ainsi rangées par ordre de fréquence.

Causes. — La présentation de la face est la plus rare des présentations (1/250 environ d'après les statistiques). La déflexion ne peut se constituer que sous l'influence des contractions énergiques de l'utérus au cours du travail, et elle ne s'observe pas, pour ainsi dire, pendant la grossesse. Ce qu'on trouve pendant la grossesse, c'est une tête située dans un état intermédiaire entre la flexion et l'extension.

D'une façon générale, la présentation de la face est favorisée par un défaut d'accommodation de la tête au niveau du détroit supérieur. Ce défaut d'accommodation a des causes variables : excès de volume général de la tête, grandes dimensions antéro-postérieures du crâne, étroitesse relative du bassin, obstruction du détroit supérieur, placenta bas, obliquité de l'utérus.

Contrairement à ce qui a été longtemps admis, il faut reconnaître que la présentation de la face s'observe surtout avec de gros enfants.

Mécanisme de l'accouchement. — L'accouchement est possible à une condition, c'est que le menton vienne se placer sous le pubis. La tête défléchie s'engage, tourne et se dégage par une circonférence maxima, passant par le sous-menton en avant, par l'occi-

PRÉSENTATION DE LA FACE

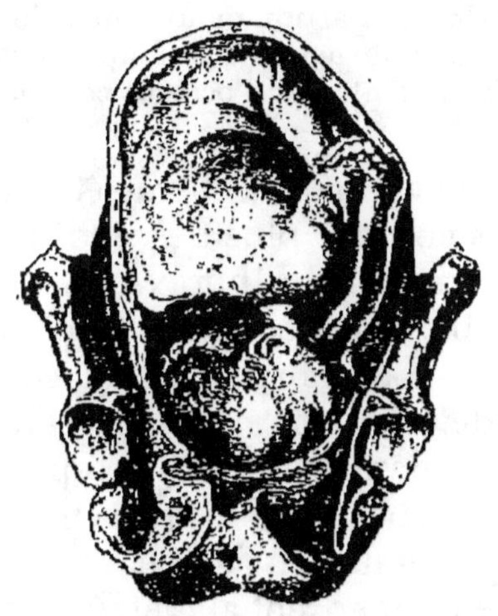

Fig. 46. — Smellie.

Dépression en coup de hache entre l'occiput et le dos.

La déflexion n'est pas complète.

put en arrière, par les bosses pariétales sur les côtés, c'est la circonférence sous-mento-occipitale.

1° *L'engagement* s'effectue, comme celui du sommet, par pénétration successive des bosses pariétales ;

2° *La rotation* du menton se fait en avant, et il vient se placer sous le pubis. Cette rotation en avant est indispensable pour permettre le dégagement ;

3° Le *dégagement* s'opère par un mouvement de *progression* et de *flexion* de la tête. Ce mouvement s'accomplit autour du pubis avec le menton comme centre et l'occiput comme point le plus éloigné.

Si le menton reste en arrière en variété *mento-sacrée,* la tête s'enclave et ne peut plus descendre, se trouvant augmentée de l'épaisseur du thorax.

La bosse séro-sanguine occupe la face, qu'elle rend difforme et hideuse. Le crâne subit au cours de l'accouchement une déformation plastique caractéristique. Il se trouve allongé dans le sens antéro-postérieur, suivant un type décrit sous le nom de type « dolichocéphale ». On a prétendu, mais cela reste difficile à prouver, que cette dolichocéphalie était la cause et non l'effet de la présentation de la face.

Signes. — *Au palper,* les signes sont très caractéristiques. On sent une dépression profonde « le coup de hache » entre l'occiput et le dos. On sait que, en pratiquant le palper sur les parties inférieures de l'abdomen, lorsqu'il s'agit d'une présentation du sommet, la partie la plus saillante de la tête est le front, qu'on trouve du côté opposé à celui où l'on sent le dos. Dans la présentation de la face, l'occiput forme une saillie énorme du même côté que le dos. Quand on a obtenu des signes aussi apparents, il n'y a pas grand intérêt à découvrir le relief « en fer à cheval » du maxillaire inférieur. Le siège se trouve au fond de l'utérus, et l'on trouve les pieds dans son voisinage.

ACCOUCHEMENT PAR LA FACE

MENTO-PUBIENNE

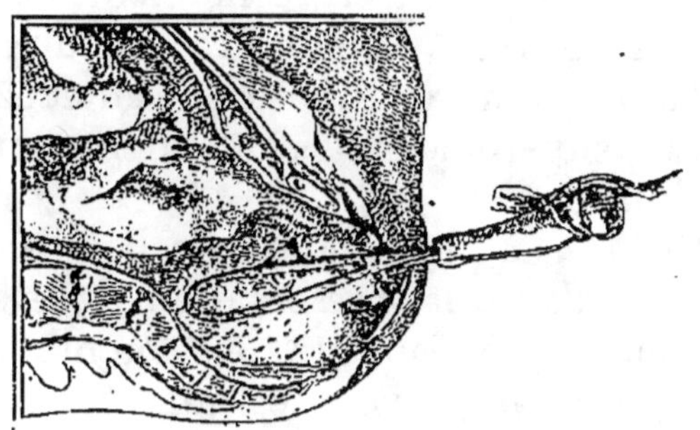

Fig. 47. — Smellie.

L'accouchement est normal.

MENTO-SACRÉE

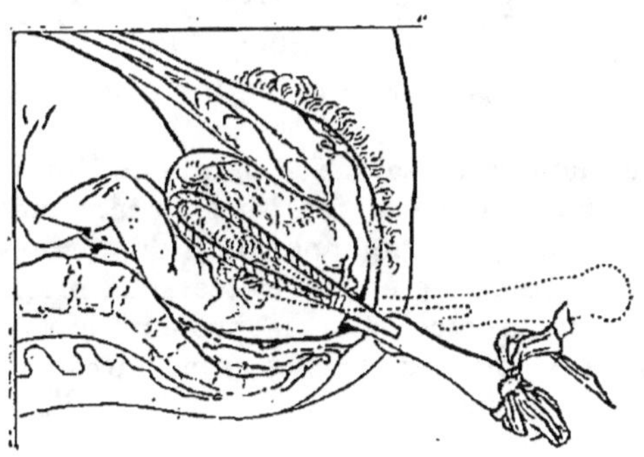

Fig. 48. — Smellie.

L'accouchement est impossible.

Au toucher, on sent avec plus ou moins de facilité les détails de la face, suivant que celle-ci a été plus ou moins déformée par la bosse séro-sanguine. Le menton étant très difficile à reconnaître du bout du doigt, on arrive à définir sa situation en recherchant les orifices des narines, qui s'ouvrent dans la direction du menton.

A l'auscultation, d'après Pinard et Cantacuzène, les foyers sont plus superficiels et s'entendent dans la région péri-ombilicale.

Diagnostic. — La présentation de la face ne peut être confondue qu'avec la présentation du siège. Au cours du travail, après rupture des membranes, la bosse séro-sanguine amplifiant les joues, on peut ne pas sentir du doigt le relief du nez, et la bouche peut être prise pour l'anus. Il est facile de ne pas commettre cette erreur, en se souvenant que le doigt introduit dans l'anus revient toujours chargé de méconium.

Pronostic. — Pendant longtemps le pronostic des présentations de la face a été considéré comme grave. Malgré un mouvement de réaction contre cette croyance, tenté par Mme Lachapelle et par Boer au XVIIIe siècle, ce n'est que dans ces dernières années que Varnier et son élève Gravier ont réussi à remettre les choses au point.

Gravier a publié, dans sa thèse, la statistique de Pinard, démontrant que 57 présentations de la face se sont terminées 52 fois spontanément et 5 fois par une application du forceps, dont les indications méritaient même d'être discutées. La mortalité a été de 3,5 pour 100, alors que celle de la présentation du sommet est de 2,76 pour 100 pour les variétés antérieures et 3,28 pour 100 pour les variétés postérieures (chiffres de Bataillard).

Le pronostic de la présentation de la face n'est donc aggravé pour le fœtus, ni par l'extension du cou, ni par la compression des circulaires du cordon, pincés entre l'occiput et le dos.

Les présentations de la face se terminent spontanément et le pronostic est bon, à une condition toutefois, c'est que le bassin soit normal. Les difficultés peuvent au contraire être très grandes quand le bassin est vicié.

Conduite à tenir. — Il faut savoir ne rien faire. Toutes les interventions proposées pour transformer la face en sommet peuvent exposer à la rupture utérine. De plus, suivant le précepte de Tarnier, il faut rarement employer le forceps. Les mento-sacrées ont été souvent le résultat de manœuvres faites au cours d'une application de forceps.

Variété frontale ou présentation du front. — Si la déflexion de la tête n'est pas complète, le front peut former le centre de la présentation. Deux choses sont alors possibles : — l'une banale, la tête se défléchit (en face) ou se fléchit (en sommet), c'est la présentation *transitoire*, — l'autre, exceptionnelle, la tête reste orientée en présentation du front, c'est la présentation *persistante* du front. Cette dernière seule mérite d'être étudiée spécialement.

Mécanisme de l'accouchement. — Il a été très discuté. Il paraît, en effet, au premier abord très difficile à comprendre, parce que la tête orientée en présentation du front s'offre au bassin par ses plus grands diamètres, par sa circonférence occipito-mentonnière.

Pour les uns, Mangiagalli, Blanc, Devars, la tige occipito-mentonnière (13 cent. 1/2) plonge obliquement dans le bassin par son extrémité mentonnière, — pour d'autres, Fochier, Pollosson, c'est l'extrémité occipitale de cette même tige qui pénètre la première dans l'excavation. Avec Pinard, on peut expliquer par la malléabilité et la déformation typique de la tête la possibilité de l'accouchement en présentation du front.

Par cette déformation, qu'on retrouve sur toutes les têtes sorties en présentation persistante, le front est devenu pointu et l'occiput énorme. Le grand diamètre antéro-postérieur de la tête n'est plus l'occipito-mentonnier *réduit,* mais un diamètre occipito-frontal *augmenté.*

La circonférence occipito-mentonnière ainsi réduite *s'engage, tourne,* puis se *dégage* à travers l'orifice coccypubien et la vulve.

Le dégagement se fait autour d'un point *sous-nasal* ou *sous-maxillaire* fixe au-dessous du pubis. Cela veut dire que le fœtus met en contact sa lèvre supérieure ou sa bouche ouverte avec le pubis, comme s'il mordait la symphyse, pendant que son occiput évolue en arrière, refoule le coccyx, et franchit la commissure postérieure de la vulve.

Signes et diagnostic. — Dans la présentation persistante du front, on trouve, *au palper,* le front et l'occiput également accessibles. On constate, par *le toucher,* que la fontanelle antérieure losangique occupe le centre de la présentation, la bouche et le menton ne peuvent être atteints par le doigt.

Comme pour la présentation de la face, les causes sont difficiles à établir, et paraissent résider dans un défaut d'accommodation de la tête fœtale, généralement volumineuse, par rapport au bassin.

Pronostic. — Il dépend des proportions relatives de la tête et du bassin.

J'ai publié dans un relevé, portant sur la statistique de 20 ans dans le service de Pinard, la terminaison observée dans les présentations persistantes du front. Pour les mères, avant la symphyséotomie, la mortalité a été de 2 pour 100, elle est tombée à 0, depuis que l'on a eu recours à cette opération dans les cas d'enclavement de la tête. Pour les enfants, la mortalité est tombée de 0,58 à 0,28 pour 100, grâce à la symphyséotomie. On pourra arriver à de meilleurs résultats pour l'enfant par l'opération césarienne qui n'oblige pas, comme la symphyséotomie, à attendre pour intervenir que la dilatation soit complète.

Conduite à tenir. — Comme dans la présentation de

PRÉSENTATION DU FRONT

DÉFORMATION DE LA TÊTE

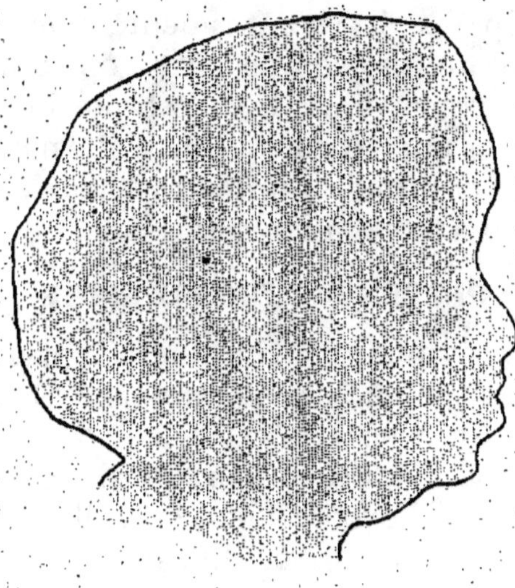

Fig. 49.

Ombre chinoise prise immédiatement après la naissance

la face, en vue des dangers de rupture utérine, on devra s'abstenir des manœuvres de transformation qui sont inutiles et dangereuses.

On ne devra pas oublier que la transformation en face ou en sommet s'accomplit très souvent spontanément. Quand la présentation du front sera persistante, il sera bon d'attendre que la tête se déforme pour s'accommoder au bassin, néanmoins, surtout chez les grandes multipares, il sera prudent, dans la crainte d'une rupture utérine, de ne pas trop prolonger la durée de cette expectation. Ce n'est que lorsqu'il sera démontré que la tête est enclavée, qu'elle n'avance plus et ne se réduit pas, que l'on devra recourir à la symphyséotomie ou à l'opération césarienne.

2° PRÉSENTATION DU SIÈGE

Dans cette présentation, le fœtus est placé longitudinalement, le siège en bas, en rapport avec le détroit supérieur.

Causes. — La présentation du siège se produit quand la forme de l'ovoïde fœtal ou celle de la cavité utérine subissent certaines modifications.

On sait que la cavité utérine normale est piriforme : large dans la partie supérieure, étroite dans la partie inférieure. D'autre part l'ovoïde fœtal, à l'état normal, présente une grosse extrémité (le siège et les membres inférieurs pelotonnés), et une petite extrémité (la tête). La grosse extrémité, le siège, est beaucoup plus réductible que la tête.

Lorsque la cavité utérine est déformée dans sa partie inférieure par la présence d'un fibrome ou d'un placenta sur le segment inférieur, cette région de l'utérus se trouvant dépourvue d'élasticité, ne peut plus admettre la tête, résistante, non réductible, mais loge très bien au contraire le siège plus dépressible, moins

PRÉSENTATION DU SIÈGE

SIÈGE AU DÉTROIT SUPÉRIEUR

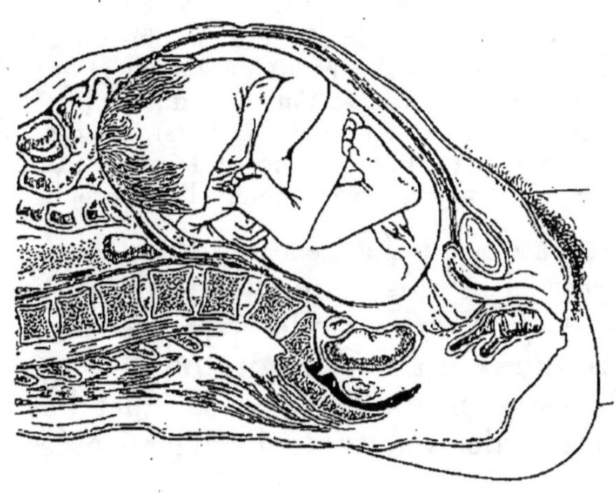

Fig. 5o. — Waldeyer.

Le siège est incliné sur la fesse postérieure.

volumineux, surtout s'il se trouve séparé des membres inférieurs, relevés au-devant du tronc. Dans ces conditions, la tête remonte naturellement dans la partie supérieure de l'utérus.

Cette explication du mode de production des présentations du siège répond aux constatations cliniques. On sait, en effet, que la très grande majorité des présentations du siège s'observe chez des femmes ayant le placenta inséré bas, 80 fois sur 100 cas d'après Néret.

Cette explication pathogénique est donc plus en rapport avec les faits que celle qu'on a l'habitude de donner et qui consiste à dire que la présentation du siège s'observe quand la tête devient la partie la plus volumineuse de l'ovoïde fœtal. Or ces conditions ne sont véritablement réalisées, et encore d'une façon très inconstante, que dans les cas très exceptionnels d'hydrocéphalie fœtale.

La présentation du siège est de toutes les présentations anormales la plus fréquente, 1 cas sur 62 accouchements, d'après un relevé fait par Pinard.

Mécanisme de l'accouchement. — Dans la présentation du siège il y a lieu de distinguer l'accouchement de trois parties fœtales : le siège, les épaules, la tête.

Accouchement du siège. — Il s'agit d'examiner comment s'effectuent : — l'engagement, — la rotation, — le dégagement du siège.

L'engagement du siège est identique à celui de la tête première. Le siège est au détroit supérieur, incliné sur la fesse postérieure (comme la tête dans la présentation de l'extrémité céphalique est inclinée sur son pariétal postérieur).

Le siège pénètre aussi par un mouvement « en battant de cloche », et vient loger la fesse postérieure dans la concavité du sacrum.

Il y a lieu pourtant de noter une différence avec l'engagement de la tête, c'est que le siège peut, grâce à ses petites dimensions,

ACCOUCHEMENT DU SIÈGE

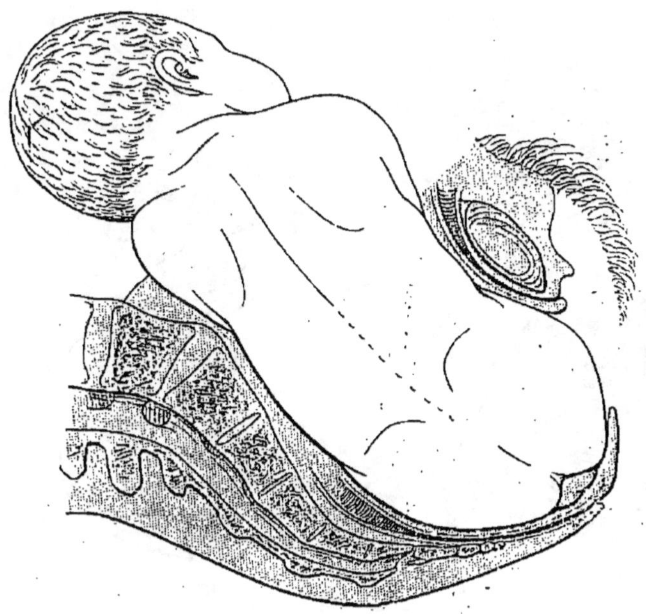

Fig. 51. — Farabeuf et Varnier.

Le siège est engagé à fond.

Le siège s'engage transversalement et n'a pas de rotation à faire, il ne lui reste qu'à se dégager.

L'ACCOUCHEMENT DU SIÈGE

LE DÉGAGEMENT

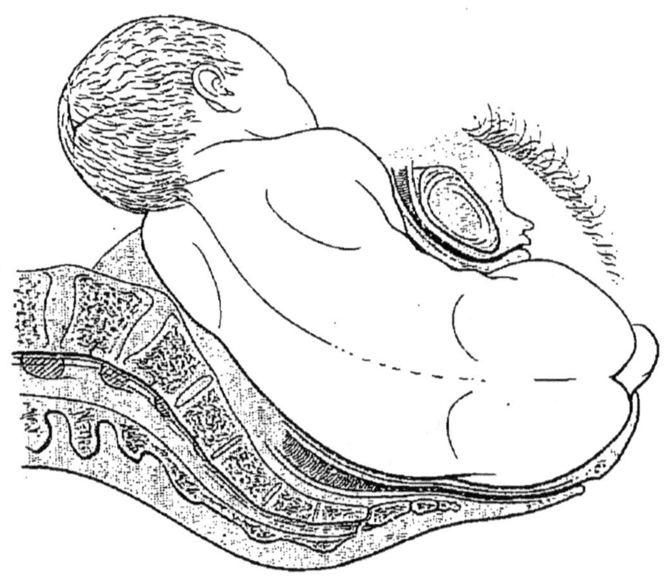

Fig. 5₂. — Farabeuf et Varnier.

Le siège traverse l'orifice coccy-pubien.

L'ACCOUCHEMENT DU SIÈGE

LE DÉGAGEMENT

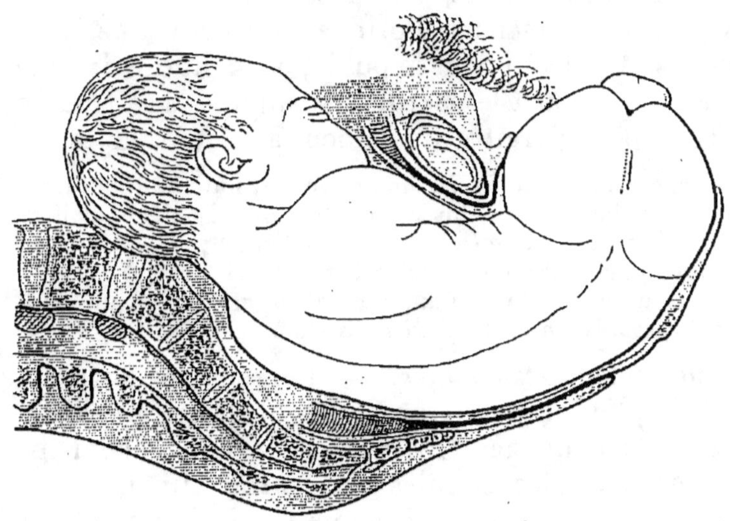

Fig. 53. — Farabœuf et Varnier.

Le siège traverse l'orifice vulvaire.

Il s'enroule autour du pubis et pointe en haut.

pénétrer dans le bassin et descendre en plaçant son plus grand diamètre, le bi-trochantérien, dans le diamètre antéro-postérieur du bassin, le dos étant tourné directement à droite, ou directement à gauche.

La rotation se trouve donc toute faite, quand le siège est descendu, avec le dos placé directement à droite ou à gauche.

Le dégagement du siège s'effectue ensuite à travers l'orifice coccy-pubien et l'orifice vulvaire : une fesse antérieure se plaçant sous le pubis, pendant que la fesse postérieure parcourt le sacrum, surmonte la résistance du coccyx pour paraître finalement à la fourchette.

Ce dégagement s'effectue par une sorte d'évolution, d'inflexion, d'enroulement latéral du fœtus autour du pubis. Le siège, d'abord dirigé en bas, avance ensuite horizontalement, et finalement pointe vers le plafond pour franchir l'orifice vulvaire (1).

Il y a, comme l'ont bien indiqué Farabeuf et Varnier, un mouvement de *progression* et d'*inflexion* du tronc.

Accouchement des épaules. — Les épaules forment la partie la plus large du tronc, elles obéissent aussi à un mouvement : d'engagement, de rotation, de dégagement.

L'engagement des épaules au détroit supérieur se produit au moment du dégagement du siège à travers les parties molles du périnée, leur grand diamètre, dit « bis-acromial », occupe soit le diamètre oblique, soit, en se tassant, le diamètre antéro-postérieur du bassin.

La rotation des épaules a pour résultat de mettre le diamètre bis-acromial dans le sens de la fente coccy-pubienne.

Le dégagement se produit de la façon suivante : une épaule apparaît, en avant sous le pubis, indiquée par la légère saillie de l'angle inférieur de l'omoplate, pen-

____

(1) Dans cette description la femme est supposée couchée dans le décubitus dorsal.

dant que l'autre épaule parcourt la partie inférieure du sacrum, le coccyx, le périnée pour se montrer à la commissure postérieure de la vulve.

Les bras du fœtus sont croisés sur la poitrine.

Le redressement des bras, le long de la tête, se produit lorsqu'on a exercé des tractions sur le tronc. Ce redressement doit être corrigé par une manœuvre spéciale, qui est difficile et parfois longue à exécuter. Le fœtus au cours de cette manœuvre court les plus grands dangers (v. Opérations, Extraction du siège).

Accouchement de la tête (dernière). — La tête dernière sort parfois spontanément, quand le fœtus est petit, les parties molles très souples, comme cela peut se rencontrer chez les grandes multipares. Mais il est dangereux pour l'enfant d'attendre cette expulsion spontanée de la tête, alors que le tronc est déjà au dehors, et que le cordon se trouve comprimé.

La manœuvre de Mauriceau a pour but l'extraction artificielle de la tête dernière. Celle-ci, au moment de l'intervention, est entrée dans le bassin, où elle a été entraînée pendant que les épaules se dégageaient. Si aucune manœuvre maladroite ou intempestive n'a été commise, la bouche du fœtus est dirigée directement à droite ou à gauche, quelquefois en arrière, quand la rotation s'est déjà effectuée spontanément, ce qui est véritablement rare.

Il s'agit donc de faire que la tête dernière descende au fond de l'excavation, c'est *l'engagement.*

Il faut obtenir qu'elle mette ses grands diamètres antéro-postérieurs dans le sens de la fente coccy-pubienne, c'est *la rotation.*

Il faut enfin extraire cette tête à travers la fente coccy-pubienne et la vulve, c'est *le dégagement.*

On introduit, dans la bouche du fœtus (située à droite ou à gauche), un ou deux doigts de la main, regardant de sa face pal-

MANŒUVRE DE MAURICEAU-PINARD

L'ENGAGEMENT (PREMIER MOUVEMENT)

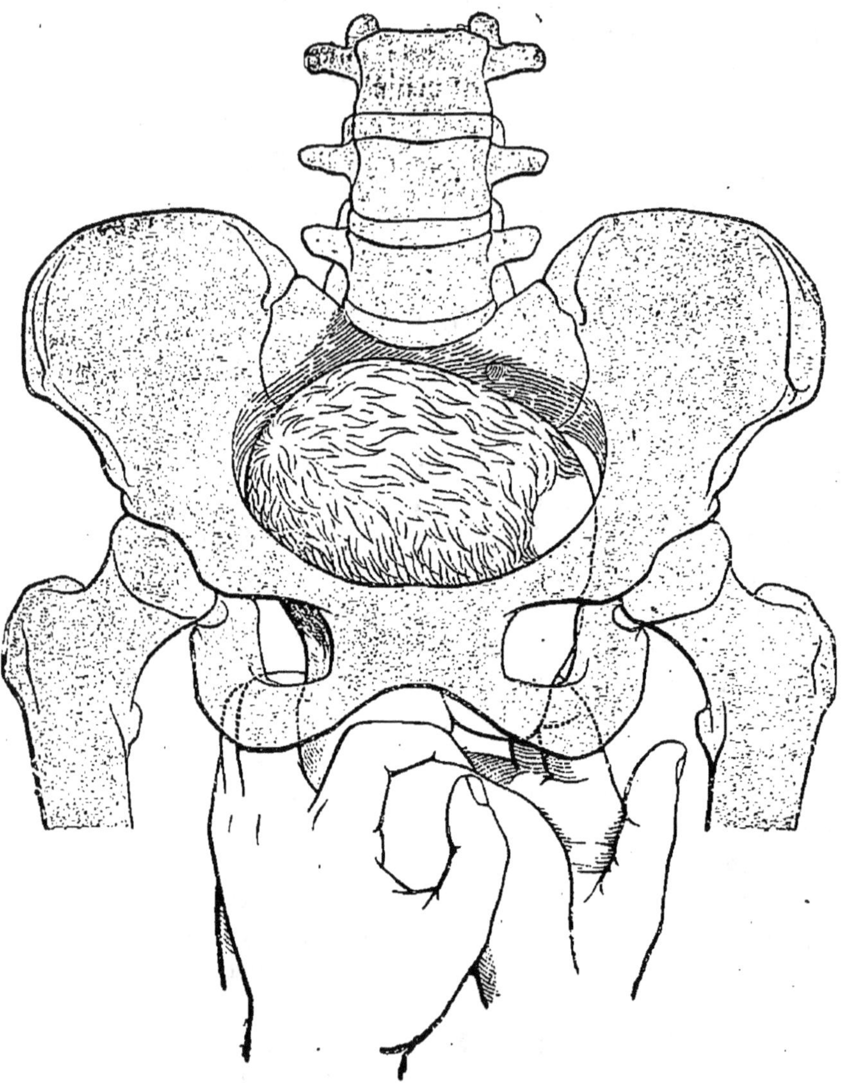

Fig. 54. — Farabœuf et Varnier.

*Flexion de la tête pour accomplir l'engagement, la bouche
étant à gauche.*

LA ROTATION (DEUXIÈME MOUVEMENT)

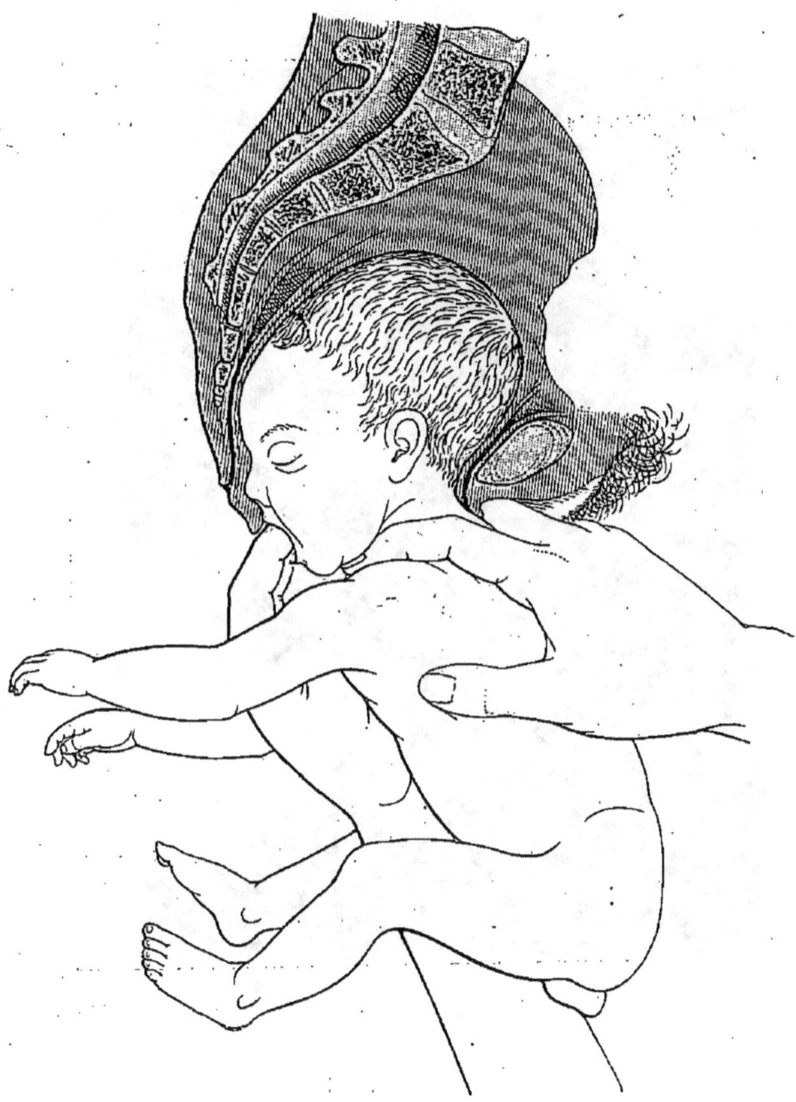

Fig. 55. — Farabeuf et Varnier.

Le fœtus est à cheval sur l'avant-bras.

MANŒUVRE DE MAURICEAU-PINARD

DÉGAGEMENT (TROISIÈME MOUVEMENT)

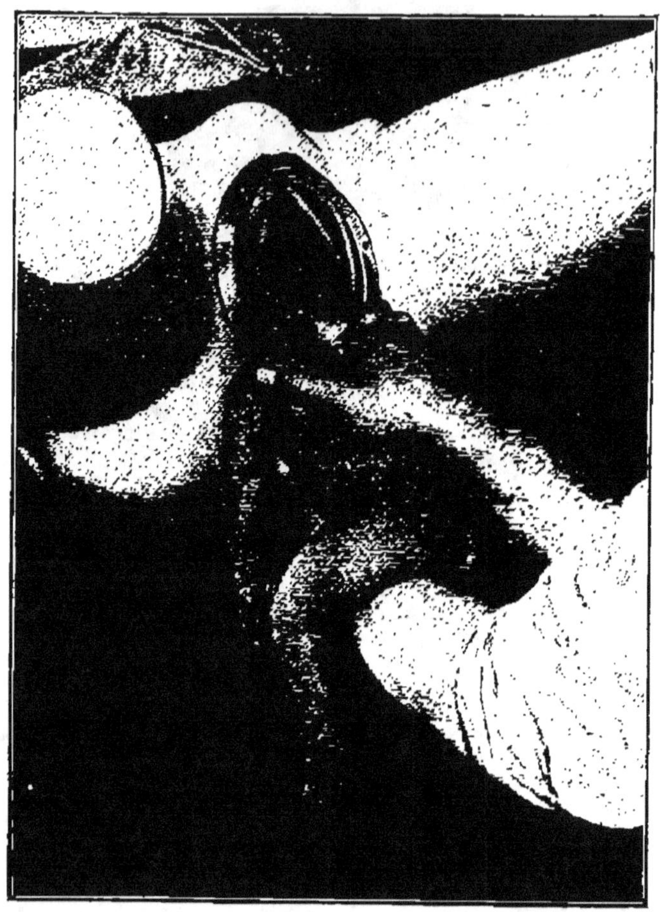

Fig. 56.

Abaissement.

Le dégagement est représenté ici sur le mannequin de Pinard et Budin.

MANŒUVRE DE MAURICEAU-PINARD

DÉGAGEMENT (TROISIÈME MOUVEMENT)

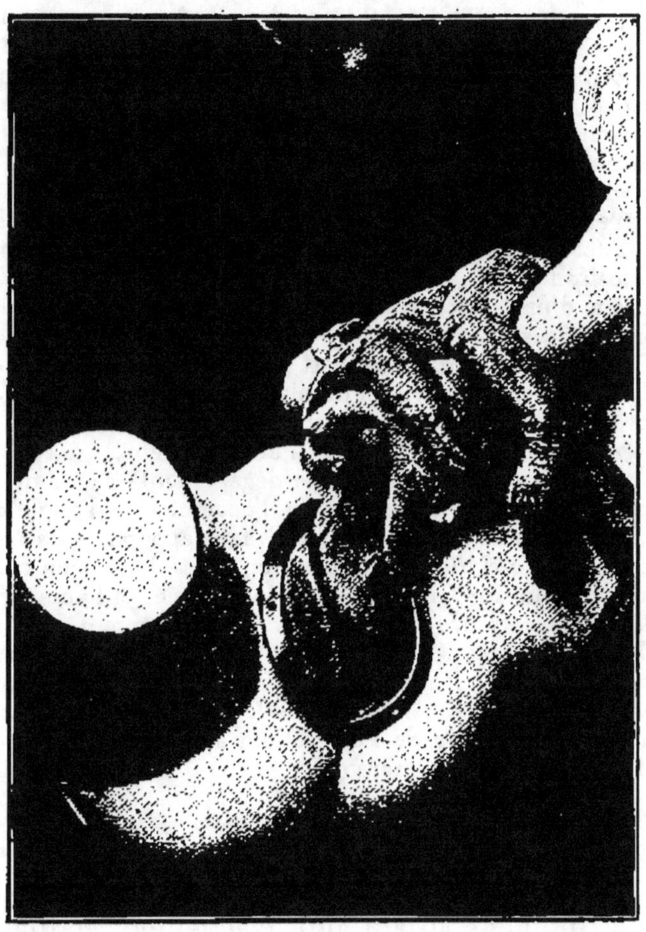

Fig. 57.

Relèvement (1).

---

(1) L'opérateur s'est mis un voile noir devant lui pour que le contour du fœtus soit plus apparent.

maire le plan antérieur du fœtus. On place le fœtus à cheval sur l'avant-bras de cette main.

Cela fait, on place l'index et le médius de l'autre main, disposés en fourche, sur la nuque et le haut du dos du fœtus.

Ces dispositions prises on peut commencer la manœuvre qui comprend trois mouvements :

Un mouvement de *descente* ;

Un mouvement de *rotation* ;

Un mouvement de *dégagement.*

— **Le premier mouvement** (descente) a pour but de faire descendre la tête au fond de l'excavation suivant sa circonférence sous-occipito-frontale, il s'obtient en provoquant la flexion de la tête au moyen d'une traction exercée sur le maxillaire inférieur par les doigts placés dans la bouche.

— **Le deuxième mouvement** (rotation) a pour but de ramener *la bouche en arrière,* afin de placer la tête dans le sens de la fente coccy-pubienne. Les doigts cherchent à entraîner vers la partie postérieure la bouche et le maxillaire inférieur.

— **Le troisième mouvement** (dégagement) s'obtient en faisant d'abord descendre suffisamment l'occiput sous l'angle du pubis, il faut, suivant le conseil de Pinard, faire apparaître *les deux tiers de l'écaille de l'occipital*; après quoi on attire la bouche d'arrière en avant, pour lui faire parcourir le périnée, et l'amener à la commissure postérieure de la vulve. Ce mouvement est une véritable flexion de la tête. Il ne pourrait être exécuté, si le tronc du fœtus pendait à la vulve. Il faut donc que l'opérateur, pour faire de la place, soulève de plus en plus le tronc avec son avant-bras, pour arriver, à la fin de l'extraction, à appliquer le dos du fœtus contre le ventre de sa mère (1).

Cette intervention demande à être exécutée avec rapidité, jusqu'à l'arrivée de la bouche du fœtus à l'extérieur, à la commissure postérieure de la vulve. A partir de ce moment, il faut agir avec lenteur et dilater progressivement le périnée. Le fœtus, en effet, peut dès lors respirer librement, tandis que jusque-là son

---

(1) Ce manuel opératoire diffère considérablement des conseils rudimentaires donnés par Mauriceau pour extraire la tête dernière. La description précédente est faite, d'après l'enseignement clinique de Pinard et sur les données expérimentales de Farabeuf et Varnier. C'est justice de dénommer désormais cette manœuvre du nom de Mauriceau-Pinard.

cordon était comprimé depuis le moment où l'ombilic avait paru à la vulve.

Attitudes des membres inférieurs. — Tout en se présentant par le siège, le fœtus peut placer ses membres inférieurs de différentes façons, qui ont fait distinguer diverses catégories de présentation du siège, appelées : « mode complet », « mode décomplété » (des fesses, — des genoux, — des pieds).

Dans le *mode complet*, le fœtus se présentant par le siège a les membres inférieurs repliés, comme s'il était assis à la turque.

Dans le *mode décomplété, mode des fesses*, le fœtus a les membres inférieurs relevés au-devant du tronc, les pieds au voisinage de la tête. C'est le mode le plus fréquent.

Dans le *mode des genoux*, ou le *mode des pieds*, les genoux ou les pieds du fœtus forment la partie la plus basse de la présentation. Cela ne peut se produire, étant donné la longueur ordinaire du fœtus à terme ($0^m,50$), et les dimensions habituelles de la cavité utérine ($0^m,25$), qu'au cours de l'expulsion du fœtus, par suite du déploiement des membres inférieurs. Il y a véritablement peu d'utilité à conserver ces deux derniers modes dans la nomenclature des présentations du siège.

Signes. — Les signes sont fournis par le palper, l'auscultation, le toucher.

Palper. — Par le palper, un seul signe est caractéristique, c'est la constatation du *sillon du cou*. On appelle ainsi la dépression rencontrée entre l'épaule et la tête au fond de l'utérus.

Pour bien reconnaître le sillon du cou, il faut soigneusement, à petits coups, explorer toute la surface du dos, de bas en haut. Vers la partie supérieure, on sent, suivant que le dos est plus ou moins antérieur, une dépression plus ou moins accentuée entre la tête et l'épaule.

PRÉSENTATION DU SIÈGE

SIÈGE COMPLET

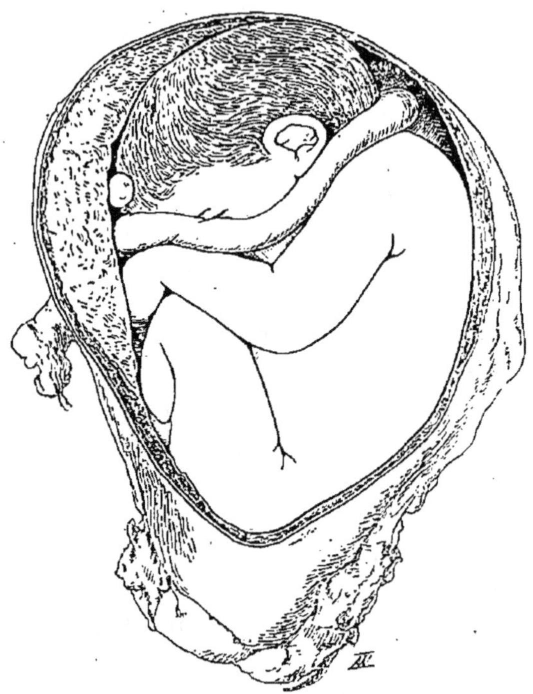

Fig. 58. — D'après Varnier.

Vue de face. — On a enlevé la paroi antérieure
de l'utérus.

*On voit la dépression entre la tête et le cou, « le sillon du
cou », signe caractéristique de cette présentation, obtenu
par le palper.*

PRÉSENTATION DU SIÈGE

SIÈGE DÉCOMPLÉTÉ MODE DES FESSES

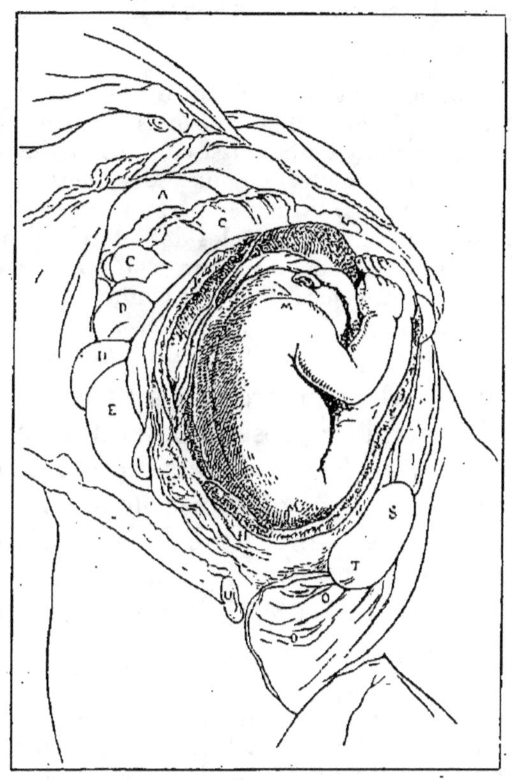

Fig. 59. — Jenty.

*On voit les membres inférieurs relevés en attelle au-devant
du plan antérieur du fœtus.*

Les autres signes fournis par le palper sont loin d'être aussi caractéristiques. Le ballottement que donne presque toujours la tête au fond de l'utérus, et les caractères de mollesse du pôle fœtal inférieur (le siège), peuvent induire en erreur.

Par le palper il est souvent possible de distinguer *le mode* de présentation.

Dans le mode complet, on sent le dos sur un des côtés de l'utérus, l'autre côté est souple, dépressible, puisqu'il correspond au plan antérieur du fœtus. On peut sentir aussi dans la partie inférieure de petites saillies formées par les genoux et les pieds.

Dans le mode des fesses, le palper permet de constater de la résistance dans les deux parties latérales de l'utérus. D'un côté la résistance est fournie par le dos, de l'autre côté elle résulte de la présence des membres inférieurs, relevés comme des attelles au-devant du ventre et du thorax. On peut parfois sentir au fond de l'utérus, au voisinage de la tête, de petites saillies qui sont les pieds.

Auscultation. — On peut trouver à l'auscultation un signe caractéristique de la présentation du siège, c'est *la propagation de haut en bas* des bruits du cœur du fœtus.

Lorsque le fœtus a le siège en bas, le foyer d'auscultation se trouve assez élevé, et situé dans le voisinage de l'ombilic, mais cela seul n'est pas caractéristique et peut se rencontrer aussi quand la tête est en bas, non engagée.

Ce qui est particulier à la présentation du siège, c'est que, si on ausculte au-dessus du foyer, on n'entend rien (le stéthoscope se trouvant alors placé sur la tête ou sur le cou du fœtus), — si, au contraire, on ausculte au-dessous du foyer d'auscultation, on entend les bruits du cœur, même à la partie inférieure de l'abdomen de la mère, parce qu'ils se propagent en descendant le long du dos du fœtus (Voir AUSCULTATION).

Au cours du travail, l'auscultation seule renseigne sur l'état de santé du fœtus, car celui-ci rend toujours du méconium pendant l'expulsion du siège, sans que cette apparition du méconium soit, comme dans les autres présentations, un signe indiquant que le fœtus souffre ou a souffert, elle résulte simplement de la compression directe subie par l'abdomen au cours de l'expulsion.

Toucher. — Le toucher ne fournit que des renseignements vagues pendant la grossesse, le siège étant le plus souvent assez élevé, et difficile à reconnaître à travers les parties molles.

Pendant le travail, au contraire, le toucher peut renseigner sur la présentation, la position, la variété de position.

Il est convenu que le repère de position est *la crête sacrée*. Celle-ci donne au doigt la sensation d'une série de petites saillies osseuses. Suivant le point du bassin avec lequel la crête sacrée est en rapport, on détermine l'attitude exacte du fœtus : en sacro-iliaque position droite ou gauche (variété : antérieure, postérieure ou transversale) (1).

Le doigt peut reconnaître, même à travers l'épaisseur de la bosse séro-sanguine, la pointe du coccyx du fœtus, les fesses, le sillon inter-fessier, et l'orifice de l'anus. Le doigt revient toujours de cette exploration teinté en vert par le méconium.

Diagnostic. — Pendant la grossesse, le diagnostic doit être fait surtout au moyen du palper et confirmé ensuite par l'auscultation. Il faut, d'une part, trouver le sillon du cou, et, d'autre part, constater la propagation de haut en bas des bruits du cœur. Ces signes ne peuvent être rencontrés que dans une présentation de l'extrémité pelvienne.

Au cours du travail, pendant la dilatation ou l'expulsion, le diagnostic est souvent fait par le toucher. Quand le doigt peut pénétrer dans l'anus et revient teinté de méconium, il n'est plus de confusion possible avec une présentation de la face, même quand le visage est déformé par une volumineuse bosse séro-sanguine.

---

(1) En abrégé : SID ou SIG, — A, P ou T, suivant la variété de position.

Remarque. — Il est prudent d'être très réservé au point de vue du diagnostic du sexe. On commet facilement des erreurs en explorant les organes génitaux tuméfiés par la bosse séro-sanguine.

Pronostic. — La présentation du siège, considérée comme n'appartenant pas au cadre de la dystocie, a donné pourtant une mortalité infantile de 40 pour 100, dans une statistique réunie par Hegar à la campagne.

On voit, d'après les chiffres obtenus par Cocagne et par Sifflet, que les résultats sont meilleurs dans les maternités. Suivant Cocagne, à la Clinique Baudelocque, la mortalité pour les enfants est de 3,5 pour 100 comme dans la présentation de la face (au lieu de 2,76 pour 100 dans les variétés antérieures et 3,28 pour 100 dans les variétés postérieures de la présentation du sommet). La durée du travail ne présenterait pas de véritable prolongation, la période d'expulsion même étant abrégée par de fréquentes interventions, dans plus de la moitié des cas, d'après Néret.

Les interventions sont nombreuses, parce qu'il faut toujours extraire artificiellement la tête dernière, et que souvent il faut pratiquer l'abaissement des bras, dans plus d'un quart des cas d'après Néret (service de Pinard). Cet abaissement des bras est pratiqué, lorsque le fœtus asphyxie, par suite de la compression subie par le cordon, à partir du moment où l'ombilic se trouve à la vulve.

On considère le mode complet comme plus favorable, le siège augmenté des membres inférieurs présentant un volume plus considérable, et formant par suite un meilleur dilatateur. On a pensé aussi que les membres inférieurs, relevés dans le siège décomplété mode des fesses, gênaient le mouvement d'inflexion latérale que le tronc accomplit pendant le dégagement du siège. Enfin il est évident que si une extraction artificielle s'impose, elle est plus facile dans le siège complet, où l'on n'a qu'à saisir un pied et tirer. D'après la statistique de Bloc à la clinique Tarnier, la mortalité fœtale dans le mode des fesses aurait atteint 7 pour 100.

La cause de la présentation mérite d'être classée elle-même parmi les circonstances pouvant agir sur le pronostic, principalement en cas de placenta prævia. Le fœtus peut alors avoir à souffrir de la compression directe du placenta ou du cordon, ainsi que des lenteurs de la dilatation, consécutives à une rupture prématurée des membranes, laquelle s'observe, d'après Néret, dans presque un quart des cas (22 pour 100). Pour toutes ces raisons, la présentation du siège constitue un cas de dystocie qu'on doit chercher à prévenir, chaque fois que cela est possible.

Traitement. — Il comprend la prophylaxie de la présentation du siège et la conduite à tenir.

Prophylaxie. — Il faut faire la version par manœuvres externes (v. OPÉRATIONS), vers sept mois et demi, huit mois de grossesse, puis fixer la présentation à l'aide de la ceinture eutocique. Malheureusement la version est parfois impossible, surtout chez la primipare, à cause de la résistance de la paroi abdominale et de la paroi utérine ; de plus quand le siège est décomplété mode des fesses, l'évolution du fœtus est gênée par les membres inférieurs empêchant toute incurvation du tronc. D'autres fois la version est entreprise trop tard, le fœtus est devenu trop volumineux pour pouvoir évoluer dans la cavité utérine. Il ne reste alors qu'à bien diriger l'accouchement par le siège.

Conduite à tenir. — Celle-ci est à examiner dans les trois périodes du travail.

Dans *les périodes d'effacement et de dilatation*, il n'y a rien de particulier à faire, et l'on doit, jusqu'à la dilatation complète, conserver précieusement la poche des eaux, qui est un meilleur dilatateur que le siège. A la dilatation complète, on pratique comme d'ordinaire la rupture artificielle des membranes, quand elle ne se produit pas spontanément.

On a adopté à la clinique Baudelocque une excellente pratique, qui consiste à dilater à l'aide d'un ballon les parties périnéo-vulvaires. On obtient ainsi chez les primipares une extraction du fœtus plus rapide et plus facile.

Dans *la période d'expulsion*, il faut être prêt à intervenir. Dès le début de cette période, la femme est placée en travers du lit, les membres inférieurs sur deux chaises, ou maintenus par deux aides. L'opérateur, les mains et les avant-bras stérilisés, doit s'imposer de ne pas toucher au fœtus pendant l'expulsion naturelle du siège. Il n'a pas à le maintenir, ni le plus souvent à extraire les membres inférieurs. Toutes ces manœuvres étant des excitations cutanées, qui, par action réflexe, amènent le fœtus à faire des mouvements respiratoires prématurés dans les voies génitales. Il ne suffit pas de s'imposer de ne pas toucher au fœtus, il faut encore s'abstenir de tirer sur lui, afin de ne pas provoquer le relèvement des bras. On doit se borner, au cours de cette expulsion, à faire pousser la femme avec énergie. Quand le siège est dehors, et l'ombilic à la vulve, on fait une *anse au cordon,* afin que l'insertion ombilicale du cordon ne subisse pas de tiraillements. La femme est alors invitée d'une façon pressante à pousser, le fœtus ne pouvant rester sans danger dans cette situation. A mesure que le tronc se dégage, on doit soutenir, recevoir dans une main le fœtus, jusqu'à ce que les épaules aient accompli leur dégagement naturel, les bras restant croisés sur la poitrine.

On pratique ensuite *la manœuvre de Mauriceau-*

Pinard, en agissant très rapidement, jusqu'au moment où la bouche est amenée à la commissure postérieure de la vulve.

3° PRÉSENTATION DE L'ÉPAULE

Le fœtus est longitudinalement placé, quand il se présente par le sommet, la face, ou le siège. Lorsqu'il se présente par l'épaule, c'est-à-dire lorsque l'épaule est en rapport avec le détroit supérieur, s'y engage ou tend à s'y engager, suivant la définition, le fœtus est, dit-on, transversalement placé.

Attitude du fœtus. — Il faudrait que le fœtus soit d'un très petit volume pour qu'il puisse être, d'une façon exacte, transversalement placé : la tête dans une fosse iliaque, le siège dans l'autre fosse iliaque. Quand le fœtus présente l'épaule au détroit supérieur, sa tête se trouve bien au niveau d'une fosse iliaque, mais le siège est plus élevé, il est dans l'hypocondre du côté opposé. L'attitude n'est donc pas rigoureusement transversale, mais à la fois *transversale et oblique* (1).

Pendant la grossesse, le dos du fœtus est *toujours* en avant, dans la présentation de l'épaule. L'explication de ce fait se trouve dans l'accommodation naturelle de la convexité du dos du fœtus. Cette convexité ne pourrait se maintenir en arrière, contre la convexité de la colonne vertébrale de la mère. Il faut les contractions énergiques de l'utérus, au cours du travail, pour que le dos du fœtus puisse rester en arrière.

Le point de repère de position est l'acromion. Suivant que l'acromion est dans la partie droite ou gauche du bas-

---

(1) On ne fait pas une catégorie à part pour une attitude du fœtus aussi *transversale et oblique*, mais dans laquelle c'est le siège, qui se trouve dans la fosse illiaque, alors que la tête se place dans l'hypocondre opposé. Cette attitude se désigne en clinique par les termes suivants : « siège mobile ».

sin, on distingue une position *acromio-iliaque* droite ou gauche.

Il n'est pas question pour les présentations de l'épaule de variétés de position.

Causes. — Pour que l'utérus puisse subir un développement transversal, il faut qu'il soit *sans tonicité* ou qu'il soit *déformé*.

Le manque de tonicité, non seulement de l'utérus, mais aussi de la paroi abdominale, se trouve réalisé chez les femmes ayant eu des grossesses nombreuses. C'est chez ces *grandes multipares* qu'on rencontre, et même que l'on doit rechercher, la présentation de l'épaule.

Chez la primipare, la présentation de l'épaule est tout à fait exceptionnelle et ne s'observe que lorsqu'il y a une *malformation utérine,* donnant à la cavité de cet organe un développement plus accentué dans le sens transversal.

A côté de ces deux causes principales : multiparité et malformations utérines, on peut considérer comme causes adjuvantes toutes les conditions qui gênent l'accommodation de la tête dans la partie inférieure de l'œuf : bassin étroit, placenta prævia, tumeur basse de l'utérus ou de son voisinage, mobilité exagérée du fœtus dans un excès de liquide.

La présentation de l'épaule est devenue très rare, depuis qu'on la diagnostique par le palper pendant la grossesse, et qu'on la corrige par manœuvres externes.

La présentation de l'épaule, non diagnostiquée avant le travail, est imputable à la négligence ou de la femme, si elle ne s'est pas fait examiner, ou du médecin, si ce dernier n'a pas reconnu et corrigé la présentation ; d'où l'expression très justifiée de *présentations de l'épaule négligées.*

Signes. — La physionomie du ventre est particulière. Il présente à la simple inspection un étalement transversal. Mais pour reconnaître la présentation de l'épaule, il faut recourir aux procédés d'exploration habituels.

Palper. — Par le palper, on sent le détroit supé-

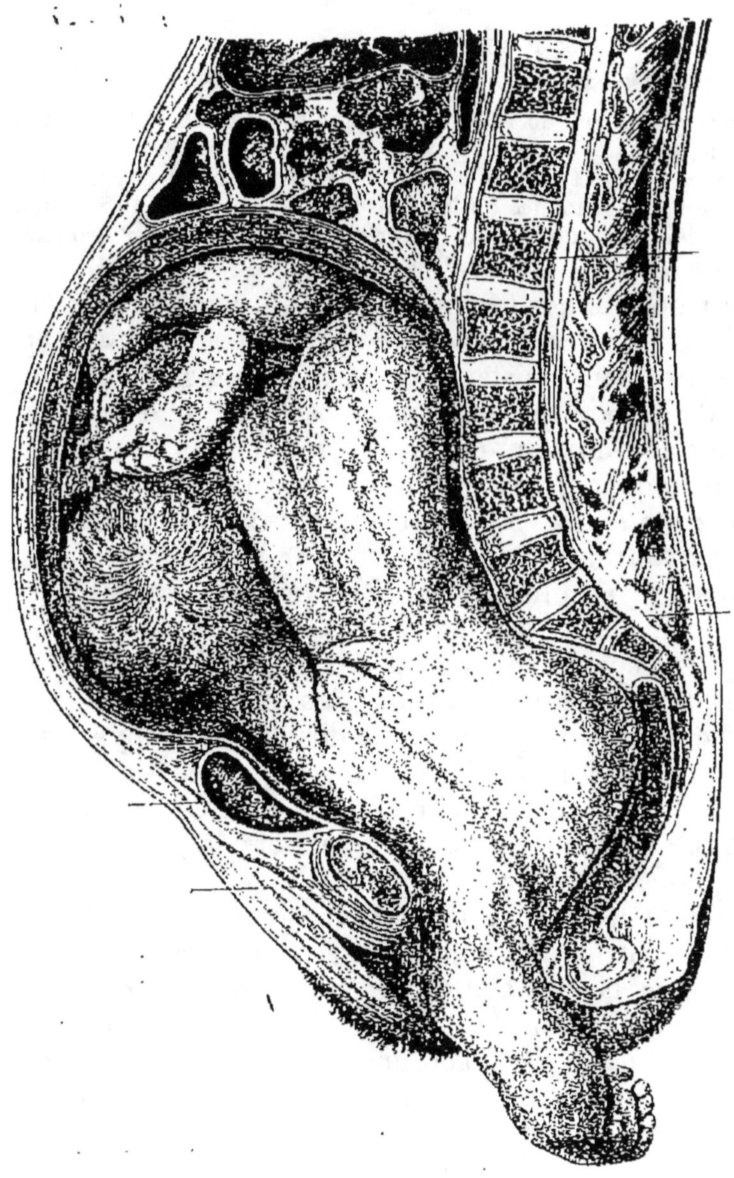

Fig. 60. — Chiara.

Noter dans ce cas les difficultés pour atteindre le cou et le sectionner.

rieur libre, la *tête* forme une masse volumineuse, dure, lisse, mobile dans une des fosses iliaques.

Suivant le degré de relâchement que présentent l'utérus et la paroi abdominale, la tête est plus ou moins éloignée du détroit supérieur. On peut parfois constater simplement *une tête très mobile,* ayant une tendance à filer dans une fosse iliaque. Il y a lieu de redouter alors de voir ce fœtus mobile se présenter franchement par l'épaule au moment du travail.

On trouve *le dos* toujours en avant (pendant la grossesse). On le reconnaît à ses caractères habituels. Il forme un plan résistant, convexe et s'étend obliquement de la tête, qui est dans la fosse iliaque d'un côté, *au siège* accompagné des membres inférieurs, que l'on rencontre dans l'hypocondre du côté opposé.

Auscultation. — La tête étant dans une fosse iliaque, le cœur se trouve toujours situé sur la ligne médiane. Le foyer d'auscultation est situé près de l'ombilic, si l'épaule droite est au détroit supérieur ; il est près du pubis, si l'épaule gauche est en bas.

Les bruits de propagation s'entendent à peu près transversalement, en suivant le dos depuis le foyer jusqu'au siège (Voir auscultation).

Toucher. — Le toucher est sans intérêt pendant la grossesse, l'épaule est haut située, hors de portée. « On sent qu'on ne sent rien », disait Pajot.

Pendant le travail, le toucher renseigne très utilement et fournit un *signe caractéristique* de la présentation, dans la constatation des côtes, du « gril costal ». Ce signe seul permet d'identifier l'épaule, qui ne peut être reconnue ni par l'acromion, difficile à distinguer, ni par la présence du bras ou de la main, lesquels sont parfois procidents, sans que l'épaule se présente.

C'est par le toucher qu'on peut déterminer la *situation du dos,* lequel, au cours du travail, peut être situé en avant ou en arrière.

Il est capital de faire cette recherche du dos avant de procéder à la version par manœuvres internes, puisque la main, introduite dans l'utérus à la recherche d'un pied, doit passer par le plan antérieur ou ventral du fœtus, et jamais en suivant le dos, sous peine de rendre la version impossible ou de tordre la colonne vertébrale du fœtus.

Le diagnostic de la situation du dos s'obtient de la façon suivante :

On attire à la vulve la main procidente dans le vagin (on l'entoure d'un lac pour la faire maintenir par un aide, de façon à avoir un bras de moins à abaisser au cours de l'extraction). Cela fait, on dispose cette main la paume regardant en haut, vers le plafond. Dans cette attitude, le pouce de cette main désigne la cuisse de la mère de même nom, c'est-à-dire, la cuisse droite si c'est une main droite, — la cuisse gauche si c'est une main gauche. On pratique le toucher, en suivant le bras jusqu'au niveau de son attache sur le tronc. On découvre ainsi à nouveau le gril costal, signe caractéristique de la présentation, et l'on tombe dans la cavité de l'aisselle. Le sommet de cette cavité se trouve forcément dirigé du côté de la tête. C'est ainsi que, si le sommet de l'aisselle est dirigé à droite, la tête se trouve dans la fosse iliaque droite, — si le sommet de l'aisselle est dirigé à gauche, la tête se trouve dans la fosse iliaque gauche.

Quand on connaît le nom de la main procidente et la situation de la tête, on peut, en imagination, se placer dans l'attitude occupée par le fœtus. Par exemple, s'il s'agit d'une tête à gauche, le bras droit étant procident, le dos est en avant. — S'il s'agit d'une tête à droite, le bras droit étant procident, le dos est en arrière, etc.

Pronostic. — Le pronostic est celui que comportent les interventions nécessaires : version par manœuvres, internes ou embryotomie, dans les présentations de l'épaule *négligées*. Au contraire, dans les présentations de l'épaule *transformées*, le pronostic est celui de la nouvelle présentation, sommet ou siège. La présentation de l'épaule est devenue de plus en plus exceptionnelle dans la pratique, depuis qu'on a appris à la diagnostiquer par le palper, à la transformer par manœuvres externes pendant la grossesse, et à maintenir la nouvelle présentation au moyen de la ceinture eutocique de Pinard (VOIR VERSION PAR MANŒUVRES EXTERNES).

Conduite à tenir. — L'accouchement est impossible dans la présentation de l'épaule. Le fœtus à terme, normalement développé, ne peut sortir sans être rendu longitudinal, par des manœuvres externes ou internes, c'est-à-dire par la version, si le fœtus est vivant ; quand le fœtus est mort, il ne reste qu'à pratiquer sur lui l'embryotomie rachidienne.

On a décrit pourtant deux modes de terminaison spontanée, sur lesquels on ne doit pas compter, ce sont « la version spontanée » et « l'évolution spontanée ».

La version spontanée n'est autre chose que la transformation naturelle de la présentation transversale en présentation longitudinale. Il est très exceptionnel de la voir se produire, et on ne doit pas compter sur cette transformation ; il faut corriger la présentation par manœuvres externes, et la maintenir corrigée, ce qui se fait sans difficultés.

L'évolution spontanée n'est autre chose qu'une inflexion latérale du fœtus pour traverser les voies génitales. Cette terminaison ne s'observe qu'avec des fœtus nés avant terme, très peu volumineux, et, la plupart du temps, morts et macérés. On ne doit jamais compter non plus sur cette terminaison.

En résumé, dans la présentation de l'épaule, il ne faut pas compter sur une terminaison spontanée, et il est toujours indispensable d'intervenir soit par une version externe, chaque fois que cela est possible, soit par une version interne, si la femme est en travail et le col complètement dilaté ou dilatable.

CHAPITRE II

DYSTOCIE D'ORIGINE FŒTALE (*Suite*) ANOMALIES DE NOMBRE ET DE VOLUME

Sommaire. — 1° **Gémellité** : Etiologie, accommodation des fœtus, signes, diagnostic, pronostic, conduite à tenir. — 2° **Dystocie par excès de volume** : Gros enfants, hydrocéphalie, ascite, rétention d'urine, tumeurs, putréfaction.

1° GÉMELLITÉ

Dans l'espèce humaine, l'œuf ne contient ordinairement qu'un seul fœtus. La grossesse multiple s'écarte véritablement par ses symptômes du type normal ; d'autre part, l'accouchement multiple présente, tout au moins, certaines particularités, et il nécessite quelques interventions. Pour toutes ces raisons on peut, contrairement à l'usage habituel, faire entrer l'étude de la gémellité dans celle de la dystocie.

Etiologie. — Les grossesses triples et quadruples sont des raretés, mais la grossesse double est d'observation courante. Sa fréquence varie suivant les statistiques entre 1/80 et 1/60. Il est fréquent de dépister dans ces cas l'influence héréditaire, et de relever des exemples de gémellité dans les antécédents de famille, aussi bien du côté maternel que du côté paternel.

On cite l'exemple de ce bourgeois de Paris dont l'influence personnelle fut démontrée le jour où, après plusieurs grossesses triples de son épouse, la servante devint aussi enceinte et accoucha de trois enfants.

Quant au mécanisme intime de la production de la gémellité, il est plus difficile à éclaircir. On a invoqué d'une part, la fécondation de deux ovules, ou d'un ovule à deux germes, d'autre part « la superimprégnation » ou fécondation répétée à court intervalle, et la « superfœtation » ou fécondation répétée à long intervalle, cette dernière est appuyée d'observations plus que douteuses. La pénétration de plusieurs spermatozoïdes dans l'ovule paraîtrait plutôt être l'origine de monstruosités.

Au milieu de toutes ces incertitudes on a dégagé pourtant deux types de grossesses doubles : la grossesse univitelline, et la grossesse bivitelline.

Bar et son élève Eleuterescu se sont attachés à définir les caractères de ces variétés de grossesse double.

Dans la *grossesse univitelline* la cavité de l'œuf est unique, le placenta forme une masse unique, ne présentant pas de différences de coloration, et dans laquelle la circulation est commune aux deux fœtus. Ceux-ci sont du même sexe. Le chorion est commun, mais l'amnios est généralement double, très exceptionnellement unique.

Dans la *grossesse bivitelline*, il y a deux œufs accolés, et séparés par une cloison formée de l'amnios, du chorion, de la caduque.

Au point d'accolement, les caduques se trouvent souvent confondues, d'autres fois elles sont résorbées, et il ne reste à ce niveau que les deux chorions et les deux amnios. Les placentas peuvent être plus ou moins éloignés l'un de l'autre. Les fœtus ont un développement indépendant et parfois très différent entre eux. On les trouve avec une égale fréquence de même sexe, ou de sexes différents.

Accommodation des fœtus. — La cavité utérine, même quand elle est accidentellement surdistendue, subit un plus grand développement dans le sens longitudinal. Il est donc naturel que les œufs s'orientent longitudinalement dans cette cavité. C'est ce qu'enseigne la clinique.

GROSSESSE GÉMELLAIRE

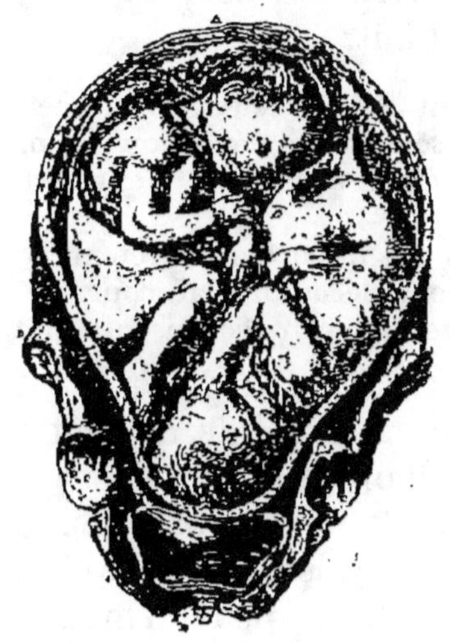

Fig. 61. — Smellie.

D'après Budin, un des fœtus ou même les deux fœtus affectent exceptionnellement une direction transversale, si l'on en juge par la disposition, *in vitro*, d'œufs examinés après leur expulsion. Il est à remarquer que ces reconstitutions ne reproduisent pas d'une façon certaine la disposition réelle des œufs dans l'utérus.

Les deux fœtus sont donc longitudinalement placés, l'un d'eux étant un peu antérieur à l'autre. Ils ont avec une égale fréquence : ou tous les deux la tête en bas, ou tous les deux le siège en bas, ou l'un la tête en bas, l'autre le siège en haut.

Quelle que soit l'attitude des deux fœtus, un seul est *en présentation*, c'est-à-dire au sens de la définition du mot présentation, « en rapport avec le détroit supérieur, s'engageant, ou tendant à s'y engager ».

Cette remarque est très importante à retenir, car un seul fœtus se présentant, il devient nécessaire, au cours de l'accouchement, de s'assurer de la présentation du second enfant, après la sortie du premier.

Signes. — Il est naturel de constater dans les cas de grossesse gémellaire le volume exagéré du ventre. Cet *excès de volume* a pour conséquence des compressions exercées sur les vaisseaux et sur les organes voisins. Le fond de l'utérus peut remonter jusqu'à 40 centimètres ou plus au-dessus du pubis.

Il est commun d'observer, dans ces circonstances : l'*œdème sus-pubien,* dont on a voulu à tort faire un signe caractéristique, car il peut se rencontrer dans tous les cas de volume exagéré de l'utérus ; l'*œdème des membres inférieurs* est fréquent ; enfin les femmes ayant une grossesse double présentent souvent de l'*albuminurie* mise sur le compte de la compression subie par les organes urinaires. Mais tous ces signes ne sont pas spéciaux à la grossesse double ; il faut établir la multiplicité des fœtus par le palper, l'auscultation et le toucher.

Palper. — Le palper abdominal permet de constater la présence de *trois* ou *quatre pôles fœtaux*. Il est fréquent d'en trouver un au niveau du détroit supérieur ou dans l'excavation, c'est ce pôle fœtal seul, qui est *en présentation* au sens propre de ce terme. Les autres pôles peuvent se rencontrer en différents points de l'utérus, soit au niveau du fond, soit dans les bas côtés vers les fosses iliaques, ou dans la région de l'hypogastre, suivant que l'utérus présente plus ou moins de tonicité, et se montre plus ou moins étalé.

Outre ces signes, on peut fréquemment constater une différence de consistance entre les deux œufs, marquée par une ligne de séparation, quelquefois apparente au regard pendant une contraction.

Auscultation. — Après avoir déterminé l'attitude du fœtus par le palper, on recherche les deux foyers d'auscultation. Les bruits du cœur se propagent en suivant la direction du tronc de chaque fœtus, et l'on ne peut jamais ausculter d'un foyer à l'autre, sans trouver une zone silencieuse. Les bruits ne se propagent donc pas d'un foyer à l'autre.

On peut remarquer aussi que les pulsations fœtales sont en nombre différent pour chaque foyer, ce qui se constate lorsque deux personnes pratiquent simultanément l'auscultation.

Toucher. — Le toucher permet d'atteindre parfois un pôle fœtal profondément engagé et masqué au palper par un autre pôle fœtal situé au-devant de lui.

On peut aussi constater du doigt que le col de l'utérus est *déhiscent*, pendant la grossesse, c'est-à-dire largement ouvert, comme chaque fois que l'utérus est surdistendu. Mais il faut se garder de prendre cette déhiscence pour un début de travail, et l'on doit ne croire à ce début que si le col a subi un effacement réel.

Diagnostic. — Le diagnostic est parfois très difficile, surtout en cas d'hydramnios d'un ou des deux œufs, ou bien au cours du travail, alors que les contractions utérines gênent le palper.

Dans une des salles de la Charité, Pajot, alors jeune accoucheur, essayait un jour par l'auscultation de découvrir la présence de deux jumeaux dans le ventre d'une femme enceinte. Capuron, déjà vieux praticien à cette époque, le voyant occupé à cette besogne, lui dit : « il n'y a qu'un moyen de reconnaître les deux jumeaux, c'est lorsque après la naissance du premier, on en voit sortir un deuxième ».

Le palper permet, dans la presque totalité des cas, d'éviter la surprise du diagnostic à la façon de Capuron.

La confusion peut être faite avec la *grossesse unique*. On ne trouve alors au palper que deux pôles fœtaux. On a surtout à faire ce diagnostic dans les cas de *gros œuf*, quand l'enfant est volumineux et le liquide amniotique abondant. Le diagnostic est parfois très difficile, en cas de grossesse compliquée, soit de *fibromes* faisant corps avec l'utérus, soit de *kystes de l'ovaire* accolés à cet organe. Il est des cas où l'on est obligé de rester dans le doute et d'avouer un diagnostic indécis.

Pronostic. — Le pronostic est subordonné aux difficultés qui peuvent survenir pendant le travail. Il faut aussi tenir compte de la très fréquente interruption prématurée de la grossesse.

L'accouchement prématuré s'observe d'une façon particulièrement précoce, d'après Bachimont fils, chez les femmes qui se fatiguent et travaillent debout. D'autre part, Pinard insiste beaucoup dans son enseignement, sur l'influence qu'a le développement de la taille, chez les femmes ayant une grossesse gémellaire. Les femmes de petite taille ont plus de chances que les grandes femmes d'accoucher prématurément.

La dystocie est le plus souvent peu importante. Elle consistera en un peu plus de lenteur dans le travail, l'utérus surdistendu se contractant moins énergiquement.

Toutefois Monteiro a contesté cette cause de dystocie ; d'après ses chiffres, il n'y aurait pas de prolongation dans la durée de la période de dilatation et de la période d'expulsion, chez les primipares aussi bien que chez les multipares. D'autres fois la dystocie, au cours de l'accouchement, résulte d'une présentation du siège ou de l'épaule du second fœtus, ou d'une rotation en occipito-sacrée de la tête de ce second fœtus. Toutes ces difficultés peuvent être le plus souvent facilement vaincues, les fœtus étant petits, et les parties maternelles largement dilatées par le passage du premier enfant. Quant à ces dystocies, dont la description est classique, faites d'accrochages plus ou moins bizarres d'un fœtus à l'autre, elles sont absolument exceptionnelles.

Conduite à tenir. — Il n'y a rien de particulier à faire avant la sortie du premier fœtus ; on agit comme si le fœtus était unique. La conduite ne devient spéciale qu'après la sortie du premier enfant.

Il est prescrit de couper le cordon *entre deux ligatures,* afin de ne pas exposer à une hémorragie le second fœtus, s'il y a communication entre les circulations des deux fœtus dans le placenta.

La main et l'avant-bras aseptisés, on pratique le toucher manuel pour s'assurer de la présentation du second fœtus, puisqu'il est totalement impossible de la prévoir avant la sortie du premier enfant.

Quand la présentation est longitudinale, on rompt la poche des eaux, si elle n'est pas rompue, et on laisse l'accouchement se terminer spontanément.

Lorsque la présentation est transversale, on rompt aussi la poche, et on va aussitôt chercher un pied pour faire la version par manœuvres internes, à moins toutefois qu'on ait pu transformer la présentation par manœuvres externes avant de rompre les membranes.

La durée de la période de délivrance est souvent un peu prolongée, l'utérus se contractant avec moins d'énergie après avoir été surdistendu. De plus, le placenta, volumineux et irrégulier, paraît se décoller et descendre plus péniblement. Si la femme perd du sang, on peut être conduit à pratiquer une délivrance artificielle.

2° DYSTOCIE PAR EXCÈS DE VOLUME DU FŒTUS

Gros enfants. — Le volume de l'enfant peut, à lui seul dans un certain nombre de cas, créer de la dystocie et entraîner des interventions plus ou moins importantes.

Il arrive qu'un bassin normal se trouve trop petit pour le passage d'un enfant dont le volume est exagéré.

Le volume des enfants se trouve le plus souvent en rapport avec la taille des parents, mais on rencontre de gros enfants ayant des parents de petite taille. On a constaté que le volume des enfants augmentait avec le nombre des grossesses. Le repos et la bonne alimentation entraînent aussi une augmentation de volume du fœtus, mais cette augmentation porte surtout sur le tissu adipeux.

Au point de vue des difficultés de l'accouchement, c'est surtout le volume de la tête qui est intéressant à considérer. On voit assez souvent un enfant volumineux ayant une petite tête et quelquefois un enfant petit possédant une tête volumineuse dont le diamètre bi-pariétal atteint ou dépasse 10 centimètres.

Une femme normalement conformée peut donc avoir un accouchement dystocique par le volume exagéré de son enfant. Parfois tout est gros dans l'œuf : le placenta, l'enfant, le liquide amniotique est abondant, il y a suivant l'expression de Pinard, « un gros œuf ». Dans ces conditions, le pronostic en ce qui concerne l'enfant doit être réservé et l'on peut soupçonner la syphilis d'un ou des deux parents.

L'excès de volume de la tête fœtale a dans certaines circonstances nécessité la symphyséotomie chez une femme ayant un bassin normal.

Hydrocéphalie. — On désigne sous ce nom un état pathologique du fœtus, dans lequel le liquide céphalo-rachidien se produit de façon exagérée et atteint un litre, deux litres ou même davantage.

Le volume de la tête devient alors considérable. Les os, repoussés par le liquide, sont amincis ; et les sutures étalées. La face se trouve petite par rapport au développement du crâne. La tête ainsi augmentée de volume est irréductible, le liquide qu'elle renferme étant incompressible.

La rupture utérine est la conséquence fréquente de la distension du segment inférieur de l'utérus, surtout quand, poussée par les contractions, la tête butte contre le bassin qu'elle ne peut traverser.

D'après A. Herrgott, le fœtus hydrocéphale se présente très rarement par l'épaule, le plus souvent par le sommet, quelquefois par le siège. On pourrait croire que la tête, devenant la plus grosse partie de l'ovoïde fœtal, irait le plus souvent se loger dans la partie la plus spacieuse, c'est-à-dire dans le fond de l'utérus et que l'enfant se présenterait fréquemment par le siège. Il n'en est rien, car, d'après les statistiques, les présentations du sommet dominent.

Signes et diagnostic. — Le diagnostic peut se faire pendant la grossesse ou au cours du travail.

HYDROCÉPHALIE

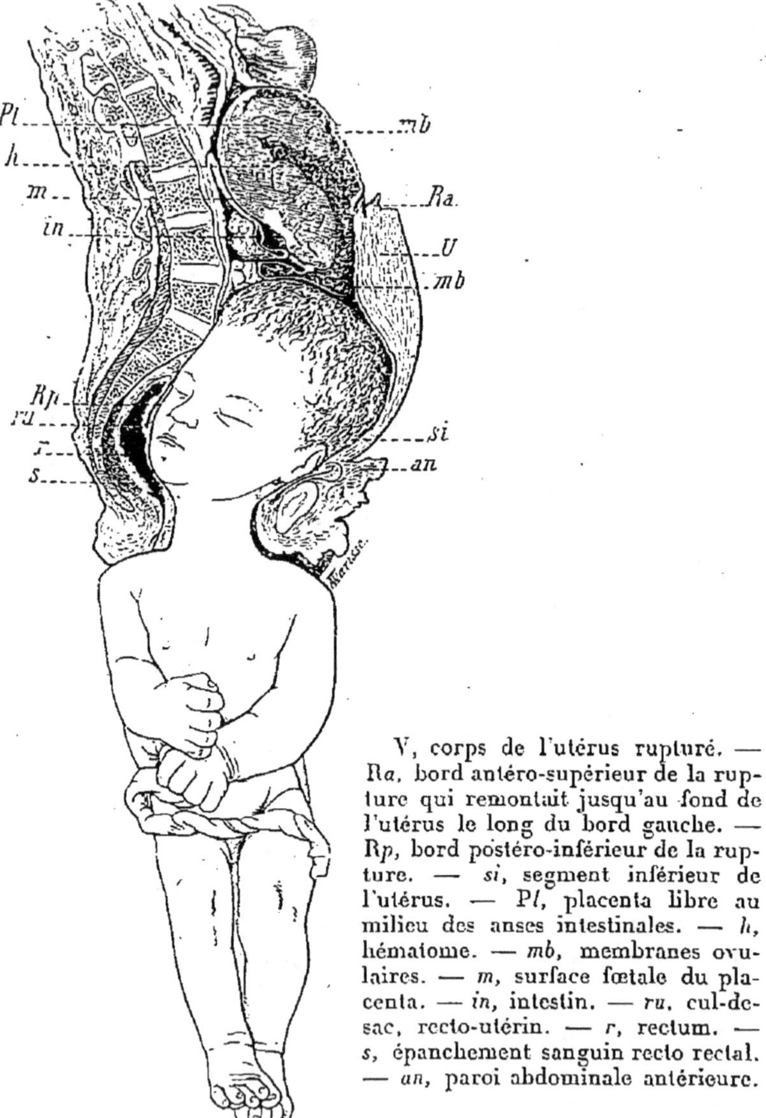

V, corps de l'utérus rupturé. — Ra. bord antéro-supérieur de la rupture qui remontait jusqu'au fond de l'utérus le long du bord gauche. — Rp, bord postéro-inférieur de la rupture. — si, segment inférieur de l'utérus. — Pl, placenta libre au milieu des anses intestinales. — h, hématome. — mb, membranes ovulaires. — m, surface fœtale du placenta. — in, intestin. — ru. cul-de-sac, recto-utérin. — r, rectum. — s, épanchement sanguin recto rectal. — an, paroi abdominale antérieure.

Fig. 62. — A. Couvelaire.

HYDROCÉPHALIE

TÊTE DERNIÈRE

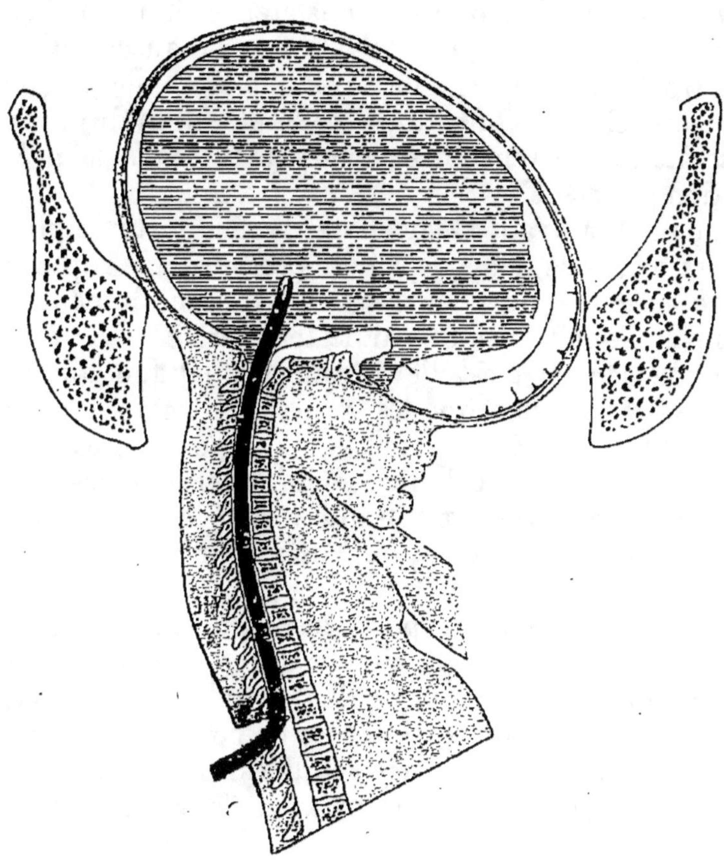

Fig. 63. — Schéma de Varnier.

Sonde introduite par le canal vertébral.
Procédé dit de Van Huevel.

21.

Par le palper on constate une tumeur énorme, formée par la tête surplombant le pubis.

Quand la tête est au fond de l'utérus, le diagnostic est beaucoup plus difficile.

Par l'auscultation, on peut constater le signe indiqué par Blot, c'est-à-dire l'élévation du foyer d'auscultation qui se trouve au voisinage de l'ombilic, alors même que la tête est en bas. On sait que cette élévation du foyer d'auscultation se rencontre normalement dans la présentation du siège.

Pendant le travail, il faut poser le diagnostic le plus tôt possible, sous peine de voir se produire une rupture utérine avec ses graves conséquences. A ce moment le diagnostic se fait surtout par le toucher.

Au toucher, si c'est l'extrémité céphalique qui se présente, on constate que les sutures sont étalées et le doigt pourrait les confondre avec une poche d'eau.

On évite cette confusion en remarquant que ces surfaces membraneuses sont limitées par le rebord des pariétaux ou des frontaux, qui, même amincis, restent perceptibles.

Il est plus difficile de poser le diagnostic quand la tête est dernière. Dans ces circonstances, il peut arriver que le diagnostic ne soit fait qu'au cours de l'expulsion, alors que le tronc étant sorti, la tête ne peut être extraite et reste retenue dans les voies génitales. On trouve alors par le palper que la tête forme une énorme tumeur au-dessus du pubis.

Pronostic. — L'accouchement est le plus souvent impossible et la rupture utérine se produit très fréquemment dans ces circonstances. Il ne faut donc pas compter sur la possibilité d'extraire un enfant vivant, quand le diagnostic d'hydrocéphalie est posé. Les rares enfants extraits vivants, au prix de dangers considérables pour la mère, sont morts peu après leur naissance, ou, quand ils ont survécu, n'ont jamais pu mener qu'une existence d'infirmes.

Traitement. — Au cours du travail, il faut sans hésiter évacuer le liquide céphalo-rachidien. Si la tête se présente, rien n'est plus simple, on pratique une ponction du crâne à l'aide d'un trocart de trousse.

Dans les cas de présentation du siège, alors que le tronc a déjà été expulsé, il est difficile d'arriver à faire la ponction. La tête étant retenue au détroit supérieur, la base du crâne est très élevée, difficile à atteindre et à perforer. Quant à la voûte du crâne et ses parties membraneuses, elles sont, on le comprend, complètement inaccessibles.

Van Huevel a proposé de tourner la difficulté en sectionnant la colonne vertébrale et en introduisant dans le canal vertébral une sonde avec un mandrin, qu'on pousse vers le crâne. On retire alors le mandrin, le liquide s'écoule et la tête peut alors être extraite sans violence. Ce procédé indiqué par Van Huevel a été mis en pratique pour la première fois par Tarnier.

Ascite. — Il peut se produire au cours de la vie intra-utérine des épanchements de liquide dans le péritoine du fœtus. L'ascite, dans certains cas, est considérable et atteint 2, 3, 4, 5 litres ; le ventre du fœtus forme une poche énorme, constituant un obstacle absolu à l'accouchement.

Le diagnostic est très difficile, surtout s'il s'agit d'une présentation du sommet, on ne soupçonne alors la difficulté qu'au moment où la tête étant sortie, le ventre se trouve arrêté au détroit supérieur.

Le diagnostic posé, le traitement nécessaire est de pratiquer une ponction de l'abdomen. On peut être obligé de morceler le fœtus avant de réussir à vider son abdomen.

Rétention d'urine. — Par suite de malformations de l'urètre ou de la vessie, l'urine peut s'accumuler dans ce dernier organe, au point de donner un volume exagéré au ventre. Celui-ci forme une tumeur liquide qui ne peut traverser les parties maternelles qu'après avoir été vidé par ponction. Ces cas sont très exceptionnels, mais il faut savoir les diagnostiquer et les traiter.

Tumeurs. — Le fœtus peut être atteint de tumeurs viscérales. Le foie et le rein polykystiques, en augmentant d'une façon considérable le volume de l'abdomen, créent de grosses difficultés au moment de l'accouchement. On peut rencontrer aussi sur le tronc des tumeurs sacro-coccygiennes. Il faut, dans ces cas exceptionnels, faire le toucher manuel et s'inspirer des circonstances. On est le plus souvent réduit à terminer l'accouchement en morcelant le fœtus, ou en excisant les parties anormales qu'il présente (1).

Putréfaction. — Quand l'œuf est ouvert et l'enfant mort, si la femme reste longtemps en travail, le fœtus se putréfie dans la cavité utérine.

Dans ces circonstances, il se dégage des parties génitales une odeur des plus fétides, qui peut envahir la maison et se répandre même au dehors dans le voisinage. Varnier avait conservé un utérus ayant contenu un fœtus putréfié. Cet utérus, après six mois de séjour dans l'alcool, avait encore une odeur très prononcée.

---

(1) On voit se produire une dystocie particulière au cours de l'accouchement des monstres doubles. Il est difficile de tracer à l'avance une ligne de conduite précise concernant ces cas. On peut se trouver dans la nécessité de traiter ces monstres comme de véritables tumeurs et de les morceler s'ils font obstacle à l'accouchement, mais il est bien rare que dans ces circonstances le diagnostic ait pu être établi avant la naissance.

Il peut se faire une accumulation de gaz dans l'utérus constituant « la physométrie » ; dans ces cas la femme est rapidement empoisonnée par les produits septiques.

Les tissus du fœtus putréfié subissent certaines modifications, ils perdent de leur consistance et de leur résistance et présentent une augmentation de volume plus ou moins marquée par le fait de l'infiltration gazeuse.

L'utérus n'a plus qu'une médiocre tendance à se rétracter et à se contracter ; il en résulte des hémorragies au cours de la délivrance. En pratiquant une injection intra-utérine dans ces cas, il faut redouter de voir se produire des accidents résultant de la pénétration du liquide dans les vaisseaux non rétractés de l'utérus qui a perdu toute tonicité. On voit donc combien il est important d'éviter la rupture intempestive des membranes et l'ouverture prématurée de l'œuf, quand le fœtus mort est retenu dans la cavité utérine.

CHAPITRE III

DYSTOCIE D'ORIGINE OVULAIRE

La dystocie d'origine ovulaire peut comprendre les procidences du cordon, l'insertion basse du placenta, ou placenta prævia, les décollements du placenta, et les difficultés ou la dystocie de la délivrance.

1º PROCIDENCES DU CORDON OMBILICAL

Définition. — La procidence du cordon est la chute du cordon au devant de la partie fœtale qui se présente. Cette procidence est *simple,* ou *compliquée* de la procidence d'un des membres du fœtus (1).

On désigne sous le nom de *procubitus,* la chute du

_____

(1) Inversement on peut observer la procidence d'un membre seul, sans procidence du cordon.

cordon, non pas au devant, mais au niveau de la présentation. Dans ce cas, le cordon ne précède pas, il accompagne la présentation. Comme on le voit, il n'y a en somme entre procubitus et procidence qu'une différence de degrés (1).

Causes. — La procidence du cordon ne peut se produire que lorsqu'il y a un défaut d'accommodation entre la tête et le segment inférieur de l'utérus : défaut d'accommodation ayant pour conséquence la formation d'espaces libres, où le cordon peut se loger et descendre. Ces conditions se trouvent réalisées dans des circonstances très variées, tenant : soit aux parties maternelles, soit au fœtus, soit à l'œuf lui-même.

Du côté de *la mère*, la procidence est favorisée par la déformation du segment inférieur, qui se trouve réalisée en cas de tumeur basse de l'utérus ou du voisinage de l'utérus, telles que des fibromes, des kystes, ou encore quand, par suite de rétrécissements du bassin, la tête reste élevée, et appuie mal sur le segment inférieur de l'utérus.

Du côté *du fœtus*, le volume exagéré de la tête, rendant difficile son engagement, favorise la procidence. — Il en est de même dans les présentations, sur lesquelles le segment inférieur se moule difficilement, comme dans les présentations de la face, du front, de l'épaule, ou même quand il se produit une procidence d'un membre.

Du côté de *l'œuf*, l'insertion basse du placenta gêne la pénétration, l'accommodation du fœtus, et favorise par suite la procidence. — A cette insertion vicieuse se joint souvent, ainsi que le fait remarquer Pinard dans

---

(1) C'est ce que Budin et Démelin désignent sous le nom de *latérocidence*, réservant le terme de procubitus pour la procidence, alors que les membranes sont intactes.

PROCIDENCE DE LA MAIN

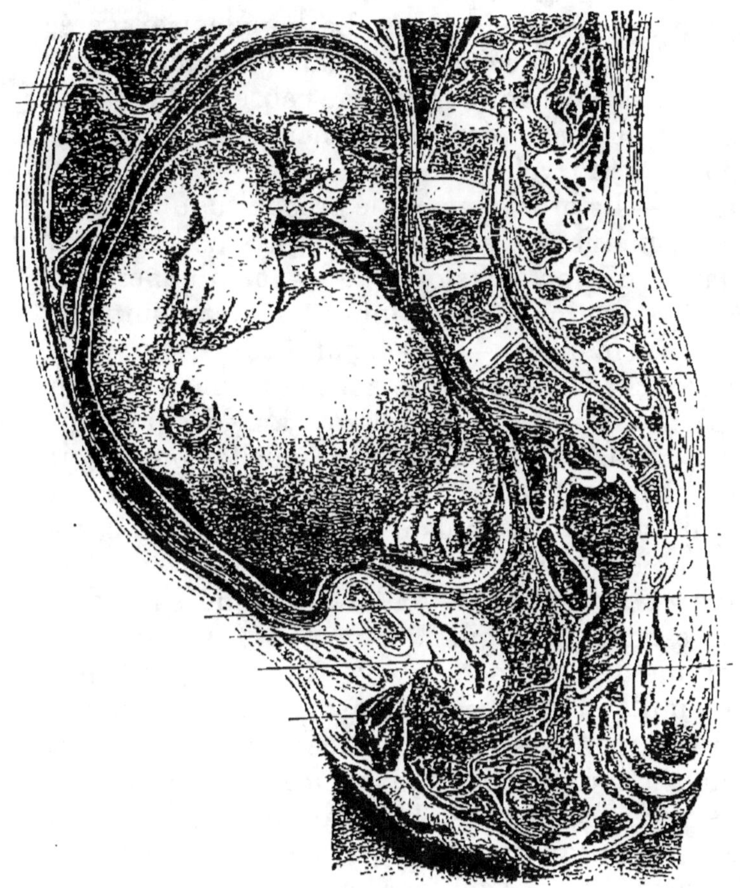

Fig. 64. — Braune.

son enseignement oral, l'insertion vicieuse du cordon, c'est-à-dire son insertion en raquette dans la partie la plus déclive de l'œuf, et par suite au voisinage de l'orifice de rupture des membranes. La longueur exagérée du cordon crée une prédisposition à la procidence ; enfin l'hydropisie de l'amnios est une cause fréquente de procidence, en particulier au moment de la rupture d'une poche d'eau volumineuse.

Signes. — La procidence ou le procubitus du cordon peuvent se manifester, au cours du travail, dans deux circonstances distinctes : alors que les membranes sont intactes, ou alors que les membranes sont rompues.

Membranes intactes. — C'est par hasard, en pratiquant le toucher qu'on trouve dans la poche d'eau, ou sur les parties latérales de la présentation, des portions du cordon, mobiles, fuyantes, sur lesquelles on perçoit des battements. Quand les membranes sont encore intactes, il est rare que l'enfant ait à souffrir de la compression subie par le cordon procident.

Membranes rompues. — Ici le diagnostic s'impose, le cordon est dans le vagin, ou même il fait issue à la vulve, animé de battements, violacé, épaissi, œdémateux, — ou d'autres fois pâle, affaissé, sans battements.

Complications. — La procidence du cordon est assez souvent compliquée de *la procidence d'un membre du fœtus.* Pour que ce membre soit considéré comme procident, il faut qu'il ne fasse pas partie de la présentation. Ainsi un pied dans une présentation du siège n'est pas considéré comme procident, mais la main, accompagnant ou précédant une tête, est procidente.

Cette complication, créée par la procidence d'un membre, n'est pas une circonstance aggravante, au contraire. Le membre procident sert, en effet, de protecteur au cordon et empêche sa compression entre la partie fœtale qui se présente et le segment inférieur de l'utérus, doublé de la paroi résistante du bassin.

La compression du cordon est le gros accident à redouter, comme conséquence de la procidence ou du procubitus du cordon. Cette compression a pour résultat, cela se comprend, l'interruption de la circulation dans le cordon, d'où asphyxie et mort du fœtus.

La procidence des membres, bien qu'elle puisse empêcher la compression du cordon, crée néanmoins une véritable *dystocie*.

En effet, il est impossible à la tête, augmentée d'un membre procident, de pénétrer dans le bassin.

Traitement. — Il faut réduire le cordon ou les membres procidents, mais aucun instrument ne doit être employé pour cette opération. La main seule doit être chargée de cette besogne.. Il est parfois nécessaire de donner du chloroforme.

La réduction doit avoir pour but de reporter, aussi haut que possible, le cordon procident. Il faut donc, pour exécuter cette réduction, introduire la main dans le vagin ou dans l'utérus, ce qui suppose les membranes rompues. On saisit le cordon et on le refoule, comme on peut, dans la cavité utérine, en cherchant à l'accrocher à un relief des parties fœtales.

Si les membranes sont intactes, elles doivent être conservées précieusement jusqu'à la dilatation complète, puisqu'elles constituent le plus parfait des dilatateurs, et qu'en outre, le liquide évite, dans la mesure du possible, les inconvénients de la compression du cordon. Aussi avant la rupture des membranes, avant la dilatation complète, est il préférable de ne pas faire de tentatives de réduction.

En cas de procidence compliquée du cordon et des membres, il convient de réduire d'abord le cordon, puisque les membres procidents servent de protecteur à ce cordon.

Il arrive fréquemment, après les manœuvres de réduction, de voir se reproduire à plusieurs reprises la procidence, parce que la non-accommodation, cause de la procidence, persiste.

Dans ces circonstances trois issues sont possibles :

1° *Si la dilatation est complète*, il faut extraire immédiatement le fœtus par la version, de préférence au forceps, avec lequel on s'expose plus que jamais à pincer le cordon, et aussi parce qu'il est nécessaire, dans ce cas, de faire une application de cet instrument, au détroit supérieur, ce qui crée encore des difficultés et des dangers.

2° *Si la dilatation n'est pas complète*, il faut placer dans l'utérus un ballon Champetier de Ribes, qui dilatera le col, et obturera le segment inférieur, empêchant tout retour de la procidence.

3° *A défaut de ballon*, il faut introduire sa main dans l'utérus et protéger le cordon, aussi longtemps que cela sera nécessaire, quelquefois pendant de longues heures (sept heures dans une observation de Tarnier). Cette main aura aussi l'avantage, par sa simple présence, de dilater l'orifice utérin.

La césarienne conservatrice a été proposée par Couvelaire quand l'enfant souffre en cas de procidence, alors que la dilatation est incomplète. Mais cela ne peut être entrepris que dans une maternité où il est possible d'opérer quelques minutes après avoir posé l'indication.

2° PLACENTA PRÆVIA

Définition. — C'est le placenta inséré sur le segment inférieur de l'utérus, au devant (præ) de la route (via) du fœtus.

On a établi des distinctions suivant que le placenta siège plus ou moins bas dans la cavité utérine. Le placenta *latéral* est situé sur les parties latérales de l'uté-

PLACENTA PRÆVIA

COUPE ANTÉRO-POSTÉRIEURE

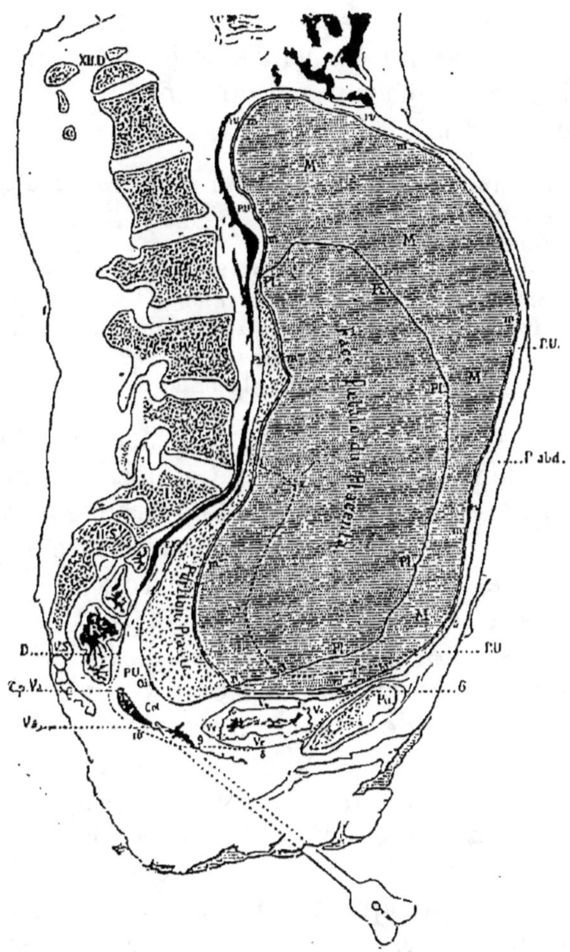

Fig. 65. — Champetier de Ribes et Varnier.

Pu, Pu, paroi utérine. — *Cp Va*, cul-de-sac postérieur du vagin. —
D, cul-de-sac de Douglas. — *R*, rectum. — *Va*, vagin. — *Ve*, vessie.
— *G*, pubis.

rus, empiétant sur le segment inférieur, — le placenta *marginal* arrive au bord de l'orifice utérin, — le placenta *central* est défini de façons différentes : placenta dont le centre correspond au centre de l'orifice utérin, ou, d'après Démelin, placenta recouvrant l'orifice utérin complètement dilaté.

Au point de vue pratique, une seule chose est intéressante à retenir, c'est de savoir si le fœtus peut ou ne peut pas sortir de l'œuf sans traverser le placenta.

A cette question, Pinard et ses élèves répondent que dans leur pratique les membranes se sont jusqu'ici *toujours* trouvées accessibles, quoique parfois difficilement, et qu'on a pu, dans tous les cas, les atteindre, les rompre, puis extraire le fœtus à travers cette trouée des membranes, sans perforer le placenta.

Etiologie. — L'insertion basse du placenta est extrêmement fréquente, si l'on pose ce diagnostic, comme cela est enseigné, chaque fois que l'on trouve moins de 10 centimètres de distance entre les bords de l'orifice de rupture des membranes et le bord du placenta. Pinard a démontré que l'insertion du placenta se fait habituellement sur les parties latérales de l'utérus et non pas, comme on l'a cru si longtemps, sur le fond de cet organe. Il n'est donc pas extraordinaire que le bord inférieur du placenta empiète plus ou moins sur le segment inférieur, sans qu'il résulte la plupart du temps de ce fait aucune conséquence pathologique.

On ne sait rien au point de vue des causes de l'insertion basse. On a invoqué l'endométrite, on a noté une assez grande fréquence de cette insertion chez les femmes atteintes de fibromes utérins, mais on ne connaît pas la raison qui fait insérer le placenta sur le segment inférieur.

Hofmeier a proposé une théorie élégante, qui ferait résulter le placenta prævia de son développement, non plus comme normalement au niveau de la sérotine ou *caduque inter utéro-placentaire,* mais sur un point inférieur de la caduque réfléchie.

Signes. — Le plus souvent le diagnostic est fait, d'une façon rétrospective, par l'examen des pièces de la délivrance et la mensuration des membranes.

On a pensé que l'on pouvait parfois, *au palper,* reconnaître que la tête poussée contre le bassin reposait sur une surface molle et comme matelassée. — On a pu quelques fois, *au toucher,* sentir une surface épaisse et molle interposée entre la tête et le doigt qui touche. Mais, en réalité, il est exceptionnel de faire ces constatations et de pouvoir établir ainsi un diagnostic précis.

Le placenta prævia ne se reconnaît, chez la femme enceinte ou en travail, que par l'apparition des complications qu'il entraîne.

Complications. — Parmi ces complications, il en est une, déjà signalée plus haut : *la procidence;* ce n'est pas la plus fréquente.

Les autres complications sont : les hémorragies, la rupture prématurée des membranes, les présentations vicieuses, l'accouchement prématuré.

Les hémorragies. — Les hémorragies sont la conséquence du décollement placentaire. Elles s'observent d'une façon fréquente principalement chez les primipares, en raison directe de la tendance que montre la tête du fœtus à pénétrer dans le bassin.

La tête en descendant appuie sur les membranes, lesquelles tirent sur le placenta et peuvent le décoller. Tel est le mécanisme du décollement indiqué à la fois par Schröder et par Pinard.

Ces hémorragies dépendent, soit d'un décollement, entamant simplement le tissu de la caduque et quelques petits vaisseaux, soit de la rupture d'un sinus utérin, comme dans la pièce étudiée par Champetier de Ribes et Varnier (1). Dans ce dernier cas l'hémorragie fut pour ainsi dire foudroyante.

Dans les cas légers la formation d'un caillot est suivie d'arrêt de l'hémorragie, mais celle-ci peut se reproduire à des moments divers sous l'influence de nouveaux décollements (2).

Ces hémorragies sont *intermittentes*; elles surviennent sans cause appréciable, d'une façon inattendue, surprenant souvent la femme dans son sommeil. Elles se répètent avec plus ou moins de fréquence au cours de la grossesse, et peuvent se montrer dans toutes ses périodes.

Brion a démontré que, après la syphilis, la cause la plus fréquemment relevée, parmi les causes d'avortements, était le placenta prævia. Ces hémorragies ne sont donc pas observées exclusivement dans les derniers mois de la grossesse comme on l'a longtemps cru. Il est bon de retenir aussi qu'elles manquent souvent, et qu'elles ne sont pas, comme on l'enseignait autrefois, « inévitables ». Le placenta peut être inséré sur le segment inférieur, sans qu'il se produise d'hémorragie.

Rupture prématurée des membranes. — C'est Pinard qui a démontré que la rupture prématurée des membranes, accompagnée de perte d'eau, était le résultat habituel de l'insertion basse du placenta. A côté de cette remarque, il en faisait une seconde, c'est que « la femme qui perd de l'eau ne perd pas de sang ».

______

(1) Cette pièce est intéressante en ce que la rupture du sinus utérin est visible au niveau du placenta encore en place sur l'utérus.

(2) Après Jacquemier et Duncan, Budin s'appuyant sur des examens de placentas après la délivrance signale une variété d'hémorragie non plus par décollements placentaires, mais par « déchirure du sinus circulaire ». Toutefois ces déchirures ne se manifestent sur les pièces que par la présence d'un caillot; le sinus circulaire étant un vaisseau qui n'a pas un trajet continu, présente d'une façon constante des solutions de continuité, il n'est pas extraordinaire qu'on l'ait rencontré constitué « par deux, trois ou quatre portions », alors que « entre ces différentes portions il faisait totalement défaut ».

Les tiraillements exercés par le pôle fœtal inférieur sur les membranes, quand ils n'ont pas pour résultat le décollement du placenta, peuvent entraîner la rupture des membranes. Cette rupture faite, c'est la fin des tiraillements sur le placenta, la fin des décollements de cet organe, la fin des hémorragies, et l'on comprend que la femme qui perd de l'eau ne perde plus de sang.

Présentations vicieuses. — Le placenta prævia est la cause la plus commune des présentations du siège, on le retrouve aussi à l'origine d'un certain nombre de présentations de la face, du front et de l'épaule.

Le placenta occupant le segment inférieur, l'obstruant, augmentant son épaisseur partielle ou totale, on comprend que la tête fœtale s'y accommode moins bien, et aille se loger ailleurs, soit en haut dans le fond de l'utérus, soit sur les parties latérales dans la fosse iliaque, chez les grandes multipares.

Accouchement prématuré. — L'accouchement prématuré s'observe généralement à la suite des hémorragies ou de la rupture prématurée des membranes, mais il peut se produire aussi sans être précédé de ces accidents, particulièrement dans les cas où le fœtus, très descendu dans l'excavation, appuie beaucoup sur le segment inférieur de l'utérus. Il est à remarquer que ces différentes complications surviennent d'une façon plus fréquente chez les primipares que chez les multipares, parce que l'engagement de la partie fœtale se fait généralement d'une façon plus précoce chez les primipares.

Thérapeutique. — Il n'y a pas de moyens pour prévenir l'insertion basse du placenta. Il n'y a de traitement que pour les complications.

Traitement des présentations vicieuses. — Les présentations vicieuses, causées par l'insertion basse du placenta, doivent être corrigées, chaque fois que cela est possible, surtout en ce qui concerne la présentation du siège. Les présentations de la face et du front ne sont pas, quoi qu'on ait dit à ce sujet, facilement et sans dangers modifiables. Quant aux présentations de l'épaule, elles doivent toujours être corrigées, rectifiées, puis maintenues.

Traitement de la rupture prématurée des membranes. — Pour la prévenir, on peut recommander à la femme, chez qui on soupçonne un placenta bas, d'éviter les longues stations debout, ou la fatigue de la marche, qui ont pour résultat de faire appuyer le fœtus sur le pôle inférieur de l'œuf. Il faut qu'elle ne s'expose à aucune fatigue physique, ni aux cahots, ni aux chocs, ni surtout au traumatisme et à la congestion qui peuvent résulter des rapports sexuels

La rupture produite, il arrive que le travail ne commence que plusieurs jours, ou même plusieurs semaines après cette rupture. Mais l'œuf ouvert peut s'infecter, alors même qu'il contient un produit vivant. Il faut donc, dans ces circonstances, maintenir la femme au lit et obtenir toute l'asepsie possible du vagin et de la vulve, au moyen de toilettes, injections et pansements.

Il vaut mieux, dans ces cas, ne pas recourir au sublimé trop rapidement irritant, mais au permanganate de potasse ou à l'aniodol, mieux supportés pendant longtemps.

On doit aussi ausculter quotidiennement le cœur de l'enfant, pour provoquer l'accouchement dans le cas où il viendrait à succomber. Il faut enfin surveiller l'état du pouls et de la température.

Prophylaxie de l'accouchement prématuré. — Il faut recommander d'éviter toute fatigue, et même prescrire le repos absolu au lit, parfois pendant des mois. En cas de menaces de travail prématuré, on doit pratiquer des injections de morphine, qui arrivent quelquefois à arrêter un travail commençant.

Traitement des hémorragies. — On a cherché, depuis longtemps, et par de nombreux moyens, à lutter contre ces hémorragies. Il ne faut pas, en présence d'une hémorragie, perdre un temps précieux à essayer tel ou tel procédé de traitement, il faut agir suivant une méthode, savoir ce que l'on doit faire et à quelle heure on doit le faire.

Pinard recommande le traitement méthodique suivant :

1° Repos absolu au lit.

2° Injections vaginales chaudes à 48 ou 50 degrés centigrades, mesurés au thermomètre.

3° Rupture *large* des membranes, dès que le pouls se maintient, d'une façon permanente, au-dessus de 100 pulsations à la minute.

4° Si l'hémorragie persiste, introduction dans l'œuf, après la rupture large des membranes, d'un ballon Champetier de Ribes, pour faire la dilatation et comprimer le placenta décollé.

5° Si l'on ne dispose pas d'un ballon, il ne reste qu'à faire la version mixte de Braxton-Hicks.

Repos. — Il doit être absolu. La femme ne doit ni se lever, ni même s'asseoir dans son lit. Le but est d'obtenir, au niveau du point saignant, la formation d'un caillot dont l'adhérence, au début très faible, peut céder au moindre mouvement.

Injections chaudes. — Ces injections à 48 ou 50 degrés centigrades sont devenues classiques, et pourtant, dans la circonstance, on peut leur reprocher d'exciter l'utérus à se contracter, et par ce fait, d'accentuer le décollement placentaire.

Rupture des membranes. — Cette rupture n'a d'effets que si elle est pratiquée *largement,* afin de supprimer la corde (formée par les membranes), qui tire sur le placenta et le décolle. Cette rupture large, indiquée par Pinard, diffère totalement de la simple ouverture, recommandée autrefois par Puzos, dans le but de provoquer l'accouchement. Il peut arriver que les membranes soient difficilement accessibles. Il est possible aussi que l'on soit obligé pour les atteindre d'aller les chercher, par le toucher manuel, très haut en avant, derrière le pubis. Pinard et ses élèves n'ont pas noté jusqu'ici dans leur pratique d'observation où les membranes, ainsi cherchées, n'aient pu être atteintes et rompues largement; en aucun cas il n'a été besoin de passer au travers du placenta pour extraire le fœtus. Il est bon d'ajouter que, chez les femmes présentant de l'hémorragie, la perméabilité du col de l'utérus est toujours suffisante pour admettre un ou deux doigts. La rupture sera facilitée par l'emploi du perce-membranes.

L'hémorragie s'arrête le plus souvent après la rupture des membranes, néanmoins elle peut continuer. Dans ces cas, elle ne résulte plus des tiraillements exercés par les membranes; puisque celles-ci ont été détruites par la rupture, mais elle est la conséquence du décollement, directement provoqué par la partie fœtale repoussant devant elle le placenta. C'est alors qu'il faut introduire dans l'orifice de rupture des membranes le ballon Champetier de Ribes.

Ballon Champetier de Ribes. — Ce ballon, fait de tissu inextensible en soie caoutchoutée, est incompressible, il fait la dilatation et comprime la surface saignante. Si, après l'application du ballon, le suintement sanguin persiste, on n'a qu'à exercer quelques tractions sur le ballon, pour l'appuyer sur les parties décollées et produire ainsi l'arrêt de l'hémorragie. Il faudra toujours dans ces circonstances employer un ballon suffisamment gros pour qu'il provoque, lors de son complet gonflement, la dilatation nécessaire au passage du fœtus.

Quand on n'a pas de ballon Champetier de Ribes à sa disposition, on peut tenter la dilatation manuelle, mais celle-ci expose à de nouveaux décollements placentaires et à des hémorragies. En somme, à défaut du ballon, il ne reste qu'à recourir au procédé de Braxton-Hicks.

Méthode de Braxton-Hicks, ou version par manœuvres mixtes. — Cette méthode a rendu de très grands services. Elle comprend des manœuvres externes et internes combinées (Voir OPÉRATIONS), ayant pour but de saisir un pied du fœtus et de ramener le siège en bas.

Les tractions sur le pied permettent d'appuyer le siège du fœtus sur la surface saignante et sur l'orifice du col, ce qui a deux conséquences avantageuses : l'arrêt de l'hémorragie et la dilatation du col.

D'après l'historique fait par Varnier dans ses cours, ce procédé, proposé par Braxton-Hicks en Angleterre, vers 1864, fut peu répandu jusqu'au jour où il fut vulgarisé, près de 20 ans après, par Schröder, Martin, Hofmeier, Löhmer, en Allemagne. La mortalité maternelle dans les hémorragies par placenta prævia tomba alors aux environs de 3 pour 100, au lieu de 30 ou 35 pour 100 ou plus comme on l'avait vu jusque-là. Malheureusement, la mortalité fœtale restait élevée, entre 75 et 80 pour 100. Cela se comprend, le fœtus subissant, au cours de ces manœuvres, de nombreuses excitations, l'incitant à faire des inspirations prématurées.

L'idéal était d'arriver à remplacer le fœtus tamponnant et dilatant par un corps étranger intra-utérin. Barnes proposa ses sacs hydrostatiques en tissu élastique, et enfin en 1888 Champetier de Ribes inventait son nouveau ballon, dont la première application pour placenta prævia était faite dans le service de Pinard en 1890. En 1895, la statistique générale donnait à la clinique Baudelocque, pour les hémorragies par placenta prævia une mortalité maternelle de 3 à 4 pour 100 (comme la méthode de Braxton-Hicks), mais une mortalité fœtale de 30 pour 100 environ, au lieu de 78 à 80 pour 100 (résultats de la version mixte).

Une statistique récente de 1897 à 1906 recueillie dans le service de Bar à la Maternité de Saint-Antoine par Bourretère, donne une mortalité de 72,8 pour 100 pour les enfants, et de 9,7 pour 100 pour les mères. Il est vrai qu'un certain nombre de ces femmes étaient arrivées dans ce service très anémiées par des hémorragies antérieures.

En résumé, la méthode de traitement recommandée par Pinard comprend comme interventions contre les hémorragies par placenta prævia : la rupture large des membranes, l'introduction du ballon Champetier de Ribes, ou à son défaut, la version mixte. Par ces moyens de 1882 à 1905 inclusivement, sur un total d'environ 40 000 accouchements, je n'ai relevé dans les statistiques de Pinard que huit cas de mort par hémorragie consécutive à l'insertion vicieuse du placenta. Sur ces huit cas, six femmes avaient été amenées exsangues dans le service (1).

Traitement des suites de l'hémorragie. — La femme, qui a perdu une grande quantité de sang présente des symptômes d'anémie aiguë. Elle est pâle, les muqueuses sont décolorées, elle éprouve une sensation d'étouffement, réclame de l'air, et présente des phénomènes syncopaux au moindre mouvement. Le pouls

---

(1) Les autres procédés de traitement sont à peu près abandonnés. Tels sont :

1° *Le tamponnement vaginal* qui consistait à bourrer le vagin d'une grande quantité de tampons d'ouate ou de gaze, « plein un chapeau haut de forme », disait Pajot. Ce tamponnement a été longtemps en France le procédé le plus employé. Il ne servait qu'à dissimuler l'hémorragie dans la profondeur du vagin, sans rien faire contre sa cause : le décollement. Il a eu de plus, avant la période antiseptique, le grave inconvénient de provoquer l'infection chez la femme qui échappait à l'hémorragie.

2° *L'arrachement du placenta* avant la sortie du fœtus, conseillé par Simpson qui avait vu l'hémorragie s'arrêter dans un cas où le placenta avait été chassé avant le fœtus.

3° *L'accouchement forcé*, recommandé au xviie siècle par Louise Bourgeois, puis par Mauriceau, constituait avant les procédés actuels, un moyen désespéré et plein de dangers, par lequel, en perforant le placenta et en forçant l'orifice du col, on visait à l'évacuation immédiate de l'utérus.

est faible, très mou, à peine comptable, mais quand on peut le percevoir, il est très accéléré.

Il faut, en pareille circonstance, que la femme ne quitte sous aucun prétexte le *décubitus dorsal,* et reste la tête basse, sans oreiller ni traversin. On peut même faire en sorte que la tête soit très basse en cas de phénomènes syncopaux. On a conseillé de faire *la ligature des quatre membres,* après avoir, par un bandage compressif, fait refluer le sang vers la région des membres. On obtiendrait de la sorte un reflux vers les parties centrales d'une quantité de sang, évaluée à 300 grammes environ par membre lié.

La transfusion du sang, tentée autrefois, a été complètement abandonnée pour être remplacée par *les injections de sérum salé,* plus simples et plus efficaces.

Le **manuel opératoire** de l'injection de sérum mérite d'être exposé dans tous ses détails. *Le liquide* à injecter est de l'eau bouillie, pendant dix à quinze minutes, contenant 7 grammes de sel de cuisine, pour un litre d'eau. Ce liquide sera injecté à la température de 37 degrés centigrades.

L'injection peut être faite dans le tissu cellulaire ou dans les veines. L'injection intra-veineuse pénètre plus rapidement, mais elle présente certaines difficultés pour la recherche de la veine, de plus elle expose à des dangers de phlébite ou d'embolie. Aussi vaut-il mieux donner la préférence à *l'injection dans le tissu cellulaire,* en particulier au niveau de la fesse. Cette injection met à peu près un quart d'heure pour être résorbée.

On lave la région au savon, à l'éther et au sublimé, puis on pique profondément, parallèlement à la surface de la fesse, avec une longue aiguille de l'aspirateur de Potain, soigneusement stérilisée ou, à défaut de celle-ci, avec un petit trocart de trousse. L'aiguille peut être réunie à un appareil Potain, à l'aide duquel on injectera le liquide de l'injection. En cas de nécessité, on peut, ainsi que Varnier l'a conseillé, adapter le trocart de trousse au tuyau du bock à injection. Celui-ci étant élevé à 1 mètre de hauteur, on met un quart d'heure pour faire pénétrer dans le tissu cellulaire 250 grammes de liquide.

On peut injecter d'un coup 250 grammes de sérum dans une

fesse, 250 grammes dans l'autre, et répéter ces injections quelques heures après. Il n'est pas exceptionnel d'injecter ainsi un litre, 1 500 grammes de sérum ou plus, dans les vingt-quatre heures.

Sous l'influence de ces injections, le pouls remonte, les malaises diminuent, la vie semble revenir. Néanmoins, on les a accusées d'élever la pression sanguine, et de donner lieu du côté des reins à des phénomènes irritatifs, se traduisant par de l'albuminurie.

En même temps on pourra prescrire des *inhalations d'oxygène,* et donner sans hésiter de *l'alcool* comme excitant. Ce dernier est toléré, dans ces circonstances, d'une façon tout à fait particulière.

3º DÉCOLLEMENT DU PLACENTA NORMALEMENT INSÉRÉ

Etiologie. — La placenta peut subir des décollements, alors qu'il n'est pas inséré sur le segment inférieur. Ces décollements se trouvent réalisés dans deux circonstances : d'une part, à la suite d'hémorragie intra-placentaire chez les albuminuriques, et, d'autre part, sous l'influence de tiraillements exercés par le fœtus sur le cordon.

L'hémorragie dans le *placenta albuminurique* peut se produire à des degrés divers ; tantôt elle se limite, et on trouve à la surface du placenta une dépression en cupule plus ou moins étendue. Cette hémorragie entraîne parfois la mort du fœtus sans causer de grands dommages à la mère ; mais d'autres fois, le placenta se trouve complètement décollé, l'hémorragie se fait abondante, à la fois au dedans et au dehors, et la femme succombe. C'est là une complication très redoutable de l'albuminurie de la grossesse.

La brièveté du cordon, à la suite d'enroulements du

DÉCOLLEMENT DU PLACENTA
NORMALEMENT INSÉRÉ

BRIÈVETÉ ACCIDENTELLE DU CORDON

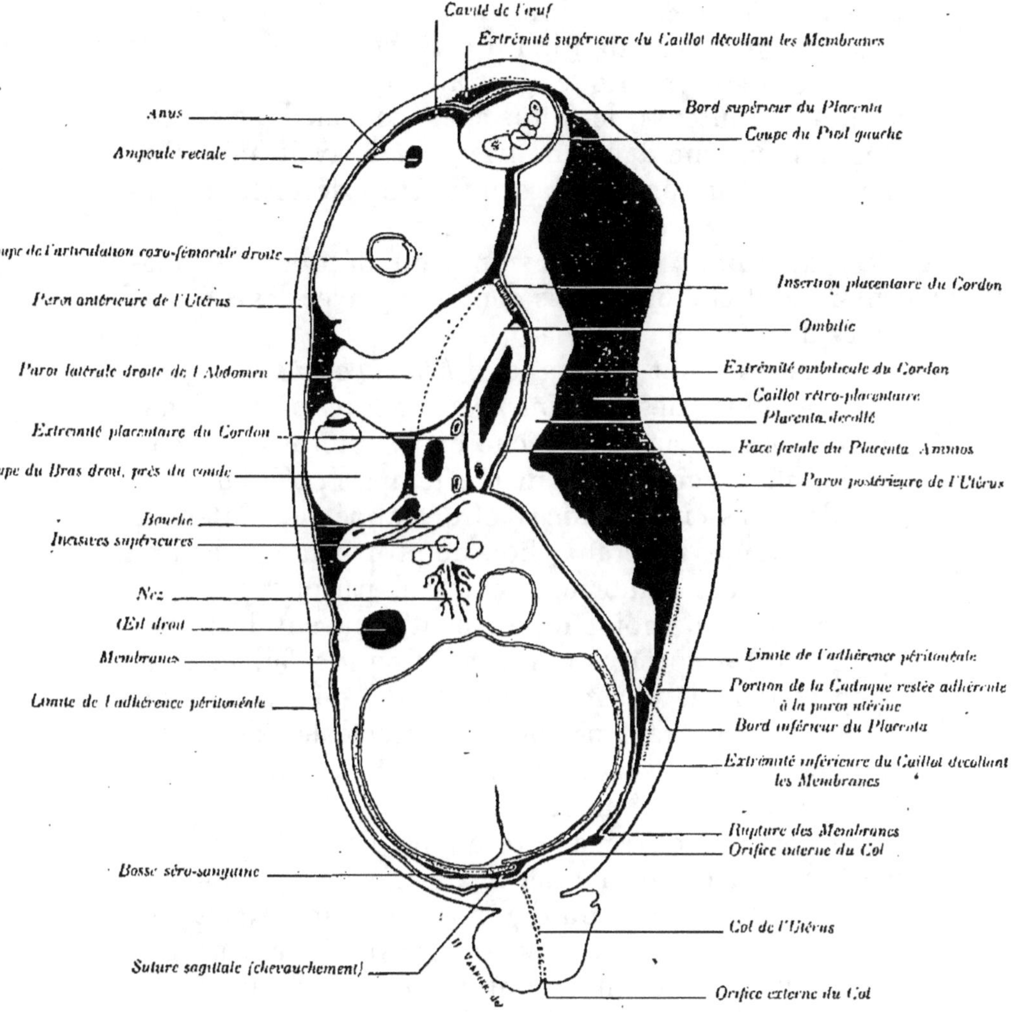

Fig. 66. — Pinard et Varnier.

*Le fœtus, dont le cordon était en sautoir autour du tronc,
avait, dans un mouvement brusque, décollé son placenta.*

cordon autour du corps et des membres du fœtus, a pour conséquence possible des décollements placentaires. Dans un cas de Pinard et Varnier, on trouva le cordon en sautoir autour du tronc. Dans un autre cas des mêmes auteurs, le fœtus avait son pied pris dans le cordon comme dans un étrier, et il avait pu, d'un mouvement de son membre inférieur, décoller le placenta.

Symptômes. — Les signes du décollement placentaire ont été longtemps confondus avec les hémorragies du placenta prævia.

Ce sont surtout des signes d'*hémorragie.*

Ces hémorragies sont *internes, externes* ou *mixtes,* suivant que le sang s'épanche dans l'utérus en décollant l'œuf, ou gagne en même temps l'extérieur. On peut dans ces circonstances être frappé de l'intensité des symptômes généraux, hors de proportion avec l'importance d'une hémorragie externe, parfois légère. La femme, plus ou moins rapidement, souvent brusquement, pâlit, éprouve une sensation de faiblesse et d'oppression ; le visage se couvre de sueur, le pouls s'accélère et devient parfois imperceptible. Tels sont les phénomènes généraux qui sont en rapport avec l'abondance de l'hémorragie.

Localement, on rencontre au palper un signe indiqué par Pinard, et auquel il attache une grande valeur au point de vue du diagnostic, c'est *la dureté ligneuse de l'utérus.* L'utérus est véritablement dur comme du bois, tétanisé, contracturé, parfois augmenté de volume. Le fœtus succombe dans la plupart des cas.

Ces signes se produisent généralement d'une façon foudroyante, et il n'est pas rare que la femme meure avant que l'on ait pu lui porter secours. Rousseau-Dumarcel a publié une statistique de 5 morts sur 13 cas.

Traitement. — Il faut, en présence de pareils symptômes, songer à vider le plus rapidement possible l'utérus de son contenu. On doit chercher à pénétrer dans le col avec les doigts et rompre le plus largement possible les membranes. On devra faire ensuite la dilatation avec la main, car le ballon Champetier de Ribes ne saurait être introduit sans danger dans un utérus tétanisé. C'est en somme l'accouchement forcé. Toutes ces manœuvres, quelque rapidement qu'elles soient exécutées, peuvent être encore trop longues, et laisser la femme mourir de son hémorragie. On peut donc se trouver dans certains cas foudroyants n'ayant comme ressource que l'évacuation immédiate de l'utérus par *opération césarienne*.

4° DYSTOCIE DE LA DÉLIVRANCE

La dystocie ou les difficultés de la délivrance peuvent être étudiées dans les différentes périodes de ce phénomène physiologique, c'est-à-dire au moment du décollement, de la descente, et de l'expulsion du placenta.

Dystocie du décollement placentaire. — Le placenta ne se décolle pas naturellement dans deux circonstances principales : lorsque son adhérence est anormale ou lorsque la contraction est insuffisante.

Adhérences anormales. — On a attribué un certain nombre de ces adhérences à une métrite antérieure à la grossesse, se continuant peut-être au cours de celle-ci ; mais ces faits ne sont pas rigoureusement démontrés. On a remarqué, d'autre part, que le placenta paraissait plus adhérent, ou, ce qui revient au même, plus difficile à décoller dans les cas de placenta larges, étalés, à contours irréguliers, possédant un ou plusieurs cotylédons accessoires.

En prévision de ce dernier cas, on ne devra pas manquer de toujours examiner la périphérie du placenta, afin de voir s'il ne se dessine pas sur les membranes étalées des vaisseaux émanant du placenta, indiquant la présence d'un cotylédon accessoire retenu dans la cavité utérine.

Lorsque le décollement est imparfait, il semble que la contraction utérine enchatonne moins énergiquement le placenta et l'énuclée avec plus de difficulté. Ce décollement imparfait s'accompagne le plus souvent d'hémorragie. En effet, le décollement étant partiel, les vaisseaux, sur les points de l'utérus où le décollement est effectué, ne sont obstrués que par l'effet de la rétraction utérine qui peut être affaiblie, et ils restent plus ou moins béants dans l'intervalle des contractions. Cette situation ne peut durer sans danger, il faut en venir au décollement artificiel, à la délivrance artificielle.

Si on s'acharne à tirer sur le cordon, alors que le décollement du placenta n'est pas effectué, il peut se produire : soit une rupture du cordon, soit une inversion utérine.

La rupture du cordon est un accident sans gravité. On se trouve tout simplement privé d'un tracteur naturel pour faire l'extraction du placenta décollé. Il suffit alors de faire la délivrance par expression, ou par extraction manuelle, lorsque le décollement est véritablement effectué.

L'inversion utérine est un accident beaucoup plus important, mais il est devenu d'une rareté extrême depuis qu'on ne tire plus sur le cordon avant le complet décollement du placenta. Dans cet accident, l'utérus se retourne en doigt de gant. La cavité utérine est attirée plus ou moins bas : soit au niveau du col, — soit dans le vagin, — soit à l'extérieur, à la vulve.

INVERSION UTÉRINE

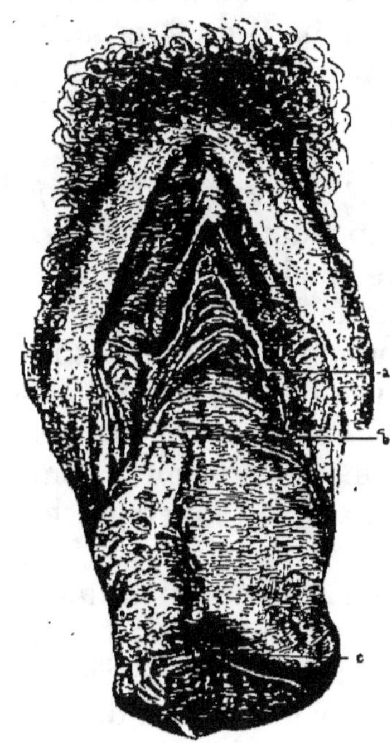

Fig. 67. — Ruge.

L'utérus à la vulve.

a, Orifice externe de l'utérus. —
b, anneau de contraction.

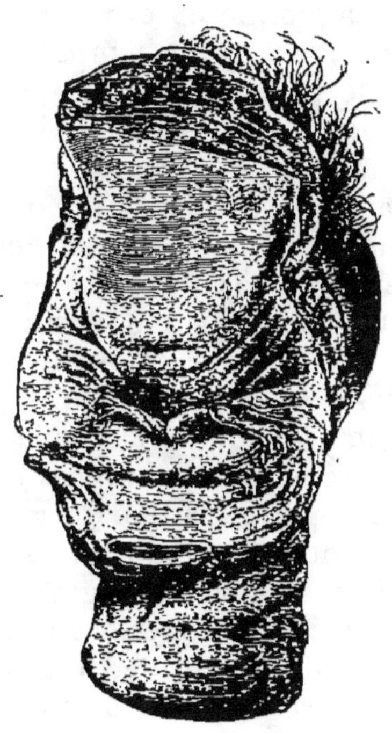

Fig. 68. — Ruge.

*La même pièce vue par
l'abdomen.*

On aperçoit la lumière du rectum
et l'entonnoir d'inversion dans lequel
disparaissent les trompes et un ovaire.

L'inversion se manifeste par des signes locaux et par des signes généraux. Ce sont généralement ces derniers qui appellent tout d'abord l'attention.

La femme éprouve une sorte de malaise, de défaillance, en même temps qu'elle signale une sensation toute particulière, comme si son ventre se vidait. Le pouls devient petit, le visage se grippe. Il y a des phénomènes de « shock », qui, comme dans un cas de Bar, peuvent entraîner la mort. Il peut se produire une hémorragie plus ou moins abondante, hémorragie veineuse, croit-on, par gêne de la circulation en retour, ou aussi par inertie totale de l'organe.

On doit, par l'examen local, reconnaître l'utérus inversé. On voit à la vulve une tumeur coiffée du placenta. Lorsqu'on a décollé ce placenta, l'utérus inversé se présente sous l'aspect d'une masse charnue, comparée par Pinard à un gros ananas. Si l'inversion est à un degré moins prononcé, c'est au toucher que l'on reconnaît dans le vagin la tumeur formée par l'utérus inversé. Au palper, on constate en même temps l'absence du globe utérin dans la région hypogastrique.

L'inversion utérine a donné lieu aux erreurs de diagnostic les plus graves, l'utérus ayant été pris pour un fœtus ou pour un fibrome. On a vu dans ces cas des tentatives d'extraction aboutir à la rupture et à l'arrachement de l'utérus, et même de l'intestin.

Le traitement doit viser d'abord à décoller le placenta, ensuite à réduire par pressions digitales l'utérus dans le vagin. On peut tenter la réduction lente, en gonflant dans le vagin un ballon Champetier de Ribes, comme dans les observations de Pinard et dans celles de Mantel. Dans certains cas accompagnés de menaces de sphacèle et de phénomènes infectieux, l'hystérectomie vaginale peut se trouver indiquée.

Néanmoins, en cas de réduction impossible, et de difficultés matérielles à pratiquer une intervention importante, on doit se souvenir que l'inversion peut devenir chronique, et que l'on peut entreprendre ultérieurement le traitement nécessaire.

Contractions utérines insuffisantes. — C'est ce que l'on décrit souvent sous le nom d' « inertie utérine ». L'utérus se contracte mal ou faiblement, soit pour des raisons inconnues, soit à la suite d'une intoxication, comme pendant l'ivresse alcoolique, ou à la suite d'absorption plus ou moins considérable de chloroforme. L'utérus se contracte aussi moins énergiquement, quand il a été très distendu, comme dans les cas d'hydramnios, de gros œufs, de grossesse multiple, ou encore quand il est déformé par la présence de fibromes volumineux. Dans ces circonstances, il se produit *une hémorragie* plus ou moins abondante.

Le diagnostic de cette hémorragie doit être fait sans retard. La femme accuse alors une sensation de faiblesse, d'oppression, elle pâlit, son pouls s'accélère d'une façon très marquée. L'utérus devient mou et augmenté de volume. Si, à ce moment, on découvre l'accouchée, on trouve sur les draps une plus ou moins grande quantité de sang. Mais il peut aussi se faire qu'il n'y ait point de sang répandu au dehors. Dans ce dernier cas, il y a rétention de sang dans l'utérus, lequel se trouve considérablement distendu par des caillots.

L'utérus est, au contraire, dur, rétracté, formant « le globe de sûreté », si l'hémorragie provient d'une autre source, c'est-à-dire d'une plaie du col ou d'une déchirure vulvo-vaginale.

Ces symptômes d'hémorragie apparaissent dans les heures qui suivent la délivrance, soit par le fait du manque de rétraction et de contraction de l'utérus, soit à la suite, et il faut toujours y penser, de la rétention d'un cotylédon.

En cas d'*hémorragie post partum*, il faut d'abord

donner une injection vaginale à 48°, puis, si l'hémorragie persiste, introduire la main aseptisée dans l'utérus, afin d'extraire les caillots et de rechercher s'il n'a pas été oublié de cotylédon adhérent. Même dans le cas où rien n'est resté dans l'utérus, l'introduction de la main provoque une excitation salutaire de cet organe. Si l'utérus persiste à ne pas se contracter, on doit recourir aux injections intra-utérines à 48 ou 50°, et en dernier ressort, mais dans ce cas toujours après évacuation complète de l'utérus, on peut donner une injection sous-cutanée d'ergotine.

Il peut se faire que le sang coule très abondamment, il faut alors, pendant qu'on se lave les mains ou qu'on prépare des injections chaudes, faire pratiquer *la compression de l'aorte*. On fait appuyer avec le poing fermé sur ce vaisseau qu'on sent battre dans la profondeur de l'abdomen, à droite ou à gauche de l'utérus. L'aorte étant de la sorte comprimée contre la colonne vertébrale, l'hémorragie se trouve provisoirement suspendue.

Dans les cas d'hémorragies avant la délivrance, il faut sans retard faire la délivrance artificielle.

Délivrance artificielle. — C'est le décollement artificiel du placenta pratiqué avec la main introduite dans l'utérus.

Il a été longtemps de règle, au point de vue *des indications* de la délivrance artificielle, de pratiquer cette opération avant que deux heures se soient écoulées depuis la naissance de l'enfant, afin, disait-on, de ne pas trouver au moment de l'intervention le col utérin refermé. Il suffit de constater l'état de mollesse et de dilacération du col, après l'accouchement, pour comprendre que cette crainte est illusoire. Toutefois on peut ne pas attendre ce délai de deux heures pour décoller un placenta qui, environ une heure après l'accouchement, ne s'est pas décollé naturellement. Il faut opérer plus tôt, si une hémorragie rend cette intervention nécessaire.

Le manuel opératoire comprend : l'introduction de la main, le décollement du placenta, et son extraction.

L'introduction de la main se fait sans difficultés dans l'utérus qui vient d'expulser un fœtus. On n'a qu'à suivre le cordon qui conduit au niveau du placenta, sur un des bords de cet organe, et on procède au décollement.

Le décollement du placenta s'opère avec la pulpe des doigts, pendant que l'autre main placée extérieurement fixe l'utérus, et présente, pour ainsi dire, à la main interne les points où doit se faire le décollement. Le rôle de cette main externe est très utile, non seulement elle fixe l'utérus, mais elle empêche les tiraillements du segment intérieur, ainsi que sa déchirure. On peut, suivant la pratique classique, faire le décollement avec les doigts coiffés des membranes, c'est une garantie de douceur dans la manœuvre du décollement, et c'était surtout une garantie contre l'infection, au temps où l'on ne connaissait pas la nécessité de se nettoyer les ongles et de s'aseptiser les mains, avant de les introduire dans les voies génitales.

L'extraction du placenta, après son décollement se fait sans difficulté, il n'y a qu'à l'entraîner au dehors, en recueillant les membranes avec le plus de soin possible. Cette extraction doit toujours être suivie d'injection intra-utérine antiseptique.

La délivrance artificielle pratiquée prudemment est devenue, depuis l'antisepsie, une opération sans dangers.

Dystocie de la descente et de l'expulsion. — Elle est généralement produite par des placentas volumineux, qui restent retenus dans le segment inférieur ou dans le vagin. Souvent cet accident se produit par suite de la réplétion vésicale. Cette rétention placentaire peut ne pas s'accompagner d'hémorragie.

Il suffit, en pareille circonstance, de penser à pratiquer le cathétérisme, après quoi il ne reste plus qu'à aller cueillir le placenta avec la main dans le vagin, c'est ce qu'on appelle *l'extraction manuelle.*

D'autres fois, il s'agit d'*insertion vélamenteuse* du

cordon, c'est-à-dire d'insertion du cordon sur les membranes. Dans ces cas, le cordon peut se rompre au niveau de son insertion qui est moins solide. Il suffit de s'arrêter dans les tractions au moindre craquement, à la première menace de rupture, et de terminer l'extraction du placenta par expression, ou par extraction manuelle.

5° ANOMALIES DU CORDON

Les anomalies observées sur le cordon sont : la longueur ou la brièveté exagérées, les circulaires, les nœuds, les insertions vicieuses sur le placenta, les ruptures.

Dimensions anormales. — La longueur normale du cordon est de $0^m,40$ à $0^m,50$. Exceptionnellement, on le trouve plus long ou plus court. Les cordons longs peuvent atteindre ou dépasser un mètre de longueur, ils sont plus prédisposés à tomber en procidence au moindre défaut d'accommodation. Les cordons courts, le sont par brièveté naturelle ou par brièveté accidentelle.

La brièveté naturelle peut avoir pour conséquence le décollement placentaire au cours de l'expulsion du fœtus, quand celui-ci descend dans les voies génitales. *La brièveté accidentelle*, résultant d'enroulements du cordon ou de circulaires, peut conduire aux décollements placentaires les plus graves, comme dans les exemples cités plus haut (voir DÉCOLLEMENT DU PLACENTA NORMALEMENT INSÉRÉ).

Circulaires. — Les circulaires du cordon peuvent se produire autour du cou, autour du tronc, autour des membres du fœtus.

Les circulaires autour du cou sont extrêmement fréquents, et l'on doit les rechercher dans tous les cas, dès que, au cours de la période d'expulsion, la tête

est au dehors et accomplit son mouvement « de resti-
tution », pour placer son occiput latéralement.

On explore le cou avec le doigt pour reconnaître s'il y a des
circulaires. Dans ce cas, on accroche le cordon en arrière, et on
cherche à le faire passer au-dessus de l'occiput et du sommet. Si
l'on ne fait pas cette manœuvre, la sortie du fœtus peut éprouver
un retard très préjudiciable, ou bien il peut se produire des décollements placentaires.

En cas de résistance des circulaires, si on ne peut pas les réduire, il faut sectionner le cordon entre deux pinces, puisqu'on ne
connaît pas quel est, après la section, le bout ombilical. Il faut,
dans ce but, avoir toujours à sa disposition dans la période d'expulsion deux pinces à forcipressure, afin de ne pas se trouver obligé
de sectionner le cordon sans pinces, ce qui peut entraîner pour le
fœtus une hémorragie importante.

Quant aux circulaires du tronc et des membres, on
a vu qu'ils entraînaient parfois les accidents les plus
graves de décollement placentaire.

Nœuds. — Par suite des mouvements de totalité
du fœtus, le cordon peut subir des enroulements aboutissant à la formation de véritables nœuds. Il est très
exceptionnel que les nœuds provoquent une constriction complète des vaisseaux du cordon et la mort du
fœtus. Le plus souvent ces nœuds n'occasionnent aucun accident, et les vaisseaux restent perméables.

**Insertions vicieuses du cordon sur le pla-
centa.** — L'insertion du cordon sur le placenta est
généralement centrale, — elle peut se faire sur les
bords, en raquette, suivant l'expression classique, —
ou être vélamenteuse, c'est-à-dire sur les membranes.

L'insertion en raquette prédispose à la procidence,
surtout quand le cordon s'insère sur le bord inférieur
d'un placenta, lui-même inséré bas. Il s'agit bien dans
ces cas, suivant l'expression de Pinard, d' « insertion
vicieuse du cordon ».

L'insertion vélamenteuse se fait quelquefois à une distance assez éloignée du placenta. On voit, dans ces cas assez rares, les vaisseaux du cordon s'épanouir sur les membranes, parfois à la surface de la poche des eaux. La rupture de la poche longe ordinairement ces vaisseaux sans les déchirer. L'insertion vélamenteuse n'a le plus souvent d'autres conséquences que la fragilité du cordon, qui peut se rompre au cours des tractions. Cet accident sera évité en pratiquant l'expression française, dans l'intervalle des contractions utérines.

Rupture du cordon. — Ces ruptures sont la conséquence de tractions intempestives, ou résultent de la chute de l'enfant, quand la femme accouche debout, par surprise. Ces ruptures peuvent ne pas porter sur la totalité du cordon, et n'intéresser qu'un des vaisseaux de cet organe ; il se produit alors *un hématome du cordon*. Les tiraillements subis par les vaisseaux, au moment de la rupture, ont généralement pour résultat la rétraction des tuniques vasculaires et l'oblitération de ces vaisseaux, qui saignent rarement après la rupture accidentelle du cordon.

CHAPITRE IV

DYSTOCIE D'ORIGINE MATERNELLE

La dystocie d'origine maternelle peut être due à la résistance des parties molles ou des parties osseuses. Il ne sera question dans ce chapitre que de la résistance des parties molles, col ou corps de l'utérus, vagin, tumeurs des ligaments larges.

1º DYSTOCIE PROVENANT DU COL DE L'UTÉRUS
LES RIGIDITÉS

On décrit sous le nom de rigidité du col l'état de cette région de l'utérus, alors qu'elle est privée de son élasticité, de sa dilatabilité. On a distingué trois sortes de rigidités : la rigidité anatomique, la rigidité spasmodique, la rigidité pathologique.

Ces distinctions ne méritent pas d'être conservées, car il n'existe, en réalité, que des rigidités pathologiques. Ces rigidités peuvent être causées par différentes

lésions du col, telles que l'infiltration séro-sanguine (1),
constituant « la rigidité par infiltration », — la rigidité due aux tissus fibreux des cicatrices, « rigidité
cicatricielle », — la rigidité consécutive à certaines
néoplasies, « rigidité syphilitique », « rigidité cancéreuse ».

Rigidité par infiltration. — C'est la rigidité que
l'on a décrite sous le nom impropre de « rigidité anatomique ».

Dans l'examen histologique d'un cas de ce genre, j'ai pu observer en 1890 une énorme infiltration séro-sanguine dans le col,
laquelle n'avait pas été décrite jusque-là. Cette infiltration donnait l'explication de la rigidité, de la non-dilatabilité du col, et
de sa rupture dans ces circonstances. L'infiltration était dans ce
cas sanguine, au niveau même de l'orifice, et, séreuse ou œdémateuse, dans les parties où se produisit la rupture. Les éléments du
col dissociés étaient incapables de la moindre élasticité, et il
devenait légitime de dénommer cette rigidité : rigidité par infiltration.

Couvelaire a récemment donné la description histologique de
cols rigides cliniquement, qui présentaient, avec ou sans infiltration séro-sanguine, une infiltration leucocytaire des plus accentuées, qu'il considère comme l'effet d'une réaction locale contre
un état infectieux du col.

Symptômes. — Quelle que soit sa nature séreuse,
sanguine ou leucocytaire, l'infiltration du col se caractérise par une modification très marquée de cet organe. Le col, suivant la comparaison classique, prend
la consistance du « cuir bouilli », du « cuir imbibé
de graisse ». A la vue, il est parfois noirâtre, violacé.
Il ne se dilate plus, il ne peut que se rompre : soit latéralement, soit circulairement. Dans ce dernier cas,
le col est expulsé comme une calotte, au devant de la
partie fœtale qui se présente.

---

(1) Ou leucocytaire d'après Couvelaire.

RIGIDITÉ DU COL DE L'UTÉRUS

RIGIDITÉ PAR INFILTRATION

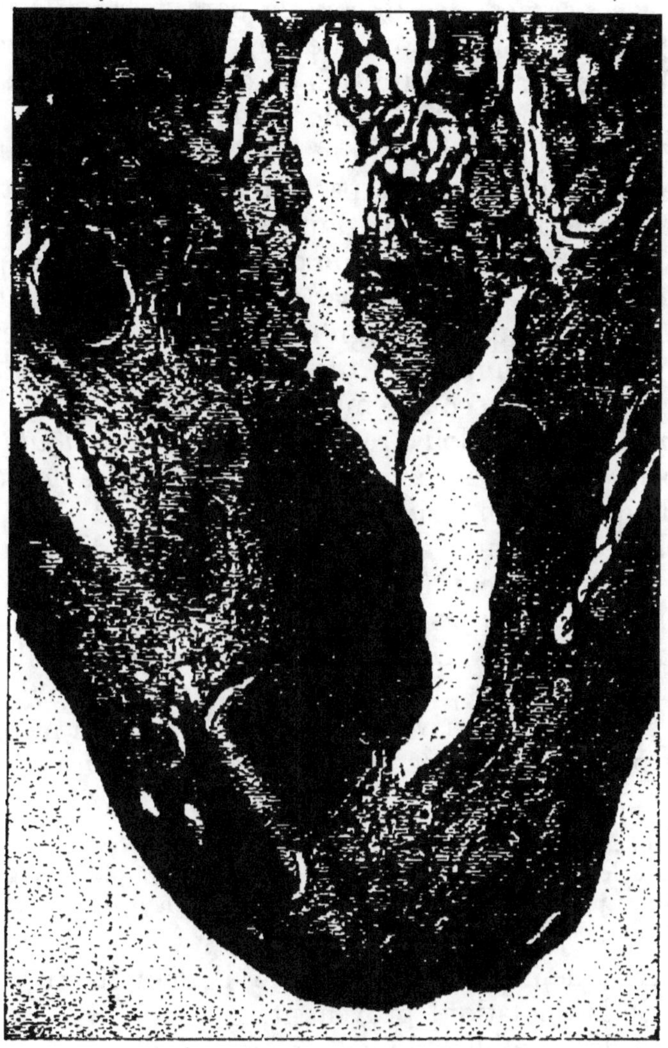

Fig. 69.

Photographie d'une préparation histologique où l'on voit en gris les masses sanguines infiltrées, et en clair les dissociations produites par l'œdème.

Tous ces signes, décrits sous le nom de rigidité anatomique, sont bien ceux que présentait le col dans lequel j'ai signalé l'infiltration séro-sanguine. Il s'agit donc bien d'une rigidité réelle, mais cette rigidité ne résulte pas d'une disposition anatomique naturelle, primitive, d'ailleurs nulle part démontrée, elle est la conséquence d'une lésion, d'une infiltration consécutive à une violente congestion ou réaction, développée secondairement et en tous cas de nature pathologique. Cela est si vrai, que ces rigidités s'observent fréquemment chez des multipares n'ayant pas eu d'accidents analogues lors d'accouchements antérieurs.

Diagnostic. — Il doit être fait avec les *fausses rigidités*. On peut considérer comme fausses rigidités les cas dans lesquels le col résiste, non pas parce qu'il n'est pas dilatable, mais parce qu'il ne subit pas de dilatation.

La dilatation peut être stationnaire dans les cas de *tension exagérée et permanente* de la poche des eaux. La poche des eaux constitue dans ces cas un dilatateur médiocre, puisqu'il suffit de la rompre, pour voir le col se dilater. Il arrive aussi que la dilatation ne progresse pas, par suite de *rupture prématurée ou précoce* des membranes.

Tolédo, sous mon inspiration, a démontré dans sa thèse que, dans tous les cas publiés de rigidité, dite anatomique, il y avait eu rupture prématurée de l'œuf, c'est-à-dire défaut du dilatateur normal : la poche des eaux.

Doléris, depuis 1885, a appelé l'attention sur les arrêts de la dilatation, provenant, non pas de la résistance ou de la rigidité du col, mais de *l'inertie de l'utérus.*

On peut aussi considérer comme fausse rigidité la prétendue *rigidité spasmodique,* qui s'explique difficilement au point de vue physiologique, depuis que Fieux a démontré la rareté des fibres musculaires dans le col, par rapport à l'abondance des éléments conjonctifs.

La dilatation stationnaire, observée dans des cas où la partie fœtale retenue élevée par son volume, par un placenta bas, ou par l'étroitesse du bassin, et qui cesse, comme je l'ai démontré, dès que la tête s'engage, doit être aussi distinguée de la rigidité par infiltration. Très exceptionnellement il peut se former un œdème aigu du col, au cours de la grossesse, mais alors comme dans un cas rapporté par Varnier, le col apparaît à la vulve. Cet accident s'observe en dehors de tout travail.

Traitement. — Il faut essayer de prévenir l'infiltration, principalement en conservant autant que possible la poche des eaux, qui, sauf exception, comme en cas de tension constante de la poche, doit être considérée comme le plus parfait dilatateur. On pourra par des injections très chaudes, à 48 ou 50 degrés, essayer de réveiller et d'activer les contractions utérines, mais il sera préférable de s'abstenir de donner des bains généraux, au point de vue de l'antisepsie, comme du reste chez toute femme en travail, surtout quand l'œuf est rompu.

L'infiltration étant produite, on ne peut plus compter sur la dilatation, il ne reste dès lors qu'à attendre la rupture de ce col, ou à la provoquer par des incisions. On a proposé de petites incisions multiples autour de l'orifice externe, incisions faites avec un bistouri boutonné. On a songé à pratiquer une ou deux incisions latérales plus importantes. Le danger est de ne pas pouvoir limiter la déchirure, qui prend son point de départ dans une incision. C'est ce qui fait que ce moyen thérapeutique est encore en discussion. On pourrait peut-être, en pareille circonstance, comme je l'ai proposé, tenter quelques massages du col, précédés de scarifications ou de mouchetures de cette région.

Rigidité cicatricielle. — Le col présente parfois des indurations fibreuses, cicatricielles, plus ou moins étendues. Celles-ci sont consécutives, soit à des traumatismes chirurgicaux ou obstétricaux, soit à des brûlures ou à des cautérisations.

Les cicatrices chirurgicales, résultant des opérations pratiquées sur le col (opérations d'Emmet, de Schröder, etc.), ne sont pas toujours sans inconvénients au moment de l'accouchement. On peut les rendre responsables, tout au moins, de retards dans la dilatation du col, et parfois de ruptures utérines.

Les cicatrices obstétricales s'observent à des degrés très divers. A côté de la cicatrice latérale, que l'on rencontre d'une façon constante chez les multipares, il en est d'autres, qui peuvent remonter plus ou moins haut sur le segment inférieur, et qui parfois obturent véritablement le col ainsi que le vagin. Ces cicatrices s'observent surtout chez les femmes ayant subi des interventions intra-utérines. Au moment de l'accouchement, ces cicatrices peuvent se rompre, en provoquant des ruptures utérines plus ou moins étendues. Il faut savoir, en cas de dystocie d'origine cicatricielle chez les multipares, ne pas pousser trop loin l'expectation, et intervenir avant que la rupture utérine se soit produite.

Les cicatrices par brûlures ou cautérisations peuvent entraîner des atrésies, des occlusions plus ou moins complètes et résistantes de l'orifice du col. La connaissance de ce fait doit imposer une certaine réserve dans la thérapeutique des métrites par les caustiques.

Rigidité syphilitique. — Cette rigidité succède au chancre du col, ou à une manifestation scléreuse quelconque de la maladie. On peut observer des indurations considérables du col, qui arrive à prendre, suivant les comparaisons des auteurs, une consistance cartilagineuse ou osseuse. On comprend que, dans ces conditions, la dilatation soit impossible, et qu'il devienne nécessaire de pratiquer la section césarienne, avant que l'utérus se soit rompu.

Rigidité cancéreuse. — Le cancer de l'utérus, quelle que soit sa forme anatomique (ulcéreuse, végétante, ou infiltrée), modifie profondément la texture du tissu utérin. Il siège le plus souvent sur les parties inférieures de l'utérus, sur le col ou le segment inférieur, en se propageant plus ou moins au vagin et à la vessie. Malgré des lésions parfois très profondes, fréquemment la grossesse évolue jusqu'à son terme naturel, mais il est admis que l'évolution de cette grossesse entraîne plutôt une aggravation du cancer.

C'est au moment de l'*accouchement* que les difficultés se montrent. Les parties inférieures de l'utérus et le col ne présentent plus aucune aptitude à se dilater, elles sont en outre extrêmement friables, et se rompent au passage du fœtus sur une étendue plus ou moins considérable.

La conduite à tenir est des plus délicates. On a proposé, le cancer étant diagnostiqué dans les premiers mois de la grossesse, de pratiquer l'hystérectomie dans l'intérêt de la mère, afin d'éviter l'aggravation du cancer par la grossesse. Mais, plus on approche du terme de la grossesse, plus il y a lieu de ne pas sacrifier le fœtus dans une intervention dont la mère tire le plus souvent un bénéfice peu marqué. L'interruption simple de la grossesse par l'avortement provoqué présente de gros dangers, pratiquée en milieu septique, et elle ne procure pas d'avantages notables pour la mère.

Au moment de l'accouchement, l'opération césarienne se trouve souvent nécessaire, afin de ne pas faire courir à la femme les risques immédiats d'une rupture utérine prenant son point de départ dans les tissus envahis par le néoplasme. Il ne faut pas, dans ces utérus infectés au niveau des plaies du col, songer à la césarienne conservatrice. De même, l'hystérectomie abdominale totale ou subtotale ne peut être pratiquée que dans des conditions peu favorables ; l'amputation utéro-ovarique avec extériorisation du moignon, c'est-à-dire l'opération de Porro, donne beaucoup plus de sécurité au point de vue des suites immédiates.

Quant au cancer lui-même, il ne se trouve, par le fait de cette intervention, ni aggravé, ni amélioré.

2º DYSTOCIE PROVENANT DU CORPS DE L'UTÉRUS

Fibromes utérins. — Les fibromes de l'utérus sont très fréquents et se rencontrent, d'une façon presque constante, chez les primipares âgées. On les observe aussi chez les femmes qui, suivant Pinard, ne subissent pas de « fertilisations » assez fréquentes, et passent de longues périodes à rester stériles.

Au point de vue obstétrical, ces fibromes ne présentent d'intérêt que s'ils sont volumineux ou s'ils siègent sur les parties inférieures de l'utérus, sur la route du fœtus, s'ils sont *prævias*.

Le fibrome peut aussi en se développant déformer la cavité utérine, ce qui entraîne des *présentations vicieuses*. Cette déformation par le fibrome a encore parfois pour conséquence des *difficultés de la délivrance*, l'utérus malformé se contractant mal ou irrégulièrement. Enfin, par suite de la présence des fibromes dans sa cavité, l'utérus est anfractueux, l'écoulement lochial se fait après l'accouchement avec moins de facilité, le drainage utérin est moins parfait, ce qui prédispose aux *suites de couches pathologiques*.

Les plus graves difficultés peuvent être créées par les *fibromes prævias*. Les fibromes siégeant sur le segment inférieur ou dans le ligament large opposent parfois un obstacle invincible au passage du fœtus, à moins que, ce qui est très exceptionnel, ils possèdent un pédicule suffisamment long, permettant leur réduction dans l'abdomen.

Il est de toute évidence qu'il faut se garder d'interrompre la grossesse, laquelle évolue normalement. Doit-on faire l'ablation du fibrome pendant la grossesse ? La question ne mérite d'être posée que si le fibrome est prævia, et fait craindre des difficultés sérieuses au moment de l'accouchement. On a, dans ces dernières années, réussi, dans un certain nombre de cas, à pratiquer l'ablation des fibromes chez des femmes dont la grossesse a continué son évolution normale. Mais comme ces interventions portent directement sur l'utérus, cet organe se trouve plus exposé que dans d'autres interventions abdominales à être irrité, excité, invité à se contracter et à chasser son contenu. Aussi semble-t-il plus rationnel, puisqu'il s'agit de prophylaxie, de s'abstenir, si possible, de ces interventions au cours de la grossesse, et de n'agir qu'au moment du travail, alors que la dystocie est démontrée. On pratique alors l'opération césarienne, qui peut être suivie, suivant les circonstances, d'ablation du fibrome, ou de l'utérus lui-même par opération de Porro, par hystérectomie totale ou subtotale.

3° DYSTOCIE PROVENANT DE LA VULVE, DU VAGIN OU DU PÉRINÉE

La dystocie peut provenir de modifications du vagin,

de la vulve, ou du périnée, qui perdent plus ou moins de leur dilatabilité. Le plus souvent ces lésions ne sont pas exactement limitées, mais communes à ces diverses régions. On peut distinguer une dystocie cervico-vaginale et une dystocie périnéo-vulvaire.

Dystocie cervico-vaginale. — Il s'agit généralement de cicatrices obstétricales, communes au col et au vagin, résultant de déchirures faites au cours d'accouchements difficiles. D'autres fois il s'agit de brûlures de cette région ou de malformations congénitales du vagin, telles que cloisons, diaphragmes, résultant d'arrêts de développement.

Il peut se faire que le fœtus, poussé par la contraction utérine, vienne assez facilement à bout de ces différents obstacles, mais il arrive aussi que les cicatrices résistent et qu'il se produise une rupture utérine, comme j'en ai publié un cas avec Hartmann.

Quant aux cloisons du vagin, il suffit le plus souvent de les inciser entre deux pinces, mais on peut se trouver en présence des dystocies les plus graves comme dans le cas de Guillemet (de Nantes). Il y a donc des circonstances où les résistances soit cervico-vaginales, soit vaginales, nécessitent une intervention abdominale. Il faut arriver à pratiquer la césarienne, avant que l'utérus se soit rompu.

Dystocie périnéo-vulvaire. — On peut trouver au niveau du périnée et de la vulve des obstacles à l'accouchement, tels que : l'œdème du périnée, la persistance de l'hymen.

L'œdème périnéal est parfois très prononcé, en particulier chez les albuminuriques.

Il devient nécessaire dans ces circonstances de pratiquer des mouchetures aseptiques, afin de prévenir le sphacèle de la région. Le périnée infiltré ne se

dilate pas, il se rompt quand le fœtus le traverse.
La réunion de ces tissus est souvent difficile à obtenir,
mais elle doit néanmoins être tentée.

L'hymen intact peut exceptionnellement être rencontré chez une femme en travail, et créer quelques difficultés au passage du fœtus, qui finit ordinairement
par rompre cet orifice.

Budin a signalé la résistance opposée par une sorte
de contracture du releveur de l'anus. On sait, d'autre
part, que les primipares âgées ont un périnée moins
souple, nécessitant fréquemment des applications d e
forceps (dans 25 pour 100 des cas d'après Varnier).

4° DYSTOCIE D'ORIGINE PÉRI-UTÉRINE. KYSTES DE L'OVAIRE, TUMEURS DU BASSIN

Kystes de l'ovaire. — Les kystes de l'ovaire ne
gênent en rien l'évolution de la grossesse. Toutefois ils
peuvent créer des difficultés par leur volume, leur
siège, et la torsion qu'ils subissent dans quelques cas.

Le volume des kystes de l'ovaire est plus ou moins
considérable, il se trouve généralement accru du fait de
la grossesse. Le volume du kyste, se surajoutant à celui
de l'utérus gravide, donne lieu à des phénomènes de
compression sur les viscères abdominaux et thoraciques,
ce qui entraîne de la dyspnée, de l'ascite, des œdèmes.

Le siège des kystes de l'ovaire, dans la région pelvienne qu'ils obstruent, peut créer au moment de l'accouchement un obstacle absolu au passage du fœtus.

La torsion du kyste se produit, soit pendant la grossesse, soit pendant les suites de couches, donnant lieu
à des sphacèles, à des hémorragies, à des ruptures de
la tumeur, ou tout au moins à des phénomènes péritonitiques, analogues à ceux qui ont été décrits à propos de la torsion des salpingites.

L'ablation de ces tumeurs s'impose. On a pu dans certaines circonstances se borner à la ponction du kyste par le vagin, au moment de l'accouchement, mais cette intervention, si elle met fin à la dystocie, expose à l'infection du kyste. L'ablation du kyste, au cours de la grossesse, peut se faire sans inconvénients, en observant la règle indiquée par Pinard, de soumettre l'opérée aux injections de morphine préventives, à la dose de un centigramme, matin et soir, pendant la semaine qui suit l'opération.

En cas de torsion, l'intervention immédiate est nécessaire.

Tumeurs pelviennes. — Il est des tumeurs ayant pour point de départ le bassin : kystes hydatiques, sarcomes, chondro-sarcomes. Ces tumeurs peuvent servir de transition entre l'étude de la dystocie provenant des parties molles maternelles, et celle provenant de la conformation du bassin osseux lui-même. Ces tumeurs, obstruant le bassin, rendent nécessaire l'opération césarienne.

CHAPITRE V

DYSTOCIE D'ORIGINE MATERNELLE
(Suite.)
BASSINS VICIÉS

Sommaire. — 1° **Bassins rachitiques (symétriques)** : Anatomie pathologique, signes et diagnostic, accouchement, pronostic, traitement. — 2° **Bassins viciés non rachitiques (symétriques)** : Bassin ostéomalacique, bassin cyphotique, bassin vicié par luxation congénitale double, bassin vicié par spondylolisthèse, bassin vicié par spondylizème. — 3° **Bassins non symétriques** : Bassin oblique ovalaire de Nœgele, bassin vicié par lésion unilatérale d'un membre inférieur, bassin vicié par scoliose.

On désigne sous le nom de bassins viciés des bassins de conformation anormale, qui provoquent de la dystocie, quand ils se trouvent modifiés dans leurs formes et leurs dimensions au point de ne plus admettre la tête du fœtus. La dystocie provenant des parties osseuses maternelles dépend donc de la disproportion qui peut exister entre les dimensions de la tête fœtale et celles du bassin maternel (1).

L'étude des bassins viciés est plus compliquée en apparence qu'en réalité.

---

(1) On comprend difficilement une dystocie créée par « l'excès d'amplitude du bassin », comme cela a été indiqué dans la plupart des traités d'accouchements. Cette prétendue dystocie ne se rencontre pas en clinique.

Varnier, dans ses cours, réunissait devant ses auditeurs les principaux types de bassins, puis, devant eux il procédait à un premier triage, plaçant d'un côté les bassins symétriques, de l'autre côté les bassins asymétriques. On voyait de la sorte que les symétriques dépassaient de beaucoup en nombre les asymétriques. Ensuite, il procédait à un second triage parmi les bassins symétriques, et montrait que la très grande majorité de ceux-ci était constituée par des bassins rachitiques. Il en est ainsi dans la pratique.

On peut donc d'après leur configuration grouper les bassins viciés en : bassins rachitiques (symétriques), — bassins non rachitiques (symétriques), — bassins asymétriques ou non symétriques.

1° BASSINS RACHITIQUES (SYMÉTRIQUES)

Le rachitisme a pour effet de diminuer la résistance du tissu osseux. Celui-ci se déforme sous l'influence des pressions qu'il subit par l'action de la pesanteur. Il en résulte des courbures des membres inférieurs, et la ceinture osseuse du bassin, affaiblie dans sa résistance, s'aplatit d'avant en arrière.

Anatomie pathologique. — Le bassin rachitique présente comme modifications essentielles :

Au détroit supérieur : un rétrécissement du diamètre antéro-postérieur.

Au détroit inférieur : un élargissement du diamètre transverse.

L'excavation est ou n'est pas rétrécie, suivant que le sacrum est plat, ou qu'il est excavé. Si le sacrum est plat ou même saillant, le rétrécissement se continue du détroit supérieur dans l'excavation. Dans ce cas, le rétrécissement prend la forme d'un canal, il s'agit d'un bassin *canaliculé*. — Si le sacrum est excavé, le rétrécissement ne porte que sur le détroit supérieur, et il affecte la forme d'un anneau, d'où le nom de *bassin annelé*. On comprend que le mécanisme de l'accouchement s'effectue plus aisément dans le bassin annelé que dans le bassin canaliculé. En effet, la tête première ou dernière arrive difficilement à engager sa bosse pariétale postérieure dans un bassin canaliculé, dont le sacrum est plat ou même parfois convexe.

Indépendamment de l'aplatissement du détroit supérieur, certains bassins rachitiques se trouvent diminués dans toutes leurs proportions, ils sont, suivant l'expression classique, des bassins *généralement rétrécis*.

En pratique, la distinction entre ces deux classes de bassins rachitiques, annelés et canaliculés est utile à établir, tant au point de vue du pronostic que de la conduite à tenir (1).

Signes et diagnostic. — Il faut recourir à l'examen général de la femme et, d'autre part, à l'examen local du bassin.

Examen général. — Souvent le rachitique offre une physionomie spéciale, « un air de famille », suivant l'expression de Pajot. La taille est petite, les membres inférieurs sont plus ou moins arqués, avec des articulations volumineuses. Le faciès est intelligent, mais spécial, le front est haut, bombé, « front olympien », la face petite, les dents sont mauvaises, crénelées, « dents d'Hutchinson ».

Le squelette des membres inférieurs présente une convexité externe, qui parfois se complique d'une convexité antérieure : « tibias en lame de sabre » de Lannelongue. La courbure porte non seulement sur les

---

(1) Il y a peut-être un moins grand intérêt à conserver les nombreuses variétés établies par Michaëlis, puis par Litzmann, et qui compliquent la nomenclature des viciations pelviennes : bassins généralement et régulièrement rétrécis, bassins aplatis, simplement aplatis ou aplatis et généralement rétrécis, rachitiques et non rachitiques, sans parler des subdivisions, ni des noms latins....

BASSIN SYMÉTRIQUE

RADIOGRAPHIE D'UN BASSIN NORMAL

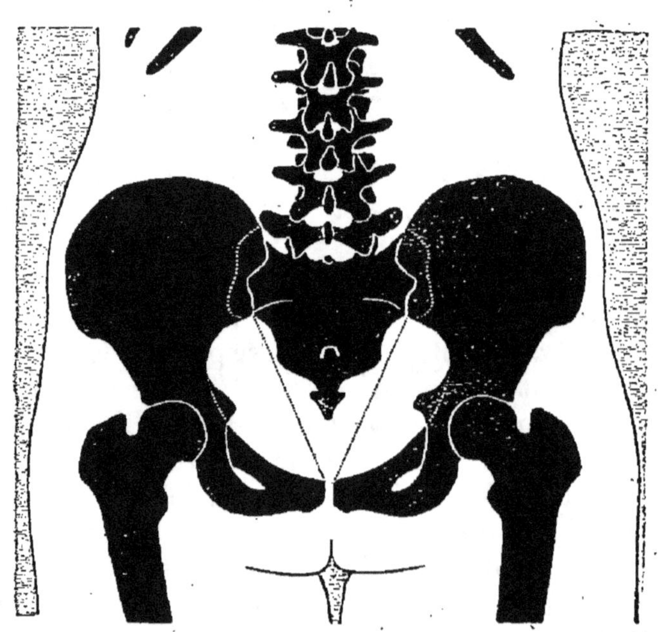

Fig. 70. — H. Varnier.

BASSIN SYMÉTRIQUE

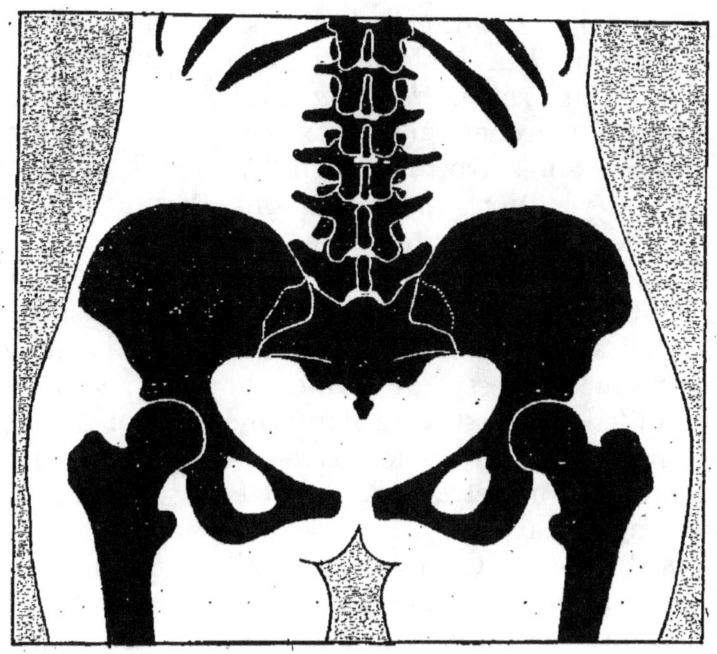

Fig. 71. — H. Varnier.

*Au détroit supérieur le diamètre antéro-postérieur est aplati.
Au détroit inférieur le diamètre transverse, entre les deux
ischions, est élargi.*

tibias, mais aussi sur les fémurs. — Les membres supérieurs sont généralement rectilignes, mais les articulations sont grosses, « nouées », suivant l'expression populaire. — Le thorax est bombé, « en carène », les articulations chondro - sternales sont volumineuses, saillantes, constituant « le chapelet rachitique ». — La colonne vertébrale peut être droite, sans déformations.

A ce tableau d'ensemble, il convient d'ajouter que la femme a eu du *retard dans la marche,* qu'elle n'a commencé à marcher qu'à deux ans, ou plus tard. D'autres fois après avoir commencé à marcher, elle a subi une interruption,.. et n'a plus marché jusqu'à un âge assez tardif dans son enfance.

Il ne faut pas oublier toutefois que cet examen général peut être négatif. Il arrive que la femme est seulement petite, ou même qu'elle a une taille moyenne, parfois même au-dessus de la moyenne ; il peut aussi se faire qu'elle paraisse bien conformée des pieds à la tête, et malgré cela on découvre chez elle un bassin plus ou moins rétréci, dont l'état n'est révélé que par l'examen local (1).

Examen local. — Cet examen se fait au moyen de la pelvimétrie et de la pelvigraphie.

La pelvimétrie ou mensuration du bassin est externe ou interne.

La pelvimétrie externe, très employée en Allemagne, est peu usitée en France. On mesure la distance comprise entre différents points de la périphérie du bassin : d'une épine iliaque à l'autre, d'une crête iliaque à l'autre, etc., et on cherche à en déduire les dimensions approximatives de l'intérieur du bassin.

La pelvimétrie interne permet d'obtenir plus directe-

---

(1) Ce sont les « bassins plats non rachitiques » des auteurs.

BASSINS VICIÉS

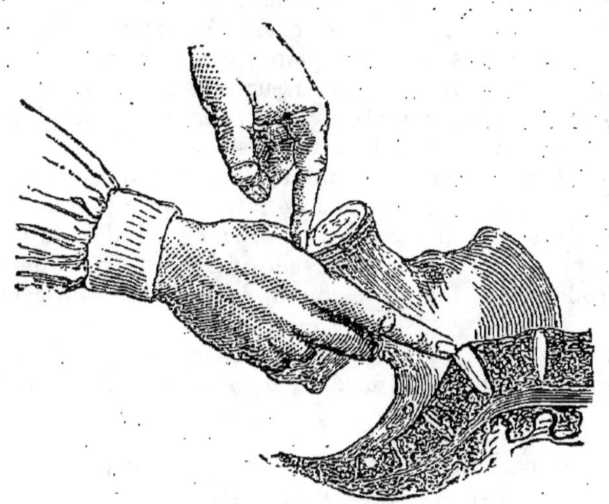

Fig. 72. — Cazeaux.

Mensuration du diamètre promonto-sous-pubien.

ment certaines mensurations. Parmi ces mensurations, il en est une qui présente une précision relative, c'est la mensuration du diamètre promonto-sous-pubien.

Mensuration du diamètre promonto-sous-pubien. — On introduit l'index et le médius dans le vagin, et on les dirige profondément en haut et en arrière, en appuyant fortement avec le coude sur le matelas. On peut faciliter cette recherche, en faisant soulever le siège de la femme, ou plus simplement en lui demandant de glisser sous son siège ses deux poings fermés.

Le promontoire ou angle sacro-vertébral se reconnaît à sa saillie, et aux deux surfaces latérales planes des ailerons du sacrum entre lesquelles il se trouve situé. Ces surfaces font défaut, si, au lieu du *promontoire vrai,* on atteint un *faux promontoire* formé par l'articulation de deux vertèbres sacrées.

Quand le médius a atteint le promontoire, il faut fixer, avec le plus de précision possible, le contact de l'index avec le sous-pubis. Pour cela, il faut chercher avec la pulpe de l'index de l'autre main le sous-pubis, puis retourner cet index qui marquera de l'ongle sur l'index de la main qui touche le point en contact avec le sous-pubis.

Ensuite, on retire la main hors du vagin, et on mesure la distance comprise entre l'extrémité du médius et la marque faite sur l'index.

Cette mensuration, la seule qu'on puisse prendre directement, peut donner lieu à des divergences d'interprétation, suivant que les doigts de l'opérateur sont plus ou moins flexibles, suivant aussi que ces doigts sont plus ou moins fléchis ou étendus. Quoi qu'il en soit, on obtient ainsi, d'une façon approximative, les dimensions du diamètre promonto-sous-pubien.

Or, ce diamètre n'est à aucun moment utilisé par la tête au cours de l'accouchement. Il n'a d'intérêt à être connu que parce qu'il reflète d'une façon plus ou moins exacte l'état du diamètre antéro-postérieur du bassin, le diamètre promonto-pubien, le *diamètre utile.* Ce dernier diamètre s'étend du promontoire, non pas à un point quelconque du pubis, mais, ainsi que l'a indiqué

Pinard, à la partie la plus saillante de la face postérieure du pubis (1).

Il est classique d'évaluer les dimensions du diamètre promonto-pubien, en déduisant 1 centimètre et demi de la mensuration du diamètre promonto-*sous*-pubien.

Pinard a démontré dans sa thèse que l'on trouve, entre le diamètre promonto-pubien et le diamètre promonto-sous-pubien, des différences variant de 1 à 4 centimètres ou plus, suivant l'inclinaison plus ou moins prononcée du pubis, suivant aussi sa hauteur plus ou moins considérable. C'est la moyenne de ces différences qui se chiffre à 1 centimètre et demi.

La déduction classique ne peut donc être vraie d'une façon générale, mais elle est forcément inexacte dans les cas particuliers.

On a proposé un grand nombre d'instruments, dits « pelvimètres », pour mesurer le diamètre promonto-pubien, soit d'une façon directe, soit d'une façon indirecte. L'un des plus ingénieux a été proposé par Farabeuf ; il est formé de deux parties, dont l'une s'introduit dans la vessie au contact du pubis, tandis que l'autre suit le doigt qui touche pour atteindre le promontoire. Aucun de ces instruments n'a pu entrer jusqu'ici dans la pratique.

---

(1) On a beaucoup parlé, depuis 1889, de la « position de Walcher », par laquelle on prétendait agrandir le diamètre antéro-postérieur du bassin d'environ un centimètre, en plaçant le siège de la femme au bord du lit avec les cuisses pendantes. Il a été démontré que l'agrandissement réel du diamètre antéro-postérieur du bassin, obtenu au moyen de cette attitude, se chiffrait non pas à 12 ou 13 millim., mais à 2 ou 3 millim. La différence d'un centimètre n'est qu'apparente, elle n'existe que si on compare les dimensions du bassin, pendant l'hyperflexion des cuisses sur le ventre, à celles que ce même bassin présente, pendant l'hyperextension des membres inférieurs ou position de Walcher. Or cet agrandissement ne serait réel, et, par suite utilisable que s'il se produisait en faisant passer la femme de la position obstétricale à la position de Walcher, ce qui n'est pas, ainsi que cela a été démontré par Klein, Pinard et Varnier, Bonnaire et Bué.

La pelvigraphie par les rayons X a fait naître certains espoirs qui ne se sont pas réalisés. On obtient, par ce moyen, quelques notions sur la forme du bassin, sur sa symétrie, sur ses dimensions transversales, mais le diamètre antéro-postérieur du détroit supérieur reste toujours impossible à mesurer, au moment où il serait le plus intéressant de le connaître, c'est-à-dire pendant la grossesse.

Nombre de méthodes très ingénieuses ont été mises en œuvre, telles que la radiographie à longue portée de Varnier, par laquelle en reculant la source lumineuse on parvient à réduire au minimum la déformation des images ; — le procédé de Bouchacourt, qui consiste à placer dans le vagin l'ampoule, source des rayons ; — les procédés de Fabre, de Contremoulins, qui donnent en même temps que l'image du bassin celle d'un appareil à divisions déterminées. Mais par aucun de ces moyens, il n'est possible de mesurer exactement le bassin.

Accouchement. — Chez les femmes à bassin rachitique l'accouchement se produit quand le terme est parfaitement atteint, parfois même presque tardivement. Cette particularité est vraisemblablement due au défaut d'engagement de la tête, qui n'appuie pas sur le col ni sur le segment inférieur de l'utérus.

Les premières périodes du travail, *l'effacement* et *la dilatation* du col, ne présentent rien de spécial, quand les membranes sont intactes. Il n'en est pas de même si accidentellement il y a rupture prématurée des membranes. La partie fœtale, retenue dans une situation élevée par le bassin plus étroit, n'appuie pas ou appuie mal sur le col pour le dilater, et la dilatation reste stationnaire. Il y a dans ce fait une preuve manifeste de la passivité du col de l'utérus dans le phénomène de la dilatation.

La période d'expulsion peut se montrer très prolongéc, par suite des difficultés qu'éprouve la tête à pénétrer dans le bassin. La tête retenue au détroit supérieur, ainsi que cela avait été figuré par Smellie et démontré par Farabeuf, Pinard et Varnier, est inclinée sur son pariétal postérieur. Dans ces conditions, en pratiquant le toucher, on trouve la suture sagittale rapprochée du bord supérieur du pubis. Quand l'engagement de la tête se produit, lorsque la bosse pariétale postérieure vient se loger dans la concavité du sacrum, la suture sagittale s'éloigne du pubis, mais cet éloignement est associé à un mouvement de descente. La suture sagittale a alors changé de niveau, elle est plus basse.

Il arrive, au contraire, que sans changer de niveau, en restant au détroit supérieur, la suture sagittale s'éloigne du pubis pour se porter vers le promontoire, réalisant l'asynclitisme antérieur, vu par Nœgele. Dans ce cas exceptionnel, la tête se trouve inclinée sur son pariétal antérieur, parce qu'elle a buté contre l'orifice du bassin, sans pouvoir y pénétrer, mais elle ne peut s'engager qu'en se redressant, en s'inclinant sur le pariétal postérieur. Aussi cette inclinaison accidentelle, sur le pariétal antérieur, indique-t-elle une dystocie assez prononcée.

La tête peut pénétrer spontanément, quoique avec difficulté, à travers le détroit supérieur rétréci. Il est fréquent de constater, dans ces circonstances, un chevauchement des pariétaux très accentué, pouvant, suivant la remarque de Budin, faire perdre à la tête un centimètre de ses dimensions transversales. Parfois, outre ce chevauchement, on peut noter un enfoncement d'un des pariétaux.

Si l'accouchement ne se produit pas spontanément, et que l'on tarde à intervenir, le fœtus souffre et succombe ; quant à la femme, surtout si elle est multipare, elle se trouve particulièrement exposée à la rupture utérine.

Pronostic. — Porter un pronostic à propos d'un

bassin vicié par le rachitisme, c'est chercher à résoudre le problème suivant : étant donné un bassin de dimensions inconnues, dire si une tête de dimensions inconnues pourra traverser ce bassin.

Pendant longtemps, à la suite de l'enseignement de Paul Dubois, on a trompé les apparences sur cette question. Voici çomment on s'y prenait pour fixer les dimensions du bassin, ainsi que celles de la tête, pour en déduire une ligne de conduite :

Dimensions du bassin. — On mesurait le diamètre promonto-sous-pubien, puis si on lui trouvait $9^{cm},5$, par exemple, on déduisait $1^{cm},5$, et on disait que le diamètre promonto-pubien mesurait 8 centimètres. Voilà pour le bassin.

Dimensions de la tête. — On disait que les dimensions du diamètre transverse le plus large. le bi-pariétal, étaient de 6 centimètres à six mois, de 7 centimètres à sept mois, 8 centimètres à huit mois, 9 centimètres à neuf mois.

Conclusion : Dans un bassin de $7^{cm},5$, on provoquait l'accouchement à sept mois et demi, puisque à ce moment la tête de l'enfant mesurait *en moyenne* $7^{cm},5$, et ainsi de suite.

Le pronostic dans les bassins viciés comporte, en pratique, beaucoup moins de précision, puisqu'on ignore la déduction réelle à faire entre le diamètre promonto-sous-pubien et le diamètre promonto-pubien « utile », et aussi parce qu'on ne connaît pas les dimensions de la tête fœtale.

On doit néanmoins, en présence d'un bassin rachitique, pour établir un pronostic, recourir au toucher mensurateur et au palper mensurateur. On peut évidemment tenir compte de l'histoire des accouchements antérieurs, tout en sachant que le volume des enfants varie, au cours des grossesses successives, avec une tendance à s'accroître. D'autre part, on a remarqué que les garçons sont généralement plus volumineux et qu'ils ont une tête plus grosse que les filles.

Le toucher mensurateur permettra de reconnaître si le bassin est annelé ou canaliculé et renseignera sur l'étendue du diamètre promonto-sous-pubien. Le pronostic est plus favorable pour les bassins annelés, dans lesquels la tête peut en s'engageant profiter de la concavité sacrée. Quant aux dimensions du diamètre promonto-sous-pubien, elles peuvent être considérées en elles-mêmes, en dehors de la déduction classique de un centimètre et demi, que l'on sait inexacte. Ces dimensions sont parfois si restreintes que l'on ne peut admettre la possibilité du passage d'une tête de fœtus à terme.

Le palper mensurateur permet mieux que la mensuration externe de la tête de juger des proportions de cette tête par rapport au bassin. Si la tête déborde, l'accouchement peut encore se faire spontanément, bien que cela soit exceptionnel ; mais on peut porter un pronostic favorable et compter sur l'accouchement spontané, quand la tête ne surplombe pas au-dessus du pubis.

En somme, en dehors des cas extrêmes où l'opération césarienne trouve des indications absolues, on ne peut, au point de vue du pronostic, faire que des conjectures, et il faut compter sur toutes les surprises, aussi bien dans le bon que dans le mauvais sens (1).

Traitement. — En présence d'une femme dont le bassin est rétréci dans le sens antéro-postérieur par le rachitisme, quelle est la ligne de conduite à suivre ? Faut-il provoquer chez elle l'accouchement prématuré ? Faut-il, au moment du travail, pratiquer une application de forceps, une version, une symphyséotomie ou une opération césarienne ?

---

(1) Toutes réserves étant faites sur le volume inconnu de la tête fœtale, quand le promonto-sous-pubien est aux environs de 10 centimètres, on sait que l'accouchement spontané est fréquent. Ce dernier est encore possible, avec ou sans symphyséotomie, quand le promonto-sous-pubien est entre 9 et 10 centimètres. Mais au-dessous de ces dimensions, il faut intervenir par la voie abdominale, si l'enfant est vivant.

Accouchement prématuré provoqué. — L'accouchement prématuré provoqué a eu une longue période de vogue facile à comprendre. Avant l'antisepsie, le forceps et la version, tout en étant des opérations redoutables pour le fœtus, étaient suivies presque constamment d'infection puerpérale. Il en était de même pour le broiement de la tête du fœtus par la céphalotripsie, opération difficile, exigeant des manœuvres prolongées. A la même époque on ne pratiquait pas la symphyséotomie et il n'était question que d'opération césarienne post mortem.

On comprend qu'à ce moment les préférences se soient dirigées vers la méthode qui aboutissait à l'accouchement spontané d'un fœtus, souvent trop prématuré, gélatineux, inapte à vivre, mais dont la naissance n'avait pas entraîné la mort de la femme.

Il était, en effet, fort difficile de choisir le moment pour provoquer l'accouchement. Les règles de P. Dubois, citées plus haut, s'appuyaient sur des dimensions inconnues du bassin et sur des diamètres ignorés de la tête fœtale. Si on ajoute à cela que l'évaluation de l'âge de la grossesse expose à des erreurs d'un mois, on voit quelles imprécisions comportait une telle méthode.

Le palper mensurateur, introduit dans la pratique par Pinard, permit d'appuyer les indications de l'accouchement provoqué sur une notion plus positive, l'appréciation du rapport entre les dimensions de la tête et celle du bassin. Malgré tout, on arrivait même par ce procédé à provoquer l'accouchement parfois trop tôt, d'autres fois trop tard.

Il reste encore à l'heure actuelle des défenseurs de l'accouchement prématuré provoqué, mais ils ne le pratiquent, pour ainsi dire, que chez la femme à terme (V. ACCOUCHEMENT PROVOQUÉ).

Forceps. — Le forceps au détroit supérieur a été, à un moment donné, l'intervention préférée.

La prise régulière pariéto-malaire était recommandée par Pinard, et les résultats se trouvent publiés dans la thèse de Lepage. Si, par ce moyen, on ne réussissait pas à extraire le fœtus, on pratiquait une basiotripsie sur la tête première. Cette opération, faite dans de bonnes conditions, laissait toute sécurité au sujet de la mère.

Par ce procédé, le résultat en 6 ans, dans le service de Pinard, fut de 35 enfants morts sur 114 applications de forceps au détroit supérieur.

Plus tard Farabeuf démontra que la tête est pincée sous forte pression dans le forceps, alors que le bassin rétréci joue le rôle de l'anneau qu'on pousse dans un porte-crayon (comparaison de Pajot). Dans ces conditions, la tête subit une pression égale à la force employée multipliée par 10, c'est-à-dire qu'une traction de 10 kilogrammes entraîne sur la tête une pression de 100 kilogrammes (1).

A côté des morts il était plus difficile de faire un compte exact des enfants blessés par le forceps et atteints ultérieurement de maladie de Little, d'incontinence d'urine, devenant de médiocres sujets, tant au point de vue physique qu'intellectuel, à la suite de lésions mal déterminées des centres nerveux (V. FORCEPS).

Version. — La version défendue par Leopold en Allemagne, par Tarnier, par Budin, par Bar en France, donnait des résultats à peu près semblables. Les sta-

---

(1) C'est pour éviter ces pressions que Farabeuf a proposé son « levier préhenseur mensurateur ». Cet instrument appliqué permet de mesurer les dimensions transversales de la tête, et de faire descendre celle-ci par le mécanisme naturel, « en battant de cloche », en mettant à profit ce qui ne peut être réalisé avec aucun forceps, la concavité du sacrum. Cet instrument a été, en pratique, peu employé, son application ayant été considérée comme difficile et pouvant exposer aux procidences ou aux pincements du cordon.

tistiques fournissaient une mortalité fœtale aux environs de 40 pour 100.

L'extraction de la tête dernière dans les bassins rétrécis se faisait peut-être par un mécanisme plus naturel que celui que l'on obtenait à l'aide du forceps ; mais elle ne s'exécutait pas toujours sans brutalité et sans fracture du crâne, au moyen de la manœuvre de Champetier de Ribes. En cas d'échec de cette manœuvre, il ne restait à pratiquer que la basiotripsie, plus difficile à exécuter sur la tête dernière, et par suite plus dangereuse pour la mère (V. VERSION).

Basiotripsie. — L'invention du basiotribe par Tarnier en 1883, et l'apparition de l'antisepsie en obstétrique sous l'impulsion de J. Lucas-Championnière et de Tarnier permirent, en simplifiant le manuel opératoire du broiement de la tête, de réduire considérablement les risques courus par la femme atteinte de rétrécissement du bassin. Il restait pourtant à chercher autre chose que la basiotripsie sur l'enfant vivant (V. BASIOTRIPSIE).

Symphyséotomie. — L'agrandissement momentané du bassin par section de la symphyse pubienne permit de réaliser un très grand progrès et supprima la basiotripsie sur l'enfant vivant.

La symphyséotomie fut inventée en France par Sigault en 1777, abandonnée pendant près d'un siècle, elle fut reprise par Morisani en Italie et par Pinard, Farabeuf et Varnier à Paris en 1892.

Grâce à cette opération, on put extraire sans traumatisme un grand nombre d'enfants vivants, et surtout l'on put, en se réservant la ressource d'agrandir le bassin, demander à l'expectation tout ce qu'elle pouvait donner.

Il a été objecté que la symphyséotomie n'était pas sans

dangers pour la mère et que cette opération pouvait
entraîner une mortalité maternelle chiffrée aux environs de 10 pour 100.

Cette objection n'est pas justifiée parce qu'on ne doit
pas mettre au passif de la symphyséotomie toutes les
morts par infection puerpérale. Un certain nombre de
femmes ont succombé à une infection contractée avant
l'opération.

Les bienfaits de la symphyséotomie, suivant l'expression de P. Farabeuf fils dans sa thèse, se font surtout
sentir dans les cas très nombreux où l'on se trouve
dispensé d'intervenir, parce qu'on a eu la possibilité
d'attendre, en sachant qu'on pourrait, si cela devenait
nécessaire, faire une symphyséotomie. On est arrivé à
restreindre de plus en plus le nombre de ces interventions (V. Symphyséotomie).

Opération césarienne. — L'opération césarienne, soit
conservatrice, soit suivie d'amputation utéro-ovarique
(opération de Porro), soit d'hystérectomie totale et subtotale, peut trouver des indications diverses dans le traitement des bassins rachitiques. La césarienne trouve
ses indications, non seulement quand on prévoit que
l'agrandissement du bassin porté à ses limites de 7
centimètres ne pourra pas laisser passer l'enfant, mais
aussi lorsque l'état des parties molles, insuffisamment
dilatées, ou même peu aptes à se dilater, peu étoffées,
comme cela s'observe chez certaines primipares, semble
annoncer une grande résistance au passage du fœtus
(V. Opération césarienne).

Pinard a fait ressortir les avantages de la césarienne, permettant
d'intervenir dans des conditions favorables pour le fœtus, avant
qu'il ait souffert, sans être obligé d'attendre, comme pour la
symphyséotomie, que la dilatation soit complète.

En résumé, il n'y a à l'heure actuelle qu'un désaccord apparent entre les opinions des accoucheurs sur la conduite à tenir chez les femmes ayant un bassin rachitique, ou même, à un point de vue plus général, une viciation pelvienne quelconque.

— L'accouchement prématuré est pour ainsi dire abandonné, puisque ses partisans n'y recourent plus que dans le courant du neuvième mois de la grossesse.

— Le forceps au détroit supérieur est un procédé de nécessité, auquel on recourt quand la vitalité de l'enfant paraît compromise, soit par la longueur du travail, soit par des violences antérieures, au cours de tentatives infructueuses d'applications de forceps.

La version par manœuvres internes peut être tentée dans des conditions analogues.

— La basiotripsie, quoi qu'on ait dit à ce sujet, ne se pratique plus sur l'enfant vivant.

La thérapeutique actuelle s'appuie sur la *possibilité* d'intervenir dans de bonnes conditions par la symphyséotomie ou l'opération césarienne.

L'accouchement spontané dans les bassins rachitiques a remplacé la plupart des interventions qu'on pratiquait autrefois dans ces circonstances.

L'expectation, aujourd'hui permise par le recours possible à la symphyséotomie ou à la césarienne suivie ou non d'opération de Porro, demande à être judicieusement observée; elle peut être prolongée plus longtemps chez la primipare que chez la multipare, dont l'utérus est plus aminci et moins résistant. Il faut attendre, voir l'effet des forces naturelles, laisser, pour ainsi dire, la tête elle-même mesurer le bassin, mais il ne faut pas dans cette attente laisser se produire *la mort du fœtus* ou *la rupture de l'utérus*. L'art, qui ne peut être enseigné par aucune théorie, consiste à éviter ces deux écueils.

2° BASSINS VICIÉS NON RACHITIQUES
(SYMÉTRIQUES)

Les bassins viciés non rachitiques, symétriquement conformés, ne sont pas nombreux, ils comprennent : « les bassins ostéomalaciques », — les bassins viciés par cyphose pure, « les bassins cyphotiques », — « les bassins viciés par luxation congénitale double de la hanche », — « les bassins viciés par spondylolisthèse », — « les bassins viciés par spondylizème ».

Bassin ostéomalacique. — L'ostéomalacie est une maladie très rare, caractérisée par une sorte d'ostéite aboutissant au ramollissement de tout le squelette. Le bassin subit des déformations considérables, les fémurs dépriment les cavités cotyloïdes, qui tendent à se rejoindre, pendant que le promontoire se rapproche d'elles, comme si le bassin était en caoutchouc. — A la suite de ces déformations, l'accouchement peut devenir impossible.

On ne sait rien sur les causes de l'ostéomalacie, attribuée, soit à un vice de la sécrétion interne de l'ovaire, soit même, ce qui a été reconnu faux, à un microbe dont les produits détruiraient les substances calcaires de l'os. Ce qui semble moins contestable, c'est l'influence salutaire de l'ablation des ovaires, découverte par Fehling, qui avait remarqué l'amélioration des femmes ayant subi l'opération de Porro lors de leur accouchement. L'ostéomalacie est extrêmement rare en France, mais s'observe plus souvent, quoique exceptionnellement en Allemagne et dans certaines régions de l'Italie. La maladie paraît se développer de préférence pendant la grossesse, néanmoins elle peut être observée chez la femme en dehors de la puerpéralité, et même chez l'homme.

En dehors des déformations constatées sur le bassin, les signes sont constitués par des douleurs osseuses, des déformations dans la continuité des membres, une diminution de la taille.

Lors de l'accouchement, l'opération césarienne devient nécessaire, on la complète par l'amputation utéro-ovarique, celle-ci a une action thérapeutique, qui paraît bien dépendre de l'ablation des ovaires, et non pas, comme on a voulu le croire, de la simple administration du chloroforme au cours de l'opération.

Bassin cyphotique. — Ces bassins ont une forme en *entonnoir*, ils sont *agrandis* au détroit supérieur dans le diamètre antéro-postérieur, *rétrécis* au détroit inférieur dans le diamètre transverse.

Cette déformation est inverse de celle qu'on rencontre sur les bassins rachitiques, lesquels sont *rétrécis* dans le sens antéro-postérieur au détroit supérieur, et *agrandis* au détroit inférieur dans le diamètre transverse. La conséquence de ce fait est que le rachitisme passe pour compenser les effets de la cyphose, et que la femme qui est à la fois cyphotique et rachitique, peut avoir un bassin normal.

La cyphose a d'autant plus d'action sur le bassin qu'elle siège plus bas, qu'elle est plus accentuée, et qu'elle s'est montrée à un âge plus précoce.

Tout ce qui précède concerne la cyphose pure, absolument exceptionnelle. Ce qui se rencontre le plus souvent, c'est la cyphose compliquée de scoliose et de rachitisme, donnant lieu à une viciation complexe dont il sera question à propos des bassins asymétriques viciés par scoliose.

Signes. — On comprend que dans ces bassins « en entonnoir » la présentation soit profondément engagée, et qu'on puisse, à un examen superficiel, poser un diagnostic de bassin normal.

BASSINS SYMÉTRIQUES

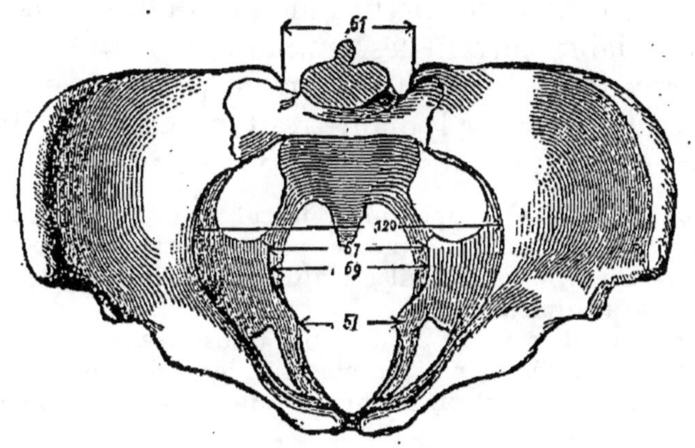

Fig. 73. — Chantreuil.

*Bassin vu d'en haut. — Agrandissement antéro-postérieur
du détroit supérieur, rétrécissement du diamètre transverse
au détroit inférieur. C'est le contraire du bassin rachitique.*

C'est le détroit inférieur qui est rétréci, et la dystocie causée par ce rétrécissement ne se révélera qu'au cours du travail.

L'examen du bassin ne permet pas de faire des mensurations au détroit inférieur beaucoup plus précises que celles qu'on peut obtenir au détroit supérieur. *Le diamètre antéro-postérieur* ou coccy-pubien se mesure directement sans difficultés. Mais pour l'évaluation du *diamètre transverse,* les parties molles, dont l'épaisseur est très variable suivant les femmes, constituent une cause d'erreur. Un certain nombre de procédés ont été indiqués pour mesurer le diamètre transverse du détroit inférieur. Aucun n'est absolument supérieur aux autres.

Un procédé consiste à appliquer un ruban métrique, ou un compas pelvimètre (compas dont les pointes portent des boules) sur chaque ischion, et on déduit 1 centimètre de chaque côté pour l'épaisseur des téguments.

Un autre procédé consiste à introduire transversalement quatre doigts entre les ischions, puis on note sur les doigts le point où la pénétration est arrêtée, on mesure ensuite à ce niveau l'épaisseur des quatre doigts.

On comprend la difficulté d'établir un pronostic sur de telles données, surtout si on ajoute que les dimensions de la tête ne peuvent être évaluées.

Pronostic. — Il y a lieu de ne plus tenir compte des anciennes statistiques, qui ont donné des résultats désastreux, avant l'emploi des moyens de traitement dont on dispose à l'heure actuelle (1).

Traitement. — La symphyséotomie est *théoriquement* l'opération de choix, puisque le bassin peut être agrandi directement dans la partie rétrécie (diamètre transverse du détroit inférieur), et que chaque centimètre d'écarte-

---

(1) Un diamètre bi-ischiatique de 6 centimètres (y compris les parties molles) passe pour permettre l'accouchement à terme.

ment agrandit d'un centimètre le diamètre transverse. Mais *pratiquement* la cyphotique, quand elle est primipare avec un col insuffisamment dilaté, des parties molles peu étoffées, se présente souvent dans des conditions défavorables pour subir une symphyséotomie. Il ne reste dans ces circonstances, si l'enfant est vivant et si la tête première ne peut passer, qu'à pratiquer une césarienne ou un Porro.

Bassin vicié par luxation congénitale double. — Ces bassins offrent comme déformations caractéristiques d'être rejetés en avant, *en antéversion,* et aussi de subir une sorte d'agrandissement transversal, d'être *étirés transversalement.* Il est fréquent aussi de voir ces bassins diminués de hauteur, comme si l'étirement transversal avait retenti sur la hauteur de la ceinture pelvienne.

Ces différentes modifications peuvent ne pas provoquer de dystocie, l'agrandissement transversal du bassin n'ayant pas pour conséquence obligée la diminution de ses autres diamètres. En pratique, on voit le plus souvent les femmes atteintes de cette infirmité accoucher d'une façon normale. Les difficultés ne se montrent que si la viciation se complique de rachitisme. Dans ce cas, la dystocie est en raison directe de la déformation rachitique du bassin, et aussi, comme toujours, en rapport avec les proportions relatives de la tête fœtale.

Bassin vicié par spondylolisthèse. — L'étymologie du mot spondylolisthèse est la suivante : σπονδυλος, vertèbre, — λισθεσις, glissement. Le bassin par lui-même est normal, mais il est obstrué par le glissement du corps de la dernière vertèbre lombaire au-devant du promontoire, par suite de l'élongation des arcs vertébraux.

Signes. — Le bassin est en rétroversion, et il semble

BASSINS SYMÉTRIQUES

BASSIN VICIÉ PAR LUXATION CONGÉNITALE DOUBLE

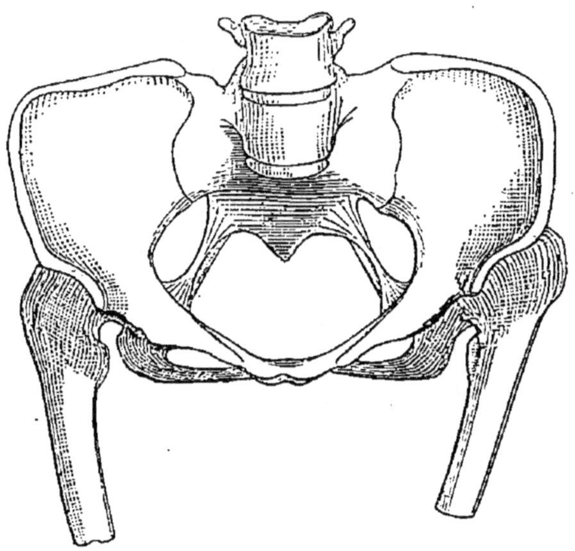

Fig. 74. — Lefeuvre.

Le bassin est étiré transversalement.
L'écartement des ischions est considérable.

BASSINS SYMÉTRIQUES

BASSIN VICIÉ PAR LUXATION CONGÉNITALE DOUBLE

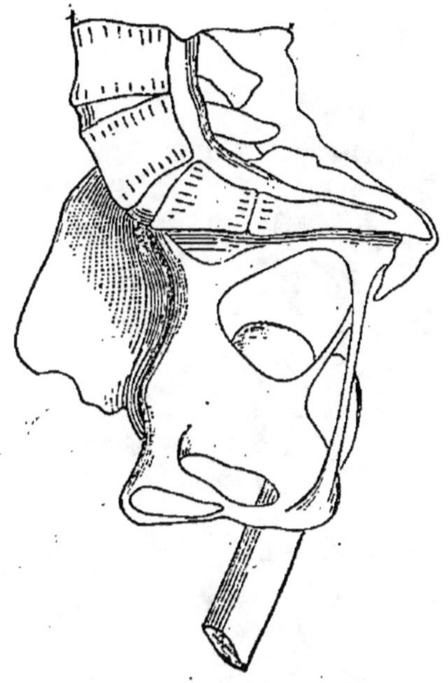

Fig. 75. — Lefeuvre.

Vue de profil du même bassin. L'antéversion est manifeste.

BASSINS SYMÉTRIQUES

BASSIN VICIÉ PAR SPONDYLOLISTHÈSE

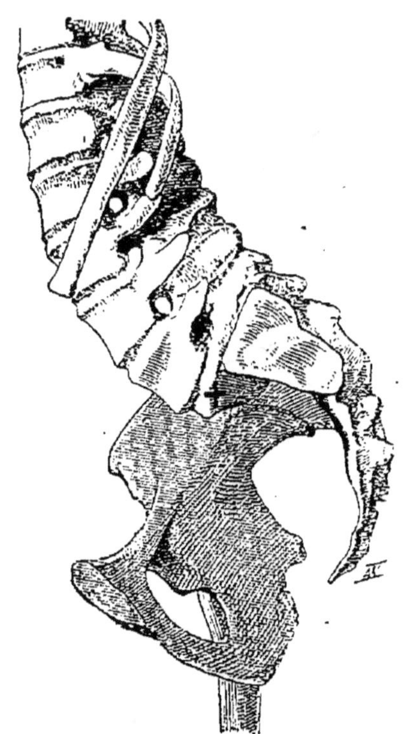

Fig. 76. — D'après Pinard et Varnier.

Vue de profil. La partie inférieure de la colonne vertébrale obstrue l'aire du détroit supérieur: par suite du glissement de la cinquième vertèbre lombaire au-devant du sacrum (signe +).

qu'il y ait pénétration plus profonde que normalement de la colonne vertébrale dans le bassin. Les crêtes iliaques sont plus saillantes. Au toucher manuel, on peut percevoir directement la saillie de la 5ᵉ lombaire.

Traitement. — La symphyséotomie a pu donner dans un cas à Pinard un agrandissement suffisant, mais d'une façon générale, cette viciation relève plutôt de l'opération césarienne.

Bassin vicié par spondylizème. — Ce bassin a été distingué du précédent par Herrgott père. Le bassin vicié par spondylizème est recouvert par la colonne vertébrale, celle-ci ayant subi une inflexion en avant, consécutive à la carie, à la disparition des corps vertébraux. C'est un bassin tout à fait exceptionnel, qui, lors de l'accouchement, nécessiterait une opération césarienne.

3° BASSINS NON SYMÉTRIQUES

Les bassins *non* symétriques, sont : « le bassin oblique ovalaire de Nœgele », — « le bassin vicié par lésion uni-latérale d'un membre inférieur », — « le bassin vicié par scoliose ».

Bassin oblique ovalaire de Nœgele. — C'est un bassin qui présente une *atrophie* d'un des ailerons sacrés, et *une soudure,* ou « synostose », de l'articulation sacro-iliaque correspondante. Ce bassin a été décrit pour la première fois par Nœgele, en 1839.

Le côté du bassin où se trouve l'aileron sacré atrophié est plus petit que l'autre côté, de plus la symphyse pubienne déplacée n'est plus en face du promontoire. La forme intérieure du bassin est celle d'un ovale obliquement dirigé.

Si la tête fœtale vient mettre en contact son diamètre bi-pariétal avec le côté rétréci du bassin, elle se trouve arrêtée, tandis que d'autres fois elle peut passer, quand elle s'oriente dans la partie large du bassin. La dystocie peut être *alternante*.

On ne connaît pas la cause des lésions du bassin oblique ovalaire.

Signes. — Le bassin oblique ovalaire se rencontre parfois chez des femmes paraissant bien conformées, ne présentant rien qui appelle l'attention sur leur squelette, et elles sont quelquefois de grande taille. La viciation pelvienne n'est souvent soupçonnée que par la dystocie qui se manifeste au cours de l'accouchement.

L'examen externe a ici une grande importance. On constate, aussi bien en avant qu'en arrière dans la région pelvienne, un défaut de symétrie, un côté paraît plus développé que l'autre. Si l'on cherche à préciser, on peut trouver en avant que la distance, comprise entre la dépression de la symphyse pubienne et l'épine iliaque antérieure et supérieure, est moindre d'un côté que de l'autre. On fait, en arrière, la même constatation entre la crête épineuse et les épines iliaques postérieures et supérieures.

En regardant la femme de dos, on constate qu'une hanche est plus petite que l'autre, comme aplatie, la saillie du trochanter se trouvant sur le même plan que la crête iliaque. De ce même côté le pli fessier s'abaisse vers la ligne médiane, au lieu d'être transversal, et le sillon interfessier se dirige obliquement vers le côté atrophié, au lieu d'être vertical.

On peut aussi recourir au procédé de diagnostic dit *du fil à plomb*. Il consiste à placer deux fils à plomb, l'un au-devant de la symphyse pubienne, l'autre au niveau de la crête sacrée. En cas de bassin oblique ovalaire, les deux fils à plomb ne se trouvent plus dans le plan médian du corps.

L'examen interne, par le toucher digital, permet difficilement d'apprécier à lui seul le défaut de symétrie

BASSINS NON SYMÉTRIQUES

BASSIN OBLIQUE OVALAIRE DE NÆGELE

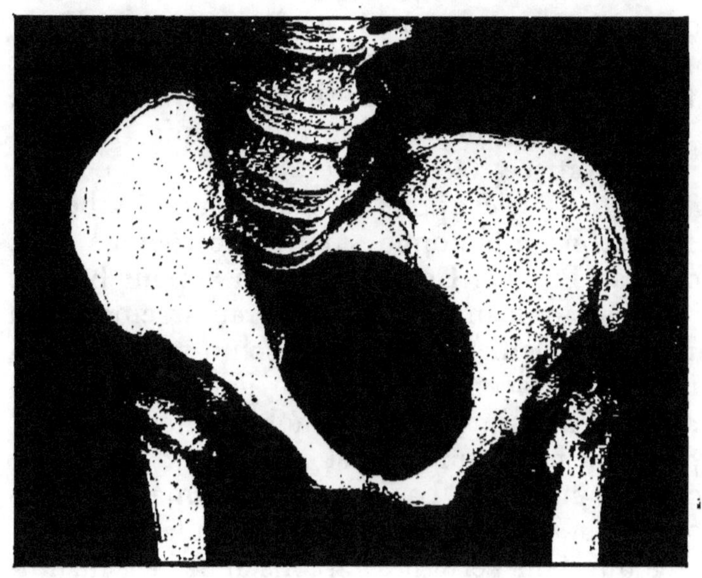

Fig. 77. — Pièce du Musée de la Clinique Baudelocque.

Il manque un aileron du sacrum. Soudure ou synostose du sacrum et de l'os iliaque de ce côté (côté droit).

du bassin, les doigts les plus exercés peuvent s'y tromper. Le toucher manuel, au contraire, peut renseigner utilement, et permettre de constater directement l'atrophie de l'aileron sacré, ainsi que la petite anfractuosité qui marque l'union de la ligne innominée et du sacrum dans le côté atrophié du bassin.

Pronostic. — Il est impossible à établir à l'avance, étant donnés les exemples de dystocie alternante. Il n'y a pas, au sujet de ces bassins, lieu de tenir compte des statistiques antérieures à la thérapeutique actuelle, par la symphyséotomie, l'ischio-pubiotomie, la césarienne conservatrice, etc.

Traitement. — C'est pour ce bassin que Farabeuf a proposé l'ischio-pubiotomie, pratiquée depuis une seule fois par Pinard. Cette opération a pour but de donner au bassin le maximum d'agrandissement, en sectionnant latéralement la région ischio-pubienne du côté atrophié, de façon à profiter du jeu de l'articulation sacro-iliaque saine, et de la mobilité de l'articulation symphysienne, qui permet à la tête d'écarter le pubis comme un volet. La symphyséotomie ne pourrait profiter que du jeu d'une seule articulation sacro-iliaque, ce qui dans certaines circonstances est insuffisant. Il reste enfin la césarienne, suivie ou non d'opération de Porro, ou d'hystérectomie.

Bassin vicié par lésion unilatérale d'un membre inférieur. — C'est le bassin des boiteuses, le bassin des femmes ayant une tumeur blanche du pied, du genou, ou de la hanche, ou bien une fracture d'un des membres inférieurs, survenue dans le jeune âge, ou enfin une luxation unilatérale de la hanche. Ce bassin est dénommé aussi « bassin de Litzmann » ou « bassin de Lenoir »; il comprend « les bassins coxalgiques ».

Anatomie pathologique. — Tous ces bassins sont

BASSINS NON SYMÉTRIQUES

BASSIN OBLIQUE OVALAIRE A VICIATION COMPLEXE
(COXITE DROITE ET LUXATION)

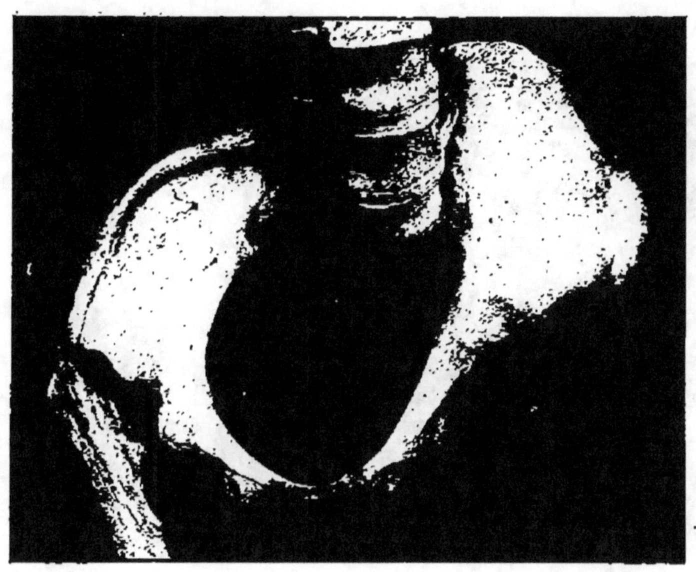

Fig. 78. — Pièce du Musée de la Clinique Baudelocque.

La tête et le col du fémur ont été détruits du côté droit. L'aplatissement se trouve sur le côté gauche du bassin, correspondant à l'articulation saine. Tout le poids du corps se portait de ce côté. Le fémur gauche (sain) n'est pas représenté.

BASSINS NON SYMÉTRIQUES

BASSIN VICIÉ PAR COXALGIE

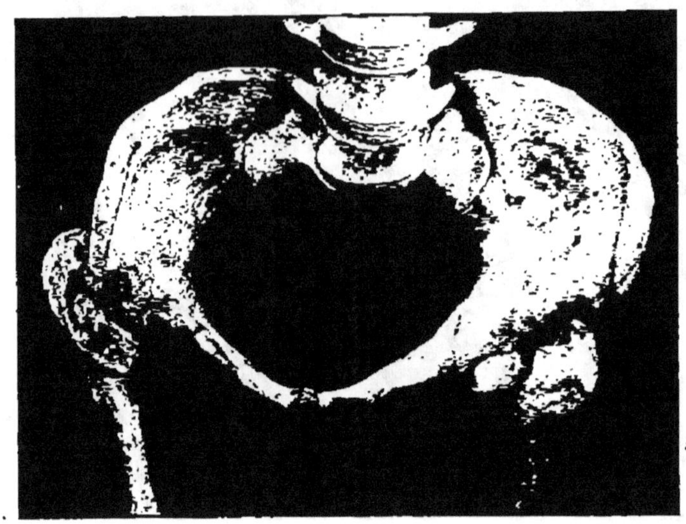

Fig. 79. — Pièce du Musée de la Clinique Baudelocque.

La coxalgie est à droite, l'os iliaque de ce côté est atrophié.
Le côté gauche (correspondant à l'articulation saine) est
aplati.

asymétriques, ils ont une lésion commune, l'*aplatissement* du côté du bassin correspondant au membre inférieur sain. Cet aplatissement provient de ce que la femme, en marchant, s'appuie beaucoup plus sur le membre sain que sur le membre malade. Il se produit aussi une certaine *atrophie,* mais elle porte sur le côté du bassin correspondant au membre inférieur malade.

Signes. — L'asymétrie pelvienne, dans ces circonstances, est très difficile à reconnaître, aussi bien par la mensuration externe que par l'exploration interne. Au toucher digital, en effet, même pratiqué successivement avec une main puis avec l'autre, il est difficile, sinon impossible, de relever le défaut de symétrie du bassin qui est généralement *très peu marqué.*

La pelvigraphie par les rayons X a permis pourtant d'enregistrer nettement ces lésions d'asymétrie et d'atrophie. Par ce procédé, on a une fois de plus la preuve que, si le bassin n'est pas lui-même malade, *ces lésions sont insignifiantes* tant elles sont légères, et qu'elles ne gênent en rien l'accouchement, à la condition que *le bassin ne soit pas rachitique.*

Pronostic. — Le pronostic de l'accouchement dans les bassins de boiteuses doit être nettement différent, suivant que la femme est ou n'est pas rachitique. Le rachitisme surajouté à une lésion pelvienne, conséquence de boiterie, crée au niveau du bassin *une viciation complexe,* proportionnée à l'intensité de la lésion rachitique (1). Ainsi que Bruneau l'a démontré dans sa thèse, les plus communes des boiteuses, les coxalgiques, accouchent spontanément si elles ne sont pas rachitiques.

Traitement. — C'est celui auquel on a recours en

----

(1) Il faut aussi rechercher si les lésions ont suppuré, pour, dans ce cas, redouter les saillies osseuses d'ostéophytes du bassin.

cas de dystocie dans les bassins rachitiques : expectation d'abord, puis symphyséotomie, ou césarienne suivant les circonstances. Mais dans la très grande majorité des cas non compliqués, la terminaison est heureuse, l'accouchement se fait spontanément.

Bassin vicié par scoliose. — La scoliose est formée de deux courbures latérales de la colonne vertébrale, l'une principale, plus saillante, — l'autre dite courbure de compensation. La courbure principale entraîne une modification de l'équilibre, de sorte que le poids du corps porte plus sur le côté du bassin correspondant à la convexité de la déviation principale. La conséquence de ce fait est l'*aplatissement* du côté du bassin correspondant à la convexité de la scoliose. Mais, comme pour les bassins de boiteuses, *cet aplatissement est insignifiant* si la femme n'est pas rachitique. Il ne prend d'importance que si le rachitisme se trouve surajouté. Il est malheureusement très fréquent de rencontrer du rachitisme chez les femmes atteintes de scoliose. Le plus souvent il s'agit d'un mélange de scoliocyphose et de rachitisme. Cet ensemble constitue alors *une viciation complexe*, entraînant de la dystocie.

Au point de vue *du diagnostic*, ces viciations sont, dans les cas légers, difficiles à reconnaître au toucher. Toutefois comme le défaut de symétrie du bassin n'a d'importance que par les complications rachitiques, c'est surtout les lésions rachitiques qu'il convient de rechercher et de noter, c'est-à-dire l'étendue du rétrécissement antéro-postérieur.

Au point de vue *du traitement,* l'importance des interventions est donc en raison directe du degré de rachitisme.

CHAPITRE VI

———

ACCIDENTS RÉSULTANT DE LA DYSTOCIE

———

1° RUPTURES DU PÉRINÉE

Les ruptures du périnée se divisent en ruptures *complètes*, intéressant l'anus et le rectum, et en ruptures *incomplètes*, n'atteignant pas ces organes.

Elles peuvent aussi être distinguées en *superficielles* ou *profondes*, suivant qu'elles intéressent seulement la muqueuse et la peau, ou en même temps les plans profonds musculaires. Les ruptures de la région siègent généralement *au niveau de la commissure postérieure* de la vulve, exceptionnellement sur les parties latérales, ou sur la commissure antérieure. *La rupture centrale* est la rupture du centre du périnée, la commissure postérieure restant intacte, cette forme est exceptionnelle.

Causes et Mécanisme. — Les ruptures du périnée sont plus fréquentes chez les primipares. Certaines femmes y sont particulièrement exposées, ce sont celles qui ont des tissus moins résistants, présentant beaucoup de vergetures sur le ventre, sur les cuisses et sur les seins. Chez ces femmes, on peut à l'avance annoncer les risques de déchirure au moment de l'accouchement.

L'infiltration œdémateuse du périnée rend cette région plus friable. La rupture se produit au passage des parties fœtales les plus volumineuses, la tête et les épaules. Elle peut être produite aussi par la main ou le bras de l'opérateur introduits dans le vagin ou dans l'utérus.

La tête peut rompre le périnée au moment où sa grande circonférence sous-occipito-frontale (SOF), traverse l'orifice vulvaire. Il faut faire en sorte de régler la sortie de cette circonférence, et veiller à ce qu'elle passe sans brusquerie, en faisant dégager une bosse pariétale après l'autre, dans l'intervalle des contractions, et en dehors des poussées.

Les épaules peuvent rompre le périnée qui a résisté au passage de la tête, si elles sont mal dirigées, entraînées simultanément, de champ à travers l'orifice vulvaire. On sait que les épaules doivent être dégagées successivement : on amène d'abord l'épaule antérieure sous le pubis, puis on relève le sens des tractions, pour conduire l'épaule postérieure à travers le périnée et la commissure postérieure de la vulve, en invitant la femme à ne pas pousser.

Il est extrêmement exceptionnel que l'on soit obligé de sectionner le périnée dans le but de prévenir une rupture. Dans ces circonstances on peut recourir à l'incision en λ renversé, recommandée par Tarnier. Cette incision part de la fourchette et se dirige par ses deux branches au pourtour de l'anus, afin d'éviter la lésion du sphincter.

Traitement. — La rupture du périnée expose d'une façon immédiate, à l'infection, et, d'une façon tardive, aux prolapsus ou aux déviations de l'utérus, le plancher périnéal étant un solide soutien de l'utérus.

La déchirure du périnée doit être suturée immédiatement après la délivrance. Il n'y a que des inconvénients à temporiser, à remettre à plus tard la réparation du périnée, et à laisser dans une région difficile à maintenir aseptique des portes ouvertes à l'infection, ou des solutions de continuité douloureuses au moindre contact.

La réparation immédiate ne s'obtient pas toujours facilement, il est vrai, dans des tissus dilacérés, contusionnés, mais de ce fait aussi, moins sensibles. Les femmes supportent avec assez de résignation, après les douleurs de l'accouchement, la souffrance occasionnée par la suture.

La suture doit être faite avec une aiguille courbe et longue, afin qu'elle puisse comprendre dans son trajet une assez grande épaisseur de tissus.

Une grande aiguille courbe, comme celle de Roux, est facile à tenir en main et répond à ces indications. On emploie aussi l'aiguille d'Emmet, montée sur manche.

La suture se fait avec des fils d'argent, ou des crins de Florence, mais le catgut semble préférable, parce que les fils n'ont pas besoin d'être enlevés et tombent spontanément. La réunion par suture est plus solide que celle qu'on obtient à l'aide d'agrafes dites « serres fines ». Celles-ci tiennent mal et provoquent des douleurs au moindre contact.

Manuel opératoire. — Il faut pratiquer une suture à plusieurs plans, quand il s'agit de remédier à la *déchirure complète.*

Un premier plan de sutures doit fermer la paroi rectale, en adossant les deux lèvres de la plaie par leur partie externe, sans faire passer le fil par la cavité du rectum. On peut alors faire des points séparés ou un surjet, en commençant par la partie supérieure. Au niveau de l'anus, on cherche à réunir par deux ou trois points séparés au catgut, les lèvres du sphincter déchiré. On place ensuite deux ou trois points séparés profonds, dont on ne liera les fils qu'après avoir terminé la suture superficielle. Si le périnée est épais, on peut faire un surjet supplémentaire dans l'épaisseur de la plaie, et terminer par un dernier surjet superficiel, en commençant toujours par la partie supérieure.

La déchirure incomplète se réunit de même par un ou deux plans de sutures, suivant l'épaisseur des tissus déchirés.

Après la suture du périnée, il est nécessaire que les points de suture ne soient pas exposés au contact des matières fécales ; aussi est-il préférable, dans ces circonstances, que la femme soit constipée pendant les trois ou quatre jours qui suivent l'accouchement.

Quand l'anus lui-même a été rompu et suturé, il convient d'adopter un des deux procédés suivants : ou bien il faut constiper la femme, ou bien il faut la purger. Dans le premier cas, on lui administre de l'opium, dans le second un purgatif quotidien. Si on constipe, il faudra, au bout de six à sept jours, donner un lavement, et morceler avec un doigt introduit dans le rectum les matières fécales durcies, afin de faciliter leur expulsion. La purgation quotidienne évite cette manœuvre, elle a l'avantage de n'exposer l'anus à aucune dilatation, mais les points de suture sont fréquemment baignés par des selles liquides, ce qui est une mauvaise condition pour la réunion par première intention. Aussi la constipation artificielle est-elle plus souvent préférée.

Si la suture immédiate n'est pas suivie de réunion, on peut voir s'établir, en cas de déchirure complète, *l'incontinence* des matières fécales, à travers la paroi recto-vaginale. Il faut dans ces cas remettre l'intervention à plus tard, à l'époque où la femme sera tout à fait sortie de la période dite puerpérale, quand trois ou quatre mois se seront écoulés après son accouchement.

2° THROMBUS PUERPÉRAL

On désigne sous ce nom un épanchement sanguin, qui se produit dans l'épaisseur des tissus, au niveau de la vulve et du vagin en général au cours de l'accouchement, très exceptionnellement pendant la grossesse. Le sang épanché peut s'infiltrer dans le tissu cellulaire pelvien et, en suivant les gaines cellulaires pelviennes et abdominales, remonter très haut jusque dans la région rénale.

Suivant leur siège, les thrombus ont pu être divisés en thrombus vulvaire, vaginal, périnéal, périnéo-vulvaire, pelvien.

Causes et pathogénie. — Le thrombus est un accident très rare. Il paraît résulter d'une effraction vasculaire produite, soit par le passage à frottement d'un fœtus volumineux, soit par un traumatisme extérieur sur la vulve ou le vagin.

Perret a démontré par une expérience restée classique, que le sang de l'épanchement provient de capillaires déchirés. Il put constater le fait, en pratiquant des injections sous pression dans le système vasculaire d'une femme morte d'hémorragie. Au niveau d'un thrombus, le liquide de l'injection ne s'échappait ni par une artère, ni par une veine, mais par les capillaires.

Signes. — C'est au cours de la délivrance, ou après que celle-ci s'est effectuée, que les premiers symptômes du thrombus se manifestent le plus souvent. La femme accuse *une douleur* plus ou moins vive dans la région périnéo-anale, et se plaint d'éprouver *des envies de pousser*. Si alors on pratique le toucher, on peut trouver une *tuméfaction vaginale* plus ou moins considérable. Celle-ci, constituée par l'épanchement sanguin, se prolonge plus ou moins haut dans la profondeur, soulevant la paroi vaginale correspondante, aplatissant la cavité du vagin, au point de gêner la sortie du placenta, lorsque la délivrance n'a pas encore été effectuée. Ce n'est que plus tard que la tuméfaction se montre dans la région vulvaire.

L'hémorragie est parfois assez importante pour donner lieu à des signes d'*hémorragie interne* : malaises, faiblesse, sentiment d'oppression, sueurs froides, pouls fréquent et petit. Mais ces signes généraux sont plutôt exceptionnels et semblent indiquer une propagation profonde et lointaine de l'infiltration sanguine. Celle-ci peut s'avancer dans le tissu cellulaire pelvien, et remonter jusque dans le voisinage des reins.

Le plus souvent, l'hémorragie se limite, s'enkyste, et l'épanchement sanguin se résorbe. On a cité des cas de suppuration de l'épanchement, mais ils appartiennent à une époque déjà lointaine, antérieure à l'application de la méthode antiseptique, et ils s'observaient à la suite d'incisions inopportunes. Il est aussi des cas où le trombus s'est ouvert spontanément.

Traitement. — Il a pour objectif de comprimer la surface saignante vaginale ou vulvaire. Ce résultat s'obtient à l'aide du *tamponnement vaginal*.

Pour pratiquer ce tamponnement, on introduit dans le vagin de la gaze stérilisée, ou à défaut de celle-ci, des tampons d'ouate stérilisée, reliés les uns aux autres par un fil préalablement bouilli pour former ce qu'on a appelé une « queue de cerf-volant ».

On bourre le vagin le plus possible avec ces tampons, puis on applique sur la vulve un large morceau d'ouate que l'on maintient par un bandage en T bien serré, autant dans sa partie horizontale qui serre l'abdomen, que dans sa partie verticale.

On peut, s'il y a des signes d'anémie aiguë, administrer de l'alcool, et pratiquer des injections sous-cutanées de sérum salé.

3° RUPTURES UTÉRINES

Le tissu utérin est exposé à se rompre surtout dans ses parties les plus faiblement musclées, le col et le segment inférieur. La rupture, limitée à l'orifice du col, est généralement sans conséquence : telles sont les ruptures latérales, dont on trouve la cicatrice chez toutes les multipares. Très exceptionnellement, on peut voir le col non dilatable se déchirer circulairement et être expulsé comme une calotte au-devant du fœtus, sans que cet accident comporte de suites fâcheuses (v. Rigidité du col).

La rupture de l'utérus ne prend les allures d'un accident grave que lorsqu'elle s'étend au segment inférieur de l'organe ou, ce qui arrive très rarement, aux parties supérieures. Elle est alors dite *complète,* si elle intéresse le péritoine, — *incomplète* si elle est sous-péritonéale.

Anatomie pathologique. — La rupture siège généralement sur le segment inférieur, soit que celui-ci subisse comme un éclatement, soit que la rupture prenne son point de départ dans une déchirure du col. La rupture s'étend plus ou moins haut, pouvant intéresser le ligament large dans une assez grande étendue, occasionnant l'ouverture des branches de l'artère utérine : d'où la production d'hémorragies, qui se font jour à l'extérieur, ou se collectent en hématomes sous-péritonéaux. La rupture suit quelquefois le trajet d'une cicatrice ancienne. L'orifice de rupture dans certains cas est suffisamment large pour laisser passer le fœtus dans la cavité abdominale.

Etiologie. — La rupture utérine est un accident rare, qu'on observe plus particulièrement chez les femmes ayant eu de nombreux accouchements. C'est dans les présentations de l'épaule négligées, dans les présentations de la face, et surtout du front, avec bassin rétréci, dans les cas d'hydrocéphalie fœtale, que l'on voit se produire la rupture de l'utérus. Elle peut être observée aussi à la suite d'interventions intra-utérines, telles que : version, forceps, basiotripsie, embryotomie cervicale.

Les ruptures de l'utérus au cours de la grossesse sont exceptionnelles ; elles résultent d'un traumatisme direct, ou de la rupture d'une cicatrice d'opération césarienne.

Les bassins viciés, par la dystocie qu'ils occasionnent, constituent des causes indirectes de rupture, mais certains d'entre eux, dits « bassins épineux », présentant des arêtes osseuses aiguës et tranchantes, peuvent être directement la cause de ruptures sur des régions de l'utérus pincées entre la tête fœtale et le bassin. Enfin les malformations utérines prédisposent parfois aux ruptures de l'utérus.

D'une façon générale, on peut dire que les ruptures utérines sont devenues moins fréquentes, depuis que la dystocie ne se complique plus de l'emploi du seigle ergoté, qui tétanisait l'utérus et favorisait les ruptures de cet organe, et depuis qu'on corrige les présentations de l'épaule pendant la grossesse.

A côté de ces causes variées, il est bon de retenir que la rupture utérine peut s'observer en dehors de toute dystocie apparente, avec un enfant peu volumineux, alors que le bassin est normal.

Symptômes. — Ce sont ordinairement *les phénomènes généraux* qui appellent les premiers l'attention, bien qu'ils puissent exceptionnellement n'apparaître que tardivement. Ces phénomènes généraux sont le plus souvent assez accentués. Le facies devient rapidement grippé, pâle, couvert de sueurs froides, les yeux sont cernés et enfoncés. La malade signale une sensation d'oppression, quelquefois, mais pas toujours ; elle se plaint de souffrir du ventre, en particulier dans la région lombaire, et cela non plus, comme pendant les contractions, d'une façon intermittente, mais constamment, sans rémission. Le pouls devient petit, filant, extrêmement fréquent, les extrémités se refroidissent. La femme est véritablement en état de « shock ».

Les *phénomènes locaux* sont différents, suivant que le fœtus est encore dans la cavité utérine, ou qu'il a passé dans la cavité abdominale.

Dans le cas où *le fœtus reste dans l'utérus*, on trouve comme signes locaux de la sensibilité du ventre, du ballonnement, et parfois dans la région inférieure de l'abdomen, une zone de matité au niveau de laquelle on a, par le palper, une sensation d'empâtement, et comme une sorte de crépitation neigeuse. Tous ces signes sont fournis par une infiltration sanguine. On peut aussi percevoir, dans la même région, de la crépitation gazeuse, de l'emphysème, constitué par de l'air qui s'est infiltré dans les tissus, au niveau du point rupturé. Les contractions utérines douloureuses sont le plus souvent arrêtées et l'on peut voir s'écouler à la vulve un sang noirâtre, sirupeux « sirop de cassis », suivant la comparaison de Tarnier.

Dans les cas où le *fœtus passe dans la cavité abdominale,* les signes locaux sont plus caractéristiques. On trouve généralement, en plus des signes précédents et des phénomènes généraux, la présence de deux tumeurs dans l'abdomen : l'une formée par l'utérus, l'autre par le fœtus. Celui-ci succombe toujours dans ces circonstances.

Les parties fœtales paraissent quelquefois très superficielles, n'étant plus séparées de la main qui palpe que par la paroi abdominale. Enfin, dans ces circonstances, il est possible d'avoir tous les doutes levés par le toucher manuel, quand on parvient à constater directement l'orifice de rupture, ce qui est souvent très difficile.

Diagnostic. — Le diagnostic doit être fait le plus tôt possible, car la rupture utérine exige immédiatement un traitement chirurgical.

Quand on soupçonne la rupture alors que le fœtus est encore dans la cavité utérine, il faut au plus tôt procéder à son extraction, et après la délivrance, examiner avec la main toute la cavité utérine.

On peut avoir à diagnostiquer la rupture utérine, *après l'évacuation de l'utérus.* Ce diagnostic ne peut être fait que par le toucher manuel. On explore de la main l'utérus, surtout dans ses parties inférieures, afin de voir si on n'y découvre pas de solution de continuité ; mais celle-ci n'est pas toujours facile à reconnaître sur la surface interne irrégulière de l'utérus.

J'ai pratiqué un curettage de l'utérus, suivi d'injection intra-utérine et de pansement à la gaze iodoformée, chez une femme qui avait, sans que l'on s'en doutât, une rupture utérine, produite au cours d'une version. Cette rupture ne fut reconnue qu'à l'autopsie.

Il est des cas douteux dans lesquels, après un examen intra-utérin négatif, on peut être conduit par la gravité des symptômes à pratiquer une laparotomie exploratrice, plutôt que de laisser la femme exposée aux dangers d'une rupture non traitée.

Pronostic. — Il est des plus graves. L'enfant meurt constamment et il est exceptionnel que la femme, si elle n'est pas traitée, ne succombe pas. Il est difficile d'établir le chiffre de la mortalité par rupture utérine. Il y a lieu, à ce sujet, de faire la part du mode d'intervention, et aussi de la date précoce ou tardive de cette intervention. Les anciennes statistiques, comme celle réunie par Jolly en 1870, ne peuvent plus entrer en ligne de compte.

Varnier a donné la statistique du service de Pinard de 1883 à 1901. Dans une première série, dans laquelle les femmes n'avaient pas été traitées, sur 11 cas, 10 femmes sont mortes. Dans une deuxième série de 6 cas laparotomisés, 3 femmes ont guéri.

Traitement. — La rupture utérine diagnostiquée, le traitement chirurgical s'impose. Il faut pratiquer la laparotomie, mais en se gardant de recourir à la position inclinée de Trendelenburg. Ceci est capital, afin de ne pas diffuser dans toute la cavité abdominale le sang qui peut se trouver répandu autour de l'utérus. Le plan incliné ne peut être employé qu'après exploration, et surtout nettoyage des parties inférieures de l'abdomen.

Le ventre ouvert, si le fœtus est dans l'abdomen, on l'extrait tout d'abord, — si au contraire, ce qui est plus exceptionnel, il est encore dans l'utérus, on sectionne l'utérus pour l'extraire. Cette section de l'utérus est sans conséquence, puisque dans la très grande majorité des cas, la rupture utérine doit aboutir à l'ablation totale ou subtotale de l'organe.

A quel mode d'intervention recourir pour remédier à la rupture elle-même ? On peut se borner à faire la suture de la déchirure, ou recourir soit à l'opération de Porro, soit à l'hystérectomie subtotale, ou totale. Il est bien difficile d'établir à l'avance des règles de conduite.

La suture paraît l'intervention la plus simple, mais elle porte sur des tissus dilacérés, œdématiés ou infiltrés, peu aptes à une réunion, qui, d'autre part, ne peut s'effectuer que difficilement dans une cavité péritonéale le plus souvent déjà infectée. En outre, même en cas de réussite, cette cicatrice de suture constitue un point faible, au niveau duquel il restera une menace de rupture lors des accouchements ultérieurs. Suivant l'expression de Varnier, on laisse dans le ventre de la femme « une bombe à renversement », qui menace son existence à une prochaine grossesse. C'est en vue de prévenir ces dangers que Zweifel rend stériles les femmes ayant subi ces sutures, en sectionnant les trompes au thermo-cautère.

L'opération de Porro, par la simplicité de son manuel opératoire, par l'extériorisation de l'utérus, semble dans ces circonstances l'intervention idéale. Malheureusement elle ne permet pas, le plus souvent, d'atteindre et d'enlever les parties rompues dans le segment inférieur de l'utérus.

Il reste *l'hystérectomie abdominale.* D'après l'examen des cas réunis par Sauvage, il semble que l'hystérectomie subtotale expose à moins de dangers que l'hystérectomie totale.

En réalité, on sera, dans la plupart des cas, obligé de faire ce qu'a fait H. Hartmann à plusieurs reprises, c'est-à-dire des hystérectomies subtotales atypiques, dans lesquelles le moignon constitué par la partie inférieure de la solution de continuité utérine, sera extériorisé et fixé à l'angle inférieur de la plaie abdominale, laquelle sera drainée.

On voit par ce qui précède la gravité du pronostic de la rupture utérine, et pour la mère et pour l'enfant. Il faut, en prévision de tels accidents, faire dans la mesure du possible *la prophylaxie* de la rupture. On devra redouter les dangers de l'expectation, quand la dystocie se montre chez des femmes multipares, surtout quand elles ont subi des interventions intra-utérines lors d'accouchements antérieurs.

4° RUPTURE DE LA SYMPHYSE

C'est un accident très exceptionnel. Il se produit en cas de disproportion entre une tête très résistante et bassin trop étroit. La rupture peut s'accompagner de plaie vaginale ou vésicale. Le diagnostic n'est posé généralement qu'au moment de l'accident. Il y a lieu de réparer les solutions de continuité des parties molles, et de maintenir par une ceinture ou un bandage approprié les os iliaques qui ont été disjoints.

5° EMPHYSÈME SOUS-CUTANÉ

Il s'agit encore d'un accident très rare. Sous l'influence des efforts abdominaux, grâce à une effraction d'un point quelconque des voies aériennes, l'air s'infiltre dans le tissu cellulaire. L'infiltration se constate principalement au niveau du cou et du thorax, mais elle peut s'étendre au delà de ces régions. L'attention est attirée par le gonflement des parties, qui crépitent sous le doigt. Le diagnostic n'est posé d'ordinaire qu'après l'accouchement. Cet emphysème est à distinguer des infiltrations gazeuses septiques. Il n'y a aucune prescription à faire, l'air se résorbe spontanément et le gonflement disparaît.

6° PHÉNOMÈNES DE SHOCK

J'ai décrit sous ce nom des accidents rappelant les symptômes des hémorragies graves, ou des ruptures utérines : pâleur, angoisse, dyspnée, pouls petit accéléré. Ces accidents apparaissent plus ou moins brusquement dans la période qui suit la délivrance. Ils sont parfois très fugaces et disparaissent sans laisser de traces.

Au point de vue du *diagnostic*, il faut d'abord rechercher s'il ne s'agit pas réellement d'une hémorragie utérine, soit externe, soit surtout interne, avec du sang retenu dans la cavité utérine. Il faut explorer manuellement l'utérus et le vider des caillots qu'il peut contenir. On doit explorer la région vagino-vulvaire, afin de s'assurer qu'il ne s'agit pas d'un thrombus.

Si l'on ne trouve aucune de ces causes, il est possible qu'on soit conduit, si les accidents persistent, à rechercher par laparotomie exploratrice, s'il ne s'agit pas d'une rupture de l'utérus.

Le *diagnostic de la cause* de ces phénomènes de shock est difficile à établir. Dans les observations que j'ai réunies avec mon élève Montel, nous avons noté plusieurs fois ces accidents à la suite d'expulsion de gros enfants. Il est donc naturel de penser que ces phénomènes de shock peuvent se développer comme conséquence de déchirures peu étendues, éraillures, fissures du tissu utérin.

Le traitement comprendra la mise en œuvre de tous les moyens existants usuels : injections sous-cutanées d'éther, de caféine, d'huile camphrée, injections de sérum, inhalations d'oxygène.

Localement, on devra à tout hasard vider la cavité utérine et veiller à ce que l'utérus se maintienne dur et contracté.

7° TRAUMATISMES DU FŒTUS

Il peut arriver que le fœtus subisse, au cours d'un accouchement dystocique, certains traumatismes, dont les conséquences peuvent être groupées en trois catégories : les hémorragies, les paralysies, les fractures.

Hémorragies. — Les hémorragies sont des hémorragies viscérales, ou des infiltrations sanguines comme le céphalématome, et l'hématome du sterno-mastoïdien.

Hémorragies viscérales. — Elles sont très fréquentes

(j'ai pu les rencontrer dans un tiers des cas sur une série de 150 autopsies de nouveau-nés). Elles sont surtout *méningées,* constituées par des épanchements plus ou moins considérables.

Les hémorragies *cérébrales* sont exceptionnelles, et se montrent, d'après Couvelaire, principalement chez des prématurés, tandis que les hémorragies *médullaires* s'observent plutôt chez des fœtus à terme. Quant aux *hémorragies des viscères abdominaux ou thoraciques,* telles que celles du foie ou de la rate, les hémorragies intestinales, elles sont très rares. On trouve en revanche, avec une assez grande fréquence, des taches ecchymotiques sur les différentes séreuses, sur la plèvre, sur le péricarde, sur le péritoine.

Céphalématome. — Le céphalématome est d'observation assez fréquente. Il est constitué par une infiltration sanguine sous-périostée, siégeant sur les parties latérales et supérieures des pariétaux.

Au point de vue *des causes et de la pathogénie,* on croit, d'après Féré, que le céphalématome résulte de la rupture de petits vaisseaux crâniens sous-périostés, mal protégés par la table externe du pariétal, qui est parfois développée d'une façon insuffisante. Pinard a signalé la coïncidence du céphalématome avec l'abondance et la longueur des cheveux du fœtus. Peut-être faut-il voir dans ce fait la raison des tiraillements aboutissant à la rupture de petits vaisseaux. La mère est le plus souvent dans ces circonstances une primipare.

Les signes du céphalématome sont absolument caractéristiques : on trouve une, quelquefois plusieurs tumeurs, siégeant sur les pariétaux, mais toujours sans dépasser la limite des sutures osseuses. La tumeur a une consistance demi-molle, constamment limitée à sa base d'implantation par un rebord osseux, caractéristique. Le céphalématome fait son apparition, ou plutôt est découvert, au cours de la première semaine, quelquefois plus tard. On doit toujours le rechercher chez les nouveau-nés à la chevelure abondante. Le céphalématome se résorbe lentement ; souvent plusieurs mois s'écoulent avant sa disparition complète.

Le diagnostic avec la bosse séro-sanguine, diffuse, dépassant les sutures, intéressant tous les tissus, est assez simple à établir. Il n'y a aucune difficulté à distinguer le céphalématome, tumeur superficielle d'une tête bien conformée, d'anomalies telles que la méningocèle, et l'encéphalocèle, qui ont une consistance liquide ou demi-molle, s'accompagnant d'arrêts de développement des os crâniens.

Il n'y a pas de *traitement* à conseiller. Le céphalématome disparaît spontanément.

Hématome du sterno-mastoïdien. — Cet hématome, constitué par une collection sanguine, localisée sur la partie moyenne du muscle sterno-mastoïdien, s'observe parfois à la suite de violences exercées au cours de l'extraction du fœtus. L'hématome a été observé associé aux paralysies brachiales, relevant de la même cause productrice. Il peut se résorber simplement, ou s'accompagner de torticolis, inexactement qualifié de congénital, quand il succède à un traumatisme survenu lors de la naissance.

Paralysies obstétricales. — C'est ainsi qu'on désigne les paralysies observées chez le nouveau-né. Ce sont généralement des paralysies périphériques, dans les parties innervées par le nerf facial ou dépendant du plexus brachial. Ce n'est que très exceptionnellement qu'il se produit des paralysies d'origine centrale, par lésions cérébrales ou médullaires.

Paralysies faciales. — Elles sont faciles à reconnaître ; le nouveau-né a une physionomie particulière, on constate qu'un œil se ferme mal ; de plus, au moment du cri, un côté du visage reste immobile, sans plis, et comme attirée vers l'autre côté, le côté sain qui est contracté. La paralysie faciale du nouveau-né guérit le plus souvent spontanément et assez vite. Elle peut être due à une compression exercée par la cuillère du forceps à l'émergence du facial. C'est le cas le plus fréquent. Exceptionnellement, elle résulte de la compression de la joue contre l'épaule dans une attitude vicieuse intra-utérine.

Paralysies du plexus brachial. — Ces paralysies se développent sous l'influence d'un traumatisme exercé sur les branches du plexus brachial, contenant des nerfs pour le deltoïde, le biceps, le coraco-brachial et le long supinateur. On a cru, avec Erb, que ces paralysies résultaient de la compression directe des branches du plexus, au niveau des apophyses transverses des vertèbres cervicales. Ce point de compression a été dénommé point de Erb. Cette théorie a été défendue par Budin et par son élève Roulland. Fieux a opposé à cette manière de voir la théorie de l'élongation des racines.

Pour cet auteur, les paralysies du plexus brachial proviennent uniquement des tiraillements plus ou moins violents, subis par les racines supérieures de ce plexus, quand la tête est violemment écartée latéralement du tronc. Ce mouvement est réalisé quand, au cours de l'extraction d'une tête première, on abaisse et on tire très en arrière pour dégager l'épaule antérieure. Ce tiraillement peut être encore produit, quand, au cours de l'extraction de la tête dernière dans la présentation du siège, on relève le tronc du fœtus verticalemant, alors que la tête est encore orientée en transversale dans les voies génitales.

Dans ces tiraillements, ce sont les parties supérieures du plexus brachial qui subissent le maximum d'étirement, et de fait, ce sont elles qui sont le plus souvent atteintes.

Les fibres nerveuses du plexus subissent une simple

élongation ou sont rompues. On comprend que le *pronostic* soit variable, suivant l'une ou l'autre de ces éventualités.

Au point de vue *des signes*, la paralysie du plexus brachial se montre sur une région plus ou moins étendue. Le deltoïde est toujours paralysé. Par suite, le nouveau-né ne peut, ni élever son bras, ni l'écarter du corps, mais au moyen de son muscle grand pectoral, il peut ramener ce bras au tronc, quand il a été écarté passivement. Il y a aussi paralysie du brachial antérieur et du long supinateur. Le traitement électrique est le seul moyen thérapeutique auquel on puisse recourir, bien qu'il donne peu de résultat quand les fibres nerveuses ont été totalement rompues.

Fractures. — Les fractures produites au cours de l'accouchement peuvent porter sur le crâne, sur le maxillaire inférieur, sur la clavicule, sur les membres.

Fractures du crâne. — Ce sont des fractures siégeant le plus souvent sur les pariétaux, parfois sur le temporal. Elles prennent la forme, soit d'enfoncements, soit de fissures. Ces fractures s'accompagnent généralement d'hémorragies méningées, et entraînent d'une façon assez fréquente la mort de l'enfant. Toutefois on voit résister et guérir des enfants porteurs d'enfoncements énormes. On peut observer plus tard, chez ces enfants, un développement intellectuel médiocre, de l'incontinence d'urine, ou les accidents de la maladie de Little. Il y a donc grand intérêt à prévenir ces traumatismes, en évitant de faire lutter, ou de laisser lutter trop longtemps la tête contre les résistances osseuses, opposées par un bassin trop petit.

Fractures du maxillaire inférieur. — Ces fractures sont très rares. Elles se produisent au cours des tractions faites pour entraîner la tête dernière.

Fractures de la clavicule. — Ces fractures sont rares, et de plus d'un diagnostic difficile, aussi peuvent-elles passer inaperçues.

Elles se produisent, soit d'une façon directe quand, au cours de l'extraction du siège, l'opérateur tire sur le fœtus avec ses doigts accrochés sur les épaules; soit, d'une façon indirecte par la compression forcée du diamètre bis-acromial, dans les tentatives d'abaissement d'un bras. Il suffit comme traitement de maintenir le bras rapproché du thorax.

Fractures des membres. — Ce sont surtout des *fractures de l'humérus,* produites pendant la manœuvre difficile de l'abaissement des bras, au cours de l'extraction du siège. Dans certains cas, les difficultés pour l'abaissement d'un bras sont telles, qu'il vaut mieux, même au prix d'une fracture abaisser rapidement le bras, et terminer l'extraction.

Les fractures du membre inférieur, portant sur le fémur ou sur les os de la jambe, sont très exceptionnelles, elles peuvent être produites à la suite des tractions faites sur le pied, au cours de la version par manœuvres internes. La réduction est plus difficile, et si elle est imparfaite, il en résulte un raccourcissement du membre.

Ces fractures des membres chez le nouveau-né guérissent très rapidement, et ordinairement sans laisser de déformations, ni d'impotence.

Il suffit de placer le membre fracturé, entouré d'ouate, dans des attelles de carton, maintenues par une bande souple. Pour l'humérus, on doit accoler le bras au tronc, en interposant une couche d'ouate. On place extérieurement des attelles en carton et des bandes fixant l'humérus au thorax, l'avant-bras étant placé dans la demi-flexion sur le bras. Au bout d'une quinzaine de jours, l'appareil peut être enlevé. Il ne reste qu'à assurer le jeu des articulations, qui se sont trouvées immobilisées par l'appareil, en faisant exécuter aux bras quelques mouvements provoqués, et en le massant délicatement.

TROISIÈME PARTIE

POST PARTUM PATHOLOGIQUE

CHAPITRE PREMIER

L'INFECTION PUERPÉRALE

1° ANATOMIE PATHOLOGIQUE

L'infection puerpérale est l'infection à porte d'entrée génitale, survenant chez une nouvelle accouchée. La surface utérine, mise à nu par le décollement de l'œuf, constitue une vaste plaie ouverte à l'infection.

C'est Pasteur qui a démontré le premier la nature microbienne de l'infection puerpérale, et signalé la présence du streptocoque dans les produits de l'infection. Doléris décrivit ensuite dans sa thèse une très grande variété de microbes comme agents pathogènes. Arloing et Chauveau revinrent au streptocoque, dont Widal démontra l'extrême fréquence et la virulence variable, pouvant produire les différentes modalités cliniques de l'infection puerpérale. On a reconnu qu'exceptionnellement d'autres microbes aérobies, surtout staphylocoques et coli-bacilles, pouvaient, seuls ou associés, être retrouvés dans les infections puerpérales. C'est encore exceptionnellement qu'on a signalé dans ces infections la présence de microbes anaérobies.

Depuis l'application de l'antisepsie aux accouchements, la physionomie de l'infection puerpérale s'est modifiée, tant au point de vue anatomique qu'au point de vue clinique.

Il est très rare aujourd'hui de rencontrer, à l'autopsie d'une femme morte d'infection puerpérale, la péritonite purulente, avec un utérus infiltré de pus et les gros vaisseaux lymphatiques purulents que décrivaient jadis tous les auteurs. Les suppurations à distance du péricarde ou de la plèvre, du tissu cellulaire sont aussi devenues très rares.

Les lésions macroscopiques se bornent à des phénomènes irritatifs et congestifs, accompagnés ou non de la production d'exsudats dans les séreuses ; dans la très grande majorité des cas, ce n'est que par l'examen bactériologique qu'on rencontre l'agent de l'infection, souvent le streptocoque, répandu partout.

L'infection puerpérale peut donner lieu à des *accidents immédiats,* c'est l'infection puerpérale proprement dite, ou à des *accidents tardifs,* se manifestant par des suppurations ou des phlébites.

2° SIGNES ET DIAGNOSTIC

Symptômes. — On n'observe plus que très exceptionnellement les accidents autrefois si fréquents de la péritonite puerpérale. L'infection actuelle ne se révèle dans la plupart des cas que par l'élévation de la température et la fréquence du pouls.

C'est généralement le soir du troisième jour après l'accouchement, mais aussi quelquefois plus tôt que les premiers symptômes font leur apparition.

Un frisson plus ou moins violent, parfois très léger, ouvre la scène. La femme éprouve du malaise, de l'inappétence, de la céphalalgie, la langue est blanche et chargée. Le thermomètre monte à 38°, 38°,5, 39° ou plus haut. Le pouls bat aux environs de 100 pulsations à la minute ou au-dessus. On note ordinairement des phénomènes locaux : le ventre est plus ou moins sensible, les lochies dégagent une odeur fétide, mais d'autres fois au contraire elles ne présentent aucune odeur.

Le lendemain, les phénomènes s'accentuent ou s'atténuent, suivant les circonstances. Il y a toujours une rémission matinale ; mais celle-ci est toujours plus marquée du côté de la température que du côté du pouls. Ce dernier conserve parfois sa fréquence, alors que la température est redevenue normale. Cette accélération du pouls est un symptôme capital et constant de l'infection puerpérale, même dans ses formes les plus légères.

Depuis longtemps, on avait cru devoir noter chez les femmes infectées une sorte d'arrêt dans la régression de l'utérus. Il était d'usage autrefois dans les maternités d'apprécier quotidiennement les étapes de cette régression, bien qu'il soit très difficile de juger, au moyen du palper, si un utérus accomplit plus ou moins bien son involution.

Budin recommande d'explorer la tonicité de l'utérus, en pratiquant le toucher et en cherchant à pénétrer dans l'orifice du col ; celui-ci serait mou et dépourvu de toute tonicité en cas d'infection. Cette exploration non seulement ne renseigne pas d'une façon aussi précise qu'elle le prétend, mais elle présente certains dangers ; on peut reprocher au toucher vaginal de raviver les excoriations de cette région et de provoquer ainsi sans grand profit des réinoculations.

Diagnostic. — On ne doit pas mettre sur le compte de l'infection puerpérale, comme on a trop de tendance à le faire, toutes les affections qui peuvent se montrer chez une nouvelle accouchée. Réciproquement, il convient de ne pas attribuer à une autre affection les manifestations de l'infection puerpérale.

On doit, chez une nouvelle accouchée qui présente une élévation de la température et de la fréquence du pouls, rechercher si cet état fébrile n'existait pas antérieurement à l'accouchement et si la femme n'avait pas déjà une *infection grippale.*

Le diagnostic de l'infection puerpérale avec la *fièvre typhoïde* est souvent fort difficile ; dans ces cas on a recours au séro-diagnostic.

La constipation peut s'accompagner de mouvements fébriles, avec de la sensibilité du ventre ; mais celle-ci est diffuse, non localisée aux parties inférieures. En cas de doute, la question peut être jugée par l'administration d'un purgatif.

Les infections mammaires donnent lieu à des phénomènes fébriles, mais elles s'accompagnent toujours de sensibilité du mamelon et de la glande. Dans la lymphangite mammaire, la courbe de la température est caractéristique, elle présente une élévation en pointe, « en clocher », suivie de retour à la normale.

Il faut aussi faire le diagnostic de l'infection avec un certain nombre de maladies chirurgicales, récemment encore confondues dans le groupe des péritonites, comme l'*appendicite,* la *cholécystite,* la *pyélonéphrite,* les *torsions de kyste ou de salpingite,* etc.

Le diagnostic de la cause est très difficile à établir. L'infection est-elle venue du dehors, apportée par les mains ou les instruments ? *hétéro-infection,* suivant l'expression usitée, — ou préexistait-elle dans les organes de la femme, dans le vagin, dans les trompes : s'agit-il d'*auto-infection ?* Le plus souvent ces questions restent sans réponse. Le diagnostic bactériologique ne peut être établi d'une façon pratique ; il n'est, dans la très grande majorité des cas, qu'une constatation d'autopsie.

3° MOYENS DE TRAITEMENT DE L'INFECTION PUERPÉRALE

Les moyens de traitement sont : l'injection vaginale et intra-utérine, le curettage, le traitement médical, le traitement chirurgical.

Injection vaginale et intra-utérine. — *L'injection vaginale* mérite d'être employée, dans la mesure du possible, au cours des suites de couches, bien qu'on puisse, sans grand inconvénient, s'en dispenser, sauf dans les cas de fétidité des lochies.

L'injection intra-utérine est un bon procédé de traitement qu'on doit bien savoir mettre en œuvre.

Technique de l'injection intra-utérine. — L'injection doit être faite à l'aide d'une canule intra-utérine. Il en existe plusieurs modèles, dont la longueur est en rapport avec les dimensions de la cavité utérine. Telles sont les sondes de Tarnier, de Doléris, de Budin. La sonde de Tarnier est la plus simple. C'est une sonde plate, en verre ou en métal, d'un nettoyage facile.

Le liquide de l'injection sera composé d'un antiseptique actif à dose très soigneusement mesurée : le sublimé a été abandonné à cause de ses dangers dans l'injection intra-utérine. Le biodure de mercure à 1/8 000 demande à être manié avec la plus grande prudence, il est préférable de se servir de solution de permanganate de potasse à 0,25 pour mille, ou d'aniodol à 1/4 000.

L'introduction de la sonde n'est pas facile, et exige, pour être bien faite, une certaine expérience de cette intervention. Deux doigts de la main gauche sont introduits dans le vagin, puis dans l'orifice du col, aussi haut que possible, afin d'arriver à sentir la partie contractée de l'utérus. Ce n'est que, quand l'extrémité d'un doigt a pénétré dans cette partie contractée qu'on peut y conduire la sonde, dans laquelle l'écoulement du liquide a été préalablement amorcé et l'air soigneusement chassé. Il faut alors que la sonde pénètre, poussée avec la plus grande douceur, comme aspirée, pendant qu'on abaisse son pavillon en déprimant le plus possible la fourchette. Ce mouvement d'abaissement de la sonde est nécessité par la différence qu'il y a entre la direction de la cavité utérine et celle du vagin.

On élève alors le bock à 0^m,25 au maximum, au-dessus du plan du lit, afin que le liquide s'écoule sous très faible pression.

Il peut se produire, au cours de l'injection intra-utérine, des accidents plus ou moins inquiétants. Brusquement la femme se plaint de malaise, d'oppression, de sensation de froid, ou elle perd connaissance. D'autres fois, on voit se produire des mouvements convulsifs, on cite même des cas de mort. Que se passe-t-il dans ces circonstances ? On a invoqué l'intoxication, la pénétration de l'air dans les sinus utérins, l'inhibition nerveuse ; on connaît enfin des exemples de perforation utérine avec la sonde.

Pour éviter ces accidents, il ne faut jamais faire d'injection avec trop de pression ; on doit veiller à ce que le bock soit tenu bas ; de plus il convient de se servir de solution non toxiques aux titres indiqués plus haut ; enfin, l'introduction de la sonde doit être pratiquée avec la plus grande douceur.

L'irrigation continue, préconisée par Sneguireff, Pinard et Varnier, n'est autre chose qu'une injection intra-utérine, prolongée pendant des heures et des jours. Elle ne peut être faite qu'avec une solution antiseptique très faible (eau phéniquée à 1/300 ou à 1/600, eau naphtolée à 0,50/1000), ou même avec de l'eau bouillie. Sous l'influence de cette irrigation, la température s'abaisse et l'on peut voir les phénomènes infectieux s'atténuer. Néanmoins, ce moyen de traitement est peu entré dans la pratique. Il ne trouve à l'heure actuelle son application que dans les grandes infections à début précoce avant le troisième jour des suites de couches.

Le curettage. — Pour pratiquer un curettage, on doit avoir à sa disposition un certain nombre d'instruments : une sonde vésicale, un rasoir, une pince de

CURETTES POUR L'UTÉRUS

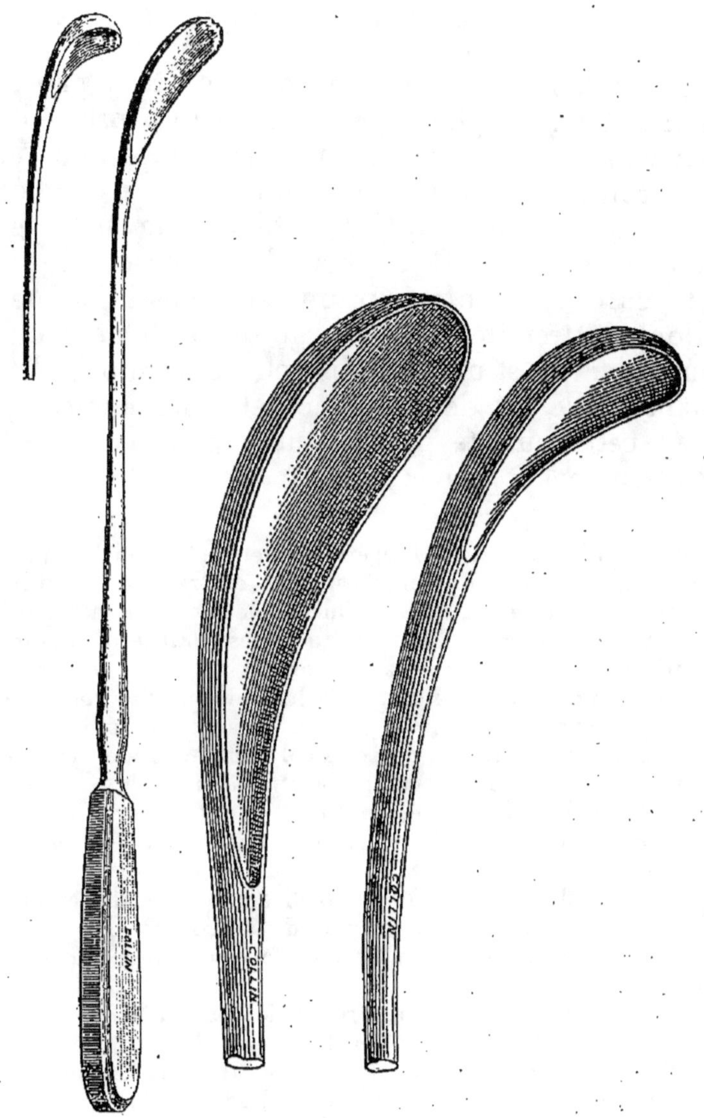

Fig. 8o.

Ces curettes avec leur manche mesurent 4o centimètres de longueur.
Le bec de l'une des curettes est large de 18 millimètres, l'autre de
13 millimètres.

Museux, une sonde intra-utérine, deux pinces à pansements vaginaux, une pince à mors lisse pour pansements intra-utérins, une grande curette. Le modèle que j'ai fait construire a une tige de 28 centimètres, prolongée par un manche. L'extrémité de cette curette est large, arrondie et mousse. Il est bon de disposer d'une seconde curette, montée sur une tige aussi longue, mais dont l'extrémité, moins large que celle de la curette précédente, est un peu plus coudée et un peu plus tranchante ; elle est destinée à curetter les angles de l'utérus ; cette curette pénètre aussi plus facilement dans l'utérus avant terme.

Manuel opératoire. — L'opération peut très bien être pratiquée sans anesthésie. La femme est mise en travers de son lit les pieds reposant sur deux chaises. On rase les poils de la région vulvaire, en laissant ceux du pubis, qu'il est inutile d'enlever. On fait uriner la femme, puis, après toilette vulvaire, on donne une injection vaginale. Deux doigts de la main gauche vont à la recherche de la lèvre antérieure du col, on la saisit avec une pince de Museux à double mors. On attire le col lentement, doucement vers l'orifice vulvaire, et on confie la pince à un aide. Celui-ci devra maintenir le col abaissé, en tirant la pince vers l'opérateur, sans l'appliquer contre le pubis ou le clitoris, afin de ne pas écraser ces parties très sensibles. Les doigts de la main gauche dépriment la fourchette et indiquent l'orifice du col, ils dispensent parfaitement de l'emploi d'une valve ou du spéculum. On introduit alors la sonde intra-utérine, et l'on fait un lavage antiseptique de la cavité.

On peut dès lors curetter. On introduit lentement, en la poussant à peine, la grande curette, et on la conduit jusqu'au fond de l'utérus, de façon à bien reconnaître l'étendue de la cavité. On commence alors à racler de haut en bas, méthodiquement, d'abord la face antérieure, puis la face postérieure, ensuite le fond, les bords, pour terminer par les angles que l'on peut curetter avec la petite curette. La curette, maniée avec douceur, doit agir avec fermeté en grattant, et l'on peut sans danger appuyer assez pour percevoir le *cri utérin*, c'est-à-dire le bruit fait par la curette raclant la paroi utérine.

Le raclage terminé on pratique un nouveau lavage pour enlever les débris.

Il reste à faire le pansement. A l'aide d'une pince à pansement, portant un morceau de ouate enroulé et imbibé d'une solution forte d'acide phénique à 5 pour 100, on touche la surface utérine, puis, on place dans l'utérus une mèche de gaze iodoformée. Cette mèche devra être enlevée le lendemain ; on pratiquera ensuite une simple injection vaginale.

Suite du curettage. — Il est fréquent de voir se produire, dans les heures qui suivent le curettage, un frisson quelquefois très violent avec élévation de température. Puis, on peut observer, en ce qui concerne la fièvre, soit une chute brusque et définitive, soit une chute progressive, soit des réascencions.

Traitement médical. — Le traitement médical comprend tous les moyens employés pour soutenir l'organisme, et lui permettre de résister à l'infection.

Sérothérapie. — Le traitement sérothérapique peut être fait, soit à l'aide de sérum salé, soit avec du sérum antistreptococcique.

Le sérum salé a été administré en injection sous-cutanée chez les infectées, dans l'espoir d'augmenter la résistance de l'organisme, à la dose de 250 à 500 grammes, ou plus.

Le sérum antistreptococcique proposé par Marmorek en 1895, a depuis cette époque subi certaines modifications. Le sérum livré à l'heure actuelle par l'Institut Pasteur s'administre à doses assez élevées, 80 centimètres cubes par jour, en injections sous-cutanées dans la fesse, 40 centimètres cubes le matin et autant le soir, pendant trois jours consécutifs. C'est la cure sérothérapique adoptée à la Clinique Baudelocque.

Au point de vue prophylactique, chez les femmes soupçonnées d'infection, dans le même service on administre 40 centimètres cubes de sérum. Ces injections sont faites ches les femmes ayant, soit de la fièvre au moment de leur accouchement, soit les membranes rompues prématurément, ou enfin un enfant mort retenu dans la cavité utérine.

Régime alimentaire. — Il faut prescrire le lait, qui doit former la base de l'alimentation à cause de ses qualités à la fois nutritives et diurétiques.

On doit dans la mesure du possible administrer des boissons abondantes, afin de favoriser la diurèse. On peut prescrire aussi de l'alcool, sous forme de vin, des grogs, mais à doses modérées.

Médicaments. — Parmi les substances médicamenteuses, la quinine était autrefois toujours ordonnée ; on prescrivait aussi des onctions mercurielles sur l'abdomen, jusqu'à l'intoxication. Ce traitement est à peu près abandonné. Le collargol a été recommandé dans ces dernières années sous forme de frictions ou d'injections intra-veineuses.

Suivant Bonnaire et Jeannin, l'injection intra-veineuse sera de 10 à 15 centimètres cubes de la solution de collargol à 1 pour 100, conservée en ampoules scellées. L'injection se fait au moyen de la seringue de Roux dans une des veines du pli du coude, de préférence la médiane céphalique.

Les préparatifs sont ceux de la saignée (lavage de la région, compression du bras), puis « l'opérateur fixe avec le pouce de la main gauche la veine, juste au-dessus du point où l'aiguille doit pénétrer. Celle ci est présentée *le plus obliquement* possible et de bas en haut, c'est-à-dire de la main vers l'épaule. »

L'aiguille est introduite seule et doit fournir une goutte de sang avant que l'on adapte la seringue qui a été préalablement chargée et très soigneusement amorcée, sans une bulle d'air.

L'injection d'après ces auteurs peut être renouvelée tous les deux jours, et dans les cas sérieux ils associent aux injections intra-veineuses les injections intra-musculaires. Ils conseillent matin et soir une piqûre dans les muscles fessiers avec 10 centimètres cubes d'électrargol.

Il est essentiel d'assurer l'évacuation de l'intestin, et même d'administrer au début des accidents un purgatif.

Traitement chirurgical. — On a proposé dans l'infection puerpérale de recourir à la laparotomie, suivie de lavage et de drainage de la cavité péritonéale.

L'hystérectomie a été tentée, afin d'enlever de l'organisme le foyer infectieux. L'hystérectomie, pratiquée dans ces circonstances, a été l'hystérectomie totale plutôt que la subtotale. Les résultats de ce traitement chirurgical seront discutés plus loin au cours du présent chapitre.

Tels sont les différents moyens de traitement proposés contre l'infection puerpérale, il reste à discuter leurs différentes indications.

4° INDICATIONS THÉRAPEUTIQUES

En présence d'une femme atteinte d'infection puerpérale, quelle conduite tenir ?

Traitement local. — *L'injection intra-utérine,* pratiquée à la première alerte, peut souvent mettre fin aux accidents. Mais, si après une seconde injection la température et le pouls ne subissent pas de modifications, il y a lieu de faire autre chose. Si on est arrivé au soir du troisième ou du quatrième jour, après l'accouchement, si l'on croit que la délivrance n'a pas été complète, c'est le moment de faire *un curettage* de l'utérus.

Pinard, à l'heure actuelle, ne conseille le curettage que si la rétention de débris de l'œuf se signale par des lochies épaisses et fétides ; il proscrit le curettage dans tous les cas où les lochies sont sanglantes et non odorantes.

L'injection intra-utérine trouve ses indications dans les trois ou quatre jours qui suivent l'accouchement. Quant au curettage, il ne doit pas être trop précoce, sous peine d'avoir à pratiquer cette opération d'une façon par trop fréquente (1).

Le moment de choix pour cette intervention peut être fixé du troisième au cinquième jour. Passé ce délai, il faut renoncer à la thérapeutique intra-utérine, car l'infection a alors dépassé les limites de l'utérus ; elle est répandue dans toute l'économie, elle se trouve hors d'atteinte.

Il est commun, dans la pratique, de voir faire des injections intra-utérines au delà même de la première semaine, et de voir recourir au curettage dans la deuxième semaine, ou même plus tard. Ces interventions répétées ont un résultat certain, c'est d'entraîner à la suite de chacune d'elles des réinoculations, soit au niveau des excoriations vaginales, soit dans la cavité de l'utérus. On arrive ainsi à entretenir véritablement des états infectieux, que l'on voit cesser presque brusquement, dès que l'on suspend cette thérapeutique intempestive.

Le traitement chirurgical, quoi qu'on ait dit, n'a pas donné jusqu'ici de résultats encourageants. L'examen attentif des éléments qui composent les statistiques, démontre seulement ce fait qu'un certain nombre de femmes ont vraisemblablement succombé à la suite de ces interventions. D'autre part, il n'est nullement prouvé que la plupart des cas enregistrés comme succès, n'auraient pas guéri sans ces interventions.

Les laparotomies avec drainage, proposées contre la

______

(1) Nous avons, Pinard et moi, relaté l'observation d'un cas de mort subite, survenue quelques heures après un curettage précoce, pratiqué à la suite d'un avortement.

péritonite purulente généralisée, constituent des interventions graves, entreprises chez des femmes épuisées. De plus, dans ces cas il n'est pas sans difficulté de poser le diagnostic précis de péritonite *généralisée*; or l'on sait qu'en cas de péritonite localisée, l'intervention aurait pour résultat très probable la généralisation de la péritonite et l'aggravation du pronostic.

Quant aux ablations de l'utérus, elles sont, en somme, pratiquées soit d'une façon précoce, quand l'infection est localisée dans l'utérus, — mais alors elles ne sont pas indiquées, — ou bien elles sont exécutées d'une façon tardive, et sont alors sans utilité puisqu'à ce moment l'infection est généralisée. Dans les deux cas, l'hystérectomie est faite dans de mauvaises conditions, et diminue, tout au moins par le choc consécutif, la résistance de l'organisme.

Traitement général. — Ce traitement général comprend la sérothérapie et les différents moyens médicaux proposés contre l'infection puerpérale.

La sérothérapie, à l'aide du sérum anti-streptococcique de l'Institut Pasteur, aux doses sus-indiquées (8o cc. par jour, pendant trois jours), est, d'après l'expérience acquise dans le service de Pinard, au moins inoffensive, en dehors de quelques érythèmes ou indurations locales qui peuvent de temps en temps accompagner les injections. Cette médication mérite donc d'être tentée, bien que l'on n'ait jusqu'ici suffisamment démontré ni son efficacité réelle, ni sa façon d'agir.

L'emploi du sérum salé doit être réservé aux cas où l'infection se trouve compliquée d'anémie consécutive à des hémorragies. En dehors de ces cas, il est inutile de donner aux reins, chez une infectée, un surcroît de besogne, en élevant la pression du sang, et en augmentant sa teneur en chlorures.

Le traitement médical mérite d'être appliqué dans sa partie hygiénique : l'alimentation comprendra le lait, les toniques, un peu d'alcool. On devra assurer les évacuations intestinales, donner quelques calmants, tels que la morphine ou le chloral, en cas d'insomnie.

Il sera bon de s'abstenir des anciennes onctions mercurielles, dont l'efficacité n'est pas prouvée. La quinine peut être prescrite, et on pourra recourir sans inconvénients à l'emploi du collargol, qui paraît au moins inoffensif.

Il sera préférable de ne pas provoquer, suivant la méthode de Fochier, « les abcès de fixation » qui, sans donner de bénéfices évidents, augmentent sûrement les souffrances des malades. Les bains froids ne présentent pas des avantages assez certains pour mériter d'être employés.

L'expectation a le grand avantage de laisser l'organisme mettre paisiblement en action tous ses moyens de résistance ; elle s'impose, en ce qui concerne la thérapeutique locale, dès que se trouve écoulée la période des quatre ou cinq premiers jours après l'accouchement. « Primum non nocere. »

5° ACCIDENTS TARDIFS, SUPPURATIONS

Les suppurations localisées ou dans la région périutérine (phlegmons pelviens), ou sur les différentes séreuses (pleurésies, arthrites), ou dans le tissu cellulaire (phlegmons, abcès), ne se manifestent que plusieurs semaines après l'accouchement.

Ces localisations paraissent même correspondre à une détente dans la marche de la fièvre et des phénomènes généraux. C'est la constatation de ce fait qui avait inspiré à Fochier sa méthode « des abcès de fixation » ; abcès provoqués au moyen d'injections sous-cutanées d'essence de térébenthine.

Ces suppurations ne méritent pas de traitement spécial, les collections doivent être incisées, lavées et drainées. Une exception pourtant doit être faite pour celles qui doivent être attaquées à travers le péritoine : dans ces cas, il est préférable de temporiser pour l'intervention, jusqu'à ce que la collection se soit refroidie, ou qu'elle ait perdu sa virulence.

6° PHLEGMATIA ALBA DOLENS

C'est la phlébite infectieuse des suites de couches.

Anatomie pathologique. — Les discussions sur la pathogénie de cette affection se sont éteintes depuis que Widal a levé tous les doutes, en 1889, en démontrant et en figurant l'infection microbienne de l'endothélium, ainsi que celle du caillot consécutif.

La phlébite prend son origine dans les veines utérines et se propage en suivant la paroi interne des veines. Cette propagation se fait dans les veines du bassin, et gagne ainsi la veine fémorale. Quand celle-ci est atteinte, se produit la phlébite du membre inférieur ou « phlegmatia alba dolens ». On peut voir aussi la phlébite des membres supérieurs, la phlébite de la veine faciale, celle de la veine ophtalmique.

Le caillot, développé au niveau des parties frappées d'endophlébite, peut se fragmenter et, entraîné par le courant circulatoire, aller former des embolies lointaines.

Ces *embolies* vont se localiser dans le poumon, dans le cerveau, dans le foie. Elles sont faites d'un caillot plus ou moins volumineux, suivant le vaisseau d'où il provient ; la malade peut être terrassée d'un coup et mourir subitement. D'autres fois l'embolie est moins importante et provoque des accidents sans entraîner la mort. Il arrive aussi que l'embolie soit, suivant l'expression de Widal, « microbienne » et aille former, loin de son foyer d'origine, un nouveau foyer de phlébite.

La guérison se fait par obstruction de la veine malade, et rétablissement de la circulation par les veines collatérales.

Symptômes. — A la fin de la deuxième semaine, ou dans le cours de la troisième semaine après l'accouchement, la femme éprouve une sensation de lourdeur dans un des membres inférieurs ; cette *impotence fonctionnelle* va aller en s'accentuant.

A l'examen, on constate d'une façon très nette une *élévation de la température locale* dans le membre atteint. Ce signe, très précoce suivant l'enseignement de Pinard, ne manque jamais, il persiste longtemps et met parfois des années à disparaître.

D'une façon aussi très précoce, avant même l'apparition de l'œdème, on constate souvent de *l'hydarthrose* du genou.

Il y a ordinairement une *légère élévation de la température générale* à 37,5 ou 38°, mais toujours on trouve *une accélération du pouls* à 90, 100 pulsations ou au-dessus.

Ces phénomènes se manifestent souvent bien avant l'apparition des signes considérés comme classiques, tels que l'œdème blanc douloureux (phlegmatia alba dolens), ou l'induration des saphènes, qu'il est inutile et dangereux de rechercher.

L'œdème est plus ou moins accentué, il peut débuter par les malléoles, ou paraître au niveau de la racine de la cuisse ; il se montre parfois avec très peu d'intensité.

Les douleurs siègent le plus souvent dans le mollet

ou au creux poplité. Elles se montrent avec plus ou moins d'acuité. Il est des cas où elles ne laissent aucun repos à la femme. D'autres fois, au contraire, elles font défaut presque complètement.

L'impotence fonctionnelle, l'élévation de la température locale, l'hydarthrose du genou, les légères élévations de la température générale et l'accélération du pouls, avec de l'œdème et des douleurs plus ou moins marqués, constituent un ensemble caractéristique du début de la phlébite. Cette période est d'autant plus dangereuse que l'affection est le plus souvent méconnue, et que les malades, non immobilisées, sont très exposées à l'embolie.

Il est encore d'autres *signes prémonitoires* de l'affection. Celle-ci doit être redoutée, avant l'apparition de la moindre manifestation sur les membres inférieurs, quand *le pouls se maintient fréquent,* alors qu'il n'y a pas eu de grandes hémorragies, surtout si les femmes accusent de la douleur ou de la *sensibilité* sur les parties latérales de l'utérus. Il est vraisemblable que la phlébite, qui va gagner les veines fémorales, est à ce moment cachée dans les veines utérines ou pelviennes, Il y a grand intérêt à dépister cette *phlébite pelvienne* (1).

Le début de la phlébite peut être brutal, marqué par *une embolie* plus ou moins importante. Parfois la femme, en se levant, ou en s'asseyant dans son lit, meurt subitement, alors que son état avait jusque-là paru excellent.

____

(1) Cette dénomination conviendrait mieux que celle de phlébite utérine, puisqu'elle s'adresse aux phlébites qui ne se sont pas encore propagées jusqu'aux membres inférieurs. Vancy a récemment appelé l'attention, en France, sur la fréquence du pouls, depuis longtemps observée dans les phlébites, et que l'on appelle en Allemagne, « pouls grimpant » ou « pouls de Mahler ». Ces derniers travaux de Malher, de Richter, de Vancy, ont le mérite d'insister sur la valeur du pouls accéléré, constaté souvent avec une température faiblement élevée ou même normale, dans la période où la phlébite ne s'est pas encore manifestée d'une façon apparente.

D'autres fois l'embolie est légère, la femme est brusquement prise d'un point de côté thoracique, avec plus ou moins de dyspnée et de gêne respiratoire ; il se produit quelquefois, mais non constamment, des crachats hémoptoïques. A l'auscultation, les signes varient et conduisent, suivant Pinard, aux diagnostics les plus variés. Dans les jours qui suivent, on voit apparaître la phlébite d'un des membres inférieurs.

Traitement. — Il doit avoir comme principal objectif d'obtenir l'immobilisation la plus absolue. C'est le meilleur moyen de prévenir dans la mesure du possible la redoutable embolie.

L'*immobilisation* doit être prescrite dans un lit mécanique. C'est le seul moyen d'éviter les mouvements du tronc et du bassin, au moment des injections et des selles. De plus, il est capital de faire le vide autour du lit, et de faire retirer : table de nuit et berceau, tout ce qui pourrait tenter un mouvement de la femme. Il est, bien entendu, absolument interdit à la malade de s'asseoir ou de se tourner dans le lit.

La durée de l'immobilisation ne doit ni être prolongée à l'excès, ni trop courte. Pinard conseille d'immobiliser pendant *un mois* après la dernière élévation de température (1).

Il est très important de ne pas prolonger, sans raison, l'immobilisation au delà de ces délais, sous peine d'exposer les femmes à des atrophies ou à des ankyloses.

Comme *topique,* on peut recourir, ainsi que le fait Pinard, à un enveloppement humide au moyen de com-

----

(1) On a prétendu mobiliser d'une façon précoce les phlébites. Or, en y regardant de près, cette mobilisation est fort heureusement plus apparente que réelle, puisque les mouvements passifs et très prudents ne sont tentés dans le lit que quinze jours après la chute de la température, et, suivant cette méthode, la malade n'arrive à se servir de ses membres que dans le délai d'environ un mois après la fin de la fièvre.

presses imbibées avec une solution saturée de chlorhydrate d'ammoniaque. Ces applications activent la circulation périphérique et entraînent, au bout de quatre à cinq jours, une éruption de petites pustules, indiquant qu'il faut suspendre l'usage de cette substance.

On se borne alors à faire un simple enveloppement ouaté du membre, après l'avoir saupoudré d'amidon.

On installera, dès le début des accidents, le membre malade légèrement élevé sur un coussin de balle d'avoine, dont l'usage est préférable à celui de toutes les gouttières. Ce coussin présente l'avantage de se mouler très exactement sur le talon, ainsi que sur le mollet et d'éviter toute compression douloureuse. Sur ce coussin, on place un grand taffetas ciré, recouvert de compresses de tarlatane, imbriquées, comme dans l'appareil à fractures de Scultet. On ferme de bas en haut les compresses, on les arrose avec la solution de chlorhydrate d'ammoniaque, et on replie en avant les deux bords du taffetas ciré.

On conseillera comme traitement général, un régime tonique, et on prescrira de l'extrait de quinquina. La femme doit continuer à allaiter. On peut aussi, dans ces circonstances, pratiquer des injections de sérum antistreptococcique.

Pendant la convalescence, on conseillera quelques massages légers sur les masses musculaires, en évitant les régions veineuses de la partie interne de la cuisse et de la jambe, ainsi que le creux poplité. Pendant un certain temps on devra faire porter un bas élastique haut avec cuissard ; on conseillera enfin la cure hydrominérale de Bagnoles-de-l'Orne.

CHAPITRE II

ACCIDENTS DE L'ALLAITEMENT

Sommaire. — 1º **Crevasses du mamelon** : Causes et signes, traitement. — 2º **Lymphangite du sein** : Causes, signes, diagnostic, traitement. — 3º **Abcès du sein** : Signes, traitement. — 4º **Galactophorite.**

Ces accidents comprennent : les crevasses du mamelon, la lymphangite du sein, les abcès, la galactophorite.

1º CREVASSES DU MAMELON

Causes et signes. — Les crevasses, appelées aussi « gerçures » ou « fissures » du mamelon, sont extrêmement fréquentes. Elles apparaissent dans les premiers jours qui suivent l'accouchement, et se montrent surtout chez les femmes qui allaitent pour la première fois. Ces lésions du mamelon sont la conséquence des traumatismes produits par le nouveau-né dans ses mouvements de succion. Le peu d'abondance de la sécrétion lactée avant la montée laiteuse, et la mauvaise conformation du bout du sein, qui le rend difficile à saisir, sont les circonstances qui favorisent le plus souvent la production de la crevasse. Il y a des seins dont le mamelon fissuré, d'aspect framboisé, semble très prédisposé à se crevasser dès les premières succions, et cela au cours de plusieurs allaitements successifs.

La crevasse se manifeste, avant qu'on ne la voie, par

une douleur des plus aiguës chaque fois que l'enfant essaie de saisir le mamelon avec sa bouche. Dès que le mamelon est saisi et que la tetée est commencée, la douleur se calme, disparaît, pour ne plus se montrer au cours de la tetée. Elle ne reparaît, mais atténuée, qu'au moment où la tetée finie, l'enfant quitte le sein.

Quand on peut voir la crevasse, on la trouve formée d'une solution de continuité, parfois à peine perceptible, qu'il faut rechercher au fond d'un pli naturel de la peau du mamelon. Cette petite plaie, souvent unique, quelquefois multiple, ou bien rayonne de la pointe vers la base du mamelon, ou bien affecte un trajet circulaire à la base même de ce mamelon. La plaie est généralement très superficielle ; exceptionnellement elle est anfractueuse, avec un aspect ulcéreux.

Il arrive fréquemment qu'elle saigne légèrement, et le sang, dégluti par l'enfant, se retrouve dans ses selles qui deviennent noirâtres. Il faut bien connaître ce « faux melæna ».

La crevasse guérit généralement en quelques jours, les douleurs s'atténuent, la plaie diminue de surface, la cicatrisation s'établit. Mais il peut se faire aussi qu'elle persiste d'une façon désespérante, mise à vif à chaque tetée. Les crevasses doivent être soigneusement traitées pour éviter les complications : la lymphangite et les abcès.

Traitement. — Le traitement est prophylactique ou curatif.

Le traitement prophylactique a pour but de rendre plus résistants les téguments du mamelon, et d'éviter dans la mesure du possible son traumatisme. Les lotions alcoolisées, ou même de simples lavages avec un peu de cognac, tous les matins pendant les deux derniers mois de la grossesse, peuvent être prescrits sans inconvénients, et passent pour rendre les mamelons plus résistants. D'autre part, il y a avantage à ne pas mettre l'enfant au sein d'une façon trop précoce, avant que la sécrétion mammaire soit suffisamment établie. En effet, quand le lait est sécrété en petite quantité, le nouveau-né mâchonne et traumatise le bout du sein.

Le traitement curatif a pour objet d'assurer l'asepsie de la plaie, et d'atténuer les phénomènes douloureux. De nombreux topiques ont été proposés dans ce double but. Mais deux écueils doivent être évités : d'une part, il ne faut pas se servir d'une substance toxique, dont des traces peuvent rester sur le mamelon et être absorbées par le nourrisson, — d'autre part, il ne faut pas recourir à un antiseptique par trop anodin, qui reste sans action contre les agents infectieux.

L'eau oygénée à douze volumes, dédoublée de moitié eau bouillie, ou même en solution plus concentrée, présente de nombreux avantages, puisqu'elle a des propriétés antiseptiques très actives, sans être toxique. On peut, après chaque tetée, en cas de crevasse, faire une lotion du mamelon avec ce liquide. -

L'emploi de l'orthoforme, qui a la propriété d'atténuer la douleur, ne s'est pas répandu ; il en est de même des applications de cocaïne. On doit craindre que des traces de ces substances soient absorbées par le nourrisson. Certaines spécialités pharmaceutiques ou cosmétiques, à base d'alcool, de tanin et de benjoin, n'ont pas les vertus dont le public les gratifie.

L'usage du bout de sein permet seul parfois de rendre supportables les douleurs provoquées par la prise du mamelon. Le bout de sein en verre de Bailly, simple cupule de verre terminée par une tetine en caoutchouc, est l'instrument le plus pratique. Il doit être mis à bouillir avant chaque tetée. La tetée avec le bout de sein n'est pas sans inconvénients, le lait vient avec moins d'abondance et la sécrétion diminue. Mais malgré tout il y a avantage, quand les douleurs sont trop vives, à recourir à ce procédé.

Au moyen de la succipompe, on peut entretenir la sécrétion lactée par la tetée artificielle sans que celle-ci soit aussi douloureuse que la tetée du nourrisson. On peut par ce procédé éviter les inconvénients de la suspension de l'allaitement.

Le pansement sec, fait avec de la gaze stérilisée, a sur le pansement humide le grand avantage de ne pas entraîner la macération du bout du sein. Il faut alors, à chaque pansement, décoller la gaze avec précaution, en la mouillant avec de l'eau bouillie. Cette adhérence peut être évitée en recouvrant les bouts des seins de petits capuchons métalliques, stérilisés avant chaque application.

Il est enfin un moyen radical, c'est de suspendre l'allaitement pendant 24 ou 48 heures, du côté du sein malade, en appliquant sur celui-ci un pansement humide et compressif, pour éviter l'engorgement. Mais ce moyen présente le gros inconvénient d'entraîner une diminution de la sécrétion lactée, qu'il est parfois difficile de ramener à son activité antérieure.

2° LYMPHANGITE DU SEIN

Causes. — La lymphangite du sein s'observe à la suite de crevasses et de fissures du mamelon, quelquefois imperceptibles. On a remarqué la coïncidence fréquente des infections du sein avec celles des yeux de l'enfant. Les produits septiques de l'œil sont entraînés avec les larmes dans le nez et la bouche du nourrisson, et celle-ci devient rapidement septique.

Signes. — La lymphangite se révèle par des phénomènes locaux et par des phénomènes généraux.

Signes généraux. — Ce sont ordinairement les premiers à paraître. La femme éprouve un frisson plus ou moins violent, avec élévation de température à 39 ou 40°. Il est commun d'observer en même temps un peu d'embarras gastrique. Ces phénomènes se montrent généralement le soir. Le lendemain matin la défervescence est complète, aussi la courbe de la température prend-elle un aspect caractéristique ; elle présente une élévation en pointe, figurant « un clocher ». Le plus souvent, cette pointe de température est unique, néanmoins on peut observer plusieurs poussées successives. Au cours des frissons, il arrive souvent que la femme ressent des douleurs dans les seins, douleurs localisées non seulement à la surface du sein, mais aussi dans la profondeur de la glande.

Signes locaux. — On voit bientôt apparaître sur le sein une rougeur caractéristique, ce sont des arborisations rougeâtres, des marbrures, rayonnant du mamelon vers la périphérie.

On trouve au niveau de ces rougeurs une très grande sensibilité de la peau. Le bout du sein est aussi particulièrement sensible au niveau de la crevasse, que l'on constate presque toujours, mais que l'on peut aussi ne pas découvrir.

Marche, durée, terminaison. — La lymphangite disparaît en 24 ou 48 heures, à moins que de nouvelles traînées ne se manifestent sur le même sein, ou sur l'autre sein. La résolution est définitive, ou bien on voit se produire, dans les semaines qui suivent, des abcès plus ou moins nombreux.

Diagnostic. — La lymphangite du sein présente des phénomènes locaux et une allure spéciale dans la courbe thermique, qui empêchent de la confondre avec l'infection puerpérale. De plus, celle-ci se manifeste dès les premiers jours qui suivent l'accouchement, tandis que la lymphangite débute généralement au cours de la deuxième semaine ou même plus tard.

Traitement. — *Les applications humides* doivent être prescrites immédiatement. On fait faire un enveloppement du sein avec des compresses de tarlatane, que l'on imbibe d'eau bouillie ou d'eau boriquée très chaude, puis on les exprime et on les applique sur le sein, en les recouvrant d'un taffetas ciré souple, dit « taffetas chiffon ». Le même résultat est obtenu à l'aide de larges cataplasmes de fécule, rendus aseptiques par l'ébullition, et que l'on recouvre aussi de taffetas chiffon. On renouvelle ces cataplasmes à chaque tetée.

La suspension de l'allaitement peut s'imposer, si les crevasses sont par trop douloureuses, et si les lymphangites se répètent continuèllement.

La suppression des tetées au sein malade, pendant 24, 48 heures ou même plus, met fin aux phénomènes très douloureux provoqués par chaque succion. Malheureusement il arrive souvent, à la suite de cette suspension de l'allaitement, que la lactation se rétablit lentement, et ne revient que difficilement à sa valeur première. Pourtant la sécrétion lactée peut aussi se rétablir d'une façon parfaite.

On pourra activer le retour de la sécrétion lactée au moyen de la succipompe. On évitera de la sorte au nourrisson les efforts de succion, inutiles et décourageants quand la sécrétion est ralentie.

Il est indispensable, quand on décide la suspension de l'allaitement, de faire maintenir les pansements humides par *un bandage compressif* que l'on renouvelle au bout de 24 heures. Cette compression a pour but d'exprimer la glande et d'éviter l'engorgement. Peutêtre active-t-elle aussi les phénomènes de réaction par gêne circulatoire, comme cela est méthodiquement provoqué dans le procédé récent de Bier.

Cette compression sera faite à l'aide de bandes de crêpe Velpeau ou de tarlatane mouillée, que l'on applique sur une certaine épaisseur d'ouate, en faisant le bandage classique du sein.

La continuation de l'allaitement, malgré la lymphangite, doit être conseillée dans la très grande majorité des cas. En dehors des circonstances indiquées plus haut, telles que la persistance de crevasses très douloureuses, et la répétition des lymphangites, nécessitant l'interruption de l'allaitement, on peut sans inconvénients permettre à la femme de donner à teter. Cette façon de faire présente l'avantage de ne pas entraîner la diminution de la lactation, et d'éviter les engorgements de la glande. Les pansements humides sont alors maintenus par un simple bandage de corps, et les compresses ou les cataplasmes sont renouvelés après chaque tetée. On prend soin, chaque fois que l'enfant quitte le sein, de laver le mamelon avec de l'eau oxygénée dédoublée.

3° ABCÈS DU SEIN

Les abcès du sein ne se produisent plus que très exceptionnellement à l'heure actuelle. Néanmoins on peut assister à leur formation, quelque soin qu'on ait pris de la crevasse, ou de la lymphangite qui les précèdent généralement.

Signes. — L'abcès du sein est le plus souvent multiple, il est superficiel ou profond. On voit se manifester les signes classiques de l'inflammation : tuméfaction, douleur, chaleur, mais la rougeur peut manquer. La fluctuation n'est pas toujours facile à reconnaître, étant donné le peu d'étendue des foyers suppurants.

Si ces abcès ne sont pas incisés et suffisamment drainés, ils peuvent se propager dans toute l'étendue de la glande, et s'étendre même au tissu cellulaire sous-aponévrotique. Ces complications sont très exceptionnelles.

Traitement. — Il comprend l'incision suffisante des foyers où le pus se trouve collecté (1), incision suivie de *drainage* et du lavage de toutes les cavités suppurantes. Les lavages avec l'eau oxygénée à 12 volumes dédoublée sont très efficaces comme dans toutes les suppurations. On peut employer aussi l'eau phéniquée à 2 pour 100.

Dans le but de ménager la perméabilité des canaux galactophores, et d'en comprendre le moins grand nombre possible dans le tissu des cicatrices, Pinard a conseillé de ponctionner au trocart les collections purulentes, sans se dispenser des lavages et des drainages consécutifs. Ce procédé n'est applicable qu'aux petites collections. Pour traiter les abcès plus volumineux, il faut des incisions qui, tout en étant suffisantes, sauront ménager le tissu de la glande ; elles seront avec avantage dirigées parallèlement à la direction de la plupart des canaux galactophores, c'est-à-dire en rayonnant de la pointe du mamelon vers la périphérie du sein.

Chirié et David ont proposé de traiter les abcès du sein sans incision, par des ponctions aspiratrices et des injections d'argent colloïdal électrique à petits grains, isotoniques.

On ponctionne l'abcès avec un trocart en argent muni d'un robinet, qu'on laisse à demeure, on fait l'aspiration du pus, puis un

---

(1) On enseigne d'inciser largement ces abcès : ces larges incisions ont l'inconvénient d'entraîner d'énormes et de profondes cicatrices, qui mettent à jamais la glande hors de service.

lavage de la cavité à l'argent colloïdal dont on laisse une quantité suffisante pour distendre légèrement la poche. Cette manœuvre est répétée deux ou trois fois par jour.

La solution contient 0,25 d'argent par litre ; elle est stérilisée et rendue isotonique par addition de sérum.

Cette méthode de traitement supprime tous les inconvénients des cicatrices.

4° GALACTOPHORITE

On désigne sous ce nom l'infection et la suppuration qui se limiteraient aux canaux galactophores et aux acinis glandulaires. En réalité, dans les infections du sein, on ne peut discerner d'une façon nette la localisation exacte de l'infection. Les signes mêmes de la galactophorite basés sur l'apparition du pus dans le lait sont peu précis. Il reste très difficile de distinguer d'avec le pus un lait jaune, plus ou moins concentré par une rétention dans la glande, et cela aussi bien au point de vue macroscopique qu'au point de vue microscopique(1).

Dans la pratique, on constate des engorgements douloureux avec induration de la glande, s'accompagnant quelquefois de petites poussées fébriles. S'agit-il dans ces cas de lymphangite profonde, de galactophorite, ou d'infection diffuse des différents tissus de la mamelle ? Il est bien difficile de résoudre la question.

Le traitement le plus efficace est l'emploi des applications chaudes et humides (compresses ou cataplasmes de fécule) qui entraînent l'évacuation du sein engorgé, et procurent un soulagement marqué. Budin a conseillé dans ces circonstances l'expression du sein. Cette

---

(1) On sait que la rétention du lait dans le sein s'accompagne de l'apparition de nombreux leucocytes dans ce liquide, et provoque ainsi des phénomènes de réaction ayant des analogies avec les phénomènes de la suppuration.

opération très douloureuse doit être pratiquée sous
chloroforme. On peut reprocher à cette intervention
de s'adresser à une affection peu définie, ou à de simples
symptômes d'engorgement dont la résolution peut s'obtenir par des moyens beaucoup plus simples tels que les
applications de compresses humides, de cataplasmes,
la compression du sein, ou la tetée artificielle à l'aide
de la succipompe.

CHAPITRE III

MALADIES DU NOUVEAU-NÉ

Sommaire. — 1º **Infections** : Ophtalmies, coryza, muguet, broncho-pneumonie, érysipèle, syphilis. — 2º **Hémorragies** : Hémorragies du tube digestif, ombilicales. — 3º **Troubles digestifs** : Troubles gastriques, troubles intestinaux, troubles hépatiques. — 4º **Accidents nerveux. Convulsions.** — 5º **Débilité** : Sclérème, athrepsie, maladie de Bar'ow. — 6º **Conduite en présence de certaines malformations et tumeurs** : Tête, tronc, membres.

La pathologie du nouveau-né comprend un certain nombre d'affections développées au cours de la grossesse, pendant le travail, ou après la naissance.

En laissant de côté les traumatismes du fœtus, étudiés avec la dystocie, on peut distinguer, parmi les maladies du nouveau-né : — des infections locales ou générales, — des hémorragies du tube digestif ou de l'ombilic, — des troubles digestifs, — des accidents nerveux, — les manifestations de la débilité, — des malformations et des tumeurs.

1º INFECTIONS

Les infections du nouveau-né sont fréquentes. Elles peuvent se produire au cours de la grossesse, transmises par la voie placentaire, ou venir de l'extérieur, quand l'œuf est ouvert prématurément. D'autres fois ces infections se produisent, soit au cours du travail, soit après la naissance.

Ophtalmies. — On peut comprendre sous ce nom vague toutes les affections de l'œil, mais, en pratique, chez le nouveau-né, ophtalmie est devenu synonyme de conjonctivite. Cette conjonctivite s'observe sous deux aspects bien caractérisés au point de vue clinique : la conjonctivite purulente, et la conjonctivite catarrhale.

Conjonctivite purulente. — La conjonctivite purulente a été trouvée d'origine gonococcique dans environ la moitié des cas.

La contagion peut se faire dans l'utérus, après la rupture accidentelle des membranes, mais elle s'effectue surtout dans le vagin au cours du passage du fœtus.

Le début a lieu le plus souvent du troisième au quatrième jour ou dans la première semaine. Passé le septième jour, d'après Morax, l'ophtalmie n'est vraisemblablement pas de nature gonococcique, et elle ne résulte pas d'une inoculation dans les voies génitales.

Les signes sont caractéristiques : les paupières subissent un *gonflement* très accentué, au point que parfois l'enfant ne peut pas ouvrir les yeux spontanément. Si on les ouvre artificiellement, en écartant les paupières(1), on voit sourdre *du pus*, franchement vert ou jaunâtre, d'autres fois roussâtre, mélangé à un peu de sang. La conjonctive est rouge vif, gonflée, œdématiée, granuleuse sur sa surface palpébrale. Au niveau de la sclérotique, la conjonctive est injectée, vascularisée, formant, autour de la cornée, un bourrelet œdémateux. La cornée est intacte, luisante, ou d'autres fois ternie sur différents points.

Morax recommande, autant que possible, de ne pas se servir

---

(1) Cet écartement doit être fait avec des tampons d'ouate afin que les doigts de l'opérateur n'entrent pas en contact avec le pus. On pourra aussi se servir de gants en caoutchouc.

d'écarteurs pour procéder à cet examen, afin de ne pas s'exposer
à éroder l'épithélium cornéen, ce qui suffit pour entraîner l'envahissement de la cornée par l'agent infectieux. On doit aussi
prendre garde que le pus ne gicle pas, au moment de l'écartement
des paupières, jusque dans les yeux de l'opérateur.

La conjonctivite purulente, même très intense, guérit
sous l'influence d'un traitement convenable, appliqué
d'une façon opportune. Mais il est des complications
terribles à redouter, telles que les ulcérations de la cornée, suivies de perforation avec issue du cristallin et
de l'humeur aqueuse. Ces accidents peuvent avoir pour
résultat la cécité définitive. Ces complications sont
d'autant plus à craindre que la conjonctivite dans ces
circonstances est généralement double.

Morax préconise *le traitement* suivant : « ... lavages répétés
toutes les heures surtout les premiers jours. Ces lavages seront
faits avec de l'eau bouillie ou de l'eau boriquée tiède. » « Je n'ai
pas vu, dit cet auteur, d'avantages manifestes à l'addition de permanganate de potasse ou de chaux. L'appareil de Kalt, consistant
en un petit pavillon de verre introduit entre les paupières, est
plus dangereux qu'utile lorsqu'il n'est pas manié par des mains
expertes. Je préfère l'écartement pur et simple des paupières avec
les doigts et le lavage au moyen de tampons d'ouate hydrophile,
ou encore avec une petite poire de caoutchouc que l'on aura eu
soin de faire bouillir. Au cours de ces lavages, on évitera que le
pus entraîné ne souille l'œil opposé, en cas d'ophtalmie monoculaire. Dans l'intervalle des lavages, il n'est pas utile d'appliquer
un pansement. Si l'ophtalmie était monoculaire, on pourrait
cependant, après avoir fait pendant deux jours une instillation
prophylactique de nitrate d'argent à 2 pour 100, appliquer sur
l'œil sain un pansement occlusif (1). »

« La cautérisation au nitrate d'argent en solution au 40e constitue la seconde partie importante du traitement. Après avoir
absorbé la sécrétion purulente avec un tampon d'ouate hydrophile, on écartera les paupières avec l'index et le pouce, et, avec

---

(1) L'Académie de médecine vient d'obtenir que les sages-femmes
puissent prescrire et employer cette solution à titre prophylactique à la
dose d'une goutte dans chaque œil au moment de sa naissance.

un compte-gouttes, on instillera quelques gouttes de la solution argentique, de façon à remplir le cul-de-sac et à baigner le bord libre des paupières. Cela fait, on enlèvera aussitôt le liquide avec de l'ouate hydrophile. Ces cautérisations seront répétées deux fois par jour les premiers jours, puis espacées toutes les 24 heures. On les continuera jusqu'à cessation complète de la suppuration.

Conjonctivite catarrhale. — Cette forme de conjonctivite s'observe très fréquemment. Elle se manifeste à des degrés divers, par du larmoiement simple ou par un écoulement jaunâtre séro-purulent, ou même parfois purulent, franchement vert. La conjonctivite est rouge vif, les paupières sont collées par les sécrétions desséchées, mais *il n'y a pas de gonflement*. L'affection siège souvent sur un œil, ce n'est que consécutivement que l'autre œil se prend.

Ces infections ne paraissent pas dépendre d'un agent infectieux nettement défini.

La maladie traîne en longueur avec des alternatives d'amélioration et d'aggravation. Les rechutes sont fréquentes.

Dans les cas où la sécrétion est franchement purulente, on peut, dans le doute sur la nature de l'agent pathogène, se comporter comme dans la forme gonococcique, faire des lavages toutes les heures et employer le collyre au nitrate d'argent, une ou deux fois par jour. Mais ce traitement cause toujours par lui-même une certaine irritation, aussi peut-il être abandonné dans les formes légères et remplacé par des instillations au sulfate de zinc à 1/40.

On recommande aussi, dans ces cas, le cyanure de mercure à la dose de 0^{gr},20 pour 1 000, que l'on peut dédoubler avec de l'eau bouillie chaude, ou même employer à ce titre, en instillations, trois ou quatre fois par jour.

Coryza. — Il est très fréquent d'observer du coryza chez le nouveau-né. Cette affection se caractérise par des éternuements fréquents et par l'obstruction des fosses nasales, résultant d'un gonflement de la muqueuse ou d'une sécrétion plus ou moins abondante. L'enfant dort la bouche ouverte ; de plus, il ne peut, pendant qu'il tette, respirer par le nez, ce qui le gêne et l'oblige à quitter le sein. Il est toutefois exceptionnel que les tetées deviennent impossibles et que l'on soit obligé d'alimenter le nourrisson à la cuillère. Ce coryza disparaît généralement sans médication, en quelques jours. Il semble préférable de s'abstenir de lavages des fosses nasales, qui peuvent être accusés d'être la cause de complications graves. Ce coryza est attribué généralement au refroidissement, mais il peut, surtout dans les cas intenses, être une manifestation syphilitique et s'accompagner de lésions de la muqueuse nasale et de l'orifice des narines.

Muguet. — Cette affection, caractérisée par l'apparition sur la langue de petites taches blanchâtres, est due à la présence d'un parasite, « l'oïdium albicans ». Le muguet s'observe surtout chez les enfants débilités ou nourris à l'aide de biberons malpropres. Les lavages alcalins de la bouche, faits avec de l'eau de Vichy, suffisent à faire disparaître le parasite et la maladie.

Broncho-pneumonie. — Cette maladie est exceptionnelle chez le nouveau-né. Elle comporte un pronostic des plus graves.

L'attention est appelée par l'élévation de la température ou par des mouvements convulsifs. La respiration paraît gênée et accélérée. A l'auscultation, on constate des râles fins crépitants, à la fin de l'inspiration ; ils sont plus ou moins disséminés, dans l'un, ou dans les deux poumons. La percussion révèle de la matité dans les régions malades.

Comme traitement on doit recourir aux applications sur le thorax de cataplasmes sinapisés et donner des bains.

Quand la température rectale atteint ou dépasse 39°, on plonge l'enfant quelques minutes dans un bain à 35°. On reprend la température toutes les trois heures, et en cas d'hyperthermie à 39°, on renouvelle les bains. Si ceux-ci sont sans action, on les donne plus frais à 32 ou même à 30°. Le bain à 35 ou à 32° est généralement suffisant pour faire descendre le thermomètre et aussi pour donner lieu à une véritable détente, à un soulagement très marqué chez le petit malade.

On soutiendra l'enfant en le faisant teter et, s'il refuse le sein, on lui administrera de l'eau bouillie. On pourra combattre la dépression par les inhalations d'oxygène.

Erysipèle. — L'érysipèle s'observe rarement chez le nouveau-né depuis que l'on soigne antiseptiquement la plaie ombilicale. C'est, en effet, à ce niveau que se développait le plus souvent l'érysipèle, qui, parti de cette région, pouvait rayonner sur le tronc, la face et les membres. L'érysipèle du nouveau-né n'exige pas un traitement spécial, il sera traité comme chez l'adulte, mais on devra immédiatement séparer l'enfant de la mère et l'isoler des personnes qui soignent celle-ci.

Syphilis. — La syphilis se manifeste très fréquemment chez le nouveau-né par une lésion cutanée caractéristique : le *pemphigus*. Celui-ci est constitué par de petites pustules, entourées d'une mince auréole rouge ; elles siègent principalement dans les régions plantaire et palmaire. L'enfant naît généralement bien développé, mais il est accompagné d'un placenta lourd, dont le poids s'élève notablement au-dessus de 500 grammes. Ce n'est ordinairement qu'au cours des premières semaines, ou même plus tard, que l'on voit apparaître d'autres accidents, tels que le coryza, l'onyxis, les lésions ulcéreuses de la bouche ou de l'anus, les érythèmes papuleux. Ces accidents de syphilis héréditaire précoce sont très contagieux. Ils peuvent se montrer chez un enfant ayant présenté jusque-là les apparences de la santé la plus parfaite, et alors que l'on n'a observé chez la mère aucune lésion. Mais il est rare que, dans ces circonstances, on n'ait pas noté une exagération du poids du placenta. L'apparition de ces accidents contagieux peut tarder à se produire et ne se faire que plus de deux mois après la naissance. Un enfant âgé de 3 mois semble toutefois à l'abri des manifestations ulcéreuses et contagieuses d'origine héréditaire.

Conséquences pratiques. — Il est sage de ne laisser teter d'autres femmes que sa mère à l'enfant accompagné d'un placenta lourd.

Étant donné que, jusqu'à l'âge de 3 mois, on ne sait pas si un enfant présentera, ou non, des lésions contagieuses de syphilis, il faut de parti pris, refuser toute nourrice dont l'enfant n'a pas atteint cet âge (1).

On sait que l'enfant atteint de syphilis héréditaire ne contagionne jamais sa mère, même quand celle-ci n'a jamais présenté d'accidents spécifiques (loi de Colles-Baumès).

La syphilis peut entraîner *la mort subite* du nouveauné, alors que rien ne faisait prévoir semblable terminaison.

L'autopsie pratiquée dans des cas semblables ne révèle parfois aucune lésion (2).

D'autres fois, au contraire, on rencontre chez les nouveau-nés syphilitiques des lésions classiques : le foie « pierre à fusil », les poumons indurés par « la pneumonie blanche », l'hypertrophie de la rate ou « splénomégalie », enfin, comme Levaditi l'a démontré, on peut découvrir de nombreux spirochètes envahissant le foie et l'intérieur même des cellules hépatiques.

---

(1) De même l'enfant mis en nourrice offre avant ces délais des dangers de contagion pour sa nourrice,

(2) Il est vraisemblable qu'on découvrira dans un certain nombre de ces cas, une infection suraiguë par les spirochètes, comme dans l'observation de Sauvage et de Levaditi.

Le traitement doit être énergique. On a recommandé, soit les frictions mercurielles (gros comme un pois d'onguent mercuriel en friction tous les jours sur une région différente), soit une demie ou même une cuillerée à café de liqueur de Van Swieten dans du lait, répartie dans les différentes tetées de la journée (traitement employé à la clinique Baudelocque). Schwab recommande les injections de sels mercuriels solubles afin d'éviter l'intolérance gastrique et d'obtenir une action plus rapide.

2º HÉMORRAGIES

Le nouveau-né peut avoir des hémorragies du tube digestif ou des hémorragies de la plaie ombilicale (1).

Hémorragies du tube digestif. — Ces hémorragies se produisent par la bouche ou par l'anus.

Hématémèses. — Si l'hémorragie se fait par la bouche, il y a lieu de rechercher si elle n'a pas une autre origine que les voies digestives et s'il s'agit véritablement d'une hématémèse. Il faudra dans ce but examiner la bouche et la langue, les fosses nasales et l'arrière-gorge, pour savoir si le sang ne provient pas de cette région. D'autre part, il est de fausses hématémèses qui sont constituées par du sang provenant d'une crevasse du sein, sang dégluti par le nourrisson, puis rejeté par lui. Après avoir éliminé ces différentes causes d'erreurs, la présence du sang dans les vomissements méritera d'être considérée comme une hématémèse. Ces hémorragies sont très exceptionnelles ; elles peuvent être constituées par du sang pur ou par du sang noirâtre, ayant subi un commencement de digestion. Elles sont symptomatiques d'une plaie œsophagienne ou gastrique.

------

(1) On note parfois un suintement sanguin vaginal sans importance.

Melæna. — L'hémorragie intestinale ou melæna n'est pas non plus d'observation fréquente, mais elle se rencontre plus souvent que l'hématémèse. Les selles renferment du sang ayant, soit sa coloration rouge, normale, soit une coloration noire caractéristique. Comme pour l'hématémèse, il y a lieu de rechercher si l'hémorragie ne provient pas d'un point situé en dehors des voies digestives (bouche, pharynx, fosses nasales ou crevasses du sein de la mère) ; en d'autres termes, il faut rechercher s'il ne s'agit pas d'un faux melæna. Dans le vrai melæna, il est possible d'observer des signes généraux d'hémorragie : pâleur, refroidissement, hypothermie. Il faudra plusieurs fois par jour prendre la température. Le pronostic sera favorable tant que la température se maintiendra normale.

Le melæna peut être la conséquence d'un traumatisme abdominal, subi au cours de l'accouchement, dans la présentation du siège, en particulier, l'abdomen éprouve parfois des compressions plus ou moins marquées.

Les compressions subies par le cordon peuvent avoir une action sur la circulation abdominale et entraîner des hémorragies intestinales. Mais le plus souvent on ne découvre pas la cause de ces hémorragies.

Dans un certain nombre de cas, on a retrouvé la syphilis chez les ascendants. Herrgott a signalé un cas avec malformation cardiaque. On a invoqué aussi les infections microbiennes et l'hémophilie. Enfin on a trouvé dans quelques cas de l'invagination intestinale.

Pronostic et traitement des hémorragies gastro-intestinales. — Le pronostic est des plus graves, il est en rapport avec la cause et l'importance de l'hémorragie. Néanmoins, la terminaison ne doit pas être considérée comme sûrement fatale, et il faut diriger le traitement avec prudence.

On s'abstiendra d'administrer au nouveau-né, comme on l'a conseillé, des substances médicamenteuses telles que le perchlorure de fer.

On a essayé de traiter ces hémorragies par l'adrénaline.

Champetier de Ribes et Senlecq se servent d'une solution fraîchement préparée de chlorhydrate d'adrénaline au millième, ils l'ont administrée :

Soit par voie gastrique, à la dose de six, dix, vingt, trente et quarante gouttes dans les 24 heures, diluées dans 30 ou 60 grammes d'eau froide ou de sirop, à prendre par cuillerées à café d'heure en heure ;

Soit par voie rectale, cinq, dix, quinze gouttes en lavement ;

Soit par voie sous-cutanée, trois ou quatre gouttes de la solution mère, c'est-à-dire trois ou quatre divisions de la seringue de Pravaz.

Il sera très important de soumettre le tube digestif à un repos aussi complet que possible. On suspendra les tetées, et on les remplacera par de l'eau bouillie, administrée par cuillerées de quart d'heure en quart d'heure. Le nouveau-né sera remué le moins possible, et jamais, au cours des toilettes on ne le placera sur le ventre. On verra, en cas d'amélioration, une teinte verdâtre corriger peu à peu le noir des selles ; on pourra alors timidement diluer dans l'eau de l'alimentation du lait de la mère, et on arrivera ainsi progressivement et très prudemment à remettre l'enfant au sein et à lui faire reprendre son régime normal.

Hémorragies ombilicales. — Ces hémorragies peuvent se manifester, soit au niveau du cordon encore en place, soit à la surface de la plaie ombilicale, après la chute du cordon.

Hémorragies du cordon. — Il est indispensable de surveiller à plusieurs reprises, dans les heures qui suivent la naissance, l'état du cordon. Il est assez fréquent, surtout avec les cordons volumineux, œdémaliés, cordons dits « gras », de voir la ligature se relâcher et le cordon saigner ; il suffit dans ces cas, de placer une nouvelle ligature, avant que le nouveau-né ait eu une hémorragie importante.

Hémorragies ombilicales. — On voit exceptionnellement, après la chute naturelle du cordon, du 5ᵉ au 8ᵉ jour ou plus tard, se produire au niveau de l'ombilic des hémorragies assez persistantes, pouvant anémier sérieusement le nouveau-né. On a proposé la cautérisation des bourgeons saignants au thermo-cautère, les applications de tanin, d'antipyrine ; on pourrait aussi toucher la surface saignante avec un tampon imbibé d'eau oxygénée à 12 volumes. On peut en cas d'insuccès tenter la ligature, ou même la suture de l'ombilic.

3° TROUBLES DIGESTIFS

Les phénomènes digestifs acquièrent chez le nouveau-né et le nourrisson une importance plus marquée qu'à aucun moment de l'existence. Quand on considère que le développement normal, à cette époque de la vie, se chiffre par des augmentations quotidiennes de 15, 20, 30 ou 40 grammes, on comprend quelles perturbations entraîne le moindre désordre de la nutrition.

Les troubles digestifs du nouveau-né peuvent être divisés en troubles gastriques, troubles intestinaux, troubles hépatiques.

Troubles gastriques. — Ils se manifestent par des vomissements. Ceux-ci se produisent de différentes façons : ils surviennent, soit immédiatement après la tetée, soit lorsqu'un temps notable (une heure ou deux heures) s'est écoulé depuis cette tetée. Dans ce dernier cas, le lait est caillé, il a subi un commencement de digestion, tandis qu'il n'est pas modifié dans les vomissements qui surviennent immédiatement après la tetée. Les vomissements précoces sont de simples régurgitations, témoignant d'une tetée trop abondante ou trop goulûment prise. Les vomissements tardifs sont symptomatiques d'une digestion défectueuse.

Il faut savoir réglementer l'alimentation si elle est excessive, prise sans règle, trop tôt après la tetée antérieure. D'autres fois, si l'allaitement est artificiel, il y a lieu, par tâtonnements, de recourir à des coupages plus importants. Il peut arriver, devant la persistance de ces vomissements, qu'on en soit réduit à prescrire un ou deux jours de diète hydrique.

L'enfant ne prendra alors uniquement que de l'eau bouillie, administrée tous les quarts d'heures, ou toutes les demi-heures, par cuillerées à café, puis à doses un peu plus fortes, à mesure que la tolérance augmentera. On passera progressivement de l'eau au lait, d'abord coupé de beaucoup d'eau, puis on diminuera progressivement les coupages, au fur et à mesure que l'on constatera de l'amélioration (1).

Troubles intestinaux. — Ils doivent être soigneusement analysés, et l'on ne doit pas prescrire un traitement sur des indications vagues. Le terme de diarrhée s'applique, à tort, à tous les cas où le nombre et l'abondance des selles paraissent augmentés. Il est bon de savoir que nombre d'enfants se développant régulièrement, parfaitement bien portants, copieusement nourris, ont quatre ou cinq selles jaunes par jour. Il arrive quelquefois que les selles deviennent plus liquides, qu'elles se teintent légèrement en vert, bien que le jaune domine toujours dans leur coloration, ou encore qu'elles verdissent un certain temps

---

(1) Il est préférable de recourir à l'eau, mise à bouillir peu d'instants avant d'être administrée, plutôt qu'aux différentes eaux minérales, qui toutes peuvent contenir des germes. Il serait bon de renoncer à la pratique très répandue d'administrer au moindre trouble gastrique de l'eau de Vichy ou de Vals aux nourrissons.

après leur émission. Ces différents signes indiquent des
tetées un peu copieuses, et, si le développement paraît
stationnaire, il y a lieu alors de rationner un peu l'enfant. A un degré de plus, il y a véritablement diarrhée,
c'est-à-dire que les selles sont liquides, fréquentes, décolorées, ou un peu verdâtres. Il suffit de faire peser
une ou deux tetées, ou d'observer la façon gloutonne
de l'enfant à prendre sa tetée, pour être renseigné sur
la cause de ces troubles gastro-intestinaux, quand ils
résultent d'un excès d'alimentation (1).

La diarrhée verte infectieuse se manifeste par la
multiplicité des selles liquides et vertes. Cette diarrhée
ne s'observe que chez les enfants soumis à l'allaitement
artificiel, ou parfois à l'allaitement mixte. L'état général
change rapidement, l'enfant pâlit, maigrit, se déshy-
drate véritablement ; son ventre se ballonne, les vomissements sont constants. Le petit malade s'affaiblit
plus ou moins vite, il se refroidit et succombe parfois
en peu de jours.

Cette diarrhée, si meurtrière, se manifeste surtout
dans la saison chaude, pendant les mois de juin, juillet, août, septembre. Elle est provoquée par les altérations que subit le lait, non stérilisé, dans la période
des grandes chaleurs. L'introduction dans la pratique
du lait stérilisé a permis de diminuer d'une façon
très importante, le nombre de ces infections gastro-
intestinales. On comprend l'intérêt qu'il y a à ne pas
confondre cette diarrhée verte infectieuse avec les
diarrhées dont il est question plus haut, provenant
d'une alimentation excessive ou insuffisante. On a
donné comme caractère particulier, dans ces diarrhées

---

(1) Variot a signalé des diarrhées survenant non pas par excès, mais
par insuffisance alimentaire.

infectieuses, la réaction alcaline des selles au papier tournesol.

Le traitement par la diète hydrique s'impose d'une façon immédiate, afin de diminuer dans l'intestin la masse des substances fermentescibles. Ce n'est qu'après que cette diète a été rigoureusement établie que l'on peut songer à faire de l'antisepsie intestinale, avec les préparations de bismuth ou l'acide lactique.

La constipation chez le nourrisson paraît souvent correspondre à un défaut d'alimentation, et il faut, dans ces cas, penser à un ralentissement de la sécrétion lactée chez la nourrice. On peut essayer une augmentation du régime, et quand l'enfant est allaité artificiellement, il y a souvent avantage à augmenter les coupages, ou mieux à offrir de l'eau bouillie après chaque biberon.

Si par ces moyens on n'obtient pas de résultats, on doit veiller à ce que l'enfant soit sollicité d'aller à la selle avant chaque tetée. On conseille de présenter le siège de l'enfant sur un vase placé à terre, afin que par son propre poids, une compression soit exercée sur l'abdomen par les cuisses fléchies. Ce simple moyen suffit souvent à provoquer la selle. Celle-ci peut encore être obtenue par l'introduction dans le rectum d'un corps étranger, tel que la boule du thermomètre, l'extrémité d'une sonde urétrale en caoutchouc rouge ou même un suppositoire de gélatine glycérinée. On a recours enfin à l'emploi de petits lavements tièdes, introduits sous faible pression à l'aide d'une poire en caoutchouc.

Troubles hépatiques. — Ces troubles se manifestent souvent par de l'ictère, c'est *l'ictère des nouveau-nés,* qui se montre sous deux formes : l'une, la plus fréquente, tout à fait bénigne, — l'autre grave, très exceptionnelle, s'accompagnant d'hémorragies, de phénomènes généraux, et aboutissant plus ou moins rapidement à la mort.

L'ictère des nouveau-nés apparaît avec une très grande fréquence au cours de la première semaine. On a prétendu qu'il s'observait surtout chez les enfants ayant subi une ligature précoce du cordon, avant la cessation des pulsations. On a attribué cet ictère à une infection ombilicale. En réalité, on ne connaît pas la raison de ces ictères bénins.

Voron et Bué distinguent :

1° *Des ictères symptomatiques* (par obstruction biliaire, par infections intestinales ou ombilicales, par syphilis). Dans ces cas les urines renferment des pigments biliaires.

2° *L'ictère simple ou idiopathique*, bénin, tenant à la fragilité globulaire, qui aboutit à une destruction globulaire plus ou moins prononcée. Ictère hémolytique.

Au point de vue symptomatique on constate sur les téguments et les sclérotiques une coloration jaune qui s'atténue rapidement, et disparaît en quelques jours.

Les formes graves d'ictère sont très rares, et sont attribuées à une infection d'origine ombilicale ou intestinale.

4° ACCIDENTS NERVEUX, CONVULSIONS

Il ne sera pas question ici des troubles du système nerveux consécutifs aux traumatismes (V. DYSTOCIE), mais des troubles nerveux consécutifs à un état maladif survenu chez le nouveau-né. Ces troubles sont le plus souvent constitués par des phénomènes convulsifs.

Les convulsions apparaissent chez le nouveau-né à la suite d'intoxications gastro-intestinales, et aussi sous l'influence de la fièvre résultant d'une infection. Ces convulsions apparaissent par crises. Sur les membres, elles se caractérisent par des mouvements saccadés de flexion des doigts sur la main, et de la main sur les avant-bras ; on a plus rarement occasion d'observer les caractères de ces mouvements sur les membres inférieurs, cachés dans le maillot. Sur la face, on observe des mouvements convulsifs dans les divers muscles, en particulier dans ceux des paupières et de la bouche, ainsi que des mouvements de latéralité des globes oculaires ou du strabisme. A ces différentes convulsions succèdent parfois des contractures. Toutefois il ne faut pas se hâter de diagnostiquer comme contracture la moindre résistance musculaire.

Le traitement comprendra surtout des soins hygiéniques, et l'éloignement de toute excitation extérieure ; on devra éviter la lumière, le bruit, le mouvement. Dans les infections avec hyperthermie, on aura recours aux bains à 35 ou 32 degrés, quand la température rectale se maintiendra au-dessus de 39°. Il est d'usage de laisser infuser dans ces bains un sac contenant des feuilles de tilleul.

5° DÉBILITÉ

On peut comprendre sous ce terme tous les états marqués par la déchéance de l'organisme du nouveau-né. Dans ces cas peuvent se produire différentes manifestations telles que le sclérème, l'athrepsie de Parrot, la maladie de Barlow.

Sclérème. — Le petit malade maigrit, sa température s'abaisse, sa nutrition se fait mal, sa faiblesse devient croissante, ses tissus subissent une infiltration séreuse indurée, très spéciale qui a reçu le nom de *sclérème des nouveau-nés*. Ces accidents s'observent surtout chez les prématurés.

Il faut envelopper le nouveau-né dans de l'ouate,

l'entourer de boules d'eau chaude, et le maintenir dans une température constante soit en couveuse, soit dans une chambre chauffée.

Athrepsie. — Les phénomènes décrits par Parrot sous le nom d'*athrepsie* s'observent en général d'une façon plus tardive, et ils mettent un certain temps pour se développer. Il s'agit dans ces cas d'une déchéance générale de l'organisme, ayant son point de départ dans des troubles digestifs, consécutifs à une alimentation défectueuse. La faiblesse et l'amaigrissement se montrent d'une façon progressive, alors que le ventre subit un développement plus ou moins marqué.

Maladie de Barlow ou scorbut infantile. — Cette affection s'observe chez les enfants soumis exclusivement à l'allaitement artificiel. La maladie est caractérisée par des phénomènes douloureux dans les membres et dans les articulations, arrachant des cris au moindre mouvement ; on voit en même temps apparaître des hémorragies sur diverses muqueuses. Le traitement doit viser à faire entrer immédiatement dans l'alimentation des aliments frais, et du jus de citron. On remplacera le lait stérilisé par du lait bouilli ou même cru, et l'on verra les accidents disparaître sous l'influence de ce traitement.

6° CONDUITE A SUIVRE EN PRÉSENCE DE CERTAINES MALFORMATIONS ET TUMEURS

Certaines malformations étant compatibles avec la vie, l'accoucheur peut avoir à prescrire des soins spéciaux, ou à poser les indications d'une intervention opératoire. Ces malformations seront examinées dans les différentes régions, la tête, le tronc, les membres.

Tête. — Il ne sera pas question ici des *anencéphales,* ou des enfants atteints de *méningocèle,* qui généralement, lorsqu'ils naissent vivants, ne tardent pas à succomber.

Bec-de-lièvre. — Le bec-de-lièvre, constitué par un défaut de réunion d'une ou des deux parties latérales de la lèvre supérieure est *unique* ou *double*; on le dit *simple,* c'est-à-dire limité aux téguments, ou *compliqué,* quand il intéresse le maxillaire supérieur et se prolonge sur la voûte palatine, ainsi que sur les fosses nasales.

L'intervention chirurgicale peut être pratiquée à la fin du premier mois, mais elle est souvent remise à plus tard. Parfois l'enfant ne peut exercer les mouvements de succion, il faut alors traire du lait et le lui faire couler peu à peu dans la bouche.

J'ai publié avec André probablement le premier cas de bec-de-lièvre, dans lequel l'enfant a pu être allaité par sa mère. Au moyen de la succipompe nous avons pu obtenir quotidiennement des quantités de lait variant de 500 à 900 grammes, quantités supérieures aux besoins de l'enfant.

Il est nécessaire de recourir aux mêmes moyens pour alimenter les enfants atteints d'hypertrophie congénitale de la langue ou *macroglossie.*

Filet. — On désigne sous ce nom le frein de la langue, quand il se prolonge mince et membraneux jusqu'à la pointe de cet organe. On a prétendu, à tort, que le filet empêchait les enfants de teter, et occasionnait plus tard de la gêne pour parler. Il a été longtemps classique de le sectionner aux ciseaux. La fente du pavillon de la sonde cannelée a été établie en vue de loger le frein, pendant qu'on soulevait la langue pour cette section. On sait aujourd'hui qu'on peut se dispenser de cette petite intervention, qui a pu, paraît-il, donner lieu à des hémorragies sérieuses chez des hémophiles.

Tronc. — Certaines malformations intéressent le tube digestif; ce sont principalement les hernies et l'imperforation rectale.

Hernie ombilicale. — La hernie peut être très développée, au point que, par arrêt de développement, la paroi abdominale se trouve insuffisante pour recouvrir le sac. Il devient nécessaire de tenter d'une façon immédiate, dans les jours qui suivent la naissance, la cure radicale de cette hernie, malgré le peu de chance de réussite. Ces cas sont très exceptionnels.

La hernie dite *congénitale* apparaît plus tard, dans les premiers mois chez les prématurés. Elle se voit surtout au moment des efforts ou des cris, quand l'enfant est debout. Il suffit dans ces cas de faire porter une bande de flanelle avec une pelote d'ouate, ou un bandage élastique avec une pelote à air.

Hernie inguinale et crurale. — Ces hernies peuvent être plus ou moins prononcées, elles sont surtout apparentes au moment des cris. La hernie crurale est la plus rare.

Ces variétés de hernies s'opèrent ordinairement dans la première enfance ou plus tard. Chez le nouveau-né, on se borne à appliquer un bandage qui pourtant a une action moins efficace que pour les pointes de hernies ombilicales.

Les hernies s'observent avec une assez grande fréquence chez les enfants nés avant terme. Ces hernies peuvent s'étrangler. Mais cet accident est rare, et s'observe plutôt dans les premiers mois.

Il n'a pas été ici question de la *hernie diaphragmatique*, laquelle est, en général, incompatible avec la vie extra-utérine.

On rencontre des anomalies importantes à la partie inférieure du tube digestif, le rectum peut être imperforé ou s'aboucher d'une façon anormale dans la vessie, dans l'urètre, ou dans le vagin.

Imperforation rectale. — On doit toujours s'assurer que le nouveau-né rend du méconium ; s'il n'en a pas expulsé pendant le travail, ni pendant les 24 premières heures, il faut explorer l'anus avec une sonde, ou avec le doigt.

L'imperforation rectale nécessite un traitement chirurgical immédiat.

L'enfant étant chloroformé, on incise la région périnéale ou l'anus, quand il existe, sur la ligne médiane postérieure.

On recherche du doigt, introduit dans la plaie, le bout supérieur du rectum, qu'on ne confondra pas chez les garçons avec la vessie, dans laquelle on aura placé une sonde Quand le rectum est découvert, on l'attire au niveau de la plaie, et on l'incise en croix pour donner issue au méconium. La muqueuse rectale doit être suturée à la peau, c'est par l'affrontement exact de la muqueuse et de la peau qu'on évitera la réascension de l'ampoule rectale et la formation d'un rétrécissement secondaire.

Si l'on ne découvre pas le bout supérieur du rectum, on doit établir un anus artificiel dans la fosse iliaque gauche.

Les imperforations du rectum avec abouchement dans les organes voisins peuvent souvent n'être l'objet d'une intervention qu'à une époque plus tardive. Néanmoins, on doit redouter les infections ascendantes des voies urinaires, quand il s'agit d'abouchements du rectum dans l'urètre ou dans la vessie.

Les différentes *malformations génito-urinaires,* telles que l'hypospadias, l'épispadias, l'hermaphrodisme, n'exigent aucuns soins spéciaux, ni des interventions immédiates. L'exstrophie de la vessie peut être l'objet d'un traitement chirurgical précoce, mais celui-ci ne s'impose pas d'une façon urgente.

Les malformations testiculaires, telles que l'ectopie inguinale, crurale ou scrotale, ne sont opérables que plus tard. Néanmoins il est souvent utile, par quelques légers massages, de favoriser la descente du testicule dans le canal inguinal.

L'hydrocèle, assez fréquente, guérit presque toujours spontanément ; il est rare qu'on ait à en faire la ponction.

La fente anormale du canal vertébral, avec ou sans issue des méninges et de la moelle, constituant *le spina bifida,* mérite souvent un traitement chirurgical immédiat. On doit, en attendant, appliquer sur la tumeur un pansement aseptique, en évitant d'exercer la moindre compression.

Membres. — Les malformations du côté des membres ne méritent pas de traitement chirurgical immédiat. *Les doigts surnuméraires* ne seront amputés que plus tard. *Le pied bot* pourra être traité par des massages, mais le traitement chirurgical ne sera entrepris qu'ultérieurement.

Tumeurs. — Les tumeurs du nouveau-né entraînant de la dystocie auront parfois été entamées au cours des interventions nécessaires pour l'extraction du fœtus. En dehors de ces circonstances, il ne sera pas nécessaire de procéder à leur ablation immédiate.

Les nævi sont les tumeurs le plus fréquemment observées. On a essayé de les modifier par la vaccination pratiquée à leur niveau, afin de substituer à leur tissu propre un tissu de cicatrice. Le traitement par la cautérisation au fer rouge ou l'ablation peuvent s'imposer d'une façon urgente, quand les nævi affectent une allure hypertrophique.

LIVRE TROISIÈME

OPÉRATIONS

PREMIÈRE PARTIE

LES OPÉRATIONS D'EXTRACTION

CHAPITRE PREMIER

FORCEPS. INDICATIONS. PRONOSTIC

Le forceps est un instrument destiné à saisir et à extraire la tête du fœtus.

Il y a lieu d'étudier successivement : l'instrument lui-même, — la façon de saisir la tête, de faire « une prise », — les règles à suivre pour « l'extraction ».

1° DESCRIPTION DU FORCEPS

Le forceps est une pince formée de deux branches excavées, destinées à s'adapter sur les surfaces convexes de la tête fœtale. Cette partie excavée est appelée *courbure céphalique*.

Varnier dans des leçons faites en 1901 à la Faculté de Médecine a démêlé les obscurités qui entouraient l'histoire du forceps.

Le forceps a été inventé au xviie siècle par un barbier anglais nommé Chamberlen. Il tint son procédé secret, n'opérant que les bras cachés sous des couvertures. Ce secret n'avait d'autre but que l'exploitation de sa découverte, qui resta près d'un siècle l'apanage de sa famille. Le dernier des Chamberlen mourut en

1728, sans livrer son secret ; il avait fait murer ses forceps dans une cachette où on ne les retrouva qu'en 1813.

Le forceps fut pourtant vulgarisé au xviiie siècle, parce qu'il fut inventé à nouveau par un honnête homme cette fois, Palfyn (de Gand), qui le fit connaître à toute l'Europe et mourut pauvre.

On a inventé un nombre incalculable de forceps, mais, au milieu de tous, deux modèles méritent d'être retenus et étudiés : le forceps de Levret, et celui de Tarnier.

Forceps de Levret. — Ce forceps est formé de deux branches articulées et croisées. L'articulation est obtenue au moyen d'un pivot reçu dans une encoche. La branche à pivot s'appelle *branche mâle*, la branche à encoche *branche femelle*.

La branche mâle est le plus communément désignée sous le nom de *branche gauche,* et la branche femelle sous le nom de *branche droite.*

La branche à pivot, branche mâle, s'articule au-dessous de l'autre branche. Elle est destinée à se mettre en contact avec la partie gauche de la tête du fœtus, elle s'introduit sur le côté gauche de la vulve, dirigée par la main gauche de l'opérateur.

« Tout est gauche, sauf l'opérateur », disait Pajot.

Inversement, la branche femelle s'articule au-dessus de la branche mâle, elle est destinée à se mettre en contact avec la partie droite de la tête du fœtus, elle s'introduit sur le côté droit de la femme, dirigée par la main droite de l'opérateur.

Si l'on veut articuler l'instrument démonté, en prenant une branche dans chaque main, il est très difficile de faire cette articulation, si on ne tient pas la branche gauche de la main gauche et la branche droite de la main droite (1).

Dans chaque branche on distingue deux parties : *le manche* et *la cuillère.*

La cuillère est la partie prenante, excavée, elle est fenêtrée.

____

(1) C'est un piège classique aux examens d'embarrasser le candidat qui n'a jamais manié de forceps. Le juge lui tend le forceps désarticulé, et il n'arrive pas à l'articuler s'il ne saisit pas les branches avec les mains de même nom.

Le manche est formé par l'autre extrémité de la branche ; il se termine par une partie recourbée en dehors (quand le forceps est articulé), formant *crochet,*

Ce crochet a pour but d'offrir à la main un point résistant pour l'extraction.

Les branches regardées de profil ne sont pas rectilignes, elles présentent une courbure, dite *courbure pelvienne,* par laquelle les cuillères forment avec le manche un certain angle.

Cette courbure pelvienne est ainsi nommée, parce qu'elle a été établie dans le but de donner au forceps une courbure correspondant aux différents axes, du détroit supérieur, de l'excavation et du détroit inférieur.

En réalité cette courbure n'est utile que parce qu'elle suit la courbure formée par l'axe de l'excavation et celui de l'orifice vulvaire.

Le forceps de Levret, forceps articulé, croisé, ayant courbure céphalique et pelvienne représente le forceps, qui a été le plus usité en France pendant de longues années.

Le forceps Tarnier. — Ce forceps a pour but de rendre indépendantes, dans le même instrument, une partie destinée à la préhension, et une partie destinée à la traction. La première partie constitue « les branches de préhension », la seconde « le tracteur ».

Branches de préhension. — Ce sont les deux branches déjà décrites dans le forceps Levret. Dans le forceps Tarnier, elles sont seulement un peu plus courtes, et munies d'une vis de pression.

Tracteur. — Le tracteur constitue la partie originale du forceps Tarnier. Il est formé d'une pièce métallique coudée, destinée à s'articuler sur les branches de préhension.

Cette pièce coudée possède, au niveau de sa coudure, une articulation qui permet aux deux parties de la coudure de jouer latéralement l'une sur l'autre.

Le tracteur porte à une de ses extrémités une barre transversale, arrondie, articulée sur pivot, destinée à être saisie par les mains de l'opérateur pendant l'extraction. A l'autre extrémité du tracteur se trouve un verrou recevant deux tiges métalliques.

Ces deux tiges, dites *tiges de traction,* servent à relier le tracteur aux branches de préhension.

Les deux tiges de traction sont fixées chacune à une branche du forceps par un moyen assez ingénieux. Elles sont maintenues à frottement contre un petit bouton métallique. Elles font ainsi corps avec la branche, dont elles n'augmentent pas le volume d'une façon sensible. Elles ne sont libérées qu'au moment d'être articulées avec le tracteur.

Le tracteur forme dans son ensemble un système coudé, très mobile sur le système de préhension.

Le résultat de cette disposition est que la traction peut être faite dans la direction indiquée par la tête elle-même. Celle-ci, en effet, porte, comme le cimier d'un casque, les branches de préhension. Ces branches indiquent alors tous les mouvements de la tête, et peuvent servir pour « aiguiller » le sens des tractions à exercer.

2° INDICATIONS DU FORCEPS

Ces indications ne peuvent être discutées que si certaines conditions sont réalisées. Il en est deux indispensables, pour pouvoir extraire le fœtus :

1° Il faut que les membranes soient rompues ;

2° Il faut que l'orifice utérin soit complètement dilaté ;

Ces deux conditions sont nécessaires, on verra plus loin qu'il est en outre préférable que la tête soit engagée.

Ces conditions étant remplies, on peut considérer

FORCEPS DE TARNIER

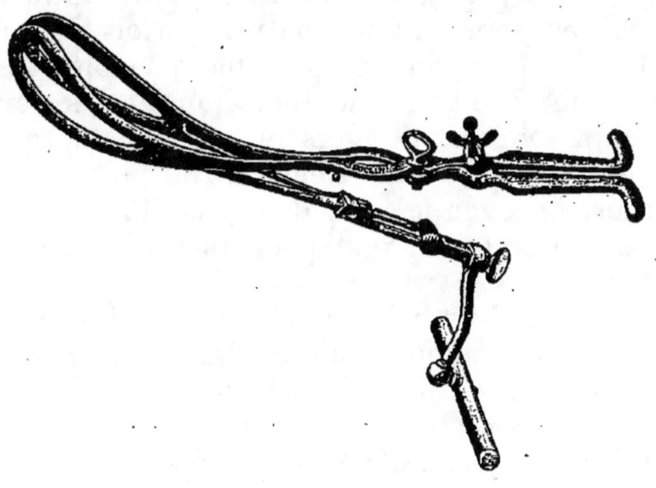

Fig. 81. — S. Tarnier.

deux sortes d'indications : les unes tirées de l'état de l'enfant, les autres de l'état de la mère.

Indications tirées de l'état de l'enfant. — C'est une indication très importante que celle qui est tirée de *l'état de souffrance de l'enfant.* Cette indication peut se montrer avec la plus grande brusquerie, et il arrive qu'on se trouve dans la nécessité de pratiquer d'une façon immédiate une application du forceps.

Au cours de la période d'expulsion, sous une influence le plus souvent indéterminée, on voit parfois s'écouler à la vulve le liquide amniotique plus ou moins teinté de méconium. C'est là une indication que le fœtus souffre ou a souffert. Si alors on ausculte, et qu'on trouve les bruits du cœur ralentis à 100 pulsations ou au-dessous, la conduite est toute tracée, il faut au plus tôt extraire le fœtus en pratiquant une application de forceps.

En vue d'une éventualité pareille, il est d'une bonne pratique d'avoir toujours pendant la période d'expulsion, son forceps stérilisé, baignant dans son eau d'ébullition.

Le défaut de progression de la tête mérite de prendre place parmi les indications tirées de l'état du fœtus. Il s'agit dans ces cas le plus souvent de variétés postérieures, dans lesquelles la tête, mal fléchie, n'arrive pas à accomplir son mouvement de rotation. D'autres fois, il s'agit de variétés antérieures, immobilisées en avant, ne tournant pas, arrêtées, fixées par une bosse séro-sanguine faisant cheville dans l'orifice pubo-coccygien. Dans ces conditions, si la tête ne progresse pas, même si l'enfant ne souffre pas, on est en droit d'intervenir.

La durée de l'expectation ne doit pas être, ainsi que le disait Pajot « une question d'horlogerie ». On ne peut fixer des limites précises à cette période de surveillance. Mais on peut adopter comme règle de montrer beaucoup de patience dans les cas où la progression s'effectue, même avec lenteur. Au contraire, on peut faire une application de forceps, quand on a acquis la conviction que les progrès sont nuls.

En adoptant cette ligne de conduite, en usage à la clinique Baudelocque, on arrive à restreindre considérablement le nombre des applications de forceps.

Indications tirées de l'état de la mère. — Ces indications peuvent avoir pour origine soit l'état local, soit l'état général.

Indications tirées de l'état local. — Pendant longtemps on a enseigné qu'il était nécessaire de pratiquer une application de forceps, quand l'accouchement ne se trouvait pas terminé deux heures après la dilatation complète. Cette intervention était recommandée afin d'éviter « la compression prolongée de parties molles maternelles » ; elle avait pour but de prévenir la production des escarres vaginales, laissant après leur chute d'interminables fistules vésico-vaginales et vésico-rectales.

Or ces fistules, nées à la suite de l'accouchement, ont été surtout observées dans la période où l'on a pratiqué beaucoup d'applications de forceps pour les éviter. Leur fréquence a considérablement diminué, à l'heure actuelle, et l'on peut même dire que, depuis qu'on pratique beaucoup moins d'applications de forceps, ces fistules sont devenues exceptionnelles. Si bien que l'on est en droit de se demander si ces nombreuses fistules, observées autrefois, loin de dépendre des compressions exercées par la tête, n'étaient pas plutôt imputables aux délabrements créés par des applications de forceps plus ou moins bien conduites.

La mauvaise orientation de la vulve et *la résistance*

du périnée fournissent des indications tirées de l'état local. La résistance périnéale se voit surtout chez les primipares âgées. Ainsi que le disait Dionis au xviiie siècle, la peau des vieilles brebis est moins souple que celle des jeunes brebis. Et de fait, d'après les recherches de Varnier et de Dubé, 25 pour 100, soit un quart des primipares au-dessus de 30 ans ont besoin d'une application de forceps.

L'éventration qui, par l'énorme écartement des muscles droits, rend tout effort impossible, mérite de prendre place parmi les indications tirées de l'état local.

Indications tirées de l'état général. — Sous des influences très diverses, il arrive que l'utérus se contracte mal, ou même ne se contracte plus du tout. On se trouve alors en présence de cet état mal défini, désigné sous le nom « d'inertie utérine », caractérisé par la faiblesse des contractions de l'utérus.

La faiblesse ou l'arrêt des contractions peut s'observer en dehors de toute cause apparente. On l'observe, suivant Pajot, surtout chez des femmes molles, blondes, lymphatiques, sans volonté. Chez elles, l'utérus ne se contracte que peu ou mal et elles ne font aucun effort pour pousser dans la période d'expulsion. L'application de forceps est le seul remède à conseiller contre cet état, quand la dilatation est complète.

Cette faiblesse ou arrêt des contractions s'observe surtout quand l'utérus est fatigué, à bout de forces ; c'est alors qu'il ne se contracte plus.

Un *état général grave* de la mère rend parfois nécessaire de ne pas laisser se prolonger la durée de l'accouchement, et d'abréger, dans la mesure du possible, la durée de la période d'expulsion. De là des indications d'appliquer le forceps, chez les femmes atteintes de convulsions éclamptiques, chez les femmes cardiaques en état d'asystolie, chez toutes les femmes présentant un état infectieux avec fièvre et symptômes généraux.

Fréquence des applications de forceps. — A la clinique Baudelocque, on pratique par an une trentaine d'applications de forceps sur plus de 2 000 accouchements. C'est là certainement une proportion très inférieure à celle que l'on observe dans la pratique. Il suffit, pour comprendre cette différence, de lire dans les statistiques annuelles de ce service la durée des périodes d'expulsion qui, parfois avant l'application de forceps terminale, durent quatre heures, cinq heures ou même six heures.

Cette expectation prolongée, justifiée dans des circonstances particulières, ne saurait être indiquée comme règle générale de conduite.

Il convient donc, sans obéir à l'ancienne formule qui conseillait le forceps deux heures après la dilatation complète, de ne pas laisser durer indéfiniment la période d'expulsion.

On sait que les applications de forceps sont plus fréquentes pour les variétés postérieures que pour les variétés antérieures (10 pour 100 au lieu de 5 pour 100 environ, d'après les chiffres de Varnier et Bataillard). Chez les primipares âgées, comme cela a été vu plus haut, le forceps est nécessaire dans environ un quart des cas.

3° PRONOSTIC DES APPLICATIONS DE FORCEPS

Ce pronostic dépend surtout des conditions dans lesquelles se trouve pratiquée l'opération : il varie, suivant que l'enfant a plus ou moins souffert, suivant que l'opération présente plus ou moins de difficultés, et celles-ci sont aussi en rapport avec la variété d'applications de forceps.

Variétés d'applications de forceps. — On distingue généralement : le forceps au détroit supérieur, le forceps dans l'excavation, le forceps au détroit inférieur, le forceps à la vulve. En réalité on devrait réduire ces variétés à deux catégories : le forceps *au détroit supérieur* et le forceps *dans l'excavation*. La tête ne pouvant être saisie et extraite que dans l'une ou l'autre de ces parties du bassin.

La tête, dite au détroit inférieur, ou à la vulve est, et ne peut être que *dans l'excavation*. Si elle était dans le périnée, sur le point de franchir l'orifice vulvaire, on ne pourrait appliquer le forceps sur elle, sans la faire rentrer de force dans l'excavation.

Il n'y a donc lieu d'envisager le pronostic que dans les deux variétés suivantes :

1° Forceps au détroit supérieur ;

2° Forceps dans l'excavation.

Pronostic des applications de forceps au détroit supérieur. — Le forceps au détroit supérieur est une opération dangereuse pour le fœtus, surtout si le bassin est vicié (1). Ainsi que l'indiquent les statistiques, la mortalité a pu être évaluée entre 27 pour 100 et 35 pour 100. Il faut aussi tenir compte dans ce pronostic non seulement de la mortalité, mais aussi de la morbidité : accidents méningés, troubles cérébraux, maladie de Little, incontinence d'urine.

Dans une statistique faite par Varnier dans le service de Pinard, la mortalité à la suite du forceps au détroit supérieur dans des bassins *non rétrécis* est évaluée à environ 27 pour 100.

Pronostic des applications du forceps dans l'excavation. — Quand l'application de forceps est faite dans l'excavation, la dilatation étant bien com-

---

(1) On verra plus loin que le forceps appliqué au détroit supérieur transforme le bassin normal en bassin rétréci.

plète, la tête n'a à lutter que contre la résistance du périnée, et le fœtus sort indemne de cette lutte dans l'immense majorité des cas. Varnier, dans la statistique précitée, évalue à environ 5 pour 100 la mortalité des enfants ayant subi une application de forceps dans l'excavation. On voit qu'il y a loin de ce chiffre de 5 pour 100 à celui de 27 pour 100 des forceps au détroit supérieur.

Il est juste de tenir compte, dans l'appréciation de ces résultats, de l'état de souffrance du fœtus, antérieur à l'intervention, et créant les indications de cette intervention.

La conclusion, qui se dégage, est que l'application de forceps, au détroit supérieur, présente pour l'enfant des dangers considérables. Le pronostic des applications de forceps faites dans l'excavation comporte en revanche peu de gravité. Néanmoins l'application de forceps constitue toujours un traumatisme dont on ne peut prévoir l'intensité ; aussi faut-il ne recourir au forceps que quand les indications se trouvent nettement posées. On doit, pendant la période d'expulsion, alors que le fœtus se présente par le sommet, avoir toujours à sa portée un forceps stérilisé, afin de pouvoir, si cela devenait nécessaire, l'appliquer d'une façon immédiate. Il faut savoir manier cet instrument, et s'être préparé à bien l'appliquer, mais il est bon aussi de savoir ne pas s'en servir.

CHAPITRE II

LES PRISES DU FORCEPS

1º FAÇON DE SAISIR LA TÊTE

On désigne sous le nom de « prises » les différentes façons de saisir la tête à l'aide du forceps.

Les deux branches du forceps étant symétriques, elles ne peuvent saisir et tenir que des parties symétriques. Or, sur la tête, il n'y a de symétriques que les parties latérales, les régions pariétales et malaires.

La face et l'occiput n'étant pas symétriques entre eux ne peuvent être tenues par le forceps. A la rigueur le front et l'occiput peuvent être saisis, mais non tenus solidement. Il en est de même quand le forceps saisit la tête obliquement de la bosse frontale à l'apophyse mastoïde ; cette prise n'offre aucune solidité.

Il ne reste donc qu'une prise solide, c'est la prise dans laquelle la tête est saisie transversalement d'une bosse pariétale à l'autre. Mais cela n'est pas suffisant.

Il faut que, tout en tenant solidement la tête, le forceps ne la place pas dans une attitude intermédiaire à la flexion et à l'extension, qui lui ferait présenter au bassin ses plus grands diamètres. Le forceps doit donc ne pas défléchir la tête, s'il s'agit d'une présentation du sommet, il ne doit pas la fléchir s'il s'agit d'une présentation de la face. Ce but est atteint quand la prise est « pariéto-malaire », c'est-à-dire lorsque les cuillères embrassent la région pariétale et la région malaire ; mais cette prise ne peut être effectuée que si la tête est bien fléchie (présentation du sommet), ou franchement défléchie (présentation de la face).

La prise pariéto-malaire. — Dans la prise pariéto-malaire, les cuillères s'appliquent sur la région pariétale, couvrent la région malaire jusque sur les joues au-devant des oreilles. La fenêtre de la cuillère est placée de telle sorte que son bord postérieur passe sur l'oreille.

Ainsi disposé, le forceps peut avoir sa courbure pelvienne regardant, soit le front, soit l'occiput. L'occiput devant être conduit, au cours de l'extraction, sous le pubis, il est naturel de faire en sorte que la courbure pelvienne du forceps soit dirigée vers l'occiput. La courbure pelvienne de l'instrument correspondra alors au trajet courbe que doit parcourir la tête, pour passer de l'excavation dans les parties molles du périnée.

On aura donc une bonne prise pariéto-malaire, en plaçant les cuillères sur la région pariétale et malaire, avec la courbure pelvienne du forceps ayant sa concavité dirigée vers l'occiput du fœtus.

Cette prise pariéto-malaire est à exécuter, alors que la tête se trouve dans une des attitudes suivantes : ou la rotation est faite, alors la tête est en « variété directe », c'est-à-dire en occipito-pubienne, ou en occipito-sacrée, — ou bien la rotation n'est pas faite, et la tête

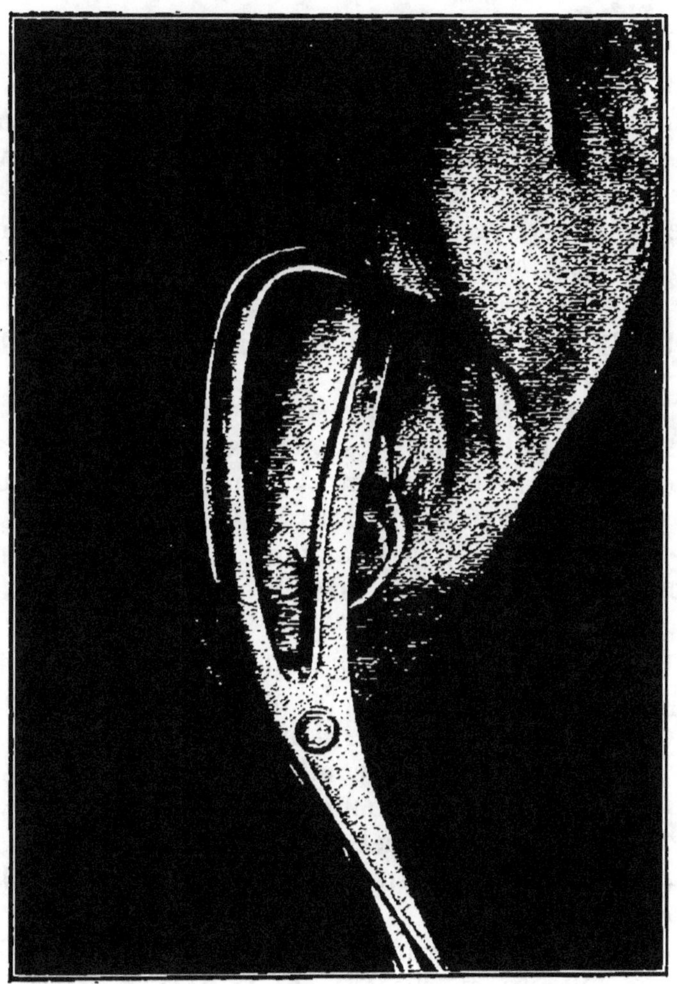

Fig. 82.

se trouve alors en « variété oblique » ou en « variété
transversale ».

1° PRISES DANS LES VARIÉTÉS DIRECTES

On désigne sous le nom de variétés directes, les occipito-pubiennes et les occipito-sacrées. Dans ces cas la
tête, après sa rotation, se trouve toujours descendue
dans l'excavation, puisqu'elle a tourné pour aborder la
fente pubo-coccygienne. On sait que cette rotation a,
dans la très grande majorité des cas, ramené l'occiput
sous le pubis : la tête est alors en occipito-pubienne, —
exceptionnellement l'occiput est en arrière : en occipito-sacrée.

Prise dans les occipito-pubiennes. — L'occiput
est sous le pubis, les régions pariéto-malaires sont
situées l'une à gauche, l'autre à droite. Le forceps convenablement placé aura donc sa courbure pelvienne
dirigée en haut (1), la branche gauche sera placée à
gauche de la femme, la branche droite sera placée à
droite.

Placement de la branche gauche. — Il faut commencer par la branche gauche, parce qu'elle porte le pivot
et s'articule au-dessous de la branche droite.

Le but proposé est de conduire cette branche sur la
région pariéto-malaire gauche du fœtus, un peu en avant
de l'oreille, la courbure pelvienne regardant en haut. Le
mieux est de l'y conduire, en la faisant précéder de la
main.

Quatre doigts de la main droite sont introduits dans
l'orifice vulvaire et glissent sur le côté gauche de la
tête en l'embrassant de leur face palmaire. Il est recom-

(1) La femme est supposée couchée dans le décubitus dorsal, en
position obstétricale.

mandé d'aller atteindre du bout des doigts le pavillon de l'oreille.

Cette recommandation vise plusieurs buts : d'abord d'assurer le diagnostic, ensuite de reconnaître la place où sera conduite la branche du forceps, enfin et surtout de pénétrer au delà de l'orifice du col, et de frayer la voie au forceps, qui ne peut ainsi s'égarer dans les culs-de-sac du vagin.

La branche gauche (tenue de la main gauche) est glissée doucement sur la face palmaire des doigts de la main droite et la cuillère n'a qu'à prendre la place de ces doigts.

La main est alors retirée. La branche est confiée à un aide (intelligent et non jaloux, disait Pajot), qui doit la maintenir, et veiller à ce qu'elle ne subisse aucun déplacement.

Placement de la branche droite. — Ce placement est très facile, parce qu'on n'a pas à repérer la région pariéto-malaire droite. On est sûr en effet d'y avoir placé la deuxième branche, lorsque celle-ci peut s'articuler avec la branche précédemment introduite. Si la branche gauche a été bien placée sur la région pariéto-malaire gauche, quand on articulera l'instrument, la branche droite se trouvera sûrement sur la région pariéto-malaire droite.

Il ne reste donc qu'un souci, lors de l'introduction et du placement de la deuxième branche, celui de franchir l'orifice du col, sans aller s'égarer dans les culs-de-sac vaginaux. Or, cela est facile lorsque la dilatation est franchement complète ; dans ce cas, en effet, l'orifice du col est le plus souvent inaccessible, remonté qu'il est au niveau du cou du fœtus. Il suffit de guider de deux doigts l'introduction de la branche droite pour être sûr qu'elle ne s'égare pas et qu'elle reste bien au contact de la tête.

La branche droite sera introduite sur le côté droit de

FORCEPS DANS L'EXCAVATION

OCCIPITO-PUBIENNE

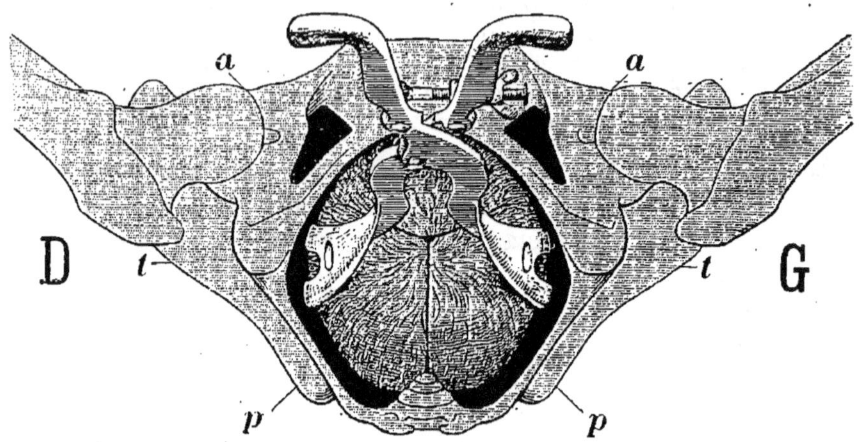

Fig. 83. — Farabeuf et Varnier.

La rotation est faite. Vue de face.

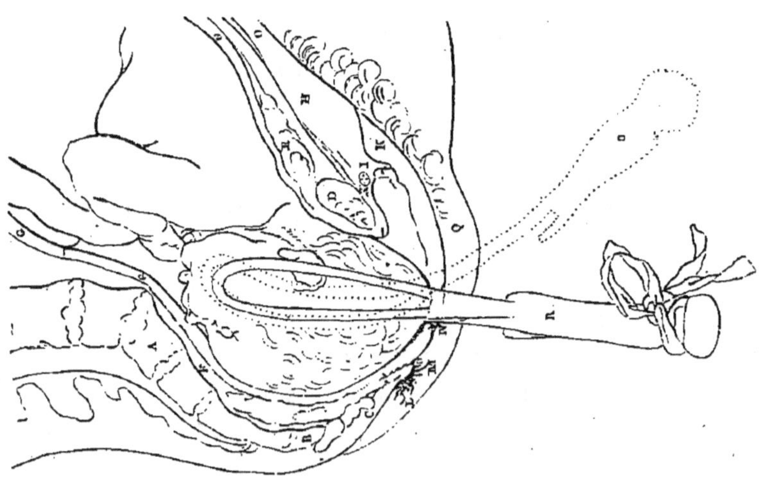

Vue de profil (Smellie). Le forceps courbe est en pointillé.

EXERCICES SUR LE MANNEQUIN

OCCIPITO-PUBIENNE

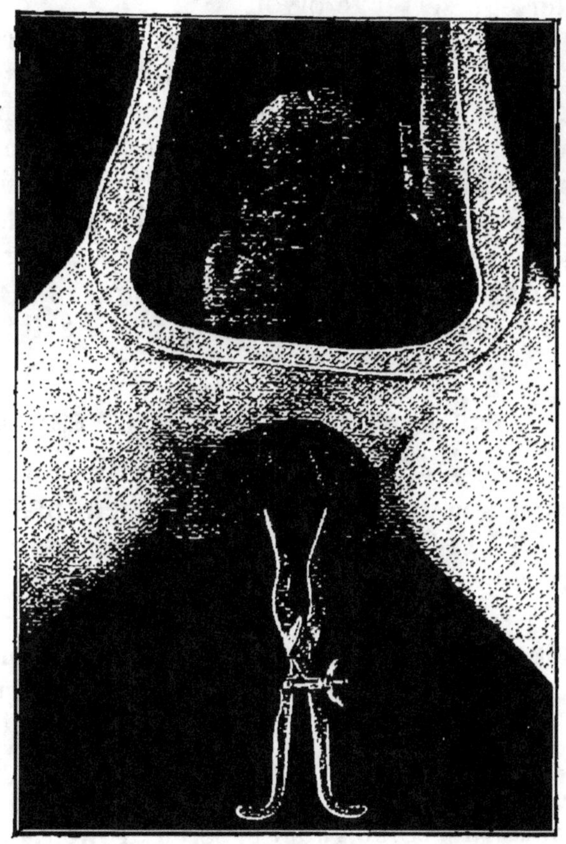

Fig. 84.

la vulve, en suivant la face palmaire des doigts guides,
elle sera poussée avec la plus grande douceur, jusqu'au
moment où l'encoche de son articulation correspondra
au pivot de la branche gauche. Il n'y aura plus alors
qu'à articuler et à serrer le pivot.

Prise dans les occipito-sacrées. — L'opération
est en tous points analogue à la précédente pour le placement des branches. La courbure pelvienne du forceps
se trouvera donc encore dirigée en haut, vers le pubis.
Mais le forceps ainsi placé aura sa courbure pelvienne
qui regardera, non pas l'occiput, mais le front, lequel
dans l'occipito sacrée est sous le pubis. Cette situation du front, comme on le verra plus loin, ne modifie
pas d'une façon sensible les conditions de l'extraction
de la tête.

3° PRISES DANS LES VARIÉTÉS TRANSVERSALES

Règles générales. — Il s'agit d'aller faire une prise
pariéto-malaire sur une tête transversalement placée en
OIGT ou en OIDT. Dans ces conditions, une des régions
pariéto-malaires est en avant et l'autre se trouve en arrière.

On appelle *branche antérieure* la branche du forceps
qui s'applique sur la région pariéto-malaire antérieure
et on appelle *branche postérieure* la branche appliquée
sur la région pariéto-malaire postérieure.

Etant donné que la tête, placée en transversale, peut
avoir l'occiput situé, soit à gauche, soit à droite, la courbure pelvienne du forceps, pour regarder l'occiput, sera
tantôt tournée à gauche (dans les gauches transversales),
tantôt tournée à droite (dans les droites transversales).

Si on regarde un forceps articulé, alors qu'on dirige
sa courbure pelvienne vers la gauche, on voit que la
branche postérieure est la branche gauche — si, au

contraire, on dirige la courbure pelvienne vers la droite, la branche droite est la branche postérieure.

Pour introduire ces branches, on trouvera plus de facilités à placer la branche postérieure que la branche antérieure. En effet, on trouve en arrière, dans la concavité du sacrum, toute la place voulue pour introduire une main guide ; tandis que, en avant, derrière le pubis, il est plus difficile d'introduire une main, et on ne le tente même pas. Il y a donc avantage à introduire d'abord la branche qui se place le plus facilement, c'est-à-dire la branche postérieure. La branche antérieure, introduite ensuite, n'aura qu'à venir s'articuler avec la branche postérieure pour être convenablement placée.

Prise dans les gauches transversales. — L'occiput se trouve situé à gauche, la courbure pelvienne devra donc être dirigée à gauche. Dans ce cas, en regardant le forceps articulé avec sa courbure pelvienne dirigée vers la gauche, on voit que la branche située en arrière, c'est-à-dire la branche postérieure, se trouve être la branche gauche. C'est donc cette branche qu'il faudra introduire la première.

Introduction et placement de la branche postérieure (gauche). — La région pariéto-malaire gauche est en arrière, au-devant du sacrum, sur la ligne médiane. C'est là que doit être conduite la cuillère. La cuillère gauche sera tenue de la main gauche.

Pinard, Farabeuf et Varnier, donnent le conseil d'introduire la main droite tout entière et de la conduire jusque sur la région pariéto-malaire postérieure, afin de reconnaître cette région, et d'y rester pour recevoir et placer la cuillère.

La main, ainsi profondément introduite, disparaît dans les parties génitales jusqu'au poignet, elle dirige et conduit la branche, pendant qu'elle protège les parties maternelles, mais elle produit un déplacement de la tête inévitable.

Il est possible de conduire en bonne place la cuillère

FORCEPS DANS L'EXCAVATION

GAUCHE TRANSVERSALE

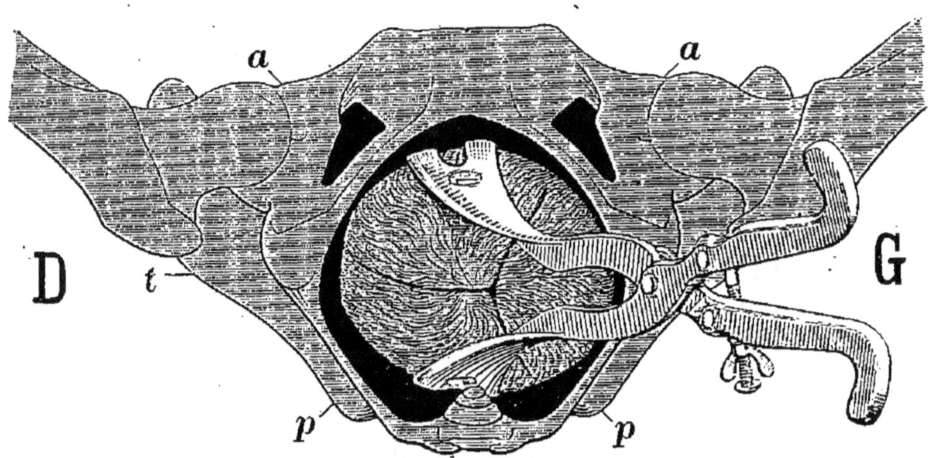

Fig. 85. — Farabœuf et Varnier.

La branche postérieure est la branche gauche.

EXERCICES SUR LE MANNEQUIN

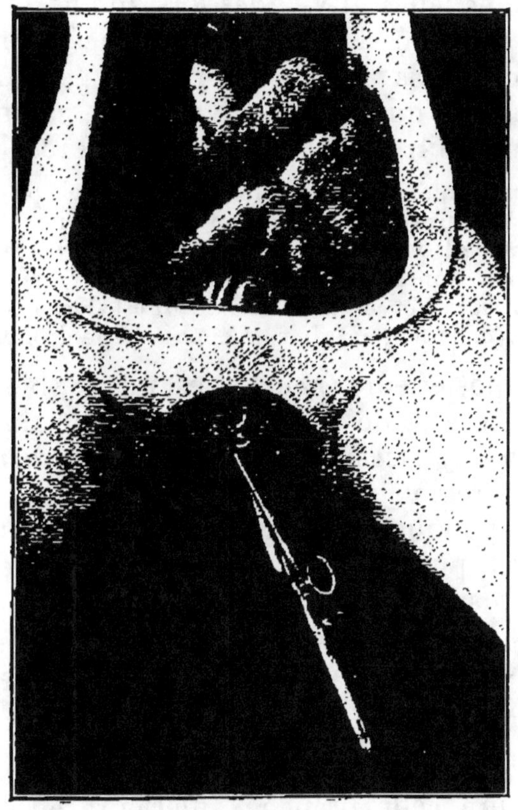

Fig. 86.

Les cuillères du forceps sont sur la ligne médiane, les man-ches reportés sur le côté gauche, parallèles à l'aîne du côté opposé.

postérieure, sans déplacer la tête, en procédant de la façon suivante :

La main droite va, aussi loin qu'il le faut, reconnaître la région pariéto-malaire et s'assurer que l'orifice du col ne fait aucun obstacle à l'introduction de la branche. Ces constatations faites, il y a, dès lors, moins d'intérêt à laisser cette main aussi profondément placée. On peut donc, pour faire de la place, retirer peu à peu la main au fur et à mesure que la cuillère pénètre, comme en un cathétérisme, dirigée sans la moindre force (1).

La cuillère postérieure (la gauche dans le cas actuel) placée sur la région pariéto-malaire gauche, correspond à la ligne médiane verticale du bassin de la femme. Comme cette branche possède une courbure pelvienne, son manche se trouve extérieurement fortement *porté sur la gauche*, et comme on l'a dit, il est alors à peu près parallèle à l'aine (de la femme) du côté opposé (aine droite).

La branche postérieure (gauche) est placée, bien placée ; on la confie à l'aide « intelligent et non jaloux ».

Introduction et placement de la branche antérieure (droite). — La région pariéto-malaire droite du fœtus, sur laquelle s'appliquera la cuillère droite, se trouve en avant, derrière le pubis. On ne peut songer à aller explorer cette région sans déplacer la première branche.

Cela n'aurait du reste aucun intérêt. En effet, étant donné que la région pariéto-malaire postérieure est en rapport avec la cuillère postérieure, on peut être certain que la cuillère antérieure sera en rapport avec la région pariéto-malaire antérieure, lorsqu'il sera possible d'articuler le forceps.

Pour conduire cette branche antérieure en bonne place, on recourt à une manœuvre décrite sous le nom de « demi-tour de spire », et indiquée par Mme Lachapelle.

---

(1) En faisant pénétrer la branche ainsi, on ne commet pas plus d'imprudence que l'on n'en commettra tout à l'heure, en faisant évoluer aussi, sans main guide, la branche antérieure, comme l'enseigne le procédé classique.

GAUCHE TRANSVERSALE DANS L'EXCAVATION

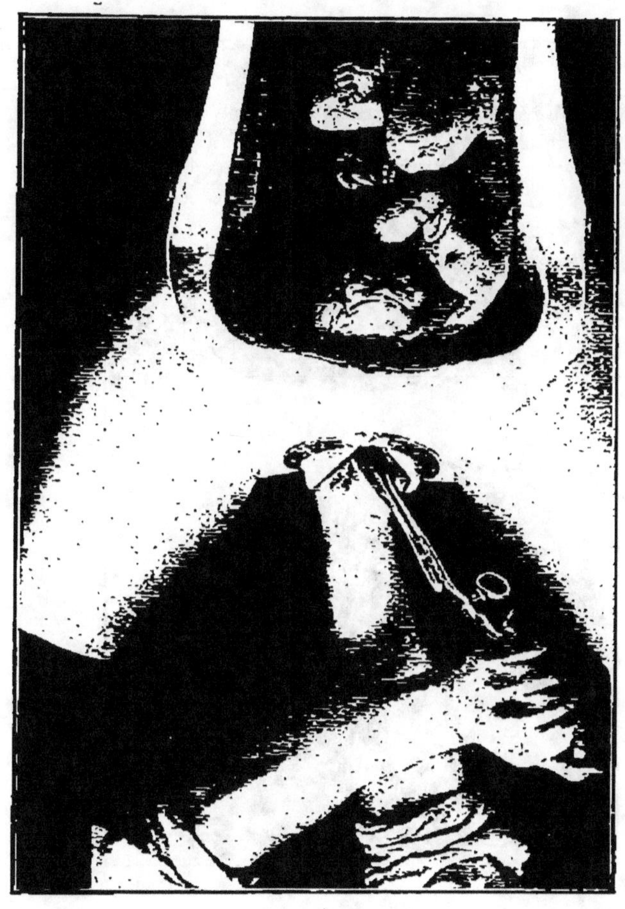

Fig. 87.

Placement de la branche postérieure (gauche).

La cuillère du forceps étant sur la ligne médiane, le manche se trouve reporté à gauche. Les avant-bras sont croisés.

GAUCHE TRANSVERSALE DANS L'EXCAVATION

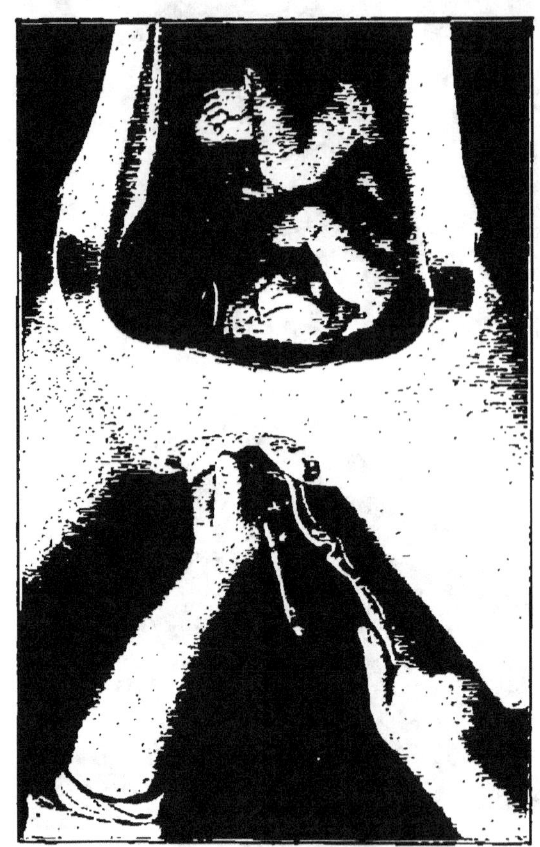

Fig. 88.

Placement de la branche antérieure (droite).
La main droite et la branche droite exécutent le tour de spire.

La branche gauche est fixée par la main d'un aide, qui pour la clarté de la figure n'est pas représentée ici.

EXERCICES SUR LE MANNEQUIN

GAUCHE TRANSVERSALE DANS L'EXCAVATION

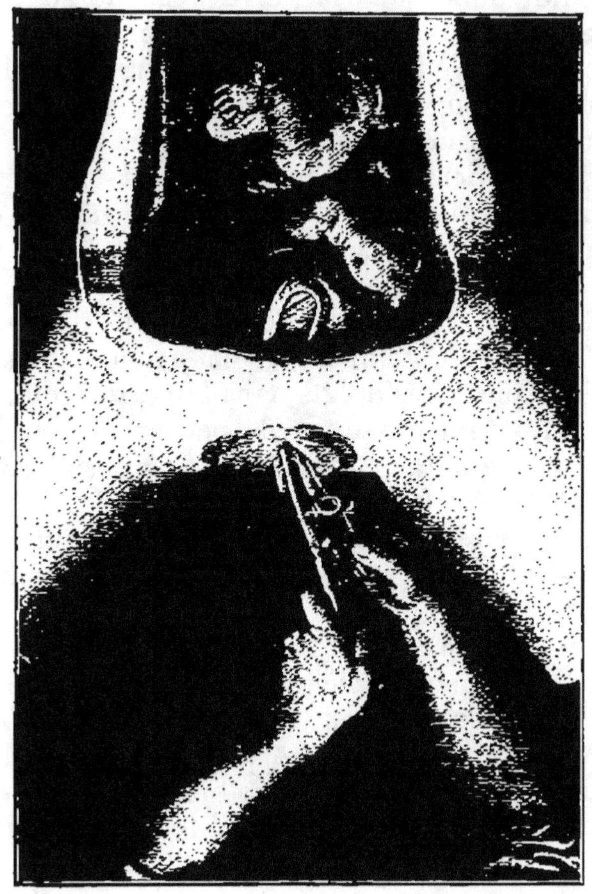

Fig. 89.

Articulation.

Voici en quoi consiste cette manœuvre :

La cuillère, introduite sur les parties latérales, doit être conduite en avant, en suivant la surface céphalique.

Ce résultat est obtenu, en abaissant et en tordant simultanément le manche de l'instrument.

On introduit donc dans la vulve deux doigts de la main gauche (1) sous la lèvre droite et on fait, en suivant la face palmaire de ces doigts, pénétrer la cuillère droite, comme si on voulait aller toucher de cette cuillère l'articulation sacro-iliaque droite.

La main, qui tient le manche, est alors fortement portée à gauche, au-dessus de la branche gauche que l'aide maintient toujours solidement et que l'on a pris le soin de ne pas déplacer soi-même.

On abaisse alors le manche de la branche droite, en le tordant en même temps vers la gauche, c'est le demi-tour de spire. Les doigts dans le vagin sentent et suivent, aussi longtemps qu'ils le peuvent, la cuillère qui se déplace, remonte et tourne en avant, en suivant la surface de la tête fœtale.

On conduit alors l'encoche de la branche droite vers le pivot de la branche gauche, on articule et la prise est terminée.

Le forceps articulé a ses manches franchement dirigés à gauche de la femme, parallèles à l'aine du côté opposé.

Prises dans les droites transversales. — L'occiput est à droite. La courbure pelvienne du forceps devra donc être dirigée à droite. La branche postérieure est la branche droite. C'est elle qu'il faudra introduire la première.

Introduction et placement de la branche postérieure

---

(1) Il s'agit encore de ne pas déplacer ni la tête, ni la branche placée. Les quatre doigts introduits n'iraient pas beaucoup plus loin, et exposeraient peut-être plus à des déplacements.

(droite). — La région pariéto-malaire droite est en arrière, au-devant du sacrum, sur la ligne médiane. C'est là que doit être conduite la cuillère droite.

La cuillère droite sera tenue de la main droite. Comme précédemment, la main libre (main gauche) ira reconnaître la région pariéto-malaire postérieure et s'assurer que l'orifice du col ne fait aucun obstacle. Cela fait, cette main se retirera pendant que doucement la cuillère postérieure (droite) prendra sa place.

La cuillère postérieure (droite dans le cas actuel), placée dans la région pariéto-malaire droite, correspond à la ligne médiane verticale du bassin de la femme. Comme cette branche possède une courbure pelvienne, son manche se trouve extérieurement fortement *porté sur la droite*, et, comme on l'a dit, à peu près parallèle à l'aine (de la femme) du côté opposé (aine gauche).

La branche postérieure (droite) est placée, bien placée ; on la confie à l'aide, qui ne la déplacera pas.

Introduction et placement de la branche antérieure (gauche). — La région pariéto-malaire gauche du fœtus, sur laquelle s'appliquera la cuillère gauche, se trouvera en avant, derrière le pubis.

On ne peut songer à aller explorer cette région sans déplacer la première branche. On sait du reste que cela serait sans intérêt. Il reste à faire exécuter à la branche antérieure le « demi-tour de spire ».

On introduit dans l'orifice vulvaire deux doigts de la main droite sous la lèvre gauche, et l'on fait, en suivant la face palmaire de ces doigts, pénétrer la cuillère gauche, comme si on voulait aller toucher du bec de cette cuillère l'articulation sacro-iliaque gauche.

La main qui tient le manche est alors fortement portée à droite, au-dessus de la branche droite que l'aide maintient toujours solidement, et que l'on n'a pas déplacée soi-même.

FORCEPS DANS L'EXCAVATION

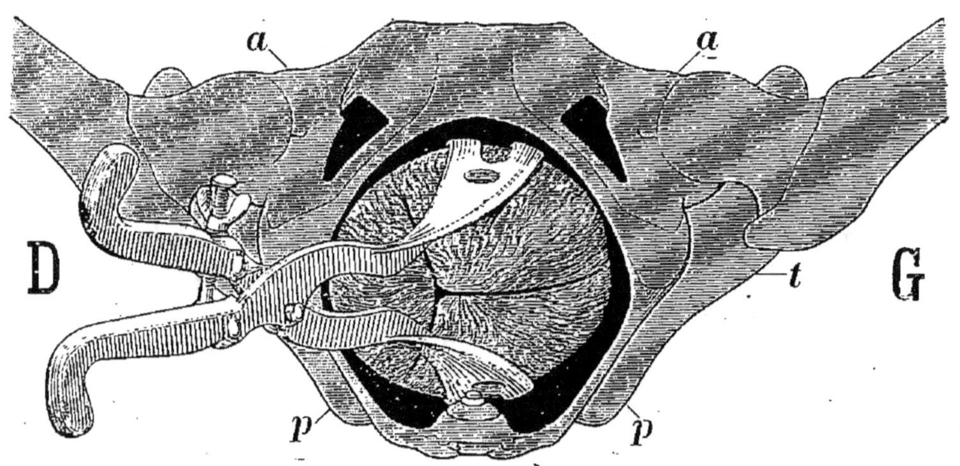

Fig. 90. — Faraboeuf et Varnier.

La branche postérieure est la branche droite.

EXERCICES SUR LE MANNEQUIN

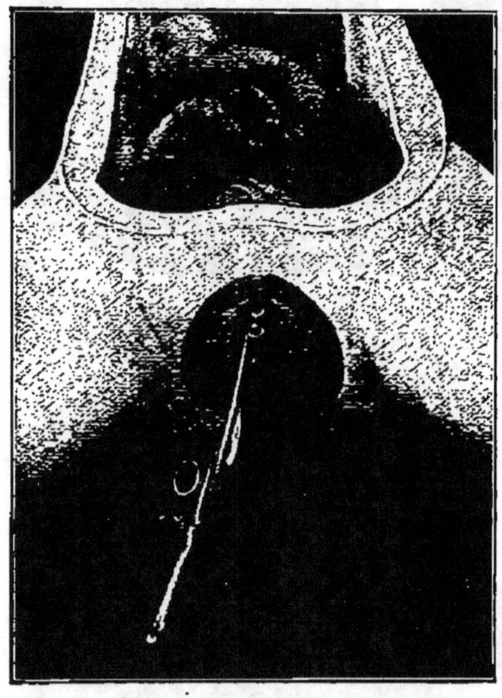

Fig. 91.

*Les cuillères du forceps sont sur la ligne médiane, les man-
ches reportés sur le côté droit, parallèles à l'aine du côté
opposé.*

DROITE TRANSVERSALE DANS L'EXCAVATION

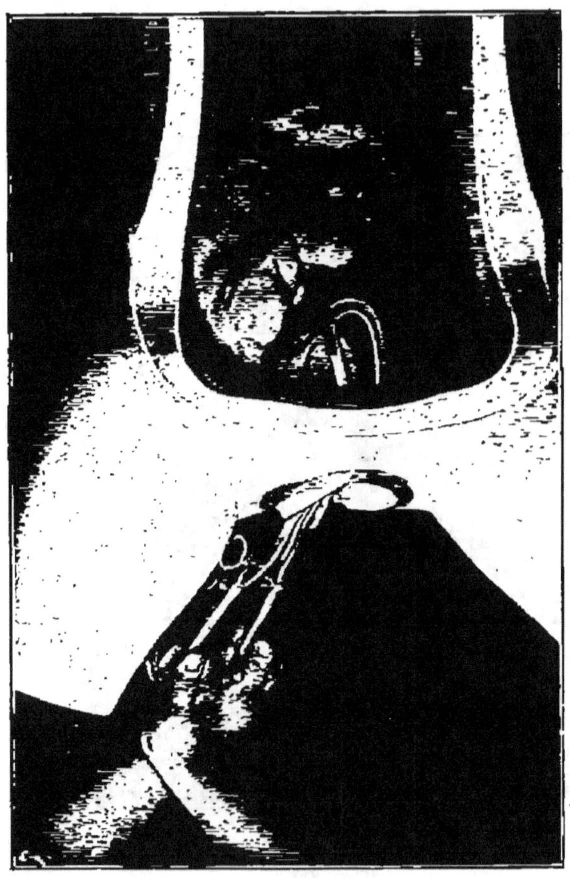

Fig. 92.

Avant le décroisement.

La main droite doit passer au-dessus et venir en dedans de la main gauche absolument fixe.

EXERCICES SUR LE MANNEQUIN

DROITE TRANSVERSALE DANS L'EXCAVATION

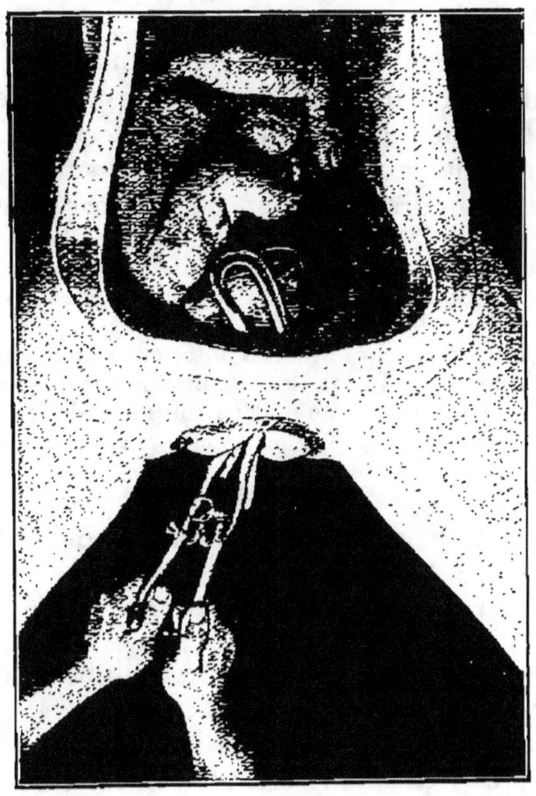

Fig. 93.

Le décroisement.

La main droite va conduire le pivot au-dessous de l'encoche et articuler.

On abaisse alors le manche de la branche gauche, en le tordant en même temps vers la droite. La cuillère se déplace, monte et tourne en avant, en suivant la surface de la tête fœtale.

Il ne reste plus qu'à articuler.

Mais ici surgit une difficulté qu'on n'a point rencontrée en opérant pour une gauche transversale. La branche droite (introduite la première) est située au-dessous de la branche gauche introduite ensuite. Le pivot de la branche gauche est donc au-dessus de l'encoche de la branche droite, et l'on ne peut pas articuler.

Il faut recourir à un tour de main appelé *le décroisement*. Cette manœuvre a pour résultat de conduire le pivot dans l'encoche. Voici comment on doit procéder :

On saisit la branche gauche, branche antérieure, qui peut être mobilisée sans inconvénient ; on la fait passer sur la branche droite, branche postérieure, qui ne doit pas être mobilisée, et l'on conduit le pivot vers l'encoche. On peut dès lors articuler.

Le forceps articulé a ses manches fortement dirigés à droite de la femme, parallèles à l'aine du côté opposé.

4° PRISES DANS LES VARIÉTÉS OBLIQUES

Il s'agit de saisir la tête en variété oblique, c'est-à-dire en OIGA, OIGP, OIDA, OIDP.

On a déterminé les manœuvres à exécuter pour le placement des cuillères dans ces différentes variétés de position, et on a décrit un manuel opératoire spécial pour chacune d'elles. C'est là une complication bien inutile, si l'on considère que la tête en variété oblique n'est pas immuable dans cette attitude.

Mutation artificielle des variétés obliques. — On peut, de la main qui explore, opérer une mutation, qui, de l'oblique, fera, soit une transversale, soit une occipito-pubienne, soit à la grande rigueur une occipito-sacrée.

Pinard et ses élèves transforment la droite ou la gauche postérieure en transversale, très exceptionnellement en occipito-sacrée. L'antérieure, suivant qu'elle est plus ou moins antérieure, peut être transformée en occipito-pubienne ou en transversale.

On arrive donc à ne pratiquer des prises que sur des variétés directes (OP ou OS), ou sur des variétés transversales (OIDT, OIGT).

C'est là une très grande simplification, car il ne reste à retenir que les applications dites directes, et les applications dites transversales.

On n'a, dans la pratique, à appliquer le forceps que sur une tête amenée à une des quatre attitudes suivantes :

directes : { occipito-pubienne.
{ occipito-sacrée.

transver- { occipito-iliaque droite transversale.
sales : { occipito-iliaque gauche transversale.

Cela reste vrai, quel que soit le degré d'élévation de la tête par rapport au bassin.

En effet, au détroit supérieur la tête est toujours en variété transversale ; quant aux autres variétés : directes ou transversales, elles s'observent alors que la tête est descendue dans l'excavation.

5° APPLICATIONS DU FORCEPS ATYPIQUES

On peut avoir à appliquer le forceps sur une tête défléchie, en présentation de la face ou du front (1).

---

(1) On devrait ne pas même faire mention des « applications de forceps sur la tête dernière », qui sont tout à fait irrationnelles, puisque la

La prise, pour être solide, doit être faite suivant les diamètres transverses de la tête, et la courbure pelvienne du forceps doit être dirigée vers la région fœtale qu'on veut ramener sous le pubis, c'est-à-dire, suivant les cas, le menton ou le front.

Forceps dans les présentations de la face. — La tête étant bien défléchie, on applique les branches sur les régions pariéto-malaires, comme pour la tête fléchie ; la branche postérieure est placée la première. Ce n'est plus ici l'occiput, mais le menton que doit regarder la courbure pelvienne du forceps, car c'est le menton qu'il faut de toute nécessité ramener sous le pubis.

Les indications du forceps sur la face doivent être très exceptionnellement posées, à cause du danger, par une erreur de manœuvre ou de diagnostic, de transformer la variété de position en mento-sacrée, et de rendre ainsi le mécanisme de l'accouchement impossible

Forceps dans les présentations du front. — La tête se trouve saisie par un diamètre transverse, qui ne passe pas par les régions pariéto-malaires. Les branches sont appliquées suivant les règles ordinaires, mais on doit redouter l'enclavement de la tête dans le bassin.

---

tête peut beaucoup plus simplement être saisie et entraînée par le maxillaire inférieur ou par le tronc, sans le secours d'un instrument.

Quant à « l'application de forceps sur le siège », elle est à juste titre abandonnée, car le forceps est un instrument construit pour être appliqué sur la tête, et non sur une autre région fœtale.

CHAPITRE III

L'EXTRACTION PAR LE FORCEPS

La tête, au cours de l'accouchement naturel, accomplit trois étapes ou temps qui sont: l'engagement, la rotation, et le dégagement. Ces trois temps doivent être produits artificiellement dans l'extraction à l'aide du forceps.

1º ENGAGEMENT ARTIFICIEL

Mécanisme de l'engagement artificiel. — La tête, au détroit supérieur, est inclinée sur son pariétal postérieur, elle doit, pour pénétrer dans le bassin, pour s'engager, loger sa bosse pariétale postérieure dans la concavité du sacrum.

Farabœuf et Varnier ont démontré qu'on ne peut pas, à l'aide du forceps, faire exécuter à la tête ce mécanisme naturel.

Suivant ces auteurs, le forceps, qui s'élève de la vulve au détroit supérieur pour saisir la tête, ne peut le faire qu'en se plaçant comme un pont au-dessus de la concavité du sacrum. Et cela se trouve réalisé aussi bien quand la prise est régulière (pariéto-malaire), que quand elle est irrégulière (fronto-mastoïdienne).

Dans ces conditions, la tête, saisie par le forceps au détroit supérieur, ne peut pas s'engager en profitant de la concavité sacrée. Cette tête, si elle est attirée de force, vient butter contre le pubis, et ne peut franchir le détroit supérieur, qu'en se réduisant, soit par chevauchement, soit par enfoncement et fracture du pariétal antérieur.

Le forceps rétrécit de la sorte le bassin même normal, et à plus forte raison un bassin déjà vicié.

Suivant la remarque de Pajot, la tête, saisie par un forceps et enclavée dans un bassin étroit, ressemble au morceau de fusain, qui s'écrase à mesure que l'on pousse l'anneau qui serre les branches d'un porte-crayon.

Cette pression, Farabeuf a cherché à la mesurer expérimentalement, et il a constaté que la tête subit une pression dix fois plus grande que la force de traction employée.

En d'autres termes, une traction évaluée à 10 kilogrammes se traduit par une pression de 100 kilogrammes sur la tête fœtale.

La conséquence clinique de ces faits a été relevée par Varnier dans le chiffre de la mortalité des enfants extraits au moyen du forceps appliqué au détroit supérieur, ce chiffre atteint de 27 à 35 pour 100, sans compter les blessés qui gardent toute leur vie les infirmités provenant du traumatisme reçu à la naissance.

La conclusion qui s'impose, c'est que le forceps au détroit supérieur reste une opération dangereuse pour le fœtus, quelle que soit la façon dont on saisit la tête. Cette remarque faite, il faut reconnaître qu'un certain nombre d'enfants ont pu être extraits vivants, sans présenter de lésions apparentes, malgré le traumatisme inévitable dans toute application de forceps au détroit supérieur.

Sens des tractions. — La tête saisie est attirée dans le bassin. Différents moyens ont été proposés, ils varient avec l'instrument employé : forceps Levret, for-

ceps Tarnier, ou levier de Farabeuf. Ce dernier a été spécialement construit pour effectuer l'engagement de la tête.

Forceps Levret. — Les branches de ce forceps servant de tracteurs, on ne peut tirer que suivant l'axe de
l'orifice vulvaire et non pas suivant l'axe du détroit supérieur. Ce résultat est inévitable, même si l'on recourt
à l'artifice classique, qui consiste à faire descendre la
tête, au moyen d'un mouvement de bascule, obtenu en
fixant l'articulation du forceps, saisie à pleine main,
pendant qu'on cherche à en élever les manches.

L'axe du détroit supérieur est très différent de celui
de l'orifice vulvaire, puisque, si cet axe était prolongé
en bas, il traverserait les parties profondes au niveau
de l'articulation de la première et de la deuxième vertèbre coccygienne.

La tête étant au détroit supérieur, on ne peut arriver avec le forceps Levret qu'à tirer dans une mauvaise
direction, et ces tractions ont pour résultat d'appuyer
la tête contre le pubis.

Le forceps Tarnier. — Tarnier crut avoir trouvé un
moyen de tirer suivant l'axe du détroit supérieur, en
plaçant sur le forceps un tracteur coudé, destiné à contourner toute l'épaisseur du périnée.

Ce tracteur permet, grâce à sa coudure et à sa mobilité, de tirer suivant l'axe des cuillères (dont l'axe
diffère de l'axe des branches, à cause de la coudure pelvienne). Mais cette circonstance n'est d'aucun intérêt au
détroit supérieur, où la tête est transversalement placée, étant donné qu'elle ne peut être saisie avec le forceps Tarnier du front à l'occiput. Or, ce n'est qu'à
l'aide de cette dernière prise qu'on pourrait à la rigueur
tirer dans la bonne direction.

La conclusion, c'est que le forceps Tarnier ne permet pas d'effectuer l'engagement naturel, mais l'enga-

gement forcé, absolument comme le forceps Levret. Au détroit supérieur, ces deux forceps ont donc les mêmes inconvénients.

Le levier de Farabeuf. — Cet instrument dénommé « levier-préhenseur-mensurateur » est composé de deux branches rappelant par leur disposition celles du lithotriteur. Au moyen de cet instrument, la tête est saisie comme une pierre par le lithotriteur dans la vessie. Elle est prise d'un pariétal à l'autre, très solidement, et du même coup mesurée, on n'a qu'à lire la dimension du diamètre bi-pariétal sur un index à coulisse placé sur les manches de l'instrument.

La tête étant saisie transversalement, la manœuvre est des plus simples :

Dans un premier mouvement *d'élévation* des manches de l'instrument, la tête est inclinée sur son pariétal postérieur.

Un deuxième mouvement *d'abaissement* de ces manches, porte la bosse pariétale postérieure dans la concavité sacrée, pendant que la bosse pariétale antérieure descend derrière le pubis. L'engagement est ainsi effectué, suivant le mécanisme naturel.

Ce levier très ingénieux a jusqu'ici été peu employé. Toutefois il est juste de reconnaître que personne n'a formulé contre lui d'objections précises. On lui a reproché surtout de mobiliser la tête au moment de la prise, ce qui peut entraîner des procidences. On a pu trouver que le manuel opératoire, assez délicat, exigeait de la part de l'opérateur un exercice préalable prolongé. Il faut ajouter que cet instrument n'est utilisable qu'au détroit supérieur, et que, la tête engagée par le levier, il faut faire une application de forceps ordinaire pour obtenir la rotation et le dégagement de la tête.

2° ROTATION ARTIFICIELLE

Quand la tête est engagée, sous l'influence des con-

-tractions utérines ou des tractions du forceps, elle se trouve au bas de l'excavation. — Il faut alors, pour franchir la boutonnière ovale coccy-pubienne, que la tête tourne artificiellement, afin que l'occiput soit ramené sous le pubis, ou exceptionnellement vers le sacrum. En d'autres termes, la tête doit tourner en avant, ou en arrière.

Rotation en avant. — La tête étant dans l'excavation en variété transversale ou oblique, le forceps est placé latéralement, de telle sorte qu'une de ses branches se trouve antérieure et l'autre postérieure. La courbure pelvienne du forceps regarde l'occiput, lequel est situé à droite ou à gauche.

La manœuvre à exécuter se résume en ceci : il faut que la courbure pelvienne du forceps, qui regarde à gauche ou à droite, arrive à regarder directement en haut vers le pubis. Pour obtenir ce résultat, il faut faire exécuter aux manches de l'instrument *une grande circonférence,* ayant la vulve comme centre.

Les manches du forceps latéralement situés, au-devant d'une des cuisses de la femme, doivent être ramenés vers le pubis et au-dessus de lui.

Remarque. — Il ne faut pas oublier cette nécessité de faire exécuter une grande circonférence aux manches de l'instrument. Il faut se garder de vouloir obtenir la rotation en essayant de faire tourner les manches, comme on ferait tourner une clef dans une serrure.

La rotation en avant est la plus naturelle, celle qu'il faut toujours tenter, même quand l'occiput paraît très éloigné du pubis, comme dans les variétés obliques postérieures. Elle est nécessaire, quand il s'agit d'une présentation de la face.

Avec le forceps Tarnier, il est possible d'obtenir cette rotation spontanément par le simple fait des tractions.

Le tracteur pendant les tractions, étant toujours maintenu à un centimètre des branches de préhension, on peut voir ces branches de préhension qui coiffent la tête, se mobiliser et se tourner vers le pubis ; le tracteur n'a qu'à obéir à cette indication, et suivre les branches de préhension. Celles-ci se relèvent de plus en plus et finissent par se trouver au niveau du pubis. La rotation est effectuée.

En pratique cette rotation spontanée est un peu plus longue à obtenir que celle que l'on fait artificiellement, aussi est-il préférable de faire tourner, même avec le forceps Tarnier, car il est inutile, quand une application de forceps est nécessaire, de prolonger la durée de l'opération.

La rotation artificielle entraîne une pression de la cuillère qui laisse son empreinte sur la joue du fœtus. Cette empreinte est formée d'une ecchymose ou d'une petite plaie contuse rappelant la forme du bec de la cuillère. Ce léger traumatisme, très fréquent, n'a aucune conséquence, il siège sur la joue du fœtus qui se trouvait en avant au moment de la rotation, et indique le siège de la prise. C'est, comme on l'a dit, « la marque de fabrique ».

Rotation en arrière. — On ne cherche à la produire que très exceptionnellement, et quand on n'a pas pu obtenir la rotation en avant.

La rotation en arrière est le plus souvent la conséquence d'une erreur de diagnostic. On croit à une gauche transversale, par exemple, on fait tourner de gauche à droite pour ramener l'occiput sous le pubis. Or, on s'est trompé, il s'agissait d'une droite transversale, et le mouvement de gauche à droite entraîne l'occiput en arrière.

Cette rotation en arrière doit être particulièrement évitée dans les applications de forceps sur la face, car l'extraction de la tête en mento-sacrée serait impossible.

Dans les cas d'occipito-sacrée, quand la tête se trouve prise dans le forceps renversé, alors que la courbure pelvienne est dirigée en bas, on a donné le conseil de désarticuler et de faire une nouvelle prise avec courbure pelvienne en haut. C'est là une manœuvre inutile, étant donné qu'on peut sans aucun inconvénient extraire la tête saisie dans le forceps, même alors que la courbure pelvienne est dirigée en bas.

3° LE DÉGAGEMENT ARTIFICIEL

Le dégagement artificiel doit avoir pour objectif d'imiter le plus fidèlement possible le dégagement naturel.

On sait que le dégagement naturel est constitué par la traversée des orifices coccy-pubien et vulvaire, et que la tête accomplit ce dégagement par un mouvement double que Farabeuf et Varnier ont nettement décomposé en un mouvement de *progression,* et un mouvement de *déflexion.*

Il va donc être nécessaire de faire progresser et de faire défléchir la tête.

Sens des tractions. — La progression s'obtient par les tractions, la déflexion est produite par le relèvement des manches, qui, d'abord presque horizontaux, se relèvent progressivement pour devenir verticaux, et se rabattre même, à la fin du dégagement, vers le ventre de la mère.

Ces mouvements doivent être combinés dans une juste mesure, de telle façon que la déflexion ne soit ni trop brusque, ni trop accentuée, par rapport à la progression. Mais cette mesure est difficile à établir par des règles, elle ne s'obtient que par le doigté, l'habitude, l'exercice. On sent, au plus ou moins de résistance éprouvée, qu'on tire trop fort ou trop vite, qu'on défléchit trop ou trop tôt, ou au contraire, qu'on ne défléchit pas au moment voulu ou d'une façon suffisante.

Le forceps Tarnier permet d'obtenir mécaniquement le sens exact à donner aux tractions. Celles-ci n'ont qu'à être faites en tirant au moyen du tracteur maintenu à un centimètre des branches de préhension, lesquelles marquent la progression et la déflexion naturelle de la tête.

Pour le dégagement de la tête, le forceps Tarnier est donc parfait, et il remplit exactement son programme ; on a vu combien il le réalisait peu pour l'engagement artificiel.

Il est donc très utile de se servir de cet instrument pour le dégagement de la tête, puisqu'il dispense de diriger le forceps, qui se trouve « aiguillé » d'une façon naturelle par la tête elle-même.

Technique du dégagement artificiel. — Des tractions lentes et soutenues seront exercées par l'opérateur assis ou debout entre les cuisses de la femme. Il est préférable de ne pas procéder par saccades, de ne pas tirer seulement au moment des contractions, ce qui pourrait avoir pour conséquence une extraction de trop longue durée.

Quand l'orifice pubo-coccygien est franchi, ce dont on s'aperçoit lorsque, le front étant arrêté par le coccyx, la tête ne rentre plus, il faut, comme dans l'accouchement naturel, et peut-être même avec encore plus d'attention, veiller à ce qu'il n'y ait pas d'expulsion brusque de la tête, déchirant devant elle plus ou moins profondément le périnée.

Dès que la fontanelle antérieure est à la fourchette, c'est-à-dire lorsque la circonférence sous-occipito-bregmatique doit traverser l'orifice vulvaire, il faut que la tête n'avance que dans *l'intervalle des contractions.*

Au moment de la contraction, la main peut lâcher le tracteur, et saisir comme un poignard les branches de préhension et les tiges de traction réunies, pour bien maintenir le forceps, et résister ainsi à la brusquerie de l'effort. Il faut aussi à ce moment interdire à la femme de pousser.

EXERCICES SUR LE MANNEQUIN

EXTRACTION EN OCCIPITO-PUBIENNE

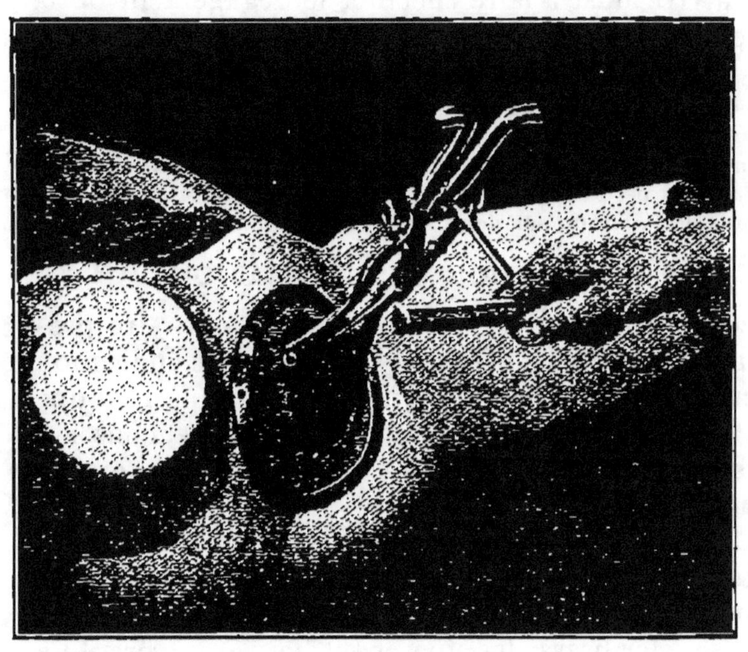

Fig. 94.

Le tracteur tire à 1 centimètre des branches de préhension

La contraction passée, on tire sur le tracteur, en suivant fidèlement à un centimètre les branches de préhension ; on se fait aider par la femme, en l'engageant à pousser, mais il faut s'arrêter, et arrêter la femme, dès qu'une contraction survient.

On arrive ainsi à faire effectuer le dégagement de la tête, en dehors des contractions.

Une ancienne pratique consiste à enlever le forceps, alors que la tête est dans le périnée, pour diminuer, dans une bien petite mesure, la distension de cette région. On s'expose, au cours de cette manœuvre, à voir la tête sortir avec plus ou moins de brusquerie ; et on perd l'avantage très précieux d'extraire la tête sans le secours de la femme, en dehors des contractions et des poussées.

4° DESCRIPTION DE L'OPÉRATION

Préparatifs. — Le forceps doit toujours être préparé au cours de la période d'expulsion. L'indication de s'en servir peut, comme on le sait, s'imposer d'une façon urgente. Il sera donc mis à bouillir et conservé dans son eau d'ébullition. En cas d'urgence, on fera un flambage à l'alcool.

Si l'on a l'assistance d'un confrère, si la femme est très indocile, on pourra anesthésier, mais on peut dans la plupart des cas s'en dispenser.

On se stérilisera les mains et les avant-bras. La femme sera placée en travers de son lit sur une toile cirée aboutissant à un seau placé au-dessous du siège. On fera une toilette vulvaire, puis on donnera une injection vaginale.

Manuel opératoire. — On doit introduire la main guide avec la plus grande douceur, progressivement, en dilatant l'orifice vulvaire. On fait pénétrer deux doigts, puis trois, puis quatre. En procédant ainsi, on évitera, dans la mesure du possible, la rupture du périnée au passage de la main.

Après l'introduction de la première branche, on en confiera le manche à un aide. Il faudra noter exactement la situation de cette première branche et inviter l'aide à la tenir fixe ; d'autre part on prendra garde de ne pas la déplacer soi-même, en procédant au placement de la seconde branche.

Quand les deux branches auront été placées, on articulera le forceps, ce qui se fait simplement en amenant l'encoche vers le pivot. Dans ce mouvement, il vaut mieux déplacer la deuxième branche que la première, laquelle ne doit bouger sous aucun prétexte. On sait que dans les droites transversales, le pivot est au-dessus de l'encoche, et qu'il faut opérer un décroisement. On serre la vis de pression destinée à maintenir les branches en contact avec la tête. Il faut serrer cette vis sans énergie et s'arrêter à la première résistance. On pourra donner un nouveau tour de vis, si on la voit se relâcher au cours de l'extraction.

Il reste à placer le tracteur. Pour cela, on libère les deux tiges de traction et on les réunit entre l'index et le médius, pour les faire pénétrer dans le verrou du tracteur. Elles pénétreront dans ce verrou très facilement, si on les maintient bien parallèles. On ferme alors le verrou et on est prêt à tirer.

Les tractions seront faites en maintenant les tiges de traction à un centimètre des branches de préhension. A l'aide de ces tractions, on fera d'abord *descendre* la tête, puis on la fera *tourner* (ce mouvement sera fait la plupart du temps artificiellement, en faisant exécuter aux manches de l'instrument une grande circonférence). La rotation une fois faite on procédera au *dégagement*.

Il faut, au cours de ces différents temps, exercer des tractions soutenues, tout en se faisant aider par la femme qu'on invite à pousser. Mais dans aucun cas

EXERCICES SUR LE MANNEQUIN

EXTRACTION DES ÉPAULES

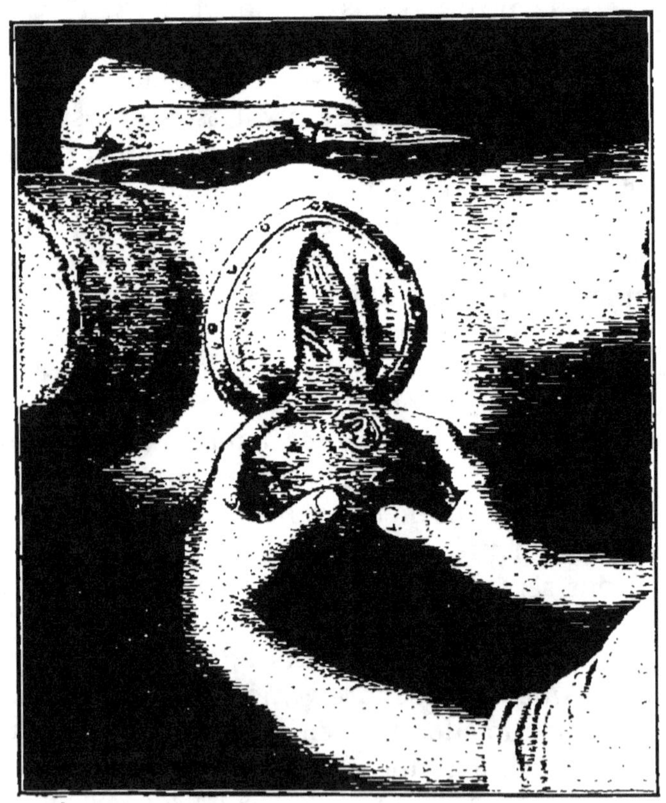

Fig. 95.

Dégagement de l'épaule antérieure.

EXERCICES SUR LE MANNEQUIN

EXTRACTION DES ÉPAULES

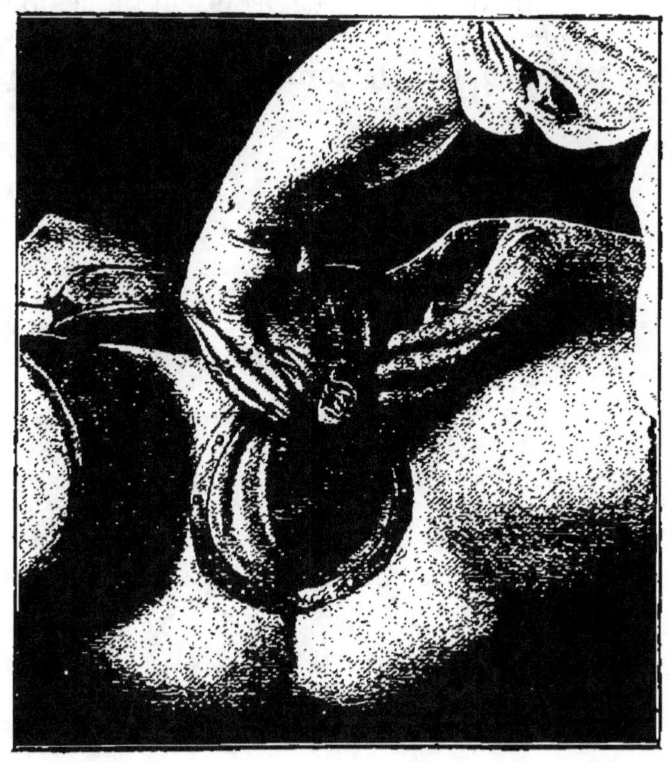

Fig. 96.

Dégagement de l'épaule postérieure.

l'opérateur ne doit s'adjoindre un aide pour tirer à deux, afin de ne pas employer une force exagérée.

La tête amenée au dehors, on dévisse la vis de pression ainsi que le pivot, on désarticule le forceps, et l'on procède à l'extraction du tronc, comme dans un accouchement naturel. L'enfant est reçu dans une serviette chaude par un aide, qui le soutient de ses deux mains ou le place sur une chaise entre les cuisses de la mère ; on ne coupera le cordon que lorsqu'il aura cessé de battre.

CHAPITRE IV

—

EXTRACTION DU SIÈGE

———

Sommaire. — 1° **Extraction du siège et des membres inférieurs** : Pied à saisir, abaissement du pied, sens des tractions. — 2° **Extraction du tronc et des épaules** : Extraction du tronc, abaissement des bras. — 3° **Extraction de la tête dernière** : Manœuvre de Champetier de Ribes, autres moyens d'extraction. — 4° **Pratique de l'extraction du siège** : Préparatifs, opération. — 5ᵘ **Indications et pronostic** : Indications tirées de l'état de l'enfant, indications tirées de l'état de la mère, pronostic.

Cette opération doit imiter le plus possible l'expulsion naturelle du siège. Comme l'expulsion spontanée en présentation du siège, l'extraction devra se décomposer en : extraction du siège, extraction des épaules, extraction de la tête dernière. Il y aura lieu d'étudier ensuite les indications et le pronostic.

1° EXTRACTION DU SIÈGE ET DES MEMBRES INFÉRIEURS

L'extraction du siège comprend, comme l'accouchement spontané de cette partie fœtale : l'engagement du siège, puis son dégagement à travers les orifices coccy-pubien et vulvaire. On sait que le siège descend en variété transversale et n'a pas besoin d'accomplir de mouvement de rotation pour se dégager.

Les membres inférieurs constituent un tracteur naturel, au moyen duquel on devra faire engager le siège et le dégager.

Pied à saisir. — Pour provoquer l'extraction du siège, faut-il saisir un seul pied, ou les deux pieds ? Cette question a été très discutée. Pour se faire une opinion, il faut examiner quel est le mode d'extraction qui se rapproche le plus de la sortie spontanée du siège.

Le siège étant supposé en variété transversale au détroit supérieur, un pied peut être désigné, pied antérieur, et l'autre, pied postérieur. La traction sur le *pied antérieur* attire la hanche antérieure derrière le pubis, et repousse la hanche postérieure dans la concavité sacrée. C'est ainsi que procède le siège quand il s'engage spontanément, accomplissant (comme la tête première) le mouvement dit « en battant de cloche ».

La traction sur le *pied postérieur* a pour conséquences, d'une part, d'attirer sur le pubis la fesse antérieure, qui peut s'y accrocher, et d'autre part, d'éloigner de la concavité sacrée la fesse postérieure, qui ne vient pas s'y loger. L'extraction est donc moins naturelle.

La traction sur *les deux pieds* empêche l'accrochage de la fesse antérieure sur le pubis, mais, par la traction du pied postérieur, empêche d'utiliser la concavité sacrée.

Il y a donc théoriquement une gradation à établir, en considérant la traction sur le pied antérieur comme la plus favorable, puis vient ensuite la traction sur les deux pieds, et enfin la traction sur le pied postérieur.

En pratique, la traction sur les deux pieds met à l'abri de l'erreur du pied. La traction sur le pied antérieur est parfaite.

Il n'y a donc, et c'est la bonne formule à retenir, qu'à éviter la traction par le pied postérieur.

Farabeuf et Varnier ont expérimentalement démontré les désavantages de la saisie du pied postérieur ; ils conseillent, lorsqu'il est saisi, de le transformer en pied antérieur, par une évolution sur place imposée au siège du fœtus. Cette manœuvre présente certaines difficultés d'exécution, et peut ne pas être sans inconvénients pour le fœtus, s'il fait des respirations prématurées ; il peut d'ailleurs mal supporter cette prolongation de l'intervention.

Dans le cas de saisie du mauvais pied, le plus simple est d'aller à la recherche de l'autre pied, et de faire une traction sur les deux pieds. On peut même se souvenir que l'extraction par le mauvais pied (pied postérieur), quoique plus difficile, reste souvent possible.

Abaissement du pied. — La saisie et le choix du pied se font sans difficultés dans la présentation du siège complet ; il n'en est pas de même dans la présentation du siège décomplété, mode des fesses. On sait que dans ce cas les pieds sont au fond de l'utérus, au voisinage de la tête.

Dans ces conditions, en cas de nécessité d'intervenir, il devient fort difficile d'aller avec la main à la recherche du pied au fond de l'utérus.

Pinard a proposé d'abaisser le pied par un procédé ingénieux :

Le siège du fœtus est saisi par la main qui regarde son plan ventral. Le pouce est appliqué sur la fesse, deux doigts s'étendent le long de la partie postérieure de la cuisse antérieure pour aboutir au creux poplité. Ceci fait, les doigts dépriment le creux poplité et, par la pression exercée sur les muscles ischio-jambiers, entraînent la flexion de la jambe sur la cuisse ; le pied descend alors au contact de la face dorsale des doigts de l'opérateur. Ceux-ci, continuant à appuyer sur la partie postérieure de la cuisse, la fléchissent sur l'abdomen et l'entraînent en abduction. Il ne reste plus qu'à saisir le pied et à l'entraîner au dehors.

Cette manœuvre n'est aisément exécutable que quand le siège est au détroit supérieur.

EXERCICES SUR LE MANNEQUIN

EXTRACTION DU TRONC

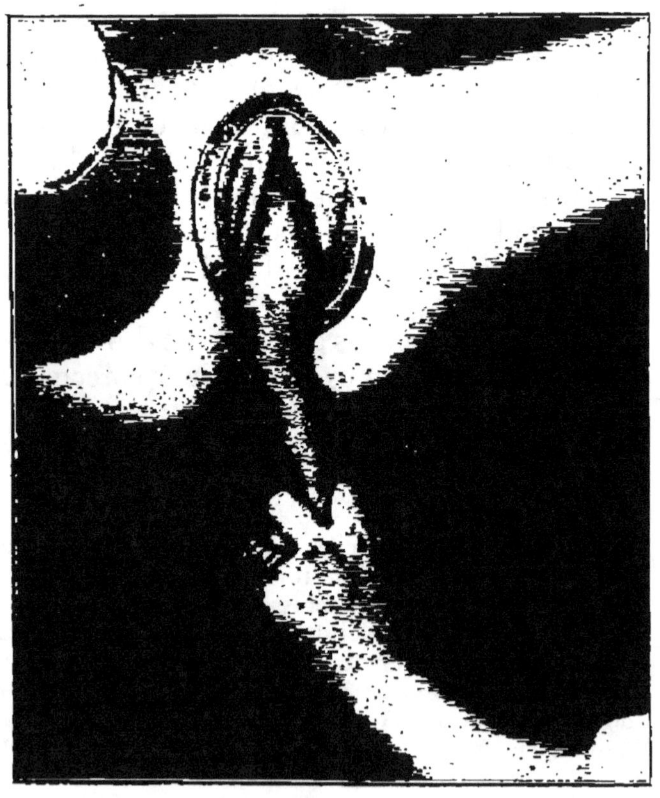

Fig. 97.

L'opérateur tire directement en bas sur ses pieds.

EXERCICES SUR LE MANNEQUIN

EXTRACTION DU TRONC (SUITE)

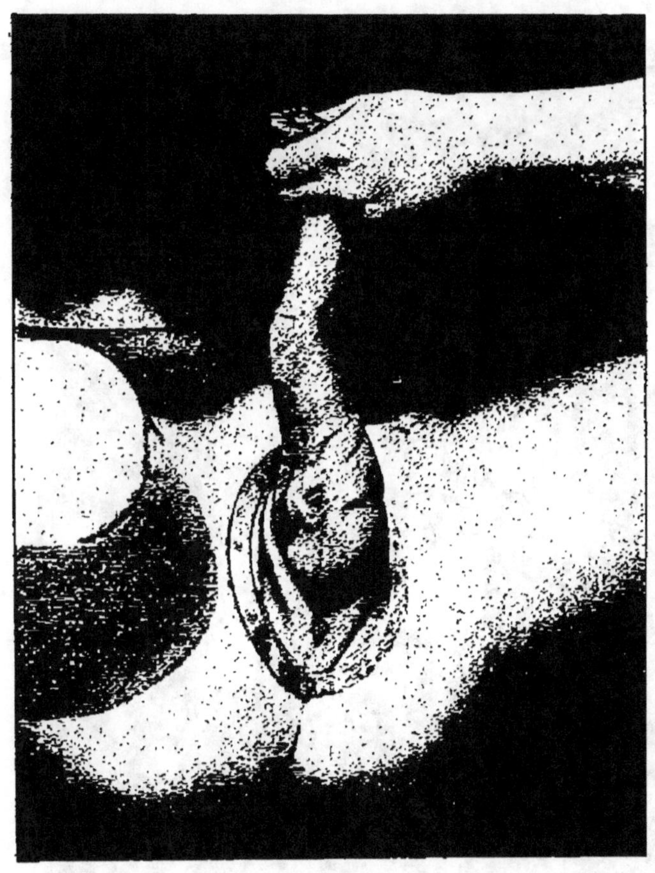

Fig. 98.

On tire directement en haut, après avoir progressivement relevé le sens des tractions.

EXERCICES SUR LE MANNEQUIN

L'ANSE AU CORDON

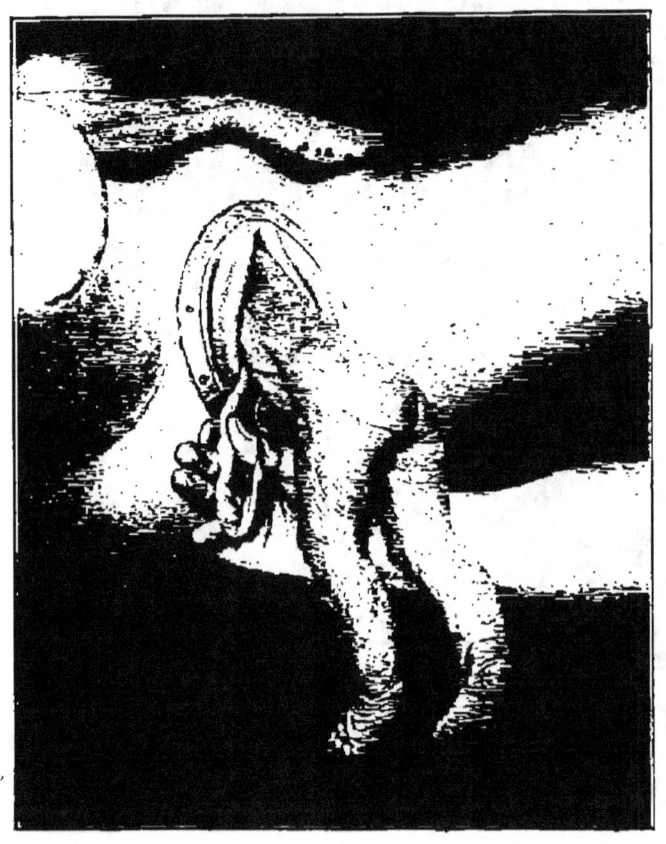

Fig. 99.

On tire sur le bout placentaire du cordon, afin d'éviter son tiraillement.

Il ne faut pas oublier que ces manœuvres ont l'inconvénient d'entraîner des respirations prématurées. L'abaissement du pied par le procédé de Pinard mérite donc d'être tenté quand la dilatation est complète, si l'enfant souffre, mais alors plutôt à un point de vue curatif, que dans un but prophylactique.

Sens des tractions. — On doit, pour faire engager le siège, tirer *en bas,* vers les pieds de l'opérateur.

Dès que le siège commence à se dégager dans l'orifice coccy-pubien, il faut tirer *horizontalement,* puis progressivement, à mesure que doit s'accomplir l'enroulement latéral du tronc autour du pubis, on relève le sens des tractions, et l'on tire finalement *directement en haut,* vers le plafond, pour que le siège se dégage à travers l'orifice vulvaire.

2° EXTRACTION DU TRONC ET DES ÉPAULES

Le siège dehors, l'ombilic est à la vulve, les épaules se trouvent au détroit supérieur. La même traction va faire dégager l'ombilic et engager les épaules, qu'il faudra ensuite dégager, après avoir abaissé les bras.

Extraction du tronc. — L'ombilic étant à la vulve, il faut faire *une anse au cordon,* afin de lui donner du jeu et pour que, au cours de l'extraction, il ne tire pas sur l'ombilic. Pour faire cette anse, il suffit de tirer sur le bout placentaire du cordon.

Façon de saisir le tronc. — Les deux pouces étant appliqués sur les fesses, les doigts saisissent le bassin et les cuisses du fœtus. Il faut éviter d'enfoncer les doigts dans l'abdomen.

On doit avec le plus grand soin conserver au fœtus son attitude latérale, cela veut dire que le dos doit rester directement à droite, ou directement à gauche, il ne faut pas le déplacer ni en avant ni en arrière. C'est surtout l'oubli de cette règle qui conduit aux

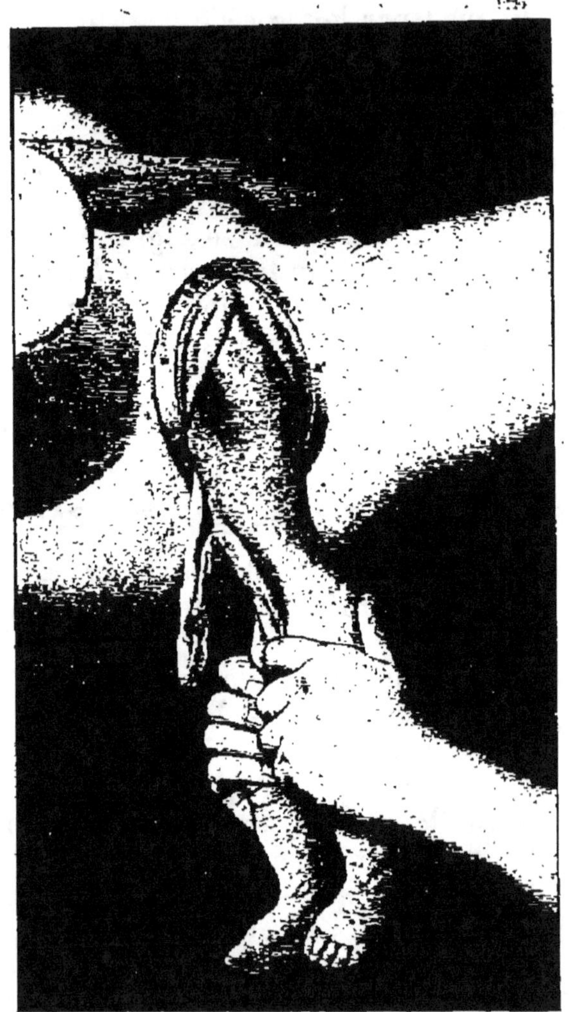

Fig. 100.

Le dos doit toujours rester latéral. — Tractions en bas jusqu'à l'apparition sur le pubis de l'angle de l'omoplate.

Les mains ne doivent pas comprimer l'abdomen du fœtus.

difficultés et aux complications de l'extraction des parties restantes, les épaules et la tête.

Sens des tractions. — Pendant que l'abdomen et le thorax franchissent l'orifice vulvaire, les épaules s'engagent et pénètrent dans l'excavation, par l'effet des tractions dirigées *en bas*, mais il faut savoir s'arrêter à temps. Si, en effet, on tire trop longtemps, on enclave comme un coin, la tête dans l'excavation, entre les bras relevés, ce qu'il faut éviter.

Le moment indiqué pour arrêter les tractions est celui où l'on voit apparaître, sous l'angle du pubis, la pointe inférieure de l'omoplate antérieure. C'est le moment de choix pour arrêter les tractions, et pour commencer l'abaissement des bras.

Abaissement des bras. — Les tractions sur le tronc ont pour conséquence constante le relèvement des bras qui nécessite leur abaissement. C'est là un des temps les plus difficiles de l'extraction. Le mouvement d'abaissement se résume bien dans la formule de Pajot, il faut faire « moucher » le fœtus. Le bras doit être repoussé d'arrière en avant.

Le bras antérieur est le plus souvent difficile à atteindre, derrière le pubis, et il est classique de commencer par le bras postérieur, pour lequel la manœuvre est plus facile, la main trouvant plus de place dans la concavité sacrée (1).

Il faut opérer avec la main dont la face palmaire regarde le dos du fœtus. Les doigts, pouce, index et médius vont saisir le bras postérieur, comme on tient une plume à écrire, les doigts allongés formant attelle au bras. Celui-ci est repoussé en avant.

-----

(1) En cas de difficultés, il peut arriver qu'on ait à transformer le bras antérieur en bras postérieur en faisant accomplir au tronc un mouvement de rotation.

EXERCICES SUR LE MANNEQUIN

ABAISSEMENT DES BRAS

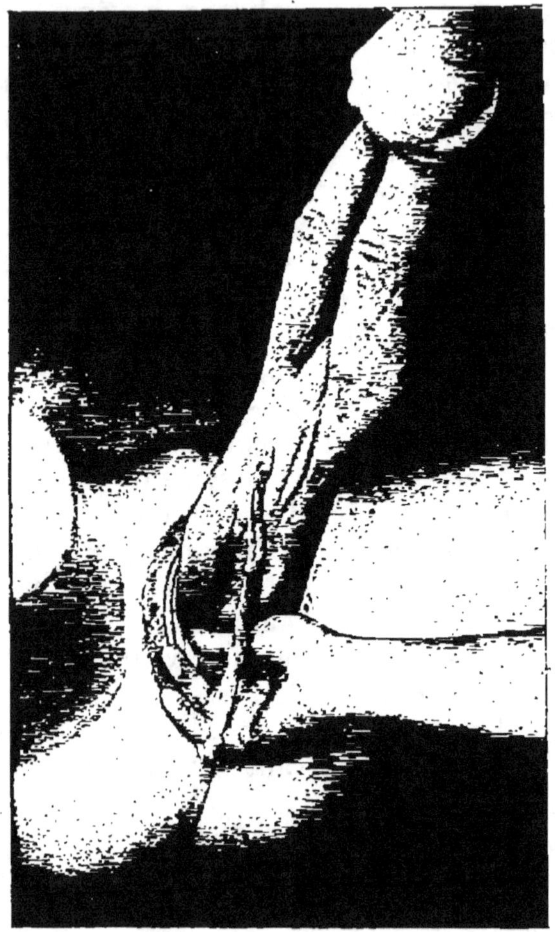

Fig. 101.

Abaissement du bras postérieur.

Cet abaissement est fait avec la main de l'opérateur dont la face palmaire regarde le dos du fœtus.

EXERCICES SUR LE MANNEQUIN

ABAISSEMENT DES BRAS

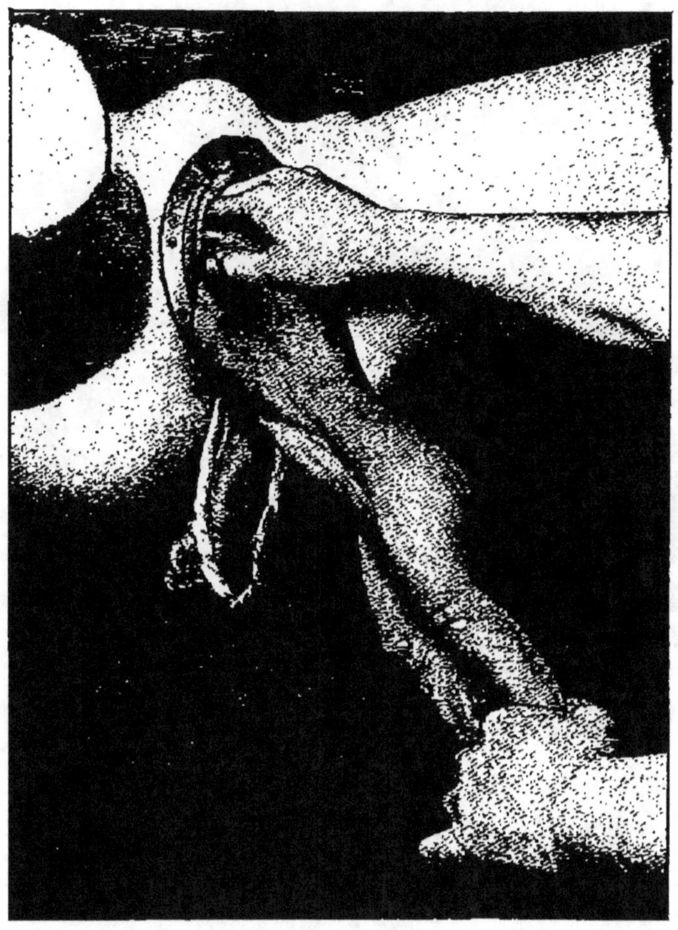

Fig. 102.

Abaissement du bras antérieur.

ABAISSEMENT DES BRAS

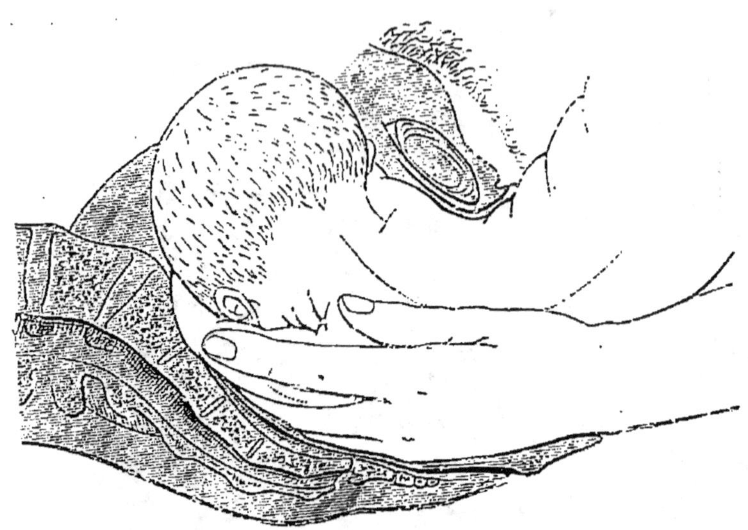

Fig. 103. — Farabœuf et Varnier.

Façon de saisir le bras.

Les doigts saisissent le bras comme une plume à écrire pour « faire moucher le fœtus ».

On doit se garder de saisir le bras avec les doigts en crochets, ce qui entraîne facilement une fracture. Celle-ci est un accident que parfois on ne peut éviter, et qu'on doit, en cas de difficultés, préférer au sacrifice de la vie du fœtus.

3° EXTRACTION DE LA TÊTE DERNIÈRE

Il arrive souvent que, sous l'influence des tractions précédemment exécutées pour l'extraction du tronc, la tête ait pénétré dans l'excavation. Dans ce cas, il ne reste qu'à faire la manœuvre de Mauriceau-Pinard, décrite à propos de l'accouchement dans la présentation du siège.

La tête peut, dans d'autres circonstances, si elle est trop volumineuse, ou défléchie, rester retenue au détroit supérieur, après l'extraction des épaules et l'abaissement des bras. Il faut alors pratiquer l'engagement artificiel de cette tête dernière, au moyen de la manœuvre indiquée par Champetier de Ribes.

Manœuvre de Champetier de Ribes. — C'est une manœuvre comprenant des pressions extérieures et des tractions, associées en vue d'obtenir l'engagement de la tête dernière.

La tête, retenue au détroit supérieur, telle qu'elle doit être si elle n'a pas été anormalement déplacée par des manœuvres intempestives, se trouve toujours orientée en transversale. Elle est retenue par trois points du bassin : 1° le promontoire ; 2° l'éminence iléo-pectinée droite ; 3° l'éminence iléo-pectinée gauche. Une bosse pariétale appuie sur le promontoire, l'autre sur une des éminences iléo-pectinées, pendant que l'apophyse malaire appuie sur l'autre éminence iléo-pectinée.

La manœuvre exige l'action d'un aide. Celui-ci appuie extérieurement sur l'abdomen, de façon à repousser le front en bas et en arrière. Cette pression a pour résultat de déplacer les bosses pariétales, de les éloigner de leurs points d'arrêts (promontoire et éminence iléo-pectinée), et de placer le diamètre bi-pariétal dans un diamètre du bassin plus spacieux, allant d'une des parties latérales du promontoire à la partie latérale du pubis du côté opposé.

L'opérateur introduit ses doigts dans la bouche du fœtus et fléchit la tête, pendant qu'il cherche à l'incliner sur son pariétal postérieur, ensuite il repousse ce pariétal dans la concavité sacrée.

Cette manœuvre exige l'emploi d'une force difficile à limiter, et qui est souvent meurtrière pour le fœtus.

Autres moyens d'extraction. — Les autres moyens d'extraction présentent les mêmes inconvénients et les mêmes dangers pour l'enfant ; ils s'éloignent complètement du mécanisme naturel de l'engagement de la tête.

Le forceps tête dernière, pratiqué dans ces conditions, est d'une application difficile et, de plus, irrationnelle, étant donné que ce ne sont pas les moyens de saisir ou d'extraire qui sont en défaut.

La manœuvre, dite de Prague, ayant pour but d'extraire une tête anormalement placée menton en avant, exige l'emploi de violences inutiles et très dangereuses.

Il faut prévenir ces difficultés, et avoir, au cours de toute extraction, la préoccupation de ne pas déplacer la tête, qui est toujours en transversale si on sait l'y laisser, et ne pas déplacer le dos qui regarde toujours soit à droite, soit à gauche.

Quand la manœuvre de Champetier de Ribes a échoué, le fœtus est certainement mort, il ne reste plus qu'à faire une basiotripsie tête dernière, qui reste la seule intervention rationnelle et non dangereuse pour la mère.

4° PRATIQUE DE L'EXTRACTION DU SIÈGE

L'extraction du siège comprend certains préparatifs, et une série de manœuvres.

Préparatifs. — Il n'est généralement pas nécessaire d'anesthésier la femme pour pratiquer l'extraction du siège, quand le pied ou les pieds sont facilement accessibles.

La femme doit être placée en travers du lit, les membres inférieurs soutenus par des aides, ou appuyés sur des chaises.

Avant d'opérer, il faut savonner la vulve et donner une injection vaginale antiseptique.

Les mains et les avant-bras seront lavés, aseptisés.

On n'enduira de vaseline stérilisée que la partie *dorsale* de la main qui va à la recherche du pied.

On fera bien d'avoir à sa disposition des linges ou compresses stérilisées.

Opération. — L'opération peut être divisée en trois étapes : 1° l'extraction du siège jusqu'à la sortie de l'ombilic ; 2° de la sortie de l'ombilic jusqu'à celle de la bouche ; 3° l'extraction de la tête.

1° *Extraction du siège.* — Il faut tout d'abord procéder au choix du pied. Le temps employé à cette recherche n'est pas du temps perdu.

On identifie le pied, en cherchant la situation du gros orteil à la partie interne du pied ; l'opérateur compare successivement à chacun de ses pieds le pied exploré.

On doit se garder de confondre le pied avec une main. Cette erreur se commet plus facilement qu'on ne serait porté à le croire.

La saisie du pied doit être faite entre l'index et le médius, accrochés, l'un sur le coup de pied, l'autre sur la saillie du talon.

Cette prise est souvent très glissante, et l'on fera bien dès que le pied sera arrivé à l'extérieur, de le saisir avec des linges stérilisés ou bouillis.

L'extraction du siège doit s'accomplir sans hâte, en dirigeant bien les tractions successives (d'abord en bas, ensuite horizontalement, puis finalement en haut).

2° *De la sortie de l'ombilic à celle de la bouche.* — A partir du moment où l'ombilic est à la vulve, le cordon se trouve comprimé, le fœtus n'a plus de communication avec le placenta, et il asphyxie ; d'autre part, les manœuvres constituent des excitations cutanées, qui incitent le fœtus à faire des inspirations prématurées dans l'utérus ou dans le vagin. Il faut donc, dans cette période, ne pas perdre de temps pour arriver à amener la bouche du fœtus à l'orifice vulvaire.

L'anse du cordon et *l'engagement des épaules* se font généralement rapidement et sans difficultés. Il faut bien prendre garde de ne pas déranger le dos de son attitude naturelle, dans laquelle il est dirigé directement à droite ou à gauche.

L'abaissement des bras constitue un des temps les plus difficiles et des plus dangereux pour le fœtus. Il faut être très bien exercé à cette manœuvre pour l'exécuter avec rapidité. La vie du fœtus en dépend.

La manœuvre de Mauriceau-Pinard doit être prestement exécutée dans ses premières parties, c'est-à-dire dans la recherche de la bouche (toujours située sur un des côtés, ou en arrière). Puis on produit la flexion et la rotation de la tête, enfin le commencement de son dégagement.

Il faut opérer très vite, et se hâter jusqu'à l'arrivée de la bouche à l'extérieur, c'est-à-dire au niveau de la commissure postérieure de la vulve.

3° *Fin de l'extraction.* — Dès lors, on prend son

temps, puisque le fœtus peut respirer. La tête doit sortir par un mouvement de flexion, alors qu'on a relevé verticalement le tronc du fœtus. On peut exécuter cette manœuvre très lentement, de façon à dilater l'orifice vulvaire sans le rompre.

Immédiatement après l'extraction, on soutient l'enfant ou on le donne à soutenir. Si le cordon est sans battement, on le saisit dans une pince à forcipressure et on le coupe entre la pince et le placenta ; s'il bat encore il vaut mieux attendre.

5° INDICATIONS

Les indications de l'extraction artificielle par le siège sont les mêmes que les indications de l'extraction artificielle tête première par le forceps. Elles sont aussi imposées, soit par l'état de l'enfant, soit par l'état de la mère.

Indications tirées de l'état de l'enfant. — Ces indications se manifestent généralement au cours de l'expulsion, alors que le siège est engagé ou même en partie expulsé.

On sait que, dans la présentation du siège, on n'a d'autre moyen d'appréciation de la souffrance du fœtus que les caractères des bruits du cœur. L'émission du méconium est constante, elle est seulement la conséquence de la compression de l'abdomen.

L'extraction du siège se trouve le plus souvent indiquée, après la sortie du siège, alors que l'ombilic est à la vulve, quand le cordon se trouve comprimé. Si, à ce moment les contractions utérines s'arrêtent, et si les efforts de la femme ne font pas progresser le fœtus, il faut sans hésiter faire des tractions, abaisser les bras et extraire la tête. Tout cela sans perdre de temps.

C'est là l'indication la plus fréquente.

Indications tirées de l'état de la mère. — Comme pour l'application de forceps, on trouve ici des indications à intervenir si la mère est dans un état général grave, si elle est cardiaque, éclamptique, atteinte de maladie aiguë, etc., ou incapable d'efforts.

Pronostic. — L'enfant extrait artificiellement par le siège court beaucoup plus de dangers que l'enfant extrait tête première. Ces dangers proviennent principalement des inspirations prématurées réflexes que le fœtus est poussé à faire dans les voies génitales, sous l'influence des manipulations et des excitations cutanées. La lenteur de l'extraction, conséquence de la résistance des parties molles, peut avoir aussi pour conséquence l'asphyxie du fœtus.

Celui-ci est encore exposé à succomber au cours des manœuvres difficiles tentées pour l'abaissement des bras, abaissement qu'on n'obtient quelquefois qu'au prix d'une fracture.

Pour toutes ces raisons, il faut savoir s'abstenir, le plus qu'il est possible, de toute manœuvre d'extraction au cours de l'accouchement par le siège, jusqu'au moment de l'extraction de la tête, qui, comme on le sait, doit toujours être faite au moyen de la manœuvre de Mauriceau-Pinard.

CHAPITRE V

LA VERSION

On désigne sous le nom de version, l'ensemble des manœuvres ayant pour but de ramener au détroit supérieur un des pôles fœtaux. La version est dite « par manœuvres externes », — « par manœuvres internes, — « par manœuvres mixtes ».

1° VERSION PAR MANŒUVRES EXTERNES

La version par manœuvres externes consiste en pressions exercées avec la main à travers la paroi abdominale, pour ramener la tête, ou exceptionnellement le siège, au niveau du détroit supérieur.

La version par manœuvres externes, proposée par Wigand, accoucheur finlandais, en 1810, n'était pas entrée dans la pratique à cause de l'imperfection du palper abdominal, qu'on n'utilisait pas pour le diagnostic ; de plus, on n'avait pas trouvé le moyen de maintenir le fœtus dans sa nouvelle attitude. En faisant du palper une méthode d'exploration, et en employant une ceinture spéciale pour maintenir la présentation, Pinard a fait entrer la version par manœuvres externes dans la pratique de tous les jours.

La version par manœuvres externes est employée surtout au cours de la grossesse, mais aussi parfois au début du travail, dans l'intervalle des contractions. On fait la version par manœuvres externes dans deux circonstances principales : pour transformer une présentation du siège, ou pour transformer une présentation de l'épaule.

Version externe dans la présentation du siège. — Le moment de choix pour faire évoluer le fœtus est aux environs du huitième mois de la grossesse, c'est-à-dire à une époque où le fœtus est encore assez peu volumineux pour pouvoir évoluer facilement dans l'utérus.

Règles générales. — L'opération, chez la primipare, n'est pas toujours facile, à travers une paroi dont les muscles se contractent et offrent beaucoup de résistance. Il faut savoir ne pas s'acharner, en cas d'insuccès, et remettre les tentatives de version à un autre jour. Il peut arriver qu'on ne réussisse qu'après plusieurs essais infructueux.

Les pressions doivent être faites avec douceur, au point de laisser à la femme l'impression qu'elle subit un simple examen.

La version sera pratiquée de préférence en dehors du moment de la digestion, après évacuation du rectum et de la vessie.

Il est certainement plus simple de renoncer aux bénéfices de la version par manœuvres externes que d'administrer du chloroforme pour tenter de la mener à bien dans les cas difficiles.

Les difficultés, ou même l'impossibilité de faire la version, se montrent surtout dans les cas de fœtus volumineux et dans les présentations du siège décomplété, mode des-fesses. Dans ces cas, il faut renoncer

PRÉSENTATION DU SIÈGE

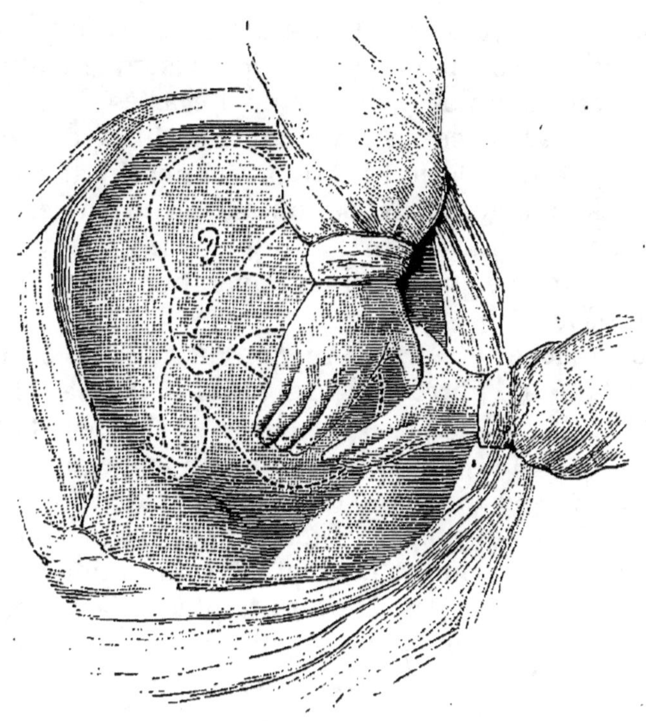

Fig. 104. — A. Pinard.

La mobilisation du siège.

à l'intervention. Il en sera de même en cas de grossesse gémellaire.

Il n'existe aucune observation publiée d'accidents réellement imputables à la version par manœuvres externes.

Manuel opératoire. — La femme couchée est disposée comme lorsqu'on veut pratiquer le palper : on retire l'oreiller, les membres inférieurs sont étendus, ils doivent être souples et légèrement écartés.

L'opérateur se place au niveau de l'ombilic, du côté où se trouve le dos du fœtus. Il va reconnaître le siège et avec les deux mains, posées l'une sur l'autre, cherche à le mobiliser, comme pour l'attirer à lui.

C'est là le temps principal de l'opération, *la mobilisation du siège.*

Quand le siège est mobilisé, on le soulève d'une main, tandis que l'autre main se portant sur la tête, au fond de l'utérus, appuye sur elle et essaye de la faire descendre, pendant qu'on fait remonter le siège.

Ces pressions se font avec douceur et lenteur.

Brusquement, les doigts sentent fuir la partie fœtale avec laquelle ils étaient en contact. La mutation s'est opérée. La tête est en bas. Il ne reste plus qu'à surveiller la présentation, en maintenant quelques jours la femme au lit. On a rarement besoin dans ces cas d'appliquer une ceinture.

Ceinture eutocique. — C'est le nom donné par Pinard à une ceinture de toile, lacée en avant, embrassant la saillie du ventre. Cette ceinture porte en avant, à sa partie interne, deux coussins à air en caoutchouc latéralement situés.

Ces coussins à air communiquent avec un tube muni d'un robinet, et on peut les gonfler à l'aide d'une poire. Ils sont destinés à remplacer les muscles droits de l'abdomen, dont la tonicité est en défaut. Ils maintiennent l'utérus sur les parties latérales, et sous leur action, le fœtus reste longitudinalement placé.

Quand on doit appliquer la ceinture eutocique, on la place, avant l'opération, sous les reins de la femme chez laquelle on va pratiquer la version par manœuvres externes. Lorsque la version est terminée, on gonfle les coussins d'une façon modérée, on interpose entre eux et la peau une couche d'ouate (cette précaution est indispensable pour prévenir les compressions et les escarres) et l'on ferme la ceinture en la laçant. La ceinture fermée, on cherche, en introduisant ses doigts, à voir si la contention est suffisante. Dans le cas contraire, on insuffle encore de l'air dans les coussins.

Cette ceinture porte en arrière des courroies que l'on règle par des boucles aux dimensions nécessaires.

La ceinture placée doit être conservée jour et nuit, jusqu'à ce que l'on juge la présentation fixée d'une façon suffisante.

L'emploi de cette ceinture a permis de conserver les bénéfices obtenus par la version externe. Elle est surtout très utile chez les femmes ayant une paroi utérine et une paroi abdominale sans tonicité.

Ces conditions se trouvent surtout réalisées chez les grandes multipares ayant une présentation de l'épaule.

Version externe dans la présentation de l'épaule. — Quand l'épaule se présente, elle se trouve située au niveau du détroit supérieur. La tête n'est par conséquent pas très loin, elle est dans l'une ou dans l'autre fosse iliaque. On sait que pendant la grossesse le dos du fœtus est toujours en avant.

Dans ces conditions, la version externe est des plus simples, il suffit de pousser la tête, pour la ramener de la fosse iliaque au détroit supérieur.

Manuel opératoire. — Il est à peu près le même que précédemment. La femme est disposée de la même

VERSION PAR MANŒUVRES EXTERNES

PRÉSENTATION DE L'ÉPAULE

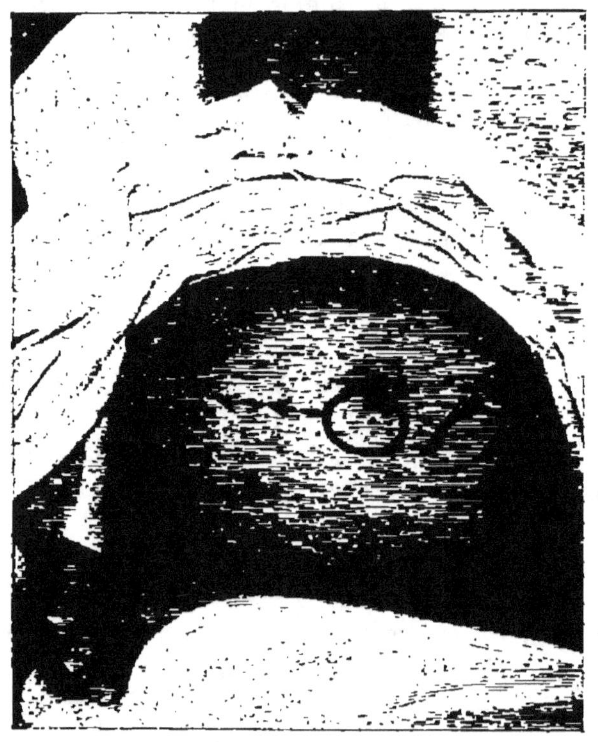

Fig. 105.

La tête est dans la fosse iliaque gauche.

VERSION PAR MANŒUVRES EXTERNES

PRÉSENTATION DE L'ÉPAULE

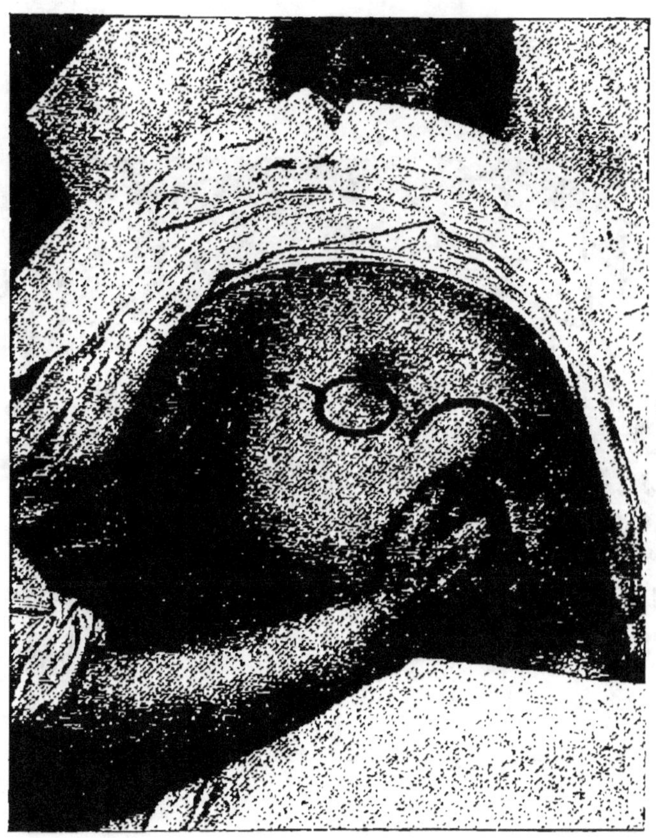

Fig. 106.

On ramène la tête au détroit supérieur.

On repousse en même temps le siège sur la ligne médiane.

VERSION PAR MANŒUVRES EXTERNES

PRÉSENTATION DE L'ÉPAULE

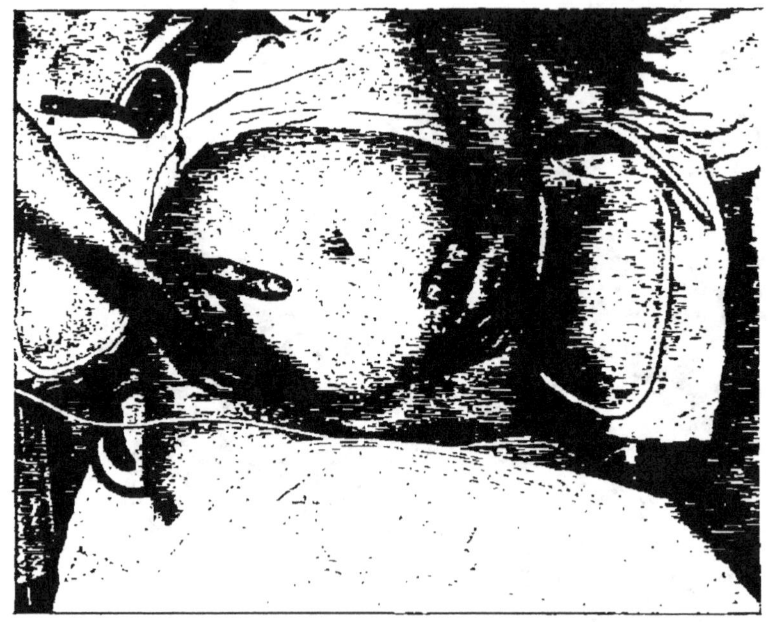

Fig. 107.

*La tête est ramenée au détroit supérieur. On la maintient
jusqu'à la fermeture de la ceinture.*

On voit de chaque côté du ventre la ceinture ouverte, et les coussins à air.

VERSION PAR MANŒUVRES EXTERNES

PRÉSENTATION DE L'ÉPAULE

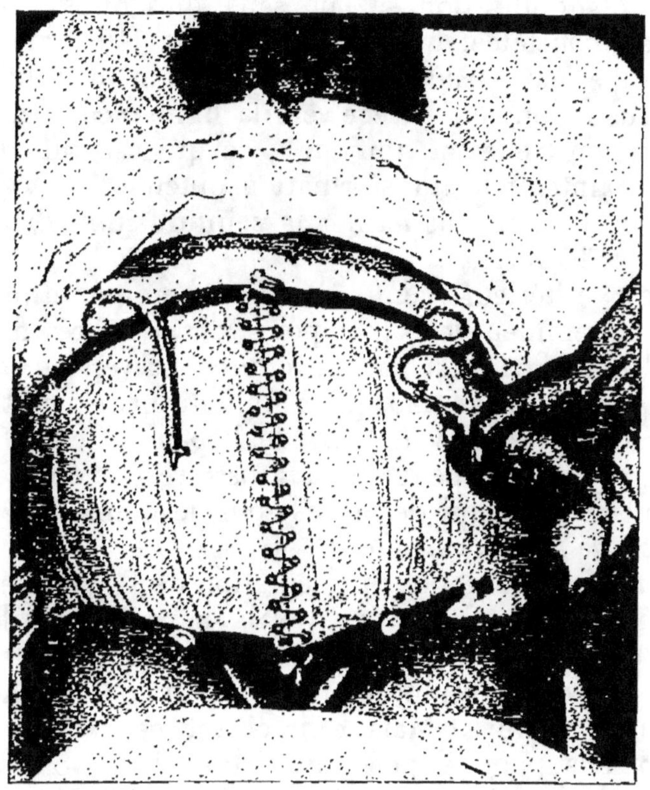

Fig. 108.

On ferme la ceinture.

A l'aide de la poire, on gonfle encore un peu le coussin à air qui est
à gauche de la femme, afin de mieux maintenir le fœtus, dont le dos est
à droite.

façon, et l'opérateur se place près du côté de la femme, opposé à la fosse iliaque où se trouve la tête fœtale.

Des deux mains, il va chercher à mobiliser cette tête. Cette mobilisation se fait sans difficultés. Dès qu'elle est constatée, une main attire la tête vers le détroit supérieur, pendant que l'autre main va au fond de l'utérus repousser le siège vers la ligne médiane.

La version s'effectue toujours ; ce qui est difficile, c'est de maintenir la transformation obtenue.

Dans ce but, il faut fermer la ceinture immédiatement après la version.

On devra ultérieurement surveiller la femme, et pratiquer fréquemment le palper pour voir si la présentation de l'épaule ne s'est pas reproduite. La version par manœuvres externes a fait, pour ainsi dire, disparaître de la pratique les présentations de l'épaule. Celles-ci, non diagnostiquées pendant la grossesse et non traitées, sont aujourd'hui désignées sous le nom de *présentations de l'épaule négligées*.

La version externe pour présentation de l'épaule est encore possible au début du travail, dans l'intervalle des contractions, avant la rupture des membranes. Dans ces circonstances on peut, après version externe, placer une ceinture. Mais celle-ci est généralement moins bien supportée pendant le travail. Si on est obligé de l'enlever au cours de ce travail, on peut, en faisant maintenir la tête en bonne place, rompre les membranes pour obtenir sa fixation définitive.

2° VERSION PAR MANŒUVRES INTERNES

La version par manœuvres internes a pour objet, à l'aide de la main introduite dans l'utérus, d'aller chercher et de ramener le siège avec un ou deux pieds au détroit supérieur. D'où le nom qu'on lui donne aussi de « version podalique ». Le pied, et avec lui le siège, étant ramenés au détroit supérieur, on pratique une « extraction du siège ». La version par manœuvres internes peut donc être regardée comme une opération préparatoire d'une extraction par le siège (1).

La version par manœuvres internes se pratique dans l'une des deux circonstances suivantes : ou le fœtus se présente par l'épaule, ou bien il se présente par l'extrémité céphalique.

Version interne dans la présentation de l'épaule. — Au moment de l'intervention, le fœtus a une épaule au détroit supérieur, la tête dans une fosse iliaque, le siège dans le flanc du côté opposé. Le dos est parfois situé en avant, mais, sous l'influence des contractions utérines, il peut être maintenu en arrière (il n'est donc pas, au cours du travail, toujours en avant, comme pendant la grossesse).

Il est essentiel de savoir, avant d'opérer, s'il s'agit d'une dorso-antérieure, ou d'une dorso-postérieure.

Règles générales. — Il faut, pour pouvoir opérer, que certaines conditions indispensables soient remplies :

1° Il faut que l'orifice du col soit complètement dilaté ;

2° Il faut que les membranes soient rompues, mais que l'utérus ne soit pas rétracté sur le fœtus.

Ces conditions sont nécessaires pour l'évolution et l'extraction du fœtus.

L'introduction de la main doit être faite suivant certaines règles. Le but de l'opération étant d'aller saisir un pied pour le ramener au détroit supérieur, il faut se souvenir que la main qui opère est obligée d'aller et de revenir par le même chemin. Tenant le pied, elle

---

(1) Il est préférable de ne pas conserver l'expression de « version céphalique » qui indique une manœuvre inusitée et, en somme, peu praticable.

34.

ne peut revenir que en suivant le plan ventral ou latéral du fœtus. Il faut donc qu'elle aille vers le pied sans passer par le dos du fœtus, *en évitant le dos.*

Il faut, si le dos est en avant, que la main passe en arrière du fœtus, — si le dos est en arrière, la main doit passer en avant du fœtus.

L'oubli de cette règle conduit l'opérateur, qui a passé par le dos, à tordre la colonne vertébrale du fœtus. L'évolution ne peut se terminer.

La main ne peut pénétrer et progresser dans l'utérus que dans *l'intervalle* des contractions. Au moment où la contraction survient, la main est extrêmement serrée par l'utérus, et elle ne tarde pas à s'engourdir.

Farabeuf et Varnier indiquent comme la plus commode pour opérer, la main de même nom que la main procidente du fœtus.

Extérieurement, pendant que la main interne pénètre, l'autre main de l'opérateur doit soutenir le fond de l'utérus énergiquement, afin d'éviter les tiraillements du segment inférieur et des attaches vaginales de l'organe. En outre, cette main externe, appuyant sur le siège du fœtus, l'abaisse et rend ainsi plus accessibles les membres inférieurs.

Le choix du pied doit être fait avec attention. On sait que, pour la facilité de l'extraction terminale du siège, il est avantageux d'avoir le pied antérieur, ou les deux pieds, mais qu'il est défavorable de tirer par le pied postérieur.

D'après les expérimentations de Farabeuf et Varnier, pour saisir le pied qui sera antérieur au moment de l'extraction, il faut choisir le pied de *même nom* que l'épaule qui se présente, s'il s'agit d'une *dorso-antérieure,* — et le pied de *nom contraire,* s'il s'agit d'une *dorso-postérieure.*

Il semble qu'avec le bon pied, non seulement l'extraction, mais aussi l'évolution du fœtus soient plus aisées.

On fera bien de se munir d'un lac, qui sera placé à l'aide d'un nœud coulant sur le bras procident de l'enfant. Ce sera un bras de moins à abaisser, au moment de l'extraction. On doit donc provoquer cette procidence, si elle ne s'est pas produite spontanément.

Il sera utile de disposer de linges ou compresses de gaze stérilisés ou bouillis, pour mieux saisir les parties fœtales quand elles arriveront à l'extérieur.

Chaque fois qu'on le pourra, il vaudra mieux faire administrer du chloroforme.

Description de l'opération. — La femme est placée au bord du lit, les membres inférieurs écartés et fléchis sont maintenus par deux aides ou posés sur deux chaises. On fait une toilette vulvaire et une injection vaginale. L'opérateur se lave les avant-bras et même la partie inférieure des bras qui peuvent être en contact avec les organes génitaux quand il faut pénétrer profondément.

On place un lac sur le membre procident, et on confie ce lac à un aide.

On a divisé l'opération en trois temps :

Le premier temps, c'est *l'introduction de la main et la saisie d'un pied.*

On introduit la main de même nom que l'épaule du fœtus procidente. Cette main s'introduit en cône, et n'est vaselinée que sur la surface dorsale, les parties fœtales n'étant que trop glissantes. Elle se dirige vers le flanc opposé à la fosse iliaque où se trouve la tête, en passant, bien entendu, par le plan ventral ou latéral du fœtus. La main externe a soutenu l'utérus pendant toute cette phase de l'opération.

Le deuxième temps de l'opération, c'est *l'évolution.* Le pied choisi est saisi, et on n'a qu'à l'attirer vers le détroit supérieur, l'évolution se fait toute seule. Il ne reste qu'à faire l'extraction du siège.

Le troisième temps, c'est *l'extraction du siège.* On doit agir avec calme et lenteur dans toute la phase opératoire, qui précède le moment où l'ombilic paraît à la vulve. Mais, à partir de ce moment, le fœtus asphyxie et il est nécessaire de se hâter jusqu'à la sortie de la bouche. On a le droit de ne plus se presser pour extraire la tête, à partir du moment où le fœtus peut respirer, lorsque sa bouche est à l'extérieur.

VERSION PAR MANŒUVRES INTERNES

PRÉSENTATION DE L'ÉPAULE (DORSO-ANTÉRIEURE)

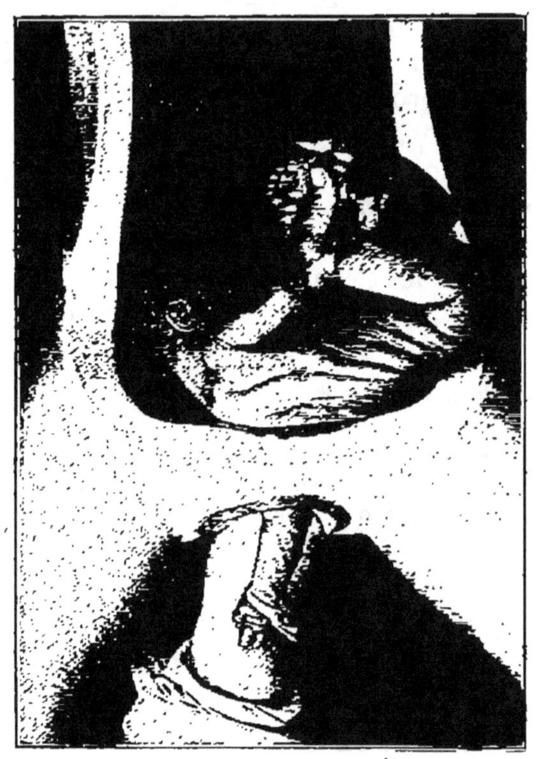

Fig. 109.

Le bon pied, antérieur pour l'extraction de MÊME *nom que l'épaule qui se présente.*

Épaule gauche, pied gauche.

VERSION PAR MANŒUVRES INTERNES

PRÉSENTATION DE L'ÉPAULE (DORSO-POSTÉRIEURE)

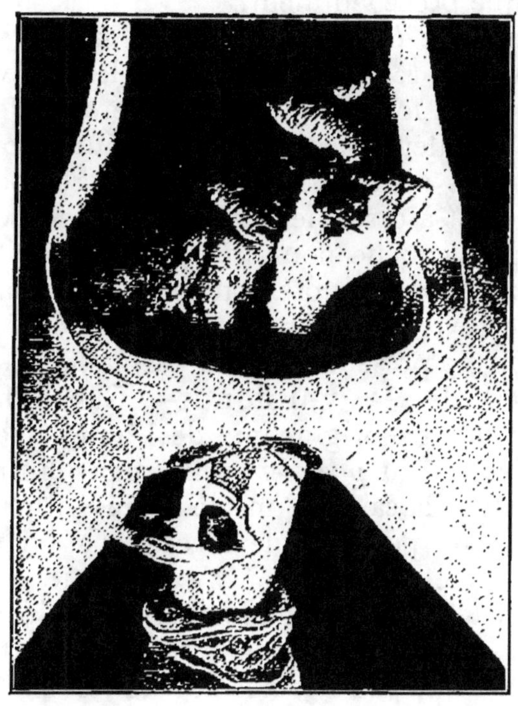

Fig. 110.

Le bon pied, antérieur pour l'extraction est le pied de nom CONTRAIRE *à celui de l'épaule qui se présente.*

Épaule droite, pied gauche.

. L'enfant est reçu par un aide dans une serviette chaude, puis on lie le cordon lorsque les battements ont cessé.

Version interne dans les présentations de l'extrémité céphalique. — Le manuel opératoire est le même que précédemment.

L'introduction de la main et la saisie du pied se font suivant les mêmes règles. La main suit le plan ventral du fœtus et va au fond de l'utérus chercher le pied antérieur ou les deux pieds. Le pied antérieur pour l'extraction est le pied de nom contraire à la position de l'occiput, c'est-à-dire pied droit pour une position gauche, — pied gauche pour une position droite.

L'évolution s'accomplit d'elle-même, quand la main tenant le pied revient au détroit supérieur.

L'extraction ne présente aucune particularité.

Difficultés de la version. — Ces difficultés n'ont souvent d'autre origine que des fautes opératoires. Les difficultés du *premier temps,* dans l'introduction de la main et la saisie d'un pied, peuvent provenir de ce qu'on veut pénétrer de force dans un utérus vide ou tétanisé, et en ce cas on s'expose à le rompre.

On arrive à tordre la colonne vertébrale du fœtus, si la main passe par où elle ne doit pas passer, c'est-à-dire si elle ne sait pas éviter le dos du fœtus.

Les difficultés du *deuxième temps,* du temps de l'évolution, viennent de ce qu'on opère trop tard dans un utérus vide et rétracté, dans lequel l'évolution n'est plus possible. On doit s'interdire d'agir avec force, et de se mettre à deux pour mobiliser le fœtus. De telles manœuvres doivent être interdites. Il vaut mieux faire le sacrifice d'un fœtus irrémédiablement perdu que de rompre l'utérus.

Les difficultés du *troisième temps* ou de l'extraction

VERSION PAR MANŒUVRES INTERNES

PRÉSENTATION DE L'EXTRÉMITÉ CÉPHALIQUE

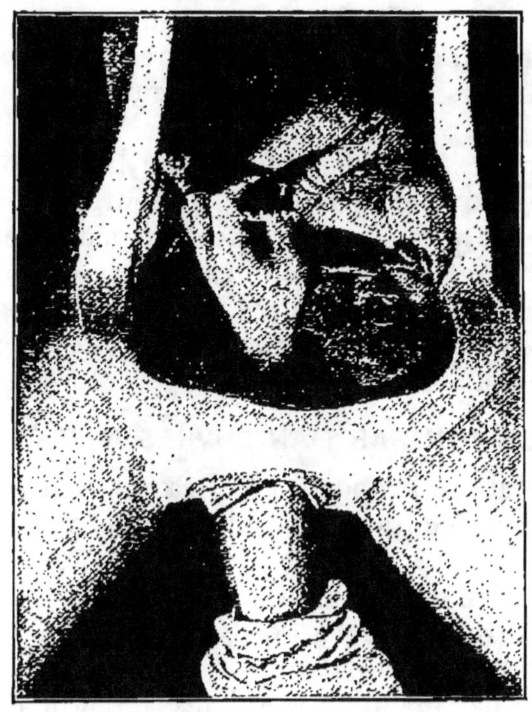

Fig. 111.

La main entraîne le pied antérieur.

OIGT, pied droit.

peuvent tenir, soit à la disproportion entre les parties fœtales et les dimensions du bassin, soit résulter de fautes opératoires.

Si les tractions sur le tronc sont faites d'une façon inopportune, après que la pointe de l'omoplate a paru sous le pubis, on produit l'enclavement de la tête entre les bras relevés. Le désenclavement est parfois très difficile à obtenir, on observe au cours de ces manœuvres des fractures du membre supérieur ou la mort du fœtus.

Les difficultés pour l'extraction de la tête peuvent aussi survenir quand le menton est tourné en avant, accroché sur le pubis ; cet accident ne peut être que la conséquence de manœuvres intempestives sur la tête ou sur le tronc qu'on a déplacé de son attitude naturelle, dans laquelle le dos regarde à droite ou à gauche directement.

3° VERSION PAR MANŒUVRES MIXTES

Cette opération, proposée par Braxton Hicks, n'est employée qu'au cours du travail ; on cherche à modifier l'attitude du fœtus, au moyen de manœuvres externes et au moyen de manœuvres internes, à l'aide des doigts introduits dans l'orifice du col perméable mais insuffisamment dilaté.

La version par manœuvres mixtes a rendu des services dans la thérapeutique des hémorragies dues au placenta prævia (V. DYSTOCIE D'ORIGINE OVULAIRE), mais elle est très dangereuse pour le fœtus. Celui-ci, sous l'influence des attouchements qu'il subit, est incité à faire des inspirations prématurées, alors que la dilatation insuffisante ne permet pas son extraction immédiate.

DEUXIÈME PARTIE

LES EMBRYOTOMIES

CHAPITRE PREMIER

———

EMBRYOTOMIE CÉPHALIQUE, BASIOTRIPSIE

———

Sommaire. — 1° **Les embryotomies céphaliques** : Crâniotomie, céphalotripsie, basiotripsie. — 2° **Le basiotribe Tarnier** : Description de l'instrument. — 3° **Manuel opératoire** : Premier temps (perforation), deuxième temps (premier broiement), troisième temps (second broiement), quatrième temps (extraction). — 4° **Technique de l'opération.** — 5° **Indications et résultats.** — 6° **Basiotripsies atypiques** : Basiotripsie sur la face, sur la tête dernière, sur le tronc.

1° LES EMBRYOTOMIES CÉPHALIQUES

On désigne sous le nom d'embryotomies des mutilations pratiquées sur le fœtus pour réduire son volume.

L'embryotomie portant sur la tête est désignée sous le nom d'embryotomie « céphalique », l'embryotomie portant sur la colonne vertébrale est désignée sous le nom d'embryotomie « rachidienne ».

L'embryotomie céphalique peut être faite par « la crâniotomie », par « la céphalotripsie », ou enfin par une opération réunissant les deux précédentes « la basiotripsie », laquelle est unanimement adoptée dans la pratique française. La crâniotomie et la céphalotripsie n'ont plus à l'heure actuelle qu'un intérêt historique.

Crâniotomie. — La crâniotomie se pratiquait avec des ciseaux tranchants sur leurs bords externes, ayant la propriété de sectionner en s'ouvrant, ces ciseaux sont connus sous le nom de « ciseaux de Smellie ». Par l'orifice produit, on obtenait l'évacuation de la matière cérébrale ; cette pratique avait constitué un progrès sur les anciens « tire-têtes ».

Céphalotripsie. — La céphalotripsie était une opération pénible, difficile, dans laquelle on cherchait à broyer la tête entre les branches du *céphalotribe,* sorte de forceps.

Sous l'influence de la pression exercée par l'instrument, la tête s'échappait des branches, comme un noyau de cerise pincé entre les doigts, et l'on devait réduire cette tête en plusieurs séances (céphalotripsie à séances répétées). On comprendra les dangers de rupture utérine et d'infection puerpérale, quand, avant la méthode antiseptique, on était obligé de réduire le fœtus à l'aide d'instruments comme le céphalotribe de Baudelocque neveu, inventé en 1830, ou celui de Bailly, ou enfin avec l'un des divers cranioclastes employés à l'étranger.

Basiotripsie. — L'invention du basiotribe par Tarnier, en 1883, est venue, conjointement avec la méthode antiseptique, mettre fin aux difficultés et aux dangers qui menaçaient la femme, chez laquelle on devait pratiquer une embryotomie céphalique.

Le basiotribe a été ainsi nommé parce qu'il permet de broyer *la base* du crâne.

2⁰ LE BASIOTRIBE TARNIER

Description de l'instrument. — Le premier modèle décrit par Tarnier reste le plus simple et le meilleur de tous les basiotribes, plus ou moins modifiés par la suite.

L'instrument est composé de trois parties s'articulant les unes avec les autres : — le perforateur, — la

LE BASIOTRIBE TARNIER

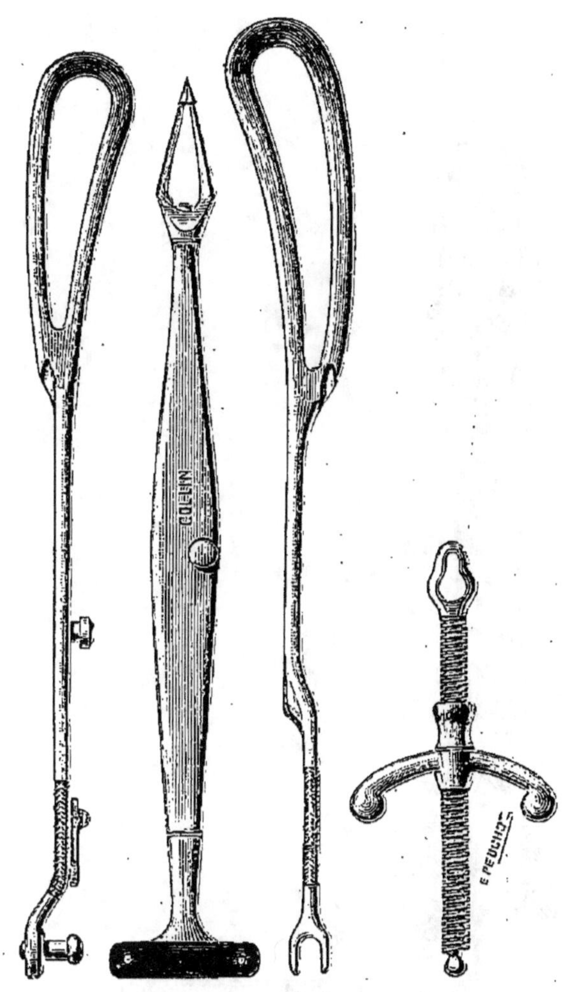

Fig. 112.

L'instrument démonté.

Le perforateur au milieu. — La petite branche ou branche gauche.
— La grande branche ou branche droite. — La vis.

LE BASIOTRIBE TARNIER

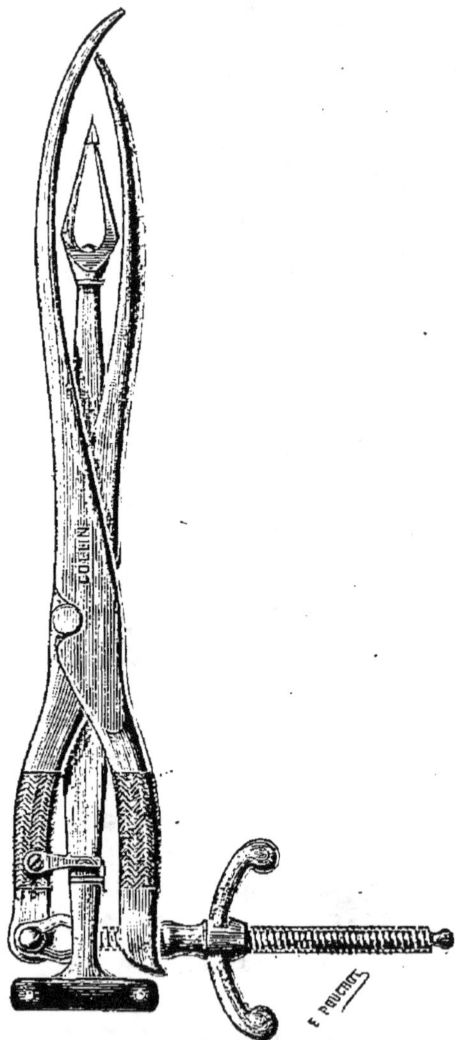

Fig. 113.

L'instrument articulé.

branche gauche, — la branche droite ; toutes ces parties sont réunies par une vis de pression.

Perforateur. — Le perforateur ou branche médiane est une solide tige métallique, portant un pivot à sa partie moyenne et se terminant supérieurement par une pointe en forme de lance.

Branches. — Les branches rappellent assez dans leur aspect général les branches du forceps. Elles en diffèrent pourtant, par leur solidité et leur épaisseur plus considérable, par leur courbure pelvienne très peu marquée, par leur inégalité, la branche gauche étant plus courte que la branche droite. Enfin, elles s'articulent à la fois entre elles et avec le perforateur.

La branche gauche, la plus courte, est destinée à être placée dans la partie gauche du bassin. Elle doit être tenue de la main gauche. Elle porte un pivot pour s'articuler avec la branche droite, mais aussi une encoche destinée à recevoir le pivot du perforateur. Cette branche porte, en outre, un verrou destiné à la fixer au perforateur, et un pivot à l'extrémité du manche pour recevoir la vis de pression.

La branche droite, un peu plus longue, est destinée à être placée dans la partie droite du bassin. Elle porte une encoche pour loger le pivot de la branche gauche, elle est aussi munie à l'extrémité de son manche d'un pivot pour recevoir la vis de pression.

Vis de pression. — C'est une tige métallique munie d'un pas de vis sur laquelle court un écrou à larges ailettes. Cette vis se termine par un anneau pouvant se fixer sur le pivot de l'extrémité des manches. En vissant l'écrou, on rapproche les deux manches du perforateur, ce qui entraîne le broiement des parties saisies dans les cuillères.

3° MANUEL OPÉRATOIRE

L'opération comprend quatre temps : 1° perforation ; 2° placement de la branche gauche et premier broiement ; 3° placement de la branche droite et deuxième broiement ; 4° extraction.

Premier temps. — Perforation. — Pour pratiquer la perforation, il faut que la tête soit fixée et rigoureusement maintenue par la pression extérieure des deux mains d'un aide. Si on néglige de faire maintenir la tête, on ne peut arriver à y faire pénétrer le perfo-

LA BASIOTRIPSIE

GAUCHE TRANSVERSALE

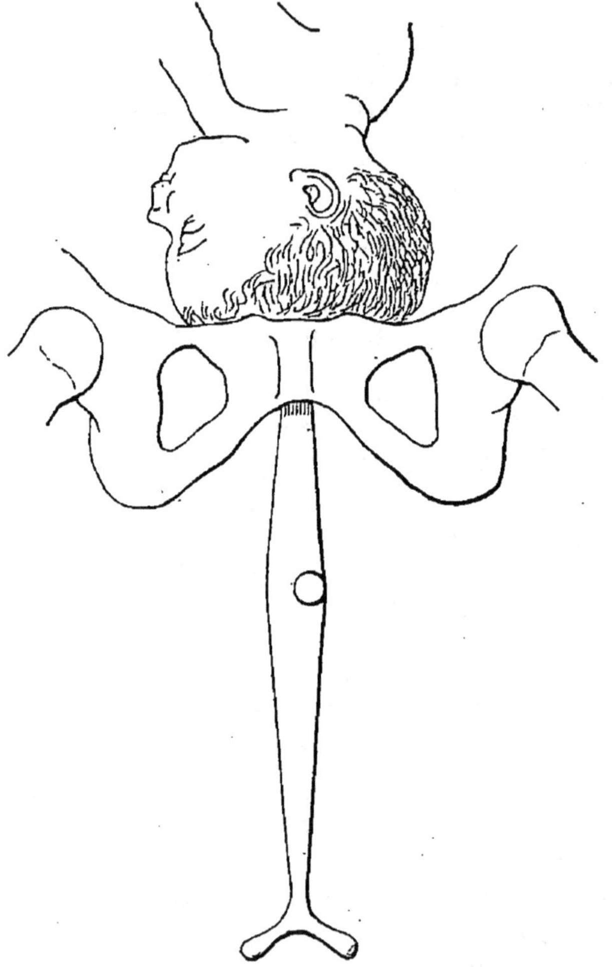

Fig. 114. — A. Pinard.

Placement du perforateur.

EXERCICES SUR LE MANNEQUIN

BASIOTRIPSIE

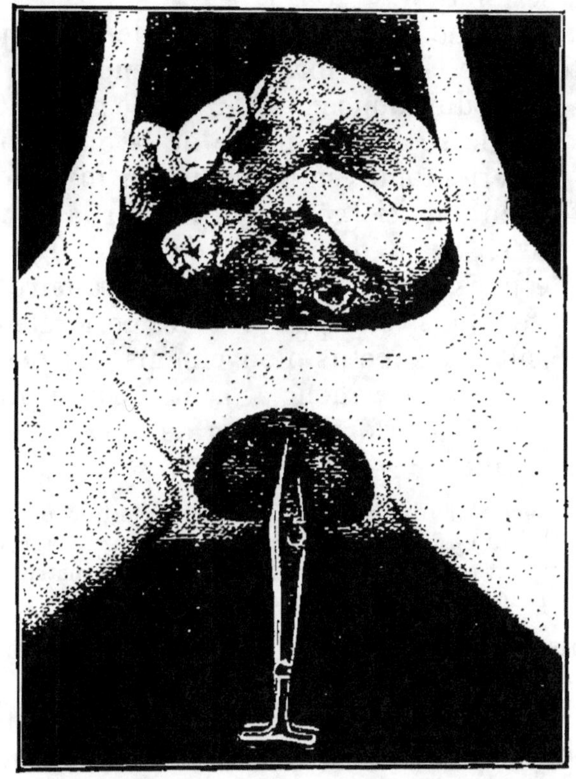

Fig. 115.

La perforation.

rateur, on la repousse en tiraillant le segment inférieur de l'utérus, et on s'expose à voir le perforateur glisser en faisant des échappées dangereuses pour les parties maternelles.

La tête étant donc fixée solidement, on peut commencer la perforation.

La main gauche est introduite dans le vagin, jusque sur la tête fœtale. Le perforateur est tenu de la main droite, on l'introduit doucement la pointe glissant, sans la quitter, sur la surface palmaire de la main gauche.

Quand le perforateur est parvenu, au niveau de la tête, sur le point choisi (généralement sur la ligne médiane un peu en avant du milieu de cette ligne), — d'une petite poussée, on pique, de façon à faire pénétrer la pointe ; puis, en appuyant le perforateur, on lui fait exécuter de petits mouvements sur place, de droite à gauche et de gauche à droite. On termine en faisant pénétrer le perforateur par de véritables mouvements de vrille.

On ne peut acquérir que par l'expérience la notion de la force à employer. Il faut en employer suffisamment pour perforer, mais en même temps il convient d'être maître de son instrument et de ne pas lui permettre des échappées dangereuses.

Une sensation de résistance vaincue, et souvent, un écoulement de matière cérébrale annoncent que le perforateur, libre en tous sens, a pénétré dans la cavité crânienne. La pointe du perforateur est conduite au contact des os et simplement piquée dans la paroi crânienne, opposée à celle qu'il vient de perforer. Le perforateur est dès lors confié à un aide qui n'a qu'à le maintenir, tel qu'on le lui remet, au contact de la partie osseuse.

Remarque. — Il est très important que le perforateur ne soit pas déplacé, car les branches ne peuvent broyer que ce qui est dans le plan du perforateur. Le broiement le plus complet s'obtient, quand le perforateur passe par le centre de cette sphère irrégulière que forme le crâne. Dans ce cas, les branches broient tout un méridien.

Si le perforateur, au lieu de marquer un des diamètres de la sphère, n'en marque qu'un arc, le broiement ne porte que sur un segment de tête, et il peut être alors tout à fait insuffisant. Dans ce dernier cas, il faut tout recommencer.

Au temps où l'on pratiquait la basiotripsie sur l'enfant vivant, on voit quelles pouvaient être les conséquences d'un broiement incomplet : l'extraction d'un enfant, ayant la tête à moitié broyée et vivant. Dans le but d'éviter des souffrances à l'enfant et un spectacle semblable, il était alors recommandé de dilacérer en tous sens la matière cérébrale à l'aide du perforateur, avant de commencer le broiement.

Deuxième temps. — Introduction de la branche gauche et premier broiement. — La branche gauche, la plus courte, doit toujours être placée à gauche, tenue de la main gauche. On l'introduit, précédée d'une main guide, comme une branche de forceps, et on la conduit jusqu'au détroit supérieur. Elle ne doit pas être placée directement à gauche, à l'extrémité du diamètre transverse du bassin, mais à gauche et en arrière, au niveau de l'articulation sacro-iliaque gauche.

Cette situation de la cuillère un peu plus en arrière aura pour conséquence de placer la deuxième branche à l'extrémité opposée du diamètre oblique du bassin, c'est-à-dire à droite et en avant, de cette façon les branches du basiotribe saisissent un segment de tête suffisant. Cette prise, suivant un diamètre oblique, est surtout nécessaire quand la tête trop volumineuse est rejetée en avant du pubis par la saillie du promontoire.

La cuillère gauche placée, il faut l'articuler avec le

LA BASIOTRIPSIE

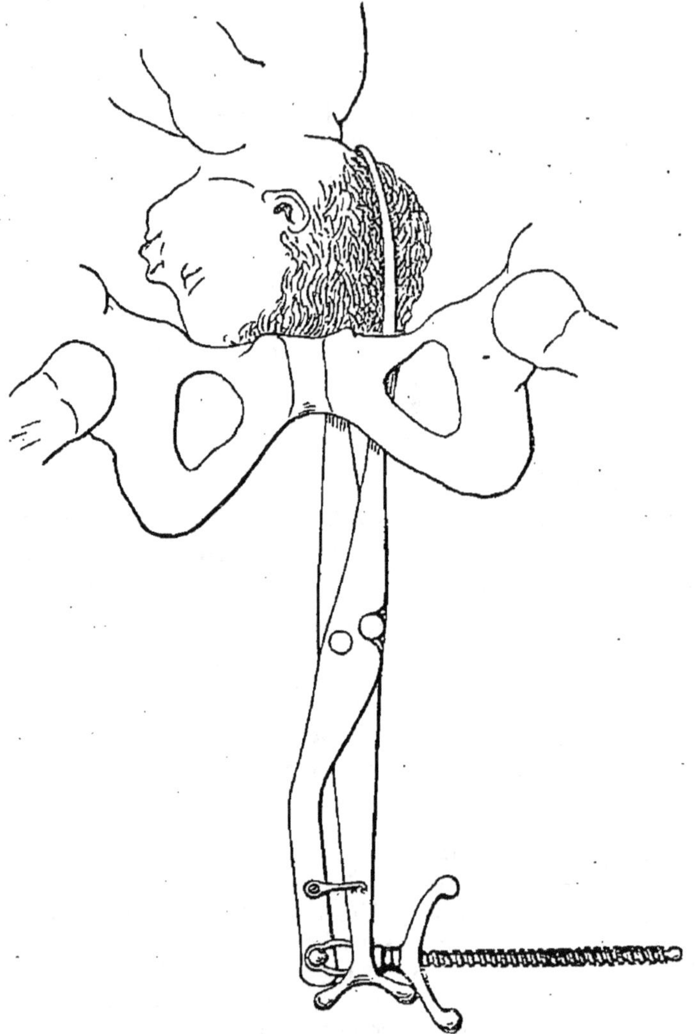

Fig. 116. — A. Pinard.

Le premier broiement.

EXERCICES SUR LE MANNEQUIN

BASIOTRIPSIE

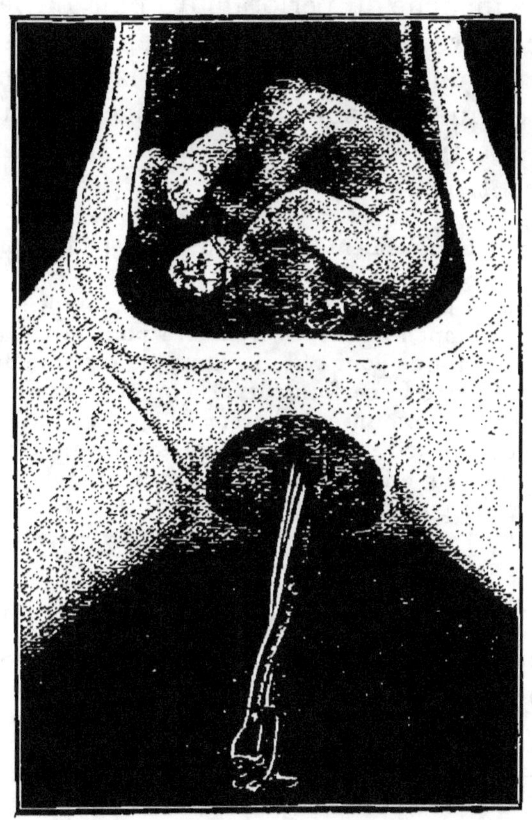

Fig. 117.

Le premier broiement.

perforateur. Dans ce but, sans changer le perforateur de place, on l'oriente de façon à diriger son pivot vers l'encoche de la branche gauche, et on articule.

Le perforateur et la branche gauche articulés, il faut amener au contact, rapprocher le manche de la branche et le manche du perforateur, puis on les réunit par le petit verrou. Le rapprochement des manches a entraîné un rapprochement de la cuillère et du perforateur, ce qui a eu pour conséquence le broiement de toutes les parties fœtales intercalées. C'est le premier broiement.

On distingue habituellement un grand et un petit broiement, suivant la masse des parties à broyer.

Si, par exemple, c'est l'occiput qui se trouve compris entre le perforateur et la branche gauche, il faudra pour le réduire, un *petit broiement,* tandis que pour réduire la partie restante du crâne qui sera comprise entre le perforateur et la branche droite, partie plus volumineuse, on fera un *grand broiement.*

Le petit broiement peut s'effectuer le plus souvent par le seul effort de la main, en étreignant le perforateur et la branche. D'autres fois, même pour le petit broiement, il faut adapter la vis de pression. Celle-ci est toujours nécessaire pour effectuer le grand broiement.

On voit donc que, suivant les circonstances, le premier broiement est un grand ou un petit broiement. Petit broiement quand l'occiput est à gauche, — grand broiement, quand l'occiput est à droite.

Le premier broiement effectué, le verrou étant fermé, la tête se trouve solidement pincée entre le perforateur et la branche qu'on peut laisser prendre, sans qu'il soit besoin de les maintenir, et on continue l'opération.

Troisième temps. — Introduction de la branche droite et second broiement. — Le second broiement s'effectue à l'aide de la branche droite. Celle-ci s'introduit à droite, tenue de la main droite, comme une branche de forceps, elle est conduite jusqu'au détroit supérieur. Cette branche doit être orientée de façon à diriger son encoche vers le pivot de la branche gauche, puis on articule.

Il reste encore à faire le broiement, le second broiement.

Le second broiement, comme le premier, peut être un petit ou un grand broiement, suivant l'importance des parties pincées par la branche droite.

Au cours de chaque broiement, on voit la matière cérébrale s'écouler le long de l'instrument.

Après le second broiement, la tête est réduite, il reste à l'extraire.

Quatrième temps. — Extraction. — L'extraction de la tête broyée doit se faire sans difficultés, sans violences. Le fœtus, corps étranger, doit être suffisamment réduit pour n'entraîner la production d'aucune lésion maternelle. Si les tentatives d'extraction bien dirigées ne réussissent pas à faire descendre la tête, c'est que le broiement est insuffisant. Dans ce cas, il faut retirer l'instrument et faire de nouveaux broiements. Mais cela ne doit être tenté qu'après échec des manœuvres d'extraction, qui sont un peu spéciales.

L'extraction comprend, comme la sortie naturelle de la tête, l'engagement, la rotation, le dégagement.

L'engagement est impossible sans modifier l'orientation de la tête.

Après la basiotripsie, la tête est aplatie en une sorte de galette dirigée dans le sens antéro-postérieur, butant contre le pubis en avant, et contre le promontoire en arrière.

La tête aplatie ne peut être entraînée dans l'excavation que si l'on fait exécuter un quart de tour au basiotribe, afin de ramener l'occiput en avant. Grâce à

LA BASIOTRIPSIE

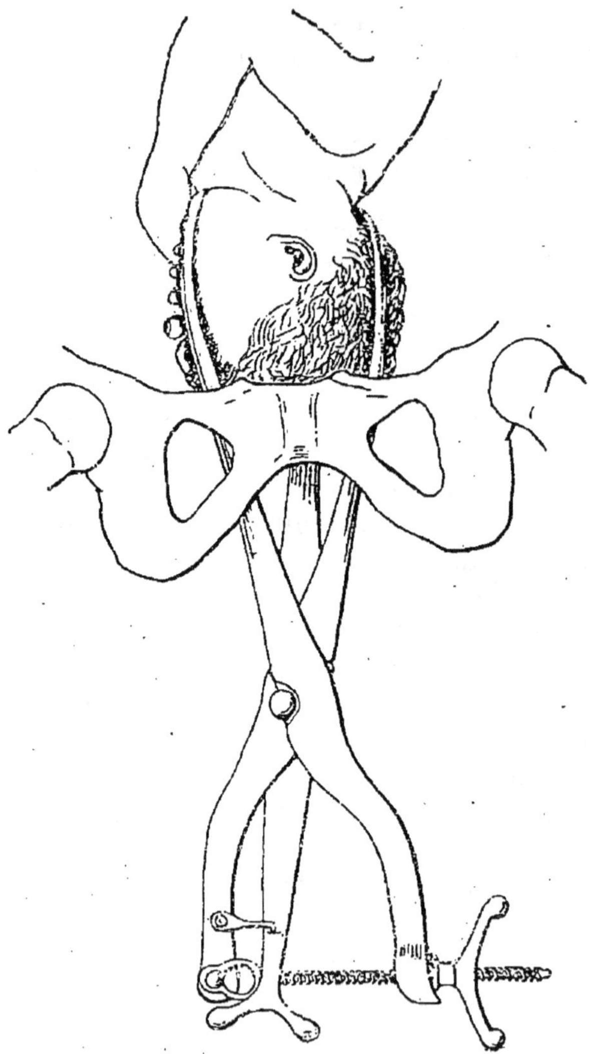

Fig. 118. — A. Pinard.

Le second broiement

EXERCICES SUR LE MANNEQUIN

BASIOTRIPSIE

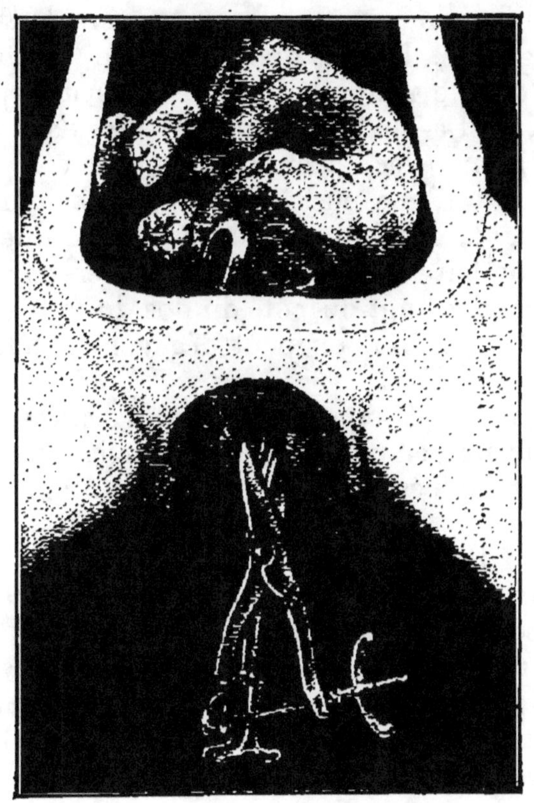

Fig. 119.

Le second broiement.

cette manœuvre, la tête aplatie peut descendre dans le grand diamètre transverse du bassin.

Après ce changement d'orientation, la tête descend très facilement et elle peut être entraînée jusqu'au niveau de la fente pubo-coccygienne.

La rotation devient alors nécessaire, car le gâteau formé par la tête aplatie ne peut sortir en travers de la fente pubo-coccygienne. Il faut donc remettre la tête dans la situation qu'elle avait au détroit supérieur, après la basiotripsie, c'est-à-dire qu'il faut l'orienter dans le sens antéro-postérieur, avec l'occiput sur un des côtés.

S'il s'agissait d'une position gauche, on tourne le basiotribe vers la gauche, — s'il s'agissait d'une position droite, on fait tourner le basiotribe vers la droite, pour ramener l'occiput du côté du dos du fœtus.

Après cette rotation, on peut dégager la tête sans difficultés.

Le dégagement s'effectuera à travers les orifices coccy-pubien et vulvaire, en relevant l'instrument afin de faire dégager le gâteau céphalique par une évolution autour du pubis.

En somme, l'extraction de la tête broyée doit comprendre deux rotations, l'une précédant l'engagement, l'autre précédant le dégagement.

Quand la tête est dehors avec le basiotribe qu'on doit laisser appliqué sur elle, il reste à extraire le tronc.

L'extraction des épaules, en cas d'étroitesse pelvienne, peut présenter certaines difficultés.

Ribemont-Dessaignes a décrit une manœuvre par laquelle, en cas de difficultés pour la sortie des épaules, on va avec la main chercher successivement un bras, puis l'autre.

4° TECHNIQUE DE L'OPÉRATION

La femme doit être anesthésiée. Il faut donc opérer

avec un aide pour le chloroforme, un second aide pour tenir la tête pendant la perforation, et un troisième pour tenir le perforateur pendant le placement de la branche gauche.

La femme est placée en travers du lit, on aseptise la vulve et le vagin.

On introduit la main gauche, pour aller chercher le point à perforer. Ce point sera situé sur la ligne médiane et plus rapproché du pubis que du promontoire.

Il est surtout utile de perforer en un point rapproché du pubis, quand le bassin est étroit et que la tête surplombe au-dessus du pubis, parce que le perforateur introduit plus en arrière aurait moins de chance de répondre à un méridien de la tête, ce qui aurait pour conséquence un broiement insuffisant.

La perforation s'exécute généralement sans difficultés, lorsqu'on s'est suffisamment exercé sur le cadavre, sinon on peut croire qu'on a perforé le crâne, alors qu'on a seulement perforé le cuir chevelu, et traversé une bosse séro-sanguine. Il faut connaître la sensation de crépitation des os que rode le perforateur.

Quand le perforateur a franchi la paroi osseuse, il est libre dans la cavité crânienne où on le remue en tous sens pour dilacérer la matière cérébrale.

La perforation effectuée, on va piquer la base du crâne de la pointe du perforateur, mais il faut avoir soin de diriger tout à fait en bas, même en déprimant un peu la vulve, le manche du perforateur, afin de le rapprocher le plus possible de l'axe du détroit supérieur, et aussi de la direction d'un des méridiens de la tête.

Le placement de la branche gauche ressemble beaucoup au placement d'une branche de forceps au détroit supérieur. Quand la branche est placée à gauche et en arrière, il faut, pour articuler, tourner vers elle le manche du perforateur, et ne pas déplacer la branche

EXERCICES SUR LE MANNEQUIN

BASIOTRIPSIE

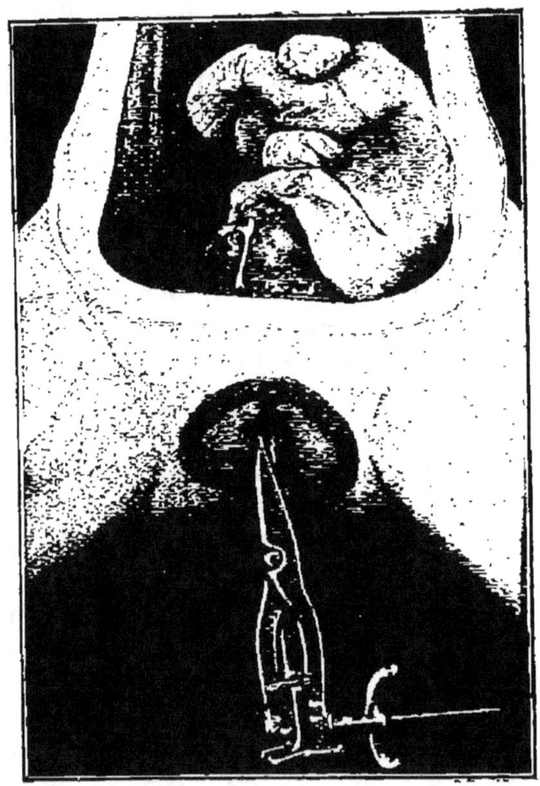

Fig. 120.

Broiement achevé.

La tête aplatie bute contre le diamètre antéro-postérieur du détroit supérieur. Il faut pour descendre qu'elle tourne.

EXERCICES SUR LE MANNEQUIN

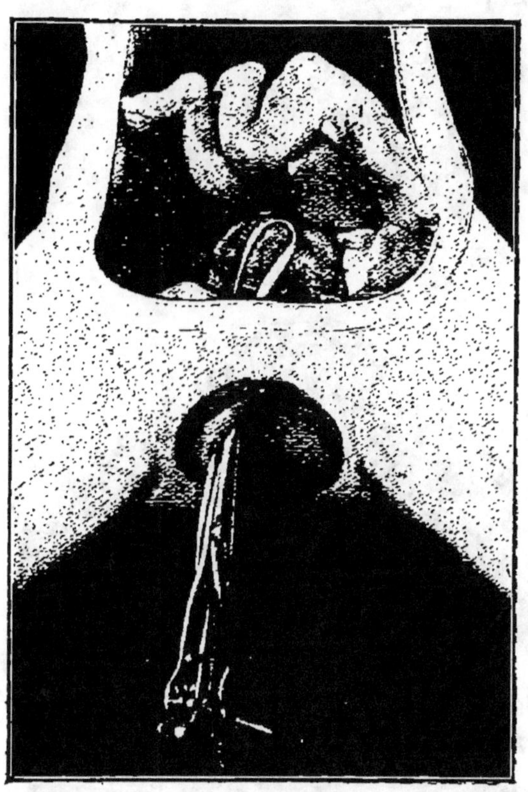

Fig. 121.

Rotation d'engagement.

La cuillère droite de latérale est devenue antérieure.

L'instrument de face dans la figure précédente est maintenant de profil.

EXERCICES SUR LE MANNEQUIN

BASIOTRIPSIE

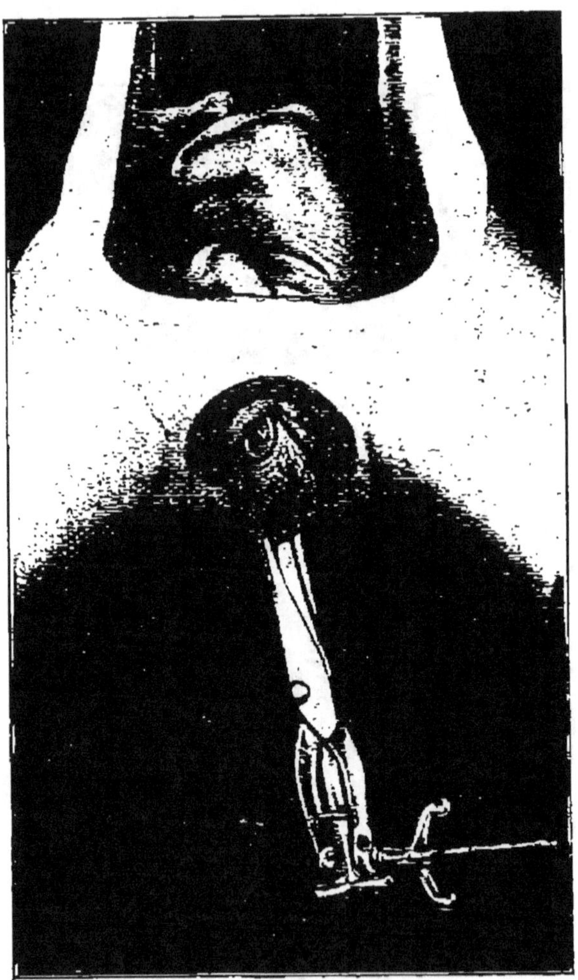

Fig. 133.

Rotation de dégagement.

La galette formée par la tête aplatie doit être ramenée dans le sens antéro-postérieur pour passer dans la fente coccy-pubienne et la vulve. L'instrument est de nouveau de face.

qui est en bonne attitude. Le perforateur et la branche gauche articulés, on fait le premier broiement, à la main, ou au moyen de l'écrou. Le broiement accompli, et le verrou mis, l'aide devra maintenir le basiotribe pendant le placement de la branche droite.

Le placement de la branche droite s'effectuera comme celui d'une branche antérieure que l'on conduirait, non pas directement en avant, mais au niveau de l'éminence iléo-pectinée droite. On adapte alors l'écrou et on visse pour broyer. Les broiements doivent être effectués avec une certaine lenteur pour laisser à la matière cérébrale le temps de s'écouler.

Quand l'écrou se trouve serré à fond, le broiement est terminé. Il ne reste plus qu'à extraire le fœtus.

L'extraction commence par la rotation d'engagement, se continue par la descente, puis se termine par la rotation de dégagement.

On achève ensuite l'extraction du tronc.

On peut, pendant que la femme est encore anesthésiée, faire une délivrance artificielle et une injection intra-utérine.

5° INDICATIONS ET RÉSULTATS

Indications. — La basiotripsie est le traitement de choix de la dystocie par disproportion entre la tête fœtale et les parties maternelles, quand l'enfant est mort.

Il n'y a pas longtemps encore que la basiotripsie, comme avant elle la céphalotripsie, était le traitement nécessaire de certaines dystocies, même alors que l'enfant vivait encore.

Depuis que l'on peut, sans trop exposer la vie d'une femme, extraire un enfant vivant, au moyen de la symphyséotomie ou de l'opération césarienne, la question de « la basiotripsie sur enfant vivant » a été vivement discutée. Energiquement combattue par Pinard, elle est encore admise par quelques autres. En réalité, la basiotripsie sur enfant vivant ne se pratique plus aujourd'hui, soit que l'on trouve des arguments pour faire accepter une symphyséotomie ou une césarienne, soit que l'on pousse l'expectation jusqu'au moment de la mort naturelle du fœtus. Pinard a donc eu raison de dire « l'embryotomie sur l'enfant vivant a vécu ».

Résultats. — La basiotripsie est une opération facile, d'une exécution rapide, sans dangers pour la femme, très différente par conséquent de l'ancienne céphalotripsie. Néanmoins la basiotripsie se trouvant parfois indiquée chez des femmes surmenées, elles peuvent succomber des suites d'une infection contractée au cours d'un travail long et pénible. Ces cas ne peuvent véritablement pas être mis au passif de la basiotripsie. Cette opération, pratiquée dans des conditions favorables, donne une mortalité maternelle nulle.

6° BASIOTRIPSIES ATYPIQUES

Les basiotripsies atypiques peuvent être faites sur la face, sur la tête dernière, ou même sur le tronc.

Basiotripsie sur la face. — Si la tête n'est pas très défléchie (présentation du front), le perforateur sera introduit dans le front, le plus près possible de la suture médiane. — Quand la déflexion est plus prononcée, on introduira le perforateur par l'orbite, ou par la bouche vers la voûte palatine et la base du crâne. Le perforateur, alors dirigé vers la voûte, ne devra pas dépasser cette voûte pour aller blesser, au delà, les parties maternelles.

Basiotripsie sur la tête dernière. — Cette opération est très exceptionnelle et se trouve indiquée, quand la tête dernière ne peut être extraite à cause de sa disproportion avec les parties maternelles, sans qu'il s'agisse bien entendu d'hydrocéphalie (1).

Pour la *perforation*, Tarnier et Bonnaire conseillent de frayer avec les ciseaux, dans la partie supérieure du cou, une voie au perforateur. Le perforateur, introduit dans cette plaie, sera glissé le long de la face antérieure de la colonne vertébrale jusqu'à l'apophyse basilaire. C'est à ce niveau que se fera la perforation. Celle-ci se fera, non plus de la voûte du crâne vers la base, mais de la base vers la voûte.

Le perforateur pénétrera par la région sous-maxillaire, ou par la bouche ouverte, pour atteindre le palais et la base du crâne, pendant que la tête sera solidement fixée. D'autres fois il sera plus facile d'introduire le perforateur à travers l'occipital.

Quand le perforateur aura pénétré dans la cavité crânienne, il ne faudra pas oublier que la voûte est moins résistante que la base, et l'on devra veiller à ce que l'instrument ne fasse pas d'échappées à travers cette voûte pour aller blesser les parties maternelles.

La présence du tronc du fœtus gêne pour *le placement des branches* et pour *les broiements*. Aussi peut-on simplifier l'intervention, en commençant par séparer le tronc de la tête au ras de la vulve. On dissimulera les débris fœtaux, les mutilations exercées sur un fœtus mort n'ont pas à entrer en ligne de compte avec les difficultés opératoires créées par la conservation du tronc. Si on laisse le tronc en place, les branches devront être placées suivant un diamètre oblique du bassin, soit en arrière du tronc qui sera très relevé en l'air, soit en

____

(1) On sait que dans ce cas il convient de faire, après section rachidienne, un cathétérisme vertébral suivant le procédé de Van Huevel (Voir HYDROCÉPHALIE).

avant de ce tronc, qui sera alors très abaissé. L'*extraction* se fera par deux rotations : l'une avant l'engagement, l'autre avant le dégagement.

L'opération comprendra donc les mêmes temps que pour la tête première : 1° perforation ; 2° placement de la branche gauche et premier broiement ; 3° placement de la branche droite et second broiement ; 4° extraction.

Le basiotribe appliqué sur le tronc. — Le basiotribe peut servir de pince puissante pour réduire et extraire les épaules ou le tronc. Dans ce cas, on peut ne pas se servir du perforateur.

CHAPITRE II

EMBRYOTOMIE RACHIDIENNE

On comprend sous le nom d'embryotomie rachidienne, ou sous la simple appellation d' « embryotomie » les mutilations pratiquées sur le fœtus afin d'obtenir la section en deux tronçons de la tige rachidienne dans certains cas de présentation de l'épaule.

Cette section se fait généralement au niveau du cou, c'est l'*embryotomie cervicale* ; — les sections pratiquées au niveau du thorax et de l'abdomen constituent des *embryotomies atypiques*, qui sont dénommées *embryotomies cervico-thoracique* ou *abdominale*. L'embryotomie s'exécute à l'aide de différents instruments spéciaux appelés « embryotomes ».

1° LES EMBRYOTOMES

L'ingéniosité des inventeurs s'est exercée au sujet des embryotomes presque autant que pour le forceps. En France, deux embryotomes sont aujourd'hui employés : les ciseaux de Dubois modifiés par Pinard, et l'embryotome de Ribemont-Dessaignes.

Ciseaux de Dubois. — Ce sont tout simplement des ciseaux à branches longues. Les lames sont courtes, très fortes et courbées sur le plat. Sur les indications de Pinard, les branches ont été croisées, puis décroisées, de façon qu'on puisse écarter les anneaux, sans dilater ni tirailler l'orifice vulvaire.

Par leur solidité, par la simplicité de leur construction et de leur maniement, les ciseaux de Dubois méritent une place dans toutes les trousses obstétricales.

Embryotome de Ribemont-Dessaignes. — Cet embryotome constitue une application très ingénieuse du procédé ancien appelé « embryotomie à la ficelle ».

On peut à l'aide de l'embryotome de Ribemont-Dessaignes exécuter avec rapidité et sans trop de difficultés une section très nette du cou.

L'instrument comprend quatre parties :

1º Un crochet, creusé d'une gouttière, et terminé par une poignée métallique transversale. Ce crochet est destiné à saisir, embrasser et maintenir le cou du fœtus. Il peut recevoir dans son intérieur une tige métallique, et s'articuler avec un conducteur.

2º La tige métallique est une lame flexible portant à une dé ses extrémités un anneau destiné à être placé au bout du crochet ; l'autre extrémité de la tige aboutit à une partie épaissie et percée d'un petit orifice. C'est à travers ce petit orifice que l'on fixe par un nœud une ficelle scie.

3º Un conducteur métallique destiné à recevoir la lame flexible et la ficelle qui lui fait suite. Ce conducteur s'articule avec le crochet pour enfermer le fil dans un circuit protecteur.

4º Une ficelle scie, qui n'est autre chose qu'une ficelle à fouet, entourée d'un fil métallique fin enroulé en spirale.

2º EMBRYOTOMIE AUX CISEAUX

L'embryotomie aux ciseaux comprend deux temps : la saisie du cou du fœtus, et la section.

EXERCICES D'AMPHITHÉATRE

EMBRYOTOMIE AUX CISEAUX

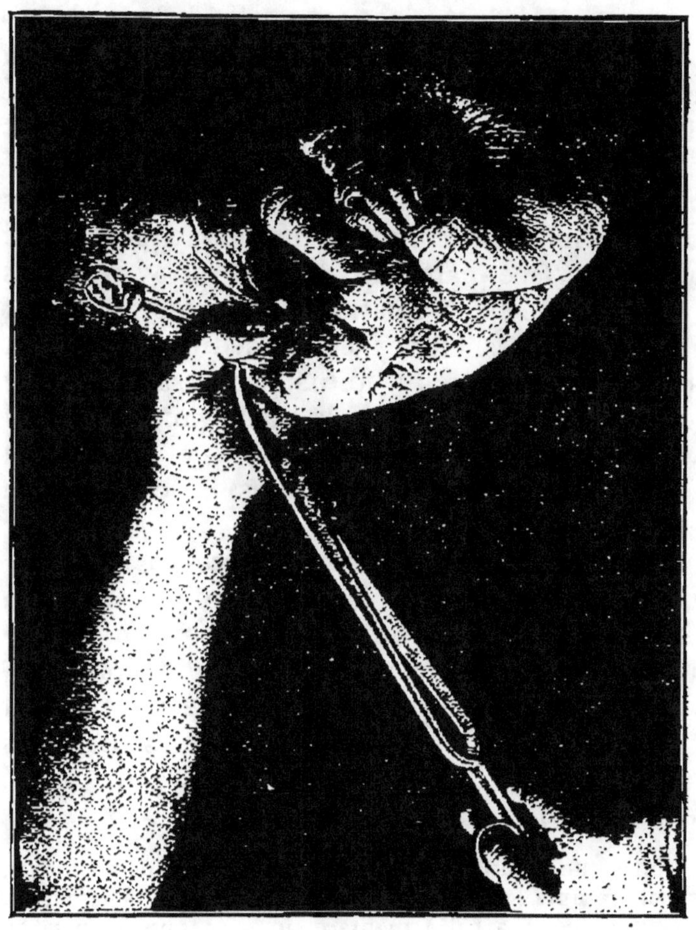

Fig. 123.

Les sections fœtales doivent toujours être pratiquées dans le creux de la main.

36.

Saisie du cou du fœtus. — La région cervicale doit être saisie, maintenue, protégée par la main de l'opérateur, et en quelque sorte présentée à la lame des ciseaux. Cette saisie du cou peut être particulièrement difficile à exécuter, dans un utérus vide d'eau, rétracté sur le fœtus, ainsi que cela s'observe assez souvent dans les cas où l'embryotomie est nécessaire.

Choix de la main guide. — Pour faire la section dans le creux de la main, il est plus commode que celle-ci ait toujours sa face palmaire dirigée en avant, vers l'opérateur, placée en supination, les doigts s'étageant le long du cou, avec l'index et le médius au contact du maxillaire inférieur du fœtus. Pour saisir le cou de la sorte, il faut se servir de la main gauche, quand la tête est dans la fosse iliaque droite, — et de la main droite, quand la tête se trouve dans la fosse iliaque gauche (1).

Placement de la main. — Dans les *dorso-postérieures*, la main arrive avec plus de facilité à se placer sur la nuque et le dos du fœtus, que dans les *dorso-antérieures*, où il lui faut s'insinuer dans la dépression, souvent peu accessible, comprise entre la tête fortement fléchie et le thorax. Assez fréquemment aussi dans les dorso-antérieures le cou du fœtus se trouve très élevé au-dessus du pubis.

On a proposé de saisir et d'abaisser le cou du fœtus au moyen d'un crochet, comme le crochet de Braune, usité en Allemagne. Mais on peut objecter à cette manière de faire que la mise en place elle-même du crochet n'est pas toujours facile à exécuter, ni sans dangers.

---

(1) Dans ce dernier cas, il faut manœuvrer les ciseaux de la main gauche. Si cette main gauche manque par trop d'habileté, on doit essayer de saisir, comme on le peut, le cou de la main gauche pour tenir les ciseaux avec la droite.

Il est avantageux de faire abaisser le plus possible la région cervicale par un aide exerçant des tractions au moyen d'un lac placé sur le bras procident.

Section du cou. — Cette section doit être faite dans le creux de la main de l'opérateur. Il faut que les ciseaux mordent à petits coups, et toujours après exploration préalable avec les doigts de la main guide et protectrice. Au cours de cette section, l'opérateur doit avoir le souci non seulement d'éviter la blessure des parties maternelles, mais aussi de ne pas couper ses propres doigts.

La section des parties molles s'exécute avec une facilité relative ; les difficultés se montrent surtout pour la section du rachis, si l'on n'a pas la chance de pénétrer dans un espace intervertébral.

3° EMBRYOTOMIE A LA FICELLE

Cette embryotomie à la ficelle peut être pratiquée, soit avec l'embryotome de Ribemont-Dessaignes, soit en recourant à des moyens de nécessité pour arriver à mettre en place la ficelle autour du cou.

Embryotomie avec l'embryotome de Ribemont-Dessaignes. — L'opération est souvent simple, facile, rapide. Il n'y a que deux difficultés : l'une, d'avoir sous la main un embryotome en bon état, la seconde, de placer le crochet de l'instrument ; la section se fait ensuite très rapidement.

Placement du crochet. — Le crochet doit être mis en place comme tous les crochets de ce genre, en suivant le manuel opératoire indiqué par Potocki dans sa thèse (à propos du fonctionnement de l'embryotome de Tarnier, aujourd'hui abandonné).

Le crochet est introduit à plat en suivant le dos du fœtus, il est recouvert et protégé par les doigts de l'opérateur. Le bec du crochet doit toujours être dirigé vers le tronc du fœtus et non vers sa tête, contre laquelle il buterait.

Le crochet sera toujours introduit en avant du fœtus, dans l'espace compris entre le fœtus et le pubis.

Quand on juge que le crochet a dépassé la hauteur du cou, on lui fait exécuter un mouvement de rotation pour le placer dans le sens antéro-postérieur, on l'attire en bas ensuite pour accrocher le cou.

Le crochet placé, le reste de l'opération est très facile. On desserre une vis située près du manche du crochet et qui fixait l'anneau, ainsi que la tige métallique conductrice de la ficelle. On va ensuite chercher en arrière du cou l'anneau qui est au bout du crochet, et on l'amène à la vulve.

On engage alors la tige métallique dans le conducteur, et l'on pousse ce conducteur jusqu'au contact de l'extrémité du crochet, à l'endroit où se trouvait l'anneau, il n'y a qu'un instant. Il faut alors fermer l'instrument en faisant pénétrer le pivot du conducteur dans l'encoche du manche du crochet, et on articule comme pour un forceps.

Le cou est dès lors entouré d'un circuit métallique protecteur, dans lequel, en tirant sur l'anneau et sur la tige flexible, on va entraîner la ficelle-scie.

Section à la ficelle. — Celle-ci ne touche que la partie supérieure du cou, et ses deux chefs pendent à la vulve. On les enroule autour de deux petits cylindres en métal, destinés uniquement à donner une prise aux mains.

On exerce un mouvement de va-et-vient, d'abord lentement et sans peser, puis le mouvement devient plus vif et l'on tire en bas pour faire appuyer la ficelle sur le cou du fœtus. Très rapidement, sous l'influence de ces mouvements, la ficelle ressort ainsi que tout l'instrument. La section est terminée.

EMBRYOTOMIE RACHIDIENNE

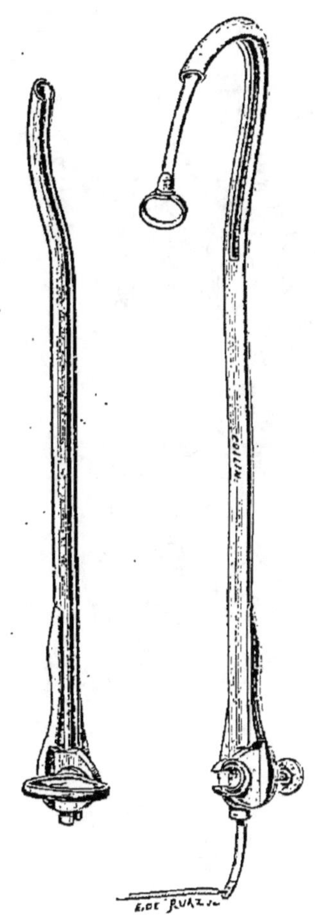

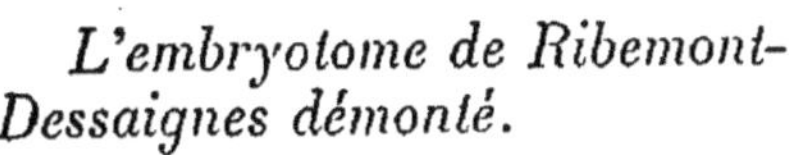

Fig. 124.

L'embryotome de Ribemont-
Dessaignes démonté.

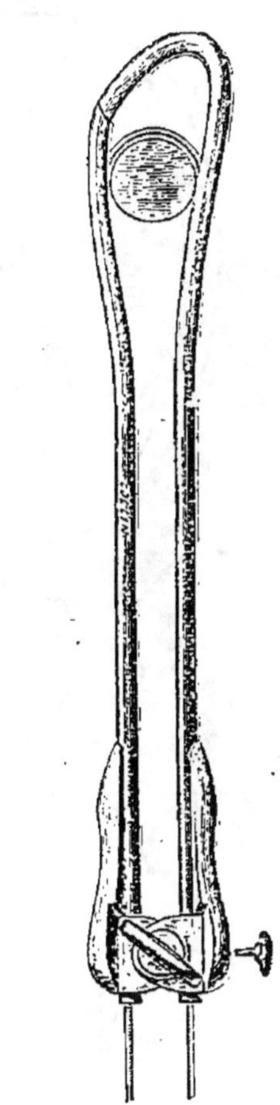

Fig. 125.

L'embryotome articulé au-
tour d'un cylindre figurant le
cou du fœtus.

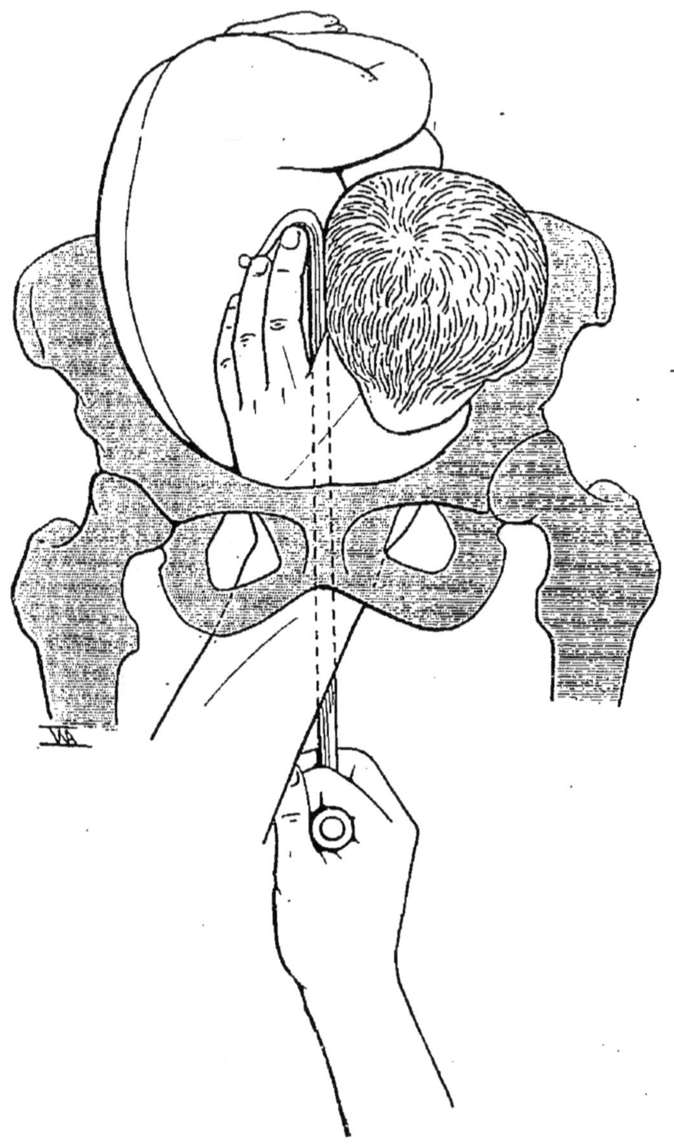

Fig. 126. — Potocki.

Le bec du crochet est tourné vers le dos.

PLACEMENT D'UN CROCHET

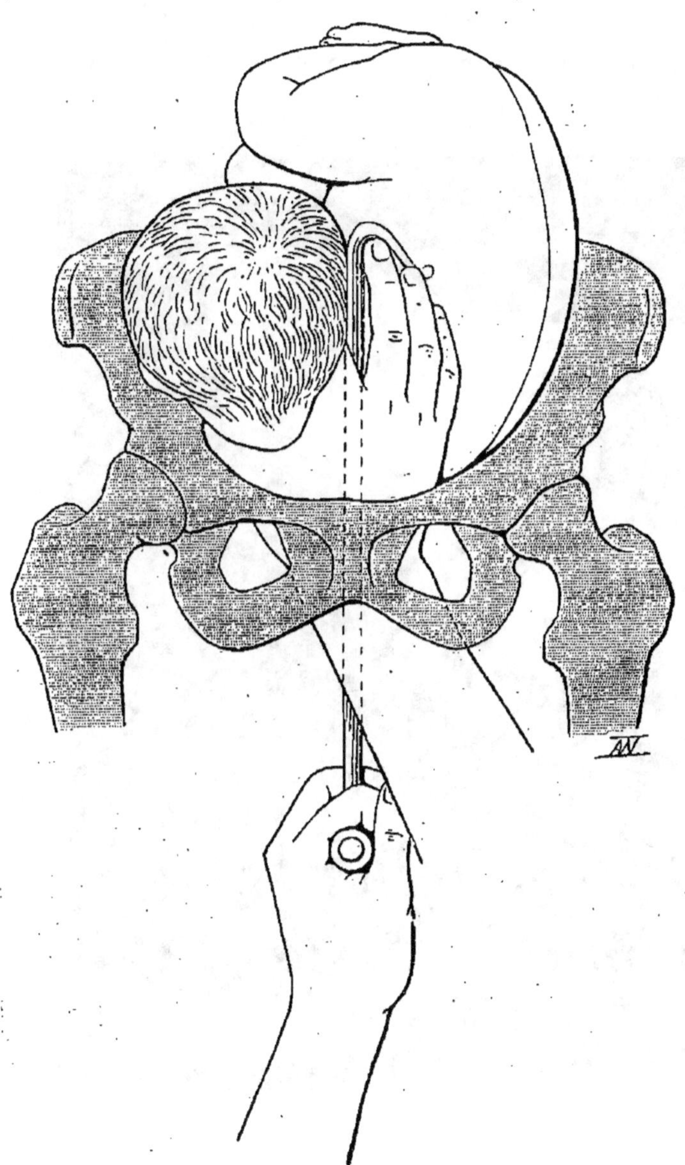

Fig. 127. — Potocki.

EMBRYOTOME RIBEMONT-DESSAIGNES PLACÉ

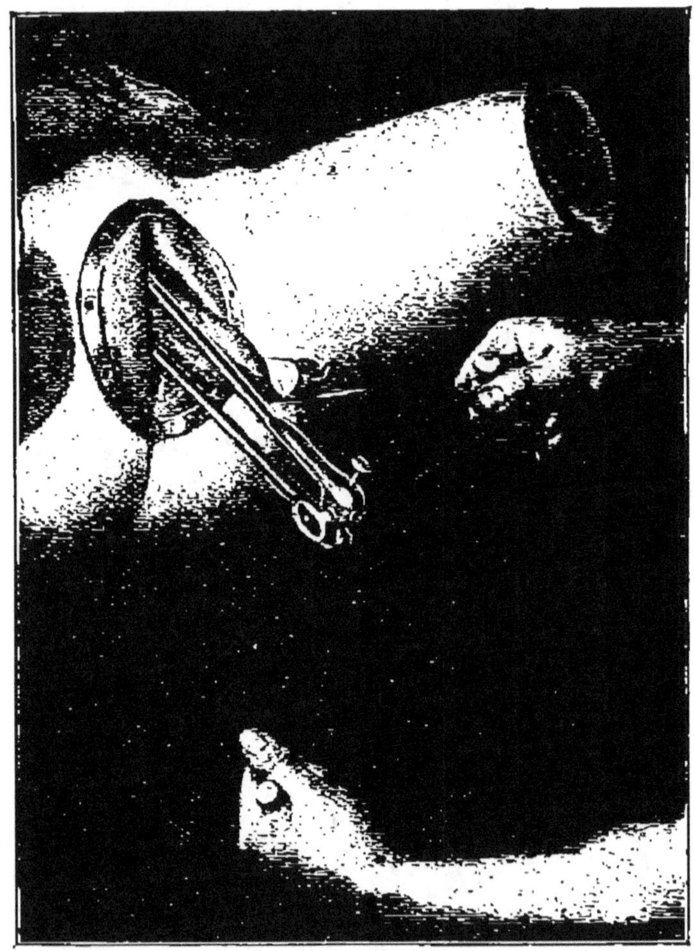

Fig. 128.

La section.

Embryotomie à la ficelle. — Toute la difficulté est de placer la ficelle, et de la faire passer au-dessus du cou. On a proposé de la passer avec un doigt auquel elle a été préablement attachée au moyen d'un nœud coulant ; on a conseillé de faire glisser la ficelle attachée à une balle de plomb qui retombera ensuite en vertu de son poids ; on a essayé de porter la ficelle autour du cou, à l'aide d'un des crochets ou manches du forceps, ou avec une tige en baleine comme celle qu'inventa Pajot. Tous ces procédés sont difficiles à mettre en œuvre et ne conduisent, la plupart du temps, à aucun résultat.

La section est facile quand la ficelle est placée. Celle-ci doit être introduite dans un cylindre quelconque stérilisable, métallique ou en verre (verre de lampe) qui servira de protecteur aux parties maternelles.

Ce sont là des procédés très compliqués, et, à défaut de ciseaux de Dubois, il est plus simple de recourir à « l'éviscération ».

4° ÉVISCÉRATION

L'éviscération est beaucoup plus facilement réalisable que les procédés à la ficelle. Il suffit d'un simple instrument tranchant, couteau, canif, qu'on stérilise, pour faire une éviscération, c'est-à-dire pour inciser l'abdomen, le vider de ses viscères, ce qui permet ensuite d'abaisser, et finalement de couper la colonne vertébrale.

On peut même, dans certains cas, faire évoluer le fœtus, devenu plus malléable, par suite de l'évacuation des ses viscères. C'est, suivant la formule de Pinard, *la version forcée* aux dépens du fœtus.

Manuel opératoire. — On introduit la main gauche dans le vagin, au contact de la partie fœtale la plus accessible : ventre ou thorax. L'instrument tran-

chant : bistouri ou couteau, est glissé, la pointe dirigée dans la face palmaire de la main gauche de l'opérateur jusque sur le thorax ou le ventre du fœtus. On
fait à ce niveau une large incision permettant d'introduire plusieurs doigts dans la cavité abdominale ou
thoracique. Ces doigts vont pouvoir accrocher, arracher
et extraire tout ce qu'ils rencontreront dans la cavité
ouverte. Celle-ci se videra peu à peu, deviendra plus
souple, et l'on pourra soit provoquer des inflexions plus
accentuées de la colonne vertébrale, soit sectionner
celle-ci, ou avec le couteau, ou à l'aide des ciseaux
prudemment guidés dans le creux de la main de l'opérateur.

5° EXTRACTION DU FŒTUS MORCELÉ

Quel que soit le procédé d'embryotomie, l'opération
se termine par l'extraction du fœtus. Celui-ci étant
partagé en deux tronçons, on doit procéder à l'extraction successive du tronc, puis de la tête.

Extraction du tronc. — L'extraction du tronc,
après la section rachidienne, devient très simple, il suffit
de tirer sur le bras procident pour que le tronc descende
et que l'on voie se dégager les épaules, puis le siège.

Extraction de la tête. — L'extraction de la tête
se fait à l'aide de l'introduction des doigts dans la
bouche. La tête est assez solidement saisie et attirée en
bas, comme si on voulait la fléchir sur un tronc imaginaire, pendant à la vulve. Quand elle est arrivée au
bas de l'excavation, on la fait tourner de façon à amener
l'occiput sous le pubis et on l'extrait, en somme, par
une sorte de manœuvre de Mauriceau-Pinard.

6° TECHNIQUE DE L'OPÉRATION

Il est indispensable d'anesthésier la femme ; car les

manœuvres opératoires peuvent être longues et elles exigent l'introduction des mains ou des instruments assez profondément.

1° **Saisie du cou.** — Ce temps de l'opération est parfois très difficile.

La saisie avec la main. — Cette saisie, surtout difficile dans la dorso-antérieure, dépend de la hauteur à laquelle se trouve situé le cou. Les manœuvres pour atteindre la région cervicale doivent être exécutées sans la moindre violence, avec la préoccupation constante de ne pas rompre l'utérus.

Ce n'est que quand cette saisie est faite que l'on doit prendre les ciseaux.

La saisie avec le crochet. — La saisie du cou à l'aide d'un crochet est souvent aussi fort difficile. Il faut savoir ne pas faire tourner trop tôt dans le sens antéro-postérieur, le crochet introduit transversalement et à plat. Si on veut tourner trop tôt, la rotation se trouve empêchée, le bec du crochet butte contre le fœtus. Il est préférable de faire pénétrer assez profondément le crochet, et de ne le faire tourner que très haut au-dessus du cou. Mais cela ne peut être fait sans danger qu'à condition d'agir avec la plus grande douceur, sous peine de rompre l'utérus.

2° **Section.** — Celle-ci est faite soit aux ciseaux, soit à la ficelle.

Section aux ciseaux. — Les ciseaux doivent être tenus constamment au contact des doigts ou du creux de la main de l'opérateur. Etant donné que les ciseaux de Dubois sont courbés sur le plat et que pour sectionner le cou perpendiculairement, ils devront être placés de champ, les anneaux seront reportés à gauche, quand les lames seront à droite, et à droite, quand les lames seront à gauche.

Lorsque la tête sera dans la fosse iliaque gauche, on

saisira mieux le cou de la main droite ; mais, par suite, on sera alors obligé d'opérer en tenant les ciseaux de la main gauche, ce qui créera une difficulté de plus.

Section à la ficelle. — La ficelle une fois placée, l'embryotomie, par ce procédé, permet d'obtenir très rapidement la section du cou. La partie de ficelle qui s'imprime et s'enfonce dans le cou du fœtus ne peut atteindre ni léser les parties maternelles. Il n'en est pas de même des deux chefs de la ficelle scie. Ceux-ci doivent être introduits dans un cylindre protecteur (un verre de lampe, par exemple) ou dans le circuit métallique de l'embryotome Ribemont-Dessaignes.

La ficelle scie casse fréquemment et il faut toujours en avoir de rechange. Il faut alors tout recommencer.

3° **Extraction**. — L'extraction est généralement facile, même dans les plus mauvaises conditions, le fœtus se trouvant très malléable, par suite de la section rachidienne. Il est absolument exceptionnel que l'on ait à mutiler de nouveau, soit le tronc, soit la tête, pour les extraire. Mais, en cas de nécessité, il ne faudrait pas hésiter à le faire, plutôt que d'user de violence, dans un utérus menacé de rupture.

7° INDICATIONS

L'embryotomie rachidienne est indiquée quand l'enfant est mort et qu'il se présente transversalement.

La question de l'embryotomie sur l'enfant vivant ne se discute généralement pas à propos de l'embryotomie rachidienne, parce que, lorsque par suite de la rétraction utérine, la version interne devient impossible, l'enfant ne tarde pas à succomber.

L'opération, pratiquée par des mains exercées, sur une femme non infectée, n'a aucune conséquence fâcheuse.

TROISIÈME PARTIE

L'ACCOUCHEMENT CHIRURGICAL

CHAPITRE PREMIER

AVORTEMENT ET ACCOUCHEMENT PROVOQUÉS

Sommaire. — 1° **Indications** : Hémorragies utérines (placenta prævia, décollement placentaire), hydropisie de l'amnios, môle hydatiforme, toxémies gravidiques (vomissements incoercibles, névrites, albuminurie), maladies du cœur, de l'appareil urinaire, de l'appareil respiratoire, maladies aiguës. — 2° **Excitateurs de la contraction utérine** : Excitateurs placés dans le vagin ou dans le col (tamponnement vaginal, douche de Kiwisch, tiges de laminaire, bougies de Hegar), excitateurs introduits dans la cavité utérine (sonde de Krause, ballon de Barnes, ballon de Tarnier). — 3° **Ouverture de l'œuf.** — 4° **Procédés de dilatation du col de l'utérus** : les dilatateurs métalliques (de Bossi, de Tarnier), les ballons incompressibles de Champetier de Ribes (mode d'action, manuel opératoire, manœuvre), dilatation manuelle.

L'interruption artificielle de la grossesse ne doit être pratiquée qu'en présence de deux ou trois médecins, qui feront bien de consigner dans une consultation écrite les raisons de leur intervention.

L'interruption artificielle de la grossesse prend le nom « d'avortement provoqué » ou « d'accouchement provoqué », suivant qu'elle est pratiquée avant ou après le sixième mois de la grossesse.

Des interventions peuvent être pratiquées au cours d'un travail qui a naturellement commencé et ayant pour but de hâter la dilatation ; c'est « l'accouchement accéléré ». Cette dénomination est préférable à celle « d'accouchement forcé », qui implique des idées de violence.

1° INDICATIONS

Les indications de l'interruption artificielle de la grossesse ne sont pas nombreuses. Suivant les règles formulées par Pinard, dans son rapport au Congrès de Rome de 1902, « on doit interrompre la grossesse, quand une maladie produite ou aggravée par elle menace la vie de la femme ».

Ces circonstances se trouvent réalisées assez exceptionnellement, suivant le même auteur ; il s'agit alors de :

1° Maladies *développées* par le fait de la grossesse (hémorragies utérines, hydramnios, grossesse molaire, toxémies gravidiques) ;

2° Maladies chroniques *aggravées* par le fait de la grossesse (maladies de l'appareil circulatoire, de l'appareil urinaire, de l'appareil respiratoire) (1).

Hémorragies utérines. — Le placenta prævia, le décollement du placenta normalement inséré, peuvent au cours de la grossesse donner lieu à des hémorragies inquiétantes.

Placenta prævia. — Ces hémorragies sont, ou abondantes et soudaines, ou peu abondantes et répétées. Ces dernières, par leur fréquence, arrivent à mettre en danger la vie de la femme. Pour Pinard, il faut intervenir et provoquer l'interruption de la grossesse, si le pouls se maintient, *d'une façon permanente,* au-dessus de 100 pulsations.

Décollement du placenta normalement inséré. — Ici les accidents sont parfois brusques. Ce sont des signes d'hémorragie interne ou d'hémorragie externe, qui imposent alors une intervention rapide.

---

(1) L'interruption artificielle de la grossesse était surtout pratiquée, il y a quelques années, dans la thérapeutique des bassins viciés. On a vu (Bassins viciés) que ces interventions ont été avantageusement remplacées par la symphyséotomie, la césarienne, et surtout par l'expectation.

Hydropisie de l'amnios. — Dans certains cas, et ce ne sont pas toujours ceux où la production du liquide est le plus exagérée, on voit se développer des phénomènes de dyspnée et d'asphyxie ; il y a des douleurs costales ; l'amaigrissement est très prononcé ; la sécrétion urinaire diminue ; la distension utérine devient considérable. En présence de pareils symptômes, il y a lieu d'interrompre le cours de la grossesse.

Môle hydatiforme. — Lorsque le diagnostic est établi, il faut sans tarder provoquer l'interruption de la grossesse molaire, qui expose la vie de la femme, et par les hémorragies, et par les propagations de la tumeur molaire.

Toxémies gravidiques. — Les manifestations de toxémie gravidique peuvent se montrer sous forme de vomissements incoercibles, de névrites, d'albuminurie et de convulsions éclamptiques.

Vomissements incoercibles. — Ainsi que cela a été indiqué (v. MALADIES GRAVIDIQUES GÉNÉRALES), les vomissements incoercibles peuvent entraîner la mort de la femme. Il faut donc interrompre la grossesse en temps voulu, avant que l'intoxication soit trop profonde. Pinard a donné, comme indication à l'intervention, l'accélération du pouls. Suivant lui, *dès que* le pouls s'élève au-dessus de 100 pulsations (1), il faut interrompre la grossesse, parce que l'intoxication du système nerveux peut entraîner rapidement la mort.

Névrites puerpérales. — Ces névrites très exceptionnelles sont généralement l'expression d'une intoxication profonde, elles peuvent nécessiter la provocation de l'avortement ou de l'accouchement prématuré.

Albuminurie gravidique. — L'albuminurie arrive à

---

(1) On peut ajouter, ou, s'il présente une fréquence persistante.

mettre en danger et l'existence de la mère, et celle de l'enfant. Quand malgré le régime lacté absolu et les purgatifs, l'albuminurie persiste à un taux élevé, lorsque les hémorragies sont fréquentes, les œdèmes persistants ; quand, d'autre part, il se produit de l'agitation, de l'insomnie, et lorsque les troubles de la vision s'accentuent, surtout enfin, si l'on constate un abaissement du taux des urines émises en 24 heures au-dessous d'un litre, il peut être indiqué de ne pas attendre le terme de la grossesse, et de provoquer son interruption. Cette intervention est extrêmement exceptionnelle, et ne trouve généralement ses indications que vers la fin de la grossesse.

Pour Pinard, l'interruption de la grossesse et l'accélération du travail ne sont pas indiquées chez les femmes présentant des convulsions éclamptiques. Ces femmes paraissent peu bénéficier de semblables interventions.

Maladies du cœur. — Ce sont surtout les accidents d'asystolie, apparaissant dans les derniers temps de la grossesse, qui peuvent nécessiter une intervention urgente, soit pour provoquer le travail, soit pour l'accélérer s'il est déjà commencé.

Maladies de l'appareil urinaire. — En cas de *néphrite,* il peut être indiqué d'interrompre la grossesse, si, suivant Pinard, la quantité des urines baisse et tombe, d'une façon permanente, au-dessous de 800 et 1 000 grammes dans les 24 heures.

En cas de *pyélo-néphrite,* on a pu exceptionnellement se trouver dans la nécessité d'interrompre le cours de la grossesse, devant la persistance et l'intensité des phénomènes fébriles. Mais on peut discuter, avant de se décider à une intervention utérine, l'opportunité d'une intervention chirurgicale sur le rein.

Maladies de l'appareil respiratoire. — Pinard

s'est élevé contre toute interruption de la grossesse chez les tuberculeuses.

Maladies aiguës survenant au cours de la grossesse. — C'est à tort, suivant Pinard, qu'on a proposé l'interruption artificielle de la grossesse au cours des maladies aiguës, aussi bien qu'au cours des maladies nerveuses. Ces diverses affections n'ont rien à gagner à cette interruption, qui, dans ces circonstances, peut par elle-même présenter au contraire de nombreux dangers.

2° EXCITATEURS DE LA CONTRACTION UTÉRINE

Les moyens employés pour exciter la contraction utérine, et provoquer ainsi le travail, sont destinés à agir soit dans le vagin, soit dans le col, soit dans la cavité utérine elle-même.

Excitateurs agissant dans le vagin et dans le col utérin. — Ce sont comme excitateurs placés dans le vagin : « le tamponnement vaginal », et « la douche de Kiwisch », aujourd'hui abandonnés. Dans le col utérin, on se sert de tiges de laminaires, ou de bougies de Hegar, mais seulement pour préparer d'autres interventions.

Le tamponnement vaginal, fait d'une grande quantité de bourdonnets de charpie ou d'ouate introduits dans le vagin, arrivait, dans certains cas, à irriter par voisinage l'utérus, et à le faire entrer en contraction. Mais ce moyen est infidèle, douloureux, et il peut exposer à des accidents septiques.

La douche de Kiwisch est aussi abandonnée. Son action était lente, infidèle et brutale, l'excitation résultait du traumatisme exercé sur le col par la forte pression des injections vaginales.

Les tiges de laminaires ne sont plus utilisées à

l'heure actuelle que dans le but de préparer la voie, et de permettre l'introduction des doigts ou des instruments dans la cavité utérine. Il en est de même des *bougies de Hegar*.

Les laminaires agissent avec une certaine lenteur (12 à 24 heures), mais d'une façon moins brutale que les bougies de Hegar, dont l'action est immédiate. Aussi, quand l'intervention n'est pas extrêmement urgente, est-il préférable de se servir des tiges de laminaires pour dilater le col.

Les tiges de laminaires se trouvent dans le commerce, préparées, stérilisées dans de l'éther ou dans de l'alcool. Elles sont de diamètre augmentant progressivement de millimètre en millimètre. On peut donc commencer l'intervention en introduisant de très fines laminaires dans la cavité cervicale. Cette introduction se fait à l'aide du spéculum, sans difficultés. Le plus difficile est de maintenir la tige en place, pendant le temps nécessaire à son gonflement, c'est-à-dire pendant une dizaine d'heures. On y réussit en appliquant de la gaze stérilisée sur le col et autour du col, puis en fixant cette gaze avec une pince, pendant qu'on retire le spéculum.

Au bout de 12 heures environ, la tige de laminaire imbibée par les liquides glandulaires a triplé de volume, on peut la retirer et opérer ; si la dilatation n'est pas suffisante, on place une nouvelle tige plus volumineuse.

Les bougies de Hegar sont des tiges métalliques pleines, réunies en séries, dont les numéros augmentent progressivement de volume. On introduit ces dilatateurs, en commençant par les plus fins, jusqu'à ce qu'on éprouve de la résistance. On laisse en place un moment le dilatateur qui passe à frottement, avant d'essayer d'en introduire un plus volumineux, et ainsi de suite, jusqu'à ce que le col soit suffisamment perméable pour l'introduction du doigt ou des instruments.

Excitateurs introduits dans la cavité utérine. — On a eu recours, dans le but de provoquer des contractions utérines, au simple décollement du pôle inférieur de l'œuf, obtenu à l'aide du doigt. Mais l'excitation ainsi produite peut être de courte durée.

Aussi a-t-on préféré recourir à des excitations plus prolongées à l'aide de divers instruments comme la sonde
de Krause, les ballons de Barnes et celui de Tarnier.
Ces corps étrangers, laissés à demeure dans la cavité
utérine, excitent par leur présence l'utérus, et le poussent à entrer en contraction.

La sonde de Krause est aujourd'hui à peu près abandonnée. C'est une simple bougie pleine en gutta-percha
souple, on l'introduit assez haut entre les membranes
et la paroi utérine. Cette sonde, dirigée d'une façon nécessairement aveugle, peut décoller le placenta et entraîner ainsi des hémorragies. De plus, le début du
travail est plus ou moins long à se produire.

Les ballons de Barnes en caoutchouc ont été très
employés. Au moyen de ces ballons, on avait la prétention d'exciter l'utérus et de dilater le col. Il a été reconnu que cette prétention était vaine en ce qui concerne la dilatation. Le tissu de caoutchouc, dont ils
sont composés, leur permet en effet d'être réduits et
comprimés, de telle sorte qu'ils peuvent traverser le
col sans le dilater.

Le ballon de Tarnier n'est plus usité aujourd'hui. Il
est en caoutchouc souple et, une fois gonflé, son volume peut atteindre les dimensions d'un œuf de poule.
Il présente le grand inconvénient d'être fragile et d'é-
clater avant que le travail soit déclaré. Il était fréquent
qu'on fût dans la nécessité d'introduire une série de
ballons dans la cavité utérine, avant que l'un d'eux
pût, sans éclater, provoquer les contractions utérines.

3° OUVERTURE DE L'ŒUF

L'ouverture de l'œuf, suivie d'écoulement du liquide
amniotique, n'entraîne pas nécessairement l'apparition
immédiate du travail. Celui-ci peut tarder à se pro-

duire, et il arrive qu'il ne se déclare que plusieurs jours, ou même plusieurs semaines après la rupture des membranes. De plus, l'œuf ouvert peut facilement s'infecter même alors que le fœtus est vivant. Mais, si le fœtus vient à succomber, il y a encore plus à redouter alors que les membranes sont rompues, l'apparition plus ou moins rapide de la putréfaction fœtale. L'ouverture de l'œuf est donc un moyen peu recommandable et peu sûr pour provoquer l'accouchement.

4° PROCÉDÉS DE DILATATION DU COL DE L'UTÉRUS

La dilatation artificielle du col de l'utérus peut être obtenue, soit à l'aide de dilatateurs métalliques, soit à l'aide des ballons incompressibles en soie caoutchoutée de Champetier de Ribes, soit au moyen de la dilatation manuelle.

Dilatateurs métalliques. — Les plus connus de ces instruments sont le dilatateur de Bossi et l'écarteur de Tarnier.

Dilatateur de Bossi. — Très usité en Italie et en Allemagne, ce dilatateur est composé de 4 branches, s'écartant sous l'action d'une vis. On peut reprocher à cet instrument d'agir violemment sur les points d'application de ses branches et de provoquer, bien plus qu'une dilatation véritable, des déchirures dont on ne peut ni mesurer, ni prévoir l'étendue. Le même reproche peut s'adresser à l'instrument suivant.

Écarteur de Tarnier. — Cet instrument est composé aussi de trois branches articulées et s'écartant, soit par la pression de la main, soit par l'action continue d'élastiques embrassant les manches de l'instrument.

Ballons incompressibles de Champetier de Ribes. — Ces ballons cherchent à réaliser les dilatateurs naturels, la poche des eaux ou la tête fœtale.

On en a construit de différents modèles, des gros et des petits ballons.

Le gros ballon, en soie caoutchoutée, inextensible, incompressible comme le liquide qu'il contient, a été recommandé en 1889 par Champetier de Ribes. Ce ballon se distingue de tous les ballons précédemment employés par : 1° son tissu inextensible (soie caoutchoutée); 2° son volume (celui d'une tête fœtale à terme), — sa forme conique (la circonférence de la base de ce cône représente la circonférence sous-occipito-frontale).

Le ballon a une forme conique, la circonférence de sa base mesure 0^m,33 de tour, et 0^m,09 à 0^m,095 de diamètre, lors du complet gonflement avec environ 640 grammes de liquide. Le sommet du cône se continue en un tuyau aboutissant à un fort tube en caoutchouc rouge se terminant par un robinet.

Les petits ballons ne diffèrent des précédents que par leurs dimensions. Leur tissu et leur forme sont identiques. Ces petits ballons, dont le plus petit a une contenance de 30 grammes, sont de volume progressivement croissant jusqu'au gros ballon.

Mode d'action. — Ces ballons, grâce à leur incompressibilité, ne peuvent traverser les parties molles qu'en les dilatant à leurs propres dimensions. Le gros ballon ayant la circonférence d'une tête fœtale, il ne peut sortir par l'orifice utérin qu'en produisant la dilatation complète. Dans ces conditions, le fœtus passe après lui, comme passe le second enfant dans l'accouchement gémellaire.

L'incompressibilité de ces ballons dépend, d'une part, de leur contenu liquide, qui, comme toute substance liquide n'est pas sensiblement compressible, et d'autre part, du tissu du ballon en soie caoutchoutée inextensible. Grâce à cette qualité de la paroi, le liquide ne peut subir de déplacements.

On peut démontrer l'inefficacité des ballons en tissu élastique par l'expérience suivante : On fait passer un ballon Tarnier (en tissu élastique) complètement gonflé, à travers l'orifice d'une bague, alors qu'il a le volume d'un œuf de poule.

Le ballon Champetier, complètement gonflé, représente donc un dilatateur plein, analogue à la *tête fœtale*. Mais lorsqu'il est incomplètement gonflé, il permet des déplacements du liquide, et sous l'influence des contractions, il se tend et se détend comme une véritable *poche d'eau*.

Le ballon sera donc complètement gonflé, quand on voudra qu'il produise la dilatation du col, comme le ferait une tête fœtale ; il faudra, au contraire, qu'il soit incomplètement gonflé pour jouer le rôle d'excitateur des contractions utérines, et remplir l'office de la poche d'eau dans les premières périodes du travail.

Manuel opératoire. — La provocation de l'accouchement à l'aide du ballon comprend : les préparatifs, l'introduction du ballon, et la manœuvre du ballon.

Les préparatifs seront faits au moment même de l'intervention. Le ballon sera savonné et brossé avec de l'eau bouillie chaude, puis avec une solution antiseptique. Sa capacité aura été soigneusement mesurée, en le remplissant d'eau et en pesant ensuite cette eau. Le ballon vidé ensuite très exactement, de façon que ses parois soient au contact, sera roulé comme un cigare, puis introduit entre les mors d'une pince spéciale, qui accompagne le ballon (1). Cette pince s'articule comme un forceps.

Le ballon, ainsi roulé et pincé, peut généralement pénétrer dans l'orifice cervical d'une multipare, à la

---

(1) Il y a une pince pour le ballon grand modèle, une autre pour les petits ballons.

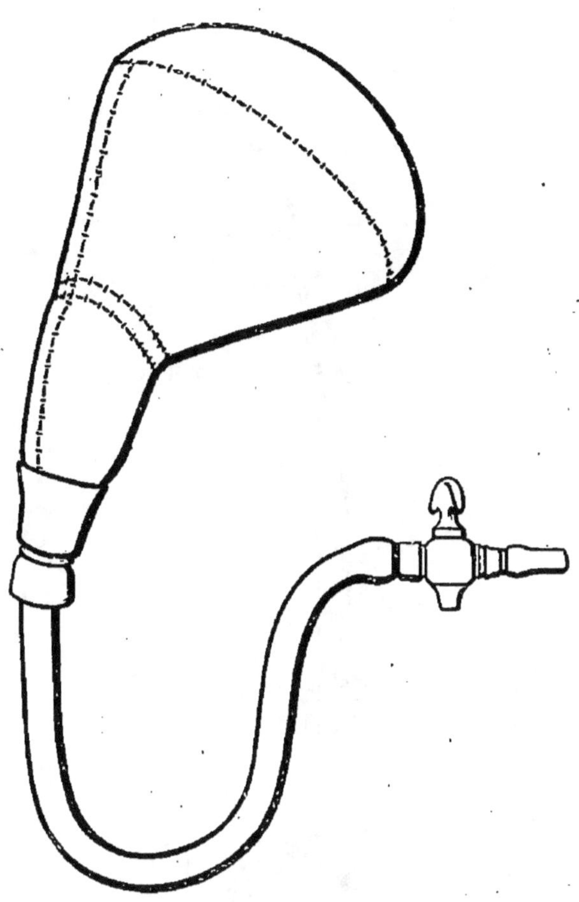 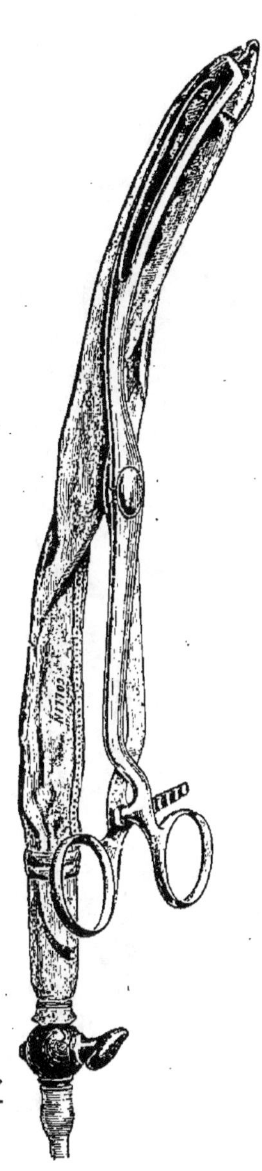

Fig. 129. — Ballon Champetier de Ribes
grand modèle.

Le ballon est représenté, d'une part complètement gonflé,
d'autre part plié dans sa pince spéciale et prêt à être introduit.

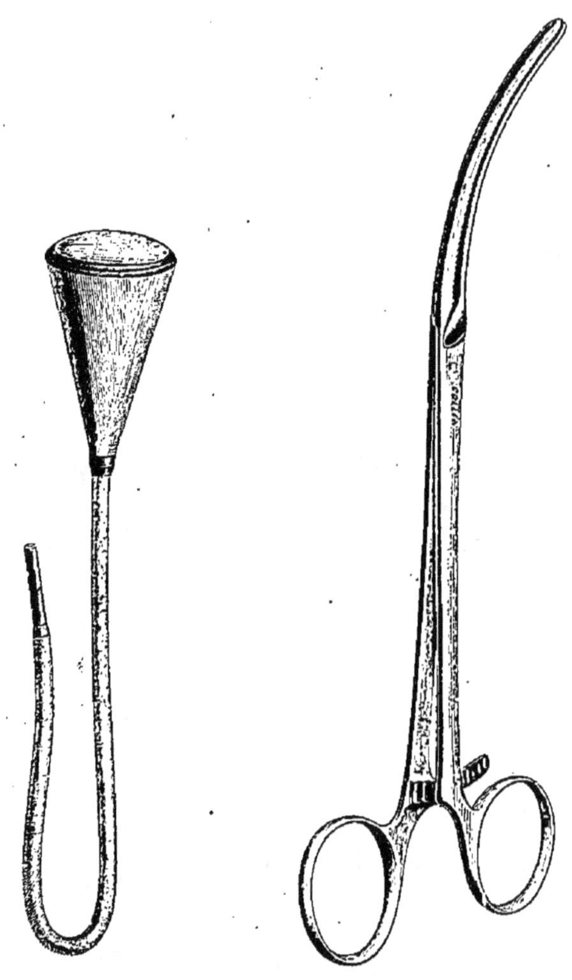

Fig. 130. — Ballon Champetier de Ribes, petit modèle,
avec sa pince spéciale.

fin de la grossesse, même en dehors du travail. Mais chez la primipare, on est obligé parfois de préparer la voie par des laminaires, des bougies de Hegar, ou par l'introduction préalable d'un ballon petit modèle.

L'introduction du ballon sera faite avec la plus grande douceur. La femme étant placée en travers du lit, après toilette vulvaire et injection vaginale, l'opérateur, les mains aseptisées, introduira deux doigts de la main gauche dans l'orifice du col, aussi haut qu'il pourra les conduire. Sur la face palmaire de ces doigts, il dirigera de l'autre main le ballon plié dans sa pince et bien vaseliné. Au moment où le ballon dépassera l'extrémité des doigts, il sera conduit vers la partie postérieure du segment inférieur. Quand on jugera qu'une grande partie du ballon est au-dessus de l'orifice du col, alors que l'articulation de la pince sera parvenue au niveau de l'orifice externe, on ouvrira la pince, en la laissant en place ; de même, les doigts guides ne doivent pas être retirés. C'est le moment de commencer le gonflement du ballon.

Un aide pousse lentement du liquide dans le ballon : celui-ci se gonfle progressivement en écartant les branches des pinces, que l'on retire doucement l'une après l'autre. Pour que le ballon excite la contraction utérine, il faut se garder de le remplir complètement. On introduit du liquide en quantité suffisante pour qu'il reste maintenu au-dessus de l'orifice utérin. Au bout d'un temps variable, d'une, deux ou trois heures, les contractions utérines feront leur apparition. En attendant, on ferme le robinet du ballon, on place un morceau d'ouate sur la vulve, la femme est replacée dans son lit.

La manœuvre du ballon consiste en alternatives de réplétion ou de déplétion du ballon, associées à des tractions sur le tuyau du ballon. Quand les contractions utérines deviennent régulières, il faut pratiquer le toucher fréquemment et veiller à ce que le ballon ne soit pas expulsé, alors qu'il n'est qu'incomplètement gonflé. Au fur et à mesure que la dilatation fait des progrès, on doit injecter du liquide, afin que le ballon soit complètement gonflé au moment de son expulsion.

Si l'on trouve le travail lent à s'établir, ou si les contractions sont peu énergiques, il faut retirer du liquide; c'est que la poche d'eau artificielle est trop tendue.

Il est des cas où l'on est dans la nécessité, soit d'accélérer le travail, soit de le provoquer d'une façon rapide. Dans ces circonstances, il est possible d'obtenir la dilatation du col, à l'aide du ballon, sans le secours des contractions utérines. On peut dans cet *accouchement accéléré*, obtenir l'évacuation de l'utérus en deux ou trois heures.

Pour arriver à ce résultat, on introduit le ballon et on ne le gonfle qu'incomplètement. Dès qu'on le sent suffisamment maintenu, on exerce des tractions sur le tuyau du ballon, de façon à faire descendre une plus grande circonférence de sa partie conique. On le maintient solidement, pendant qu'on fait injecter du liquide. Ce liquide déplisse le ballon contre l'orifice et le dilate. Mais la force ainsi employée est considérable et peut très bien déchirer l'utérus. Aussi faut-il être prudent, et opérer cette dilatation très progressivement. On ne doit recommencer la manœuvre qu'après s'être assuré que le col se dilate, et que la tension de l'orifice n'est pas exagérée.

On arrive ainsi à faire descendre et à faire déplisser, dans l'orifice du col, des circonférences de ballon de plus en plus grandes et l'on obtient peu à peu la dilatation complète.

Malgré toutes les précautions, cette manœuvre expose à des déchirures, et elle ne doit être entreprise qu'en cas d'urgence extrême à vider l'utérus. Il faut préférer l'action des contractions utérines, qui poussent le ballon sur l'orifice utérin, comme une poche d'eau dans l'accouchement naturel.

Quand le ballon se trouve expulsé, alors qu'il est complètement gonflé, il a produit la dilatation complète. Le fœtus suit, et s'il ne sort pas spontanément, la voie est largement ouverte à toutes les interventions.

REMARQUE. — Il est essentiel de ne pas employer des ballons petits modèles pour dilater le col d'un utérus à terme ou près du terme, afin de ne pas provoquer une dilatation insuffisante, que le fœtus serait ensuite obligé de parfaire à ses risques et périls. Les ballons petits modèles sont uniquement destinés à être introduits dans l'utérus avant terme. Dans ces cas, on emploiera des ballons d'autant plus petits que la grossesse sera moins avancée, et que l'on cherchera à obtenir une dilatation moins considérable.

Dilatation manuelle. — On peut ne pas avoir à sa disposition de ballon Champetier de Ribes (1), alors qu'il est urgent de provoquer ou d'accélérer le travail. On doit, dans ces circonstances, recourir à la dilatation manuelle.

La dilatation manuelle constitue le mode opératoire conseillé, dès le XVIe siècle par Louise Bourgeois, puis par Mauriceau, pour essayer de sauver les femmes présentant des hémorragies graves. C'est « l'accouchement forcé », avec tous ses inconvénients et ses dangers.

Manuel opératoire. — On peut, à l'aide de la dilatation digitale, puis manuelle, obtenir assez rapidement l'évacuation de l'utérus.

A l'aide d'un, puis de deux doigts, on essaye de pénétrer dans l'orifice cervical. Cette pénétration est gé-

____

(1) D'autant plus que ces ballons sont très difficiles à conserver. On n'a trouvé jusqu'ici aucun procédé pour empêcher le dessèchement du caoutchouc qui recouvre la soie de leurs parois.

néralement plus facile chez les femmes atteintes d'hémorragies. Au fur et à mesure que l'on sent le col s'assouplir et céder, on fait pénétrer progressivement un troisième, puis un quatrième doigt, et finalement la main tout entière.

Ces manœuvres ont parfois un résultat assez rapide, surtout chez les grandes multipares. Mais elles présentent en particulier chez ces femmes de grands dangers, à cause de la facilité avec laquelle l'utérus peut se rompre, au niveau des cicatrices provenant des accouchements antérieurs.

Bonnaire a proposé un procédé de *dilatation bimanuelle,* dans lequel l'opérateur introduit dans le col, accolés par leur face dorsale les deux index de ses deux mains. Ces deux doigts cherchent à tirailler le col, en s'éloignant latéralement l'un de l'autre. Dès qu'on le peut, les deux médius viennent s'ajouter aux index pour agir de la même façon, et ainsi de suite pour les autres doigts.

Quel que soit le procédé employé, la dilatation manuelle expose à la rupture, non seulement pendant les manœuvres de dilatation, mais aussi un peu plus tard, au cours des manœuvres d'extraction. La dilatation manuelle a, en effet, l'incontestable inconvénient de ne pas produire une dilatation complète, et on est obligé de parfaire cette dilatation en se servant du fœtus comme dilatateur.

Au cours d'une extraction faite dans de semblables conditions, il est commun de voir succomber le fœtus, et de se trouver en présence de délabrements plus ou moins étendus des parties maternelles.

Pour toutes ces raisons, la dilatation manuelle ne peut être qu'un procédé de nécessité, auquel, chaque fois que cela est possible, on doit préférer l'emploi des ballons Champetier de Ribes.

CHAPITRE II

OPÉRATIONS CÉSARIENNES ET HYSTÉRECTOMIES

L'opération césarienne est l'opération par laquelle on extrait le fœtus à travers une section de la paroi abdominale et de la paroi utérine (hystérotomie).

La première opération césarienne sur la femme vivante fut pratiquée en 1500 par Jacques Nuffer, châtreur de porcs, qui opéra sa propre femme... avec succès. Jusqu'aux dernières années du xixe siècle, l'opération presque constamment fatale pour la mère, avait été abandonnée. Elle fut reprise sous l'impulsion de Saenger, puis de Leopold en Allemagne, de Bar, de Potocki, en France. Elle est, à l'heure actuelle, pratiquée dans toutes les maternités.

Pendant longtemps la césarienne consista en une simple section utérine, non suivie de sutures. Puis on sutura l'utérus ; mais avant l'application de la méthode antiseptique les sutures n'aboutissaient à aucune réunion.

L'amputation utéro-ovarienne avec extériorisation du moignon utérin, pratiquée par Porro en 1876, marqua un véritable progrès. Grâce à cette opération, les femmes ayant subi la césarienne pouvaient ne pas succomber aux suites de leur opération. Ce n'est que quelques années plus tard que Saenger, et surtout Leopold, purent réunir des séries d'opérations césariennes avec sutures, guéries avec conservation de l'utérus ; « l'opération césarienne conservatrice » entrait, dès lors, dans la pratique des maternités.

Dans ces dernières années, on a cherché à substituer à l'opération de Porro « l'hystérectomie totale ou subtotale », et on a enfin proposé « l'opération césarienne vaginale » et « la césarienne extra-péritonéale ».

1° OPÉRATION CÉSARIENNE CONSERVATRICE

Dans l'opération césarienne conservatrice, après l'extraction du fœtus, on suture l'utérus et on referme la cavité abdominale. La femme peut avoir de nouvelles grossesses, et elle peut subir de nouvelles opérations césariennes.

Indications. — On distingue généralement des indications absolues et des indications relatives.

Indications absolues. — Ces indications existent chaque fois que l'extraction du fœtus par les voies naturelles est impossible. Ces conditions sont réalisées : tantôt en cas d'étroitesse extrême du bassin, tantôt en cas de tumeur pelvienne, d'autres fois, quand il y a une résistance insurmontable des parties molles due, soit à des cicatrices, soit à des néoplasies syphilitiques, ou au contraire dans les cas où l'on rencontre une grande friabilité du tissu utérin sous l'influence de la dégénérescence cancéreuse.

Indications relatives. — Les indications sont relatives quand on peut discuter sur l'intervention à employer et choisir entre la césarienne, c'est-à-dire l'accouchement par section utérine, et l'accouchement par les voies naturelles, au moyen d'interventions telles que la symphyséotomie, l'embryotomie, le forceps ou la version.

Manuel opératoire. — Étant donnée notre ignorance inévitable sur l'âge exact d'une grossesse, il est préférable d'attendre, pour intervenir, le début naturel du travail.

Les préparatifs seront ceux d'une laparotomie, on aura à sa disposition des aiguilles à grande courbure pour la suture utérine qui sera faite avec un catgut solide et une solution d'ergotine prête à être injectée. La femme anesthésiée, le vagin et la vulve lavés, on procède à l'opération qui comprendra plusieurs étapes : incision abdominale et extériorisation de l'utérus, — incision de l'utérus et extraction de l'enfant, — suture utérine, — suture abdominale et drainage.

Incision abdominale et extériorisation de l'utérus. — L'incision abdominale doit être assez étendue pour laisser libre passage à l'utérus gravide. On la commence dans la région sous-ombilicale, on la poursuit avec précaution couches par couches, à cause de la minceur, et de la paroi abdominale, et de la paroi utérine. Quand le péritoine est ouvert, on continue l'incision aux ciseaux d'abord inférieurement, puis supérieurement.

Dans la partie inférieure il ne faut pas poursuivre l'incision trop bas à cause de la vessie. Dans la partie supérieure on peut se donner, au contraire, tout le jour nécessaire. Suivant le volume de l'utérus, cette incision de la paroi peut présenter une étendue de 15, 20 centimètres ou plus.

L'incision terminée, on attire l'utérus au dehors, on le luxe hors de la cavité abdominale, et on le fait reposer sur un lit de champs opératoires. L'aide maintient l'intestin avec des compresses afin qu'il ne fasse pas issue hors de la cavité abdominale, à la suite de l'utérus. Après avoir énucléé l'utérus, on rapproche avec des pinces à kystes que l'on croise, les lèvres de la plaie abdominale, afin de refermer provisoirement l'abdomen, derrière l'utérus projeté en avant.

Incision de l'utérus et extraction du fœtus. — Sur le tiers supérieur de l'utérus on pratique prudemment au bistouri une boutonnière verticale, dans laquelle on introduit l'index. Sur cet index comme guide on agrandit l'incision aux ciseaux, inférieurement, puis supérieurement. Vers la partie inférieure, l'incision ne doit pas atteindre le segment inférieur de l'utérus, plus mince et moins rétractile ; tandis que l'incision peut être prolongée en haut, sans inconvénient, vers le fond, et même sur la face postérieure de l'organe. Cette incision doit être suffisante pour livrer passage au fœtus, et pour permettre son extraction sans violence. Il peut arriver que cette incision conduise sur la surface placentaire, ce qui donne lieu à une hémorragie assez abondante, au moment où avec le doigt on décolle et on perfore le placenta. Il n'y a aucun moyen d'éviter cette hémorragie, on ne peut que viser à la faire durer le moins possible, en terminant l'incision utérine très rapidement.

Dès que la plaie utérine est suffisante pour laisser passage au fœtus, on saisit celui-ci par un de ses membres et on l'extrait. L'utérus se rétracte immédiatement.

Il n'est pas nécessaire qu'un aide, au moment où le fœtus quitte la cavité utérine, embrasse de ses deux mains la partie inférieure de l'utérus, de façon à comprimer les vaisseaux et arrêter l'hémorragie des lèvres de la plaie utérine. La rétraction naturelle seule suffit.

On sectionne alors le cordon ombilical, après avoir placé une pince entre l'ombilic et le point de section du cordon. L'enfant est confié à un aide chargé de le ranimer, car très souvent, dans ces circonstances, il naît en état de mort apparente, ou tout au moins étonné.

L'opérateur revient à la cavité utérine pour décoller et extraire le plus soigneusement possible le placenta ainsi que toutes les membranes. L'aide, s'il étreint le segment inférieur, doit relâcher un peu sa constriction pour permettre le décollement de l'œuf sur les parties inférieures de l'utérus.

On peut sans inconvénient renoncer à l'usage de la mèche qu'on plaçait dans la cavité utérine.

Suture utérine. — La suture utérine sera faite avec du catgut, elle comprendra deux plans : l'un profond à points séparés, — l'autre superficiel, en surjet. Les points profonds comprendront toute l'épaisseur de la section utérine. Chaque point partira à un bon centimètre de la ligne de section, il traversera tout le muscle ainsi que la muqueuse, et, passant par la cavité utérine, reprendra par la voie inverse l'autre lèvre de la plaie. Quand tous les points séparés seront posés, on les serrera et on les fixera par un premier nœud de chirurgien, puis par un second nœud, et enfin par un troisième. Cette précaution n'est pas inutile, étant donné la force des contractions utérines.

Après que tous les fils ont été liés, on pratique un surjet, qui adosse la surface séreuse des deux bords du vallonnement provoqué par la première suture, ou plus simplement, on réunit par un surjet au catgut les bords de l'incision.

Quand les sutures sont terminées, on pratique, si besoin, dans la fesse une ou deux injections d'ergotine.

Il ne faut pas faire ces injections trop tôt, sous peine de rendre la suture très difficile sur un utérus contracté, et l'expérience a appris qu'on pouvait le plus souvent se dispenser de ces injections.

Suture abdominale et drainage. — La suture abdominale comprend trois plans : un surjet péritonéal au catgut, — des points séparés profonds au crin de Florence ou au fil d'argent, embrassant les parties musculaires, — et enfin un plan superficiel de points séparés au crin de Florence ou au fil d'argent.

On peut laisser à la partie inférieure de la plaie un orifice de passage pour un gros drain allant jusqu'au cul-de-sac vésico-utérin. Ce drainage n'est pas indispensable, mais il donne beaucoup de sécurité, quand on doute de l'asepsie de l'utérus ; il permet aussi de contrôler la valeur de l'hémostase, en donnant issue au sang, s'il se produit une hémorragie.

C'est grâce au drainage que Lepage a pu dans un cas être averti que la plaie utérine saignait ; les fils de la suture utérine s'étaient rompus ; il pratiqua une opération de Porro, 24 heures après la césarienne.

Ce drain pourra être retiré au bout de 24 ou de 48 heures. Les fils de la paroi abdominale seront retirés le 8e ou le 9e jour.

Résultats. — Les statistiques d'opération césarienne donnent à l'heure actuelle une mortalité faible aux environs de 5 pour 100. Celle-ci peut être considérée presque comme nulle, quand l'opération est pratiquée dans les conditions de choix : femme surveillée, préparée et opérée dans une maternité dès le début du travail, avant la rupture des membranes.

Sous l'impulsion de Boquel, de Lepage, l'opération césarienne sous le nom d'*opération césarienne tardive* a été entreprise chez des femmes en travail depuis un certain temps. Jeannin a pu réunir

39 cas de ces opérations tardives avec un seul cas de mort maternelle. On a donc considérablement étendu les limites de l'indication opératoire. Le drainage méthodique a droit à une grande part dans la réussite de ces interventions.

La question des dangers courus par l'opérée est plus délicate, s'il s'agit d'un travail prolongé, avec œuf ouvert. Dans ces conditions, la césarienne conservatrice présente beaucoup plus d'aléas, et l'opération de Porro, dans la pratique courante, doit lui être préférée.

L'opération césarienne peut être répétée plusieurs fois chez la même femme, jusqu'à deux, trois et quatre fois. Néanmoins, la femme ayant déjà subi une opération césarienne doit être très surveillée à la fin de sa grossesse, afin que l'on soit prêt à intervenir d'urgence, en cas de rupture utérine. Il faut aussi compter avec les adhérences qui peuvent unir l'intestin à l'utérus, et conduire en cours d'opération à des ruptures intestinales qui devront subir une réparation immédiate. Il est enfin des femmes qui, par exemple, après avoir été opérées d'une tumeur, cause de la dystocie ayant entraîné l'opération césarienne, ont pu ultérieurement avoir des accouchements spontanés ou artificiels par les voies naturelles.

2° OPÉRATION DE PORRO

C'est une opération césarienne dans laquelle, après l'extraction du fœtus, au lieu de pratiquer la suture de l'utérus, on ampute les parties supérieures de cet organe ainsi que les ovaires. Le pédicule utérin est ensuite extériorisé et fixé à l'angle inférieur de la plaie abdominale. C'est en somme une hystérectomie abdominale à pédicule externe.

L'opération fut pratiquée pour la première fois en 1876 par Porro, professeur à Pavie, chez une femme scoliotique rachitique.

Pour la première fois en France, Fochier, de Lyon, pratiqua cette opération en 1879 sur une ostéomalacique.

L'amputation utéro-ovarienne, faite aussi bas que possible, n'arrive jamais à intéresser le col de l'utérus. Le tracé de l'amputation ne peut, comme limite inférieure, dépasser le point de réflexion latéral des ligaments larges. Et de fait, dans la plupart de ces amputations, on n'enlève que le segment supérieur de l'utérus, avec une partie du segment moyen.

Indications. — Les indications sont les mêmes que celles de l'opération césarienne. Néanmoins, l'opération de Porro a été pratiquée avec succès, même sur des utérus infectés ; l'extériorisation du moignon utérin, fixé dans la plaie abdominale, semble isoler cet organe du reste de l'organisme.

Tandis que la césarienne conservatrice exige des conditions très rigoureuses d'asepsie, le Porro peut être exécuté dans des conditions moins favorables, avec des chances de succès. La césarienne peut donc être considérée comme une opération de maternité, tandis que le Porro peut être pratiqué avec moins de dangers au milieu des difficultés de la pratique.

Manuel opératoire. — Le manuel opératoire est le même, dans les premiers temps de l'opération, que pour la césarienne conservatrice ; il ne diffère qu'à partir du moment où le fœtus est extrait de l'utérus.

Les préparatifs de l'opération sont identiques. Toutefois, pour pratiquer l'opération de Porro, il faut être muni de divers objets, tels qu'un lien de caoutchouc plein, du volume d'un crayon ordinaire, stérilisé bien entendu ; on doit, en outre, disposer d'une broche métallique, et d'une pince coupante pour sectionner cette broche ; enfin il sera utile d'avoir un serre-nœud, comme celui de Segond.

Ces préparatifs de l'opération de Porro devraient être faits, dans tous les cas où l'on entreprend une opération césarienne. On ne sait jamais, en effet, en commençant une opération césarienne conservatrice, si une hémorragie incoercible ou un incident opératoire quelconque ne rendra pas nécessaire l'amputation utéro-ovarienne.

Après l'extraction du fœtus, l'opération comprend les temps suivants : amputation utéro-ovarienne et fermeture de l'abdomen.

Amputation utéro-ovarienne. — Avant de procéder à l'amputation, il faut faire la ligature élastique de l'utérus et placer les broches.

Pour faire *la ligature élastique*, on glisse le lien en caoutchouc à la partie inférieure de l'utérus, aussi bas que possible, afin de faire l'ablation des deux annexes. Après avoir croisé les deux chefs du tube élastique en avant, on les confie à un aide qui les maintient tendus. L'opérateur examine, du doigt et de l'œil, tout le trajet de constriction du tube élastique, afin de voir s'il ne pince pas d'intestin, en arrière et sur les côtés, ou la vessie en avant. Cette vérification faite, le croisement des deux chefs du tube élastique est serré en avant dans un fil de soie, solidement lié, ou dans un serre-nœud, qu'on laissera en place.

La broche, destinée à maintenir la ligature élastique, sera piquée dans le moignon à un centimètre au-dessus de cette ligature. A l'aide de la pince coupante, on la raccourcira de façon qu'elle puisse être comprise dans le pansement abdominal, tout en dépassant largement les bords du moignon.

L'amputation se fait très simplement ; on enlève par une incision circulaire tous les tissus au-dessus de la broche, avec un fort bistouri ou un couteau à amputation.

Fermeture de la paroi abdominale. — Le moignon se trouve fixé par la broche dans l'angle inférieur de la plaie, auquel il est inutile de le suturer. On ferme la paroi abdominale au-dessus du pédicule, comme dans toute laparotomie. On entoure le pédicule d'une gaze stérilisée enroulée au-dessous de la broche. On peut toucher au thermo-cautère la surface de section du moignon utérin.

Autrefois, on saupoudrait le moignon d'un mélange desséchant composé de tanin et d'iodoforme. On peut s'en dispenser, et panser simplement à sec avec de la gaze stérilisée.

Les jours suivants, le moignon se dessèche sur place et se sphacèle. On peut, vers le 10ᵉ jour, commencer à exciser aux ciseaux les parcelles mortifiées, en s'arrêtant sur les parties rosées. Au bout de quinze jours ou trois semaines, le moignon se trouve excisé presque dans sa totalité(1). La partie supérieure de la plaie est réunie. On peut enlever progressivement les fils dans le courant de la deuxième semaine.

Résultats. — Les résultats de l'opération de Porro ont été pendant longtemps supérieurs à ceux de l'opération césarienne conservatrice. L'amputation de l'utérus et l'extériorisation du moignon semblent mettre à l'abri des complications septiques développées dans le péritoine.

3° HYSTÉRECTOMIES TOTALE ET SUBTOTALE

Dans ces dernières années, on a essayé d'introduire en obstétrique la pratique de l'ablation totale ou subtotale de l'utérus. Dans ces deux interventions, le moi-

---

(1) Autrefois on laissait tomber spontanément le moignon. Cette élimination mettait à peu près un mois à se produire.

gnon utérin ou vaginal est abandonné dans l'abdomen et n'est pas extériorisé comme le pédicule d'amputation dans l'opération de Porro, qui, elle aussi, est une hystérectomie.

Indications. — *L'hystérectomie totale* a été pratiquée pour des cas de cancers utérins avec grossesse, par Schröder, Bischoff, Mackenrodt, Zweifel, etc... Certaines de ces interventions ont été pratiquées en cas de rétention de fœtus mort dans l'utérus fibromateux, comme dans le cas de Varnier et Delbet. Enfin l'hystérectomie totale a été pratiquée par Pinard et Ségond comme complément de l'opération césarienne pour rétrécissement du bassin.

Dans l'hystérectomie totale, le but est donc, soit de faire l'ablation de l'utérus pour que son contenu, septique ou non, n'entre pas en contact avec le péritoine, — soit d'extirper l'utérus d'une façon plus complète que ne le fait la subtotale ou l'opération de Porro.

L'hystérectomie subtotale, supravaginale, est en somme une opération de Porro dans laquelle le pédicule n'est pas extériorisé, mais abandonné dans l'abdomen, ce qui, *a priori,* peut présenter plus d'inconvénients que d'avantages. L'hystérectomie subtotale semble plutôt destinée à être pratiquée pour les ruptures utérines. Mais elle devient, dans ces cas, une opération atypique, dans laquelle, comme dans les observations de Hartmann et Varnier, Hartmann et Wallich le moignon utérin est fait de la lèvre inférieure de la solution de continuité.

Manuel opératoire. — Pour *l'hystérectomie totale,* P. Segond recommande la méthode américaine de Howard Kelly.

« Le chirurgien, placé à droite de la patiente, s'attaque d'abord au bord supérieur du ligament large gauche, en dehors des annexes, le sectionne de haut en bas, pour pénétrer ensuite dans le vagin, déloger le col, renverser de son côté la masse utéro-ovarienne, et la libérer finalement, en sectionnant le ligament large droit de bas en haut. Grande sécurité opératoire, perfection du drainage vaginal ; simplicité de l'arsenal instrumental ; enfin et surtout, suppression des ligatures en masse avec fils énormes et possibilité, précieuse entre toutes, de découvrir un à un les vaisseaux entre les feuillets des ligaments larges pour les lier successivement et sûrement avec des fils fins et solides ;... »

Les temps opératoires se succèdent, toujours suivant P. Segond, dans l'ordre suivant :

« Ligature et section de l'artère utéro-ovarienne gauche, en dehors des annexes, même manœuvre pour l'artère du ligament rond ; et, d'un coup de ciseaux, section du ligament large de haut en bas, jusqu'à l'artère utérine. Isolement soigné, ligature et section de celle-ci : puis, au-dessous d'elle, dans le cul-de-sac latéral, ouverture directe du vagin, sans autre guide que la perception digitale du col au travers des parties molles. Par cette brèche vaginale latérale, préhension et renversement du museau de tanche, en haut et à droite, à l'aide d'une pince appropriée ; puis en quelques coups de ciseaux, libération complète du col en arrière et en avant, avec la précaution d'entailler à ce niveau et sur la face utérine antérieure, un lambeau péritonéal suffisant. Enfin, continuation des tractions sur le col en haut et à droite, jusqu'à découverte fort simple de l'utérine correspondante. Ligature de celle-ci et section du ligament large de droite, de bas en haut, avec ligatures successives de l'artère du ligament rond et de l'utéro-ovarienne. »

Soit en tout, six ligatures maîtresses. On pratique généralement l'affrontement péritonéal par un surjet au catgut. Il est fréquent aussi de recourir au drainage abdominal (1). On termine par la fermeture de la paroi abdominale.

Les choses ne se passent pas toujours avec une aussi grande simplicité au point de vue de l'hémostase, et

____

(1) Le drainage vaginal a donné de bons résultats dans quelques cas graves.

P. Segond a lui-même insisté sur ces difficultés de la façon suivante :

« Les vaisseaux sanguins étant très volumineux, il se fait très souvent après les ligatures vasculaires, un suintement sanguin et des thrombus qui peuvent devenir de véritables foyers d'infection. De plus, les vaisseaux ont de la tendance à glisser sous la ligature : ceci est particulièrement à redouter pour l'artère utéro-ovarienne. »

Le manuel opératoire de *l'hystérectomie subtotale* ne diffère du précédent que dans le dernier temps de l'opération, où on laisse un moignon utérin qu'on enfouit sous un surjet péritonéal. Le plus souvent il s'agit d'une opération atypique pour réparer les désordres causés par la rupture utérine. Varnier a résumé ainsi au Congrès de Nantes de 1901, la technique opératoire suivie par Hartmann dans ces circonstances :

1° Après restauration éventuelle et toilette du moignon cervico-utérin, suture à la soie de ses deux lèvres suivant une ligne transversale (1) ;

2° Suture en surjet des déchirures péritonéales s'étendant au loin vers les parois du pelvis et de l'abdomen, afin de fermer entièrement du côté de la cavité séreuse, le foyer traumatique constitué par les parties déchirées et contuses ;

3° Ne pas suturer l'une à l'autre les lèvres péritonéales du moignon ; mais amenant celui-ci au contact de la face profonde de la paroi abdominale, le fixer dans l'angle inférieur de la plaie en marsupialisant en quelque sorte le foyer de rupture. Pour cela, il suffit de fermer le péritoine au-dessus du moignon par un gros catgut, qui réunit la lèvre droite à la lèvre gauche en chargeant au passage la face postérieure du moignon. La surface cruentée est, ainsi que les décollements sous-péritonéaux, isolée de la grande cavité péritonéale et mise en communication avec l'extérieur par un tamponnement à la gaze.

---

(1) Il est bon de rappeler ici qu'il est essentiel de ne pas placer la femme dans la position inclinée de Trendelenburg, avant d'avoir évacué tous les caillots du petit bassin.

Le reste de la plaie est ensuite réuni au-dessus par deux étages de suture.

La mèche peut être enlevée du quatrième au cinquième jour.

En cas de rupture postérieure, drainage par le vagin.

En somme, cette intervention se rapproche dans la mesure du possible du Porro, et cherche à extérioriser le moignon.

Résultats. — Ils sont difficiles à envisager dans leur ensemble portant sur des cas à indications aussi diverses. Toutefois ces hystérectomies présentent, d'une façon générale, beaucoup plus de difficultés et de dangers que la césarienne ou que l'opération de Porro.

5° **CÉSARIENNE VAGINALE**

On désigne sous ce nom une opération dans laquelle on sectionne l'utérus par la voie vaginale. Imaginée par Dührssen en 1895, elle a été pratiquée en Allemagne et en Italie, mais non adoptée en France.

Dans cette intervention on incise les culs-de-sac vaginaux, on décolle l'utérus de ses attaches vaginales, et on l'incise, en avant et en arrière, de l'orifice externe à l'orifice interne ou plus haut. On rompt les membranes et on extrait le fœtus, puis on suture les incisions.

Les partisans de cette opération disent qu'elle est plus rapide que la césarienne abdominale, qu'elle ménage pour l'avenir le muscle utérin, et qu'elle évite la cicatrice abdominale (?).

On peut reprocher à cette intervention d'être beaucoup plus difficile à exécuter que la césarienne abdominale, d'exposer à la rupture utérine, l'incision pouvant être le point de départ d'une déchirure d'étendue inconnue. Ce dernier reproche dispense d'insister sur les résultats, déplorables pour les enfants extraits par la césarienne vaginale qui offrent encore, d'après Bué, une mortalité expurgée de 25 pour 100.

6° CÉSARIENNE EXTRA-PÉRITONÉALE

Une nouvelle section césarienne a fait ses débuts dans la pratique des gynécologistes allemands, c'est *l'accouchement supra-symphysaire* proposé par Frank, en 1907, qui a été modifié en 1908 par Sellheim sous le nom de *section utérine extra-péritonéale*.

La femme étant mise en position de Trendelenburg, on pratique une incision transversale de la partie inférieure de l'abdomen parallèle au bord supérieur de l'arc pubien, à 5 centimètres du pubis. Après avoir coupé, transversalement aussi, le fascia superficialis, on incise verticalement sur la ligne médiane entre les grands droits qu'on écarte latéralement. Alors, ou bien on décolle le péritoine de la face postérieure des grands droits, puis de la vessie et de l'utérus pour le refouler en haut (procédé extra-péritonéal, — ou bien on incise transversalement le péritoine pariétal au moment où il aborde le bord supérieur de la vessie, puis le péritoine viscéral, au niveau du cul-de-sac vésico-utérin (procédé transpéritonéal).

On décolle le péritoine du segment inférieur et on suture en haut le péritoine viscéral au péritoine pariétal de façon à clore par un surjet la cavité péritonéale. Ce n'est qu'après avoir ainsi cherché à éviter le péritoine, qu'on récline en bas avec un écarteur la vessie préalablement vidée, et qu'on pratique l'incision longitudinale du segment inférieur de l'utérus, pour laisser l'accouchement se faire spontanément ou à l'aide du forceps à travers cette boutonnière utérine supra-symphysienne. L'opération se termine, après la délivrance, par suture de l'incision utérine, suture des muscles et des téguments.

Latzko, Döderlein attaquent latéralement le segment inférieur de l'utérus, après refoulement sur la ligne médiane de la vessie contenant 150 grammes de liquide. Latzko pratique une incision médiane de la paroi abdominale. Döderlein fait une incision parallèle au ligament de Poupart, partant du bord externe du muscle grand droit, et allant jusqu'à l'épine iliaque antérieure et supérieure.

Le but de ces opérations est d'éviter le contact du

contenu utérin avec la cavité péritonéale. Aussi ont-elles été pratiquées d'abord dans les cas septiques. Ce n'est que par la suite qu'elles n'ont été recommandées que dans les cas non suspects d'infection. Dans les cas septiques, Sellheim puis Döderlein ont proposé de suturer les lèvres de la plaie abdominale afin de créer une *fistule utéro-abdominale* par laquelle on peut pénétrer dans un utérus infecté, sans faire courir à la femme les risques d'une césarienne ordinaire, ou les mutilations irréparables du Porro.

L'avenir décidera de la valeur de ces nouvelles opérations, auxquelles on peut, dès maintenant, objecter de créer dans une région mince et fragile, comme le segment inférieur de l'utérus, des cicatrices qui pourront se rompre lors de grossesses ou d'accouchements ultérieurs.

CHAPITRE III

SYMPHYSÉOTOMIE ET PELVITOMIES

1° SYMPHYSÉOTOMIE

La symphyséotomie est une opération, dans laquelle on sectionne la symphyse pubienne, afin d'obtenir l'agrandissement antéro-postérieur et transversal du bassin, grâce au jeu des articulations sacro-iliaques.

La symphyséotomie fut pratiquée en 1777 pour la première fois par un médecin français, Sigault. L'opération réussit, mais elle fut suivie de nombreux insuccès, qui la firent à juste titre abandonner, jusqu'au moment où, grâce à l'application de l'antisepsie, elle fut reprise par Morisani, de Naples, dès 1881, et surtout depuis 1887 avec son élève Spinelli, puis à Paris en 1892, par Pinard, Farabeuf et Varnier, qui réussirent à la répandre dans le monde entier.

D'après les expérimentations de Farabeuf et de Varnier, l'agrandissement antéro-postérieur du bassin n'est pas uniformément proportionnel à l'écartement des pubis. Cet agrandissement, minime pour les premiers centimètres d'écartement pubien, croît de plus en plus pour chaque centimètre d'écartement. L'agrandissement est à un point de vue approximatif d'environ 2 millimètres par centimètre d'écartement, la tête profitant de l'espace qui devient libre entre les pubis écartés. Quant à l'agrandissement transversal du bassin, il est de 1 centimètre par centimètre d'écartement. Ces mêmes auteurs ont reconnu que l'écartement des pubis pouvait, sans inconvénient pour les articulations sacro-iliaques, être porté jusqu'à 7 centimètres.

Après la section de la symphyse, on procède à l'agrandissement du bassin et l'on extrait le fœtus artificiellement par le forceps ou par la version.

Indications. — Les indications de la symphyséotomie se produisent au cours du travail, lorsque l'enfant étant vivant et la dilatation complète, il est démontré que la tête ne peut s'engager par suite d'une disproportion entre ses dimensions et celles du bassin, et alors qu'il paraît possible d'agrandir le bassin d'une quantité suffisante par l'écartement permis des pubis à 6 ou 7 centimètres.

Il semble rationnel à l'heure actuelle, de réserver la symphyséotomie aux rétrécissements moyens du bassin, c'est-à-dire, aux cas de bassins mesurant au-dessus de 9 centimètres dans le diamètre promonto-sous-pubien, ou, quand il s'agit de bassins normaux, soit avec de gros enfants, soit avec un fœtus en présentation persistante du front.

Dans les rétrécissements prononcés du bassin, on doit préférer l'opération césarienne pratiquée au début du travail.

Contre-indications. — La pratique de la symphyséotomie a permis de reconnaître un certain nombre de contre-indications à cette intervention.

Pour entreprendre une symphyséotomie il faut que la vie de l'enfant ne paraisse pas compromise par des interventions antérieures (applications ou tentatives d'application de forceps).

Il est bon que les parties molles soient souples, étoffées, et paraissent capables de se dilater sans se rompre.

A ce point de vue, certaines primipares semblent dans de mauvaises conditions pour subir la symphyséotomie.

Il faut que le bassin ne soit pas frappé d'une asymétrie considérable, ni de soudure dans une articulation sacro-iliaque (bassin oblique ovalaire de Naegele et certaines viciations complexes).

Il est préférable de s'abstenir de pratiquer la symphyséotomie chez une femme suspecte d'infection, le pronostic de l'infection puerpérale se trouvant très aggravé chez les femmes symphyséotomisées.

Manuel opératoire. — La femme doit être anesthésiée. Après avoir rasé le pubis, on aseptise la vulve, le pubis et l'abdomen.

La femme est placée en position obstétricale au bord d'un lit assez haut ; l'opérateur debout se tient entre les cuisses écartées.

L'instrumentation peut être assez simple et ne comprendre qu'un bistouri, pinces, aiguilles et fil à suture. Il est néanmoins préférable de disposer en outre d'un bistouri boutonné à lame mince, d'une sonde-gouttière arquée de Farabeuf, de son écarteur ou « divulseur des pubis ». Le « tranche-pubis » est moins indispensable.

L'opération a été réglée dans tous ses détails par Farabeuf. Le manuel opératoire peut être résumé en plusieurs temps : la section de la symphyse et l'écartement du pubis, — l'extraction du fœtus, — la suture.

Section de la symphyse et écartement du pubis. — Il faut repérer d'abord la situation de la symphyse.

On pince le pubis, de façon à sentir les deux épines du pubis. La ligne transversale qui réunit ces deux épines marque le milieu de l'incision verticale médiane qui mesurera 8 centimètres. C'est au milieu de la dépression entre les deux épines du pubis que l'*incision* verticale de la peau et des téguments doit passer. Elle commence à environ 4 centimètres au-dessus du bord supérieur du pubis et descend en bas jusqu'à la commissure antérieure de la vulve, à la base du clitoris.

Après avoir incisé la peau et le tissu cellulaire sous-cutané, on arrive sur un plan aponévrotique qui doit être attaqué de façon différente, au niveau du bord supérieur et au niveau du bord inférieur du pubis.

Pour découvrir le bord inférieur du pubis, il faut inciser *le ligament suspenseur du clitoris*. On pince transversalement dans une pince à disséquer les tissus qui se trouvent au-devant de la partie moyenne du pubis, et on incise transversalement à fond jusqu'à l'os, les tissus compris dans ce pli longitudinal. La lèvre inférieure de cette plaie étant écartée, on arrive aisément, avec la sonde cannelée ou l'index, jusqu'au sous-pubis, bordé de cartilage à « l'arcuatum ». La partie inférieure du pubis est ainsi mise à découvert.

Pour rendre accessible le bord supérieur du pubis, on *incise verticalement* sur la ligne médiane les tissus qui se trouvent au-devant du tiers supérieur de la symphyse. Le bistouri, tenu verticalement, le manche en bas, la pointe en haut, peut couper à fond et sans danger. Dans l'orifice de cette incision, on introduit les ciseaux verticalement, la pointe en haut qu'on pousse jusqu'à 3 centimètres environ au-dessus du bord supérieur du pubis ; on incise ainsi sur la ligne médiane les fibres tendineuses croisées des muscles droits de l'abdomen. L'index, suivant le bord supérieur du pubis, comme pour le contourner, effondre une partie membraneuse « l'adminiculum » et peut, dès lors, se trouver au contact du bord postérieur saillant et cartilagineux de la symphyse pubienne.

La section de la symphyse peut être pratiquée sur le doigt, introduit en arrière d'elle, ou sur la sonde-gouttière construite par Farabeuf pour cet usage. Dans ce

SYMPHYSÉOTOMIE

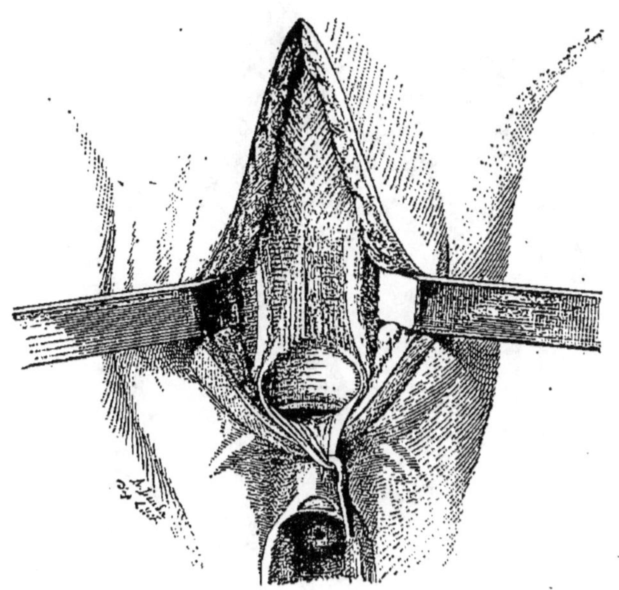

Fig. 131. — L.-H. Farabeuf.

Le sous-pubis est mis à découvert.

SYMPHYSÉOTOMIE

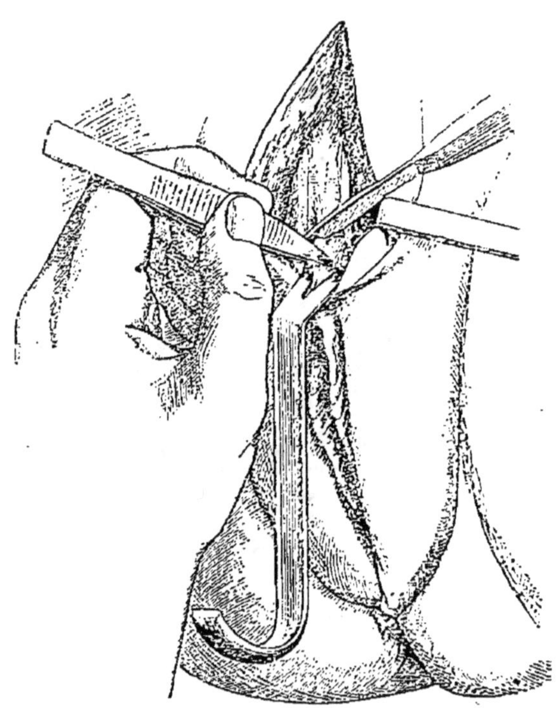

Fig. 132. — L.-H. Farabœuf.

Incision du ligament suspenseur du clitoris.

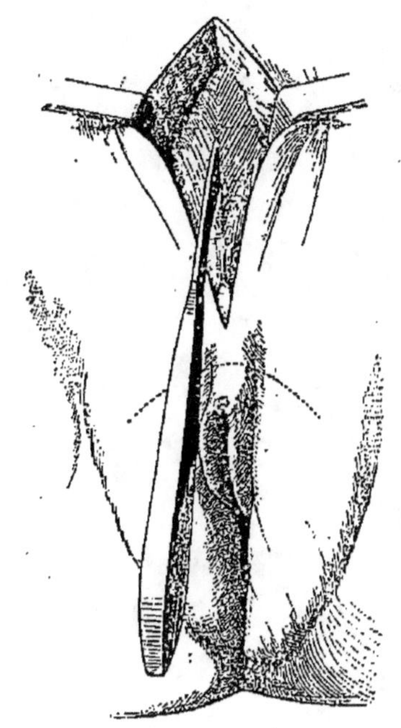

Fig. 133. — L.-H. Farabœuf.

*Section des parties tendi-
neuses qui masquent la symphyse pubienne.*

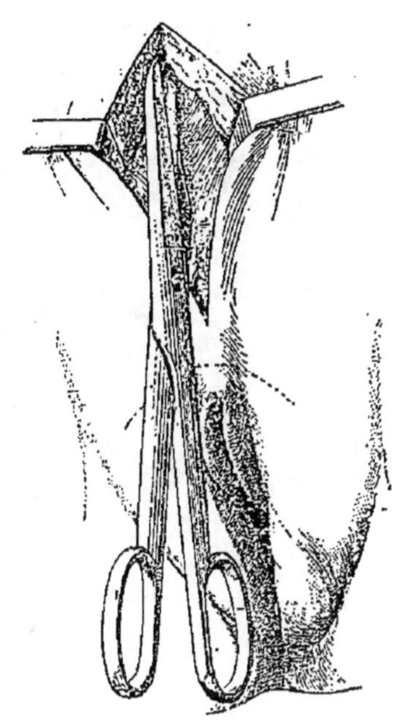

Fig. 134. — L.-H. Farabœuf.

*Mise à découvert du bord
supérieur du pubis.*

SYMPHYSÉOTOMIE

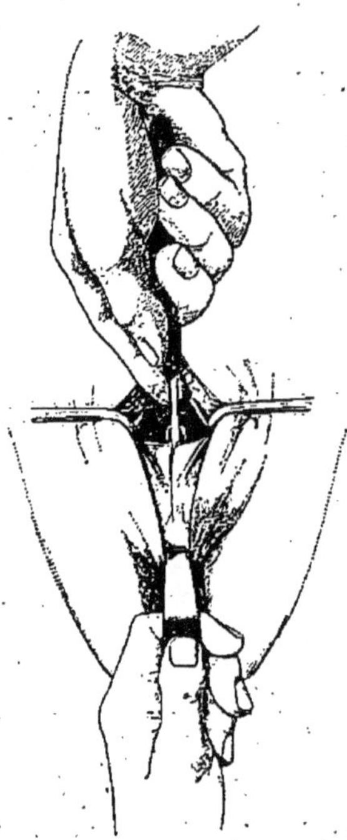

Fig. 135. — L.-H. Farabeuf.

Section de la symphyse sur la sonde-gouttière.

cas, le doigt placé derrière la symphyse, attend pour la recevoir la sonde-gouttière, dont le bec a été introduit par le sous-pubis et poussé en haut, en suivant la face postérieure du pubis. Sur la sonde-gouttière, ou sur le doigt, on incise au bistouri boutonné le cartilage symphysien (1).

Il reste alors à procéder à *l'écartement du pubis*. On peut le provoquer, en agissant par de petits mouvements d'abduction exercés sur l'une puis sur l'autre cuisse, de façon à obtenir l'écartement sur les deux os iliaques, et non uniquement sur l'un de ces deux os. Il est plus sûr, quand on le possède, de recourir à l'écarteur spécial gradué, inventé par Farabeuf ; cet instrument permet non seulement d'obtenir, mais encore de maintenir, au cours de l'extraction, un écartement exactement mesuré.

On bourre la plaie de gaze stérilisée, on veille à ce que l'écartement soit maintenu, soit en fixant les cuisses, soit en surveillant la stabilité de l'écarteur.

Extraction du fœtus. — L'opérateur et les aides doivent arriver à ce que, au cours de l'extraction, l'écartement du pubis soit maintenu, mais aussi qu'il ne soit pas augmenté.

L'extraction du fœtus doit être faite immédiatement (2), soit par le forceps, soit par la version. La version semble préférable, chaque fois que la tête n'est pas engagée, et que l'œuf contient assez de liquide pour qu'on suppose l'évolution du fœtus facile ; l'engage-

______

(1) Il arrive qu'on manque ce cartilage (large en avant, mais très mince en arrière), il faut, dans ce cas, se reporter le plus exactement possible sur la ligne médiane.

(2) On a proposé, et c'est en particulier la pratique de Zweifel, de laisser l'accouchement se faire spontanément, en attendant tout le temps nécessaire avant de refermer la plaie de symphyséotomie. Cette manière de faire reste pour la plupart un procédé de nécessité auquel on ne recourt que quand la symphyséotomie a été entreprise avant que la dilatation du col soit complète, ce qui n'est pas à recommander.

ment de la tête dernière se fait par un mécanisme plus naturel, que l'extraction de la tête première à l'aide du forceps.

Après l'extraction du fœtus, on procède à la délivrance avant de pratiquer la suture.

Suture. — L'expérience clinique, déjà ancienne, a démontré que la suture osseuse des pubis n'est pas indispensable. Le rapprochement des cuisses suffit pour maintenir le pubis au contact pendant la formation du cal fibreux. La suture ne doit donc comprendre que les parties molles, mais il y a avantage à ce que les fils passent assez profondément, au ras des surfaces osseuses, pour englober tous les tissus fibreux présymphysiens.

Avant de procéder à la suture, il faut faire la toilette de la plaie, la débarrasser de ses caillots, sans s'inquiéter d'un suintement en nappe assez fréquent, qui disparaît généralement par le fait de la suture et de la compression.

On devra aussi s'assurer qu'il n'existe pas de délabrements du vagin ou de la vessie, afin de les réparer séance tenante.

La suture des téguments doit être faite avec une aiguille courbe, assez longue pour parcourir une assez grande épaisseur de tissus. On placera trois ou quatre points profonds au crin de Florence ou au fil d'argent, et un nombre suffisant de points superficiels. Pinard recommande, dans tous les cas, de laisser à la partie inférieure de la plaie un drain qu'on retirera au bout de vingt-quatre ou quarante-huit heures.

On fera un pansement à la gaze stérilisée, et le bassin sera enveloppé sous une couche d'ouate hydrophile dans une large bande de flanelle suffisamment serrée.

La contention des fragments pubiens sera surtout assurée par un lien placé autour des genoux, empêchant l'écartement des membres inférieurs. On ne se sert plus de ceintures, ou des divers autres moyens de contention, dont on usait autrefois.

Suites et résultats. — *Les suites opératoires* sont généralement des plus simples. On enlève les fils profonds vers le neuvième jour, et les opérées se lèvent ordinairement vingt et un jours après l'accouchement.

La symphyse pubienne, chez les femmes symphyséotomisées, présente, ainsi que Varnier l'a constaté, un certain écartement interpubien comblé par du tissu fibreux. Cette disposition ne gêne en rien ni l'équilibre, ni la station, ni la marche, et n'occasionne aucune sensibilité particulière. Cette persistance de l'écartement inter-pubien entraîne un certain agrandissement persistant du bassin, et peut avoir ultérieurement pour conséquence des accouchements spontanés. Mais, en cas de nécessité, on peut répéter la symphyséotomie chez la même femme, jusqu'à deux ou trois fois. Dans ces cas, on rencontrera parfois quelques difficultés opératoires à cause des tissus fibreux cicatriciels périsymphysiens.

On a pu observer comme *complications opératoires*, au cours de la symphyséotomie, la rupture du vagin, celle de l'urètre ou de la vessie et des hémorragies.

Les ruptures des parties molles ont surtout été observées chez des primipares, ayant des tissus peu étoffés, peu dilatables, cédant sous l'effet d'une extraction pratiquée parfois d'une façon un peu brusque.

Varnier a recommandé pour éviter ces traumatismes, dans la mesure du possible, de rapprocher les pubis au moment du dégagement de la tête. L'écartement pubien n'a plus, en effet, à ce moment aucune raison d'être, puisque la tête est descendue dans l'excavation, quand on veut la dégager.

Quant aux hémorragies, elles sont généralement d'origine veineuse ou capillaire ; elles cèdent à la compression, ou au besoin au tamponnement de la plaie. Dans une observation du service de Fochier, il y eut une rupture d'une branche artérielle importante, mais dans ce cas l'écartement pubien avait été porté à un degré exagéré.

Les résultats doivent être envisagés, et pour la mère, et pour l'enfant. Grâce à la symphyséotomie, l'enfant ne subit aucune compression de la part du bassin, il peut être extrait vivant, et surtout, ce qui est à considérer pour son avenir, non blessé. Quant à la mère, les statistiques démontrent que l'opération n'a pas par elle-même de suites fâcheuses, si elle est pratiquée dans les conditions d'asepsie chez une femme, non atteinte préalablement d'infection.

Les bienfaits de la symphyséotomie, opération aujourd'hui rarement pratiquée, se font surtout sentir, en permettant de reculer les limites de l'expectation, et en laissant le droit d'attendre un accouchement spontané, dans la plupart des cas, où l'on intervenait autrefois par l'accouchement prématuré provoqué.

2° PUBIOTOMIES

On désigne sous ce nom des opérations ayant pour objet l'agrandissement du bassin, au moyen de sections pratiquées non plus sur la symphyse, mais sur les parties osseuses du pubis.

Dans *l'ischio-pubiotomie,* Farabeuf s'est proposé de provoquer l'agrandissement du bassin oblique ovalaire de Nœgele, dans lequel, par suite de la soudure d'une articulation sacro-iliaque, la symphyséotomie ordinaire ne permet l'écartement que d'un seul os iliaque.

Dans l'opération de Farabeuf, on sectionne latéralement la branche horizontale du pubis et la branche ischio-pubienne du côté malade. On bénéficie ainsi de l'écartement de l'os iliaque

sain, augmenté du clapet de pubis attenant à la symphyse
pubienne, et mobilisé par l'ischio-pubiotomie.

Cette opération n'a été pratiquée qu'une seule fois sur
le vivant par Pinard, en 1892, et avec un plein succès.
Aujourd'hui, on a plutôt recours, dans les cas de dystocie pour bassin oblique ovalaire de Nœgele, à la césarienne conservatrice ou à l'opération de Porro.

On a dans ces dernières années, particulièrement en
Italie et en Allemagne, tenté un retour vers *la pubiotomie*, imaginée autrefois pour éviter la plaie articulaire
symphysienne, alors qu'on était encore dans la période
préantiseptique. La pubiotomie, proposée par Aitken,
Galbiati, Stoltz, a été reprise par Gigli et Döderlein.

L'opération de Gigli, pubiotomie ou hébotomie, faite au moyen
d'une scie-fil, est une ostéotomie pratiquée dans un des côtés de la
symphyse pubienne. L'opération est exécutée soit à ciel ouvert,
soit par la voie sous-cutanée, ainsi que le conseille Döderlein.
L'écartement osseux peut être porté à 0^m,06 ou 0^m,07.

Diverses incisions ont été proposées ; toutes aboutissent au tubercule sous-pubien, petite saillie, située sur la branche descendante
du pubis, à 3 centimètres environ au-dessous de l'arc sous-pubien.
L'incision indiquée par Gigli se fait dans le milieu de l'espace compris entre l'épine du pubis et l'articulation symphysienne ; celle de
Van de Velde part de l'épine du pubis ; celle de Calderini commence
à un centimètre en dedans de l'épine pubienne et doit être parallèle
au sillon génito-crural. C'est à cette dernière que Jeannin et Cathala donnent la préférence. Suivant ces auteurs, après avoir pratiqué l'incision cutanée longue de 9 à 10 centimètres, il n'y a
plus qu'à se conformer au manuel opératoire de Gigli qu'ils résument ainsi :

« La face antérieure de l'os étant bien mise à nu, on introduit,
derrière le bord supérieur du pubis, une aiguille mousse dont la
pointe va au contact de la face postérieure de l'os, sous la surveillance d'un doigt introduit dans le vagin ; une fois l'aiguille res-
sortie dans l'angle inférieur de la plaie, on l'arme d'une ficelle-
scie spéciale grâce à laquelle le pubis est sectionné en quelques
instants. L'accouchement terminé, on suture au catgut les tissus
profonds, aux crins de Florence les superficiels, puis on applique
un bandage contentif. »

Pour les partisans de cette opération, on n'a pas à redouter d'hémorragie, on n'a pas à craindre de déchirures de la vessie, ni des troubles urinaires. On obtiendrait un cal osseux, plus solide que la réparation fibreuse consécutive à la symphyséotomie, et en cas d'infection, l'infection osseuse serait moins à redouter que l'infection articulaire de la symphyse. Tous ces avantages sont loin d'être démontrés. Quoi qu'on en dise, l'opération n'est pas plus facile que la symphyséotomie, les dangers d'infection sont aussi grands ; l'écartement persistant du pubis, rencontré parfois à la suite de la symphyséotomie, ne présente en somme aucun inconvénient pour la femme, et il peut même être avantageux au cours des accouchements à venir.

TABLE DES MATIÈRES

TABLE DES MATIÈRES

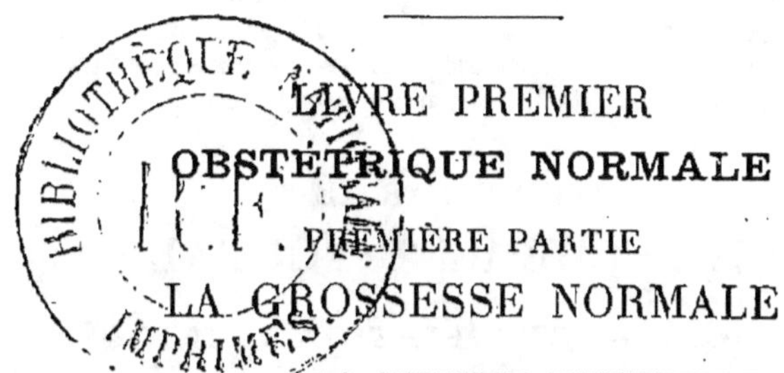

Chapitre IV. — **HYGIÈNE. PUÉRICULTURE**

DEUXIÈME PARTIE
L'ACCOUCHEMENT NORMAL

Chapitre premier. — **DESCRIPTION CLINIQUE**

Chapitre II. — **ÉTUDE PHYSIOLOGIQUE**

Chapitre III. — **DIAGNOSTIC ET PRONOSTIC DU TRAVAIL**

Chapitre IV. — **THÉRAPEUTIQUE**

Chapitre V. — **LE NOUVEAU-NÉ**

LIVRE DEUXIÈME

PATHOLOGIE OBSTÉTRICALE

PREMIÈRE PARTIE

PATHOLOGIE DE LA GROSSESSE

DEUXIÈME PARTIE

L'ACCOUCHEMENT PATHOLOGIQUE OU DYSTOCIE

Chapitre premier. — **DYSTOCIE D'ORIGINE FŒTALE. PRÉSENTATIONS VICIEUSES**

TROISIÈME PARTIE
POST PARTUM PATHOLOGIQUE

LIVRE TROISIÈME

OPÉRATIONS

PREMIÈRE PARTIE

OPÉRATIONS D'EXTRACTION

TABLE ALPHABÉTIQUE

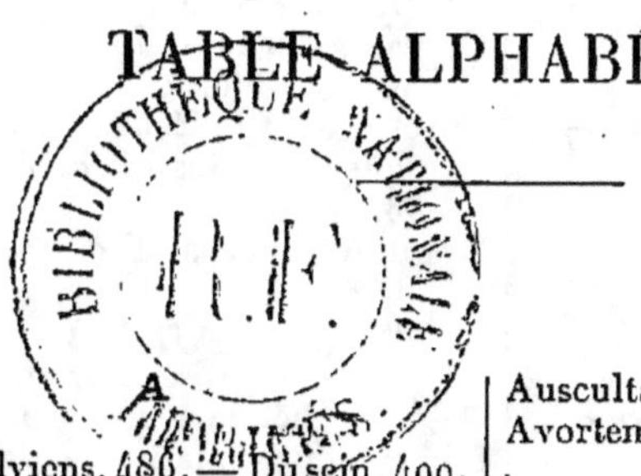

C

D

E

ERRATA

Page 368. Légende de la Fig. 62, lettre *s*, lire : *retro-rectal* au lieu de : recto-rectal.

Page 580. Légende de la Fig. 97, lire : *vers ses pieds*, au lieu de : sur ses pieds.

Page 584. Légende de la Fig. 100, lire : *sous le pubis*, au lieu de : sur le pubis.

LA
MÉDECINE DOSIMÉTRIQUE

SES FINS ET SES MOYENS

OU

DISCOURS ET ARTICLES DE FONDS QUI ONT PARU
AU *Répertoire universel de Médecine dosimétrique* DEPUIS SA FONDATION

PAR

le docteur Ad. BURGGRAEVE

Officier de l'Ordre de Léopold (de Belgique), Commandeur de nombre de l'Ordre de
Charles III d'Espagne, de l'Ordre du Christ de Portugal, Professeur émérite
d'anatomie et de chirurgie de l'Université de Gand (Belgique), chirurgien principal honoraire de l'hôpital
civil de la même ville, membre honoraire de l'Académie royale de médecine
de Belgique, membre correspondant des Académies et Sociétés médico-chirurgicales de Madrid, Lisbonne,
Moscou, Saint-Pétersbourg, Paris, etc. Auteur de la *Nouvelle Méthode dosimétrique*.

1871-1882

Paris

A L'INSTITUT DOSIMÉTRIQUE, RUE DES FRANCS-BOURGEOIS, 54
ET DANS LES PRINCIPALES LIBRAIRIES

1883

PRÉFACE

Les articles que nous réunissons ici en un volume ont été écrits au jour le jour, nous pourrions presque dire en courant, vu les nombreux voyages que nous avons dû faire pour répandre dans les divers pays la semence de la dosimétrie.

En parcourant ces articles, le lecteur verra que, quoique se rapportant tous au même sujet, ils forment cependant un ensemble parfaitement coordonné et sans trop de redites, comme on aurait pu le craindre.

Nous offrons donc ce livre, en toute sécurité, à nos adeptes et à nos adversaires : aux premiers comme une marque de bon souvenir, aux seconds pour les engager à se rallier à une méthode dont dépend l'avenir de la médecine.

A quoi servirait une résistance plus longue de leur part?

Est-ce que toutes les idées justes, tous les progrès réellement pratiques ne se sont pas établis en dépit des efforts qu'on a faits pour s'y opposer?

La dosimétrie n'est pas une médecine nouvelle, mais une méthode de traitement appropriée au tempérament des malades et à la nature des maladies. Elle est d'une application journalière puisqu'elle réunit le *tuto, cito* et *jucunde* de Celse et fait de la médecine un art de « précision ».

C'est ce que le docteur Amédée Latour voulait, quand il a dit :

« La médecine actuelle a dévié de ses voies naturelles; elle a perdu de vue son noble but : celui de soulager ou de guérir; la thérapeutique est rejetée sur le dernier plan. Sans thérapeutique cependant le médecin n'est plus qu'un inutile naturaliste, passant sa vie à reconnaître, à classer, à dessiner les maladies de l'homme. C'est la thérapeutique qui élève et ennoblit notre art ; par elle seule il a un but ; et j'ajoute que par elle seule cet art peut devenir une science. » (*Union médicale.*)

C'est peut-être la dernière fois que l'auteur de ce livre s'adresse à ses confrères, car l'âge avance pour lui et par conséquent il ne peut plus compter sur un lendemain. Son espoir est que ses intentions ne seront pas méconnues et qu'on ne lui imputera point à crime d'avoir tenté une réforme qui était dans le besoin de tous.

Nous sommes déjà un vieillard qui devrait songer à l'avertissement du grand poëte :

> « Mais tu brûles ! Prends garde . . . .
>
> . . . .
>
> . . . . et l'on peut mesurer
> Combien de temps tu vas sur la terre durer.
>
> (VICTOR HUGO, *La Vie.*)

Qu'importe ! nous aurons fait notre devoir, sinon de flambeau, du moins de lumignon.

Ce ne sont pas toujours les plus vives flammes qui éclairent le mieux ; elles éblouissent l'œil, tandis qu'une simple lampe le repose.

Dr BURGGRAEVE.

Janvier 1883.

INTRODUCTION

I

Nous devons d'abord un mot d'explication quant au titre de *Médecine dosimétrique*.

En 1854, feu le docteur Éverard, médecin de la famille royale des Pays-Bas, communiqua à l'Académie royale de médecine de Belgique la relation d'un traitement du choléra asiatique, institué à Saint-Pétersbourg par le docteur Mandt, dans l'épidémie de 1835.

Ce traitement, dont nous avons rendu compte dans notre ouvrage : *Le choléra indien*, etc., publié en 1855, consistait dans l'emploi, à doses fractionnées (au vingtième), des extraits alcooliques de noix vomique et de bryone, du musc, du camphre, le tout réduit en poudre impalpable par une trituration prolongée (deux heures au moins). Le docteur Éverard ne disait pas que Mandt était un homœopathe doublé d'un allopathe, comme le sont tous ceux qui ne veulent pas donner l'ombre pour la réalité, mais il était facile de le reconnaître à cette prétention de dynamiser la matière. Quoi qu'il en soit, l'Académie qui, dans une précédente discussion, avait malmené l'homœopathie, tout en déclarant qu'elle ne prétendait pas s'immiscer dans une question de doctrine, laissa passer cette communication inaperçue. Elle dormait donc paisiblement — la communication, non l'Académie, — dans les cartons, quand il en fut question de nouveau (en 1866) dans le rapport général sur les travaux de la savante compagnie, durant les vingt-cinq premières années de son existence.

Comme nous l'avons dit, nous n'avions pas attendu jusque-là pour nous occuper du travail du docteur Éverard. Nous y avions vu une œuvre très-intéressante, très-lucide, surtout dans les considérations que son auteur y avait ajoutées ; mais nous n'avions pas songé à généraliser la méthode de Mandt.

Ce fut le rapport qui nous en suggéra l'idée.

Nous nous mîmes à l'œuvre, et par une série d'expérimentations faites dans notre service à l'hôpital civil de Gand, nous nous convainquîmes de l'utilité des médicaments *atomistiques*. Le docteur Éverard s'était servi de ce mot, sans que l'Académie y trouvât à redire. Comment se fait-il que les communications que nous lui fîmes de nos propres essais soulevèrent l'opposition la plus violente? Nous serions bien embarrassé de le dire. Un membre de l'Académie proposa l'ordre du jour sans examen ni discussion. Nous ne méritions

> Ni cet excès d'honneur, ni cette indignité.

Que nous restait-il à faire?

En appeler aux praticiens de tous les pays ; les engager à expérimenter de leur côté et à nous communiquer leurs résultats. Cet appel a été entendu : ainsi est né le *Répertoire de médecine dosimétrique.* Ce nom remplaça celui d'*atomistique,* parce que ce dernier titre donnait à notre méthode un faux air d'homœopathie.

Le mot « *dosimétrique* » rendait d'ailleurs mieux notre pensée, soit par rapport aux doses exactement définies des médicaments, soit à cause de leur adaptation à la nature et à la marche de la maladie.

Ici se présente une question. Y avait-il nécessité de faire sortir la médecine de la voie suivie depuis des siècles ; ne risquait-on pas, par une innovation inopportune, d'affaiblir la confiance que notre art doit inspirer au public?

Nous répondrons que si la médecine est une science d'observation — et sous ce rapport elle n'a pas plus changé que la nature, — elle (la médecine) est également un art.

Les sciences physiologiques, physiques et chimiques ont fait d'immenses progrès ; il doit en être de même de la thérapeutique.

Déjà un pas en avant avait été fait par la quinine administrée en lieu et place du quinquina, et cette substitution a évité aux malades beaucoup de dégoûts et de souffrances. On n'observe plus guère les gastro-entérohépato-encéphalites, dont Broussais s'était fait un cheval de bataille contre Brown et ses disciples.

Il y avait là toute une révolution en pharmacie ; il ne s'agissait que de la généraliser. La chimie nous livrait les principes actifs de la plupart des plantes médicinales ou les alcaloïdes, il fallait en faire un emploi aussi judicieux que de la quinine. D'autre part, la physiologie expérimentale nous éclairait sur la manière d'agir de ces principes, sur la sédation qu'ils amènent dans les systèmes nerveux et vasculaire ; les phénomènes de la calorification étaient mieux définis ; rien ne s'opposait donc plus à l'introduction dans la pratique de ces puissants modificateurs thérapeutiques.

Mais—comme pour toute arme nouvelle—on commença par en avoir peur. Dans les expériences sur les animaux on avait tant insisté sur les phénomènes toxiques des alcaloïdes, que, les appliquant à l'homme malade, on craignit également de l'empoisonner. On n'avait pas fait attention à une circonstance : c'est que dans ces expériences *in anima vili,* on introduit directement le poison dans le système circulatoire, ou bien, si c'est par les voies digestives, que les animaux étant en état physiologique, sont très-impressionnables à la moindre intoxication. Il n'en est pas de même dans l'état de tension où se trouve l'économie par suite de l'excitation des systèmes nerveux et vasculaire. Ainsi, dans le tétanos, on peut administrer des doses énormes d'opium sans que le narcotisme s'en suive. De même, dans la fièvre chaude, il faut des doses considérables d'aconitine, de vératrine, pour ramener le pouls et la chaleur à une moyenne normale. Mais, ce résultat obtenu, c'est immense, puisqu'ainsi la nature peut effectuer la résolution de la maladie.

Il en est de même des inflammations. Sans exclure la saignée — qu'il faut pratiquer dans les cas où elle est indiquée, c'est-à-dire quand il y a gêne ou obstacle mécanique à la circulation —, les alcaloïdes font tomber le pouls et la chaleur, et cela sans aucune perte matérielle pour l'économie, de sorte que les convalescences sont bien moins longues.

Ainsi la digitaline calme le cœur ; mais il faut des doses bien plus fortes dans les affections aiguës que dans les maladies chroniques. Une péricardite, une cardite, une endocardite aiguë pourra exiger jusqu'à 15 et 20 milligrammes de digitaline amorphe, avant d'entrer dans sa période de résolution.

Ainsi de la morphine, qui est le calmant du cerveau, comme la digitaline celui du centre circulatoire. On sait que le célèbre Cullen nommait la digitale l'opium du cœur. Ici encore il faut pousser jusqu'à effet : 15, 18, 20 milligrammes, jusqu'à ralentissement de la circulation cérébrale. Les expériences de M. Cl. Bernard ont fait voir qu'à l'état de repos la masse nerveuse reste à peu près tranquille (hors les mouvements de soulèvement déterminés par la respiration). La morphine produit le même effet de calme sans occasionner l'abrutissement de l'opium en substance. Ainsi, enfin, de tous les alcaloïdes. *Il faut aller jusqu'à effet utile*. Mais pour cela il fallait des règles.

La loi de l'acuité et de la chronicité du traitement est importante ; elle domine toute la thérapeutique. Vient ensuite le choix des modificateurs, ou la *dominante* et la *variante*. Toute maladie a une cause et des effets ; mais la cause n'existe, comme élément morbide, que pour autant qu'elle ait déteint sur l'organisme et produit ce qu'on est convenu d'appeler *diathèse*.

Il y a la *diathèse rhumatismale*, la *diathèse arthritique*, les *diathèses scrofuleuse, syphilitique, cancéreuse, tuberculeuse*, se manifestant d'abord par des troubles de la crase sanguine, puis par des altérations de la nutrition, dans son double mouvement de composition et de décomposition des tissus, ou par une substitution d'éléments anormaux aux éléments normaux.

Ces altérations entraînent des souffrances ; le plus souvent, parce que les filets nerveux sont tiraillés, comprimés ou mis à nu. Ou bien, si la douleur n'est pas directe, elle a lieu par voie réflexe, c'est-à-dire que ce sont les centres nerveux avec lesquels l'organe ou le tissu affecté est en rapport, qui reçoivent l'impression et la renvoient à l'organe malade ou à d'autres organes ayant avec ces centres des rapports anatomiques et physiologiques et jouissant d'une sensibilité plus grande que l'organe primitivement affecté. De là, une foule de difficultés dans la diagnose.

On comprend qu'il faut agir sur ces causes et ces effets par des modificateurs distincts et appropriés.

Des modificateurs causaux, c'est souvent l'empirisme qui décide. Ainsi le mercure guérit de la syphilis ; comment? Nous l'ignorons absolument. On dira que c'est en rétablissant la nutrition dans ses conditions normales ; mais tout autre reconstituant que le mercure n'y suffirait point. Est-ce en neutralisant ou détruisant le virus? Mais quand la maladie est constitutionnelle, ce virus n'existe plus, puisque la maladie n'est plus susceptible d'être transmise par inoculation. Ce qui se transmet aux ascendants c'est la dyscrasie.

D'autres diathèses, dont nous saisissons mieux la nature ou le mécanisme, sont celles qu'on peut attribuer à la transformation d'éléments normaux en éléments anormaux : ainsi de la pyogénèse, de la tuberculose, de la cancérose, de la scrofulose.

D'après une théorie mise en avant dans le *Répertoire*, toutes les diathèses puisent leur source dans le sang, qui en fournit ainsi les germes. Ces germes, ce seraient les globules blancs qui, sous l'influence de la cause morbide, accidentelle ou héréditaire, se seraient transformés en cellules pathologiques. En un mot, ce serait un arrêt ou une perversion du *nisus formativus*, lequel *nisus* ne doit pas être confondu avec l'élaboration des matériaux organiques, pas plus que la préparation des matériaux de construction n'est pas leur mise en œuvre. La première n'exige qu'un aide-maçon, la seconde le maçon lui-même.

La plupart des maladies sont des débilitations; même dans les maladies franchement inflammatoires, il y a épuisement par la douleur ou soustractions matérielles par les émissions sanguines et la diète. Il faut donc être sobre de ces derniers moyens. Dans les phlogoses circonscrites autour d'une épine, — pour nous servir de la comparaison de Van Helmont, — les globules rouges du sang s'altèrent et se désagrégent; mais les globules blancs, qui ont plus de virtualité comme n'ayant pas accompli leur métamorphose ou évolution, passent à travers les pores des vaisseaux, cheminent dans le tissu conjonctif et s'y transforment. (Voir plus loin : *Contribution à la micrographie*.)

Dans les abcès, il se forme autour des globules blancs — devenus corpuscules de pus — une membrane dite pyogénique. Elle l'est, en effet, parce que sa surface libre sécrète du pus, dans ce sens que ses vaisseaux peuvent également laisser échapper des globules blancs. La crème du pus, ce sont ces matières grasses émulsionnées par l'alcali du sang, notamment les chlorures. C'est sur cette considération que repose l'emploi des acides dans la phologose.

Dans la pyoémie ce serait le même mécanisme, comme aussi dans la pyogénèse ou abcès froids. Dans la phthisiose il en serait encore de même, en ce sens que les globules blancs du sang constitueraient les noyaux des tubercules. Ceux-ci, en subissant la transformation graisseuse ou calcaire, deviennent des corps étrangers, autour desquels a lieu le travail d'isolement ou d'enkystement, puis celui d'élimination ou de consomption qui en est la conséquence fatale. Nous avons parlé de la cancérose; serait-il impossible que le globule blanc du sang se transformât en cellule cancéreuse?

C'est, comme on voit, une espèce de *panspermisme*, avec des germes uniques et des forces d'évolution ou *nisus formativus* aussi différents, aussi multiples qu'il y a de causes morbides.

On comprendrait ainsi pourquoi certaines maladies n'ont pas existé de tout temps : la variole, par exemple ; pourquoi d'autres ont disparu;

pourquoi ces maladies ne sont extirpables qu'avec leurs causes. Hélas! la plupart inhérentes à la civilisation même.

La vie est une transformation continuelle de la matière, en bien ou en mal; elle est à l'ordre physique ce que l'âme est à l'ordre moral — où le mal aussi est à côté du bien.

D'après cela, on voit que les diathèses doivent être attaquées par des modificateurs généraux et spéciaux. Les premiers, ce sont les reconstituants de la partie cruorique du sang — ou hématocausie — afin d'aider à la reconstitution des globules rouges.

Dans certains cas il faut un véritable assolement organique — comme l'engrais aux plantes.

Mais il faut que toute médication soit dynamique; elle doit soutenir la vitalité et donner, comme on dit, le coup de fouet. De même aussi, elle doit combattre la souffrance.

Nous rentrons ainsi dans la *variante* du traitement. Celle-ci doit être aussi diversifiée que les symptômes eux-mêmes. Ainsi s'agit-il d'une douleur ou d'un spasme, il faut en reconnaître la nature, la source, le mode d'irradiation, etc. On comprend qu'il y a un choix à faire parmi les modificateurs de la sensibilité. Il n'est pas indifférent, en effet, d'employer la morphine, la codéine, la narcéine, la cicutine, l'atropine, l'hyosciamine. Il faut que ce choix soit raisonné et basé sur l'expérience clinique. Un traitement, pour être complet, doit, à la fois, s'attaquer à la cause et aux effets. Souvent on trouve ces deux ordres de moyens dans une même préparation : ainsi l'hydro-ferro-cyanate de quinine coupe les accès douloureux périodiques beaucoup mieux que la quinine seule. Les arséniates de strychnine, de quinine conviennent dans les empoisonnements palustres, etc.

Les médicaments dosimétriques ont l'avantage de contenir les principes actifs sous un petit volume. Un granule d'aconitine (au 1/2 millig.) est plus actif que toute une potion d'aconit. Un kilogramme de racine fraîche de cette plante donne une quantité d'aconitine variant entre 40 et 60 centigrammes. Encore faut-il que la plante soit sauvage. — Quelle dose d'alcaloïde aura donc absorbé le malade dans une pareille potion? On voit que le médecin allopathe se transforme ainsi en homœopathe sans le savoir; ou plutôt, il est allopathe par la grossièreté des préparations qu'il prescrit.

Nous nous arrêtons pour en revenir à la question posée plus haut. Oui! il y a nécessité de faire sortir la thérapeutique de la voie défectueuse où elle est engagée et qu'on suit par routine plutôt que par raison. Oui! il y a nécessité de formuler les lois de ses indications. Il y a nécessité

surtout de faire prévaloir l'usage des principes simples, que la nature et
la science mettent à notre disposition avec tant de libéralité, sur les formules complexes de la polypharmacie, qui donnent si beau jeu aux
adversaires de la médecine. Et, qu'on le remarque bien, ces adversaires
sont, en grande partie, dans nos rangs. Ce sont les médecins expectants
qui, en ne faisant rien, permettent de croire que notre art est désarmé.

Grâce au ciel! nous avons pour appuyer notre marche deux auxiliaires
sûrs : la physiologie expérimentale et la chimie.

Telles sont les idées dominantes du présent ouvrage ; ce n'est pas un
ramassis d'articles décousus ; c'est tout un corps de doctrine, résumant les
faits les plus importants de la pratique.

II

Lois de fins et moyens de la médecine dosimétrique.

Tout le monde médical comprend la nécessité d'une réforme thérapeutique. Aux préparations complexes doivent succéder les préparations
définies, aux médicaments composés les médicaments simples, sans
aucun de ces mélanges qui en contrarient ou annulent l'action. Il faut
donc mettre à la disposition des praticiens des substances actives, dosées
avec une rigueur, une précision presque mathématique. La forme de ces
médicaments n'est pas indifférente non plus; celle en granules doit être
préférée, non-seulement à cause de leur ingestion facile, même pour les
sujets rebelles à toute médicamentation, comme les enfants, mais parce
que le médicament étant porté ainsi tout d'un coup dans la profondeur
du tube digestif, n'exerce aucune action toxique sur le système nerveux
cérébro-spinal. Une expérience fera comprendre notre pensée. Voulant
nous assurer, sur nous-même, des effets de l'*aconitine*, nous avons
mâché un granule contenant 1 milligramme de cet alcaloïde; c'est-à-dire
que nous l'avons dissous dans la salive et le mucus buccal. Aussitôt une
chaleur brûlante, comme celle produite par le *Daphne mezereum* et une
amertume âcre se sont répandues dans la bouche et le gosier, avec une
constriction telle, de ne pouvoir ni parler ni avaler. Il y eut en même
temps une vive excitation de la pituitaire et un resserrement des narines
rendant tout reniflement ou aspiration impossible. Nous avions des

nausées, sans pouvoir faire des renvois, ni vomir. Le pouls tomba au-dessous de 60 pulsations et la chaleur au-dessous de 30 degrés centigrades. Cet état pénible se prolongea pendant plusieurs heures. Quand il fut dissipé, nous prîmes un granule du même alcaloïde de demi-heure en demi-heure, jusqu'à concurrence de six, mais en ayant soin, cette fois, de les avaler sans les mâcher. Aucun des symptômes relatés plus haut ne se manifesta, à part l'état nauséeux et la chute du pouls et de la chaleur.

Il résulte de cette expérience qu'il est dangereux de donner certains médicaments héroïques en potion, soit aqueuse, soit alcoolique, et que la forme en granules est indispensable, puisqu'ainsi on n'a que les effets secondaires ou d'absorption.

Un second point est relatif à la *dosimétrie*. Dans la matière médicale actuelle, on admet des doses *maxima* et *minima*; mais qui dira qu'un minima pour un malade ne sera pas un maxima pour un autre et même davantage? *Remède* et *poison* sont synonymes, dit-on : en thérapie, cela veut dire que les substances héroïques doivent être appropriées à l'impressionnabilité et aux idiosyncrasies du patient. En prenant pour étalon de ces médicaments une quantité *mesurable*, et en la multipliant autant que de besoin, on arrive à ce juste rapport entre le remède et le mal, en deçà et au delà duquel il n'y a pas de guérison possible. C'est là ce que nous avons voulu exprimer par le mot *dosimétrie*.

En médecine dosimétrique un point important c'est la marche de la médication, c'est-à-dire l'intervalle qu'il faut laisser entre les prises d'un médicament actif. C'est la marche de la maladie elle-même qui doit nous guider ici. Ainsi il est évident que si une affection met à parcourir sa période dynamique quelques heures seulement, c'est endéans ce terme que l'action curative du médicament doit s'exercer; l'administration à intervalles rapprochés ou coup sur coup, est donc une nécessité si l'on veut que la maladie n'entre dans sa période organique où, le plus souvent, elle défie les ressources de l'art. Supposons une inflammation grave, une pleuro-pneumonie, par exemple : eh bien! on saignera coup sur coup si l'âge, la constitution ou les forces du malade le permettent ; on révulsera avec énergie, soit sur la peau, soit sur le canal intestinal (1). Mais ces moyens sont loin de suffire toujours : il faut attaquer la dynamicité du mal par des modificateurs vitaux et, parmi ces derniers, principalement les alcaloïdes qui font tomber le pouls et la chaleur : la

---

(I) On voit ainsi que la dosimétrie ne veut nullement exclure les moyens ordinaires sur lesquels repose la thérapeutique depuis Hippocrate; elle y ajoute les ressources de la chimie pharmaceutique.

vératrine, l'*aconitine*; ceux qui calment les douleurs pongitives : la *cicutine*, la *morphine*; ceux qui suppléent à l'impuissance nerveuse : la *strychnine*, etc. Nous traitions, ces jours derniers, dans notre service à l'hôpital civil de Gand, un vieillard atteint de fracture de côte. La respiration était anxieuse et l'asphyxie imminente : nous administrâmes l'*arséniate de strychnine* (1 milligramme tous les quarts d'heure) ; au vingtième granule l'oppression avait presque entièrement cessé. On voit par là que la *médecine dosimétrique*, quoique procédant par de faibles quantités, a une grande puissance virtuelle.

Il ne suffit pas d'attaquer la dynamicité d'un mal, il faut encore en combattre la spécificité. C'est ainsi qu'en *médecine dosimétrique* il y a une *dominante* et une *variante*; la première s'adressant à la cause, la seconde aux effets. Procédons encore par un exemple : une ophthalmie aiguë peut exister dans des conditions telles, que si celles-ci ne sont pas bien appréciées la maladie devient incurable. C'est au praticien sagace à faire la part des causes : ainsi le mal est-il rhumatismal, il ne le guérit pas de la même manière que s'il était syphilitique. Il faut l'emploi du modificateur causal. La *médecine dosimétrique* permet, en quelque sorte, de tâter la maladie. Ce n'est pas de l'empirisme, mais une prudente expérimentation. « Choisis si tu peux, et devine si tu l'oses » : entre cette double expectative la *médecine dosimétrique* vient placer sa pierre de touche; et, le plus souvent, le succès répond à ses essais répétés.

Il y a, dans le traitement des maladies chroniques, ce que l'on peut nommer l'élément moral et qui, cependant, ne se réduit pas à de banales consolations et à des appels à la patience du malade. En même temps que le repos de la nuit, il faut donner à ce pauvre patient le calme de la journée, lui pour qui les heures sont si longues! diminuer la fièvre, soutenir les forces digestives, etc. C'est au prix de ces adoucissements que l'espoir et la résignation rentreront dans son âme. Grâce aux médicaments dosimétriques le médecin est armé contre chaque symptôme: avec l'*iodoforme*, la *codéine*, la *narcéine*, la *morphine*, il calme la souffrance et rappelle le sommeil sans narcotiser le malade; contre la fièvre d'accès, il a : l'*hydro-ferro-cyanate* et l'*arséniate de quinine*; pour enlever les congestions ou l'hypérémie : la *digitaline*, l'*aconitine*, la *vératrine*; pour dissiper les dyspepsies : la *quassine*; pour soutenir l'innervation : la *strychnine*, la *brucine*; pour faire cesser le spasme douloureux, la *caféine*, la *cicutine*, l'*hyosciamine*, etc. On voit que si le mal est multiple, le remède l'est également et, ce qui est heureux, ces médicaments ne fatiguent ni n'inspirent de dégoût. Le malade voit arriver le médecin avec plaisir, parce qu'il sait qu'il lui apporte un adoucissement à ses souffrances.,

La *médecine dosimétrique* est particulièrement utile dans le traitement des pyrexies. Nous voulons parler des pyrexies dues à des agents spécifiques, miasmatiques ou autres, par conséquent, les fièvres contagieuses ou infectieuses, qui, toutes, exigent un traitement spécifique. Dans chacune de ces pyrexies il y a un phénomène initial qui en indique la gravité: le frisson, se reproduisant à des intervalles plus ou moins régulier ou n'ayant lieu qu'une fois, pour être suivi d'une réaction qui se prolonge autant que la maladie elle-même, c'est-à-dire, pour le malade, le temps de guérir ou de succomber. Le rôle du *médecin dosimétriste* est ici tout tracé; et nous ne croyons pas trop nous aventurer en disant que ce rôle est tout nouveau. Ainsi, au fort de la réaction d'une fièvre ataxique ou pernicieuse, on donne, de quart d'heure en quart d'heure, un ou deux milligrammes *d'arséniate de strychnine* et *d'arséniate de quinine*, sans attendre l'apyrexie, qui n'a souvent rien de précis. Tout praticien comprendra l'importance de cette médication dans une maladie où l'expectation peut être mortelle.

Dans les fièvres éruptives le danger est surtout dans la période d'éruption; la chaleur mordicante de la peau empêche l'éruption de se faire et la précipitation du pouls produit des congestions cérébrales souvent mortelles. La *médecine dosimétrique* peut parer à ce double danger : avec des doses, répétées à courts intervalles, *d'aconitine*, de *vératrine*, de *digitaline*, elle fait tomber la chaleur et le pouls et rend ainsi la fièvre bénigne. Maintes fois il nous est arrivé, dans des épidémies, voyant le malade pris tout d'un coup d'un grand accablement, d'administrer un granule de ces alcaloïdes tous les quarts d'heure et de voir l'éruption apparaître après l'ingestion de quinze ou vingt granules.

Dans les *fièvres typhoïdes* l'intoxication ne permet pas de les couper comme la fièvre palustre, mais on peut cependant en régulariser les cours et abréger la durée au moyen des *alcaloïdes* et des *arséniates*.

Il en est de même dans l'absorption purulente ou plutôt la septicémie ou le *typhus des blessés*.

La *médication dosimétrique* ne produisant jamais d'irritation intestinale, peut être employée dans les cas les plus aigus.

Loin de nous de contester l'utilité des spécialistes; nous sommes les premiers à reconnaître que dans le traitement de certaines maladies il faut une habileté que la pratique seule donne; mais, dans ces cas, tout ne se réduit pas à des opérations manuelles; derrière les rouages ou organes, il y a la force qui les met en mouvement, c'est-à-dire la vie.

Le point où nous voulons en venir c'est que le spécialiste, plus peut-être que le chirurgien en général, a besoin de recourir aux modificateurs vitaux. Ces agents, bien employés, rendent quelquefois les opérations inutiles. Nous fûmes consulté par un malade, qui, depuis quelques mois, souffrait d'une dysurie pour laquelle il fallait le sonder. Nous crûmes y reconnaître un état spasmodique de la portion membraneuse du canal de l'urèthre et une sensibilité morbide du col de la vessie. Notre diagnostic fut confirmé au moyen de quelques granules de *cicutine* et d'*hyosciamine*.

Il ne suffit pas de dire : *Ce sont les nerfs!* Tout vrai qu'il soit, ce mot ne répond pas à l'idée que le malade se fait du médecin, c'est-à-dire un homme qui soulage alors même qu'il ne peut guérir. La nature n'est pas avare de remèdes ; et la *médecine. dosimétrique* permet de les employer sous la forme la mieux appropriée et la moins sujette aux inconvénients ou aux dangers.

Parmi ces modificateurs nous citerons, en première ligne, l'*iodoforme*, qui agit à la manière des anesthésiques et qui convient surtout aux malades d'un tempérament nervoso-lymphatique. En le combinant avec la *codéine*, la *narcéine* et la *morphine*, on calme les irritations du tégument muqueux. Il en est de même de certaines affections irritatives de la peau, qui laissent après elles de la faiblesse des extrémités, preuve que la moelle épinière n'y est pas étrangère. On ne saurait trop avoir cet organe en vue ; en dehors de la myélite il y a une foule d'irritations donnant lieu à des mouvements ou des phénomènes morbides réflexes que l'on comprend sous le titre générique de *névropathie*, sans en déterminer souvent le point de départ ou le siége.

Il n'y a pas de maladie qui donne plus d'ennui au praticien que la dyspepsie ; à cela il n'y a d'autre remède que d'en avoir un grand nombre à sa disposition. Parmi ces moyens nous citerons particulièrement la *quassine*, la *brucine*, la *jalapine*, l'*hyosciamine*, la *caféine*, qui, administrées dosimétriquement, calment ces mille souffrances, cortége obligé des dyspepsies. La *caféine* est surtout un excellent digestif, puisqu'elle fait couler de la bile.

La *quassine* agit à la manière des strychnées, sans en avoir la violence ; on peut donc y avoir recours dans toutes les atonies de l'estomac et des intestins, surtout chez les individus énervés ou blasés par les excès.

La *jalapine* est un glycoside qui n'a pas les qualités drastiques du jalap en substance, mais qui cependant active la fin de la digestion.

Ici encore on voit combien les ressources de la *médecine dosimétrique* sont variées et nombreuses.

La chloro-anémie est due, à la fois, à l'insuffisance de la sanguification et de la calorification. C'est donc un état complexe où les systèmes sanguins et nerveux sont également engagés. Si l'hygiène a ici un grand rôle à remplir, la thérapeutique doit également intervenir pour donner, comme on dit, le coup de fouet. En tête des moyens à employer à cet effet se présentent ceux indiqués par la dyspepsie, c'est-à-dire les nervins, tels que la *quassine*, la *brucine*, la *strychnine*, la *caféine*, auxquels nous ajouterons l'*ergotine*, puisque ce sont les organes de la vie végétative et, subsidiairement, ceux de la génération qu'il faut relever de leur torpeur.

Les *ferrugineux* appartiennent plutôt à la diététique; aussi parmi ces préparations faut-il surtout choisir celles qui s'accommodent le mieux avec la digestion. Or, dans la *chloro-anémie* il y a toujours dyspepsie. Vouloir forcer l'alimentation serait faire comme le machiniste qui bourrerait sa locomotive de charbon sans avoir soin de la tisonner. Généralement il faut donc débuter par la *quassine*, parce que l'estomac est le ressort principal de l'économie; une fois ce centre d'activité rétabli, les autres foyers se raniment.

La *caféine* peut être employée dans les irrégularités de circulation qui portent le sang à la tête et occasionnent des migraines.

L'*ergotine* agit sur le système vasculaire en général et particulièrement sur les capillaires sanguins des centres nerveux. Or, on sait que l'*anémie cérébrale* entraîne la céphalalgie comme étant due à une espèce de vide dans lequel le sang se précipite. L'emploi de ce médicament est donc autorisé en dehors des conditions spéciales où l'on l'emploie ordinairement. Il ne faut pas craindre l'ergotisme, celui-ci n'étant déterminé que par des produits qui existent dans l'*ergot* de seigle et qui ne se retrouvent plus dans l'*ergotine*.

La forme *dosimétrique* est d'autant plus favorable ici que l'estomac supporte difficilement les potions. Les granules, au contraire, sont facilement tolérés; et avec des médicaments aussi actifs que ceux que nous venons de désigner, il est bon de savoir au juste ce qu'on donne et combien l'on donne.

Parmi les remèdes contre la phthisie tuberculeuse deux remontent à la plus haute antiquité : l'*arsenic* et l'*iode*, ce dernier sous forme d'éponge brûlée. Il y a là une idée fondamentale quant à la cause présumée du mal : un vice ou faiblesse du sang. Aujourd'hui nous ne sommes guère plus avancés, mais ce n'est pas un motif de désespérer; il n'y a pas de mal, au contraire, qui exige une thérapeutique plus variée, plus sérieuse. On ne saurait considérer comme telle d'innocentes potions. La *médecine dosimétrique* nous offre des moyens réels. Ainsi l'*arsenic* sous toutes les formes comme dominante : *arséniate de soude, d'antimoine, de fer, de quinine, de strychnine,* etc., comme antidyscrasique; l'*iodoforme* et les différents alcaloïdes de l'opium : *codéine, narcéine, morphine,* comme sédatifs; la *digitaline,* la *vératrine,* l'*aconitine,* contre l'hypérémie; l'*atropine,* l'*hyosciamine,* contre le spasme; la *quassine,* contre l'apepsie, etc. La mission de l'art, alors qu'il ne peut guérir, est de soulager; or, la *médecine dosimétrique* est agissante sans être perturbatrice. Quelle lueur d'espoir, après une nuit calme, que la toux n'aura pas troublée par ses douloureux déchirements! La fièvre peut être mitigée; les frissons ou redoublements, sinon coupés, du moins diminués.

Hufeland, dans son *Manuel de médecine pratique,* basé sur cinquante années d'expérience, a consacré un article spécial aux maladies des enfants où, entre autres avis sages, il recommande la plus grande prudence dans les doses des médicaments. « Peu, très-peu, dit-il, produit de grands effets. » On ne saurait mieux définir la *médecine dosimétrique.* Dans les maladies des enfants, deux accidents sont particulièrement à redouter : la douleur et le spasme. C'est donc à détourner ce double danger que le praticien doit s'attacher. L'opium, auquel on a recours ordinairement, produit souvent des effets diamétralement opposés à ceux qu'on en attend; mais en donnant cette substance dans chacun de ses principes extractifs ou *alcaloïdes,* on peut en obtenir les meilleurs effets. Ainsi, la *morphine,* en granules d'un milligramme, ne congestionne ni ne narcotise. Il en est de même de la *codéine,* de la *narcéine;* et le médecin y trouvera d'excellentes ressources dans l'agitation, l'insomnie, la douleur; de même qu'il peut recourir à la *pupavérine,* à la *thébaïne* dans les cas où l'emploi des strychnées pourrait présenter du danger. C'est ainsi que ces agents sont indiqués dans les convulsions cloniques ou par débilité, comme les mydriatiques dans les convulsions toniques ou trismes, qu'on voit survenir dans la première quinzaine de la vie.

Dans les fièvres exanthématiques la *digitaline,* la *vératrine,* l'*aconitine,* modèrent, dans une juste mesure, l'intensité de la réaction et favorisent ainsi l'éruption.

Chez les enfants la mobilité nerveuse ne permet pas à l'effort critique de se soutenir longtemps, aussi les fièvres et les inflammations tendent-elles à prendre la forme d'accès, d'autant plus dangereux qu'ils se terminent par exsudation ou épanchement. C'est le cas surtout pour la méningite et le croup (1). La *quinine* sous ses formes les plus énergiques,

---

(1) On a dit que ces maladies sont déterminées par des microbes : c'est possible, mais la réaction vitale qui en est la conséquence, ne doit pas moins être calmée.

telles que l'*hydro-ferro-cyanate* et l'*arséniate,* doit être employée, et la méthode *dosimétrique* en fournit toute facilité.

Il résulte de ce que nous venons de dire que la *médecine dosimétrique* a un caractère essentiellement vital et dynamique; on peut se demander ce qu'avec elle deviendra la vieille médecine humorale. Celle-ci ne court aucun risque de disparaître; d'autant moins que l'humorisme est devenu scientifique. Les *ferments* ont remplacé les *humeurs peccantes.* La médecine évacuante aura donc toujours sa raison d'être ; mais là n'est pas toute la médecine, comme disait Molière : *purgare et repurgare.*

Une révolution s'est faite dans l'art de guérir : de routinier et empirique il est devenu expérimental. Avant d'employer un médicament on veut connaître son action; on le soumet au creuset de l'analyse chimique; on le décompose dans chacun de ses principes; on étudie la manière d'agir de ces derniers, afin de ne pas commettre d'illogismes thérapeutiques. Avant les expériences de Magendie, de Claude Bernard et de tant d'autres, on ne connaissait que vaguement l'action des médicaments composés; l'opium était un sédatif pour les uns, un excitant pour les autres, c'est-à-dire une arme à deux tranchants, ainsi que l'a dit Hufeland. S'il y a eu erreur, ce n'est pas du côté de la nature; chez elle « tout est dans tout »; c'est à la science à en retirer ce qui convient spécialement. En dehors de cette voie il n'y a que tâtonnement; on est cet aveugle dont parle Barthez, « qui (l'aveugle) frappe avec un bâton autour de lui ; bienheureux si c'est la maladie et non le malade qu'il attrape ».

III

Faits relatifs à la médecine dosimétrique.

TOUX ABOYANTE.

Ce titre fait voir que nous avons eu affaire à une toux nerveuse ou hystérique. La malade, — une jeune personne, âgée de 15 ans et demi, — n'était pas encore réglée. Les menstrues n'apparaissaient quelquefois que tous les deux mois; mais à l'époque normale, elle était prise d'une toux aboyante très-tenace. Ce fut pour un de ces accès, qui durait depuis huit mois, que nous fûmes consulté. La toux, comme son nom l'indique, était bruyante, faisant brusquement explosion, sans effort des voies respiratoires, sans expectoration. Ce n'était donc pas la toux irritative qui précède ou accompagne les affections idiopathiques du larynx, des bronches ou des poumons, mais une excitation purement réflexe de l'utérus sur la moelle épinière et, de là, sur les nerfs diaphragmatiques et laryngés. La toux venait manifestement du ventre.

Partant de cette donnée nous avons institué le traitement par la *dominante* et la *variante*; la première a consisté dans l'emploi de l'*arséniate de soude*, parce que l'utérus, par suite de la rigidité de son tissu, n'était pas suffisamment congestionné ou imbibé de sang. C'est ce qu'on observe si fréquemment chez les jeunes filles non réglées.

L'*arséniate de soude* est le tonique ou l'hypérémique indiqué dans ce cas, et nous nous en sommes toujours bien trouvé chez les personnes chloro-anémiques.

Le médicament a été administré *dosimétriquement,* c'est-à-dire par granules de 1 milligramme, en commençant par 4 et allant progressivement jusqu'à 12 par jour. Ce traitement a été continué pendant tout l'intervalle des règles; celles-ci ont paru, d'abord en retard d'un mois, mais successivement elles se sont régularisées.

La *variante* a consisté, d'abord dans l'emploi de l'*hydro-ferro-cyanate de quinine,* parce que les accès de toux avaient pris une marche périodique, surtout à l'entrée de la nuit. Nous l'avons combiné et parfois varié avec l'*atropine,* l'*hyosciamine,* le *chlorhydrate de morphine* et la *cicutine.* La jeune personne se plaignait, par moment, de douleurs nerveuses, tantôt dans les lombes, tantôt au dos, entre les épaules ou au cou. L'exploration de la colonne vertébrale permit, en effet, de constater dans ces différentes régions des points de sensibilité anormale. Nul doute que la moelle épinière ne fût le point de départ d'un mouvement réflexe. Le praticien ne saurait trop fixer son attention sur cet organe important, centre d'irradiation d'une foule d'affections, non-seulement nerveuses, mais même hypérémiques.

Et, à cet égard, nous citerons un cas qui se rapproche de celui qui nous occupe en ce moment.

Un homme fort, jouissant, pour le surplus, d'une bonne santé, souffrait de toux convulsive se transformant parfois en spasme tétanique. La toux, qui se déclarait spontanément, pouvait aussi être provoquée à volonté, soit par une pression exercée sur la colonne, entre la deuxième et la quatrième vertèbre cervicale, soit par un léger attouchement de l'épaule gauche ou de l'épigastre, soit enfin constamment par le rire (1).

On connaît l'influence des vers sur les mouvements réflexes de la moelle épinière; on peut en accuser l'irritation des pneumo-gastriques, quoiqu'il soit rare que les vers remontent au delà de l'estomac, et quand ils le font, il peut en résulter des symptômes formidables, tels que l'hydrophobie, comme nous en avons constaté un cas. Un individu, d'une constitution grêle, tourmenté habituellement de faim canine, fut pris tout d'un coup de symptômes d'hydrophobie caractérisés par un spasme tétanique du pharynx. Bref; le malheureux succomba. A l'autopsie on trouva dans l'estomac et jusque dans l'œsophage des lombrics. Une congestion cérébrale brusque s'était terminée par un épanchement séreux.

Ceci nous montre, qu'en cas de toux ou irritation nerveuse du larynx, il est nécessaire de prévoir l'existence de vers et d'agir, du moins à titre exploratif, contre cette éventualité. C'est ce que nous avons fait avec la

(1) MALINCKRODT, Observ. *Casus rarioris morbi medullæ spinalis.* Des. Berol., 1838.

santonine et le *calomel*. La jeune personne a pris ces deux préparations, à raison de 10 granules par jour, mais aucun helminthe n'a apparu.

L'irrégularité des règles était donc la vraie cause de la toux.

M. Lasègue considère comme circonstance caractéristique de cette toux, d'abord de rester identique avec elle-même pendant tout son cours, de sorte que, par exemple, elle a toujours le même timbre chez le même malade, et le même nombre d'expirations toussantes ; puis, de n'avoir pas de tendance à prendre d'autres formes de l'hystérie (1).

Malgré que cette assertion ait été contredite par Trousseau, nous sommes obligé de la confirmer par notre observation ; en effet, chez la jeune personne dont il s'agit ici, la toux était *unichrone,* c'est-à-dire qu'elle se réduisait à une expiration toussante. C'était une espèce d'aboiement ou plutôt une sorte de cri analogue à celui du casoar. Il faut admettre que le degré de tension des cordes vocales devait y être pour beaucoup. Avec l'ancienne médecine, cette toux était rebelle et se prolongeait pendant des semaines, des mois et même quelquefois pendant des années. Quelquefois aussi elle se termine par une maladie fébrile intercurrente. Elle cède avec sa cause, c'est-à-dire l'irrégularité des règles ; voilà pourquoi le changement d'air ou de climat, l'exercice actif et, en général, tous les modificateurs hygiéniques sont si utiles. Les médicaments employés *dosimétriquement* peuvent la calmer d'une manière notable, presque instantanée. Ainsi, dans le cas présent, la première semaine de son apparition, la toux était continue ; en une nuit, il y eut plus de deux cents expirations toussantes. Priou a raconté l'histoire d'une malade qui toussait continuellement pendant 16 heures par jour avec une rapidité telle que l'on comptait 62,000 et 64,000 coups (2). Il aurait pu en être de même pour notre malade si nous n'avions pas eu recours aux modificateurs appropriés. Ainsi nous avons cherché d'abord à rompre la périodicité par l'*hydro-ferro-cyanate de quinine.* De tous les sels de quinine c'est le plus efficace dans les névroses, puisqu'il participe, à la fois, des qualités du fer, de l'acide cyanhydrique et de la quinine. C'est, pour nous, une espèce de cheval de bataille. D'ordinaire, 10 à 12 granules à 1 milligramme, suffisent pour rompre une périodicité simplement névrosique. Quand il y a intoxication palustre, l'*arséniate de quinine,* à la dose de 20 à 30 granules parvient à rompre les accès là où souvent la quinine à haute dose a été employée inutilement.

La périodicité ayant cessé, restait le spasme des cordes vocales ou

(1) *Archives de médecine,* 1844.
(2) *Gazette médicale de Paris,* 1840.

plutôt cette espèce de rigidité qui leur donne un son métallique. Ce résultat a été obtenu avec la *morphine, l'atropine, l'hyosciamine* et la *cicutine*, qui ont agi en même temps comme calmants de la moelle épinière. La *morphine*, dans ce cas, corrige l'effet mydriatique de l'*atropine* et de l'*hyosciamine*, sans rien ôter à leur effet calmant. C'est une précaution qu'il ne faut jamais omettre avec des moyens aussi énergiques Ainsi un milligramme de chlorhydrate de morphine empêche l'atropine d'agir sur les yeux et le cerveau au point d'inquiéter le malade. Dans le cas qui nous occupe, nous avons donné, chaque soir, un granule d'*atropine* ou d'*hyosciamine,* au demi-milligramme, avec deux granules de *morphine* au milligramme. La toux se calmait presque aussitôt et la nuit était bonne.

Nous avons administré également la *cicutine* en vue de la nervosité morbide de la moelle épinière. On sait que c'est le calmant indiqué dans l'espèce, au point que, dans l'antiquité, les prêtres devaient prendre de la ciguë et s'abstenir de sel. Plutarque, dans ses *Symposiaques*, entre dans de curieux détails à ce sujet.

La *cicutine* a été poussée chez notre malade à 4 et 6 milligrammes. On a fait à la *cicutine* une réputation formidable : ainsi on l'a comparée, pour sa violence, à l'acide prussique. Le fait est qu'elle ne mérite

Ni cet excès d'honneur ni cette indignité.

Donnée en quantité proportionnelle ou *dosimétrique*, c'est un excellent calmant du système moteur.

Ainsi que Gubler, le savant thérapeute (1), le fait remarquer, la *cicutine* n'est pas seulement un *hypocénétique*, c'est également un *anesthésique,* par exemple dans les toux quinteuses et la coqueluche, où nous en avons retiré constamment de bons effets. La dose peut aller jusqu'à 5 et 6 milligrammes par jour ; ou plutôt, on ne risque rien de la pousser jusqu'à effet, car elle ne produit aucun symptôme inquiétant, comme d'autres alcaloïdes, *l'hyosciamine* par exemple, laquelle dessèche le gosier et peut occasionner un état de spasme voisin de l'hydrophobie, motif pour lequel on l'a donnée, dans les maux de gorge, en vertu du principe — fort contestable — *similia similibus.*

Nous ouvrons ici une parenthèse pour faire remarquer que Hahnemann et ses disciples se sont trompés en prenant les effets toxiques d'un médicament pour son effet curatif ; ainsi dans les notes placées en tête du

---

(1) Il eût appartenu à Gubler de se mettre à la tête de la réforme de la thérapeutique : mais l'école! Maintenant qu'il est mort son œuvre de bénédictin restera lettre morte.

Répertoire, nous avons démontré expérimentalement — le seul mode admissible en médecine — que la constriction de la gorge produite par l'*aconitine* n'a rien de commun avec sa vertu apyrétique, puisque, quand on a soin de soustraire le tégument laryngo-pharyngien à l'action topique du médicament, on n'a que les effets secondaires ou d'absorption. Il en est de même de la quinine qui guérit les fièvres intermittentes non *parce que* mais *quoique* produisant des bourdonnements d'oreilles et le resserrement des pupilles. On ne saurait voir ici aucune relation de cause à effet; la quinine est un apyrétique au même titre que les autres alcaloïdes.

Pour en revenir à la *cicutine,* nous dirons qu'elle corrige les mouvements réflexes morbides de la moelle épinière et, par conséquent, que son indication était formelle dans le cas présent.

Ainsi nous avons prescrit, alternativement, les alcaloïdes portés en tête de cette observation et les résultats obtenus ont été favorables, puisque les accès de toux ont été combattus au point de ne laisser subsister que quelques rares coups expiratoires, bruyants, il est vrai, mais ne donnant lieu à aucun dérangement de la santé. La guérison complète peut être une question de temps, c'est-à-dire qu'il faudra, avant, que la menstruation soit complète et régulière.

Nous devons encore dire un mot de l'iodoforme. On sait que cet hydriodure de carbone agit à la manière des anesthésiques, en même temps qu'il jouit de toutes les propriétés utiles de l'iode métallique sans en avoir les inconvénients. Son action sur la circulation capillaire est très-marquée. Dans le cas présent il y avait défaut d'afflux du sang vers l'utérus, l'*iodoforme* a donc pu agir comme emménagogue, tandis que ceux qu'on emploie ordinairement et qui consistent dans des drastiques, sont le plus souvent nuisibles.

Le caractère éminemment nerveux de la toux nous fit encore donner les granules de cyanure de zinc. Ce médicament, peu usité, a cependant une importance assez grande dans le traitement de l'hystérie. Nous l'administrâmes par granules de 1 milligramme. Au quatrième granule, il détermina une céphalalgie qui nous força d'en suspendre l'emploi.

Nous eûmes encore recours au sulfate de quinine à doses fractionnées, en granules de 1 milligramme. Cet alcaloïde produisant la fraîcheur de la bouche sans aucune constriction de la gorge, nous a paru produire plus d'effet que l'atropine et l'hyosciamine.

Comme l'appétit était ici en défaut, nous eûmes recours à la *quassine,* à la dose de 6 granules par jour, chacun de 1 milligramme, deux avant les repas. Ce médicament eut son effet habituel, c'est-à-dire qu'il donna à l'estomac le coup de fouet. En effet, la *quassine* agit à la manière des strychnées, sans produire de secousses galvaniques ; c'est donc un excellent modificateur de l'appétit. Dans tout état dyspeptique l'indication de la *quassine* est formelle. Dans bien des cas il dispense de l'emploi de la strychnine ou de la *brucine*.

Tels sont les différents moyens que nous avons employés dans une affection qu'on dit rebelle à toute médication. L'incrédulité en thérapeutique est un malheur, plus grand peut-être qu'en religion, non que la foi sauve, mais parce que, sans médicaments, le médecin est comme le soldat sans armes. Son adversaire, c'est-à-dire la maladie, est armé d'une manière redoutable et quelquefois mystérieuse, comme les engins de nos jours qui tuent à des distances où ils ne laissent pas soupçonner leur présence. Que peuvent contre eux des armes à tir limité ? En médecine il faut également des remèdes de précision, portant à coup sûr : tels sont les alcaloïdes.

ROUGEOLE CONFLUENTE.

La variole a régné pendant l'hiver de 1872 d'une manière épidémique. Dans une même maison j'ai eu à traiter quatre enfants, dont deux de 10 et 7 ans et deux de 6 et 5. Le premier qui fut atteint, une petite fille de 10 ans, présenta des prodromes graves, dans ce sens que les symptômes catarrhaux furent compliqués d'une fièvre qui n'est pas propre à ce genre de dérangement. La prostration générale était très-grande et le pouls monta rapidement à 138 pulsations par minute et la chaleur à 41 degrés centigrades. La peau était sèche, mordicante. L'irritation laryngo-bronchique prit un caractère striduleux qui me fit craindre un œdème aigu. Dans ces conditions et surtout eu égard à l'âge et à la faible constitution de la petite malade le danger était imminent. Je m'en expliquai avec la famille qui me donna toute latitude d'agir. Il fallait, avant tout, faire tomber la fièvre, qui, évidemment, masquait un trouble intérieur, probablement une éruption ; mais il n'y avait encore que des symptômes généraux. Je prescrivis l'*aconitine* et la *vératrine*, en granules de 1/2 milligramme de chacune de ces substances, un granule de demi-heure en demi-heure. Au cinquième granule rien n'avait changé, mais au huitième la fièvre tomba tout à coup. La face qui était bouffie et injectée, pâlit, puis une rougeole confluente apparut, qui couvrit bientôt tout le corps. L'*aconitine* et la *vératrine* furent continuées en rétrogradant, et j'y ajoutai la *codéine* dans un excipient de sirop capillaire et l'émétine, afin de favoriser l'expectoration (1). J'ajouterai que pendant toute la durée de la maladie la petite malade prit chaque matin une cuillerée à café de sel de sedlitz granulé. La convalescence fut normale. Chez la deuxième petite fille, un même traitement fut institué. Ici l'*aconitine* et la *vératrine* amenèrent des vomissements et un dévoiement séreux au cinquième granule, et firent ainsi tomber la fièvre. La maladie suivit également son cours normal. Chez le troisième enfant, un garçon de 7 ans, il fallut recourir à l'émétine à la dose de 5 granules, l'*aconitine* et la *vératrine* n'ayant pas suffi à dissiper la fièvre. Il en fut de même chez le quatrième enfant, le garçon de 5 ans, auquel, eu égard à la menace d'une broncho-pneumonie, il fallut administrer trois granules d'émétique au centi-gramme.

Nous donnons ces faits comme une preuve de la facilité que donne la méthode dosimétrique chez les enfants. L'*aconitine* et la *vératrine* sont des contro-stimulants extrêmement énergiques, mais qui, à cause de cette énergie même, nécessitent de grandes précautions.

(1) L'émétine, l'alcaloïde de l'ipécacuanha, est d'un merveilleux secours dans toutes les affections striduleuses des enfants, puisqu'elle dispense du tartre émétique ou du sulfate de cuivre qui déterminent une grande prostration.

IV

Traitement de la fièvre.

Nous allons reproduire ici un article du professeur Liebermeister, de Tubingue, parce qu'il nous permettra de faire quelques rapprochements entre sa méthode et la nôtre.

« Les expériences des pathologistes modernes ont démontré que l'élévation de la température constitue le symptôme le plus important, pathognomique, en quelque sorte, de la fièvre ; elles ont prouvé aussi que cette élévation de température est due à une exagération des décompositions chimiques qui se produisent continuellement dans la trame de nos tissus, à une usure augmentée des matières organiques qui compose notre organisme. Or, cette oxydation exagérée finit par entraîner des conséquences fatales pour la continuation de l'existence. D'abord elle amène rapidement la consomption, l'affaiblissement de l'organisme, parce que la digestion se trouvant ordinairement abolie ou très-profondément troublée dans la majorité des mouvements fébriles, il y a manque de matériaux pour réparer les pertes que le corps subit continuellement et à un si haut degré. Cette conséquence est surtout à redouter dans les maladies fébriles chroniques : dans la phthisie, etc. ; mais dans les maladies fébriles aiguës, cette circonstance offre peu d'intérêt vis-à-vis du danger qui ressort de l'élévation considérable de la température qu'on observe dans ces maladies. Cette élévation de température exerce une action délétère sur les tissus, lesquels, altérés dans leur composition chimique et dans leur organisation intime, ne peuvent plus remplir leurs fonctions. On observe, en effet, sur les cadavres d'individus qui sont morts par suite de la violence de la fièvre, des dégénérescences parenchymateuses dont l'étendue et le progrès se montrent constamment en rapport avec l'élévation plus ou moins considérable de la température qu'on a observée pendant la vie (1). Elles sont particulièrement prononcées dans les maladies infectieuses, évidemment parce que dans ces maladies on remarque, avant tout, cette forte augmentation de la température. Cependant, dans les maladies non infectieuses, mais dans lesquelles la température s'était élevée à un haut degré, on constate des dégénérescences tout aussi prononcées et, par contre, elles manquent absolument dans le typhus, la scarlatine, quand la mort est survenue à la suite d'une complication autre que la chaleur excessive (2). D'ailleurs le phosphore et bien d'autres poisons produisent les mêmes altérations que la haute température (3).

Parmi les troubles fonctionnels résultant des changements matériels que l'élévation de température détermine dans les tissus, deux groupes de symptômes se dessinent particulièrement et contribuent à l'issue funeste : 1° les troubles de la circulation qui se révèlent par des contractions cardiaques plus nombreuses, mais plus faibles. Toutes les statistiques nous montrent, en effet, la fréquence et la faiblesse du pouls en rapport direct avec l'élévation de la température (sauf quelques cas exceptionnels où le système nerveux intervient d'une façon particulière); 2° les troubles du cerveau se caractérisant par un abattement profond, le délire, le coma. Ces symptômes, en effet, se manifestent chaque fois que la fièvre atteint une intensité particulière ou quand, avec une intensité moyenne, elle a une durée très-longue. Ainsi on les observe tout aussi bien dans l'érysipèle, la pneumonie, que dans la variole; ils ne sont si intenses dans le typhus, que parce que, dans cette maladie, la fièvre a sa plus grande intensité et longue durée. Quand la température atteint un degré extrême : 42 degrés, ou quand une température de 40 degrés dure pendant un temps plus ou moins long, toutes les fonctions cérébrales sont abolies et la paralysie de la circulation et de la respiration amènent la fin (4).

L'élément qu'il faut donc essentiellement combattre, quand il s'agit

---

(1) De là la nécessité d'agir dès le début de ces fièvres, et non de faire de l'expectation.

D^r B.

(2) On peut dire que dans ces cas la nature manque de forces nécessaires pour les pseudomorphoses.

(3) Toujours en détruisant la vitalité.   D^r B.

(4) C'est pourquoi au début de ces fièvres nous prescrivons la strychnine.   D^r B.

d'une fièvre plus ou moins grave, c'est l'élévation considérable de la température, ou mieux encore la cause qui produit cette chaleur excessive, pour attaquer le mal à sa racine.

Deux méthodes ont été reconnues aptes à servir à ce but : l'une, qu'on pourrait nommer *anti-thermique*, consiste à retirer, au moyen de bains froids d'une durée et d'une température appropriées, l'excès de chaleur qui est si pernicieux pour l'existence (1). Il y a des cas où cette indication est si pressante, si formelle, qu'on ne pourrait s'en passer. Mais à côté de cet effet la soustraction de chaleur produit encore un autre plus éloigné et qui consiste à réduire la production de la chaleur en limitant la combustion organique pour un temps plus ou moins prolongé (2). Ce refroidissement du corps, suffisamment répété (jusqu'à 12 fois en vingt-quatre heures), produit des résultats sûrs et immédiats dans la majorité des cas.

Cependant il y a des cas rebelles où les bains froids restent sans succès ; et puis, il y a une foule de malades chez lesquels on ne saurait employer longtemps les bains froids. On recourt donc ordinairement à la méthode dite *anti-pyrétique*, qui consiste dans l'action de certains médicaments opérant la défervescence, c'est-à-dire qui combattent l'élément essentiel de la fièvre : la décomposition exagérée des tissus.

La quinine, en faisant abstraction de son action dans les fièvres paludéennes, n'exerce aucune action anti-pyrétique évidente que dans le cas où elle est administrée à très-haute dose. Quand il s'agit d'un adulte, je donne ordinairement 1 1/2 à 2 1/2 grammes de sulfate ou de chlorhydrate de quinine (je ne remarque aucune différence dans les effets de ces deux sels), *mais il est essentiel que cette dose soit prise en entier dans l'espace d'une demi-heure, tout au plus d'une heure.* L'effet serait considérablement amoindri si on la prenait en plus de temps. Cela est vrai à tel point, qu'une dose beaucoup plus grande, mais partagée, pour être prise en une demi-journée ou pendant vingt-quatre heures, a à peine une influence appréciable sur la température. D'autre part, je ne fais jamais répéter cette dose prodigieuse avant que quarante-huit heures se soient écoulées. Je voudrais ensuite faire remarquer que, dans les cas où la fièvre offre spontanément de fortes rémissions ou des intermissions, la quinine est beaucoup moins indiquée que dans les cas de fièvre con-

---

(1) Ce moyen de réfrigération peut présenter de grands dangers en augmentant l'épuisement vital.   D^r B.

(2) Les avantages de l'hydrothérapie ne sauraient être contestés ; seulement ce n'est là qu'un moyen de traitement. Elle a péri par où elle a péché. On peut en dire autant de toutes les méthodes exclusives.   D^r B.

tinue ou sub-continue, malgré que beaucoup de médecins professent une opinion diamétralement opposée. L'effet favorable qu'elle produit dans les fièvres continues s'explique précisément parce qu'elle détermine une intermission, quelque passagère qu'elle soit. Là donc où ces intermissions se montrent spontanément, la quinine ne me semble plus à sa place. Il est un fait connu : qu'une fièvre très-violente, mais qui, de temps à autre, offre des intermissions complètes, est beaucoup moins dangereuse qu'une fièvre continue ou sub-continue d'une intensité modérée ; et j'ai remarqué que le même pronostic peut s'appliquer aux fièvres modifiées par la médication, suivant que cette dernière détermine des intermissions franches ou seulement un amoindrissement continu des symptômes. Voilà ce qui m'a poussé à tenter d'obtenir par les moyens anti-pyrétiques des intermissions aussi complètes, aussi franches que possible. Je ne considère la dose de quinine comme suffisante que quand elle est parvenue à réduire la température à la normale : ainsi au-dessous de 38 degrés. Quand une première dose de 1 1/2 à 2 1/2 grammes n'a pas produit cet effet, je donne, quarante-huit heures après, une dose plus forte. Si cependant (et cela arrive encore assez souvent) une première dose avait réduit la température au-dessous de 37 degrés, je donnerais, la prochaine fois, une dose un peu plus petite. C'est là, à mon avis, la meilleure façon d'approprier les doses aux individualités et aux idiosyncrasies. J'ai ainsi employé la quinine suivant cette méthode dans le typhus, la pneumonie (franche et asthénique), la variole, la scarlatine, l'érysipèle, le rhumatisme articulaire aigu, la pleurésie, la fièvre qui accompagne les suppurations, la phthisie floride, avec fièvre intense et continue, la méningite cérébro-spinale épidémique. L'action anti-pyrétique, quand toutefois on observe bien, ne fait jamais défaut après l'emploi de hautes doses de quinine pendant un temps plus ou moins court ; cependant, dans quelques maladies, comme le rhumatisme articulaire aigu et la fièvre de suppuration, dans la variole, cet effet profond de la quinine paraît plus difficile à obtenir. Il existe même d'autres cas particulièrement graves et rebelles de maladies fébriles, dans lesquels même une dose de 2 1/2 grammes ne suffit pas pour rétablir la température normale. Dans ces cas, il faut s'adresser à d'autres médicaments anti-pyrétiques ou à une combinaison appropriée de ces derniers, pour atteindre le but.

II. — La *digitale*. Pour l'action anti-pyrétique je m'emploie cette substance que sous forme de poudres ou de pilules, parce que ces formes me paraissent être plus fidèles dans ces cas, tandis que l'infusion qu'on administre ordinairement, mérite peut-être la préférence lorsqu'il s'agit d'exercer une action sur les contractions cardiaques. Quand on donne la digitale en substance il faut, naturellement, prescrire une dose plus petite que si on voulait se servir de l'infusion, qui est naturellement plus faible. Je donne ordinairement 3/4 à 1 1/2 gramme pour trente-six heures. Dans les maladies fébriles graves, la digitale est d'autant moins indiquée que la fréquence du pouls est plus grande ; elle paraît, dans les cas de menace de paralysie cardiaque, pouvoir accélérer l'arrivée de cet accident (1). D'autre part, elle peut être employée avec succès dans le cas de typhus aussi longtemps que les contractions du cœur ne sont pas trop fréquentes ou du moins conservent encore quelque peu de force. Dans des cas particulièrement rebelles et désespérés, quand la quinine seule n'est pas parvenue à déterminer un abaissement suffisant de la température, on obtient, ordinairement, l'effet voulu par la combinaison de la digitale avec la quinine. On commencera par administrer, peu à peu, pendant vingt-quatre ou vingt-six heures, 3/4 à 1 1/2 gramme de digitale en substance, puis on donnera immédiatement, comme dose complète de quinine, 2 à 2 1/2 grammes. Quand, de cette manière, on a réussi à obtenir une fois une intermission franche, alors on y arrive aussi avec la quinine seule.

III. — La *vératrine* est un anti-pyrétique qui mérite beaucoup de confiance, quand elle est employée à dose suffisante. On obtient souvent, par elle, des intermissions, alors que la quinine n'avait pas eu d'effet.

Je fais ordinairement prendre des pilules dont chacune renferme 5 milligrammes : toutes les heures une, jusqu'à ce qu'il survienne un état nauséeux prononcé ou des vomissements. Généralement, 4 à 6 pilules suffisent. Le collapsus qui, à cause de l'abaissement rapide de la température succède facilement aux vomissements, n'est pas dangereux, même pour des individus atteints de typhus ; il se dissipe rapidement par l'emploi du vin et d'autres analeptiques (2).

Quant aux autres anti-pyrétiques, je n'en possède pas des expériences suffisantes pour pouvoir me prononcer à leur égard. Je puis encore ajouter que le traitement anti-pyrétique, tant en ce qui regarde les bains froids que les médicaments, est un traitement excessivement actif, excessivement énergique, et qu'il faut l'appliquer avec beaucoup de conséquence et de décision quand on veut en obtenir des résultats. De sorte que, avant

---

(1) Le mot « elle paraît » est étrange dans la bouche d'un praticien qui doit prévoir toutes les éventualités.   Dr B.

(2) Il pourrait y avoir du danger à donner en une fois des doses aussi fortes de vératrine ; nos granules ne sont que d'un demi-milligramme pour la sûreté de la prescription. Le professeur de Tubingue tient compte du temps endéans lequel on donne le médicament, nous de la quantité, quitte à augmenter cette dernière, comme avec les balances de précision.   Dr B.

tout, il faut un médecin intelligent pour l'instituer et le surveiller; autrement, il fait le même effet que le bistouri dans la main d'un chirurgien maladroit (1). Pour le reste, les succès éminemment pratiques que le traitement anti-pyrétique, convenablement institué, peut déjà maintenant produire, prouvent, plus que toutes les déductions théoriques, que nous nous trouvons dans la bonne voie.

A l'hôpital de Bâle, où le typhus est excessivement fréquent et malin, on avait suivi, jusqu'en 1865, le traitement ordinaire, expectatif, symptomatique. Quand, en août 1865, je pris la direction de la clinique, les bains furent régulièrement employés, mais rarement plus qu'une fois par jour. A côté de cela on fit usage de la vératrine et de la quinine, mais pas encore d'une manière si énergique et d'après des indications si précises que plus tard. Enfin, depuis septembre 1866, quand je pus constater les résultats surprenants obtenus par les professeurs de Kiel (MM. Bartels et Jürgensen), je commençai à ordonner des bains plus froids et plus fréquents, jusqu'à ce qu'enfin, depuis le commencement de 1868, la méthode était ainsi établie : *bains froids, quinine, digitale et vératrine*.

I. — Traitement indifférent.

ANNÉES.	MALADES.	MORTS.	MORTALITÉ.
1843-1853	444	135	38.4 p. c.
1854-1859	643	175	26.7 »
1860-1864	631	162	25.7 »

II. — Traitement anti-pyrétique incomplet.

ANNÉES.	MALADES.	MORTS.	MORTALITÉ.
Commencement de 1865 jusqu'en septembre 1866.	982	159	16.2 p. c.

III. — Traitement anti-pyrétique conséquent.

ANNÉES.	MALADES.	MORTS.	MORTALITÉ.
1867.	339	33	9.7 p. %.
1868.	181	11	6.1 »
1869.	186	10	5.4 »
1870.	139	10	7.2 »
	845	64	7.6 »

On voit qu'entre notre méthode et celle du professeur de Tubingue il y a cette différence qu'il procède par doses élevées, tandis que nous les

---

(1) Cela est vrai, mais par rapport de l'excès du médicament donné en une fois. Avec la dosimétrie, rien de pareil n'est à craindre.   D^r B.

fractionnons, tout en arrivant au même but. Ainsi nous poussons la *vératrine*, l'*aconitine* jusqu'à 18 et 20 milligrammes en moins de cinq et six heures et, le résultat obtenu, nous rétrogradons. M. Liebermeister, au contraire, donne la vératrine par pilules de 5 milligrammes, toutes les heures une, jusqu'à ce qu'il survienne un état nauséeux et des vomissements. Nous ferons remarquer qu'à ce titre il serait plus rationnel de se servir du tartre stibié, dont l'action est beaucoup plus rapide. Quoi qu'il en soit, pour produire la détente générale et la chute de la fièvre, il n'est pas nécessaire de l'état nauséeux et des vomissements. Dans le cas de prostration cet état peut même présenter du danger. Mieux donc vaut procéder par gradation et laisser agir l'aconitine et la vératrine par leur action sédative sur les systèmes circulatoire et nerveux.

Après avoir administré ainsi de fortes doses de *vératrine*, M. Liebermeister est obligé de mettre un long intervalle avant de recommencer; mais si la fièvre continue à monter le malade est exposé aux mêmes dangers qu'avant; raison de plus d'agir coup sur coup et d'une manière continue. Il faut donc admettre — sauf la différence dans l'application que nous venons d'indiquer — la doctrine du professeur de Tubingue. Toute fièvre excédant les limites d'un effort critique doit être ramenée à ce terme au delà duquel il y a danger de mort, et, pour le faire, il faut employer les moyens que la nature nous donne dans les alcaloïdes. Il ne s'agit pas de se croiser les bras et d'assister impassible à la lutte entre la maladie et les forces du malade; il ne faut pas laisser ces dernières s'épuiser. Voilà pourquoi la doctrine de la jugulation des pyrexies aiguës est si importante.

Même dans les inflammations, cette doctrine trouve son application, ainsi que le démontre le fait suivant :

PLEURO-PNEUMONIE TRAUMATIQUE.

Le sujet qui fait l'objet de cette observation fut amené dans notre service pour une contusion du thorax. Il existait un état de stupeur et un pouls à peine perceptible. La respiration était petite, saccadée, avec oppression et douleurs lancinantes.

La première indication fut de relever les forces. Ordinairement on y parvient en pratiquant de petites saignées, mais l'état de prostration était tel, que toute perte de sang eût pu être mortelle. Quoi qu'il en soit, nous commençâmes par administrer l'acide phosphorique et le sulfate de strychnine, à la dose de 1 milligramme toutes les demi-heures. Le thorax

fut immobilisé au moyen d'un appareil ouaté, afin de limiter les mouvements des côtes, extrêmement douloureux.

Le malade fut placé dans une position demi-assise, pour favoriser la
respiration abdominale.

Au huitième granule, le pouls se releva et la chaleur revint, pour
monter bientôt au-dessus de la moyenne physiologique, ce qui nécessita
l'emploi de l'aconitine et de la vératrine. Il fallut 18 granules : 1 de quart
d'heure en quart d'heure, pour faire descendre le pouls à 95 pulsations,
et la chaleur à 37 1/2 degrés centigrades. Il n'en résulta aucun trouble
ou contro-stimulisme. La liberté des garde-robes fut entretenue au moyen
du sedlitz Chanteaud : une cuillerée à café dans un verre d'eau. Le troisième jour, le pouls restant à 95 et la chaleur à 38 3/4 degrés, dans la
crainte d'un épanchement, nous administrâmes la digitaline, qui fut continuée le quatrième et le cinquième jour à raison de 12 granules par jour,
au milligramme : toutes les heures un granule. Ce médicament eut pour
effet d'amener une prompte diurèse et de ramener le pouls et la chaleur
presque à l'état normal.

La douleur intercostale persistant, nous eûmes recours à la cicutine,
qui fut alternée avec la digitaline.

Enfin, le huitième jour, comme il y avait redoublement de la fièvre le
soir, nous recourûmes à l'hydro-ferro-cyanate de quinine, à la dose de
8 granules, de 1 milligramme chaque, deux granules d'heure en heure ;
comme excipient, nous prescrîmes une infusion nitrée de quinquina.

Grâce à cette médication variée, les désordres du côté de la poitrine
furent évités et le malade entra promptement en convalescence.

On le voit, les alcaloïdes ont joué ici le rôle principal ; au début, l'acide
phosphorique et la strychnine ont empêché les forces respiratoires de
s'épuiser et prévenu ainsi l'asphyxie par engouement pulmonaire.

La noix vomique a été considérée comme un anti-phlogistique, dans ce
sens qu'elle maintient la réaction dans de justes limites, car ce qu'on est
convenu d'appeler inflammation est dû souvent à un défaut de résistance
des vaisseaux, ainsi que le démontrent les expériences de Claude Bernard.

L'accident dont nous nous occupons ici étant traumatique, la réaction
de même nature devait nécessairement suivre ; il importait de tenir cette
dernière dans ses limites physiologiques. Nous disons physiologiques, en
tant qu'elle n'implique point de lésion matérielle, soit primitive, soit consécutive, comme cela pouvait être le cas ici. Les effets obtenus avec la
vératrine et l'aconitine ont prouvé que la contusion était au premier
degré ; de là, la facilité avec laquelle la pleuro-pneumonie a pu être
jugulée.

V

De l'emploi dosimétrique de l'acide arsénieux et de ses sels.

· L'emploi de l'arsenic en médecine est presque aussi ancien que le
monde. On peut dire que c'est un des agents vitaux les plus actifs. Ainsi,
que la vie soit atteinte par des causes naturelles, tels que les miasmes
palustres ou autres, ou bien par des causes artificielles, comme la vie,
dite — si improprement — *civilisée* en comporte tant, par suite de négli-
gences des règles de l'hygiène, c'est à l'arsenic qu'on a eu recours et qu'on
recourt encore aujourd'hui.

Les auteurs modernes, en prônant ce moyen comme une nouveauté,
n'ont donc fait qu'enfoncer une porte ouverte. Nous citerons deux faits.
Mithridate, roi de Pont — dit l'histoire, — s'était tellement habitué à l'arsenic, que lorsqu'il voulut s'empoisonner par cette substance afin de ne pas
tomber vivant aux mains de Pompée, son vainqueur, il ne put y parvenir
et fut obligé de se traverser le corps de son glaive. En interprétant ce
fait comme il doit l'être, on arrive à cette conséquence que la contrée
marécageuse où régnait le vaillant monarque nécessitait l'emploi presque
journalier de l'arsenic. C'est ainsi également que pendant la guerre de
l'indépendance américaine, les médecins de l'armée anglaise, n'ayant
plus de quinquina, le remplacèrent par les préparations arsenicales. Les
liqueurs de Fowler et de Pearson, si usitées dans la pratique des médecins de ce pays, prouvent les succès qu'ils en obtiennent. En effet, dans

3

une foule de diathèses palustres ou autres, là où les sels de quinine échouent, l'arsenic réussit parfaitement.

L'autre fait est relatif à l'emploi de l'arsenic dans les maladies de poitrine. En lisant Pline et Dioscoride, on y voit que des cas de phthisie et de catarrhe aigu, avec crachements de sang et expectoration purulente, ont été guéris par ce qu'ils nomment la *sandarake,* qui n'est autre chose que du sulfure rouge et jaune d'arsenic projeté sur des charbons ardents et dont les malades aspiraient les vapeurs. — Encore une prétendue découverte moderne qui s'en va en fumée !

L'arsenic vaut mieux que sa réputation ; si le public en a une peur si effroyable, c'est qu'il voit les empoisonneurs se servir généralement de ce moyen. Cette peur est partagée par quelques praticiens, qui se privent ainsi volontairement de ce puissant modificateur du sang et des vaisseaux. Avec les médicaments dosimétriques, cette crainte se dissipera et l'arsenic deviendra le vrai cheval de bataille du médecin.

Acide arsénieux. — Citons, tout d'abord, les granules d'acide arsénieux au milligramme. Leur effet, presque immédiat, est de soutenir la circulation, de donner des couleurs et de l'appétit. C'est donc un excellent auxiliaire de l'hygiène. Trop souvent on dit : Faites de l'exercice ! mais si on néglige de relever en même temps les forces, l'exercice actif ne fait autre chose qu'accroître la débilité générale.

La dose ordinaire des granules d'acide arsénieux est de 4 à 6 par jour. Nous entendons seulement l'effet diététique ; car pour l'effet thérapeutique, on est obligé d'aller jusqu'à 10 et au delà. Ce *maximum* n'a d'ailleurs rien d'absolu : *Il faut aller jusqu'à l'effet physiologique* (1).

Arséniate de strychnine. — Parmi les sels bien définis de l'arsenic, nous citerons l'arséniate de strychnine, que peu de médecins emploient, bien que ce soit une préparation des plus salutaires.

Dans l'état prostratif aigu, tel que celui des fièvres typhoïdes, pyrétiques ou autres, nous y avons constamment recours dès le début, afin de soutenir la vitalité et de donner « le coup de fouet ». La dose peut être poussée jusqu'à 20 granules de 1 milligramme chaque, toutes les demi-heures 2 granules.

Il en est de même dans les insuffisances nerveuses et les détresses respiratoires, car, comme l'illustre Bichat l'a démontré dans ses magni-

(1) C'est là ce qui distingue la dosimétrie de l'allopathie où l'on va jusqu'à effet toxique. On espère ainsi avoir raison du mal ; mais comme a dit avec beaucoup d'esprit le professeur Forget : « C'est une décharge à mitraille dont quelques éclats, par hasard, peuvent atteindre l'ennemi, mais le plus souvent le malade.

fiques *Considérations sur la vie et la mort,* c'est surtout par la tête et les poumons qu'on meurt.

Prenons pour exemple un typhus cérébral ou méningo-cérébrite adynamique : après une période d'excitation, qui a été précédée elle-même de prostration, surviennent les phénomènes de paralysie. L'innervation étant éteinte dans sa source, la mort a lieu par une décomposition putride anticipée. C'est donc surtout au début de ces fièvres que l'arséniate de strychnine doit être employé.

Supposons maintenant une pleuro-pneumonie aiguë : les poumons comprimés ne tardent pas à se paralyser, et la mort arrive par asphyxie. Qui ne voit ici l'importance de l'arséniate de strychnine? d'autant plus que ce sel ne produit aucune irritation. Nous en donnons parfois jusqu'à 20 et 30 granules dans les vingt-quatre heures, c'est-à-dire tant que l'oppression dure.

Il est bien entendu que l'arséniate de strychnine, non-seulement n'empêche point l'emploi des moyens déplétifs, mais, au contraire, les favorise, Ainsi, c'est le moyen d'arriver à la saignée générale, qui alors ne produit point le collapsus qu'elle amène ordinairement. L'arséniate de strychnine, en tant qu'agent dynamique, soutient l'effort critique de la nature.

Arséniate de quinine.—Ce médicament peut être considéré également comme inusité dans la thérapeutique actuelle. Les pharmacopées officielles, qui enregistrent tant de formules inutiles, sont muettes sur son existence. Et cependant l'arséniate de quinine est un anti-dyscrasique par excellence, non-seulement dans les fièvres d'accès, mais dans les pyrexies aiguës ou continues. Le point essentiel est de l'employer convenablement.

Généralement, avec la quinine, on ne connaît que les hautes doses : on veut « couper » ou rompre à toute force la fièvre. On comprend que dans une fièvre intermittente paludéenne cela est possible : le miasme agit par accès, soit parce qu'il n'est pas assez intense, soit parce que les forces du malade sont assez grandes pour y résister momentanément. La quinine donnée dans l'intervalle des accès et ayant eu le temps d'être absorbée, produit son action apyrétique, c'est-à-dire apporte la sédation dans le système nerveux vaso-moteur et empêche ainsi la fièvre de se produire dans ses deux manifestations pathognomoniques : l'exagération de la chaleur, précédée de frisson, et l'accélération du pouls.

Mais il n'en est pas de même dans les pyrexies continues : ici il faut donner la quinine d'une manière continue elle-même, *coup sur coup*; ce qui ne peut se faire qu'à doses fractionnées. C'est ainsi que l'arséniate de quinine, donnée dosimétriquement, c'est-à-dire en granules de 0,001, de quart d'heure en quart d'heure ou de demi-heure en demi-heure, *au fort même de la réaction*, atténue la fièvre, parce qu'elle fait tomber la chaleur et le pouls.

Quelquefois il est nécessaire d'associer à l'arséniate de quinine la vératrine, l'aconitine, la digitaline, l'atropine, l'hyosciamine, selon les indications.

Un fait clinique rendra mieux notre manière de voir :

Un individu auquel il m'avait fallu amputer le doigt indicateur de la main droite, fut pris d'une fièvre aiguë qui accusa bientôt un caractère typhoïde ou adynamique : facies hébété, décubitus dorsal, pouls petit et accéleré (138 par minute), chaleur de la peau sèche, mordicante, langue sèche, effilée, rouge sur les bords, etc. Nous commençâmes par lui administrer l'arséniate de quinine par granules de un milligramme, toutes les demi-heures 2 granules, jusqu'à concurrence de 20. Sous l'influence de ce médicament la fièvre devint moins violente, la chaleur baissa de 2° 1/2 centigrades, et le pouls tomba à 100 pulsations par minute. C'était un état relativement normal. Cependant, comme les urines étaient rares et brunes, nous alternâmes avec la digitaline, par granules de 1 milligramme, jusqu'à concurrence de 12, un granule toutes les heures, et nous eûmes soin d'en soutenir l'action par une boisson nitrée. La détente, cette fois, fut complète, les principes extractifs accumulés dans le sang ayant été éliminés.

Était-ce un typhus? Nous ne le pensons pas, car cette fièvre ne se jugule pas aussi facilement. C'était une de ces réactions à forme adynamique si fréquentes chez les blessés.

En tout cas, l'arséniate de quinine était indiqué comme antipyrétique. Ce que la forme dosimétrique des médicaments présente ici de favorable, c'est que, pour les employer, il ne faut pas attendre l'intervalle des accès.

Nous rapportons ici une expérience sphygmographique relative à l'emploi de l'arséniate de quinine :

Un ouvrier de fabrique, âgé de 19 ans, a eu l'avant-bras droit entièrement arraché, dans l'après-midi du samedi 30 juillet, et a été transporté dans mon service; jugeant toute tentative de conservation du membre impossible, je procédai à l'amputation au tiers inférieur de l'humérus. La plaie fut réunie transversalement par quelques points de suture métallique et le pansement fait au moyen du plomb laminé. Le moignon fut recouvert de glace. Le lendemain, l'état de l'opéré était satisfaisant; il avait dormi un peu; le pouls avait une légère fréquence; le teint était pâle, anémié.

Le mardi 2 août, le pouls était un peu plus accéléré.

Le mercredi 3 août, il était à 96. Le sphygmographe donna le tracé suivant :

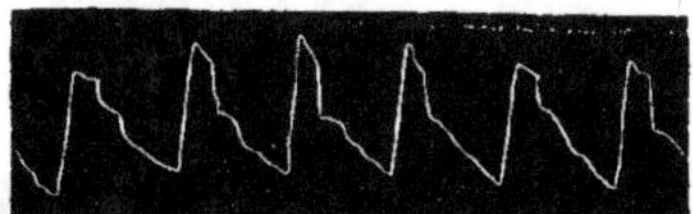

La hauteur de la ligne ascensionnelle et l'angle aigu formé à son sommet indiquent bien le peu de tension de la paroi artérielle. On dirait que les vaisseaux subissent passivement l'influence de la réaction qui se produit chez l'opéré. On administra la digitaline et l'arséniate de quinine, alternativement 1 granule toutes les heures.

Le 4 août, on obtint le tracé suivant du pouls :

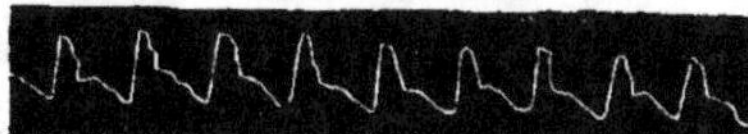

La tension artérielle a manifestement augmenté; la ligne ascensionnelle est moindre et est suivie d'une ligne de retrait de la paroi vasculaire, qui devient oblique, signe de la réplétion uniforme de l'artère par le sang, sur lequel la contractilité de la paroi agit régulièrement et non brusquement, comme dans le tracé d'hier.

Depuis le 4 août jusqu'au 5, l'opéré a pris 15 granules d'arséniate de quinine et autant de digitaline. Voici le tracé du 5, le pouls étant à 106 :

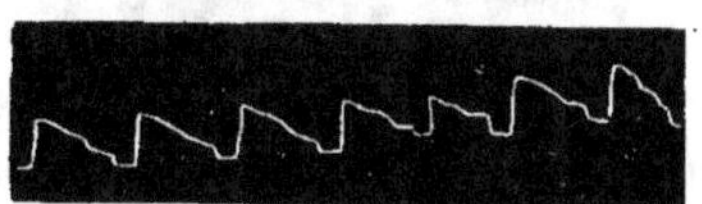

Malgré l'arséniate et la digitaline, le pouls a singulièrement augmenté de fréquence depuis deux jours; cela n'est pas étonnant. Le mouvement réactionnel qui se fait sentir dans tout l'organisme et dans la circulation en particulier, après toute opération grave, est bien autrement forte si le sujet n'est pas sous l'influence de ces agents. On dirait qu'ils servent de serre-frein au mouvement circulatoire. Le plateau oblique, très-développé dans ce tracé, indique l'augmentation de tension, de tonicité vasculaire. La paroi résiste bien au coup de piston du cœur, qui, sous l'influence de la digitaline, lance l'ondée sanguine avec une force régulière et soutenue, et non pas, comme dans l'état de fièvre, avec une force tumultueuse, brusque, agissant avant que le ventricule se soit rempli de sang. L'arséniate de quinine et la digitaline donnent donc au cœur et aux vaisseaux du ton et régularisent leur force de contraction.

Le 6 août le pouls reste à la même fréquence ou à peu près. Depuis la veille (5) il a pris 11 granules de chacun de ces médicaments. Le sphygmographe donne le tracé suivant :

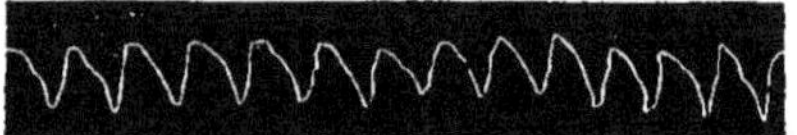

L'accélération du pouls et la diminution de la tension artérielle indiquaient donc un état d'anémie qu'il importait de combattre ; on abandonna la digitaline et l'arséniate de quinine (tout danger d'infection purulente étant passé) et on les remplaça par l'arséniate de fer et une décoction de quinquina. Sous l'influence de ces moyens, les forces reprirent rapidement et le malade put se lever et aller à l'air. Le 14 août, l'état de l'opéré était aussi satisfaisant que possible et, sauf accident ultérieur, tout permit d'espérer une guérison, malgré les effroyables péripéties à travers lesquelles il avait passé (1).

Arséniate de fer. — Cette préparation a un effet très-prompt sur le pouls, comme le démontre l'expérience suivante :

Un individu entra dans notre service pour une contusion sans importance. C'était un matelot norwégien, d'une haute stature et très-robuste en apparence, et cependant, son pouls était rampant, comme le montre le tracé sphygmographique suivant :

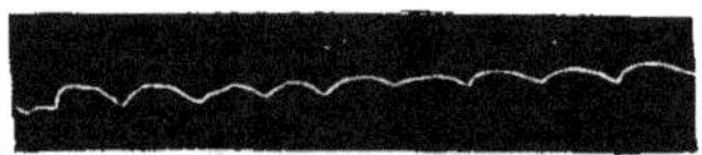

Cette faiblesse du pouls doit être attribuée à un état scorbutique, auquel les marins sont sujets nonobstant leur forte constitution. Je fis administrer l'arséniate de fer à la dose de 10 granules par jour. Trois jours après, un nouveau tracé du pouls fut pris et donna le résultat suivant :

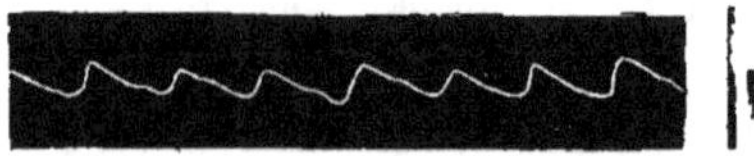

Le pouls s'était donc relevé ; il en fut de même de sa fréquence, puisque de 64 il était passé à 74 par minute.

On s'étonnera peut-être d'un effet aussi prompt ; les ferrugineux ont

(1) En effet, ce blessé a guéri sans encombre. C'est, du reste, l'histoire de la plupart de nos opérés depuis que nous avons introduit la dosimétrie dans notre service. (Voir nos deux ouvrages : *Traité de chirurgie* et le *Génie de la chirurgie contemporaine*.)

une action lente et progressive, mais ici — probablement à cause de l'arsenic, — elle a été très-rapide.

. Gubler, dans son *Traité de thérapeutique*, dit que les bons effets obtenus chez les montagnards arsenicophages de la Styrie, qui en font usage dans le but de résister à l'ascension de leurs montagnes, ne sont pas toujours aussi satisfaisants que les récits des montagnards tendraient à le faire croire. Le savant professeur le pense parce que l'ensemble symptomatique ne coïncide pas avec le tableau séduisant tracé par certains médecins. L'appellation de tonique appliquée à l'arsenic, demande quelques réserves et quelques explications. Néanmoins, on se rendrait assez bien compte de ses effets en admettant, soit une action de présence ou catalytique (1), soit de toute autre manière, une influence modératrice directe ou indirecte sur la combustion respiratoire. La sédation de l'hématocausie (oxydation du sang), peut-être par l'intermédiaire d'une action sthénique sur l'appareil nerveux vaso-moteur, donnerait la raison des effets fébrifuges et antipériodiques, de même que la moindre consommation de substances hydro-carbonées ferait comprendre l'emmagasinement de la graisse et l'augmentation de l'embonpoint, ainsi que l'aspect plus favorable de l'habitude extérieure du corps. L'amaigrissement, la perte des forces, en un mot, l'état d'étisie des animaux privés d'arsenic après en avoir reçu longtemps une ration régulière, dépendraient de la combustion exagérée, véritablement fébrile, qui s'emparerait de ces organismes habitués à l'action modératrice du poison (2).

(1) La catalyse thérapeutique est aussi vraie que la catalyse chimique dans ce sens que les médicaments donnent lieu à des mouvements vitaux sans y participer physiquement, ni chimiquement.

(2) Ceci est très-important pour le régime des opérés. La diète les tue bien plus que les maladies. (Voir nos Études sur Hippocrate : *De la diète dans les maladies aiguës*.)

VI

Morphéisme dosimétrique (1).

Mourir! Dormir! On pourrait retourner ces paroles de Mirabeau expirant, et dire : « Dormir! Ne plus souffrir! » En effet, il n'y a pas de mal si intense qui ne cède à un sommeil réparateur. Aussi l'opium a été, de tout temps, le cheval de bataille du praticien. Mais écoutons ce que Hufeland dit de cet agent thérapeutique dans son *Manuel de Médecine pratique*. — « L'opium est un agent puissant, mystérieux, extraor-
» dinaire, dont les effets dépassent encore les bornes de notre intelli-
» gence, et que la nature elle-même n'a pas en vain décoré d'une couronne,
» (au dernier terme de sa vie végétative sur le sommet des capsules de
» pavot). C'est à juste titre que nous l'appelons un moyen héroïque, car il
» réunit en lui toutes les qualités distinctives du héros : sa puissance
» pénètre jusque dans les replis les plus profonds, jusqu'à la source
» même de la vie; ses effets peuvent, au moment décisif, sauver les
» jours du malade ou en trancher le fil, suivant qu'on l'applique à propos
» ou à contre-temps; nulle autre substance ne saurait le remplacer;
» enfin, il a plus d'une fois déjà régné même en despote, sur le monde
» médical et *il a fait autant de bien que de mal au genre humain.* »

(1) Nous créons le mot *morphéisme* pour caractériser le calme et le bien-être que produit la morphine, et qui ne ressemble au narcotisme pas plus que le coma au sommeil. Les anciens, dans leur imagination brillante, ont admis les songes lourds et les songes légers, les premiers passant par des portes d'airain, les seconds par des portes d'ivoire.

Ce n'est pas peu dire; aussi Hufeland ajoute : « Les paroles de Wedel
» dans son apologie de l'opium seront éternellement vraies : *Sacra vitæ*
» *anchora, circumspecte agentibus est opium ; cymba Charontis in manu*
» *imperiti.* L'opium est une épée à deux tranchants, un don divin dans
» la main du maître, un poison formidable dans celle de l'homme sans
» expérience. Oh ! que n'est-il possible de le confier uniquement au vrai
» médecin, et de l'interdire aux médicastres ! »

Le fait est que Hufeland, en écrivant ces paroles, savait qu'il y a dans
l'opium des principes calmants et des principes convulsivants, et c'est
pourquoi le célèbre biologue a eu raison de dire que c'est une épée à
deux tranchants. Aujourd'hui que, grâce à la chimie, ces principes ont
pu être isolés, tout danger a disparu. La morphine est ce qu'elle doit
être dans les cas où on l'emploie, c'est-à-dire le premier des sédatifs.
Indépendamment de son action sur le système cérébro-spinal, il y a celle
sur le système vaso-moteur. En même temps qu'un sommeil calme, la
morphine produit un ralentissement marqué du pouls et un abaissement
de la température, ainsi qu'une détente générale qui se traduit par une
abondante diaphorèse (1). La morphine est donc indiquée dans toutes
les maladies avec fièvre, agitation, insomnie. Administrée dosimétriquement, elle produit les effets les plus salutaires : ainsi un granule composé
de 1 milligramme de morphine ou d'un de ses sels, répété de quart d'heure
en quart d'heure, finit par amener le calme et le soulagement au bout
de trois ou quatre granules, quelquefois plus, quelquefois moins, selon
l'intensité de la fièvre ou l'impressionnabilité du malade. Il faut aller
jusqu'à effet « utile ».

Il va sans dire que l'emploi de ces calmants n'empêche point celui des
autres sédatifs : ainsi, quand à l'élément douleur s'ajoute l'élément spasme,
il faut donner — en même temps que la *morphine,* la *codéine,* la *narcéine —* l'*atropine* ou l'*hyosciamine ;* de même que si la fièvre est violente,
on ajoutera l'*aconitine* ou la *vératrine,* ou bien la *quinine,* la *digitaline,*
selon les circonstances ; le tout sans préjudice des déplétions sanguines
générales ou locales, si les forces du malade ou la nature de la maladie
le permettent.

Dernièrement, nous avions à traiter, dans notre service à l'hôpital civil
de Gand, un individu ayant des brûlures étendues, principalement à la
tête ; nous avons donné, pour tout médicament, des granules de *chlorhydrate* de *morphine* et prévenu ainsi le délire, les convulsions et même la

(1) Le sommeil physiologique est dû au repos de l'économie tout entière ; aussi, quand ce repos
est troublé par une cause, soit morale, soit physique, le sommeil est impossible ou, du moins,
troublé. — C'est pourquoi la digitaline est le succédané de la morphine.

cérébro-méningite. Les doses ont été de 10 à 20 granules par jour. Le pouls et la chaleur ont été maintenus ainsi presque à l'état physiologique ; car il faut bien le savoir : ce n'est pas l'étendue de la lésion qui détermine la fièvre, c'est la persistance de l'irritation et son extension aux autres parties de l'économie. Les opérations les plus graves, par exemple l'*ovariotomie*, sont pratiquées. sans produire d'inflammation ; or, les sédatifs dynamiques font précisément ce que fait une opération exécutée avec tout le soin et toutes les prévoyances voulues, c'est-à-dire qu'ils éloignent l'irritation.

Les chirurgiens insistent sur l'opium en teinture (laudanum), mais ce moyen est trop excitant pour que son usage puisse être poussé aussi loin que la sédation l'exigerait. Il n'en est pas de même avec la morphine administrée dosimétriquement. Nous devons relever ici une contradiction qu'on lit dans les commentaires thérapeutiques de Gubler, à l'article *Morphine* : « Les effets de la morphine, dit le savant thérapeutiste, ne diffèrent pas de ceux de ses combinaisons avec les acides, mais ils ne sont pas identiques avec ceux de l'opium. La diversité d'action des différents principes qui entrent dans la composition du suc de pavot ne permettait guère de croire que leur ensemble pût donner une résultante exactement égale à la valeur de l'un quelconque d'entre eux ; effectivement, une observation clinique attentive fait discerner quelques traits distinctifs entre la morphine et la matière complexe dont elle reproduit pourtant les principales propriétés » (page 584). Et plus loin : « ..... La morphine remplit presque exactement les mêmes indications que l'opium, celles de calmer la douleur, les spasmes et convulsions cloniques et toniques et de procurer du sommeil. On l'emploie contre les névralgies externes ou viscérales, les contractures, le tremblement alcoolique, le tétanos, l'insomnie ; mais je répète ici ce que j'ai dit à propos de l'opium : il ne faut pas prescrire la morphine indifféremment dans tous les cas où ces symptômes se présentent ; en effet, les phénomènes douleur, spasme, insomnie, etc., reconnaissent pour conditions prochaines, tantôt la congestion, l'excitation, l'hypersthénie, tantôt, au contraire, l'anémie, la torpeur, l'hyposthénie. Or, la morphine et l'opium conviennent spécialement aux accidents de cette dernière sorte ; aussi échouent-ils souvent contre la céphalalgie congestive, les névralgies symptomatiques de névrite, à moins que la dose ingérée ne soit assez forte pour amener le narcotisme profond. Ils réussissent au contraire le plus habituellement dans la céphalée des sujets épuisés par des pertes sanguines ou dans les névralgies des anémiques et dans les cas analogues. » (Ibid., page 585.)

Nous ferons remarquer que la morphine n'ayant aucune des qualités excitantes de l'opium en substance, et, au contraire, faisant tomber le pouls et la chaleur, on peut l'administrer dans l'hypersthénie tout aussi bien que dans l'hyposthénie, et que même c'est dans le premier cas qu'elle réussit le mieux, bien entendu que les autres indications ne soient pas négligées. Ainsi que l'a dit un auteur, « la douleur est mère et fille de l'inflammation » ; il en est de même du spasme, qu'il soit tonique ou clonique ; la morphine calmant l'un et l'autre, il faut y recourir de prime abord.

Ainsi, pour nous résumer, nous dirons que la morphine doit être donnée dans tous les cas où il y a fièvre, agitation, insomnie, douleur, etc. Les doses n'ont rien d'absolu, puisqu'il faut aller jusqu'à effet. Plus le cas est pressant, plus le médicament doit être poussé loin et activement : ainsi, dans une pyrexie ou une inflammation aiguë, on donnera jusqu'à dix granules et plus, de 0,001, dans l'espace de quelques heures, surtout en vue du calme et du repos de la nuit. On peut donc commencer à trois heures de relevée et donner 1 granule tous les quarts d'heure, de manière à obtenir l'effet voulu avant minuit. Le lendemain, si l'intensité de la fièvre l'exige, on a recours à l'aconitine ou à la vératrine, selon les indications, afin de ne pas laisser à la pyrexie un instant de répit, car c'est au début de ces affections que tout est à faire. Il en est de même pour l'emploi des autres alcaloïdes, notamment la digitaline. Mais la morphine la codéine, la narcéine, doivent constituer la base du traitement. Le plus souvent, seules elles suffisent pour calmer l'agitation ou la douleur et faire ainsi tomber la fièvre. On peut appliquer à la morphine ce que Hufeland dit de l'opium. On nous permettra de reproduire quelques-unes de ces vérités qu'un praticien ne peut perdre de vue.

I. *Inflammations locales* : En voyant mettre les inflammations locales à la tête des maladies contre lesquelles l'opium déploie surtout sa puissance, plus d'un partisan des doctrines régnantes sur l'inflammation haussera les épaules. Mais la chose n'en est pas moins vraie, et je regarde l'emploi bien dirigé de l'opium dans ces phlogoses, comme un des traits qui assurent la prééminence à la pratique moderne, comme la plus grande marque de talent que puisse donner un praticien. Voici le cas. Il arrive quelquefois, le plus souvent même, qu'après avoir convenablement insisté sur les émissions sanguines générales et locales, ainsi que sur les autres moyens antiphlogistiques, on voit cependant les symptômes de l'inflammation locale ne point céder, ou, qu'après avoir diminué, ils ne tardent pas à reparaître avec un redoublement d'intensité ; c'est ce qui a lieu, par exemple, dans la pleurésie, à l'égard du point de côté, de la toux et de la difficulté de respirer ; le pouls offre bien de la fréquence et un caractère fébrile, mais il est si petit qu'on n'ose plus répéter la saignée. Ici la méthode antiphlogistique a rompu la part que le sang et le système sanguin prenaient à l'inflammation ; mais l'irritation du système nerveux de la partie enflammée, l'exaltation de la sensibilité ou le spasme, comme on l'appelle aussi, persiste souvent, même exaspérée par la débilitation qu'entraînent des émissions sanguines trop copieuses ; et plus on continue à tirer du sang, plus aussi la douleur et les autres symptômes locaux augmentent et doivent augmenter. En pareil cas, l'opium est l'unique remède, un remède divin : vingt-quatre heures lui suffisent pour enlever tous les restes de l'inflammation comme par enchantement ; c'est ce que l'on voit surtout dans les pleurésies ou les pneumonies douloureuses. L'opium manié avec sagesse, peut épargner beaucoup de sang au malade, et souvent seul lui sauver la vie ; mais il faut pour cela le coup d'œil du maître, car, malheureusement, l'opium administré hors de propos, peut également entraîner ici les plus graves inconvénients ; ce dont nous n'avons eu que trop d'exemples pendant la longue domination du Brownisme, quand on se contentait de prescrire ce médicament dès le début même, et sans l'avoir fait précéder par les antiphlogistiques : la douleur cessait bien, mais l'oppression persistait ; l'inflammation ne se résolvait point, et elle passait soit à la grangrène suivie de mort, soit à l'induration et à la suppuration ; le malade recouvrait une apparence de santé, et on célébrait les vertus salutaires de l'opium ; mais la malheureuse victime portait en elle le germe de mort, et tôt ou tard, elle succombait à une phthisie pulmonaire, car c'est là précisément le côté dangereux de l'opium : il fait taire pour un temps les douleurs, et berce ainsi le médecin et le malade dans une illusion dangereuse, en ce qu'elle fait négliger le moment favorable pour recourir à des remèdes efficaces. » (*Ouv. cit.*)

Ce que Hufeland dit de l'opium s'applique à la morphine, qui est son principe fondamental ; d'autant mieux que cet alcaloïde peut être administré de prime abord. Quand le pouls est très-déprimé et la respiration petite, saccadée, on associera à la morphine la strychnine, qui relève le pouls et régularise l'action des poumons. Au moment où nous écrivons ces lignes, nous avons dans notre service, à l'hôpital civil de Gand, un individu atteint de pneumonie intercurrente ; le pouls est filiforme et irrégulier, la respiration petite et saccadée, l'anxiété de la face et la transpiration froide dont elle était couverte annonçaient une fin prochaine. Nous avons administré le chlorhydrate de morphine et l'arséniate de strychnine à raison de 18 granules chaque, et à notre grande satisfaction, non-seulement le malade vivait encore, mais il s'était complètement relevé. Ce n'est pas le seul cas de ce genre que nous pourrions citer. Nous continuons la citation de Hufeland :

« On peut quelquefois au début des pleurésies rhumatismales inflammatoires simples, obtenir une guérison parfaite en pratiquant d'abord une forte saignée du bras et en administrant ensuite la poudre de Dower. » (*Ouv. cit.*)

Ce même résultat sera obtenu, dans le cas où la saignée générale n'est pas possible, comme dans l'adynamie, par la morphine et la vératrine. Ainsi un autre individu offrait des symptômes pneumoniques typhoïdes et a été sauvé par cette méthode. Il a pris, trois jours de suite, le chlorhydrate de morphine et la vératrine ; le premier jour 20 granules de ces alcaloïdes et les jours suivants 12. Le premier jour, les granules ont été donnés deux par deux, de quart en quart d'heure ; les deux autres jours d'heure en heure. L'administration des sédatifs n'est possible qu'avec la méthode dosimétrique, sans cela il faut mettre des intervalles trop longs entre les prises des remèdes, et la maladie gagne au large.

« Je sais un cas de cardite, dans lequel les émissions sanguines poussées aussi loin qu'il avait été permis de le faire, ne purent mettre un terme aux affreux battements du cœur et aux inexprimables angoisses qu'éprouvait le malade ; l'eau de laurier-cerise fut employée sans résultat ; l'opium enleva en peu de temps et d'une manière complète ces restes de la maladie. » (*Ouv. cit.*)

Notre expérience nous a appris à nous servir, dans ces cas dangereux, de la morphine et de la digitaline, coup sur coup, c'est-à-dire 2 granules de chacun de ces alcaloïdes, tous les quarts d'heure ou demi-heures.

A la douzième prise, il est rare que la fièvre ou les battements anormaux ne tombent, et on a tout à espérer de la résolution, d'autant plus que les deux alcaloïdes ont une action identique ; ainsi l'un et l'autre provoquent : la morphine, la diaphorèse ; la digitaline, la diurèse ; l'un et l'autre font contracter la pupille, etc.

« Ce que je recommande surtout, lorsqu'on emploie l'opium dans les maladies inflammatoires, c'est d'avoir égard au pouls, le principal signe d'après lequel on puisse juger si cette substance convient oui ou non. Naturellement il ne faut l'administrer que lorsque le pouls a perdu sa force et sa dureté ; mais encore on doit observer avec soin le malade auquel on en fait prendre : si le pouls redevient dur et fréquent, c'est une preuve qu'il restait encore une tendance à l'inflammation ; que l'opium a exaspéré cette tendance, et qu'on l'a donné trop tôt. Il importe alors de le mettre à l'écart et de s'en tenir aux narcotiques non échauffants : l'eau de laurier-cerise, la digitale. » (*Ouv. cit.*)

Avec la morphine, on n'a jamais à apporter au traitement ces retards qui peuvent être mortels, car il ne faut pas perdre de vue qu'il s'agit de maladies parcourant en quelques heures leur période dynamique. Sans doute, la saignée ne doit jamais être négligée quand le pouls est dur ou résistant, mais cette résistance peut dépendre d'un spasme des artères, que la morphine a pour effet de détendre. Voilà pourquoi, sous l'influence de ce remède, l'ondée artérielle devient plus pleine et plus régulière.

« La même chose a lieu dans toutes les autres inflammations locales, où nous devons prendre pour guide les mêmes principes; dans les inflammations des viscères abdominaux, le foie, la rate, l'estomac; celle surtout de ce dernier organe, dont l'exquise sensibilité et les sympathies étendues peuvent faire jouer, comme on sait, un si grand rôle à la partie nerveuse, que le malade périt, rigoureusement parlant, non de l'inflammation, mais du spasme général provoqué par elle. Ici l'opium est, en effet, l'unique moyen de sauver la vie ; dans le choléra très-aigu, même dans le choléra asiatique, dont le véritable traitement ne diffère de celui des gastrites portées au plus haut degré d'intensité où, après les émissions sanguines, le seul moyen de salut est l'opium uni au calomelas et aidé de boissons oléoso-mucilagineuses ; dans l'entérite, dans l'iléus inflammatoire, lorsque la constriction spasmodique des intestins, la constipation persiste par l'état nerveux qui survit à l'inflammation, dont les émissions sanguines ont opéré la destruction. Rien n'est plus propre à déterminer les évacuations alvines que le calomelas avec l'opium et les bains chauds; ceci s'applique également aux purgatifs, auxquels on est souvent obligé de recourir et qui n'agissent qu'autant qu'on les associe à l'opium ; car, j'ai vu naguère, dans un iléus opiniâtre, le plus énergique même de tous les drastiques, l'huile de *croton tiglium*, ne produire d'effet que quand on vint à y joindre l'opium. Dans la cystite, l'ischurie inflammatoire, l'opium fait couler l'urine lorsque les émissions sanguines ont été employées en vain, que le cathéter et les diurétiques ne procurent aucun soulagement. » (*Ouv. cit.*)

Nous devons ici mettre le jeune praticien en garde contre ce qu'on nomme la médecine des symptômes. Parce qu'il y a constipation opiniâtre, ce n'est pas une raison d'employer les drastiques. Sans doute, en associant ces derniers à l'opium, on peut en atténuer les effets irritants; mais combien de fois n'arrive-t-il pas que l'inflammation est augmentée au point de se terminer par gangrène? Il est bien plus rationnel de se servir de l'huile de ricin et d'y associer la morphine, et, au besoin, l'hyosciamine ou l'atropine. Dernièrement, dans un cas de brûlure générale, où la constipation était due à la sécheresse et au spasme de l'intestin, nous avons provoqué des selles naturelles par une cuillerée à bouche d'huile de ricin où on avait mis deux granules de chlorhydrate de morphine et un granule d'atropine. On voit qu'il y a une application des remèdes dosimétriques, non à la lettre, mais au sens des symptômes. Dans l'ischurie inflammatoire, combien de fois n'arrive-t-il pas qu'on s'obstine à sonder les malades quand on pourrait faire couler l'urine en détendant le spasme par la morphine, la cicutine, l'hyosciamine, etc. ? Dans le choléra on a trop abusé des excitants. Parce que le corps est froid à la surface ce n'est pas une raison de le brûler à l'intérieur. Les malades l'indiquent instinctivement, puisqu'ils cherchent à se découvrir. Quelques granules de morphine dans un véhicule mucilagineux calment cette ardeur en faisant cesser le spasme. Au besoin, on a l'atropine, l'hyosciamine. Quant aux strychnées, elles ne sont indiquées que lorsque toute inflammation a cessé ; souvent il succède à cette dernière une torpeur ou subparalysie, que la strychnine ou la brucine seules peuvent vaincre. C'est le cas dans l'intoxication saturnine.

« Les inflammations de la gorge, le croup surtout, méritent encore une attention particulière. C'est une des règles les plus importantes de la pratique que dans toutes ces maladies, la dernière spécialement, il peut survenir une époque à laquelle, après que la méthode antiphlogistique convenablement appliquée a fait cesser l'irritation sanguine, le malade reste atteint d'une irritation nerveuse, c'est-à-dire d'un état spasmodique des organes de la déglutition ou de la respiration, en sorte que, dans le premier cas, la difficulté d'avaler, et dans le second, celle de respirer, persistent comme pendant la durée de l'inflammation, et finissent même par amener la mort. Insister sur les antiphlogistiques ne serait alors d'aucun secours, puisqu'il ne reste plus de l'inflammation que le spasme. On n'obtient de bons effets que de l'opium ou d'un autre puissant anti-spasmodique analogue, d'un vésicatoire au col et de cataplasmes émollients et calmants. Je crois devoir appuyer sur ce point, particulièrement en ce qui concerne le croup, car j'ai remarqué fort souvent qu'on s'en tient à la seule idée de l'inflammation et de la méthode antiphlogistique, de sorte qu'on ne guérit pas le malade, tandis qu'à l'époque dont il s'agit, l'opium, le musc, enlèvent fréquemment, d'une manière instantanée, tous les restes du mal, les symptômes de suffocation et souvent la vie, dans l'acceptation la plus rigoureuse du terme ; c'est par là seulement qu'on parvient à s'expliquer la dissidence entre les médecins, dont les uns regardent la maladie comme inflammatoire, tandis que les autres la croient spasmodique, tout en se fondant sur l'effet des moyens mis en usage pour la combattre. Ils ont tous raison à un certain égard, car, bien que la maladie soit toujours inflammatoire de sa nature et au moment de sa première apparition, quoique dans bien des cas les antiphlogistiques la guérissent à eux seuls, cependant la période inflammatoire peut faire place, souvent avec une grande promptitude, à l'état spasmodique ou nerveux, et alors, il n'y a que les antispasmodiques puissants qui aient la faculté de sauver le malade. » (*Loc. cit.*)

Les affections angineuses ou croupales sont de deux formes : les unes franches, les autres malignes. Les premières exigent un traitement antiphlogistique franc : les purgatifs salins, les contro-stimulants, tels que l'émétique, l'émétine, l'aconitine, la vératrine, sans préjudice des déplétions sanguines locales à titre dérivatif pour détourner le sang de la gorge et de la tête, et à titre déplétif pour décongestionner les poumons ; aussi les premiers moyens doivent-ils précéder les seconds, qu'ils rendent souvent inutiles ; chez les tout jeunes enfants l'émétine sera donnée de préférence à l'émétique. Il suffit d'un granule, dans une cuillerée à café de sirop ordinaire, répété cinq à six fois, à une demi-heure d'intervalle. Au reste, il faut aller jusqu'à effet. Quant à l'opium, il faut le remplacer par les granules de morphine après que la contro-stimulation sera dissipée. Quatre à cinq granules suffisent d'ordinaire dans le cas de spasme laryngien, auquel cas on l'associera à l'hyosciamine : un granule de cette dernière, toutes les deux ou trois heures. Il est très-important de tenir le corps libre au moyen des sels de Sedlitz deshydratés, environ une demicuillerée à dessert, dans une tasse de thé de guimauve ou de camomille. La vératrine et l'aconitine doivent être données lorsque, malgré l'emploi des premiers moyens, la chaleur monte au delà de 38° centigrades : à 40 ou 41, et que le pouls est à 138 ou 139 pulsations. Le danger est alors imminent et il faut arrêter cette combustion exagérée. Le pouls une fois ramené à 100 pulsations et la chaleur à 38° centigrades, il faut l'y maintenir, ce qu'on obtiendra par les antipériodiques, notamment l'hydro-ferrocyanate de quinine et même l'arséniate de fer. Telle est la médication qui nous a toujours le mieux réussi. Dans l'angine et le croup malin ou adynamique, il faut être sobre de déplétions sanguines, sans les proscrire systématiquement. Quoi qu'il en soit, on voit que la médication dosimétrique présente ici de grandes ressources. L'important est de ne pas perdre un instant.

« L'encéphalite doit être traitée d'après les principes analogues ; l'opium trouve même place ici à deux titres : comme moyen d'agir d'une manière spécifique sur la sensibilité lorsque, après les émissions sanguines, l'application du froid et l'usage des purgatifs antiphlogistiques, la stupeur et le délire ne cèdent point et que le pouls ne permet plus de tirer du sang. En pareil cas, l'inflammation a été remplacée par l'état nerveux du cerveau, ou même il s'est déjà opéré un épanchement de sérosité, et l'opium suffit fort souvent seul pour enlever complétement le reste de la maladie, bien qu'on cesse de lui adjoindre le calomel dans la vue de favoriser la résorption. J'ai vu avec plaisir les bons effets de l'opium contre le *delirium tremens* ramener un grand nombre de médecins modernes à l'usage de ce médicament, qu'ils avaient entièrement mis de côté pour se borner aux antiphlogistiques, mais je n'ai pas été médiocrement surpris de voir considérer ces effets comme un phénomène nouveau, tandis que depuis longtemps l'efficacité de l'opium était connue et appréciée des meilleurs praticiens dans toutes les affections cérébrales qui sont nerveuses de leur nature ou qui ont pris le caractère nerveux après la cessation de l'inflammation. Chacun reconnaît aujourd'hui l'action salutaire que l'opium, appliqué d'après ces principes, exerce dans les ophthalmies. » (*Loc. cit.*)

Il va sans dire que la sédation du cerveau est la première condition du traitement de la cérébrite et de la méningite. Les antiphlogistiques seuls ne suffisent pas, parce que la sensibilité exagérée de l'organe a précédé l'inflammation. Il faut donc associer ces deux ordres de moyens et même les faire marcher de pair, ce qui est facile avec la méthode dosimétrique. Ainsi, en même temps qu'on décongestionnera par les antiphlogistiques généraux et locaux, la saignée générale, tout au début, les saignées locales répétées, à titre dérivatif, principalement des sangsues ou des scarifications aux narines, sels de Sedlitz deshydratés, on donnera, soit la morphine, soit un de ses sels, tous les quarts d'heure un granule, jusqu'à sédation. C'est souvent le moyen de faire tomber la fièvre. Mais celle-ci montant, la chaleur étant à 40° centigrades et le pouls à 138 pulsations, il faut recourir aussitôt à l'aconitine et à la vératrine : un granule de chaque, de demi-heure en demi-heure, jusqu'à ce que le pouls soit ramené à 100 pulsations et la chaleur à 38° centigrades, car au-dessous de ces points, il ne faut pas l'espérer, à cause de l'acuité de l'affection ; au contraire, si le pouls et la chaleur descendaient trop brusquement on pourrait craindre la paralysie cérébrale, par épuisement nerveux, l'hypostase sanguine avec épanchement séreux. Dans ce dernier cas, la digitaline, soit seule, soit associée au calomel, est indiquée. Elle a surtout pour effet d'éliminer les principes extractifs azotés qui entretiennent la fièvre et lui donnent un caractère typhoïde ou adynamique. Nous portons, dans ce cas, l'alcaloïde et le sel mercuriel jusqu'à effet, c'est-à-dire jusqu'à production de diurèse, de diaphorèse et de selles séreuses ; ce n'est pas trop de tous ces émonctoires, puisqu'il s'agit d'une véritable intoxication.

Que si la fièvre prend une forme d'accès, on administrera les arséniates, principalement l'arséniate de quinine, qui est ici mieux à sa place que la quinine. Mais dans toutes ces phases du traitement, il est nécessaire, tant qu'il n'y a pas de symptômes de paralysie, mais qu'il existe au contraire de l'agitation et de l'insomnie, il est nécessaire, disons-nous, d'insister sur l'emploi de la morphine ; mais le mal se prolongeant, il faut diminuer la dose ; ainsi 10 à 12 granules suffisent. Leur petit volume permet de les donner conjointement avec les autres remèdes. Le camphre et le musc, surtout le camphre mono-bromé, dont nous aurons l'occasion de faire connaître les propriétés dans un autre article, conviennent également dans ces cas.

« *Affections nerveuses traumatiques*. — L'irritation traumatique mérite une attention spéciale. Lorsque, après avoir reçu une blessure grave ou perdu beaucoup de sang, le malade, étendu sur son lit, est en proie à des spasmes, raide et à demi-mort, ou lorsque, dans de semblables circonstances, que les douleurs deviennent excessivement violentes, au second ou au troisième jour, que le pouls et tout l'intérieur annoncent un état nerveux, que l'inflammation n'a point une couleur vive, et que la suppuration est plutôt ichoreuse que purulente, il n'y a que l'opium qui puisse changer la scène avec rapidité, parce que, d'un même coup, il apaise la douleur, fait cesser le spasme, relève la force vitale et corrige le travail de l'inflammation et de la suppuration par son action toute spéciale sur le système sanguin et la plasticité du sang. Il n'y a pas longtemps encore que j'ai pu m'en convaincre chez une femme qui venait de subir l'opération césarienne. L'opération avait été pratiquée cinq jours auparavant par la main habile de Graëfe. La malade, d'une complexion faible, avait été saignée deux fois avant de la subir, et une fois après ; elle avait pris, jusqu'alors, la potion de Rivière, puis, alternativement, de l'extrait de jusquiame et de l'eau de laurier-cerise, ce qui avait modéré les souffrances. Au cinquième jour, les douleurs acquirent une violence extrême, elles ressemblaient à celles du travail de l'enfantement et arrachaient des cris à la malade. Le pouls était petit, à 135 pulsations, les mains se refroidissaient, une sueur visqueuse couvrait le corps, les lèvres de la plaie avaient une teinte blafarde. On fit prendre, d'heure en heure, une goutte de laudanum liquide, avec deux gouttes de liqueur anodine. Au bout de quelques heures les douleurs cessèrent, le pouls se releva et diminua de 20 pulsations ; les lèvres de la plaie prirent une teinte rosée et la sécrétion fut moins ichoreuse. A dater de ce moment, la guérison suivit une marche régulière, et la maladie se termina heureusement. » (*Loc. cit.*)

Comme on le voit, il s'agit de la fièvre des blessés ou septicémie, sur laquelle on a tant discouru dans ces derniers temps, et que Hufeland, avec son bon sens pratique habituel, ramène à sa véritable signification : une intoxication. Dans l'exemple qu'il cite, il faut voir une péritonite pyoémique, et on comprend que de petites doses de laudanum aient pu relever la malade de la sidération nerveuse où l'intensité de la souffrance l'avait jetée. C'est là ce que fait également la morphine donnée coup sur coup : un granule de 1 milligramme, tous les quarts d'heure ou toutes les demi-heures. Il suffit qu'on s'abstienne de médecines grossières. Avant comme après l'ovariotomie, les chirurgiens anglais sont fort sobres de médicaments ; c'est parce qu'ils ne négligent aucune précaution, ni opératoire, ni hygiénique, qu'ils réussissent généralement. ﹨

« *Crise. — Vivification de la peau.* — J'arrive à la propriété, si caractéristique, dont jouit l'opium, de stimuler le système cutané et d'agir sur les sécrétions pathologiques de ce tissu. Il manifeste cette propriété d'une manière bien tranchée dans deux cas. Le premier est celui de la variole. Lorsque dans une petite vérole maligne, la suppuration ne fait point de progrès vers le cinquième ou sixième jour après l'éruption, qu'elle dégénère en une sécrétion séreuse, ichoreuse, que les boutons ne se remplissent point, qu'ils prennent même un aspect livide et semblent sur le point de tomber en gangrène, avec prostration extrême des forces et violente fièvre typheuse, je ne connais point de moyen qui soit plus apte à rétablir la suppuration que l'opium, à compléter la crise et par conséquent à sauver la vie du malade. Je m'en suis souvent convaincu, dans le cours de ma carrière ; particulièrement pendant le cours de la variole maligne qui régna épidémiquement à Weimar, en 1786. Dans cette circonstance l'opium agit à la fois par ses deux propriétés, l'une calmante, en faisant cesser le redoutable et douloureux spasme qui s'est emparé de la peau, l'autre excitante, en imprimant une impulsion critique énergique au tissu tégumentaire. » (*Loc. cit.*)

Dans les maladies exanthématiques aiguës, il y a deux choses à considérer : le spasme qui resserre les pores de la peau, et la chaleur mordicante qui la dessèche, et empêchent ainsi l'éruption. De là, deux ordres de moyens auxquels il faut recourir : les calmants du système nerveux et les apyrétiques. Parmi les premiers, il faut ranger la morphine et ses sels ; parmi les seconds, les alcaloïdes qui exercent leur action sur le système nerveux vaso-moteur, tels que l'aconitine et la vératrine. Nous en avons fourni un exemple plus haut. (Voir *Jugulation des pyrexies aiguës*.)

Nous ne parlons pas des fièvres bénignes, où suffisent les seules forces de la nature, mais des fièvres malignes, nées sous l'influence de causes générales ou épidémiques. Ici l'intervention de l'art est nécessaire

Il convient de ne pas perdre un instant et d'administrer, dès le début, les moyens que nous venons d'indiquer : ainsi un granule de morphine de 1 milligramme, et un granule d'aconitine et de vératrine (de chaque 1/2 milligramme), donnés de quart d'heure en quart d'heure ou de demi-heure en demi-heure, font tomber l'exubérance de la fièvre et favorisent l'apparition normale de l'éruption. On peut aller jusqu'à 15 et 20 granules de chacun de ces alcaloïdes, sans avoir à craindre le moindre accident, même chez de jeunes enfants D'ailleurs on est toujours à même de s'arrêter.

Voilà les avantages du morphéisme dosimétrique.

VII

Symptomatologie dosimétrique.

Il est un livre considérable, que tout médecin doit avoir sur son bureau afin de se rappeler constamment sa mission : soulager pour guérir.

Nous voulons parler de la *Symptomatologie* ou *Traité des accidents morbides*, du savant professeur Spring, dont l'Université de Liége déplore encore aujourd'hui la perte prématurée.

Nous disons un livre *considérable*, parce que la symptomatologie est une des pierres angulaires de l'édifice médical.

Qu'est-ce qu'un symptôme? Une expression de la maladie; mais pour cela, il faut, non le considérer abstractivement, mais le rapporter à sa source et à son siége. En effet, il y a des symptômes *directs* et des symptômes *réflexes*.

La physiologie expérimentale, qui est une espèce de pathogénie artificielle, est venue éclairer le praticien de son flambeau. Suivons ce fil qui doit nous guider dans le labyrinthe au fond duquel se tient le Minotaure, c'est-à-dire la maladie.

Ce préambule était nécessaire afin de faire comprendre que la médecine dosimétrique, qui raisonne les symptômes, ne doit pas être confondue avec l'empirisme qui les attaque en aveugle.

En médecine dosimétrique, il y a une *dominante* et une *variante* : *That is the question*; de sorte que la cause n'est pas séparée de l'effet ou des effets. Ce n'est donc pas une médecine purement symptomatique. Là où la cause peut être détruite, elle le fait ; là où cette cause s'est traduite en lésions matérielles irréparables, elle cherche à en atténuer les effets ou la souffrance.

Citons maintenant quelques exemples, en prenant pour guide l'auteur que nous invoquions plus haut ; par exemple, un mal de dent. Pense-t-on qu'il s'agisse toujours, pour guérir ce mal (qu'on a si bien caractérisé du nom de *rage de dent*), pense-t-on qu'il suffise toujours d'une opération manuelle ? Nullement, même quand la cause est matérielle ou organique.

Ainsi, une douleur dentaire due à l'inflammation des gencives guérit seulement par les scarifications ou les sangsues ; la carie peut être séchée par des modificateurs appropriés. La question alors est de savoir si ce qui reste de la dent malade vaut la peine d'être conservé.

Il y a une odontalgie rhumatismale qui se guérit par des granules de vératrine, de morphine, quand le mal est aigu, et par des granules d'hydro-ferro-cyanate de quinine, d'arséniate d'antimoine, etc., s'il est chronique.

Vient ensuite l'*odontalgie sympathique*.

Le mal procède-t-il de l'utérus, il se déclare subitement sans cause locale appréciable, et prend la forme d'accès irréguliers, d'une durée souvent prolongée. L'aconitine, s'il y a une forte réaction vasculaire, la cicutine, pour calmer les douleurs lancinantes, sont alors fort utiles ; outre que la morphine peut endormir le mal. Quelquefois aussi, les accès se régularisant, il faut recourir à l'hydro-ferro-cyanate et même à l'arséniate de quinine. Le mal procède-t-il de l'estomac, il faut examiner en quoi consiste la lésion de ce viscère : le plus souvent ce sont des dyspepsies acides ; le bismuth combiné avec la morphine fera merveille dans ce cas. Quelquefois il faut donner à l'organe le *coup de fouet*, ce qu'on fera par la quassine et même par la strychnine, qui ont pour effet de guérir certaines gastralgies.

Inutile de dire que l'entretien de la fraîcheur de la bouche par les sels neutres, surtout le sedlitz granulé et deshydraté Chanteaud, est une nécessité, pour corriger l'état acide des sécrétions. Les névralgies voisines qui retentissent dans les dents, peuvent être : la névralgie faciale, la névralgie mastoïdienne et la migraine ; toutes cèdent à l'action des antipériodiques et des calmants. Ainsi on se trouvera bien de l'emploi de la quinine, de la caféine et de la morphine donnés *dosimétriquement*, c'est-à-dire par granules : de demi-heure en demi-heure ou d'heure en heure, selon l'intensité des accès.

La cicutine, qu'on aura soin de dissoudre dans la bouche en la mâchant, produit de merveilleux effets dans ce cas.

N'oublions pas cependant que les névralgies sont souvent dues à des lésions matérielles des dents ; auquel cas il faut le *baume d'acier*.

Il y a encore l'*odontalgie paludéenne*, qu'on observe surtout dans les contrées froides et marécageuses, et qui se présente sous formë d'accès quotidiens, tierces ou quartes, se terminant chaque fois par une sudation abondante, et qui, quand elle est indépendante de toute lésion locale, réclame l'emploi dosimétrique de l'arséniate de quinine et de la morphine, car il ne faut pas perdre de vue ici l'élément douloureux.

Prenons maintenant une autre infirmité non moins grande, que nous nommerions presque un mal *anti-social;* nous voulons parler de la fétidité de la bouche ou stomatodysie.

Ici encore la source de la puanteur (car c'en est une et des plus désagréables à cause des rapports qu'on doit avoir avec ces personnes) procède de la bouche même, des voies respiratoires ou de l'estomac. Quand c'est de la bouche, c'est souvent un signe de malpropreté et rien de plus facile que d'y parer ; mais elle peut être également le résultat d'un stomatite, mercurielle, scorbutique ou autre, avec fongosités, ulcérations, etc. Dans ce cas, nous proposons, comme désinfectant, l'emploi du chloral (1) en solution, en même temps qu'on administrera la *dominante* indiquée dans l'espèce : iodures, chlorures, arséniates ou autres. Le médecin n'a qu'à interroger les causes et fouiller ensuite dans son arsenal. La *stomatodysie stomacale* réclame, en général, les mêmes moyens, étant due aux mêmes causes. Quant à la stomatodysie pulmonaire, elle est un des symptômes de la lésion des organes aériens, et nous en ferons l'objet d'un article spécial, car notre intention est de passer successivement en revue les points principaux de la dosimétrie symptomatique.

---

(1) Le chloral est un désinfectant énergique, n'ayant aucun des inconvénients des désinfectants ordinaires : acide phénique, chlorure de chaux, permanganate de potasse, etc.; on peut donc s'en servir pour les soins de la toilette. Étant un calmant anesthésique, il convient aussi contre les ardeurs et les échauffements. On peut l'employer en gargarismes, en lotions, en injections, en lavements, etc.; il suffit de le mélanger à un véhicule approprié : soit de l'eau simple, soit une eau aromatisée, froide ou tiède. La dose doit être appropriée pour chaque personne; il faut qu'elle détermine dans la bouche un sentiment de fraîcheur, sans être irritante.

Le chloral a devant lui de l'avenir. Agent à la fois physique et vital; il a un avantage marqué sur tous ces corps qui désinfectent en infectant. Dans les plaies irritatives, dans les brûlures, etc., il empêche les terribles accidents de l'infection purulente, phénomène complexe, puisqu'il est à la fois physique et vital. Pour les pansements, le chloral peut être uni à l'huile.

L'action sédative du chloral est encore augmentée par son adjonction au sous-borate de soude, puisqu'il se produit ainsi du chloroforme à l'état naissant.

VIII

Caractères subjectifs des médicaments dosimétriques.

Afin de prouver la *réalité* des médicaments dosimétriques, nous allons exposer ici, *d'après nous-même*, les caractères subjectifs des principaux d'entre eux.

Nous avons déjà eu occasion, dans nos notes sur la médecine dosimétrique, de dire un mot de l'aconitine. Il est évident, en effet, que ce médicament énergique agit différemment selon les points du tégument muqueux où il est déposé ; ainsi, au pharynx, il produit une constriction très-pénible, avec une sécheresse âcre, mordicante, qui ne se dissipe qu'au bout de plusieurs heures. D'autres alcaloïdes, au contraire, donnent de la fraîcheur à la bouche. Il en résulte que, parmi ces médicaments, plusieurs peuvent être mâchés impunément. Il y a plus, en procédant de cette manière, on en augmente l'effet. Ainsi, pour calmer une toux, rien de plus efficace que de mâcher un granule de codéine. On continuera ensuite l'effet en administrant, de demi-heure en demi-heure ou d'heure en heure, un granule de la même substance. C'est ce que nous nommerons *l'entraînement médicinal*. Nous aurons donc soin de noter quelles sont les substances qu'on peut mâcher impunément et quelles sont celles, au contraire, qu'il faut avoir soin d'avaler immédiatement avec une cuillerée d'eau ou d'un excipient quelconque.

Atropine. — Amertume, sécheresse de la gorge. Ne peut être mâché.

Asparagine. — Saveur amère, fraîche, piquante, suivie d'une légère constriction du gosier. Peut être mâché.

Aconitine. — Saveur amère, âcre, brûlante, avec constriction des narines, resserrement de la gorge et de la glotte, état nauséeux, menace d'asphyxie, dépression du pouls et de la chaleur. Ne peut être mâché.

Acide phosphorique. — Saveur fraîche et légère astriction de la gorge. Peut être mâché.

Arséniate de quinine. — Amertume avec astringence à la gorge. Ne peut être mâché.

Arséniate de strychnine. — Amertume plus grande et astringence plus forte de la gorge. Ne peut être mâché.

Acide arsénieux. — Sensation piquante à la pointe de la langue, saveur légèrement métallique, avec astringence de la gorge. Ne doit pas être mâché.

Arséniate de fer. — Astringence faible, goût ferrugineux. Ne peut être mâché.

Acide benzoïque. — Saveur chaude, balsamique, se répandant dans toute l'arrière-gorge et faisant affluer la salive et le mucus. Peut être mâché.

Benzoate de soude. — Goût prononcé de benzoin, chaleur à la gorge, avec âcreté et constriction. Ne doit pas être mâché.

Benzoate d'ammoniaque. — Saveur piquante, douceâtre, avec chaleur dans l'arrière-bouche. Ne doit pas être mâché.

Bromure de potassium. — Saveur salée, piquante, avec chaleur à l'arrière-bouche. Ne doit pas être mâché.

Brucine. — Amertume très-grande se répandant dans l'arrière-bouche, avec constriction des parois du pharynx, difficulté de déglutir et serrement des mâchoires. Ne doit pas être mâché.

Bi-iodure de mercure. — Saveur safranée, métallique, avec astriction de la gorge, allant en augmentant et persistant pendant quelque temps, salivation. Ne doit pas être mâché.

Calomel. — Saveur salée, surtout vers la pointe de la langue, salivation. Peut être mâché.

Codéine. — Saveur amère, se répandant dans l'arrière-bouche, sans sécheresse ni constriction. Peut être mâché.

Cicutine. — Saveur vireuse, *comme brûlée*, sans sécheresse ni constriction. Ne doit pas être mâché.

Cubébine. — Saveur chaude, piquante, se répandant dans l'arrière-bouche, avec une légère astriction de la muqueuse. Peut être mâché.

Colchicine. — Saveur âcre, piquante, amertume se répandant dans l'arrière-bouche, avec chaleur, goût de brûlé, comme la *cicutine*.

Cyanure de zinc. — Sans saveur, piquant légèrement la langue, avec sensation de chaleur à la bouche et aux lèvres, comme un rubéfiant. Ne doit pas être mâché.

Colocinthine. — Amertume très-forte, sans sécheresse ni astringence à la bouche et la gorge. Ne produit pas d'effet drastique, mais une hyper-sécrétion intestinale. Peut être donné comme anthelminthique.

Caféine (et citrate de). — Goût de café non torréfié, arrière-saveur agréable, sans astringence ni sécheresse de la gorge. Peut être mâché. Excellent dans les névralgies et les migraines nerveuses.

Digitaline. — Saveur se développant dans l'arrière-bouche avec une légère constriction du gosier, ralentissement marqué du pouls, resserrement des pupilles, puis diurèse et diaphorèse. Ne peut être mâché.

Émétique. — Saveur salée, astringence à la pointe de la langue, sentiment de répulsion de la part du gosier, nausées, abaissement du pouls et de la température du corps. Ne peut être mâché.

Éméline. — Saveur amère, avec un arrière-goût de violette, répulsion du gosier, état nauséeux, abaissement du pouls et de la température du corps. Peut être mâché.

Iodure de manganèse. — Astringence légère et goût de safrán, léger picotement dans la bouche et la gorge, avec chaleur, sans sécheresse ; goût de benzoin à cause de l'enrobage. Peut être mâché.

Iodure mercurique. — Goût prononcé de safran et saveur métallique, avec constriction du pharynx.

Kermès minéral. — Picotement et légère astringence à la pointe de la langue, resserrement de la muqueuse sans astringence, afflux abondant de salive, tonifie et lubréfie à la fois la muqueuse, excellent expectorant. Peut être mâché.

Iodoforme. — Couleur jaune d'or, saveur de safran très-marquée, chaleur profonde, sans irritation, sécheresse ou astringence ; calme la toux, favorise l'expectoration et désinfecte les crachats (voir le *Guide du médecin dosimétrique*). Peut être mâché.

Jalapine. — Saveur de café non torréfié, légère astringence à la langue et au gosier ; agit comme la caféine et répond aux mêmes indications ; favorise la fin de la digestion. Peut être mâché.

Pepsine. — Saveur fraîche, sans astringence, goût de benzoin à cause de l'enrobage, chaleur agréable à l'arrière-bouche et l'estomac. Peut être mâché. Les personnes digérant difficilement feront bien d'en prendre quelques granules au commencement du repas. Ce moyen est cependant incertain, parce que l'action digestive est plutôt vitale que chimique. Il faut donc d'autres modificateurs, principalement la strychnine.

Hypophosphite de chaux. — Saveur acidulée très-marquée, avec picotement à la pointe de la langue. Peut être mâché. Excellent pour les enfants en bas-âge, surtout ceux qu'on élève au biberon; on fait dissoudre quatre à cinq granules dans chaque biberon.

Phosphate de chaux. — Saveur piquante, avec astringence à la pointe de la langue; convient à un âge plus avancé, surtout après la première dentition; se donne avec les aliments.

Phosphate de fer. — Saveur piquante, avec un léger goût d'encre; astringent, très-soluble; augmente les sécrétions. Peut se donner avec les aliments.

Quassine. — Saveur très-amère, sans astringence; active fortement la digestion. Remplace avantageusement les liqueurs dites digestives, qui, par leur alcool, neutralisent les sucs de l'estomac. On peut mâcher ces granules, leur amertume n'ayant rien de désagréable et produisant, au contraire, la fraîcheur de la bouche.

Strychnine (*et sels de*). — D'une amertume formidable; produit le resserrement des mâchoires. Ne peut être mâché.

Santonine. — Saveur chaude pénétrante, amère, se développant dans la bouche et l'arrière-bouche, avec une constriction marquée du gosier. La plupart des anthelminthiques agissent par leur saveur amère et pénétrante, due à un principe volatil ou autre. Cette dernière qualité existe très-marquée dans la satonine.

Vératrine. — Amertume âcre, corrosive ; brûlant la bouche et resserrant le gosier; détermine la sternutation. Ne peut être mâché, cause des nausées ; déprime le pouls et la chaleur. Son emploi, dans la main du médecin éclairé et prudent, ne présente aucun danger, même pour les enfants, chez lesquels elle fait tomber rapidement la fièvre.

Comme on vient de le voir, chacun des médicaments dosimétriques a ses caractères subjectifs propres; aucun ne détermine de phénomènes morbides ou ce qu'on s'est plu à appeler des *semblables*. C'est là une illusion que rien ne légitime. Ainsi, même pour celles de ces substances qui exercent une action spéciale sur la peau, la belladone par exemple, il est douteux que cette action soit spécifique. C'est ce qui fait dire à Gubler : « L'aptitude de la belladone à produire des exanthèmes a fait naître la *singulière* idée, chez Hufeland, Hahnemann, d'administrer cette plante comme préventif de la scarlatine, dont elle imite l'éruption. » Singulière idée, en effet, de guérir d'une maladie en en donnant une autre souvent plus dangereuse! D'ailleurs, ces similitudes pathologiques sont loin d'être constantes; nous donnons, tous les jours, l'atropine, et jamais, nous devons le dire, nous n'avons produit d'exanthème; toujours nous avons obtenu l'effet antispasmodique ou calmant. Quelques médicaments indiquent clairement leur tendance, les uns sur le système glandulaire salivaire, comme le *calomel*, le *kermès*; d'autres sur le système rénal, comme la *digitaline*, la *colchicine*; mais c'est là une affinité physiologique et non une similitude pathologique. Prenons donc les médicaments dans leurs effets *appréciables*, et n'en faisons pas des mythes.

On a dit que les allopathes font le contraire; nous aimons à croire que c'est là une calomnie contre laquelle tout médecin véritable doit protester. Eh quoi! tout se réduirait à la Réception du *Malade imaginaire!* Il n'y aurait que la saignée, les purgatifs et les clystères! Ce serait là, en effet, une étrange pratique; et nous craignons fort que Molière, dont les accointances avec quelques médecins et membres de la Faculté étaient connues, n'ait fait que servir leurs rancunes. Pour le médecin dosimétriste le symptôme est l'expression de la souffrance du malade, et il y court quelle que soit la cause de la maladie. Jamais il ne s'abstient, puisqu'il est fait pour guérir ou du moins pour soulager. Mais il s'applique en même temps à discerner la cause du mal : ainsi, pour le fameux *purgare*, dira-t-on qu'il n'y a que les purgatifs, voire même les drastiques? Les obstacles ne sont-ils pas ici multiples ? N'y a-t-il pas les constipations mécaniques, que les moyens manuels peuvent seuls vaincre? N'y a-t-il pas aussi les constipations par sécheresse de l'intestin, qui exigent l'emploi des huileux. D'autres, par irritation, que dissipent les émollients? D'autres par spasme, qui réclament les antispasmodiques? D'autres, enfin, par torpeur ou paralysie intestinale, auxquelles remédient les strychnées! Dire qu'il n'y a que les purgatifs, ce serait hérésie; ou plutôt tout est purgatif dans un cas donné. Il n'y a d'agents thérapeutiques efficaces que ceux qui sont donnés avec sagacité. Dire qu'on guérit par les *Contraires* est donc un non-sens. Les médicaments sont *homœodynamiques*, c'est-à-dire qu'ils aident l'effort de la nature, s'il est trop faible, le modèrent, s'il est trop fort ; car les maladies aiguës ne sont telles que par la difficulté que la nature a à vaincre l'élément morbide. Voilà ce qui est vrai. En dehors de cette loi proclamée par le père de la médecine, il n'y a que confusion.

A l'appui de cette assertion nous donnons une observation au paragraphe suivant.

IX

Colique saturnine.

Le 20 mars 1872, est entré un ouvrier atteint de constipation opiniâtre, avec douleurs épigastralgiques et lombaires, et irradiant aux membres inférieurs et d'une acuité telle, que le patient se tordait dans son lit, en poussant des cris lamentables. Sa figure, pâle, crispée, ses yeux enfoncés dans les orbites, tout son être enfin, exprimait un profond ébranlement du système nerveux. L'interrogatoire fit connaître que le malade, cérusier depuis plusieurs années, avait joui antérieurement d'une bonne santé, et que ce n'était que depuis quelques semaines qu'il avait ressenti un état de malaise général, une lassitude dans les membres, surtout les inférieurs ; que les fonctions digestives étaient devenues languissantes, avec une langue sèche, une bouche exhalant une odeur fétide, une saveur sucrée, soif intense, tous symptômes qui allèrent en augmentant et lui avaient rendu le travail impossible. C'est dans cet état que le malade se présentait à l'hôpital. Son extérieur indiquait une profonde altération de la nutrition ; bref, une intoxication saturnine : inappétence complète, constipation opiniâtre, nausées, vomissements, peau sèche, pouls au-dessous de la moyenne normale (66 pulsations par minute).

Le commémoratif et les symptômes existant, ne laissant aucun doute sur la nature de l'affection, le traitement fut celui que j'indique dans mon *Guide de Médecine dosimétrique* : Granules d'atropine, quatre par jour, un d'heure en heure, dans une cuillerée d'huile de ricin. Ce traitement fut continué pendant trois jours, au bout desquels les coliques intestinales avaient disparu, ainsi que la constipation.

On passa ensuite à la seconde partie du traitement, consistant dans l'emploi de l'iodure de potassium, en granules au centigramme, à la dose de douze par jour.

Le 6 avril, le malade quitta l'hôpital, n'accusant plus aucun symptôme pathognomonique de la maladie. L'amaigrissement seul faisait voir qu'il avait passé par de rudes épreuves.

La colique saturnine est trop connue pour que nous ayons à insister sur l'observation qu'on vient de lire ; cependant nous ferons quelques remarques.

Le professeur Spring, dans son livre cité plus haut, dit : « A l'égard de l'intoxication saturnine, comme de celle par le cuivre, on est encore dans le doute si elle agit localement ou par l'intermédiaire du sang et des nerfs. » Nous pensons que l'observation ci-dessus lève complétement ce doute. En effet, si l'affection était locale, la première partie du traitement eût suffi ; mais il a fallu non-seulement enlever la constipation en calmant l'irritation intestinale, mais, subsidiairement, employer un agent éliminateur. On sait avec quelle rapidité l'iodure de potassium traverse le système circulatoire, entraînant avec lui toutes les substances hétérogènes. Il se pourrait qu'il se formât un composé soluble, lequel est évacué avec les urines.

L'intoxication saturnine a donc lieu par l'intermédiaire du sang. Quant aux nerfs, ceux-ci ne font que répondre à l'excitation morbide. Il est clair, encore ici, que les irradiations douloureuses et spasmodiques sont parties du système central, c'est-à-dire consécutivement à une intoxication générale. Notre ouvrier cérusier exerçait sa profession depuis plusieurs années sans en être incommodé, et ce n'est que lorsque la saturation a été complète, que les symptômes d'intoxication apparurent sous forme de douleurs épigastralgiques et lombaires, irradiant dans les membres inférieurs. C'est donc la moelle épinière qui a été le point de départ des mouvements réflexes : comment expliquer autrement les paralysies consécutives des extrémités, les contractures, antérieures, des muscles abdominaux ; du sphincter, de l'anus, du crémaster ? Quant à ce dernier, on sait qu'il reçoit des filets du nerf honteux externe, qui se distribuent dans le scrotum, le dartos, le crémaster, dans la peau de l'aine et celle de la partie supérieure interne de la cuisse, où ils s'anastomosent avec les branches inguinales du nerf crural.

Pour expliquer l'influence que la moelle épinière exerce sur l'intestin, nous rappellerons ce que nous avons dit dans notre *Histologie appliquée à la physiologie et la pathologie* (Gand, 1845) : « En irritant la moelle dorsale sur un animal vivant, on provoque des mouvements vermiculaires plus rapides de l'intestin. Le physiologiste Valentin pense que les mouvements péristaltiques de ce canal sont sous la dépendance des cordons antérieurs de la moelle épinière, et les antipéristaltiques sous celles des cordons postérieurs. Les conclusions auxquelles cet expérimentateur distingué est arrivé et qui ont déterminé sa manière de voir, résultent, pour nous, de ce que les racines postérieures des nerfs médullaires étant sensitives, on provoque, en les irritant, une réaction vers les nerfs moteurs. »

Mais cette opinion importe peu ; c'est surtout le traitement qui doit décider la question. Or, il est évident que dans l'intoxication saturnine tout corps irritant doit être éloigné de l'intestin, contrairement à ce qu'on fait trop souvent, avec les drastiques, pour lever la constipation. Il faut, au contraire, l'atropine ou l'hyosciamine, avec un excipient huileux. « L'ensemble des phénomènes et surtout la constipation opiniâtre, dit encore le professeur Spring, font qu'on se refuse difficilement à l'idée qu'il existe dans la colique de plomb une stricture spasmodique de l'intestin, et que c'est là la cause prochaine du symptôme. » (*Loco cit.*)

Nous citerons, à ce sujet, un fait qui montre combien la belladone est utile dans ce cas. Un individu présentait dans l'abdomen, sur le trajet du côlon ascendant, près de la fosse iliaque droite, des tumeurs bosselées, sur lesquelles un chirurgien s'avisa d'appliquer des *fondants*. Rien n'y fît, quand l'idée lui vint de donner les fondants à l'intérieur, c'est-à-dire des pilules d'onguent mercuriel belladoné. Le résultat dépassa son attente, puisque le malade se débarrassa de ses tumeurs sous forme de sciballa (1).

Nous ferons une autre remarque relative à la belladone. Un de nos amputés présentait une constipation opiniâtre, de nature nerveuse ou strictive, pour laquelle nous fîmes passer des lavements de feuilles de belladone, lesquels déterminèrent un délire furieux avec constriction de la gorge et tous les phénomènes d'empoisonnement par cette solanée. Jamais, nous devons le dire, nous n'avons eu d'accidents pareils avec l'atropine et l'hyosciamine. On pourrait nous opposer les injections sous-dermiques ; mais il y a une grande différence entre l'absorption interstitielle et l'absorption intestinale ; la première, en tant qu'inoculation, mettant l'agent directement en rapport avec les nerfs cérébro-spinaux, la seconde ayant lieu par les vaisseaux veineux. Nous faisons cette remarque pour faire voir combien les craintes que beaucoup de praticiens conservent contre l'emploi des alcaloïdes sont exagérées.

(1) L'atropine eût rempli exactement le même effet, et d'une manière plus certaine.

X

Phlegmon profond de l'avant-bras, avec commencement d'infection purulente.

L'action anti-fermentative des arséniates est démontrée par le fait suivant :

Un ouvrier mécanicien, s'étant blessé à l'index de la main droite, entre à l'hôpital, l'inflammation ayant déjà envahi la totalité de l'avant-bras sous forme de phlegmon diffus, profond. Le foyer purulent est ouvert ; il s'en écoule un pus abondant, mal lié, de mauvaise nature. Le malade ne tarde pas à tomber dans une profonde prostration ; ses traits sont altérés, il y a céphalagie vive, inappétence, langue chargée d'un enduit jaunâtre, pouls faible, très-accéléré ; enfin, le 2 février 1872, huit jours après son entrée à l'hôpital, il eut un frisson intense, suivi de plusieurs frissons légers, dans la même soirée, dénotant un commence-ment d'infection purulente. Il était urgent de neutraliser cet empoisonne-ment, ce à quoi on parvint au moyen du traitement suivant : Granules d'arséniate de soude, jusqu'à vingt par jour, à prendre deux par deux dans une cuillerée de quinquina. Quelques frissons se présentèrent, encore, mais ils diminuèrent considérablement en intensité, et, après huit jours, toute trace d'infection avait disparu. Le pus était de bonne nature et la plaie vermeille. Avec le pansement au plomb, celle-ci se cicatrisa promptement. Un régime analeptique releva les forces du blessé et lui permit de reprendre son travail, au bout de trois semaines.

L'observation qu'on vient de lire a une importance réelle ; il s'agit de savoir si les fièvres d'absorption peuvent être jugulées au début et par quels moyens. La quinine nous montre la voie à suivre, mais cet alcaloïde n'est pas toujours suffisant ; ainsi, si dans les fièvres palustres il coupe les accès, il n'en est pas de même dans les infections animales, telle que l'absorption purulente ; il faut alors des agents plus énergiques, métalliques, comme l'arséniate de soude, de potasse, de strychnine, mais surtout de quinine, qui est ici le vrai fébrifuge. Dans le cas présent, l'arséniate de soude a suffi, parce que les frissons étaient peu violents.

Ces préparations doivent varier avec les indications elles-mêmes, c'est-à-dire les symptômes ; ainsi l'arséniate de strychnine doit être donné dans l'état typhoïde, conjointement avec une infusion de serpentaire de Virginie, afin de fixer la mobilité nerveuse. L'arséniate de fer convient dans l'anémie profonde où jettent les suppurations abondantes, etc.

Les arséniates sont des modificateurs de la vitalité ; ils font tomber la fièvre en faisant baisser la chaleur et en diminuant l'accélération du pouls, cause de la marche rapide des symptômes ; ils tonifient le cœur et les vaisseaux et empêchent ainsi les hypostases et la formation d'embolies ; enfin, ils sont des anti-fermentatifs et préviennent la putridité. Et dire que tous ces avantages ne sont contre-balancés par aucun inconvénient ni danger, grâce à la forme dosimétrique !

XI

Érysipèle phlegmoneux traité dosimétriquement par l'arséniate de quinine, la digitaline et l'arséniate de fer.

Le fait suivant est important, l'érysipèle adynamique étant une forme de maladie putride.

Le 26 avril 1872, est entré à l'hopital civil de Gand un individu atteint de phlegmon érysipélateux du bras droit. Le mal avait fait déjà des ravages considérables, puisque la peau était gangrenée par plaques, et tout le tissu cellulaire sous-cutané infiltré de pus et de gaz. De larges incisions furent faites pour donner issue à ces matières. L'état général était à l'avenant de l'état local, c'est-à-dire qu'il y avait adynamie prononcée : peau sèche, mordicante, pouls à 138, chaleur à 40° 3/4 centigrades. Les pansements consistèrent en cataplasmes aromatisés et bains. En même temps, il fut prescrit des granules d'arséniate de quinine : vingt par jour, deux de demi-heure en demi-heure. Au bout de deux jours, le pouls s'étant relevé et étant toujours accéléré, on prescrivit des granules de digitaline, à alterner avec ceux d'arséniate de quinine, deux pour un, c'est-à-dire deux granules d'arséniate de quinine et un de digitaline, de demi-heure en demi-heure, jusqu'à concurrence de dix et vingt. Vers le soir, pour procurer le sommeil ou du moins la tranquillité de la nuit, on donna six granules de chlorhydrate de morphine : deux granules d'heure en heure, les granules d'arséniate et de digitaline ayant tous été pris. Sous l'influence de cette médication, les forces se soutinrent, et il n'y eut que quelques frissons erratiques, avec urines hypostatiques. On supprima les cataplasmes et on les remplaça par des pansements à la charpie, avec de la poudre de quinquina et de charbon. Plus tard, on employa le baume d'Arcée ; et enfin, lorsque les vastes ulcères se furent couvert de bourgeons, on appliqua des greffes épidermiques. L'individu étant encore faible et anémié, on lui administra des granules d'arséniate de fer, jusqu'à concurrence de douze par jour, et quelques granules de quassine (quatre) pour relever les forces digestives. Aujourd'hui, 27 mai, la convalescence est complète.

XII

**Dyspepsie suite d'une attaque de goutte vague traitée dosimétrique-
ment par la quassine.**

L'attaque goutteuse survint sans fièvre ; la douleur changeait constamment de place et se portait en un instant sur des organes éloignés. La
crise fut incomplète : urines avec sédiments épais, rougeâtres, sueur peu
abondante pendant le sommeil.

Le malade se présente à moi, le lendemain de la crise, avec une
bouche sèche, une langue couverte d'un enduit blanchâtre sur les bords,
salive mousseuse, etc. Il accuse un goût amer, avec inappétence, somnolence, courbature.

Je prescris la quassine : quatre granules par jour ; pour boisson, de
l'eau acidulée au jus de citron.

Pour régime, le matin, à sept heures, du pain avec de l'eau ; à neuf
heures, du lait coupé au tapioca ; à midi, un bouillon ; vers quatre heures
comme dernier repas, du petit lait avec de l'orge perlée.

La région abdominale fut couverte d'une flanelle doublée d'une couche
épaisse d'ouate. Le malade garda sa chambre, bien chauffée. Tous les
jours, au matin, il prit une cuillerée d'huile de ricin. Tous les trois jours,
un bain de siége d'une demi-heure.

Sous l'influence de ce traitement et de ce régime, la santé s'est remise
en peu de temps.

Dr NACKERS,

de Moorsel (Belgique).

RÉFLEXIONS. — L'intérêt de cette observation consiste dans l'emploi
de la quassine, médicament peu employé jusqu'ici, et qui est appelé à
rendre les plus grands services dans toutes les affections abdominales

par atonie. Or, la dyspepsie, dans ses différentes formes, n'est que cela, on peut même considérer comme telle la goutte.

Dans le cas que nous fournit M. le docteur Nackers, il s'est agi d'une *goutte atone*; il a donc eu raison d'y opposer, de prime d'abord, la quassine, substance qui par ses effets se rapproche des strychnées, sans en avoir la violence. On sait que la noix vomique a été préconisée dans ce cas.

La douleur qui changeait de place et se portait en un instant sur des organes éloignés, l'état sédimenteux des urines, ne laissaient aucun doute quant à la diathèse goutteuse. Or, on sait que la goutte a pour effet d'azoter outre mesure les humeurs; les foyers de la combustion, ce sont surtout les reins; de là, l'abondance, dans les urines, des urates, des phosphates, quelquefois des oxalates. Il faut voir là une altération profonde de l'hématose et de la nutrition, au point d'amener la consomption. Aussi la dyspepsie produit l'anémie, l'amaigrissement, un affaiblissement musculaire progressif, une atonie nerveuse, etc., tous symptômes qui réclament l'emploi des strychnées, mais surtout de la quassine.

Dans toute dyspepsie, il y a anomalie du mouvement vermiculaire de l'estomac et des intestins; tantôt ce mouvement est exagéré, au point de produire la gastralgie et la colique; tantôt il est diminué jusqu'à la subparalysie; or, la péristole est nécessaire pour le mélange du suc gastrique avec les aliments; c'est une espèce de pétrissage qui met successivement la pâte alimentaire en contact avec la muqueuse. De sorte qu'on est dyspeptique parce qu'on digère trop vite ou trop lentement. On comprend que, dans le premier cas, il faille les assoupissants, principalement la morphine ou ses sels; dans le second cas, au contraire, la quassine ou les strychnées. Quelquefois le cyanure de zinc est indiqué, comme chez les personnes nerveuses et chloro-anémiques. Nous le donnons dans ce cas, à la dose de quatre milligrammes par jour; mais, comme il a une action assez excitante, nous le combinons avec l'iodhydrate de morphine, un granule de l'une et de l'autre de ces substances, répété quatre fois par jour.

M. le docteur Nackers fait suivre son observation d'un cas de leucorrhée chloro-anémique, avec teint pâle, terne, chairs flasques, digestions pénibles, appétits bizarres, essoufflements, palpitations de cœur, céphalalgie, etc., traitée également avec succès par la quassine. Au bout de deux mois, la guérison a été radicale.

La quassine est donc appelée à jouer un grand rôle dans la thérapeutique, et ce ne sera pas un des moindres mérites de la médecine dosimétrique de l'avoir mise à l'ordre du jour. Jusque-là, on se doutait à peine de son existence; c'est à tel point que Gubler nous affirmait qu'il n'y en avait pas en France. C'est-à-dire que les chimistes français ne s'étaient pas donné la peine de préparer ce produit, par la raison fort simple qu'on ne le demandait pas dans le commerce. Et qu'on ne s'abuse point sur ce dernier : dans la droguerie il y a autre chose que l'intérêt privé ; il y a l'intérêt général dans ce qu'il a de plus sacré, la santé publique. Il faut donc que ses produits soient contrôlés et qu'on puisse remonter à une source connue et responsable. Voilà pourquoi, n'étant pas commerçant, nous avons consenti à laisser mettre notre nom (un nom acquis par près de cinquante années de travaux) sur les médicaments dont nous sommes à même de vérifier la pureté et la bonne confection. S'il y a là une anomalie, nous dirons que c'est l'anomalie du bien.

XIII

Paralysie des membres inférieurs, suite de rhumatisme chronique.

TRAITEMENT DOSIMÉTRIQUE PAR L'ACIDE PHOSPHORIQUE ET LE SULFATE
DE STRYCHNINE.

Une femme, âgée de 64 ans, est atteinte, depuis quatre années, d'une paralysie des membres inférieurs, due à une dyscrasie rhumatismale. J'ordonne : « Acide phosphorique et sulfate de strychnine, de chaque quatre granules par jour. » Petit à petit, le sentiment et le mouvement revinrent. Des picotements, des élancements et des soubresauts des tendons furent les prodromes de l'effet des médicaments. Bientôt une certaine raideur dans les membres annonça la contraction fibrillaire des muscles. La malade pouvait s'appuyer sur ses jambes et rester quelque temps debout, alors, qu'avant, ces membres pendaient au corps comme une masse inerte. Après trois mois de traitement, elle put marcher à béquilles, respirer l'air vif et sec du milieu du jour. Comme c'était au commencement de l'été et que la température était propice, j'ordonnai de faire faire ces exercices, malgré les vives réclamations de la patiente, qui craignait de faire une chute. Des aides la soutenaient et dirigeaient ses premiers pas. Aujourd'hui, la malade s'est débarrassée de ses deux béquilles et vaque aux soins de son ménage comme avant. Elle fait même quelques courses peu éloignées au dehors. Elle continue les granules d'acide phosphorique et de sulfate de strychnine, en les suspendant de temps en temps. Comme auxiliaire, le Sedlitz Chanteaud.

Comme régime, de la viande de bœuf, du bon pain et du lait. De la flanelle sur tout le corps et un badigeonnage de teinture d'iode aux membres inférieurs, qui restèrent œdématiés pendant environ deux mois, avec des douleurs articulaires. J'ai cessé quand ces symptômes eurent disparu,

J'ai réussi à guérir deux cas de paralysie rhumatismale de la main et de l'avant-bras, en suivant le même traitement médicamenteux et hygiénique.

Dr NACKERS.

RÉFLEXIONS. — Depuis les expériences du grand physiologiste Haller, on a distingué la myotilité de l'innervation. La première est propre au tissu musculaire, c'est pourquoi les anciens avaient dit : *Caro potens*, la *Chair en action*. Or, c'est cette propriété qui est enrayée dans le rhumatisme. Sous l'impression du froid humide, les muscles s'endolorissent, s'engourdissent et enfin perdent la faculté de se contracter. La nutrition ou rénovation de la chair est arrêtée, et les fibres finissent par être réduites à leur gaîne scléreuse. Il faut donc, indépendamment des agents hygiéniques, qui sont le contre-pied de ceux qui ont produit l'affection, des agents thérapeutiques qui activent la nutrition et rétablissent ce qu'on pourrait nommer la *moelle musculaire*.

Parmi ces derniers agents, il faut placer, en première ligne, l'arséniate de strychnine, qui est en même temps un agent incitateur. Il en est encore ainsi de l'acide phosphorique, dont le docteur Nackers a su tirer un si bon parti. Il est vrai qu'il n'a pas négligé le régime; et c'est le cas dans toutes les insuffisances musculaires. Il faut, en quelque sorte, faire violence aux rhumatisés et les soumettre aux exercices les plus rudes : frictions, massages, maillots, bains froids, et enfin les mouvements actifs à mesure que les forces se rétablissent.

On comprend que pour obtenir ces bons effets, il faut que les fibres musculaires ne soient ni oblitérées ni transformées. Le médecin qui s'obstinerait dans ce cas, préparerait sa propre défaite. Il pourra le savoir quand, après avoir employé, soit l'électricité, soit les strychnées, aucune réaction n'a lieu ; si les membres restent flasques, froids, inertes ; il n'y a rien à espérer; au contraire, si, comme dans le cas du docteur Nackers, il survient des picotements, des élancements, des soubresauts des tendons; si la sensation de froid disparaît; et enfin si les muscles présentent une certaine raideur, c'est un indice du retour de la contractilité.

Nous pourrions rappeler ici les expériences de Cl. Bernard, qui a fait voir que les muscles, en se contractant, développent de la chaleur et de l'électricité. Le système musculaire est donc un de nos grands moyens d'invigoration ; voilà pourquoi le rhumatisme frappe, en quelque sorte, l'organisme dans sa source, et pourquoi il faut tant insister sur sa guérison.

XIV

Albuminurie vermineuse, guérie par la santonine et le calomel.

Un individu d'une complexion faible est atteint d'anasarque albuminurique avec gonflement des extrémités inférieures, au point d'exiger des scarifications. Tous les moyens indiqués dans ce cas ont été employés sans effet : bains, diurétiques, diaphorétiques, perchlorure de fer, rien n'a réussi, quand, un beau jour, le malade rend, par vomissement, un lombric. La santonine et le calomel, administrés à dose purgative, amenèrent l'expulsion d'une soixantaine de vers lombricoïdes. Dès ce moment, la diurèse fut abondante, et le malade fut promptement dégagé. Un régime analeptique ne tarda pas à lui rendre ses forces.

Les anasarques vermineuses sont peu constantes, à tel point que le professeur Spring, dans son livre des accidents morbides, ne les classe même pas. Il parle de l'anasarque *néphropathique*, de l'anasarque *albuminurique*, mais nullement de l'anasarque *vermineuse*. Comment expliquer maintenant cette complication helminthique? Aucune cause qui amène d'ordinaire l'albuminurie ne peut en rendre compte. Il n'existait pas de maladie rénale ; la rapidité avec laquelle s'est faite la résolution de l'anasarque le prouve surabondamment. Tout ce qu'on peut dire, c'est qu'il y avait hydroémie ou analbuminose. Les urines, en effet, contenaient une quantité considérable d'albumine. Il n'y avait pas également de maladie, ni du foie, ni de la rate, ayant pu produire la déglobulisation du sang. De même, on ne pouvait invoquer une brusque suppression des fonctions de la peau par un refroidissement ou un processus scarlatineux. Il n'y avait pas non plus de maladie organique du cœur. Restait donc la présence des vers. Il faut se rappeler les expériences de Cl. Bernard, sur des animaux vivants, d'où il résulte qu'une irritation de la moelle épinière produit l'analbuminose. Il faut admettre ici un spasme de la vessie, avec pression sur les uretères. Or, on sait que la sécrétion des reins s'arrête quand les uretères subissent une pression de 7 à 8 millimètres mercure. Il est vrai que dans cette espèce d'anasarque néphropathique, on ne constate pas la présence de l'albumine dans les urines et qu'elle disparaît promptement avec le soulagement de la rétention ; mais il faut remarquer que dans le cas qui nous occupe, il ne s'agissait pas d'un accident, mais surtout d'un état névrosique. Les anthelminthiques ont donc fait l'effet d'antispasmodiques, tandis que le perchlorure de fer n'avait rien produit, si ce n'est peut-être d'augmenter le resserrement des uretères.

Dans des cas de dysurie, nous nous sommes constamment bien trouvé de la strychnine, de la cicutine et de l'hyosciamine, afin de combattre l'irritabilité de la vessie, et nous pensons que dans un cas comme celui qui nous occupe, ces alcaloïdes auraient également une heureuse application, d'autant plus que, par leur amertume, ils agissent sur les vers et en amènent l'expulsion, comme le fait la quinine. Mais la santonine, soutenue par le calomel, a eu une action plus précise, et il ne faudrait pas tarder d'y recourir dans les cas d'analbuminose ou d'hydroémie qu'aucune cause organique ou prédisposition spéciale n'expliquerait.

C'est le propre de la médecine dosimétrique de servir, en quelque sorte, de pierre de touche au diagnostic. Rien de plus mauvais que de traîner dans les banalités de la routine ; il faut modifier le traitement dès qu'on a pu soupçonner la cause du mal.

XV

Détresses respiratoires.

Nous avons commencé à faire des emprunts au livre du professeur Spring, en le complétant par la thérapeutique; voyons maintenant le chapitre des *détresses respiratoires*.

Le but de la respiration est : 1° de rafraîchir le sang, c'est-à-dire de le ramener à sa température normale (37° centigrades); 2° de le débarrasser de l'excès d'acide carbonique que le travail de la nutrition y a amassé; 3° d'absorber la quantité d'oxygène nécessaire à l'hématose et à l'entretien de l'activité nerveuse et musculaire.

Quand une de ces conditions est en défaut, il y a manque ou insuffisance de respiration, et c'est là qu'il faut chercher le moyen de le combattre.

Nous ne parlerons pas des conditions anti-hygiéniques, mais de celles qui impliquent un état morbide; selon les degrés, il y a oppression ou dyspnée.

Quoique peu grave par elle-même, l'oppression ne doit pas être négligée, parce qu'elle peut conduire à la dypsnée et même à un état organique incurable.

Parlons d'abord de l'oppression nerveuse, qu'on observe chez les personnes délicates : tantôt il y a spasme, tantôt manque d'énergie musculaire.

La première s'observe chez les personnes bien portantes, mais très-impressionnables : pour la moindre cause, les bronches se resserrent et l'air ne passe qu'avec difficulté. C'est surtout l'inspiration qui est difficile et écourtée. Cette oppression cesse tout à coup, mais peut prendre également ment un cours périodique. L'atropine, l'hyosciamine, l'hydro-ferro-cyanate de quinine sont indiqués ici. Quelques milligrammes suffisent pour faire tomber les accès.

L'oppression est *anthématique,* quand elle dépend d'un air irrespirable. L'air expiré peut devenir une cause de viciation quand il est retenu dans les poumons, comme dans les affections des bronches, le spasme de la glotte. Il faut combattre la congestion, et, en même temps, administrer les mydriatiques; quelquefois les strychnées et les antipériodiques. Ainsi, dans les affections striduleuses, surtout chez les enfants, on donnera l'atropine, l'hyosciamine (3 à 4 milligrammes), et, si la marche des symptômes l'exige, l'arséniate de strychnine ou l'hydro-ferro-cyanate de quinine, à raison de dix ou douze granules (au maximum) et à des intervalles plus ou moins rapprochés, selon la précipitation des symptômes. L'agitation et la fièvre seront combattues par la morphine, la narcéine, la codéine, l'aconitine, la vératrine, la digitaline. On dira : Comment! tant de moyens ensemble? Mais il est facile de les alterner ou même de donner quelques-uns simultanément. Rien n'empêche d'administrer, à la fois, un granule hyosciamine, un granule chlorhydrate de morphine et un granule arséniate de strychnine, et de les répéter à deux heures d'intervalle. Il en est de même pour l'aconitine et la vératrine, dans les cas de fièvre aiguë; on administrera ces alcaloïdes de quart d'heure en quart d'heure ou de demi-heure en demi-heure, jusqu'à ce que la chaleur et le pouls soient tombés. Quant à l'hydro-ferro-cyanate de quinine, comme c'est en cas de périodicité, on se réglera d'après la durée et l'intensité de l'accès. Cependant on n'attendra pas l'apyrexie, qui peut fort bien ne pas se présenter, la maladie étant inflammatoire, mais on donnera les granules de demi-heure en demi-heure, jusqu'à ce que la fièvre et l'oppression aient cédé.

Telle est la marche de la médecine dosimétrique; on conviendra qu'elle présente de grandes ressources.

Quand l'oppression est *dyshémique,* c'est-à-dire due à un appauvrissement du sang, principalement de ses globules rouges, il faut recourir aux reconstituants : la quassine pour remonter les forces digestives, l'arséniate de fer pour augmenter le cruor du sang. Voilà les moyens qu'il faut employer, mais lentement, petit à petit, afin de laisser à l'organisme le temps de parfaire le travail de la nutrition et de l'hématose. Nous citerons ici l'oppression dyspeptique, qui arrive à la moindre ingestion d'aliments.

Enfin, il y a encore l'oppression vermineuse — notamment par le tœnia à laquelle remédient les anthelminthiques, le cousso surtout. Nous proposons des granules de colocynthine, à la dose dix à vingt, et même au delà. Nous n'avons pas encore de faits, de sorte que c'est une expérience à faire.

Nous signalerons, pour mémoire, l'oppression morale ou *phrénopa-thique*, bien qu'il soit reconnu que les affections déprimantes, comme le chagrin, la nostalgie, peuvent conduire à la phthisie pulmonaire. La chose se conçoit, puisque la nutrition et la crase sanguine sont arrêtées.

Nous arrivons à la dyspnée ; ici la respiration est laborieuse et ne se fait qu'à grand renfort de tous les muscles respiratoires ; on sait de quel sentiment de fatigue, d'anxiété, elle s'accompagne.

Il y a des degrés, selon que le malade peut encore respirer, debout, couché ou en marchant, quoique la gêne soit considérable et force d'incliner le cou et la tête en arrière ; ou bien que le malade ne peut plus rester couché et est obligé de se cramponner à un objet voisin ; ou bien qu'il est forcé de se lancer en avant, comme un homme qui s'asphyxie et se précipite au-devant de l'air.

Quelquefois c'est l'expiration qui est particulièrement pénible ; la respiration est alors abdominale et s'accompagne de la fuite ou émission involontaire des urines et des garde-robes, de la sortie de hernies, comme dans les efforts de toux.

Citons de suite un fait de ce genre, afin de faire voir les ressources de la médecine dosimétrique.

Une dame de cinquante-six ans, petite, rachitique, a vu son oppression augmenter et prendre les caractères de la dyspnée abdominale. Ce dont elle se plaint surtout, c'est l'émission involontaire des urines, car l'anxiété n'est pas très-considérable. Nous lui administrons des granules d'arséniate de strychnine, à raison de six par jour, et des granules de cicutine, à raison de quatre ; cette dernière pour régulariser les mouvements respiratoires, qui sont irréguliers, désordonnés. Eh bien ! malgré la conformation de la malade, la respiration, sous l'influence de ce traitement, est redevenue ce qu'elle était avant, c'est-à-dire que l'oppression est supportable.

Nous allons passer maintenant en revue les différentes espèces de dyspnées, en y rattachant le traitement, d'après les causes et les effets, c'est-à-dire la *dominante* et la *variante*.

Tout d'abord, prenons la dyspnée dans ce qu'elle a d'essentiel, c'est-à-dire l'asthme, les autres n'étant qu'un symptôme, tandis que l'asthme peut exister en dehors d'une lésion des voies respiratoires ou circulatoires. La question est ainsi fixée.

Le professeur Spring définit l'asthme : « Une détresse respiratoire occupant l'appareil broncho-thoracique, survenant par accès nettement limités et se terminant par une expectoration plus ou moins abondante. »

On peut reprocher à cette définition, — comme à tant d'autres, — de n'expliquer rien ; il est donc préférable de caractériser l'asthme par sa physionomie propre, car il n'est pas de maladie qui ait un cachet aussi prononcé.

Dans l'asthme, il y a une ampliation considérable de la poitrine ; mais c'est une distension plutôt mécanique. Il y aurait lieu de s'étonner qu'avec un thorax si vaste on respire si mal, si on ne savait que, chez les asthmatiques, les poumons sont en partie inertes, ballonnés. Ils contiennent un grand volume d'air, la poitrine sonne creux, comme un tonneau vide ; il y a souvent tympanite. A l'auscultation, l'oreille perçoit un souffle tubaire plutôt que vésiculaire, avec des râles ronflants et sibilants plus prolongés, plus aigus à l'expiration. Vers la fin de l'accès, les bronches redeviennent humides, les râles se convertissent en bulles de plus en plus grosses.

L'air expiré des asthmatiques est fortement chargé d'acide carbonique, et manque même quelquefois complétement d'oxygène. L'asthmatique s'asphyxie donc lui-même.

Les veines du cou et de la tête sont gonflées et semblent menacer de se rompre ; cet accident est cependant fort rare, parce que la pression thoracique manque ; le danger pourrait plutôt provenir d'une maladie de cœur. La température du corps est abaissée ; une sueur froide le couvre ; les urines sont pâles pendant l'accès ; après, elles deviennent troubles et rappellent les urines hypostatiques ou critiques.

La maladie procède par périodes ou accès plus ou moins réguliers.

La guérison de l'asthme est souvent spontanée, et se rattache à une espèce d'âge critique ; mais quand on voit les inconvénients et même les accidents qu'il peut entraîner, on conviendra qu'il faut venir en aide à la nature. Disons un mot ici du traitement dosimétrique, le seul qui puisse offrir des chances de soulagement.

Et tout d'abord, il faut bien se pénétrer de l'idée qu'il y a dans l'asthme, à la fois, spasme et paralysie des bronches et du parenchyme pulmonaire. Ce dernier est ballonné, et, comme nous l'avons vu, la tympanisation s'étend quelquefois jusqu'à l'estomac ; car, comme l'affection réside particulièrement dans l'innervation irrégulière du pneumogastrique, il y a resserrement du cardia en même temps que des bronches.

Souvent l'asthme se rattache à une maladie du cœur. Nous citerons ici une lettre qui nous a été adressée par une des sommités médicales de Paris, lettre d'autant plus intéressante que c'est un médecin qui expose lui-même ce qu'il éprouve.

« Paris, 18 avril 1872.

» Monsieur et très-honoré Confrère,

» J'ai reçu une lettre de vous sur votre nouvelle méthode thérapeutique et votre *Guide de médecine dosimétrique,* et voulant essayer sa valeur, ne trouvant jusqu'à présent aucun soulagement par les moyens ordinaires, c'est moi-même qui vais vous demander votre avis sur le traitement que vous croirez devoir me conseiller.

» J'avais depuis longtemps une légère hypertrophie du cœur, qui n'a jamais, même à présent, été accompagnée d'altération des valvules. Cette affection ne me gênait nullement pour exercer mon état, faire mes visites à l'hôpital et affronter toutes les fatigues d'une assez nombreuse clientèle, lorsque, il y a environ un an, revenant à Paris après avoir moralement bien souffert des épouvantables désastres qui ont ravagé mon pays, j'ai été pris de petits accès d'essoufflement qui me surprenaient. le matin au lit, durant quinze à vingt-six minutes, me forçaient à me mettre sur mon séant, et cédaient assez bien à un synapisme appliqué, soit sur la région du cœur, soit sur le creux sternal; peu à peu, et presque insensiblement, survenait un peu d'anhélation, pendant la marche et l'ascension d'un escalier. Je me consultai avec M. Bourdon, mon collègue à la Charité, et il fut résolu que je prendrais de l'eau de laurier-cerise et des lavements au camphre et à la valériane. Nous considérions cette affection, à son début, comme une névrose du cœur. Les symptômes ne furent point enrayés; j'avais des alternatives de bien-être pendant quelques jours; puis tout revenait comme par le passé. Pendant l'été, j'eus deux ou trois accès d'oppression qui me forçaient à me lever, et, en même temps, la progression et l'ascension devenaient de plus en plus pénibles chaque jour. En effet, quand je marchais, je ressentais comme une constriction, un poids vers la région sternale ou la région précordiale, mais sans aucun retentissement vers le bras ou l'épaule gauche. Je continuai comme traitement la prise des lavements à la valériane et au camphre, qui me soulageaient, mais momentanément. Vers cette époque, je pris aussi des granules de digitaline et des granules de Papillaud d'arséniate d'antimoine. Ainsi se passa mon été. Je revins à Paris le 13 novembre, et, avec Bourdon, je vis mon collègue Pidoux, qui jugea aussi que mon cas était une névrose du cœur, approuva tout ce qui avait été fait et proposa des lavements à l'assa-fœtida. J'en pris une vingtaine, mais sans aucun avantage marqué; à ce moment, mes collègues m'examinèrent avec le plus grand soin, trouvèrent une légère hypertrophie (celle que j'avais depuis vingt ans et qui avait été, pendant ce long espace de temps, enrayée par un médicament que j'ai découvert pour le cœur : *la décoction de café vert*). Ils ne trouvèrent absolument rien aux valvules; la respiration était ample et complète dans tout le poumon; mais ce qui les frappa, ce fut une assez forte distension de l'estomac par les gaz, de telle sorte que cet organe, soulevant le diaphragme, venait encore ajouter à l'essoufflement que j'éprouvais. Depuis mon retour à Paris, j'ai eu encore une fois un accès d'étouffement, à la suite d'une émotion morale, mais depuis, les accès ont complétement disparu.

» Voici mon état actuel : Teint bon et rosé, lèvres d'un rose vif, bon appétit, que je suis obligé de modérer, à dîner surtout, car alors, si je mange un peu trop, les gaz soulèvent l'estomac et j'ai de l'oppression pendant environ une heure, jusqu'à ce que les gaz soient sortis. Dans l'état de repos aucun essoufflement; lorsque je prends une grande et complète inspiration, légère constriction dans toute la cage osseuse, mais surtout à gauche, quelquefois et sans cause connue, crampe dans les muscles intercostaux, à droite, à gauche et en avant, quelquefois aussi en arrière; mais ces douleurs sont fugaces. Dans le lit, le décubitus sur le dos est assez pénible, sur le côté droit très-facile, mais plus encore sur le côté gauche. Marche dans l'appartement assez facile et sans oppression, mais dans la rue, dès qu'il y a un peu d'ascension, marche très-pénible, oppression, compression de la poitrine, comme si un poids énorme venait peser dessus. Ces symptômes sont encore plus marqués lorsque l'estomac est plein, puisque à l'affection dominante vient se joindre le gonflement de l'estomac par des gaz, et, chose encore fort singulière, c'est qu'après mon déjeuner, presque aussi copieux que mon dîner, je n'étouffe pas, tandis qu'après mon dîner ce symptôme est presque inévitable.

» Qu'est-ce que cette affection ? Après trente-six ans de service dans les hôpitaux et quarante années d'exercice dans Paris, je n'en ai jamais rencontré de semblable. Pidoux et Bourdon l'appellent *asthme cardiaque*. Est-ce, en effet, une perturbation dans les plexus qui servent à la respiration et à la circulation ? Est-ce une affection du pneumo-gastrique ? Une circonstance bien bizarre et que j'avais oublié de vous signaler, c'est qu'avant d'éprouver les symptômes de ma maladie actuelle, j'avais depuis cinq à six ans de très-fréquentes intermittences du pouls, sans que ce symptôme apportât le moindre trouble dans ma vie si active, et depuis ma maladie actuelle, ces intermittences ont presque tout à fait disparu. Je serais bien heureux, monsieur et honoré confrère, d'avoir votre avis sur cette bizarre et cruelle affection, et si dans votre nouvel arsenal thérapeutique, vous n'avez pas un traitement à me proposer.

» Bon P... DE K... »

Notre premier soin, en répondant à la lettre qu'on vient de lire, a été de rassurer notre honoré confrère sur les suites de son *état nerveux*. Nous disons nerveux, parce que rien chez lui ne dénote un état organique suffisant. L'hypertrophie du cœur, que M. P... traite lui-même de légère, ne coexiste avec aucune altération des valvules, ainsi que ses savants collègues, MM. Bourdon et Pidoux, l'ont confirmé. Comment expliquer sans cela ces signes d'une santé florissante? Ainsi qu'on vient de le voir, les intermittences du pouls ont disparu depuis que la névrose s'est déplacée et a dégénéré en asthme. Que le pneumo-gastrique n'est pas étranger à l'affection, les symptômes à la fois pulmonaires et gastriques le démontrent; et ces symptômes sont de même nature : le ballonnement des poumons et de l'estomac.

Notre collègue n'a jamais été plus malade antérieurement, et c'est sous une influence morale que les accès d'asthme se sont déclarés; éloignant donc toute idée de diathèse ou dyscrasie, je lui ai conseillé l'emploi de l'arséniate de strychnine, de l'hyosciamine et de la quassine, en les combinant trois par trois, quatre fois dans la journée. Or, voici comment nous expliquons cette médication : Qu'il y ait spasme des bronches, le ballonnement du parenchyme pulmonaire le démontre, de même que le spasme du cardia la tympanite de l'estomac. Voilà aussi pourquoi la gêne augmente après avoir dîné. Or, ce ballonnement a dû entraîner un certain degré d'atonie ou de sub-paralysie des poumons et de l'estomac. C'est comme, dans la dysurie, la sub-paralysie de la vessie : de sorte que lorsque le col se détend, les urines coulent goutte à goutte. Un malade auquel, dans une circonstance analogue, nous avions prescrit la cicutine et l'hyosciamine, fut délivré de son infirmité par la brucine.

Nous avons conseillé à notre collègue de Paris, de préférence, l'arséniate d'antimoine, parce que, dans l'asthme, on peut toujours admettre un certain degré de rhumatisme. Nous ne prétendons pas en faire une règle générale.

Quant à l'influence de l'hypertrophie du cœur sur l'asthme, sans la rejeter, nous pensons qu'il ne faut pas non plus l'exagérer. Chez les goutteux, où l'asthme est souvent l'indice d'une maladie du cœur, cette dernière peut manquer. L'effet nul de la digitaline prouve, au reste, que là n'est pas la cause. S'expliquerait-on, d'ailleurs, dans cette supposition, la disparition des intermittences du pouls? Nous pensons donc que notre traitement est logique ; c'est celui qui nous a toujours le mieux réussi (1).

Passons maintenant aux dyspnées symptomatiques. Il y a des dyspnées symptomatiques *prochaines* et des dyspnées symptomatiques *éloignées*. (Nous sommes ennemi de la scolastique, quoique ou peut-être parce que nous avons passé quarante années dans l'enseignement ; mais quand ces distinctions peuvent guider le praticien, nous en sommes partisan.)

Dans les dyspnées symptomatiques *prochaines*, nous plaçons toutes celles qui sont dues à des maladies des voies respiratoires : *angino-laryngiennes, bronchiques, pneumoniques, pleurodyniques, cardiopathiques. thoraciques, stomachiques*, etc. Dans les dyspnées symptomatiques *éloignées*, se rangent les *dyspnées névropathiques, myéloplastiques, cérébrales, dyshémiques*.

Nous allons les passer brièvement en revue.

Dyspnée angino-laryngienne. — C'est la plus violente de toutes, puisqu'elle se produit sous forme de suffocation et peut devenir mortelle par suite de la suppression complète de l'entrée de l'air.

Distinguons, tout d'abord, le *tétanos* de la glotte, qui peut être dû à un spasme tonique des muscles constricteurs ou à une paralysie des muscles dilatateurs. De là, deux ordres de moyens curatifs : 1° les mydriatiques : atropine, hyosciamine ; 2° les strychnées, l'électricité. Ces accidents sont particulièrement redoutables chez les tout jeunes enfants. Ainsi, on les voit survenir pendant la première quinzaine de la vie et la mort en être la conséquence presque immédiate. Chez l'adulte, le danger est moins grand.

Cette affection, en tant que *faux croup*, se distingue du croup vrai par l'absence d'exsudation ou fausse membrane. Elle n'exige donc pas, comme ce dernier, l'emploi des émétiques.

Distinguons encore la *laryngite striduleuse* ou *asthme Millar*, qui se déclare le plus souvent la nuit, par accès de toux violente et rauque, avec respiration bruyante et difficile, angoisse, oppression, rougeur de la face, accélération du pouls et agitation vive. Dans l'intervalle des accès, la fièvre est modérée, la respiration plus ou moins facile, mais ordinairement bruyante, ronflante, striduleuse; la voix est rauque, la toux langoureuse. Cette affection, pas plus que les précédentes, ne doit être

---

(1) Le docteur P... est mort depuis par affaiblissement du sang, n'ayant pas suivi régulièrement les prescriptions de la dosimétrie.   D^r B.

négligée, car elle peut se terminer par la suffocation. Il faut donc, indépendamment des révulsifs et des dérivatifs énergiques, l'emploi des mydriatiques, et en même temps des anti-périodiques, notamment l'hydro-ferro-cyanate de quinine, qui, ainsi que nous l'avons déjà fait observer, est le modificateur indiqué dans l'espèce. En même temps qu'un granule d'hyosciamine (au demi-milligramme), nous donnons deux granules d'hydro-ferro-cyanate de quinine (au milligramme), avec une cuillerée de sirop de gomme ou d'ipéca, et nous répétons cette prise d'heure en heure, selon l'urgence. Vers le soir, nous donnons un ou deux granules de codéine, de narcéine ou de morphine.

Nous devons signaler ici l'œdème de la glotte, suivie promptement de mort. Ici encore, l'affection procède par accès, surtout la nuit. Nous l'avons observé chez des individus atteints de morsures; de sorte qu'on peut la considérer comme une espèce d'hydrophobie, quoique non rabifique. Ici, il faut également l'emploi des mydriatiques et des anti-périodiques poussés très-activement : ainsi, un granule d'atropine et deux d'hydro-ferro-cyanate de quinine, de demi-heure en demi-heure.

Vient enfin le *croup vrai*, qui est une inflammation intense de l'isthme du gosier, du pharynx, du larynx, de la trachée-artère et des bronches, jusqu'aux cellules aériennes, rarement atteintes ou plutôt n'ayant pas le temps de l'être, tant la maladie marche vite. L'affection est à type continu, mais comme toutes les affections de cette région, elle présente un caractère nerveux. Il faut donc l'attaquer par des anti-phlogistiques et des anti-névrosiques. Ainsi les déplétions sanguines, surtout à titre dérivatif, c'est-à-dire laisser couler le sang graduellement et non en grande quantité, de peur de rendre l'enfant exsangue ; les émollients sur la gorge ; s'il y a spasme, atropine, hyosciamine : un demi-milligramme, d'heure en heure, dans un excipient mucilagineux, et, dès que la fièvre prend une forme erratique, l'hydro-ferro-cyanate de quinine et même l'arséniate de quinine : un granule de demi-heure en demi-heure, jusqu'à effet.

Au début, il peut être utile de donner l'émétine au lieu de l'émétique, chez les tout jeunes enfants : un granule tous les quarts d'heure, jusqu'à nausées ou vomissements. Ceux-ci n'ont pas pour but d'expulser la fausse membrane, mais de prévenir sa formation par la détente que produit le contro-stimulisme (1).

Si, malgré ce traitement énergique, la suffocation persiste et menace de devenir mortelle, il ne faut pas tarder de pratiquer la trachéotomie.

___

(1) Le docteur Fontaine, de Bar-sur-Seine, a employé comme spécifique des affections diphthéritiques le sulfure de calcium, comme dominante, avec les alcaloïdes comme variante. Nous reviendrons sur cette question importante.   Dᴿ B.

Généralement, on se fait de cette opération une idée extraordinaire ; le fait est qu'elle est des plus simples, et que, par conséquent, mieux vaut la faire même inutilement. Les cas de mort ne doivent pas lui être attribués, mais bien au retard qu'on y a mis.

Parlons maintenant des suffocations *nervo* et *myo-paralytiques*. L'expiration se fait sans bruit ni difficulté, tandis que l'inspiration a lieu avec un râle ronflant grave, un ronflement, quelquefois un cri de coq. Cela tient à ce que, dans le premier mouvement, les cordes vocales s'écartent passivement, tandis que dans le second, la colonne d'air, qui arrive avec une certaine force, les presse l'une contre l'autre. Il y a, en même temps, raucité et extinction de voix.

La cause peut être ici purement nerveuse : tels sont certains cas d'hystérie ; diathésiques, comme dans l'intoxication saturnine ; et enfin *sténotiques*, comme dans les tumeurs du cou, du larynx, par suite de corps étrangers, d'engorgements, etc. On comprend que le traitement variera en conséquence : ainsi, dans la dyspnée nerveuse aphonique, on administrera, outre les anti-spasmodiques, l'acide phosphorique et le sulfate de strychnine : quatre à six granules par jour. Ces modificateurs nous ont trop souvent réussi pour ne pas les recommander aux praticiens. Dans la suffocation diathésique, on emploiera les moyens appropriés : iodés, mercuriaux, arséniates, bromures, etc. Nous citerons spécialement le camphre bromé, auquel nous consacrerons un article spécial.

Quant aux suffocations sténotiques, elles sont du ressort de la chirurgie. Tels sont les polypes du larynx, auxquels le professeur Ehrmann, de Strasbourg, a consacré une monographie. Grâce au laryngoscope, le diagnostic s'est simplifié. La tumeur, d'après son lieu et son mode d'insertion, peut être attaquée tantôt par la voie naturelle, tantôt par une voix artificielle ou la laryngotomie. Comme dans le croup, l'opération doit se faire à temps. De même que la trachéotomie, la laryngotomie n'offre aucun danger. Le chirurgien ne doit point se montrer timide devant le danger. Que dirait-on de celui qui, sachant nager, ne se porterait pas au secours d'un homme qui se noie ? La situation est la même.

Nous arrivons aux *dyspnées symptomatiques éloignées*.

Et d'abord, la suffocation *sympathique,* qu'on observe particulièrement chez les enfants et les personnes nerveuses. La première rentre dans la catégorie des affections striduleuses du larynx ou faux croup, mais en diffère par la cause. C'est contre cette dernière qu'il faut agir : tantôt les douleurs de dents, tantôt les vers, ou telle autre irritation de la muqueuse gastro-intestinale. — Nous avons parlé de la toux aboyante ou hystérique.

Vient ensuite la suffocation *cérébro-spinale*, que des médecins anglais, J. Clarke et Pretty, ont nommé *croup cérébral*. Ce genre de laryngisme s'explique par les rapports de la moelle épinière et des masses posté- térieures du cerveau avec le larynx, par l'intermédiaire des nerfs laryn- gés. L'alcoolisme joue ici un grand rôle; preuve, la raucité que donne l'abus des spiritueux. L'acide phosphorique, le sulfate de strychnine, le camphre bromé sont très-utiles ici.

La dyspnée *splénalgique* est une névrose du plexus splénique et s'ac- compagne également de troubles du côté des plexus spermatique, rénal, ovarique, utérin, cystique, de manière à donner lieu à des symptômes de spasme fort complexes. C'est dans ce cas que la cicutine (quatre granules par jour) convient particulièrement. Ces névroses peuvent avoir des con- séquences graves; il est donc très-important de les faire cesser. Contre la dyspnée, les strychnées sont toujours indiquées. J'associe dans ce cas la cicutine et l'arséniate de strychnine.

Dyspnée dyscrasique. — Il faut ranger dans cette catégorie d'affections la *dyspnée saturnine*. Les bains de vapeur sulfhydrique et l'iodure de potassium sont indiqués ici.

Il y a encore les dyspnées *humorales*. On est presque embarrassé de se servir de ce mot, et cependant il est avéré que certaines dyspnées ou suffocations se rattachent à la répercussion d'une humeur. Ainsi, l'impé- tigo de la tête, chez les enfants, entre pour une grande part dans les affections striduleuses propres à cet âge. Il suffit que l'éruption reparaisse pour que le laryngisme cesse; et *vice-versa*. Comme généralement il y a scrofulose, il faut insister sur l'emploi du sirop de Vannier. Dans quelques cas la vératrine est utile, chez les personnes nerveuses : vers l'âge critique. La vératrine amène dans ce cas un calme, une cessation du prurit qui agace le système nerveux et entraîne le spasme des poumons. Je donne, dans ce cas, trois à quatre granules de véra- trine par jour, et la continue pendant un certain temps, avec des inter- valles de repos.

En somme, les dyspnées ou suffocations doivent être combattues d'après les causes qui les ont produites. Il n'y a pas d'affections qui exi- gent un traitement plus varié; mais dès qu'il y a insuffisance nerveuse, il faut venir au secours de la nature par les strychnées, les arséniates, les ferrugineux, et, s'il y a spasme, par les mydriatiques : atropine, hyosciamine, daturine, etc. Nous avons vu que ces deux états peuvent coexister, c'est-à-dire spasme des bronches et paralysie consécutive du parenchyme pulmonaire. Le traitement doit alors comprendre deux ordres de moyens, comme dans l'asthme essentiel.

Il faut, en même temps que l'état local, considérer l'état général, et réagir contre ce dernier avec énergie. Tel est le cas des dyscrasies et diathèses. Ainsi, dans la tuberculose, les arséniates agissent, comme dans l'amendement du sol, en empêchant la production des faux germes ou de la graine tuberculeuse. En quoi consiste cette dernière? La science ne nous a pas encore révélé son secret; on commence cependant à entrevoir que les globules blancs du sang pourraient jouer ici un grand rôle, comme dans toute pseudo-morphose ou hétérogénie. Si cela est, c'est-à-dire si les granulations miliaires ne sont que les corpuscules blancs pathologiquement transformés sous l'influence d'une cause diathésique, acquise ou héréditaire, il sera facile de comprendre que les moyens qui activent la crase sanguine soient si puissants contre la diathèse tubercu-leuse; pourquoi, par exemple, le changement de climat, une vie active, les voyages, sur mer surtout, même les excès, ont pu transformer des phthisiques. Malheureusement, la vie civilisée est une galère où l'on est condamné à ramer sans répit ni pitié dans une atmosphère viciée. Est-il étonnant qu'il y ait tant de poitrinaires, et que la médecine soit impuis-sante à en diminuer le nombre? Nous venons au moins de faire voir que la médecine dosimétrique ne manque pas de ressources. C'est l'opportu-nité de leur application qui le plus souvent fait défaut.

XVI

Traitement dosimétrique de la diarrhée cholériforme.

De l'asthme à la diarrhée cholérique il n'y a qu'un pas, parce qu'elle se termine également par cyanose; M. J. Guérin a donné à cette diarrhée le nom de *prémonitoire,* parce qu'elle précède généralement cette affection et peut aller jusqu'à l'état algide de la cyanose confirmée.

Ce flux de ventre est de deux sortes : *bilieux* ou *séreux,* et exige deux ordres de moyens. Quand l'état bilieux est prononcé, qu'il y a anorexie, envies de vomir, bouche amère, et que deux stries jaunâtres se dessinent, sur la langue, de chaque côté du raphé, il faut, d'après les indications de la nature, administrer le Sedlitz Chanteaud, car, en dehors du ferment cholérique, sur lequel nous n'avons aucune notion, il y a les matières fermentescibles, surtout la bile, qui prend des qualités âcres, au point de détruire les cellules du foie. De là, les désordres si fréquents qu'on observe dans cet important parenchyme. Le naturaliste Victor Jacquemont, qui le premier nous a fait connaître le choléra indien, est mort d'un abcès au foie, suite d'une fièvre algide qu'il avait contractée dans les gorges de l'Hymalaya. Il en est de même de toutes les affections bilieuses épidémiques, notamment la fièvre jaune.

Dès que l'évacuation des matières intestinales a été complète, il faut songer à calmer le mouvement désordonné du tractus abdominal, ainsi que les douleurs ou tranchées dont il s'accompagne; sans cela, il se produit une sidération nerveuse qui va jusqu'à l'état algide et la cyanose. On commencera par quelques granules de chlorhydrate de morphine : un de demi-heure en demi-heure, jusqu'à effet, et si l'état nauséeux ou de mal de mer persiste, on y associera le sous-nitrate de bismuth, surtout s'il existe de la gastralgie et entéralgie. Les crampes venant à se déclarer, on ajoutera à ces moyens l'atropine ou l'hyosciamine. Ainsi, on donnera alternativement, de demi-heure en demi-heure, ou d'heure en heure, un granule d'hyosciamine ou d'atropine, un granule de chlorhydrate de morphine et un granule de bismuth. Ces agents, quoique très-actifs, ne produisent pas la moindre perturbation, et, au contraire, font cesser celles qui existent. Il n'en est pas de même des huiles essentielles et des éthers, dont on a abusé de la manière la plus déplorable, au point qu'après la réaction on se trouvait devant une gastro-entérite, qui se terminait le plus souvent en typhus ou en consomption.

Entre-temps, il faut solliciter l'action de la peau par les frictions et ventouses sèches ; et, comme le corps brûle à l'intérieur, par les compresses réchauffantes ou le maillot, à la manière des hydrosudopathes.

Il arrivera alors que la réaction oscille, c'est-à-dire qu'il y ait des alternatives de frissons et de bouffées de chaleur : on n'hésitera pas un seul instant à administrer les anti-périodiques, de préférence l'hydro-ferrocyanate de quinine : un granule de quart d'heure en quart d'heure, ou, s'il n'était pas toléré, des lavements de quinine (15 à 20 centigrammes dans une solution d'amidon, avec quelques gouttes de laudanum), de demi-heure en demi-heure.

Si malgré ces moyens internes et les moyens externes, qui auront été activement continués, la prostration augmente, il faut ne pas perdre une minute pour administrer l'acide phosphorique et le sulfate de strychnine. Quelquefois on alternera ces derniers moyens avec l'arséniate de quinine.

Dans le choléra séreux, la langue est plate, blanche, sans amertume de la bouche, et le malade se plaint d'une soif inextinguible. La voix est faible, brisée, la face, grippée, exprime une souffrance indicible ; les joues enfoncées, les orbites creuses, le teint mat, donnent au malade quelque chose de cadavéreux. Les extrémités se tordent en crampes douloureuses ; le ventre est retiré sur lui-même, enfoncé, comme sur le cadavre ; le malade y éprouve une sensation de brûlant, qui fait qu'il ne cesse de se découvrir et de demander de l'eau froide ou de la glace. Le pouls s'efface et la chaleur cède la place à un état algide confirmé.

On comprend qu'ici il ne peut plus être question d'évacuer ; il faut aborder de prime abord la seconde partie du traitement du choléra bilieux, c'est-à-dire les calmants, les anti-périodiques, les strychnées et les frictions sèches sur la peau.

Feu le docteur Éverard nous a fait connaître un traitement institué, en Russie, par le docteur Mandt, et qui n'est pas sans analogie avec celui que nous venons d'indiquer. On nous permettra donc de le rappeler ici en peu de mots.

« Le choléra étant constitué — inutile de rapporter ici les symptômes caractéristiques, le médecin les connaît, — seulement nous dirons que le malade conserve encore un pouls perceptible, et que le corps n'est pas complétement froid ; dans cet état on administre une poudre composée de :

Extrait alcoolique de noix vomique	0,001
Acide phosphorique	0,001
Sucre de lait	0,25

» Cette préparation est répétée selon la violence des vomissements ou des déjections alvines : ainsi, toutes les cinq, quinze ou trente minutes. Le médecin rapproche ou éloigne les prises du remède, selon les indications.

» En même temps, on a eu soin de faire tremper un drap de lit dans de l'eau salée, puis, après l'avoir fortement tordu, on en enveloppe le malade, afin de favoriser la réaction. Ordinairement, le retour de la chaleur commence après quelques heures. Je l'ai vu survenir en moins de quatre-vingts minutes, ainsi que la cessation des crampes. On conçoit facilement que ce but étant atteint plus ou moins vite, il reste à observer les conséquences de l'attaque sur la membrane muqueuse gastro-intestinale, et même sur la trachéale, car elle est toujours affectée.

» Si après quelques heures, l'état du cholérique s'aggrave, mais que le froid n'est pas encore universel, on alterne le remède précité avec le suivant :

Extrait alcoolique de noix vomique	0,001
Extrait de vératrum blanc	0,001
Sucre de lait	0,25

» La chaleur revient ordinairement quand le traitement a été exécuté avec soin et promptitude. Si elle tarde à reparaître, il faut renouveler le drap avec de l'eau salée. Entre-temps, on a recours à un cataplasme de farine de lin sur le ventre.

» Quand la maladie arrive à sa troisième forme, soit d'emblée, soit successivement, par une aggravation de tous les symptômes, l'oppression devient excessive, le pouls est nul, la peau entièrement froide et cyanosée. Dans cet état, le péril est imminent, et il faut faire sur tout le corps des frictions avec de la glace et du sel en poudre. Aussitôt cette opération finie (et elle doit se faire avec force et vitesse), le malade est enveloppé dans un drap mouillé, par-dessus une couverture de laine; puis il est remis au lit. Au même moment, on donne, alternativement, le premier remède déjà indiqué et la préparation suivante :

Musc	0,001
Extrait alcoolique de noix vomique	0,001
Sucre de lait	0,25

» Ces poudres sont administrées à des intervalles plus rapprochés : toutes les cinq, dix, quinze ou vingt-cinq minutes. Après quelques heures d'attente, si la peau ne reprend point la moindre chaleur, il faut répéter les frictions avec la glace et le sel. J'ai vu un cholérique à qui on a dû faire sept fois cette opération et qui a été sauvé.

» Si le choléra est sec, foudroyant, apoplectique, avec ou sans paralysie, même traitement externe, et on donnera alternativement la poudre suivante :

```
Camphre  . . . . . . . . . . . . . . .  0,001
Sucre de lait  . . . . . . . . . . . . .  0,25
```

» Ces remèdes seront administrés comme il a été dit plus haut : toutes les cinq, dix, quinze minutes.

» Lorsque la réaction commence, si c'est après une attaque légère, les suites sont peu graves, et la convalescence se déclare assez vite. Mais quand l'attaque a été violente, on est bien loin encore du succès. Un nouveau danger va commencer : la membrane muqueuse gastro-intestinale s'irrite, s'enflamme à différents degrés, et menace de tomber en gangrène. Les nombreuses autopsies qui ont été faites ne laissent aucun doute à cet égard. En outre, le tube aérien, si vivement affecté pendant la crise, et dont le degré d'irritation coïncide si clairement avec l'altération ou la disparition de la voix, présente les mêmes lésions et donne les mêmes craintes.

» Ce tableau n'est qu'ébauché, mais il suffira pour faire comprendre toute l'importance du traitement pendant la période algide, et surtout pendant celle qui va suivre.

» Quelle que soit la forme grave à travers laquelle le cholérique a passé, le médecin doit observer attentivement la réaction : l'activer ou la modérer. Il supprimera graduellement les doses des médicaments ; d'abord il abandonnera le musc, le camphre, le vératrum, et même l'acide phosphorique ; il laissera subsister la noix vomique seule, mais à des prises plus rares ; il y ajoutera parfois un milligramme d'extrait d'aconit ou de bryone, suivant qu'il veut combattre un excès de réaction ou qu'il prévoit une apparence de retour du choléra. Si, au contraire, la réaction a de la peine à se soutenir : avec des accès de froid, il arrivera aux lavements de sulfate de quinine. »

En temps cholérique, tout flux du ventre doit être sévèrement surveillé et combattu, non par les *semblables* ou les *contraires*, mais par des moyens rationnels, c'est-à-dire en rapport avec la nature des symptômes ; par conséquent, les évacuants, quand il y a à évacuer, d'après le principe d'Hippocrate : *Quo tendit natura eo ducenda*; tantôt par les constipants, ou plutôt les calmants du mouvement péristaltique exagéré et perverti, au point d'être crampiforme. Puis, ce résultat étant obtenu, agir selon le degré de la vitalité : lui venir en aide si elle fléchit ou menace de succomber; la modérer, au contraire, si elle veut dépasser le but ou la moyenne physiologique.

XVII

Traitement dosimétrique des dysphagies.

Il y a quelque temps, me trouvant à Blankenberghe, le médecin de cette charmante station de bains de mer, me parla d'un de ses clients, affecté, depuis quelques jours, de dysphagie, au point de rendre l'emploi de moyens mécaniques nécessaire. Je lui conseillai de tenter avant, la méthode dosimétrique. Trois jours après, je reçus de ce confrère la lettre suivante :

« Monsieur le Professeur,

» Je suis heureux de pouvoir vous annoncer que le résultat de la médication dosimétrique a été vraiment extraordinaire. Le malade, officier en retraite de notre armée, âgé de 64 ans, d'une constitution hémorroïdaire, menant une vie très-calme, n'ayant pas abusé de liqueurs spiritueuses, se sentant indisposé depuis quelques jours, prit deux pilules purgatives, sans difficulté, mais quelques instants après, ayant voulu boire, il ne parvint pas, à son grand étonnement, à avaler une goutte d'eau. Quelques heures plus tard il essaya de nouveau, mais il lui fut impossible d'ingurgiter quoi que ce soit.

» Le malade ne souffrait pas le moins du monde ; il n'éprouvait pas la moindre inquiétude, et comme il n'y avait ni gonflement, ni chaleur, ni rougeur, je m'attendais qu'après quelques selles, la dysphagie cesserait.

» Il n'en fut rien. Un confrère de Bruges me fut adjoint. Nous attribuâmes cet état à une congestion. Une application de sangsues derrière les oreilles, des synapismes aux mollets, des frictions au cou, avec une pommade excitante belladonée, tel fut notre traitement. Le résultat fut momentané, c'est-à-dire qu'immédiatement le malade put avaler quelques gouttes d'eau ; mais quelques heures après, aucun liquide ne passait plus. Le lendemain (le dimanche que vous êtes venu), sur votre conseil, il fut administré, après l'introduction forcée du doigt indicateur dans l'arrière-gorge, trois granules dosimétriques : un d'hyosciamine, un d'acide phosphorique, un de sulfate de strychnine.

» Une demi-heure après, le malade put avaler, avec beaucoup d'effort, mais sans l'aide du doigt, trois nouveaux globules. Une heure après, il ingurgita, avec peine, un demi-verre d'eau.

» Comme il supportait bien les médicaments, nous lui fîmes prendre, de trois heures en trois heures, le même nombre de granules. Le malade put, de temps à autre, boire un peu de bouillon.

» Le mieux se soutint : pour le maintenir, nous fîmes prendre les médicaments comme le premier jour. Aujourd'hui, c'est-à-dire le troisième jour de la médication dosimétrique, le malade a pu manger une tartine et prendre sans difficulté une tasse de bouillon. L'affection a donc cédé. Le malade se porte à merveille. Voilà, Monsieur le Professeur, le fait tel qu'il s'est passé.

» Maintenant je finis en vous faisant observer qu'il n'y a pas de tumeur de l'œsophage, ni aux environs. Le malade n'a jamais eu la goutte, mais depuis quelques années il souffre beaucoup de rhumatisme, principalement dans les membres inférieurs.

» D'après ma manière de voir, la dysphagie était due à une paralysie de l'œsophage, symptomatique d'un état congestionnel du cerveau.

» N'ayant jamais observé de fait de cette nature, je vous laisse le soin d'apprécier et de juger le cas présent, d'après la narration que j'ai tâché de faire le plus exactement possible.

» Dr Van Mullem. »

Depuis, une nouvelle lettre du confrère est venue confirmer la guérison persistante du malade.

Avant de faire nos réflexions sur ce cas, nous citerons un deuxième fait d'œsophagisme, également levé par la strychnine et l'hyosciamine.

Dernièrement, me trouvant à Paris pour suivre les expériences de M. Alphonse Guérin, à l'Hôtel-Dieu, avec les appareils ouatés, ce savant et habile collègue, en me faisant les honneurs de ses salles, me fit remarquer un malade présentant une dysphagie survenue inopinément. Il avait eu une parotidite qui s'était évacuée par le conduit de Sténon. Existait-il, de ce chef, quelque rapport morbide avec le pneumogastrique ou son accessoire? Il serait difficile de le dire. Rien, au reste, ne le dénotait du côté des organes respiratoires. Le seul signe pathognomonique était une constriction douloureuse de l'œsophage, avec impossibilité d'avaler.

Je proposai de faire prendre au malade l'arséniate de strychnine et l'hyosciamine, de chaque six granules par jour.

Étant retourné à l'Hôtel-Dieu quelques jours après, M. Guérin me fit voir le malade complétement débarrassé de sa dysphagie.

Comment, maintenant, expliquer une action aussi rapide de médicaments diamétralement opposés? Évidemment on ne le peut qu'en l'absence de toute altération organique. C'est la dynamicité qui était seule en jeu; or, dans ce cas, des substances aussi énergiques que la strychnine et l'hyosciamine ont dû avoir des effets prompts.

Reste l'action antagoniste : on sait que la strychnine corrige l'effet mydriatique de l'hyosciamine, mais, comme le fait remarquer Gubler, dans ses *Commentaires thérapeutiques,* « les actions dés deux poisons ne sont pas contraires ; ensuite elles ne s'exercent pas également sur les divers appareils de l'économie, en sorte qu'elles ne sauraient se faire exactement équilibre ni se neutraliser complétement ».

L'observation du savant thérapeutiste est juste : c'est ainsi que les anciens médecins combinaient l'opium et la belladone, quoique l'un empêche l'action mydriatique de l'autre.

Pour tous ces médicaments héroïques, il faut admettre une action élective : ainsi, dans le cas qui nous occupe, il a pu se faire qu'il existât, à la fois, une paralysie du plan musculaire longitudinal et une contracture spasmodique du plan circulaire, d'où rupture d'équilibre ou d'antagonisme. Cette manière de voir est confirmée par le fait suivant.

XVIII

**Rétention d'urine, guérie dosimétriquement par l'hyosciamine,
la cicutine et la brucine.**

Un individu, âgé de 42 ans, atteint de dysurie qui, par moments, allait jusqu'à rétention d'urine, vint me trouver afin que je le sondasse. Il existait un rétrécissement hypertrophique de la portion membraneuse du canal, pour lequel il était en traitement depuis plus de huit mois, chez un spécialiste. Là cependant ne pouvait être la cause unique de la dysurie, car c'était un péché de jeunesse, et jusque-là cela ne l'avait pas empêché de lâcher l'eau, — il est vrai plus longuement. La difficulté d'uriner était survenue brusquement et avait dégénéré, par moments, en rétention. Le malade éprouvait des épreintes douloureuses à l'anus et au périnée. La nuit, sous l'influence de la chaleur du lit et du sommeil, les urines coulaient involontairement.

Il est évident qu'il y avait ici, à la fois, spasme du col de la vessie et paralysie du corps de cet organe. C'est en vue de ce diagnostic que je prescrivis la *cicutine*, l'*hyosciamine* et la *brucine*, de chaque quatre granules par jour, trois par trois.

Au bout de quelques jours, je reçus la lettre suivante :

« Monsieur le Docteur,

» Je vous remercie du soulagement que vous m'avez procuré avec vos médicaments. Depuis huit mois j'ai souffert des douleurs atroces provoquées par mon rétrécissement, qui était arrivé à m'empêcher de lâcher l'eau. En deux ou trois jours, vos granules m'ont fait revenir à mon état normal, au point de dispenser de me sonder. »

L'hyosciamine a détendu le sphincter vésical, en même temps que la cicutine a fait cesser l'action réflexe de la moelle épinière.

Quant à la brucine, elle a restitué à la vessie son ressort.

Depuis ce cas, il s'en est présenté un autre également digne d'être relaté ici.

Voici la lettre que le malade m'a adressée après sa guérison :

« Monsieur le Docteur,

» Comme j'ai eu l'honneur de vous le dire à votre consultation, il y a cinq ans que j'étais souffrant de la prostate et après avoir consulté en vain, je ne savais plus à quel saint me vouer, lorsqu'un ami me mit en rapport avec vous. Depuis un mois que je fais usage de vos granules, le grave inconvénient d'urine qui me forçait de rester chez moi et me faisait souffrir des douleurs intolérables, a disparu. Je vais ! je viens ! j'existe ! Les granules que vous m'avez prescrits sont : la brucine, l'hyosciamine et le benzoate de soude, de chaque quatre par jour.

» Maintenant il me reste encore qu'à chaque changement de temps, j'éprouve des douleurs très-vives aux pieds ou dans les cuisses. L'épiderme de la peau est très-sensible. Les secousses sont fréquentes et douloureuses. »

Nous avons conservé la forme enthousiaste de la reconnaissance du malade, parce qu'elle montre la confiance qu'on peut avoir dans les médicaments dosimétriques.

Nous avons conseillé de remplacer la brucine par la cicutine.

Ici, encore une fois, il s'agissait d'un spasme et d'une paralysie. L'hyosciamine a eu raison du premier et la brucine de la seconde. Quant au benzoate de soude, il a combattu la cystite chronique qui existait en même temps. La cicutine aura eu pour effet d'enlever les élancements douloureux de la moelle épinière dans les membres inférieurs.

XIX

Physométrie, guérie par l'emploi dosimétrique de l'hyosciamine.

Voici un autre cas qui nous a été communiqué par un honorable médecin. Nous reproduisons sa lettre :

« Monsieur et très-honoré Professeur,

» Dans l'état actuel de la pharmacie, encombrée par une variété prodigieuse de spécialités et leur cortége d'annonces prétentieuses, il n'est
pas de médecin jaloux du soulagement de ses malades qui ne soit séduit
aux avantages réels qui pourront résulter de l'application raisonnée de la
méthode dosimétrique dont vous enrichissez la science et que semblent
appuyer déjà de leur autorité quelques-uns de nos maîtres.

» Certes, il est à désirer que l'action des alcaloïdes et des principes
actifs de chacune des substances que la nature, prodigue de ses bienfaits,
a répandues en si grande abondance autour de nous, soit parfaitement
connue et précisée. Il faut pour cela de nombreuses observations, très-
attentivement faites par des hommes savants, qui jugent avec le véritable esprit d'expérimentation, c'est-à-dire libre de toute idée préconçue.

» Après avoir lu avec attention votre *Guide de médecine dosimétrique*, j'ai fait ma première expérience avec l'hyosciamine, et ç'a été un
succès dont tout l'honneur revient à votre méthode.

» Julie B..., âgée de 48 ans, veuve, encore réglée, est atteinte, depuis
deux ans, de spasme utérin, avec physométrie. Il a été employé tous les
antispasmodiques et les altérants, tels que le bromure de potassium, que
la malade a pris bien exactement pendant deux mois. Il n'y avait que le
séjour à la campagne qui paraissait atténuer d'une manière sensible
l'état morbide, dont les accès duraient des heures entières et se répétaient
souvent dans la journée et duraient alors quelques minutes seulement.

» J'ai donné l'hyosciamine : huit granules par jour, pendant quinze jours. Les crises ont cessé depuis le premier jour et n'ont plus reparu depuis.   » Dr BITTERLIN.

» Saint-Maur (Seine). »

Il s'agit encore ici d'un spasme, mais cette fois du col utérin, avec production de gaz, distension de la matrice et symptômes hystériques. On sait que cet état va quelquefois jusqu'à simuler la grossesse et peut ainsi donner lieu à de graves soupçons.

Toujours est-il que l'hyosciamine l'a fait cesser comme par enchantement.

Il n'y a d'étonnant que le peu d'usage qu'on fait de ce précieux médicament. Espérons que maintenant que nous l'avons introduit dans le formulaire dosimétrique, il n'en sera plus ainsi.

XX

Névralgie de la cinquième paire (trijumeaux), traitée dosimétriquement par l'hyosciamine, la cicutine, le sulfate de strychnine, l'hydroferro-cyanate de quinine et l'arséniate de soude.

Avant de faire connaître la marche et les effets de cette médication, nous devons dire un mot de la maladie.

Il s'agissait d'une névrose de la cinquième paire (trijumeaux). Rappelons ici tout d'abord, que cette paire nerveuse a la plus grande analogie avec les nerfs vertébraux, dans ce sens qu'elle s'implante dans la moelle allongée par deux racines : une grosse et une petite, ayant leurs ganglions intervertébraux ou de conjugaison. Elle est, à la fois, motrice et sensitive.

Par sa branche ophthalmique, elle se distribue aux paupières et à la glande lacrymale, au front, au nez, et, par l'intermédiaire du ganglion ciliaire, fournit des filets à l'iris, au nerf optique et à la pituitaire.

Le nerf ophthalmique préside à la sensibilité tactile de ces parties. Ses anastomoses avec le nerf facial font que ce dernier produit les mouvements de clignotement et de nutation. Ainsi, sous l'impression d'une vive lumière, les sourcils se froncent et les larmes sont sécrétées en plus grande abondance. Quelquefois on éternue, ce qui s'explique par les nerfs sphéno-palatins, dont une des racines provient du ganglion ophthalmique.

Par le nerf maxillaire supérieur, la cinquième paire se subordonne la sensibilité de la paupière inférieure, de la face, des dents supérieures, et s'anastomose également avec le facial : de là, les mouvements involontaires que ce dernier nerf imprime aux muscles expresseurs. Par l'intermédiaire du ganglion sphéno-palatin, il fournit des filets à la dure-mère, au palais et à son voile, au pharynx, dont il se subordonne les mouvements. Par le nerf maxillaire inférieur, la cinquième paire se distribue au bas de la face, aux dents inférieures, au pavillon de l'oreille et à la tempe par le nerf récurrent ou auriculo-temporal, à la langue dont il constitue les papilles. Il a pour ganglion le sous-lingual et s'anastomose avec le facial par l'intermédiaire de la corde du tympan.

La petite racine des trijumeaux se distribue aux muscles masticateurs.

Il était indispensable de rappeler ces détails anatomiques pour faire comprendre pourquoi le malade présentait, à la fois, des phénomènes morbides de mouvement et de sentiment, ainsi que pour expliquer le traitement que nous lui avons ordonné.

Le siége de la maladie n'était point douteux : on pouvait suivre à la vue les irradiations douloureuses par les frémissements des muscles du front, des paupières, du nez et de la face. Ce n'était pas le tic convulsif du facial, mais des contractions fibrillaires provoquées par les anastomoses des deux nerfs. Le malade se plaignait de lançures douloureuses sur le trajet des nerfs frontaux, sus et sous-orbitaires, temporaux, dentaires, etc. Il se faisait, par moment, dans la langue des décharges avec une sensation de sapidité, comme par le passage du fluide galvanique. La salive coulait en abondance et il y avait du larmoiement.

Je prescrivis l'hyosciamine, la cicutine, le sulfate de strychnine, au demi-milligramme. De chaque, quatre granules par jour.

Après huit jours de ce traitement, je reçus du malade la lettre suivante :

« Monsieur le Docteur,

» Depuis que j'ai eu l'honneur de vous voir, j'ai très-exactement suivi le traitement que vous avez eu la bonté de me prescrire. Jusqu'ici les douleurs de la face sont restées les mêmes. Dimanche et lundi, les douleurs ont commencé à la nuit et n'ont cessé qu'à six heures du matin, cependant avec quelques intermittences très-courtes. Mardi soir, il y a eu du calme. Les douleurs se sont représentées mercredi à midi. La constipation est extrême. Les urines sont diminuées. L'estomac supporte bien les doses. »

Je répondis au malade que je considérais de bon augure l'intermittence, quoique légère, et lui prescrivis l'hydro-ferro-cyanate de quinine, conjointement avec les granules précédents.

Le malade prit ainsi à la fois : un granule hyosciamine, un granule cicutine, un granule sulfate de strychnine et un granule hydro-ferrocyanate de quinine, quatre fois par jour.

Huit jours après, je reçus la nouvelle lettre que voici :

« Monsieur le Docteur,

» Conformément aux conseils que vous avez bien voulu me donner par votre lettre du 27 juin dernier, j'ai pris jour par jour les granules. Les pupilles sont fortement dilatées. Faut-il remplacer l'hyosciamine par autre chose pour éviter le trouble de la vision ?

» L'état général est meilleur et les rémittences sont plus longues. Cette nuit les douleurs sont revenues et semblent reprendre de l'acuité, ce qui m'inquiète. Le lit paraît les provoquer. L'appétit est faible, la bouche sèche, la mastication difficile. Je souffre beaucoup d'accidents hémorroïdaires. Si l'aggravation continuait, quelle marche devrai-je suivre? Dix jours avant votre visite, la Faculté du pays m'avait fait commencer un traitement à l'iodure de potassium. Ce médicament doit-il être abandonné ou repris? »

Je répondis de continuer mon traitement, en substituant l'arséniate de soude à l'hydro-ferro-cyanate. Voici la nouvelle lettre qui me parvint :

« Monsieur le Docteur,

» Depuis le départ de ma dernière lettre jusqu'à l'arrivée de votre réponse, il s'est opéré dans mon état un assez grand calme pour que j'hésite aujourd'hui à continuer l'usage des médicaments que vous m'avez prescrits. La plupart des symptômes signalés ont disparu et j'ai le plus grand espoir de réussite. Faut-il continuer avec les derniers médicaments? »

Ma réponse fut qu'il fallait insister encore quelque temps sur la médication arsenicale ainsi que sur les alcaloïdes, de peur de la récidive (1).

Je ne pense pas qu'on puisse mettre en doute les effets des médicaments employés, pas plus que dans les cas précédents. Ce sont encore l'hyosciamine, la cicutine, la strychnine. Pourquoi ces modificateurs réunis? Parce qu'il y avait, à la fois, des phénomènes morbides de spasme et de sensibilité.

On ne saurait dire cependant que ce traitement ait été empirique : l'hyosciamine calme le spasme, la cicutine les élancements douloureux, la strychnine modifie les mouvements morbides, comme on le voit dans

---

(1) Nos prévisions ne nous avaient pas trompé : une lettre ultérieure nous a appris qu'il y a eu en effet une recrudescence du mal.

le traitement des gastroses ; l'hydro-ferro-cyanate de quinine combat la périodicité, l'arséniate de soude pare ou remédie à la dyscrasie.

Rien donc que de rationnel dans l'emploi de ces divers médicaments.

Nous savons qu'il y a des sceptiques en médecine ; mais ceux-là ne sont pas de bons médecins ; pas plus que les augures romains n'étaient de bons prêtres.

XXI

1º Chloro-anémie, suite d'une tumeur de l'abdomen.

Liévine de B..., 24 ans, tempérament lymphatique, à la suite d'un refroidissement, ressentit dans le ventre une douleur d'abord vague, qui augmenta graduellement et se généralisa bientôt dans tout l'abdomen. Elle n'y fit d'abord pas attention, mais les règles étant venues à manquer, de guerre lasse, elle vint me trouver, après deux mois (fin août 1871). — Indépendamment des symptômes indiqués plus haut, j'observe que le ventre est peu sensible au palper superficiel, davantage au palper profond. — Pas de tumeur, — sangsues, — légers dérivatifs, — calmants, emménagogues à base de fer, car il y avait chlorose commençante. — Au bout d'un mois, elle se remit et revit ses règles.

Le 15 avril 1872, elle me fit appeler chez elle. — Depuis plus de cinq mois, le mal de ventre avait repris. Elle s'était traitée d'abord elle-même, par des sangsues et des cataplasmes, mais le mal prenant des proportions qui l'effrayaient, elle avait de nouveau recours à mes soins. Voici les symptômes : douleurs continues, mais sujettes à exacerbation, limitées au côté droit, qui est complétement mat, de l'os iliaque à l'ombilic et au pubis. Le palper indique une énorme tumeur de la grosseur d'une tête d'adulte, douloureuse à la pression. La malade doit se pencher en avant, dans la marche, — la tumeur est dure; non fluctuante, la peau tendue et légèrement rouge, — fièvre avec exacerbations rémittentes, — sueurs nocturnes, — inappétence, dévoiement, — absence des règles depuis plusieurs mois.

Après avoir combattu la fièvre erratique par les toniques : quinquina, ferrugineux, etc., l'intermittence par la quinine, le dévoiement par la ratanhia et le laudanum, la tumeur par des frictions mercurielles et des cataplasmes, au bout d'un demi-mois l'état de la malade s'est beaucoup amélioré : la fièvre a à peu près disparu, l'appétit renaît, les selles sont normales, la tumeur réduite au volume d'un poing d'enfant, se cache dans la fosse iliaque. Restait la chloro-anémie et l'aménorrhée.— Les granules d'arséniate de fer, administrés six par jour, ont ici fait merveille, car peu de temps après, les règles ont reparu et se sont maintenues. Il m'a même semblé que depuis l'administration du sel arsenical, la tumeur rétrocédait plus rapidement.

Actuellement cette jeune fille est très-bien portante, mais la tumeur persiste, un peu moindre qu'un poing d'enfant.   Dr WALTON,

Nederzwalm (Belgique).

De quelle nature est la tumeur que mentionne l'observation qu'on vient de lire?

Nous pensons que c'est une ovarite qui, à un instant donné, a menacé de se terminer par suppuration. Nous en avons vu un cas qui a déterminé la consomption de la jeune femme. La malade a traîné pendant trois ans; après sa mort, l'autopsie a permis de constater que l'ovaire droit était complétement détruit par suppuration. Quelques mois avant, un trajet fistuleux s'était ouvert dans l'aine.

La chloro-anémie est un symptôme constant de cette maladie, et indique combien est grande la place que l'ovaire occupe dans l'économie de la femme. On pourrait dire que celle-ci est, non par sa matrice, mais par ses ovaires. C'est comme pour les testicules chez l'homme. Les granules d'arséniate de fer ont donc eu ici pour effet de dissiper, en peu de temps, une complication fâcheuse. Les menstrues étant revenues, il faut croire que la tumeur de l'ovaire disparaîtra entièrement.

2° MIGRAINE INTENSE, GUÉRIE PAR LA CAFÉINE.

Une dame âgée est atteinte depuis de nombreuses années de migraine si intense qu'elle est forcée, à chaque accès, de garder le lit pendant deux à trois jours, ne supportant ni aliments, ni bruit, ni lumière. Ces accès reviennent à des intervalles irréguliers, quelquefois assez longs (3 à 4 mois).

La caféine a fait merveille. Sentant la migraine venir, la malade a pris un granule de caféine d'heure en heure, soit douze en vingt-quatre heures, en faisant la part du sommeil. — Dès le premier jour, amélioration ; le deuxième jour disparition de tous les symptômes.

IBIDEM.

3° SPASMES INTESTINAUX. — ATROPINE.

Une dame atteinte d'une légère hypertrophie du col utérin, d'ailleurs
parfaitement menstruée, est, depuis quinze ans, atteinte de douleurs
intestinales quelquefois très-intenses, revenant si fréquemment qu'on
pouvait la dire constamment malade. Les voyages, les changements d'air,
les bains sulfureux et les médications diverses auxquelles on l'a soumise,
l'ont soulagée sans la guérir. Il y a quelques jours, sentant son mal la
menacer, elle prit, sur mon conseil, dans la soirée, trois granules d'atropine, un d'heure en heure. La nuit, le sommeil fut considérablement
dérangé par une grande soif, avec sécheresse et ardeur dans l'arrière-
bouche.

Le lendemain elle reprit deux granules : de nouveau mêmes
symptômes gutturaux, avec trouble de la vue et légère dilatation des
pupilles.

Devant ces symptômes d'intoxication, je fis arrêter les granules ; mais
le mal était vaincu. Elle n'avait cependant pris que deux milligrammes
et demi d'atropine.   Ibidem.

4° DOULEURS CANCÉREUSES. — CICUTINE.

Le 20 juillet 1872, je fus appelé le soir, en hâte, pour un fermier
qui se trouvait dans un assez triste état : squirrhe de l'estomac, vomissements fréquents, constipation rebelle aux lavements, ventre dur, mat,
très-douloureux, facies hippocratique, marasme général. Le malheureux
souffrait atrocement. Évidemment il y avait nécessité de lever la constipation, mais en l'absence du médecin traitant, je me suis contenté de
combattre l'élément douloureux. Je choisis la circutine comme calmant
non constipant. L'administration d'un granule, d'heure en heure, fit
disparaître la douleur au bout de trois heures. Devant m'absenter le
lendemain, j'avais recommandé, crainte d'accident, n'étant pas là pour
constater les effets de la cicutine, de s'arrêter aussitôt que la douleur
aurait complétement cessé. Après le cinquième granule, non-seulement
toute douleur avait été levée, mais les vomissements s'étaient considérablement ralentis.

Je crois que dans le présent cas, le médicament employé et sa forme granulaire ont été d'un grand secours par son petit volume et ne pouvant par lui-même provoquer le vomissement, ce que faisait toute substance ingurgitée. D'un autre côté, son absorption rapide a fait que l'estomac n'a pu le rejeter.					IBIDEM.

Ces trois dernières observations ont leur valeur pratique, puisqu'elles nous montrent de quelle ressources sont les médicaments dosimétriques quand il faut agir d'urgence. La caféine restera comme un des modificateurs les plus efficaces de la migraine, ce mal qu'on dit incurable, et qui est cependant curable quand on peut mettre l'estomac hors de cause, car c'est là que la migraine se tient, comme l'araignée dans sa toile.

La seule précaution à prendre, c'est de tenir la tête constamment libre au moyen du Sedlitz Chanteaud. Le sel, par son alcalinité, corrige les effets de la bile et l'empêche de s'étendre dans la muqueuse comme une tache d'huile dans une étoffe veloutée.

L'atropine se présente également comme le calmant par excellence des contractions spasmodiques de l'intestin ou l'entéralgie. Afin de corriger la constriction du gosier et la mydriase, il est bon de lui associer le chlorhydrate de morphine, qui enlève en même temps l'élément douloureux.

Quant à la cicutine, on voit par l'effet qui en a été obtenu, que c'est le calmant des douleurs lancinantes du cancer. Ainsi s'explique la grande réputation faite à la ciguë par Storck, dans le traitement des cancers. Un mal dont on a enlevé la douleur peut être considéré comme n'existant plus. Quant à guérir le cancer, on sait qu'il n'y faut pas songer ; les guérisseurs noirs (1), pas plus que les guérisseurs blancs, n'y peuvent rien.

Heureusement que le cancer de l'estomac est devenu moins fréquent depuis que les conditions de l'alimentation sont améliorées.

Nous terminerons cette série de faits pratiques par un qui nous est personnel.					D' BURGGRAEVE.

(1) On sait qu'un prétendu docteur qui avait longtemps résidé aux Indes orientales et auquel son teint basané avait fait donner le nom de « Docteur noir », disait posséder le secret de guérir les cancers. Velpeau l'admit dans son service, à la Charité, à appliquer son procédé. — Inutile de dire qu'au bout de peu de temps le Docteur noir s'éclipsa. Il en sera toujours ainsi de tous les charlatans quand on attirera sur eux (ou plutôt contre eux) la sanction des faits.					D' B.

FLUX HÉMORROÏDAL FRISANT LA DYSSENTERIE, ARRÊTÉ PAR LA NARCÉINE.

Par ces dernières chaleurs caniculaires, le thermomètre marquant
25° 1/2 centigrades, ayant été obligé de m'exposer aux rayons brûlants
du soleil, je fus pris d'un violent mal de tête, qui donna lieu à un flux
hémorroïdaire. Je n'eus garde de déranger ce dernier, mais j'eus soin de
rafraîchir l'intestin par une cuillerée à café de sel Sedlitz Chanteaud,
dans un verre d'eau. Le flux sanguin a continué et, à chaque garde-robe,
était assez abondant. Je ressentis quelques douleurs vagues dans le ventre,
et un commencement de lombago que j'attribuai à un refroidissemeut.
Ne voulant pas laisser subsister cet état qui eût pu dégénérer en cholérine, je pris des granules de narcéine, deux chaque fois, à raison de
six, ayant soin de mâcher un ou deux granules, afin d'en accélérer l'effet.
Dès le soir, les ténesmes avaient cessé ainsi que le flux hémorroïdal. Il
ne me restait qu'un léger degré de narcotisme qui se dissipa par le
repos de la nuit.

Nous ferons encore une remarque. Dans tous les agglomérés d'hommes,
par une chaleur excessive, comme en temps de guerre, c'est par des congestions que les maladies débutent, puis surviennent les flux hémorroïdaires, qui ne tardent point de prendre le caractère de dyssenterie. Il
faut tenir compte des excès et imprudences. En examinant bien la situation, on verra que ce n'est pas par des débilitants ou privations, qu'on
parera à cette situation, mais bien par les toniques. Mais, avant tout, il
faut rafraîchir le corps par le Sedlitz Chanteaud, calmer les irritations
intestinales par les alcaloïdes, tels que l'hyosciamine, la codéine, la narcéine, selon qu'il y a spasme ou douleur. On parle d'hygiène, mais celle-ci
ne saurait s'abstraire des moyens thérapeutiques. Seulement, ces derniers ont été représentés jusqu'ici par les *grosses médecines*. C'est aux
médecines *délicates* qu'on aura recours dorénavant.

———————

XXII

Traitement dosimétrique de la fièvre typhoïde.

Distinguons, tout d'abord, la forme dynamique de cette affection de sa forme organique. Il est évident que dans cette dernière forme la maladie est généralement mortelle, et la vie du malade, en se prolongeant, ne constitue plus qu'une lutte inégale et stérile contre la mort.

De là le précepte : *Principiis obsta,* etc. La maladie a des prodromes, mais pas assez marqués pour que le patient lui-même y fasse attention. L'anorexie, l'insomnie, la céphalalgie, la lassitude, la prostration, la constipation, s'observent souvent à l'état de simple indisposition, mais ne doivent jamais être négligées. Aussi, quand ces signes se manifestent, faut-il y parer par le Sedlitz Chanteaud. On le donnera plusieurs jours de suite, le matin à jeun, une cuillerée à café dans un verre d'eau ; quand la langue se nettoie, on nourrira immédiatement le malade au moyen d'un bouillon et d'un verre de vin de Bordeaux, car rien de plus pernicieux, dans ce cas, que l'affaiblissement.

Malheureusement cela n'est pas toujours possible, la maladie ayant déjà fait des progrès. La fièvre éclate ; en y regardant bien, on s'aperçoit que ce n'est pas l'élévation brusque de l'inflammation ou des pyrexies franches. C'est, au contraire, une oscillation de la température, qui prend son maximum vers le soir et son minimum vers le matin, parcourant ainsi un stade d'environ douze heures. L'indication est ici précise : au lieu d'attendre, il faut, au contraire, attaquer immédiatement l'élément fébrile par une préparation de quinine. Dans ce cas, nous préférons l'arséniate de quinine, parce que c'est l'antimiasmatique par excellence. Il faut donner le remède par granules de 0,001^m, de quart d'heure en quart d'heure, en suivant, au thermomètre la marche du calorique morbide. Il arrive ainsi que, vers le soir, à l'heure de l'exacerbation habituelle, la chaleur ne s'élève point au delà de ce qu'elle était la veille ; ce qui est un bon signe.

Mais, le plus souvent, l'élément inflammatoire s'en mêle, c'est-à-dire qu'il se produit des complications du côté du cœur, des poumons, du cerveau, des viscères abdominaux, des articulations, des muscles. C'est comme dans les intoxications en général, particulièrement la pyoémie. Ces inflammations sont dominées par la nature de la fièvre, c'est-à-dire ataxiques ou adynamiques ; les réactions n'ont rien de franc ; elles oscillent entre deux températures extrêmes : 40 et 41 degrés. Le danger est d'autant plus grand que le cœur épuise son action et que celle-ci devient irrégulière, parfois intermittente.

Dans ces cas, la quinine ne suffit plus ; il faut recourir à d'autres alcaloïdes, tels que vératrine, aconitine, digitaline, morphine, hyosciamine, atropine ; mais cependant pas indistinctement, chacune de ces préparations ayant ses indications spéciales.

Ainsi l'aconitine convient quand il y a des symptômes d'angine, et quelquefois on est obligé de la combiner avec l'hyosciamine et la strychnine, s'il y a menace de suffocation. On donnera alors, de quart d'heure en quart d'heure ou de demi-heure en demi-heure, un granule aconitine, un granule hyosciamine et un granule strychnine (sulfate), et on suspendra cette dernière dès que le spasme sera levé, pour continuer avec l'aconitine, jusqu'à sédation du pouls et retour de la chaleur au point où elle était avant l'explosion de l'inflammation.

S'il y a pleuro-pneumonie, cardite (péri ou endo), on fera choix de la digitaline et également de l'hyosciamine en cas de dyspnée marquée. Quelquefois, dans ce cas, on est obligé de recourir à la strychnine combinée avec l'acide phosphorique. Ainsi, on donnera un granule digitaline, un granule hyosciamine et, une demi-heure après, un granule sulfate de strychnine et un granule acide phosphorique, et on continuera ainsi à alterner de demi-heure en demi-heure et successivement d'heure en heure, à mesure que le pouls et la chaleur descendent.

Dans les douleurs musculaires et articulaires, se produisant sous forme de myosite ou d'arthrite aiguë, on fera choix de la vératrine et de la morphine : de chaque un granule, en allant jusqu'à effet. Quelquefois ce dernier ne s'obtient qu'après dix-huit et vingt granules.

Mais quels que soient les moyens apyrétiques qu'on emploie, il ne faut pas négliger de faire prendre au malade, chaque matin, une cuillerée à café de Sel Chanteaud, qui est, dans ce cas, le meilleur antithermique, comme bain intérieur, si on a soin de laisser boire le malade de l'eau fraîche selon son appétence.

La fièvre étant combattue, restent à relever les forces digestives, car le régime alimentaire est toujours le réconfortant par excellence. Nous supposons toujours qu'il n'y ait pas lésion organique : ni de l'estomac, ni des intestins. Ici la quassine est d'une grande utilité, parce que, agissant à la manière des strychnées, elle donnera, comme on dit, le coup de fouet. Quatre granules par jour suffisent d'ordinaire; et on y associe un vin médicinal (quinquina, colombo, cannelle, gingembre), selon les cas particuliers. Voilà le traitement que nous employons généralement quand, dans notre service de chirurgie, il se déclare des fièvres typhoïdes, car il est à remarquer qu'aucune maladie accidentelle ou autre n'exclut cette forme morbide.

La fièvre typhoïde peut-elle être coupée comme une fièvre franchement intermittente? Il est clair que non; son type, quoique rémittent, implique une altération trop profonde de la vitalité pour qu'on puisse l'arrêter tout d'un coup. Mais on peut faire que la maladie, tout en suivant son cours normal, soit bénigne, afin que la nature en opère la résolution sans trouble ni secousse. Pour cela, il faut lui venir en aide et non se retrancher dans une déplorable expectation. La maladie suivra ses stades accoutumés : d'augment, d'état et de déclin; mais ces stades pourront être singulièrement raccourcis et mitigés. Ainsi, s'il y a des fièvres typhoïdes qui foudroient, il y en a qui s'épuisent doucement. La température morbide décroît chaque jour avec la même régularité qui avait présidé à son élévation; l'écart entre la température du soir et la température du matin devient de moins en moins grand, et ces deux fonctions, qui constituent, en quelque sorte, le baromètre et le thermomètre de la santé, reviennent à leur état normal. Cependant, ne croyons pas que nous ayons toujours aussi facilement raison d'un ennemi perfide. *Latet anguis!* Mais ici ce sont des complications qu'il n'a pas été possible d'empêcher, parce que la maladie n'a pas été attaquée activement au début. Or, nous venons de dire qu'il n'y a pas un instant à perdre, et que la vie du malade dépendra de ce qu'on aura fait un traitement actif ou qu'on se sera simplement croisé les bras. Le *rien faire* est une grande puissance, mais en mal.

Nous devons dire ici un mot des bains froids. C'est *frais* qu'il faut dire, car la température de ces bains ne peut rester en deçà de 17-18° centigrades, sans cela ils font plus de mal que de bien. Nous pensons qu'on peut s'en passer ou en éviter la fatigue au malade en l'épongeant plusieurs fois par jour avec de l'eau vinaigrée (*spons bath* des Anglais), et en lui donnant continuellement de l'air pur et frais. C'est là le véritable bain, parce qu'il est général. Mais, quoi qu'il en soit de ces moyens purement physiques, c'est-à-dire qui ne font qu'enlever le calorique rayonnant, il faut des moyens internes ou calmants qui empêchent le calorique latent de trop dépasser la moyenne physiologique; c'est pour cela que le traitement par les alcaloïdes est indispensable. N'oublions pas que le malade, c'est un corps vivant qui souffre et non une machine qui est dérangée.

XXIII

Traitement dosimétrique de l'infection purulente.

On sait combien cette infection emporte de malheureux blessés ou opérés. C'est un désespoir pour le chirurgien de se voir enlever son malade, après lui avoir donné tous ses soins.

Un premier frisson, suivi d'autres, dont les intervalles réguliers sont remplis par une réaction où le pouls monte graduellement (120, 130 pulsations), ainsi que la chaleur du corps (40, 41° centigrades), indique la nature miasmatique de la fièvre.

Il y a pénétration dans le torrent circulatoire d'un agent toxique. De quelle nature et par quelle voie? Ici, la question reste indécise. Cependant, il y a un fait capital : la pyoémie survient presque toujours à la suite d'une ouverture de veine, et, le plus souvent, dans les parties dures. Ainsi, les opérations ou blessures qui intéressent les os sont plus redoutables que celles qui se bornent aux parties molles. Et encore y a-t-il des différences : ainsi, quand les cellules diploïques sont écrasées, on a moins à craindre la pyoémie que quand les os sont entamés par un instrument tranchant ou la scie. Pourquoi? parce que dans l'écrasement les sinus médullaires restent fermés. C'est ainsi que dans les plaies de fabrique, qui ont lieu par broiement, les accidents d'absorption sont très-rares, comparativement aux amputations ou résections. Aussi cherchons-nous, autant que possible, à éviter ces opérations. Les pansements au plomb, qui permettent, dans le plus grand nombre de cas, de laisser là le couteau, ont fait descendre notre mortalité à moins de 2 1/2 %, différence énorme avec les opérations sanglantes; surtout que la douleur de la mutilation est épargnée au pauvre blessé.

Il en est de même des plaies d'armes à feu; ici encore, la statistique est en faveur de la conservation.

Nous demandions, plus haut, ce qui s'introduit dans le système circulatoire. C'est moins le pus que l'ichor. Le pus, en effet, quand il est de bonne nature, ne peut produire que des accidents mécaniques, comme lorsqu'on injecte dans les veines d'un animal des caillots finement broyés, ou du mercure, ainsi que l'a fait Cruvelhier, ou même de l'air. Il se produit alors ce qui a lieu dans le baromètre quand le mercure est divisé par des bulles d'air : la colonne ne monte ni ne descend. Il en est de même dans les veines : le sang ne pouvant franchir l'obstacle, les capillaires, entre les deux arrêts, se distendent et un foyer de suppuration se forme. De là, des abcès multiples ou *métastatiques*. Ces abcédations donnent lieu à des frissons erratiques, au lieu des accès réguliers qu'on observe dans l'infection purulente. Dans cette dernière, la fièvre se développe en dehors de tout obstacle mécanique, du moins comme cause primordiale.

Que l'ichor renferme des êtres microscopiques, comme tout produit putride, il n'y a pas de doute; mais que ce soient ces derniers qui causent les accidents, voilà ce qu'il est difficile d'admettre. La fièvre est ici un acte de pure dynamicité, comme la fièvre typhoïde. Nous en trouvons la preuve dans la possibilité de la mitiger par les antipériodiques.

Comme la fièvre typhoïde, la septicoémie a ses rémissions ayant lieu plus ou moins régulièrement, et ses exacerbations se produisant et se complétant à des intervalles égaux, mais chaque fois avec un frisson intense (tandis que celui de la fièvre typhoïde est peu marqué). Ces intervalles varient; ce qui dépendra de l'intensité de la fièvre. Le rapport entre l'élévation de la chaleur et l'accélération du pouls est constant; mais à mesure que la première gagne en intensité, le second s'affaiblit, de sorte que le malade meurt comme une lampe qui s'éteint; de là, l'indication de ne pas le débiliter; il faut, au contraire, en dépit de l'acuité des symptômes, les stimulants les plus énergiques, tels que les strychnées, les arséniates, les acides minéraux, etc.

Ainsi on n'attendra pas que la fièvre soit déclarée pour donner les arséniates — et pour commencer, l'arséniate de quinine — selon les indications. C'est beaucoup de tenir ainsi les forces à hauteur, car on ne tardera pas d'avoir affaire à des congestions hypostatiques. En effet, ce qui caractérise les inflammations métastatiques, c'est un état latent : ainsi, à part les signes de dyspnée, on ne s'aperçoit de la pneumonie que lorsqu'elle a déjà envahi une grande partie du poumon. Nous disons du poumon, parce que l'envahissement des deux poumons constitue l'exception. Sous l'influence de l'agent toxique, le système vaso-moteur est frappé de paralysie et il se forme, çà et là, des points d'arrêt, suivis d'abcès multiples. Des emboles peuvent aussi se constituer sur place, et augmentent le désordre. Or, il arrive comme après la section des nerfs vaso-moteurs, c'est-à-dire une exagération du calorique, mais qui ne se maintient pas, puisqu'il y a stades de froid ou frissons. A chacun de ces derniers, la vitalité se déprime et le pouls devient de plus en plus faible, très-accéléré et irrégulier.

Dans ces cas il y a peu de chose à faire ; les rubéfiants ne sauraient arrêter l'inflammation, puisque celle-ci est la conséquence d'une paralysie. Il faut donc insister sur les nervins, principalement l'acide phosphorique et l'arséniate de strychnine. Mais, nous le répétons, c'est surtout au début qu'il faut agir. Ainsi, dès la première apparence de pleuro-pneumonie, on donnera la digitaline et la cicutine, principalement en vue de diminuer la précipitation du pouls et de calmer les douleurs intercostales. De la première, le malade prendra un granule de demi-heure en demi-heure, et de la seconde, un granule d'heure en heure, jusqu'à cessation de la douleur. On peut ainsi administrer alternativement un granule digitaline, seul, et un granule digitaline avec un granule cicutine. En même temps, on badigeonnera les points d'auscultation avec de la teinture d'iode et on soutiendra le thorax par un bandage de corps ouaté.

Dans les douleurs arthritiques et musculaires on emploiera la vératrine, également un granule de demi-heure en demi-heure, jusqu'à cessation des douleurs, et on appliquera un appareil ouaté, l'immobilisation étant ici la première condition de soulagement.

Le malade, ainsi garanti, sera placé dans une chambre bien aérée, même devant une fenêtre largement ouverte, en évitant les courants ; car ce qu'il faut avant tout, c'est un bain d'air.

Dans son livre si attachant : *La Guerre de Crimée*, feu le docteur Baudens ne cesse de crier : De l'air ! De l'air !

On voit que le traitement dosimétrique de la pyohémie diffère peu de celui de la fièvre typhoïde ; c'est pourquoi nous avons rapproché ici ces deux affections : l'une d'elles a des causes locales : plaies, opérations ; — l'autre, une cause générale, soit interne, soit externe. — Nous aurons encore occasion d'y revenir.

XXIV

Traitement des dyspepsies.

Nous avons déjà eu occasion de traiter de la dyspepsie goutteuse ; ce que nous allons dire s'applique aux dyspepsies en général.

Nous mettons le mot Dyspepsie au pluriel, parce que les mauvaises digestions peuvent se présenter avant ou après les repas, c'est-à-dire être dépendantes des organes préparatoires ou des organes propres ; être prochaines ou éloignées, etc.

A. Dyspepsies avant le repas. — S'il y a une fonction qui se prépare à l'avance, et à laquelle cette préparation est nécessaire, c'est la digestion. Il y a, d'abord, l'appétence qui dispose l'estomac à recevoir les aliments et dont la faim est l'expression ; or, si cette sensation, dans l'état physiologique, n'a rien de pénible quand elle est satisfaite à temps, il y a des personnes chez qui elle constitue une véritable douleur accompagnée de fièvre. C'est alors une névrose qui se calme par les aliments, mais à laquelle on est forcé quelquefois d'opposer des calmants thérapeutiques, tels que la codéine, la narcéine, la morphine. Deux granules suffisent d'ordinaire.

Ces alcaloïdes ont pour effet de préparer le suc gastrique. On sait que dans l'état de santé ce suc est sécrété dans l'intervalle des digestions ; mais dans la circonstance que nous venons de citer, il l'est d'une manière continue et, par son acidité, agace et irrite l'estomac.

B. Dyspepsies après le repas. — 1° *Dans l'estomac.* — La digestion est laborieuse quand il y a production de gaz ou acides anormaux, c'est à-dire fermentation.

Cette fermentation a lieu par la mise en contact du mucus de l'estomac avec les aliments amylacés ou sucrés; il se produit alors des acides : lactique, butyrique, acétique, alcoolique.

Ainsi que le professeur Spring le fait remarquer, l'espèce des fermentations abnormes est déterminée, d'une part, par le degré de décomposition auquel le mucus est arrivé, et, d'autre part, par la nature et le mélange des aliments. Ainsi il paraîtrait que les degrés inférieurs de décomposition favorisent la fermentation lactique, tandis que les degrés supérieurs (qu'on rencontre quand la maladie a déjà duré quelque temps) amènent la fermentation butyrique (Lehmann).

L'une et l'autre sont favorisées quand, outre les hydrures de carbone, il se trouve dans l'estomac des matières grasses.

L'acide lactique se rencontre fréquemment en l'absence d'une véritable dyspepsie; et, quand sa quantité n'est pas trop considérable, il peut remplacer l'acide chlorhydrique et favoriser ainsi la digestion normale. C'est pourquoi l'élaboration des aliments est encore possible, quoique lente et difficile, dans les cas d'altération très-étendue de la muqueuse gastrique.

L'acide butyrique s'accompagne d'un dégagement de gaz acide carbonique et d'hydrogène ou d'éructations nauséeuses.

La fermentation acétique existe surtout chez les femmes chlorotiques. Elle a lieu avec éructations de gaz acide carbonique et vomissements de matières acétiques et une grande quantité de champignons du ferment.

Nous notons ces deux dernières fermentations (butyrique et acétique), parce qu'elles donnent lieu à des ballonnements de l'estomac fort incommodes. On se trouvera bien, dans ce cas, de l'hyosciamine, en granules d'un demi-milligramme, et de quassine au milligramme : trois ou quatre par jour, un de la première et deux de la seconde. Mais il est nécessaire de débarrasser, chaque matin, l'estomac du mucus et des matières grasses, par une cuillerée à bouche de sels granulés de Sedlitz Chanteaud dans un verre d'eau, du café ou du thé, selon le goût des personnes. A la suite, on boira un verre d'eau fraîche; ce mode de lavage de l'intérieur du corps avant le repas n'occasionne aucun dérangement des habitudes. Quant au régime, il doit être foncièrement animal.

La céphalalgie ou migraine sera calmée par la caféine ou ses sels : citrate, arséniate; et la gastrodynie, par les sels d'opium cités plus haut. Quatre à six granules suffisent d'ordinaire.

La dyspepsie peut encore dépendre des mouvements de l'estomac: ainsi, trop tumultueux, ils produisent le spasme; trop peu énergiques, la faiblesse, l'atonie. Dans le premier cas, il faudra les corriger par l'hyosciamine; dans le deuxième, par la strychnine ou la brucine. Quelquefois il faudra donner ces deux médicaments simultanément, quand il y a, à la fois, spasme et subparalysie; nous dirons que c'est presque la règle, puisque le spasme s'accompagne généralement de faiblesse.

Quant aux symptômes concomittants, telles que la gastrodynie, les nausées, les vomissements, la soif, le ballonnement, on comprend qu'ils cesseront avec la cause.

Il en sera de même des actes d'hématose et de nutrition, qui seront rétablis dans leur intégrité, s'il n'y a pas lésion organique.

Dans les dyspepsies organiques, tels que ramollissement, ulcération, squirrhe, cancer, il y a des symptômes propres à ces diverses affections. Cependant, ces dernières peuvent exister pendant un certain temps à l'état latent sans troubler les digestions d'une manière sensible : ainsi le ramollissement pultacé de l'estomac, chez les buveurs de profession, peut arriver au point que le viscère se rompt à la suite d'un repas tant soit peu copieux. Nous en avons recueilli un cas remarquable : un officier de santé, qui avait contracté l'habitude des petits verres, bon vivant, au reste, tomba tout d'un coup comme foudroyé, après avoir mangé plus que d'ordinaire. En peu d'instants tout son corps se mit à gonfler comme une outre; il y avait emphysème général. L'autopsie nous fit reconnaître une rupture de la petite courbure de l'estomac, entre les feuillets de l'épiploon gastro-hépatique, de sorte que les gaz s'étaient échappés par le médiastin postérieur et de là s'étaient répandus au loin.

On comprend que dans les cas organiques il n'y a que les palliatifs pour diminuer la douleur et retarder la catastrophe. Dans le cas de cancers de l'estomac, on se trouvera bien de la cicutine et de la morphine à petites doses, 3 à 4 granules au moment des douleurs.

En général, dans les dyspepsies, il faut se garder des irritants. Broussais a eu raison de réagir contre les incendiaires de son époque; mais il a eu tort de négliger la thérapeutique.

Nous exceptons la forme inflammatoire qui exige les sangsues et les émollients.

2° Dans l'intestin grêle. — Plus les recherches physiologiques se multiplient, dit le professeur Spring, plus on s'aperçoit que le rôle de l'intestin grêle n'avait pas été jusqu'ici apprécié à toute sa valeur.

Les actes intestinaux ne le cèdent réellement pas en importance à ceux qui s'accomplissent dans l'estomac même.

Non-seulement la digestion des aliments non azotés a lieu presque exclusivement dans l'intestin grêle, mais encore celle des matières azotées continue de s'y faire à l'aide du suc entérique.

Tous les troubles dyspeptiques que nous venons de signaler dans l'estomac, peuvent donc également avoir lieu dans l'intestin grêle ; mais ces troubles se déclarent plus tard (dans le cours de la digestion) et se prolongent davantage : ainsi les fermentations acides et putrides, les coliques, d'abord sourdes, mobiles, passagères, ensuite plus vives, persistantes, s'accompagnent de borborygmes et d'éructations, quand le siége est le deuxième estomac ou le duodénum.

Comme le professeur Spring le fait encore remarquer, les effets secondaires se font sentir principalement dans les fonctions de la circulation et de la calorification, tels que : palpitations, défaillances, refroidissement et sueurs, urines sédimenteuses, chargées d'urates, de phosphates.

Les indications de la dyspepsie de l'intestin grêle sont les mêmes que pour les dyspepsies de l'estomac, d'autant que, souvent, ces états se confondent. Ainsi il faut prévenir les flatulences par un régime animal, et en débarrassant chaque matin l'intestin de son enduit muqueux et gras, au moyen du Sedlitz Chanteaud. Ce sont ces substances non azotées qui fermentent et deviennent acides. L'abus du carbonate de magnésie peut donner lieu à des concrétions pierreuses ; mieux vaut donc enlever à la fermentation son aliment.

On calmera également les mouvements péristaltiques désordonnés par l'hyosciamine, et leur paresse, par la quassine, la strychnine, la brucine On est quelquefois obligé de donner tous ces moyens simultanément,

Le point important est de ne pas irriter l'intestin par les drastiques, comme le fait l'empirisme. Que de victimes des soi-disant digestifs et des prétendus dépurateurs du sang! L'entérite enraye l'hématose et la nutrition, et, parce que le malade maigrit, on est tenté d'y voir un vice ou faiblesse du sang. Mais c'est là un effet qui cesse avec la cause.

Une jeune personne, atteinte de catarrhe muqueux général, perdit ses forces, une diarrhée incessante ne lui permettant plus de se nourrir: quelques granules d'hyosciamine firent cesser ces mouvements désordonnés et lui permirent de supporter les aliments animalisés. Je lui prescrivis ensuite la quassine, et les digestions ne tardèrent pas à devenir normales. Comme il lui restait une grande irritabilité de la peau qui se traduisait en poussées d'urticaire aigu, je lui fis prendre quatre granules de vératrine par jour, ainsi que des bains émollients. La santé générale ne tarda pas de revenir. On ne saurait croire combien il faut peu de médicaments dans ce cas.

3° *Dans le gros intestin.* — De même que l'intestin grêle, le gros intestin prend part à la digestion; on aurait donc tort d'y voir uniquement un tube d'évacuation. Les nombreuses glandules disséminées dans sa muqueuse et ses villosités, qui sont plus grosses que dans l'intestin grêle, prouvent que là aussi il y a des actes d'élaboration et d'absorption. On sait que sous ce dernier rapport (l'absorption) l'activité est plus grande que dans les autres parties du tractus intestinal.

Le gros intestin a pour office de retarder le cours alimentaire ; s'expliquerait-on sans cela ses coudes ascendants et descendants ? Les matières résiduelles sont donc seules expulsées, entraînant avec elles les produits excrémentitiels, comme la bile noire. On observe que c'est seulement dans le rectum que les fèces prennent leur odeur propre : un individu auquel nous avions pratiqué un anus artificiel lombaire, n'éprouva aucun désagrément de ce chef.

La dyspepsie du gros intestin se fait donc sentir à la fin de la digestion et est caractérisée par des flatulences et la constipation, laquelle peut revêtir le caractère spasmodique, atonique ou subparalytique. Nous citons ces formes, parce que c'est à elles particulièrement que s'adressent les modificateurs dosimétriques, comme l'hyosciamine, l'atropine, la brucine, la strychnine, la quassine, la jalapine, la colocynthine. La constipation spasmodique s'observe surtout chez les personnes nerveuses et résiste aux purgatifs, tandis que quelques granules d'hyosciamine ou d'atropine la lèvent.

L'atonie ou la subparalysie du gros intestin est quelquefois un fait de négligence ou d'inattention : comme chez les personnes qui se livrent à une vie sédentaire et aux travaux de l'intelligence. On observe ici également un état hémorroïdaire qui ajouté à la difficulté des garde-robes : aussi est-on obligé de combiner les mydriatiques et les strychnées.

S'il y a sécheresse de l'intestin, on y remédiera par les purgatifs huileux ; mais mieux par l'emploi journalier du Sedlitz Chanteaud.

Nous devons de nouveau prémunir le public contre l'abus des drastiques, tels que l'aloès, le jalap, la scammonée, la gomme gutte. Ces médicaments ont leurs indications dont le médecin seul est juge.

Il ne faut point confondre avec eux la jalapine et la colocynthine, qui sont d'excellents toniques du gros intestin. Huit à dix granules suffisent pour faire cesser les flatulences ; c'est-à-dire qu'ils facilitent la fin de la digestion.

Avant de quitter l'étude des dyspepsies intestinales, nous devons dire un mot des garde-robes, comme renseignant sur l'état de la digestion dans son ensemble. Les anciens médecins y faisaient grande attention et peut-être y apportaient une affectation dont Molière s'est moqué ; mais il ne faudrait pas tomber dans un excès contraire. A l'époque de la famine des Flandres, par suite de là maladie des pommes de terre, que de fois

ne nous sommes-nous pas arrêté devant de larges déjections provenant de malheureux qui, pour toute nourriture, n'avaient que des
herbes et des racines ! Dans ses campagnes d'Afrique, le général Bugeaud,
surnommé le père des soldats, tant était grande sa sollicitude pour eux,
ne manquait jamais, au point de jour, de faire le tour des campements
pour inspecter ce qu'en terme militaire on nomme « des sentinelles »;
et quand, le matin, les officiers de santé arrivaient au rapport, et qu'après
les avoir questionnés il acquérait la preuve qu'ils s'étaient incomplétement
assurés de l'état sanitaire de la troupe, il les conduisait devant ces
déjections dénonciatrices et les forçait ainsi à être aussi vigilants que lui.

Nous revenons à l'état des garde-robes. Les selles décolorées, grises
blanches ou laiteuses, indiquent un défaut d'action du foie et du pancréas.
Dans ce cas, il faut administrer les amers : de préférence la quassine et
la caféine qui, au dire de Liebig, augmente la taurine dans la bile. Le
fait est que, sous ce rapport, le café noir est un excellent digestif. Il faut
également insister sur l'usage du Sedlitz Chanteaud.

Quand les selles sont dures et ramassées en petites boules ou scibala,
c'est un indice de spasme, et il faut recourir aux mydriatiques et aux
purgatifs huileux. Si, au contraire, les selles sont mollasses, larges, c'est
qu'il y a atonie ou subparalysie, et il faudra dans ce cas les strychnées

Les selles fétides outre mesure, indiquent un défaut d'élaboration et
une fermentation des substances albuminoïdes. Il faut recourir dans ce
cas au charbon de Belloc, en même temps qu'aux antidyspeptiques,
principalement la quassine.

Il y a des selles sanguinolentes : tantôt le sang provient d'hémorroïdes, au moment de la garde-robe : il est rouge, chaud ; tantôt le
sang est noirâtre, décomposé, fétide, ce qui indique un état dyssentérique.

Dans le premier cas, il n'y a qu'à faciliter le flux sanguin ou le modérer ; dans le deuxième cas, il faut, préalablement, laver le tractus intestinal par le Sedlitz Chanteaud, puis administrer les acides minéraux ou
végétaux. S'il y a spasme, ténesme, on donnera l'hyosciamine ou l'atropine, de préférence à l'opium qui constipe trop.

DYSPEPSIES ÉLOIGNÉES. — Ce sont celles qui dépendent de causes
générales, telles que chlorose, leucémie, scorbut, rachitisme, goutte,
diabète, etc.

On peut admettre comme loi générale, un rapport entre la digestion
et la crase sanguine, et que toutes matières excrémentitielles retenues
dans le sang se communiquent aux ferments digestifs (Spring). Ainsi on
a constaté la présence du sucre dans le suc gastrique des diabétiques,
et celle de l'urée et du carbonate ammonique dans l'urémie.

La loi contraire existe également : toute dyspepsie qui dure un certain temps altère l'hématose et la nutrition ; les urines deviennent sédimenteuses, plus riches en urates et phosphates (1), et il s'y montre, en outre, des oxalates. On peut dire que la dyspepsie est le point de départ des diverses dyscrasies (Henoch).

De sorte que l'anémie, l'amaigrissement, l'affaiblissement musculaire permanent, l'atonie nerveuse, la dyshémie scorbutique, la phthisie même, puisent leur source dans les anomalies de la digestion. Il n'y a donc pas de fonction qui ait autant besoin d'être surveillée. Ici encore il faut recourir aux moyens que la dosimétrie met à notre disposition, et non aux formules incohérentes et le plus souvent empiriques de la polypharmacie.

Nous parlions tantôt d'urines chargées d'urates, de phosphates ou d'oxalates de chaux : de cette manière s'explique le rachitisme, la gravelle, les calculs, c'est-à-dire par un mauvais régime et de mauvaises digestions.

Ayant observé à plusieurs reprises que les enfants auxquels on faisait prendre trop de matières sucrées gagnaient des calculs muraux ou d'oxalate de chaux, nous avons voulu avoir raison de cette dyscrasie : à cet effet, nous nous sommes livré à quelques expériences. Nous avons nourri de jeunes chiens de sucre, et au bout de quelques semaines, nous avons constaté dans leurs urines une quantité proportionnelle d'acide oxalique. Or, cet acide, comme on sait, est un des degrés de combustion ou d'oxydation du sucre. On comprend que des calculs d'oxalate doivent se former dans de telles conditions.

Il en est de même du rachitisme, puisque les sels calcaires se perdent par les urines. Il faut ici, avant tout, rétablir les fonctions digestives, surtout par la quassine, et donner les hypophosphites de soude et de chaux.

Ceci nous conduit à dire un mot de la dyspepsie dystrophique due à toute dépense exagérée de forces : ainsi la femme par excès d'allaitement appauvrit son sang et subsidiairement gâte son estomac, pour nous servir de l'expression vulgaire. C'est que ce qu'elle donne à son enfant, c'est plus que son lait : c'est une partie de son être moral et vital. La vache laitière donne du lait en abondance et presque indéfiniment, parce qu'elle a l'humeur placide et un estomac vigoureux, et aussi parce qu'on ne lésine pas sur sa nourriture. Mais de pauvres mères, mal nourries, mal logées, n'ayant de la vie domestique que les chagrins et les tracas, comment voudrait-on qu'elles ne devinssent pas phthisiques et qu'elles ne transmissent pas ce triste héritage à leurs enfants ?

____

(1) On voit par là combien l'examen des urines est nécessaire dans les dyspepsies.

Parmi les causes des dyspepsies dystrophiques, il faut compter les pertes séminales et prostatiques. Ici la médecine doit intervenir en diminuant l'impressionnabilité des organes génitaux, par des modificateurs calmants, tels que la cicutine, l'hyosciamine, la strychnine, qui sont, du reste, ceux que la dyspepsie réclame en général.

Emploi du benzoate de soude et de la cubébine dans les gonorrhées.

Ces deux modificateurs sont appelés à remplacer, dans bien des cas, le copahu, d'une ingestion si repoussante et d'une tolérance si pénible pour le malade.

Les expériences faites à l'hôpital civil de Gand avec le benzoate de soude ont donné le résultat suivant :

Un individu est entré à l'établissement le 2 septembre 1871, atteint de blennorrhée aiguë. Il fut traité jusqu'au 6 du même mois par la poudre de cubèbe et le baume de copahu. On renonça à ce traitement, la maladie n'ayant encore aucune tendance à s'améliorer, et l'on donna les granules de benzoate de soude (de 0,01), en augmentant graduellement jusqu'à vingt. Le 20 septembre le malade quitta l'hôpital complétement guéri.

Un autre individu est entré le 11 septembre, également atteint de blennorrhagie aiguë. Dès le début on lui administra le benzoate de soude, et, malgré une gastralgie concomittante, qui enraya pendant quelques jours l'effet du traitement, le malade quitta l'établissement le 25 septembre parfaitement guéri.

En tirant le parallèle entre les deux malades affectés d'un même mal et au même degré, on arrive aux conclusions suivantes.

A. La durée de la médication a été pour le premier, où le traitement a été mixte, de dix-huit jours ;

B. Pour le second, où la médication se fit exclusivement avec les granules de benzoate de soude, la durée du traitement a été, malgré la gastralgie concomittante, de quatorze jours seulement.

Il faut tenir compte surtout de la gastralgie. Avec le copahu combien de fois n'arrive-t-il pas, au contraire, que même avec les estomacs les plus robustes, il faut suspendre le remède, et que, d'autres fois, les malades en conservent un estomac débilité pour toute leur existence ?

Il n'en est pas de même avec la cubébine qui, combinée avec le benzoate de soude, en est un excellent auxiliaire.

En cas d'irritabilité trop grande des organes sexuels, on associera à ces moyens la cicutine, l'hyosciamine ou le camphre bromé. Quant aux doses, il faut se conduire d'après les cas et les individus. Quatre granules de cicutine ou d'hyosciamine suffisent, d'ordinaire, pour enlever le spasme ou la douleur. Huit à dix granules de camphre bromé font tomber l'éréthisme de la verge. Enfin le benzoate, à la dose de 10 à 20 granules, modifie la sécrétion muqueuse et la ramène à ses conditions physiologiques.

Soit une blennorrhée aiguë, dans les conditions ordinaires, sans chancre ni engorgement inflammatoire, le malade se rafraîchira d'abord au moyen d'un cuillerée à café ou à dessert de Sedlitz Chanteaud, puis il prendra, pour commencer, dix granules de benzoate de soude et dix granules de cubébine, de chaque, deux à la fois, d'heure du heure.

S'il y a spasme, douleur, on ajoutera la cicutine, l'hyosciamine et, s'il y a éréthisme, le camphre bromé. Dans ce cas, le malade prendrait donc, à la distance de deux heures et alternativement, deux granules benzoate de soude, deux granules cubébine, un granule cicutine, un hyosciamine et deux granules camphre bromé, c'est-à-dire quatre granules benzoate et cubébine, et trois granules camphre bromé et cicutine ou hyosciamine, à la fois.

Ainsi nous voilà, grâce aux médicaments dosimétriques, en possession d'un traitement rationnel et efficace dans une affection où le mystère est généralement commandé. Comment le faire avec cette affreuse potion de Chopart, qui dérange les voies digestives et se trahit par des éructations repoussantes ? Les capsules Mothe ne font que retarder ces mouvements, c'est-à-dire que quand l'enveloppe gélatineuse se fond, les renvois sont également nauséeux. Ajoutez à cela, l'estomac perdu pour longtemps.

Tout milite donc en faveur du traitement dosimétrique. Il ne faut pas pour cela de pompeuses réclames : le bon sens pratique du médecin suffit.

Emploi dosimétrique des granules de camphre bromé.

Le camphre mono-bromé est destiné à prendre sa place dans la thérapeutique. Chimiquement, c'est un produit d'une composition bizarre, puisqu'il consiste dans une espèce d'introduction du brome dans le camphre. Cette dernière substance étant $C^{10} H^{16}O$, le camphre bromé se représente par $C^{10} H^{15}O$, c'est-à-dire que le brome s'est substitué à un atome d'hydrogène. Le produit de cette réaction diffère complétement d'un bromure métallique, car le brome est devenu en quelque sorte latent. Il ne se décèle pas par le nitrate d'argent, à moins que par une réaction énergique on n'ait détruit la molécule, de façon à mettre les éléments en liberté.

Ainsi, le camphre bromé se compose de molécules de camphre, au centre desquelles se trouvent logées les molécules de brome. C'est comme une espèce d'intussusception, au lieu d'une simple juxtaposition, comme dans les corps chimiques en général. On pourrait même dire que le camphre bromé tient le milieu entre le monde organique et le monde inorganique.

Quant aux effets physiologiques, ils sont très-complexes, et tiennent à la fois des deux substances chimiquement *mariées*. Sur un chien de forte taille, un gramme de camphre bromé a produit des convulsions tétaniques ou éclamptiformes. On voit que c'est comme le camphre, qui, à dose toxique, produit des spasmes, des convulsions, le délire, l'éclampsie, l'insensibilité et la mort (Gubler).

Nous l'avons essayé sur nous-même, et avons éprouvé, au quatrième granule de un centigramme, tous les phénomènes du camphre et du brome, c'est-à-dire une chaleur fraîche dans la bouche, avec hypersécrétion de la salive et de la mucosité, une dépression assez notable du pouls et une diminution de la sensibilité tactile de la muqueuse pharyngienne ; ce que nous avons pu apprécier dans un rhume dont nous étions atteint en ce moment. En un mot, le camphre bromé réalise ce que les anciens disaient du camphre : *Camphora spasmos solvit*. On peut donc l'employer avec succès dans les affections adynamiques avec sécheresse des tissus, comme dans le typhus, d'autant plus que la diurèse et la diaphorèse qui en sont la conséquence, empêchent l'urémie. C'est une action analogue à celle de la digitaline.

Nous ferons, au sujet du camphre bromé, la même remarque que Gubler au sujet du bromure alcalin : « La prédilection qu'il manifeste pour certaines régions, notamment l'entrée des voies digestives et respiratoires, l'appareil génito-urinaire, tient vraisemblablement à l'élimination active qui s'en fait par les reins, par les muqueuses et les glandes annexes des régions favorisées. »

Parmi les indications du camphre bromé, nous citerons en premier lieu les affections typhoïdes, où, de tout temps, on a employé le camphre et le musc. En le donnant sous forme de granules dosimétriques, il n'a pas les inconvénients des deux substances combinées, c'est-à-dire une impression locale brûlante. Car le camphre et le brome, quoique sédatifs et rafraîchissants, ont une action topique irritante, ce n'est qu'en se répandant dans le torrent circulatoire que l'action antiphlogistique se produit. La conséquence de ceci est que la forme de granules est celle qui convient le mieux. Dans le typhus, l'indication du camphre bromé résulte des symptômes mêmes de la maladie : sécheresse et fuliginosité de la langue et des lèvres, peau chaude, mordicante, urines rares, rouges, ammoniacales, constipation, suite de la sécheresse de l'intestin, pouls très-accéléré (138-139), chaleur vive (40-41° centigrades). On doit voir là une irritation, mais d'une nature spéciale, exigeant l'emploi de modificateurs sédatifs sans augmenter la faiblesse générale.

Le camphre bromé convient en outre dans toutes les inflammations des voies respiratoires, digestives et génito-urinaires, dans toutes celles où il y a tendance à l'exsudation ou avec formation de couenne ou fausse membrane.

Le camphre bromé se rapproche beaucoup de l'iodoforme ; comme ce dernier, il est anesthésique et produit une éruption érythémateuse, qui, dans les affections de poitrine, peut être salutaire, en tant que dérivatif. On peut donc combiner ces deux moyens dans le traitement de la période irritative de la tuberculose pulmonaire. Trousseau associait habituellement l'iode et le brome comme fondants.

Enfin, le camphre bromé est utile dans les affections irritatives de l'isthme du gosier, contre l'œsophagisme, dans l'asthme et l'emphysème pulmonaire, dans la toux spasmodique et convulsive dè certaines bronchites et de la coqueluche, contre certaines palpitations cardiaques nerveuses ou symptomatiques d'une lésion organique, contre les hypérémies en général et contre les affections des centres nerveux de forme congestive ou avec excès de stimulus. On peut encore y recourir dans l éréthisme urétral ou au début des blennorrhagies avec érection : en un mot, dans toutes les affections où le brome a été recommandé. La dose doit être poussée au moins à quinze ou vingt grânules pour les vingt-quatre heures.

XXVII

Asthme bronchique nerveux, convulsif. — Crampe des bronches. — Emploi dosimétrique de l'arséniate de strychnine et de l'arséniate de soude.

Dans un précédent article, nous avons traité des dyspnées en général, au point de vue symptomatologique et thérapeutique, et de l'asthme en particulier, en faisant ressortir ce qu'il y a, à la fois, de spasmodique et de subparalytique dans cette affection. Nous recevons de notre actif collaborateur, M. le docteur Nackers (1), de Moorsel, la communication suivante, qui confirme notre manière de voir.

Nous lui donnons la parole.

« J'ai administré dernièrement, avec un plein succès, l'arséniate de strychnine, à la dose de six granules, et l'arséniate de soude, trente granules, dans l'intervalle d'une heure et demie, contre un accès violent d'asthme nerveux.

» Dans la nuit du 8 au 9 août dernier, je fus appelé auprès d'un individu, âgé de 30 ans, célibataire, que j'avais traité antérieurement pour un asthme nerveux périodique qui le prenait fin juillet ou au commencement d'août de chaque année.

» Le malade était assis sur son lit, la tête inclinée en arrière, les traits exprimant l'angoisse, les yeux largement ouverts ; une sueur froide couvrait le front, le teint était blême, les ailes du nez battaient avec force, les muscles sterno-cléido-mastoïdiens tendus comme des cordes, tous les muscles auxiliaires en mouvement, les bras se cramponnant aux

(1) Ce jeune docteur, qui fut un de nos premiers adeptes, est mort victime de sa profession. — D'une poitrine faible, il fut pris, à la suite d'une visite nocturne, d'une pleuropneumonie qui passa à l'état de phthisie pulmonaire et l'entraîna au bout de quelques mois.

barres du lit pour avoir un point d'appui; bruit alternativement sifflant et ronflant, qu'on distinguait même à une certaine distance; les battements du cœur violents, inégaux, irréguliers; le pouls radial, petit, faible; la température des mains, des joues, au-dessous de la normale, etc.

» Le patient nous dit s'être couché plein de santé vers huit heures et demie du soir, que son sommeil, agité par des rêves pénibles, a été interrompu vers dix heures et demie, et qu'à son réveil il s'est trouvé atteint d'asthme.

» Comme j'ai toujours sur moi une pharmacie de poche, j'administrai un granule d'arséniate de soude toutes les cinq minutes, et un granule d'arséniate de strychnine toutes les demi-heures. Vers minuit, l'accès diminua peu à peu, et à minuit et demi, le malade s'endormit d'un sommeil réparateur et bienfaisant, jusqu'à sept heures du matin.

» Je lui fis prendre une décoction de quinquina et continuer l'arséniate de soude, à raison de six granules par jour, dans les vingt-quatre heures, pour faciliter l'expectoration. J'ordonnai en outre un régime animalisé, assaisonné de vins généreux (bourgogne ou champagne).

» Aujourd'hui le malade se porte bien, vaque à ses affaires et ne ressent aucun détriment de son accès d'asthme.

» Je suis convaincu que la crampe bronchique a été enrayée par l'emploi des arséniates. »

RÉFLEXIONS. — On ne saurait contester au traitement institué par notre confrère, ni son opportunité ni son instantanéité. Et, à cet effet, nous ferons remarquer combien il est important pour le médecin de campagne d'avoir toujours sur lui une trousse à médicaments, surtout les plus actifs, qu'on administre dans les occasions extrêmes. Un ancien philosophe disait : *Omnia mecum porto;* mais ce n'était que sa philosophie. L'arséniate de strychnine et l'arséniate de soude ont contribué, l'un et l'autre, à vaincre le spasme bronchique. C'est dans ce cas que l'adjonction de l'hyosciamine pourrait être utile. Nous en avons cité précédemment plusieurs exemples.

XXVIII

Étude thermo-dosimétrique.

Le titre de cet article indique que, d'une part, nous voulons déterminer la fièvre dans ses deux conditions les plus apparentes : l'élévation de la chaleur et du pouls ; de l'autre, dans les moyens de parer à cette combustion exagérée.

C'est un des points les plus importants de la pathogénie, et qu'on pourrait nommer une question *de vie ou de mort*. Aussi combien de discussions ont surgi entre les médecins : là où les uns voyaient de la *force*, les autres trouvaient de la *faiblesse*, et les systèmes thérapeutiques ont été à l'avenant.

Qu'est-ce que cela a produit? De l'incertitude pour tout le monde. On comprend aujourd'hui que la solution de la question n'est pas dans les termes extrêmes, mais au milieu.

Il faut toujours en venir au vitalisme, et à ceux qui se sont le mieux inféodés à cette loi générale de la nature : Hippocrate, Sydenham, Stoll, qui pourraient s'appeler *les observateurs de tous les temps,* parce que ce qu'ils ont vu et observé est ce qui est encore aujourd'hui. La fièvre n'est donc que l'expression générale de la souffrance de l'économie, une réaction plus ou moins efficace contre l'agent morbide, un moyen d'expulsion.

Nous disons une réaction plus ou moins efficace : en effet, il y a des cas où l'effort fébrile se soutient tant que l'agent morbide n'a pas été vaincu ou détruit : ce sont les *Synoques.* Un frisson intense les commence, et elles se terminent par une sueur critique. Dans le stade intermédiaire ou de chaleur, ou plutôt de *brûlant*, nous voyons le pouls et la chaleur animale se maintenir constamment au-dessus de la moyenne physiologique. C'est là le danger, puisque de cette combustion exagérée naissent divers désordres, tant dans la vitalité que dans la constitution des liquides et des solides.

Quand la réaction est insuffisante, deux types fébriles se produisent : le *rémittent* et l'*intermittent*. Dans le premier, il y a oscillation de la circulation et de la calorification, par conséquent, variation des stades de froid, de chaleur et de sueur ; mais ces variations s'accomplissent elles-mêmes d'une manière plus ou moins constante ou régulière. Nous en trouvons un exemple dans la fièvre typhoïde : ainsi, au point de vue ther-mométrique, cette fièvre peut se décomposer en trois stades : dans le premier stade, qui dure de trois à cinq jours, la température croît chaque jour progressivement ; chaque soir la chaleur augmente sur celle de la veille de 0,5 à 1° centigrade, celle du matin ne subissant, au maximum, qu'une rémission de 0,5. La température s'étant élevée à 39°,5 dans les cas légers, à 40, 40,5, 41° et même au delà dans les cas graves, le qua-trième ou le cinquième jour la période d'état commence. Durant celle-ci, la température oscille entre 39,5, 40 ou 40°,5, suivant la gravité des cas. Puis enfin se dessinent, après un, deux, trois septénaires d'oscillations *ascendantes,* les oscillations *descendantes.* Ce troisième stade, dans les cas graves, est séparé du deuxième par un stade intermédiaire que Won-derlich a désigné sous le nom de stade amphibode. Cette phase est tou-jours d'une signification sérieuse : elle tranche d'une manière saisissante sur le reste du tracé graphique, par son irrégularité ; notamment des brusques élévations se produisant de temps à autre le soir. C'est pour cela que Wonderlich a formulé les lois suivantes :

a. Une maladie qui, au deuxième jour, présente chez l'adulte une tem-pérature voisine de 40° centigrades, n'est pas une fièvre typhoïde ;

b. Une maladie qui, après le soir du quatrième jour, ne présente pas une température supérieure à 39° centigrades, n'est pas une fièvre typhoïde ;

c. Une maladie qui, dans la seconde partie de la première semaine, présente une température toujours inférieure à 39,5, n'est pas une fièvre typhoïde.

Nous ajouterons : une maladie dont la température s'élève progressi-vement, malgré des rémissions matinales au maximum de 0,5, de ma-nière à atteindre, le quatrième ou le cinquième jour, une élévation de 39,5 à 41° centigrades, et qui se maintient ensuite, dans la deuxième partie de la première semaine, au-dessus de 39,5, est probablement une fièvre typhoïde.

Relativement au pronostic, les indications fournies par la thermomé-trie ne sont pas moins importantes : ainsi l'élévation à 42° centigrades est mortelle ; 41° centigrades très-grave ; 40° centigrades moins grave ; 39,5 favorable.

Le pronostic est d'autant meilleur que la rémission du matin est plus marquée. L'abaissement de la température est un bon signe, mais à la condition qu'il ne soit point brusque et ait lieu dans un temps normal. Dans la période d'état, une chute rapide de 41 ou 40 à 37,36° centigrades est un signe mortel. Cet abaissement annonce une hémorrhagie ou un collapsus du cœur. Une élévation brusque de la température et très-considérable, est ordinairement le signe du début de l'agonie.

C'est toujours un signe fâcheux que l'exacerbation commence avant midi et ne se termine qu'après minuit.

Une complication inflammatoire (pneumonie, endo ou péri-cardite, pleurésie, méningite, érysipèle) se manifeste par une brusque élévation de la température, mais passagère, se maintenant rarement plus de deux jours.

Nous arrivons à la troisième forme de la fièvre : l'*intermittente*. Ici les trois stades de froid, de chaleur et de sueur sont bien caractérisés et sont séparés par un intervalle de repos ou apyrexie, où le retour à l'état de santé paraîtrait complet si, à certains signes de pâleur, d'abattement, l'œil du médecin ne reconnaissait le retour de l'accès.

Le premier stade ou le frisson étant accompli, la température monte rapidement, selon l'intensité de la fièvre, à 39,5 et 40° centigrades. La chaleur est mordicante, le pouls s'accélère (110, 120 pulsations par minute), les yeux ont un éclat inaccoutumé ; la bouche est sèche, il y a soif ardente, les urines sont rares et de couleur foncée. Après ce stade, vient celui de sueur : la peau devient moite, le pouls mollit, la bouche s'humecte, tout le corps se couvre d'une sueur abondante et le malade tombe dans un sommeil bienfaisant.

Nous ferons encore ici quelques remarques : la durée du froid est sujette à varier ; cela peut dépendre des circonstances extérieures et intérieures. Ainsi quand le malade restera exposé à l'air froid du dehors, il est évident que la réaction ne pourra se produire. C'est le danger des armées en campagne, où le manque d'objets d'habillement et de campement donne lieu à tant de désastres. En débarquant sur les côtes de Crimée, l'armée alliée franco-anglaise fut bientôt décimée par les fièvres algides, qui allèrent jusqu'à la forme cholérique.

Quant aux circonstances intérieures, il y a le spasme qui empêche la réaction : les vaisseaux de la périphérie, crispés, retiennent le sang à l'intérieur et peuvent ainsi amener des accidents mortels : coma, apoplexie, hypostases. C'est dans ces conditions que se produisent les fièvres dites larvées, qui peuvent revêtir les formes les plus diverses. Elles indiquent toujours un haut degré de la maladie et une intoxication fort intense. Au début de notre carrière (1826), nous avons assisté à une épidémie de fièvres larvées qui, étant méconnues, donnaient lieu à une très-grande mortalité. Les formes les plus fréquentes étaient celles de la méningite ou de la pleuro-pneumonie hypostatique. Pendant tout le stade de froid, les malades déliraient, étaient assoupis ou pris de dyspnée; ces symptômes s'aggravaient pendant le stade de chaleur, puis cessaient graduellement pendant le stade de sueur. Celui-ci, le plus souvent, était très-court, presque imperceptible, et un nouvel accès survenait, le plus souvent mortel.

Nous ajouterons maintenant, avec le professeur Spring (*Accidents morbides*) que la forme particulière, l'intensité et la durée de la fièvre sont déterminés : d'une part par la cause prochaine ou efficiente (qui est souvent un parasite accomplissant sa vie propre sur l'organisme humain), d'autre part, par la quantité de matériaux susceptibles de servir d'aliment au processus morbide. La fin du trouble est caractérisée par des sueurs plus ou moins abondantes répandues sur tout le corps, et par la détente du système nerveux, se manifestant par la relaxation musculaire, le calme des sensations, le bien-être général et un sommeil réparateur. Sous ce rapport, il n'y a pas de différences entre les fièvres, quelle que soit leur forme : *continue, rémittente ou intermittente.*

Cela dit, arrivons au traitement, but de la médecine.

En examinant bien le caractère de la fièvre, on y reconnaît, en tant que réaction vitale, divers éléments : l'élément *spasme*, l'élément *douleur, agitation*, l'élément *congestif, inflammatoire*, etc.

Le premier, ou le spasme, se présente surtout au début. C'est lui qui détermine le frisson : tout l'élément fibrillaire entre en mouvement et se crispe. Ce mouvement, très-marqué dans la peau, se fait également sentir à l'intérieur : « On a froid dans le dos. » Son intensité dépendra de l'intensité et de la prolongation de la cause morbide, de la susceptibilité individuelle, des pertes de l'économie, de ses privations, des impressions morales, etc. On comprend que dans de pareilles conditions tout ce qui affaiblit l'organisme doit être mortel. Nous citerons ici un cas que nous avons été à même d'observer et qui nous a vivement impressionné.

C'était en 1832, lors de la première invasion du choléra : On était en juillet, et l'épidémie avait disparu. D. B..., secrétaire de notre Université, homme nerveux et très-craintif, avait eu l'imagination frappée ; il croyait fermement devoir être une des victimes du fléau. Ses pressentiments ne furent point trompés ou plutôt le malade fut victime de sa pusillanimité.

Comme nous venons de le dire, l'épidémie avait presque entièrement disparu ; notre homme, comme débarrassé d'un grand poids, se laissa emmener à la campagne par quelques amis. La journée se passa gaiement, mais au retour une pluie d'orage s'abattit sur eux. Tous les sinistres pressentiments se représentèrent à l'esprit de D. B... Il rentra chez lui grelottant et se coucha, le corps enseveli sous plusieurs couvertures et un édredon. Une abondante transpiration survint, augmentée par la peur. En peu de temps, les matelas furent percés. J'étais allé voir D. B..., avec qui j'avais des relations d'amitié et de fonctions : en vain je le suppliai de sortir de cette espèce de fumier, de se sécher et de prendre quelque chose de réconfortant : je fus impuissant à le convaincre. « Vous le voyez, me disait-il d'une voix éteinte, je mourrai du choléra ! » En effet, il expira dans la nuit, au milieu de l'état cyanique le plus prononcé. Et cependant, je le répète, il n'y avait plus de choléra à Gand.

Le frisson exige donc l'emploi des antispasmodiques et des stimulants. On se trouvera bien du laudanum dans une mixture éthérée.

C'est dans le même sens qu'agit l'alcoolature d'aconitine, que M. Chassaignac faisait prendre à ses malades quelques jours avant l'opération, dans le but de diminuer le traumatisme. C'est encore ainsi qu'agissent les alcaloïdes en général : remarquons, en effet, que la détente générale ou le stade de sueur est la conséquence de la cessation du spasme : or, le stade intermédiaire ou de chaleur a été lui-même produit par le refoulement du sang au centre, la dilatation, la subparalysie des vaisseaux et l'hypostase qui en ont été la conséquence. C'est comme dans les expériences de M. Cl. Bernard, où l'on coupe les nerfs du grand sympathique. Il résulte de ces expériences, comme de celles de Brown-Séquard, que l'augmentation de la chaleur est la conséquence directe de la dilatation des vaisseaux et de l'afflux du sang dans les organes. Le fait n'a rien, au reste, qui doive surprendre : la chaleur animale, comme la chaleur physique, est la conséquence d'une combustion, c'est-à-dire de l'action de l'oxygène sur les éléments combustibles du sang, azotés, carbonés.

Nous rappellerons ici la *théorie Traube* : elle part de l'hypothèse qu'il existe un appareil nerveux spécial, fonctionnant comme *régulateur* ou *modérateur* de la rénovation organique du corps. Il agirait à la manière des appareils *empêchants* en général, c'est-à-dire qu'il se comporterait, à l'égard de la rénovation organique ou de la nutrition, comme le nerf pneumogastrique à l'égard du cœur, le splanchnique à l'égard de l'intestin ; le grand sympathique à l'égard des organes sécréteurs, qui sont cependant subordonnés à l'action du système cérébro-spinal, dans les fonctions mixtes : comme celles des glandes salivaires et spermatiques.

Cet appareil *modérateur* serait surtout un frein pour la combustion hématosique, en ce sens que sans lui l'oxydation du sang deviendrait promptement excessive et le corps serait brûlé rapidement (voir *Lieber-meister*, dont nous avons reproduit, plus haut, la doctrine). Nous aimons à rappeler ces théories anatomo-physiologiques, parce qu'elles rentrent dans la grande loi du vitalisme, loi que le père de la médecine avait par-faitement reconnue en l'absence de toute connaissance technique. La chose se conçoit : la loi de la dilatation des gaz et de la vapeur a dû être connue avant qu'on pût arriver à la construction des machines. Ainsi du corps : le mécanisme se déduit du principe moteur.

Maintenant restons dans le vrai : la réaction fébrile n'est pas une paralysie, ni des vaisseaux ni de son appareil régulateur. La fièvre, en effet, ne consiste pas uniquement dans l'augmentation abnorme du calo-rique animal, mais bien dans l'ensemble des phénomènes vitaux qui déter-minent cette augmentation. Entre un poêle chauffé à blanc et un corps vivant échauffé par la fièvre, il y aura toujours la différence qui sépare un corps brut d'un corps vivant.

La fièvre doit donc, avant tout, être prévenue et combattue dynami-quement. C'est ce que les médecins *soustracteurs* n'ont pas suffisamment compris. Nous disons suffisamment, parce que dans la *soustraction* il y a souvent une *addition*.

Ainsi il convient de distinguer avec les anciens (qu'on dédaigne trop, sans penser que ce dédain deviendra la peine du talion), il convient, disons-nous, de distinguer l'*oppression* des forces d'avec la *soustraction*. Dans une inflammation (une pleuro-pneumonie par exemple), le pouls faible, filiforme, peut être relevé par la saignée. Cela dépendra du tact du méde-cin. Mais il faut qu'il n'existe aucune cause déprimante, sans cela la saignée serait mortelle. Ainsi, dans l'épidémie dont nous parlions tantôt, la fièvre larvée, sous forme de méningite, devenait mortelle quand au lieu de donner le sulfate de quinine à haute dose on saignait. Il en était de même dans la forme pleuro-pneumonique, hémoptysique, de cardite, etc.

Toute réaction n'est donc pas *saignable*. Broussais, avec tout son génie, s'était trompé à cet égard. La saignée, nous la tenons en grande estime, mais dans les cas *francs* seulement.

Les alcaloïdes, la quinine en tête, sont donc les modérateurs, les freins de la circulation. Nous ne disons pas les dépresseurs, comme on les présente trop souvent. Et ici faisons une remarque : les médicaments sont selon les conditions dans lesquelles on les administre : ainsi la di-gitaline, dans une maladie organique du cœur, arrivée à la période d'infiltration, ne ferait qu'ajouter à la faiblesse générale, tandis que dans la première période, ou d'acuité, elle fait tomber la fièvre. Pourquoi ? Parce qu'elle dissipe le spasme congestif. Il en est de même avec l'aconitine, la vératrine et, à plus forte raison, l'atropine, l'hyosciamine quand il y a spasme, la morphine quand il y a agitation, douleur. Quant à cette dernière, nous ferons une remarque pratique : dans les maladies organiques du cœur avec agitation, insomnie, on serait tenté d'administrer la morphine : ce moyen peut être mortel sur le coup en paralysant l'organe déjà affaibli. On en a vu de tristes exemples.

Dans les pyrexies aiguës, les alcaloïdes sont donc toujours indiqués. La quinine agit, non dans l'intervalle des accès, comme on serait tenté de le croire, mais dans l'accès subséquent, en dissipant le spasme, en modérant la réaction, en facilitant les fonctions de sécrétion et d'excrétions, c'est-à-dire en favorisant l'élimination des produits de la fièvre ou de la combustion. La digitaline, en diminuant l'urée dans le sang et en augmentant l'élimination des urates, agit dans ce sens. La vératrine a une action toute spéciale sur la peau, et l'aconitine sur la muqueuse gastrique. Au reste, il y a là des expériences à faire, et nous y convions nos confrères.

La digitaline est un frein de la circulation, presque aussi sûr que les freins de nos chemins de fer. Que de mouvements congestifs peuvent être arrêtés ainsi! Longtemps la médecine s'est trouvée aux mains des *saigneurs*. On prétendrait évacuer la maladie avec le sang : vains efforts! La maladie c'est l'hydre sans cesse renaissante quand on n'en coupe pas la tête, c'est-à-dire la cause vitale qui l'entretient. Nous disons la cause vitale, parce que, quelles que soient les causes physiques, celles-ci ne valent que par la vitalité. C'est comme la pierre lancée dans un étang, qui, quoique déjà au fond, laisse à la surface des ondulations; comme la fièvre, les stades de froid, de chaud et de sueur.

M. Andral a cherché à déterminer les variations de la température du corps avec celle de quelques-unes de ses parties solides et de l'urine : fibrine, albumine, globules, urée, etc. Il résulte de ces expériences que lorsque le sang contient plus de quatre millièmes de fibrine, la température s'élève et que cette élévation est proportionnelle à celle de l'élément plastique. Cette conclusion est conforme à celle du même auteur sur les phlegmasies et les pyrexies, également en rapport, non avec le nombre des globules rouges du sang, mais avec celui des globules blancs.

M. Andral donne le tableau de vingt chlorotiques chez lesquels bien que les globules rouges fussent notablement diminués, la température fut de 37° centigrades. Ceci explique pourquoi la fièvre est si prompte à naître chez les personnes anémiques ou chlorotiques.

La diminution de l'albumine du sang n'est pas en rapport immédiat avec l'abaissement de la température; ce n'est qu'après un temps plus ou moins long, comme on l'observe dans l'albuminurie et sur les animaux qu'on laisse mourir d'inanition, que l'insuffisance des matières albumineuses fait baisser la température d'une manière un peu notable. Il existe, au contraire, un rapport direct entre le degré de la température du corps et la quantité d'urée éliminée par les reins. Dans trente-deux analyses d'urines appartenant à divers malades dont la température était normale, M. Andral n'a trouvé que huit fois plus de douze grammes d'urée. Dans les pyrexies, il a constaté, à la fois, une élévation plus considérable de la température et une augmentation plus grande du chiffre de l'urée: c'est ainsi que sur vingt-trois analyses d'urines provenant de malades atteints de fièvre intermittente, il a trouvé onze fois entre vingt et trente-deux grammes d'urée; neuf fois entre seize et vingt; deux fois seulement treize et quatorze grammes. Le même rapport existe entre la température du corps et la quantité d'urée éliminée, dans la pneumonie, la pleurésie, le rhumatisme articulaire aigu, les fièvres éruptives et la fièvre typhoïde. Quant à cette dernière, si quelques auteurs ont admis la diminution de l'urée, M. Andral fait observer que la diète à laquelle les malades sont soumis agit sur l'urée en sens inverse de la fièvre. Il peut arriver, dans une pyrexie qui se prolonge, que l'urée, sans cesser d'être éliminée en quantité considérable, diminue cependant, la température se maintenant au même degré.

Il existe une maladie qui constitue une exception à la règle précédente: c'est la cirrhose du foie. Dans trois analyses d'urines, M. Andral a constaté une augmentation dans la quantité de l'urée. Cette maladie, quoique apyrétique, se comporterait, sous ce rapport, comme les pyrexies. M. Andral se demande si on peut supposer, dans ce cas, que les matières azotées de la bile qui ne peuvent plus sortir du sang par le tissu du foie altéré, trouvent une voie supplémentaire d'élimination par les reins; et il semble disposé à résoudre cette question par l'affirmative, en se basant sur des expériences physiologiques qui démontrent une semblable solidarité entre les fonctions éliminatrices.

De ce que nous venons de dire tirons tout de suite les conséquences pratiques.

Les recherches du savant professeur français jettent un grand jour sur les inflammations et les pyrexies : elles font voir que le calorique animal est proportionnel à la quantité d'urée contenue dans le sang; or, les alcaloïdes, en augmentant les sécrétions rénale et cutanée, c'est-à-dire en favorisant l'élimination des principes azotés, font tomber la chaleur et le pouls, et, par conséquent, diminuent la fièvre et l'inflammation. La plupart des phlegmasies non traumatiques, sont des fièvres localisées sous l'influence d'une cause occasionnelle : ainsi, quand la pleurésie, la pneumonie éclatent d'une manière spontanée, c'est qu'il y a prédisposition ; car la cause occasionnelle est souvent très-faible : c'est la goutte d'eau qui fait déborder le vase.

Il en est de même dans le rhumatisme articulaire et dans tous les cas où les alcaloïdes : digitaline, vératrine, colchicine, etc., font merveille.

Quand il y a pléthore, la saignée préalable favorise l'action de ces médicaments ; mais il n'en est pas de même dans les inflammations leucocythémiques, tout autant à redouter que les inflammations sanguines franches, parce que l'état phlogistique ou l'exagération du calorique animal est en rapport, plutôt avec les globules blancs qu'avec les globules rouges.

Cependant si, par suite de l'appauvrissement des races ou générations actuelles, la nécessité de la saignée générale se présente moins aujourd'hui qu'autrefois, il ne faudrait pas ériger l'exclusion de ce moyen thérapeutique en système. Il faut saigner plutôt pour dégager la circulation qu'en vue d'appauvrir le sang. Une pneumonie au début, quel que soit le degré d'anémie ou de chlorose du malade, nécessite l'ouverture de la veine. Seulement on aura soin de ne pas tirer trop de sang et de s'arrêter dès que le pouls se relève. Il en est de même dans la plupart des inflammations aiguës.

Nous n'excepterons pas certains états adynamiques qui peuvent également réclamer les déplétions sanguines, non *soustractives* mais *dégageantes*, ou *dérivatives*, en vue d'empêcher les congestions et hypostases dans les organes nobles. Ainsi les phénomènes cérébraux, pneumoniques, abdominaux même, seront plus efficacement combattus par l'emploi des calmants dynamiques. Par exemple, la morphine est plus utile après la saignée qu'avant. Pour arriver aux stimulants et antipériodiques, on a également plus de facilité. Le véritable praticien n'est jamais exclusif.

Quant aux antipériodiques, quand et comment faut-il les administrer? Ici le doute peut se présenter : Peut-on le donner dans l'état pyrétique ou bien faut-il attendre l'apyrexie? Nous pensons que cela dépendra des circonstances. Ainsi quand le danger est imminent et qu'une perte de temps pourrait être mortelle, il est évident qu'il faut donner les apyrétiques même au fort de la fièvre : et qu'on ne craigne point d'augmenter ainsi la réaction, puisque nous venons de dire que les alcaloïdes font tomber le pouls et la chaleur. Dans les fièvres aiguës, quel que soit leur type : continu, rémittent ou intermittent, le danger vient de la phlogose, c'est-à-dire, de l'excès du calorique et de la précipitation du pouls, il faut donc y parer sans relâche.

Dans ce cas, on se trouvera bien de doses fractionnées d'alcaloïdes, en ne se tenant pas à un seul, mais en les combinant d'après la nature des symptômes : digitaline, aconitine, vératrine, hyosciamine, morphine, codéine, narcéine, colchicine ; c'est au praticien à faire un bon choix parmi ces modificateurs. Rien n'empêche de les donner concurremment : ainsi, par exemple, alternativement un granule digitaline, un granule hyosciamine, un granule morphine, un granule colchicine. Tous ces agents concourent au même but, puisqu'ils diminuent l'orgasme vasculaire et débarrassent le sang des résidus de la combustion. Quant à la quinine, comme il en faut des quantités plus considérables, on fera bien de l'administrer en lavements, en se rapprochant autant que possible des accès. De cette manière on fait un traitement complet, puisqu'on s'attaque, à la fois, à la cause et aux effets.

Parmi les préparations ou sels de quinine, nous recommandons surtout l'arséniate de quinine et l'hydro-ferro-cyanate de quinine, comme ayant un pouvoir fébrifuge plus marqué que le sulfate de quinine. Toutefois, nous ne prétendons pas en faire une règle générale.

Dans ces derniers temps, on a préconisé les anesthésiques et même on a conseillé de les combiner avec les alcooliques ; sans doute on peut ainsi déprimer la température animale, mais cette dépression peut se faire trop brusquement au point de produire la mort. Il y a quelque années, étant à Paris, j'ai assisté à des expériences de M. Demarquay : Des chiens furent préalablement enivrés en leur introduisant de l'eau-de-vie dans l'estomac ; puis, quand la température du corps eut baissé de quelques degrés et que le pouls se fut ralenti, on les soumit à l'inhalation du chloroforme ; en quelques inspirations, il restaient inanimés, et ce n'est qu'en rétablissant la respiration artificiellement qu'on parvenait à les rendre à la vie.

Dans les opérations chirurgicales qui se prolongent, avec perte considérable de sang, la chloroformisation peut être mortelle. Sans exclure les alcoliques du traitement de certaines inflammations, notamment la pneumonie, nous pensons qu'il faut être très-prudent avec eux. D'ailleurs, on ne saurait dire que c'est là un traitement médical.

Nous croyons ne pouvoir mieux terminer cette étude que par quelques cas d'application. Prenons d'abord les pyrexies :

Fièvres éruptives. — Ces fièvres, comme toute intoxication miasmatique, procèdent par prodromes, et c'est d'après ces derniers, leur durée, leur fixation sur tels ou tels organes qu'on en peut déterminer la nature et la violence. Le plus souvent il s'agit d'épidémies.

On voit ainsi l'agent miasmatique agir, tantôt sur la tête, tantôt sur la gorge et le pharynx, les bronches, tantôt sur l'estomac, les intestins, etc. C'est donc à mettre ces organes importants à l'abri, qu'il faudra s'attacher. Pour cela, sans rien préjuger quant à la nature de la fièvre, on cherchera à en atténuer la violence, surtout par les moyens diététiques, tels que la diète, le repos au lit, un léger laxatif salin, des boissons diaphorétiques. Que si il y a de l'insomnie, de l'agitation, on donnera deux à quatre granules de chlorhydrate de morphine; les spasmes, notamment de la gorge, seront combattus par l'hyosciamine; la chaleur sèche de la peau et la rareté des urines par la digitaline; puis la chaleur augmentant graduellement, ainsi que l'accélération du pouls, on aura recours à l'aconitine et à la vératrine; on fera bien de combiner ces deux alcaloïdes.

Les symptômes d'irritation locale seront calmés par la codéine et la narcéine.

Sous l'influence de cette sédation, tant générale que locale, l'éruption, qui n'est que l'effort critique de la nature, se fera avec facilité, car ce qui l'empêche, c'est l'intensité de la fièvre, l'exagération de la chaleur et du pouls. Rarement les saignées sont indiquées, à moins d'un état congestif trop marqué sur les organes qui supportent l'effort prodromique.

Fièvre typhoïde. — Nous nous sommes expliqué à son égard dans un précédent article; nous pensons cependant devoir entrer encore dans quelques détails, à cause de la fréquence et de l'importance de cette fièvre. Il s'agit ici d'une intoxication miasmatique au summum; aussi l'état prostratif existe-t-il dès le début: après les moyens diététiques généraux, il faut arriver promptement aux nervins, principalement l'acide phosphorique, le sulfate de strychnine, le camphre bromé. Ce sont ces modificateurs qui nous ont été les plus utiles. Ainsi, dès les premiers jours, nous donnons un granule de l'une et l'autre de ces substances : de demi-heure en demi-heure, jusqu'à concurrence de huit à dix, en nous guidant d'après le pouls. Dès que celui-ci se relève et se ralentit, nous cessons les nervins et nous observons la marche de la maladie. Si la chaleur monte rapidement et devient sèche, mordicante, nous administrons la digitaline : un granule de demi-heure en demi-heure. Ici nous avons pour guide ou criterium, la chute de la température et du pouls. Il faut se prémunir cependant contre une dépression trop rapide, et pour cela il est nécessaire de voir le malade au moins le matin et le soir, afin de faire les constatations thermométriques nécessaires. La digitaline a surtout pour effet d'éliminer l'urée, sous forme d'urates ; aussi exerce-t-elle un sentiment de pression très-marqué sur la vessie. Le besoin d'excrétion est augmenté, en même temps que la sécrétion. C'est pour cela qu'il est quelquefois nécessaire de combiner la digitaline et l'hyosciamine.

Dès que la chaleur du corps marque au thermomètre 40° centigrades, il faut, sans perdre de temps, recourir à l'aconitine et la vératrine, qui sont de puissants antithermiques ou plutôt antipyrétiques, et on donnera un granule de chacun de ces alcaloïdes tous les quarts d'heure. D'ordinaire, il faut pousser jusqu'à quinze à vingt granules, lesquels étant d'un demi-milligramme, font qu'on donnera, en moyenne, sept à dix milligrammes dans les douze heures.

Il ne faut pas perdre de vue que cette médication doit être continuée pendant plusieurs jours, quelquefois un septénaire ; aussi faut-il diminuer les doses à mesure que le pouls et la chaleur tombent. Il est nécessaire de donner, en même temps que ces principes simples, un excipient tonique, soit fixe, soit diffusible. Nous préférons la serpentaire de Virginie dans la deuxième période de la maladie et le quinquina dans la troisième. Si un brusque abaissement du pouls et de la température faisaient craindre une hémorrhagie intestinale, on ajouterait la teinture acide aromatique ou bien le perchlorure de fer.

Jusqu'ici nous avons supposé le stade d'augment ; dans le stade d'état, qui varie d'époque et de durée, il se fait des rémittences plus ou moins marquées le matin, avec redoublement vers le soir. On ne perdra pas de temps pour administrer la quinine, soit le sulfate, soit l'arséniate, soit le valérianate, selon les symptômes. Le médicament se donnera à doses fractionnées : un centigramme de demi-heure en demi-heure de manière à arriver jusqu'à quinze et vingt centigrammes dans les douze heures, c'est-à-dire le temps entre la rémission du matin et l'exacerbation du soir.

Enfin, si les symptômes prostratifs continuent, on reviendra à la strychnine, combinée avec le camphre. Ces médicaments doivent être donnés à petites doses : un milligramme de chaque, donc, un granule d'heure en heure, jusqu'à concurrence de huit à dix.

Dans la dernière période de la maladie ou de la décroissance, il faut cesser toute médication active pour un régime tonique et analeptique. Plus vite on pourra nourrir le malade, mieux cela vaudra. C'est pour cela que les amers sont nécessaires, de préférence la quassine.

Fièvre intermittente pernicieuse. — La fièvre intermittente pernicieuse est caractérisée par l'absence d'ataxie ou de putridité. La fuliginosité des muqueuses est remplacée par la pâleur; l'adynamie, par l'anémie. Il y a, en effet, dans cette fièvre, diminution des globules rouges du sang; ce qui n'empêche point la forme aiguë, c'est-à-dire l'exagération de la température et l'accélération du pouls dans la période de chaleur. Or, cette période comprend la plus grande durée de la fièvre dans la forme pernicieuse, de sorte qu'il n'y a pas ou presque pas d'apyrexie, et que le stade de sueur est lui-même peu marqué. C'est pour cela que ces fièvres doivent être traitées comme si elles étaient rémittentes, c'est-à-dire qu'on n'aura pas à attendre l'apyrexie.

Nous avons donné, dans un précédent article, le traitement du docteur Mandt dans le choléra asiatique : on nous saura gré de faire connaître également sa méthode de traiter les fièvres intermittentes pernicieuses. Ce traitement consiste à fractionner le sulfate de quinine, de manière à le donner dans la période de réaction, d'ordinaire un lavement de dix centigrammes, avec cinq centigrammes de camphre. En même temps, on donne à l'intérieur des poudres composées d'extrait alcoolique de noix vomique et de vératrum blanc, ou bien l'extrait de noix vomique et l'acide phosphorique, tout comme dans le traitement du choléra asiatique.

Nous nous rallions complétement à la manière de voir du docteur Mandt; seulement, nous pensons que dans beaucoup de cas on peut, pour ne pas fatiguer le malade, diviser le gramme ou le gramme et demi de sulfate de quinine en deux lavements, à des intervalles égaux, entre la rémittence et l'exacerbation.

Le résultat obtenu, on tonifiera le malade au moyen du quinquina en substance et un régime analeptique, et on insistera encore sur le sulfate au moins pendant une quinzaine, en diminuant graduellement les doses. Plus tard, on y reviendra de quinzaine en quinzaine, si on se trouve dans un pays palustre.

Phlegmasies. — Dans les fièvres que nous venons de passer en revue, les inflammations locales sont des complications qui se ressentent de la nature de la fièvre qui les détermine, et qui exigent le même traitement. Dans les phlegmasies idiopathiques, le mal peut être considéré comme local et accidentel, c'est-à-dire sans avoir été préparé par une cause générale, telle qu'un miasme, un principe goutteux, rhumatismal, etc. Ces phlegmasies rentrent donc dans la catégorie des accidents traumatiques et doivent être traitées comme tels. La vitalité n'ayant pas été altérée, le médecin peut agir en toute sécurité. Nous reprendrons le traitement de ces phlogoses dans des articles spéciaux.

XXIX

Cholémie.

EMPLOI DE LA QUASSINE, DE LA CAFÉINE, DE LA VÉRATRINE, DE L'ACONITINE, DE L'ARSÉNIATE DE QUININE, DE L'HYDRO-FERRO-CYANATE DE QUININE, DE L'HYOSCIAMINE, DE L'ATROPINE, DE LA STRYCHNINE, DE L'ACIDE PHOSPHORIQUE, DE L'HYPOPHOSPHITE DE CHAUX.

Nous nous servons du mot *cholémie*, parce que les affections bilieuses ne sont presque jamais localisées ; bien que le foie soit le point de départ, soit par rétention de la bile dans son parenchyme, soit par interruption de sa sécrétion. Nous exceptons l'excès de sécrétion, parce que la bile versée surabondamment dans le tractus intestinal, en est promptement expulsée par haut ou par bas, comme dans la cholérine. Quant au choléra asiatique, on sait que c'est plutôt une affection miasmatique au *summum*, ou un empoisonnement ; or, le foie est particulièrement chargé de l'élimination des poisons, n'importe leur nature. Voici une expérience qui le démontre : Après avoir établi sur un animal une fistule biliaire, Cl. Bernard a injecté une faible quantité de sulfate de cuivre dans les veines. Au bout de peu de temps, la présence du sel métallique a été sensible dans la bile, tandis que les urines n'en présentaient que des traces à peine perceptibles.

Dans les affections miasmatiques chroniques, c'est particulièrement dans le foie qu'on trouve les désordres ; preuve que c'est, là aussi, que le poison organique a agi. Nous faisons ici ces remarques, afin qu'on comprenne bien l'importance de la fonction hépatique.

Dans la cholémie par défaut de sécrétion ou d'excrétion, les principes de la bile sont restés dans le sang ou y sont rentrés par résorption.

Il y a, en outre, dans la choléstase les désordres du foie. « Quand on examine, dit Cl. Bernard, les propriétés de la bile au point de vue de l'intoxication ictérique, on lui trouve un caractère spécifique que ne présente aucun autre liquide sécrété : la bile aurait la propriété de dissoudre les cellules du foie. Les médecins qui sont allés à Lisbonne pour étudier la fièvre jaune, sont revenus unanimes sur ce point. »

Puisque l'illustre physiologiste s'est servi du mot *intoxication ictérique,* nous devons déterminer les caractères de celle-ci. C'est un malaise général, avec faiblesse musculaire, sentiment de lassitude et dépression cérébrale, céphalalgie, vertiges, irascibilité extrême; la peau est le siége d'un prurit insupportable; c'est une espèce d'urticaire jaune, se manifestant surtout au lit et écartant tout sommeil; comme dans la scarlatine, il y a desquamation, principalement à la paume des mains et à la plante des pieds; les mouvements du cœur sont ralentis : 50, 40 pulsations par minute, et même plus bas, à moins de fièvre ou phlegmasie, comme dans l'hépatite ou l'atrophie aiguës; encore le professeur Spring fait-il remarquer que, dans le cas de fièvre, le pouls se ralentit dans une certaine mesure au moment où la jaunisse se montre à la peau. Il y a dyspepsie stomacale et intestinale, élaboration incomplète des aliments, avec odeur putride des excréments, provenant d'aliments d'animaux, et fèces acides et inodores, si le régime est végétal ; constipation, sécheresse des selles.

Le sang des ictériques, selon MM. Lassaigne, Becquerel et Rodier, est surchargé de matières grasses ; or, on sait la part que le foie prend à la formation de ces matières. Si c'est dans les poumons que les substances hydrocarbonées se consument, c'est dans le foie qu'elles sont séparées des matériaux de la chylification, afin de ne pas surcharger l'économie. Aussi sait-on avec quelle rapidité le foie passe à l'état gras, pour peu que le mouvement organique soit ralenti.

La bile, retenue dans le sang, dissout ses globules et le rend diffluent; de là, la tendance aux hémorrhagies passives.

Nous avons dit qu'il peut y avoir ictère par suspension de la sécrétion biliaire, comme dans l'hépatite hypertrophique ou l'atrophie (car ici les effets sont les mêmes), ou bien résorption du fluide sécrété, comme dans l'ictère spasmodique, sténotique, etc. Dans le premier cas, si ce n'est pas la bile en nature qu'on trouve dans le sang, ce sont ses principes constituants. On sait que MM. Virchow, Lehmann, Breucke et d'autres considèrent la cholépyrine comme le résultat de la transformation de l'hématosine des globules rouges. Il est vrai que dans les stases biliaires, où la présence dans le sang de la matière colorante de la bile est si manifeste, on trouve rarement les autres éléments de ce liquide, notamment les acides glycocholique et taurocholique ; mais on sait que ce sont là des composés mal définis et très-transmutables. On trouve cependant les acides de la bile dans les urines des ictériques, et ils ne peuvent y avoir été apportés que par la circulation générale. A moins, toutefois, d'admettre la possibilité, pour les reins, de suppléer le foie, ce qui laisserait la question entière, comme pour l'urémie. (Spring.)

Ce que nous venons de dire va nous diriger dans le traitement qu'il convient de suivre dans la cholémie. On comprend qu'il faut surtout se guider d'après les causes, tout en parant aux effets.

Ainsi, dans l'*ictère catarrhal* ou *rhumatismal*, il faut insister sur les bains généraux, les légers laxatifs et, la détente obtenue, rappeler la sécrétion et l'excrétion de la bile par la quassine et la caféine, qui sont les deux alcaloïdes qui conviennent ici le mieux, parce qu'ils ne déterminent aucune irritation intestinale, surtout s'il est vrai, comme le dit Liebig, que la caféine augmente la quantité de la taurine. La dépression du pouls ne permet guère d'employer les autres alcaloïdes ; toutefois, s'il y a fièvre continue, on donnerait la vératrine et l'aconitine, surtout en vue de l'hyperesthésie cutanée.

Dans l'*ictère palustre,* on insistera surtout sur les préparations de quinine : arséniate, hydro-ferro-cyanate, valérianate, selon les symptômes ; tout en continuant à rappeler la sécrétion et l'excrétion de la bile par la quassine et la caféine. On doit ici compter avec le temps, par conséquent, ne pas chercher à forcer le remède.

Dans l'*ictère spasmodique*, c'est principalement aux mydriatiques : hyosciamine, atropine, qu'il faut recourir ; toutefois, comme il se peut que le spasme dépende de la faiblesse, on peut, dans ce cas, faire emploi de la brucine, de la strychnine, soit seules, soit combinées avec la quassine et la caféine.

Dans l'*ictère adynamique* ou *typhique,* c'est surtout la fièvre qu'il faut traiter, et nous ne pourrions que répéter ce que nous avons dit à l'égard de cette dernière. Disons que cet ictère est généralement un des prodromes de la mort ; ainsi, quand on le voit survenir chez les blessés ou opérés, c'est un symptôme mortel. D'ordinaire on trouve des plaques d'hyperémie et des abcès multiples dans le foie. Ce genre d'hépatite est généralement latent. Dans l'ictère typhique, au contraire, la région du foie est sensible ; la matité hépatique diminue, tandis que la matité splénique augmente ; ce qui équivaut à dire que la rate s'engorge et cesse d'envoyer le sang au foie par les veines gastro-épiploïques. Les selles, d'abord décolorées, deviennent sanglantes et noires ; la jaunisse, faible au début, devient plus intense ; il s'y ajoute des pétéchies et des ecchymoses plus ou moins étendues, ainsi que des hémorrhagies passives par le nez, le vagin, les voies digestives et aériennes. L'urine est colorée en brun, avec les réactions du pigment biliaire. On doit cependant insister sur le quinquina et les acides minéraux. L'arséniate de strychnine peut également servir à relever la vitalité. Il ne faut pas perdre de vue que la bile dissout les globules rouges du sang et rend ainsi la situation périlleuse.

Dans l'*ictère organique,* il y a à considérer le genre de lésion du foie. C'est toujours un signe fâcheux, puisque l'ictère suppose l'oblitération des grosses branches du conduit hépatique ou la destruction des cellules sécrétoires, comme cela se remarque dans la fièvre jaune. Il en est de même quand les tumeurs compriment la face concave du foie. Dans l'hypérémie mécanique du foie, qui accompagne si souvent les maladies des poumons et du cœur, l'augmentation de volume apparaît et augmente après chaque retour des accès de dyspnée. L'importance du sujet nous oblige de revenir sur ce que nous avons dit dans de précédents articles. Le retour des accès doit faire supposer qu'il ne s'agit pas de maladies organiques arrivées au point d'une dyspnée permanente ; dans ce cas, c'est moins l'ictère qu'on observe, ou l'hydropisie, mais plutôt un état d'asthme dans lequel nous avons pu voir qu'il existe des phénomènes de spasme et de paralysie. Le spasme réside spécialement dans les canaux bronchiques, la paralysie dans les cellules aériennes. Quant au cœur, ou asthme cardiaque, il n'entre dans la dyspnée que pour une part accessoire, et semble dépendre surtout d'un état subparalytique du diaphragme. Le foie ne subissant plus la pression de ce muscle, s'engorge pendant la durée de l'accès.

Il doit cependant exister un ictère paralytique, comme il y a un ictère spasmodique. Galien l'avait admis, bien avant que Glisson eût fait connaître sa capsule. Quoique celle-ci ne porte pas de trace de fibres musculaires, elle est contractile, à la manière des fibres dartoïques, et, de nos jours, M. Cl. Bernard a fait voir que le système nerveux exerce une action considérable sur le degré de réplétion des vaisseaux hépatiques. Cela doit être, puisque, sans cela, le foie serait comme une éponge inerte, quand la pression vient à faire défaut.

La conclusion de ceci, c'est que, dans l'ictère paralytique, il faut recourir à la strychnine, comme dans l'ictère spasmodique aux mydriatiques. L'arséniate de strychnine convient surtout dans les cas diathésiques.

Dans l'ictère toxique, principalement celui produit par le phosphore, il faut lui opposer l'acide arsénieux. Cependant comme le phosphore tend à passer à l'état d'acide phosphorique, il est rationnel de lui opposer une base : telle que la chaux, la magnésie. Nous proposons l'hypophosphite de chaux qui se convertit en phosphate insoluble dans les véhicules aqueux, mais non dans les sucs intestinaux. De cette façon on peut espérer parer, en même temps, à la destruction du système squeletteux, car on sait que le phosphore frappe les os de mort. Nous avons eu, à plusieurs reprises, l'occasion d'appliquer ce traitement chez les ouvriers employés aux fabriques d'allumettes chimiques. Chez tous, le foie était malade et il existait un ictère plus ou moins prononcé. D'après cela, on voit combien le phosphore est un agent dangereux, qu'il faut éliminer de la matière médicale. Parce que l'huile de foie de morue renferme des traces de phosphore on a eu l'idée d'en ajouter ; mais en connaît-on bien les proportions naturelles ?

Enfin, dans l'*ictère sténotique,* due à la compression ou à l'obstruction des canaux biliaires, principalement par les calculs biliaires, il n'y a autre chose à faire que la médecine des symptômes : c'est-à-dire calmer les douleurs. Les bains prolongés et les légers laxatifs concourront à la descente des calculs.

XXX

Médecine dosimétrique antiparasitaire.

Dans la plupart des maladies endémiques et épidémiques le rôle du parasitisme est clairement indiqué. Même dans les maladies sporadiques on découvre la présence de germes morbides.

Une personne du sexe, de notre clientèle, était atteinte fréquemment de doigt blanc (tourniole) : nous eûmes l'idée d'examiner au microscope le fluide séro-purulent épanché sous l'épiderme, et y trouvâmes des vibrions.

Dans le muguet se remarquent également des organismes parasitaires qui expliquent l'espèce de cheminement par lequel la maladie envahit toute la bouche, l'arrière-bouche et le reste du tégument digestif, et donne lieu à un véritable empoisonnement. Ce sont les plaques nacrées auxquelles on a donné le nom de *oïdium albicans*.

Dans le croup, on constate aussi la présence d'organismes parasitaires.

Quoi de plus probant que l'oïdium de la vigne? Le grain est bien venu, sa chair ferme, son suc acide, toutes circonstances qui devraient éloigner la décomposition, et cependant, tout d'un coup, s'abat sur lui une poussière fine qui le pénètre, l'arrête dans son développement, le rabougrit et le fait périr. Au microscope, on aperçoit que la trame autositaire a été envahie par les parasites.

Dans le typhus, on découvre également dans le sang et les matières des déjections et sécrétions, des filaments assez semblables aux spermatozoaires.

Mais c'est surtout dans les fièvres intermittentes que cela a été remarqué. On connaît les expériences du médecin américain Salisbury : parcourant des terrains marécageux où régnaient les fièvres, l'idée lui vint d'analyser, au point de vue des organismes inférieurs, les brouillards s'élevant du sol ; à cet effet, il exposa, la nuit, des plaques de verre, sur lesquelles les vapeurs vinrent se condenser, et il y reconnut des microzoaires : entre autres des espèces de cellules d'un volume assez considérable. En se basant sur cette première donnée, il crut que les organismes microscopiques pourraient bien jouer un rôle important dans les fièvres intermittentes.

Poursuivant ses recherches, il fit l'analyse microscopique des différentes matières provenant d'individus atteints de fièvre contractée dans les marais, et il trouva dans les urines, les sueurs, les matières fécales, des ơganimes cellulaires semblables à ceux qu'il avait constatés dans les effluves des mêmes marais. Ces deux séries d'observations lui parurent suffisantes pour admettre, comme probable, l'opinion que les fièvres intermittentes de cette région étaient dues à la pénétration dans le sang de ces organismes microscopiques et à leur développement ultérieur dans les liquides sécrétés.

Afin d'avoir plus de certitude sur les conclusions à tirer de ses expériences, il en tenta une autre fort remarquable et qu'on pourrait considérer comme invraisemblable, si elle n'était rapportée par un médecin tel que lui, et contrôlée par d'autres médecins également dignes de foi. Il recueillit une certaine quantité de la terre des marais, l'enferma dans de larges caisses de fer-blanc qui furent soudées hermétiquement et transportées à grandes distances, sur des hauteurs où ne régnaient point les fièvres intermittentes ni aucune autre espèce de maladie contagieuse. Ces caisses furent placées ouvertes dans une chambre où couchèrent deux individus, qui prirent la fièvre intermittente des marais. La même expérience fut répétée sur deux autres personnes avec un résultat analogue.

Le choléra est une fièvre intermittente à la plus haute puissance, et, comme toute fièvre palustre, il se caractérise par la présence, dans les matières des déjections, de parasites. Issu du delta du Gange, ses effluves ou traînées ont des directions déterminées, qu'on peut suivre à leurs ravages, comme les nuées de sauterelles d'Afrique.

Ces parasites pénètrent dans le sang et y agissent à l'instar de ferments. Ce sont des bouillonnements, des rejets à la surface, qui se caractérisent par des vomissements, des selles anormales, dont les hypertrophies glandulaires sont l'expression anatomo-pathologique, sans en être la cause ; car il serait tout aussi inexact de voir le typhus dans les plaques muqueuses ou le croup dans les fausses membranes. Ce sont évidemment des produits ou effets, et non la cause de ces affections.

Ainsi on remarque que les miasmes provenant de substances animales en décomposition renferment des quantités considérables d'éléments microzoaires, auxquels on accorde la propriété de produire la fièvre typhoïde. M. Pasteur, en étudiant les phénomènes de la putréfaction des substances animales, a trouvé qu'il s'y développe deux espèces d'éléments, qu'il considère comme ferments : les uns se formant au contact de l'air ou *bactéries*, les autres dans les parties profondes, hors du contact de l'air, ou *vibrions*.

La présence des parasites dans le sang explique la fièvre; il y a d'abord concentration vers l'intérieur, puis expansion vers la périphérie. La fièvre fait retour tant qu'on est sous l'influence du miasme ou que les parasites n'ont pas été détruits.

Jusqu'ici on n'a pas trouvé de meilleur moyen contre la maladie de la vigne (*oïdium*) que le soufre; seulement, il ne faut pas perdre de vue chez les animaux et l'homme, la perte de la vitalité : c'est pourquoi les alcaloïdes sont nécessaires. A quoi servent ces agents si répandus dans le règne végétal, la quinine surtout, si ce n'est à combattre ces causes? Aussi, de tous les antifermentatifs ou fébrifuges, le plus puissant est incontestablement l'arséniate de quinine. Comment cette préparation agit-elle? Évidemment de deux manières : comme *dominante* et comme *variante*. Comme *dominante*, en détruisant le ferment; comme *variante*, en empêchant la fermentation, ainsi que l'excès de calorification et de circulation.

Nous signalerons encore à l'attention des praticiens l'hydro-ferrocyanate de quinine, qui a pour effet de calmer, c'est-à-dire de faire tomber le pouls et la chaleur. N'est-ce pas également ainsi qu'agissent le sulfate de quinine et la plupart des alcaloïdes?

Même dans les fièvres ou pyrexies continues, l'élément parasitaire a été reconnu : ainsi la contagionabilité ou l'inoculabilité de la variole est due à des cellules ou sporules dont la peau et les muqueuses sont les *nidamenta*, bien qu'on prétende les avoir trouvés également dans les organes parenchymateux, ce qui ne serait pas impossible, vu qu'ils sont inhalés avec l'air; de sorte que la maladie, avant d'être extérieure, est intérieure et peut rester telle, comme on l'observe dans les *variolæ sine variolis*. La fièvre est alors la seule expression de la présence de l'agent morbide dans l'économie. Ici encore, c'est à la *dominante* et à la *variante* qu'il faut recourir, la première contre la cause, la seconde contre les effets. La préservation par le vaccin tient à l'antagonisme qui existe entre les agents morbides.

La doctrine du parasitisme s'étend-elle jusqu'aux affections contagieuses apyrétiques? Il y a des motifs de l'admettre, quand on voit que là aussi il y a inoculabilité, dans des conditions déterminées. Ainsi le chancre induré ne s'inocule point; comme pour le vaccin, il faut un certain degré de maturité : ni trop récent, ni trop vieux. En un mot, il faut que la matière chancreuse ou le germe, ait eu le temps de se produire. Voilà pourquoi, également, le chancre récent peut être tué sur place par la cautérisation. On doit se demander si ce n'est pas également ainsi qu'agit le mercure dans la syphilis confirmée. Quant à la syphilis constitutionnelle, on sait qu'il ne s'agit plus de mercuriaux, mais plutôt de toniques et de reconstituants, tels que l'iode. Les germes n'existent plus; il n'y a que la dyscrasie.

Au point de vue pratique, on comprend combien ces considérations sont importantes : ainsi, tant que les germes existent encore, il faut les médicaments métalliques, tels que : mercure, soufre, arsenic; les germes étant détruits, il faut les amers, les toniques, les reconstituants. Un immense progrès a été accompli en thérapeutique depuis qu'on n'abuse plus de ces premiers agents. Paracelse, qui en fut le promoteur, en fut également le séide, puisque de l'abus devait naître la négation de la médication. Aujourd'hui, nous en sommes arrivés à ce juste milieu qui constitue le vrai. On ne mercurialise plus quand même.

Qu'on veuille remarquer que nous sommes resté sur le terrain de la pratique; si nous avions voulu en sortir, nous nous serions lancé dans la théorie du *Panspermisme*, qui a tant occupé les savants de l'antiquité, car l'imagination est née avec l'homme; c'est le plus bel attribut de son intelligence; c'en est aussi le danger. Les anciens Théogonistes peuplaient l'espace d'une infinité de divinités invisibles : les gnomes occupaient les profondeurs de la terre et arrivaient de temps en temps à sa surface; le feu avait ses salamandres, les eaux leurs naïades, l'air ses sylphes. Tout cela prouve une matière animée : la fécondité, la vie. Malheureusement, dans cette procréation incessante, la mort s'est réservé ses droits; et c'est contre ces empiétements des organismes inférieurs sur les organismes supérieurs que l'art a constamment à lutter. Aussi la nature, en mère prévoyante, nous en donne les moyens : contre les germes, les métaux; contre les réactions qu'ils déterminent, les alcaloïdes. Là ne se bornent pas nos ressources; dans les métalloïdes nous avons des agents mixtes, qui peuvent être employés quand les premiers n'ont plus d'action, ou du moins quand leur temps d'action est passé. Nous avons nommé l'iode, une des grandes découvertes des temps modernes, bien que les anciens n'en aient pas été privés, puisqu'ils employaient l'éponge brûlée dans les mêmes cas où nous administrons aujourd'hui l'iode et ses composés. Comment en étaient-ils arrivés là? Il faut croire que c'est parce qu'ils avaient observé que les végétations sous-marines, en général, sont favorables au traitement des affections strumeuses.

Nous allons finir par quelques considérations pratiques. Dans l'emploi des préparations antiparasitaires, il ne peut s'agir que d'une action de contact ou catalyse. Un exemple rendra notre pensée : on sait que les térébenthinacées tuent les acares en général; l'observation microscopique le fait voir : l'acare étant déniché avec la pointe d'une aiguille, si on le place dans une goutte d'eau, au foyer du microscope, on le voit frétiller au milieu de cette espèce de lac relatif. Si maintenant on dépose sur les bords une gouttelette d'huile de térébenthine, celle-ci, agitée par les mouvements de l'animalcule, forme des zones concentriques, et avant que l'huile l'ait atteint, l'acare meurt anesthésié. On peut en dire autant des parasites en général ; il suffit d'une quantité infinitésimale de poison pour les tuer.

On comprend donc qu'il ne faut pas pousser les antiparasitaires jusqu'à saturation de l'économie. Que produisaient les doses énormes de mercure dans la syphilis? La saturation et, avec elle, le mercurialisme. Souvent le remède faisait l'office du pavé de l'ours : on tuait le malade pour avoir raison du mal. La même remarque s'applique aux arsenicaux. C'est ici le cas de dire qu'en dépassant le but on ne l'atteint pas. Quelques gouttes d'acide arsénieux suffisent pour détruire le parasitisme palustre. Dans la nature existe le phénomène en grand : ainsi, dans la zone des sulfotares, on ne voit jamais se produire des parasites, et ceux des marais n'atteignent point les hauts pics des montagnes. Dans les contrées marécageuses de l'Amérique du Nord, on se rend sur les monts Alleghani pour échapper aux effluves qui occasionnent la fièvre intermittente. C'est que là, indépendamment d'un air pur, on n'a pas à craindre les grouillements du sol.

XXXI

Chromochrinie.

TRAITEMENT DOSIMÉTRIQUE PAR L'ERGOTINE ET LE VALÉRIANTE DE FER.

La chromochrinie s'entend d'un principe colorant de l'urine, analogue à l'indigo, et sécrété par les canaux sudorifères; or, entre ces canaux et ceux des reins il y a la plus grande analogie de structure et de disposition physique. Rien d'étonnant qu'ils offrent des éléments de sécrétion analogues.

Il ne saurait s'agir ici de cellules pigmentaires; s'il a pu s'en rencontrer dans la mâtière chromochrinique, c'est qu'elles se sont détachées accidentellement.

La chromochrinie a donc des degrés ou nuances; il ne faut pas pour cela qu'elle soit poussée jusqu'au phénomène. Qui dit phénomène, dit souvent fraude. M. le docteur Duchesne, de Pavilly, a démasqué une fille de trente-six ans qui, depuis une vingtaine d'années, se teignait la figure avec de l'indigo.

Ainsi que le fait observer le professeur Spring, les personnes atteintes de chromochrinie appartiennent presque toutes au sexe féminin; le plus grand nombre avaient de quinze à vingt-six ans. C'étaient des jeunes filles souffrant de dérangements de la menstruation : hystériques, d'une humeur bizarre, mais n'allant pas cependant jusqu'à la fraude. Une dame de haut rang qui, pour se faire remarquer, se teignait les paupières avec du charbon, n'avait pas réfléchi qu'avec sa beauté robuste il devait être difficile de faire accepter sa fraude. Mais c'est comme les femmes qui se fardent. Le sexe faible n'a pas changé depuis Ovide. Il veut attirer les regards. On ne croit pas à cet éclat et cependant on se laisse attirer par lui.

La chromochrinie, pour être véritable, doit provenir des canaux sudorifères, puisque c'est un produit de sécrétion, comme l'indigo de l'urine. Quand on enlève l'enduit avec un corps gras ou la glycérine, et qu'on examine ensuite la peau à la loupe, on y voit apparaître un pointillé bleuâtre, comme une barbe fraîchement faite. En même temps, il existe un développement considérable du réseau veineux ou le cercle des paupières, toujours plus marqué aux approches des règles.

C'était le cas de notre jeune personne; et la mère ne désirant pas en faire un sujet de remarque, me pria de m'occuper de son état. L'ayant trouvée chloro-anémique au plus haut degré, je lui prescrivis l'ergotine et le valérianate de fer : la première pour amener le sang vers la matrice, le second pour parer à l'anémie et la mobilité nerveuse. Au bout de trois mois, la chromochrinie avait presque entièrement disparu.

On comprend que cet état pourra se reproduire, puisqu'il se rattache à la menstruation. On sait même que les influences morales n'y sont pas étrangères. Notre intéressante malade a pris vingt granules de valérianate de fer et d'ergotine par jour. Le traitement fut suspendu aux approches des règles. Régime gymnastique et forte alimentation.

Nous nous sommes déjà expliqué sur l'action congestive de l'ergotine: quand on administre l'ergot de seigle dans l'inertie de la matrice, c'est pour provoquer les contractions; de même, dans l'aménorrhée, il y a défaut de ton ou inertie; l'organe ne vit pas : or, comme Platon le dit poétiquement dans son *Timée*, « l'utérus c'est la bête fauve qui se présente à toutes les ouvertures du corps comme pour s'échapper ». Nous avons tous en nous ce que l'on nomme *la bête*; la femme particulièrement.

Phlegmasies.

TRAITEMENT DE LA PNEUMONIE PAR LA MÉTHODE DOSIMÉTRIQUE.

Si, théoriquement, on peut distinguer la pleurésie de la pneumonie et celle-ci de la bronchite, il n'en est pas de même pratiquement, à cause de la connexité de ces divers tissus. Aussi faut-il reconnaître, avec Hufeland, que ces distinctions sont plutôt anatomiques, car il est rare que ces inflammations soient isolées ; du moins elles ne le restent pas, et elles réclament le même traitement.

Une distinction plus pratique, est celle des deux formes de la pneumonie : douloureuse et non douloureuse ; car dans les maladies, c'est toujours l'élément douleur qui en règle l'intensité.

Si la première forme a été attribuée à la pleurésie, elle ne lui appartient pas exclusivement ; elle est seulement propre à la pleurésie localisée. Dans la pleurésie diffuse le point lancinant, pongitif, existe peu ou pas, à tel compte que si le malade n'est pas examiné attentivement, son état échappe aux premiers secours de l'art, les seuls presque efficaces. Dans la forme douloureuse, le point de côté est tellement violent qu'il empêche le patient de respirer ; aussi le poumon s'engoue-t-il ; de là, les symptômes observés : petitesse du pouls, oppression, toux petite, saccadée, etc.

Cet état de gêne et de sub-paralysie sera rapidement enlevé par une ou deux saignées, et, ce qui en reste, par l'acide phosphorique et le sulfate de strychnine.

Nous insistons sur cette première phase du traitement, parce qu'elle est décisive : de là dépendra l'issue de la maladie. Ainsi, immédiatement après la saignée, on donnera un granule acide phosphorique et un granule sulfate de strychnine, qu'on répétera de quart d'heure en quart d'heure, jusqu'à ce que la dyspnée ait disparu (1).

Il faut immobiliser la cage thoracique dans un appareil ouaté, surtout si la pleuro-pneumonie est traumatique ; car ce qui entretient la maladie, en provoquant la douleur, c'est le mouvement. Sous ce rapport il n'y a pas de différence entre une pleurésie et une arthropathie (2).

La deuxième période de la maladie, si celle-ci n'a pas été jugulée (car nous n'admettons pas ces périodes comme fatales, absolues, et le médecin qui ne ferait rien, en attendant, serait comme un général d'armée qui attendrait que l'ennemi vînt le battre), la deuxième période, disons-nous, est celle de relèvement. Comme un ballon, le thorax rebondit en mouvements désordonnés ; le pouls devient plein et dur, la toux augmente, accompagnée de crachats rouillés, la chaleur est ardente, la soif vive, les urines rouges et rares, l'oppression extrême, le malade se place instinctivement sur son séant ou sur le côté opposé, si la maladie est unilatérale ; des râles subcrépitants, la respiration rude, absente par places, indiquent un commencement d'exsudation. La respiration s'accélère jusqu'à 40° c. par minute, les inspirations sont brèves et courtes, le malade n'a pas assez d'haleine pour prononcer une phrase entière, les ailes du nez battent avec force, la dyspnée se lit sur sa figure et s'explique, autant par l'augmentation du besoin de respirer, que par l'obstacle mécanique à l'entrée de l'air.

Une autre cause d'étouffement, c'est la cardite qui complique la pneumonie ou la précède, car, comme le fait observer Hufeland, la cardite, portée à un haut degré, entraîne toujours la pneumonie à sa suite. Cette remarque du père de la macrobiotique a son importance : elle nous fait voir qu'au début de l'affection, la saignée est contraire.

En même temps qu'on dégagera le poumon, on enlèvera la calorique morbide. Les poumons, comme on sait, sont les ventilateurs du corps ; c'est là que le sang arrive pour se rafraîchir ; le sang du cœur droit est plus chaud de 1° centigrade que celui du cœur gauche, mais dans la pneumonie c'est le contraire, à cause du processus inflammatoire.

Parmi les antithermiques dynamiques on choisira, de préférence, la digitaline, qu'on poussera jusqu'à effet ; un granule ($0,001^m$) de quart d'heure en quart d'heure, jusqu'à ce que la chaleur et le pouls tombent.

_____

(1) On voit que nous sommes loin d'être systématique ; mais voulant la saignée, nous ne la voulons point abusive. Les saignées à outrance de Bouillaud sont le rêve d'un homme éveillé.

(2) Dans une de ses leçons sur les appareils ouatés, Nélaton a dit « que je voulais les appliquer jusqu'aux poumons ». C'était là une innocente plaisanterie. L'illustre clinicien, plus et mieux que personne, a apprécié le côté pratique de ces appareils.

Ce moment est indiqué par la dilatation des pupilles et la pression sur la vessie; on pourra donc l'accélérer en ajoutant à la digitaline l'hyoscia-mine. Quelquefois aussi on recourra à l'aconitine et à la vératrine, surtout quand la cause est un rhumatisme.

Dans la broncho-pneumonie, l'émétique est nécessaire afin d'empêcher l'obstruction des canaux aériens. On en donnera tous les quarts d'heure un granule (0,01ᵐ) jusqu'à effet, et, chez les tout jeunes enfants, l'émétine. La vératrine fait également office de contro-stimulant.

Le tartre émétique est surtout nécessaire dans la pneumonie bilieuse. Dans ce cas, le pouls, mou, lipothymique, rend la saignée dangereuse avant que le foyer mobile ait été évacué. La langue servira de criterium; tant qu'elle est chargée d'un enduit visqueux, que la bouche est amère et mauvaise, il faut se garder de donner un médicament autre que l'évacuant. Après, les boissons délayantes suffisent et on y ajoutera un peu de Sedlitz Chanteaud.

Il y a des pneumonies ataxiques ou putrides : ce sont celles qu'on voit survenir au début ou dans le cours de la fièvre typhoïde. Il y a ici un poison ou miasme à éliminer, nécessitant l'emploi des diaphorétiques et des diurétiques, tels que le benzoate d'ammoniaque, la colchicine : un granule de demi-heure en demi-heure, et, en même temps, on donnera les arséniates de strychnine, de quinine, de fer, de soude, selon les phases de la maladie ; puis l'acide tannique, s'il y a tendance aux hémorrhagies passives.

L'absence de sommeil épuise le malade ; on y parera par les sels d'opium : morphine, codéine, narcéine, qui ont également pour effet de calmer la toux. Afin de favoriser l'expectoration, on y ajoutera le kermès minéral : un granule d'heure en heure. Le camphre bromé sera employé quand il y a sécheresse de la muqueuse et fuliginosités.

Tout ceci suppose que le tissu pulmonaire n'est qu'hypérémié ; malheureusement, il n'est pas toujours possible d'empêcher l'hépatisation, soit à cause de la violence de la maladie, soit par suite de la tardivité du secours. Alors l'oppression est extrême, l'auscultation ne fait plus connaître la respiration que sur quelques points ; souvent il y a matité complète (en cas d'épanchement) avec ce tintement spécial ou égophonie, qui indique les exsudats dans l'intérieur des bronches, et que répercutent les parois des plèvres distendues par la masse du liquide. C'est une sonorité extra-pulmonaire, comme celle d'un vase de cuivre dans laquelle on laisserait tomber une tête d'épingle. La toux est fréquente, brève, l'expectoration rouillée. Le sang étant incomplétement oxygéné, le délire d'asphyxie survient : délire exhalirant, sourire sardonique ; on l'observe également dans la dernière période des maladies du cœur, et on ne saurait mieux le comparer qu'à celui de l'asphyxie par le charbon : le pouls est petit, misérable, irrégulier. Il est évident que le poumon se paralyse. Que faire? Saigner? Mais c'est plutôt du sang qu'il faudrait donner au malade. Le cas est embarrassant : « de ceux, comme dit Hufeland, qui doivent être abandonnés à la conscience du médecin, et où ce dernier doit savoir sacrifier sa réputation à son devoir ». Étrange situation que celle du médecin! Dans tout autre état le danger est un titre à la considération : le soldat en face de la mort acquiert la gloire, l'homme d'État qui se dévoue pour son pays, l'admiration publique. Le médecin seul est exclu de cette loi de la reconnaissance. Il est passible de l'insuccès! Le succès? cela regarde la nature! Encore s'il s'agissait de quelque grande opération : car partout ou le sang coule, il y a gloire! Nous ne parlons pas des hauts barons de la science (la responsabilité, même morale, ne les atteint pas plus que la foudre les hauts pics); mais de ces modestes praticiens qui mettent au service du public leur repos et jusqu'à leurs moyens d'existence. Eh bien! il faut qu'ils se sacrifient! Le malade étouffe : le médecin ne peut pas plus s'empêcher de se porter à son secours qu'à celui d'un individu qui se noie; l'opération de la thoracocenthèse, dans les cas d'épanchement, ne saurait être ni évitée ni reculée : il faut la pratiquer dès que la nécessité en est constatée. Il ne faut pas attendre que l'individu soit noyé pour le tirer de l'eau. Arrière les médecins timides ou qui ne calculent que leur propre intérêt! Honneur à ceux qui se dévouent!

Mais la thoracocenthèse faite, tout n'est pas fait ; il reste les foyers morbides à éteindre ; il reste surtout une subparalysie pulmonaire dont il faut relever le malade. Les larges vésicatoires d'une part, les strychnées de l'autre, répondront à ce double but.

XXXIII

Traitement dosimétrique de l'albuminurie.

L'albuminurie, une dans ses effets, c'est-à-dire un excès d'albumine dans les urines, est une affection complexe dans ses causes.

En effet, tout ce qui peut augmenter accidentellement les matériaux albuminoïdes dans le sang, telles que certaines fièvres éruptives : scarlatine, érysipèle, les inflammations viscérales : pneumonie, hépatite, cardite, rénite, etc., amènent l'albuminurie, qui, si on la laisse marcher, passe à l'état de maladie de Bright. Cette lésion est caractérisée par une hypertrophie, souvent considérable, des cellules épithéliales, ainsi que de cellules de la substance corticale des reins, avec état granuleux ; le tout compliqué de la présence d'une quantité plus ou moins considérable de gouttes graisseuses : grandes et petites.

Il y a des albuminuries purement mécaniques, par exemple, celle dépendant de la compression des gros vaisseaux de l'abdomen : comme dans la grossesse ; ou bien d'une rétention d'urine.

Il y a une albuminurie dyshémique, quand le sang est appauvri de ses éléments plastiques : comme on l'observe dans certaines cachexies paludéennes ou autres, dans les intoxications métalliques, notamment celle par l'arsenic.

Enfin, il y a des albuminuries purement nerveuses : comme celle dépendant de la présence de vers, et dont nous avons relaté plus haut un exemple.

Ne confondons pas les urines albumineuses avec les urines muqueuses ; comme dans le catarrhe des reins, des uretères ou de la vessie. Le mucus peut être assez abondant pour rendre les urines lactescentes. L'acide nitrique servira de criterium dans ce cas, puisqu'il coagule l'albumine et dissout le mucus.

Au point de vue de la pratique, il faut distinguer l'albuminurie aiguë et l'albuminurie chronique. La première est celle qui succède aux maladies inflammatoires désignées plus haut. A moins de maladie de Bright, l'albumine disparaît des urines par les moyens antiphlogistiques : bains généraux, digitaline, hyosciamine, qui produisent la diaphorèse et la diurèse et font ainsi disparaître l'anasarque. Les forces digestives étant, en général, déprimées, il faut les relever au moyen de la quassine et un excipient amer. Le vin de quinquina sera très-utile, et, s'il y a diarrhée, le vin de colombo ou de cannelle.

Dans l'albuminurie chronique il s'agit, avant tout, de dissiper la dyscrasie et la cachexie. Il faut donc recourir aux toniques.

Ainsi que le professeur Spring le fait remarquer (*Accidents morbides*), l'anasarque albuminurique procède de la néphrite diffuse : parenchymateuse, granuleuse ou albumineuse, c'est-à-dire les lésions qu'on comprend sous le nom collectif de *maladie de Bright*. La cause immédiate n'est cependant pas la maladie des reins, mais l'hydroémie ou l'analbuminose qui en est la conséquence ordinaire. La néphrite diffuse peut parcourir toutes ses périodes sans hydropisie ; celle-ci, pour se développer, a besoin que la cause de la néphrite agisse en même temps sur le sang, ou que ce dernier soit, en général, prédisposé à l'hydroémie. En d'autres termes, l'anasarque albuminurique dépend plus encore de causes diathésiques et cachectiques, que de la lésion même des reins.

On connaît les expériences du professeur Kierulff sur l'albuminurie artificielle : quand on injecte de l'eau dans les veines d'un chien, ses urines ne tardent point à devenir albumineuses. De même on voit cette affection se produire sous l'influence d'un air froid et humide, probablement parce que la suppression de la transpiration cutanée augmente l'eau dans le sang. Nous exceptons le processus scarlatineux, ainsi que le rhumatisme aigu, où l'on voit également survenir l'anasarque. Cela est particulièrement fréquent dans les pays chauds, comme on l'a observé dans les Corps expéditionnaires d'Afrique. M. Virchow compare cette anasarque à celle de la scarlatine : elle ne se déclare, en effet, que dans les cas où le refroidissement porte sur une peau hyperémiée.

Dans l'albuminurie chronique nous nous sommes bien trouvé des arséniates ; surtout s'il existe une diathèse palustre. L'arséniate de quinine, l'arséniate de soude, de potasse ou d'antimoine, l'arséniate de fer, l'arséniate de strychnine, voilà les préparations qui répondent le mieux aux indications ; d'autant plus qu'elles s'appliquent aux différentes conditions dans lesquelles l'albuminurie se forme. Ainsi l'arséniate de quinine doit être employé dans les cas d'intoxication palustre ; l'arséniate d'antimoine dans les cas de rhumatisme; l'arséniate de fer dans l'anémie; l'arséniate de strychnine pour donner le coup de fouet.

Tous ces médicaments doivent être appuyés d'un régime tonique, le vin de quinquina, etc. Mais, en même temps, il faut chercher à rétablir la sécrétion rénale et cutanée, ce qu'on obtiendra par des vêtements chauds, le moindre refroidissement pouvant faire revenir l'anasarque générale, et l'albumine dans les urines. Ainsi que le fait observer le professeur Spring, dans la période avancée de la maladie l'anasarque est permanente et se modifie moins que les autres hydropisies, sous l'influence des diurétiques. Il faut être d'autant plus sobre de ces derniers moyens que le parenchyme rénal est malade. La sérosité qui remplit les mailles du tissu cellulaire et les cavités viscérales est très-ténue et contient de l'urée. La peau prend un aspect et une teinte jaune particulière, qui permettent souvent de soupçonner d'emblée la nature de cette hydropisie. La transpiration est enrayée; s'il y a des sueurs, elles ne sont que partielles. L'organisme se trouve dans un état de débilité générale, et l'anasarque se combine successivement avec l'ascite, l'hydrothorax, l'œdème des poumons, de la glotte, avec des suffusions séreuses autour du cerveau et de la moelle épinière.

Distinguons l'anasarque albuminurique, qui se développe rapidement et est très-mobile, de l'anasarque anémique qui, au contraire, a une marche lente et où les urines ne contiennent point d'albumine, à moins de l'albumine caséiforme, qui, précipité par l'acide urique, se redissout dans un excès d'acide.

On pourrait s'étonner que, comme dominante du traitement antialbuminurique nous conseillons les arséniates, alors que l'arsenic produit l'anasarque cachectique ; mais nous ferons remarquer que c'est là un effet toxique qu'on évitera avec les doses dosimétriques. Et puis, n'est-ce pas le *post hoc ergo propter hoc ?* Qui dira que les dartres, les ulcères contre lesquels on administre les arsenicaux, ne sont pas cause de l'anasarque quand ils viennent brusquement à disparaître ?

Parmi les diurétiques qu'on peut employer dans l'anasarque albuminurique, nous citerons particulièrement la colchicine et l'asparagine, qui sont les succédanés de la digitaline et de l'hyosciamine. Les granules, au milligramme, peuvent se donner à dix et jusqu'à vingt par jour. C'est ainsi que nous en avons obtenu de bons effets : deux granules de colchicine et d'asparagine pour un granule de digitaline ou d'hyosciamine. En même temps on donnera une infusion de polygala.

Nous insistons ici sur le régime salin, parce que, ainsi que nous en avons fait la remarque, ce sont les sels qui disparaissent du sang, notamment le chlorure de sodium et les sels de magnésie. De là, le peu de densité de ce liquide et sa filtration à travers les pores des vaisseaux. Sans doute les acides minéraux peuvent parer en partie à cet état; mais il convient surtout de restituer au sang ses éléments salins. Dans les pays froids et humides les individus ne résisteraient pas sans les salaisons. Il est vrai qu'on a prétendu que le sel produit le scorbut; mais on n'a pas fait attention que ce dernier est dû aux conditions générales auxquelles les scorbutiques, notamment les marins, sont soumis. Aujourd'hui que le régime nautique a été amélioré, le scorbut n'entame plus que rarement les équipages. Ce sont surtout les vivres frais qui faisaient défaut. Le Sedlitz Chanteaud est d'autant plus utile, qu'en même temps il agit sur la perspiration intestinale et rénale et rend au sang sa densité. La soif inextinguible qui tourmente les malades est apaisée ainsi, sans ces quantités considérables d'eau, qui ont pour effet de distendre les vaisseaux et d'ajouter à la gêne existante une véritable pléthore aqueuse ou hydroémie.

XXXIV

Traitement dosimétrique de la glycosurie.

Un jeune homme était entré dans une période de consomption caractérisée par la fièvre, avec redoublements vers le soir, soif, sécheresse de la peau, et surtout sensation d'ardeur dans le dos, se portant aux zones précordiale, épigastrique, lombaire et hypogastrique. La souffrance de la moelle épinière était donc manifeste et s'expliquait par les excès vénériens précoces auxquels le malade s'était livré.

Les urines étaient, d'ordinaire, pâles, sans odeur ; par conséquent, sans excès d'urée, copieuses et avec un goût douceâtre.

La poitrine ne présentait aucun signe d'auscultation, et il n'y avait pas de douleurs néphrétiques : ni calculs, ni graviers.

Nous pouvions donc considérer ici l'état du malade comme purement nerveux ; et, à cet égard, nous rappellerons les expériences de Claude Bernard, qui ont jeté beaucoup de jour sur cette espèce de glycosurie. Ainsi, on peut produire sur un animal un diabète artificiel en irritant le bout supérieur du pneumogastrique coupé, ou en augmentant l'action réflexe de la moelle épinière par sa piqûre au niveau de l'origine de ce nerf. Le même fait, c'est-à-dire la production d'une quantité surabondante de glucose ou matières sucrées, doit avoir lieu chez l'homme dans les circonstances où nous voyons naître le diabète : telles que les vers, les excès vénériens et de boissons alcooliques, l'hystérie, les irritations gastriques, l'irritation locale des reins par des graviers, des calculs. Chez notre malade, on ne pouvait admettre qu'une action réflexe de la moelle épinière ; ce fut donc de ce côté que nous dirigeâmes le traitement, lequel consista dans l'emploi de la strychnine, de la cicutine, de l'hyosciamine, du camphre bromé et, successivement, des huiles animales, des ferrugineux et un régime mixte.

Le malade prit, alternativement, un granule cicutine, au milligramme, un granule hyosciamine, au demi-milligramme, et un granule camphre bromé, au centigramme, quatre fois dans la journée, à la distance d'une heure et demie. L'ardeur du dos fut corrigée au moyen du *spons bath*, matin et soir, et, quant au régime, il fut animal et végétal.

On se trompe souvent en faisant suivre aux diabétiques un régime purement animal ; ce ne sont pas seulement les matières non azotées qui se changent en sucre, mais également les matières azotées, comme on l'observe chez les carnivores. D'ailleurs, il y des diabètes par excès d'urée comme l'ont démontré Proust, Rostock, Bell.

Plus tard, nous avons donné des granules d'arséniate de fer : huit par jour.

Le résultat de ce traitement et de ce régime ne tarda pas à se manifester, puisque la fièvre quitta le malade et, avec elle, le diabète.

Nous donnons ce fait comme constituant un des côtés de la glycosurie ; or, on sait qu'il en est bien d'autres. Ainsi nous citerons l'espèce de métamorphose regressive due à la cirrhose du foie. Le mouvement nutritif se dirige alors vers les reins et est perdu pour l'économie ; de là, la marche rapide de la consomption ou fièvre hectique. La glycosurie se porte sur les reins, ou bien est suspendue, ainsi que le démontrent les urines insipides. C'est surtout quantitativement qu'elles sont augmentées, et on y trouve un excès de chlorures et de phosphates, résultant de la non-appropriation de ces sels dans l'économie.

Dans de semblables conditions on est obligé de recourir aux strychnées ; mais tout est subordonné à l'état du foie. Le plus souvent la maladie de consomption suit son cours et prend une forme galopante.

Nous avons vu périr ainsi, en quelques semaines, une jeune fille pleine de cette espèce de santé qu'on nomme « graisse de pension ». Il n'existait chez elle aucune cause morale : elle était heureuse de vivre ; cependant les fonctions digestives devinrent languissantes et une obstruction du foie donna lieu à l'ascite. L'organe n'avait pas changé de volume ; au contraire, il était profondément retiré dans l'hypocondre, mais il ne fonctionnait pas. De là, la consomption si rapide. Tous les ferrugineux et les toniques n'y firent rien : la maladie suivit son cours fatal.

En parlant du diabète, Hufeland fait une remarque qui dénote le profond praticien : « Dans le diabète sucré le travail chimique que les reins exécutent sous l'influence de la vie, a subi une perversion spéciale, qui fait que ces organes fabriquent du sucre avec les liquides qui y affluent, tout comme ils produisent des graviers et du sable dans l'affection calculeuse, ou comme on obtient du sucre en faisant réagir un acide sur de l'amidon. Cette formation s'accomplit principalement aux dépens du chyle dans le sang, dont il se sépare aisément lorsqu'il vient d'y être mêlé, et sur lequel les reins semblent exercer une affinité chimique toute particulière, ce qui explique l'émaciation et l'affaiblissement qu'entraîne la maladie. » (*Cinquante années de pratique.*)

Nos reins, malheureusement, n'ont pas, comme le foie, un système porte, ainsi que chez les oiseaux (système de Jacobson) ; aussi, pour ces animaux, le travail d'élaboration du sang est, en quelque sorte, double ; les poumons n'y prennent qu'une part accessoire, étant presque exclusivement des organes de raréfaction. Par contre, les reins ont une activité très-grande : l'énorme quantité des matières résiduelles ou guano, le prouve.

Chez les mammifères et l'homme, — nous avons toujours répugné à mettre ce dernier sur la ligne d'un animal, — les choses se passent tout autrement : les reins sont tout bonnement le crible ou plutôt le filtre du corps. Tout le sang artériel le traverse en moins de quelques minutes, mais les matériaux qu'il leur abandonne sont exclusivement excrémentitiels : d'abord l'eau qui, en surchargeant le sang, pourrait produire l'hydroémie. C'est ce qu'on observe surtout quand la pression dans les uretères est augmentée par suite d'un obstacle à l'émission des urines, ou bien encore quand on augmente l'eau mécaniquement, comme dans les expériences du professeur Kierulff, que nous avons citées plus haut.

L'urée, sous forme d'acide urique (car les reins sont avant tout des organes de combustion) forme la base de l'urine à laquelle elle a prêté son nom. C'est le résidu le plus immédiat de la combustion nutritive. Quant aux matières organiques, à part une légère quantité d'albumine inséparable de tout sérum ou eau du sang, il faut qu'elle n'en contienne point surabondamment. Il n'en est pas de même du principe colorant, lequel diffère essentiellement de celui du sang, puisque l'hématosine s'y trouve à l'état d'indigo.

Nous en avons la preuve dans la chromochrinie (voir l'article relatif à cette dernière), où l'on retrouve la solidarité physiologique qui existe entre ces émonctoires, de même que les similitudes histologiques. Quoi qu'il en soit, on observe le diabète à la suite des modifications survenues dans la sécrétion cutanée. « Parmi les causes éloignées du diabète, dit Hufeland, la plus importante est une suppression *chronique* de la sécrétion cutanée et son transport sur les reins. (Hufeland se sert ici du vieux langage de la science : évidemment il n'y a pas transport de la peau, vers les reins, mais simplement suppression de l'action cutanée.) J'ai vu une femme, qui, pour s'être refroidie en descendant à la cave et y restant longtemps, tandis qu'elle avait le corps couvert de sueur, fut prise d'un diabète, aux atteintes duquel elle demeura en proie pendant plusieurs années, et dont on a eu beaucoup de peine à la délivrer. » (*Ouv. cité.*)

Il faut admettre qu'il y avait chez cette femme quelque disposition spéciale ; car il n'est pas ordinaire que la suppression cutanée produise la glycosurie.

Quoi qu'il en soit, la guérison est fort difficile à obtenir, par cela même qu'il s'agit d'une altération profonde du travail de la nutrition. Notons cependant que jusqu'ici ce traitement — comme en allopathie, en général — a été empirique. On a préconisé successivement les sudorifiques, les diurétiques, les emménagogues, les drastiques, les toniques : tout cela était bien, mais peut-être pas assez approprié à la nature de la maladie. Avant tout, c'est un mal vital, irritatif, et dont la moelle épinière est le point de départ le plus habituel. Hufeland vante notamment le camphre dans ce cas. Sans vouloir faire de ce moyen une panacée, nous croyons que le camphre bromé répond à une foule d'indications, surtout s'il y a éréthisme ou orgasme vasculaire. La cicutine et l'hyosciamine ont pour but de parer à l'irritabilité morbide de la moelle épinière, de même que l'arséniate de fer à l'insuffisance de la crase sanguine Et remarquons, avec Hufeland, que le diabète (avec ou sans sucre) est le symptôme de la phthisie : « Une règle importante de pratique — dit cet éminent praticien — est de ne point manquer d'examiner l'urine toutes les fois qu'on voit tomber un sujet dans la consomption sans offrir aucun symptôme de maladie de poitrine ou d'autres affections locales, car plus d'un malade est mort du diabète sans que le médecin le soupçonnât, parce qu'il arrive souvent que dans le diabète sucré la quantité d'urine n'augmente pas d'une manière considérable. »

L'uroscopie : nous touchons ici à une lacune du diagnostic, d'autant plus fréquente, qu'on craint d'encourir le reproche de charlatanisme. Sans doute il y a des uromanes de la pire espèce, qui au fond de la bouteille ne voient flotter que les pièces de monnaie qu'ils extorquent à leurs patients ; mais l'uroscope ne doit pas être confondu avec ce dernier. L'uroscopie est une science délicate, qui exige, en même temps que le coup d'œil du médecin, la science du chimiste et le tact du physiologiste.

XXXV

Métamorphoses organiques.

Le sang est la source où s'abreuvent les organes et où ils puisent les
éléments de leur rénovation incessante ; car, comme l'a dit un grand
esprit : « Nous sommes réellement et physiquement comme un fleuve
dont toutes les eaux coulent dans un flux perpétuel. C'est le même fleuve
par son lit, ses rives, sa source, son embouchure, par tout ce qui n'est
pas lui ; mais changeant à tout moment son eau, qui constitue son être,
il n'y a nulle identité, nulle mêmeté pour ce fleuve. » (Voltaire.)

Nous renouvelons constamment notre eau, c'est-à-dire notre sang ; la
substance de nos organes change également ; il ne reste de fixe que nos
rives, c'est-à-dire les canaux ou méandres par lesquels ce liquide se distribue dans toutes les parties de l'économie (1).

Ces considérations ne sont pas ici un hors-d'œuvre, puisqu'elles nous
permettent d'entrer immédiatement dans notre sujet. Le sang qui sans
cesse passe et repasse dans les vaisseaux les plus ténus de notre corps et
se sature d'oxygène à chaque inspiration, se compose de matériaux très-
divers : sels minéraux, chlorures, sulfates, phosphates de potasse, de
soude, de chaux, de magnésie, etc., matières colorantes ou chromo-cri-
niques, comme l'indigo, corps gras, substances neutres du genre de
l'amidon, produits azotés, tels que l'albumine et la fibrine. Les sels
éprouvent peu de modifications dans le torrent circulatoire ; ils sont éliminés, après avoir fait partie intégrante de nos liquides et de nos
solides, par les principaux émonctoires. Les substances neutres sont con-
verties en graisses et en glycogène. Les corps gras ne subissent dans le

---

(1) On sait que la circulation est antérieure aux vaisseaux ; les fluides nourriciers se fraient une
voie à travers la gangue organique, comme un cours souterrain à travers le sol.

sang que des oxydations qui engendrent plusieurs dérivés du même ordre. Enfin les produits azotés se convertissent en fibrine, en musculine, en nervine, en pepsine, en pancréatine, tous composés peu différents les uns des autres. C'est la première partie du travail chimique qui s'accomplit dans la principale humeur de notre corps. Tous ces matériaux élaborés aux différents points du torrent circulatoire et destinés à l'assimilation, sont détruits dans les organes mêmes où ils avaient été fixés. Le glycogène est transformé en sucre, lequel est brûlé avec formation d'eau et d'acide carbonique; les acides gras sont en partie éliminés par la peau, en parties brûlés. Quant aux matières plastiques qui forment la trame des tissus, elles donnent lieu à des produits de destruction : urée, créatine, cholestérine, acides urique, hippurique, xanthique, qui sont rejetés par les voies excrémentitielles : foie, reins, glandes sudorifères, etc.

Tel est le tableau sommaire des principaux phénomènes chimiques qui, s'accomplissant dans l'ensemble de l'économie, provoquent partout un dégagement de chaleur plus ou moins intense. Il n'y a donc pas d'organe central pour le *feu vital*, comme l'avaient admis les anciens (Galien); chaque élément anatomique y participe; et s'il existe une température à peu près uniforme dans tout le corps, c'est que le sang distribue avec régularité la chaleur dans les différentes parties qu'il baigne (1).

La chaleur innée, c'est la vie. Cette opinion avait déjà été émise dès la plus haute antiquité; nous ne sommes, sous ce rapport, plus avancés que parce que nous connaissons le mécanisme de cette production, ou plutôt nous constatons le fait. Ainsi, tout changement chimique des corps, tout dédoublement, comme disent les chimistes, donne lieu à une production de calorique. On peut considérer ce dernier comme inhérent aux corps : ainsi, les acides minéraux, quand on les étend d'eau, dégagent de la chaleur, comme la chaux quand on l'éteint. Il en est de même pour les corps organisés et vivants. L'acide carbonique de l'économie ne se forme pas seulement par l'oxydation du carbone, mais il provient aussi d'un dédoublement qui absorbe de la chaleur. On sait que les substances alimentaires peuvent se ramener à trois types fondamentaux : les graisses, les hydrates de carbone : sucres, fécules, amidon, et les albuminoïdes; or, les graisses, en se dédoublant et se combinant à l'eau, comme il arrive sous l'influence du suc pancréatique, donnent de la chaleur. Il en est de même pour les hydrates de carbone, indépendamment

____

(1) On peut dire cependant que chaque organe a sa température propre. La nature n'a pas voulu d'un foyer unique, de peur que la vie ne s'éteigne tout d'un coup. Elle a été plus prévoyante que nous, qui voulons tout centraliser.   Dʳ B.

de toute oxydation. Enfin les matières albumineuses provoquent aussi des phénomènes calorifiques très-nets, lors de leur combinaison avec l'eau, suivie de dédoublements divers.

Mais ce qui distingue les corps animés des corps bruts, c'est la faculté de produire du calorique en quantité indéterminée et souvent même dans une mesure qui excède leurs besoins. C'est ce qui constitue alors un état morbide ou la fièvre. Celle-ci est donc encore un indice ou plutôt la mesure de la vitalité. Les animaux inférieurs ne présentent jamais ce phénomène, et parmi les animaux supérieurs, les plus impressionnables sont les plus fiévreux. Chez l'homme aussi la fièvre est un signe d'impressionnabilité; nous ne disons pas de force, car celle-ci est calme de sa nature. Les Anciens, dans leurs arts comme dans leurs fables, ont bien distingué cette différence.

Quoi qu'il en soit de ce point de physiologie, difficile sinon impossible à déterminer, c'est-à-dire l'identité de la chaleur et de la vie, toujours est-il que c'est de cette dernière que partent tous les phénomènes que nous voyons s'accomplir sous nos yeux et qui constituent l'état *fonctionnant*.

La spontanéité distingue les corps vivants des corps bruts. Ne nous hâtons pas d'en conclure que la vie agit en dehors des conditions générales qui règlent la matière, chimiques ou physiques. La preuve, c'est que nos chimistes parviennent, non à créer — ce terme serait inexact — mais à produire de toute pièce des composés identiques à ceux de la chimie vivante. Déjà ils imitent les parfums des plantes, ils transforment les substances neutres, ainsi que les corps gras et albumineux; mais ce que l'art ne pourra jamais faire, c'est l'organe, quelque simple qu'il soit. La cellule, que la science moderne met son honneur à avoir découverte et suivie dans ses transformations, sera notre éternelle humiliation.

Mais ce qui sera notre éternel honneur, c'est de pouvoir régler les mouvements organiques dans ce qu'ils ont d'excessif, d'insuffisant ou d'irrégulier. La thérapeutique, que *certains* médecins dédaignent pour ne l'avoir pas étudiée, est le levier qui nous permet de diriger la machine vivante (non comme le mécanicien qui ne peut que graduer le mouvement de la locomotive ou l'arrêter), mais en la suivant (la machine vivante) dans ses mille détours ou caprices qui constituent la vie.

Ce sont ces modificateurs ou freins que nous allons passer brièvement en revue, au risque de nous répéter dans ce que nous avons déjà dit dans de précédents articles. *Bis repetita placent.*

Les maladies peuvent se rapporter à deux grandes divisions : les *sthéniques* et les *asthéniques*. Faisons ici tout d'abord une remarque : c'est que la force s'épuise par sa violence même, et amène promptement l'asthénie. A tout prendre, l'art du médecin consiste à calmer.

Mais les moyens par lesquels il obtient ce résultat diffèrent : tantôt il doit affaiblir, si l'effort réactionnel est de nature à briser les rouages organiques (comme fait le mécanicien quand il renverse la vapeur) ; ainsi dans la fièvre inflammatoire avec congestion locale, ou ce que nous nommons une inflammation : pneumonie, cardite, etc., il décongestionnera, tant pour diminuer le calorique morbide dont le sang est le vecteur, que pour empêcher les désordres organiques ; d'autant plus que la stagnation du sang sur un point y entretient la phlogose.

Mais après avoir saigné et même *resaigné*, tout n'est pas fait : il y a un excédant de calorique qu'il faut enlever par les antithermiques, surtout un air frais. Et, sous ce rapport, nous voyons se commettre beaucoup d'erreurs : ainsi dans les fièvres éruptives : scarlatine, rougeole, variole, etc., en soumettant les malades à une température excessive on provoque des accidents. Les hydrothérapistes enlèvent le calorique morbide par le maillot et sont davantage dans le vrai. Les bains frais sont également une grande ressource, mais leur emploi est difficile en certaines circonstances.

Ne l'oublions pas, le calorique morbide se produit sous certaines excitations (toujours nerveuses) qu'il faut calmer ; de là, l'emploi des alcaloïdes qui sont les calmants par excellence, soit généraux, soit spéciaux. Dans leur emploi, à la fois hardi et prudent, consiste l'art véritable du praticien. Il ne suffit pas pour lui seulement d'observer, mais d'agir. Agir, agir toujours, tant qu'il y a, comme on dit, péril en la demeure.

Ainsi tous les alcaloïdes exercent une action sédative sur le système vaso-moteur, quelques-uns sur le système cérébro-spinal ; mais tous (sans exception aucune) font tomber la fièvre, c'est-à-dire l'accélération du pouls et l'augmentation de la chaleur animale au delà de la moyenne physiologique.

On connaît les propriétés fébrifuges de la quinine ; mais ce qu'on ne soupçonnait point, c'est qu'elle est aussi un excellent hémostatique en décongestionnant et en provoquant la contractilité des fibres de la vie organique, tout comme le seigle ergoté. Considération importante, puisque à un agent toxique elle permet de substituer un agent naturel. Quand on aura poussé les expériences plus loin, on trouvera probablement que tous les alcaloïdes agissent de la même façon.

L'inflammation se produit autant par paralysie qu'autrement ; il faut donc la combattre en tonifiant les vaisseaux, c'est-à-dire en empêchant leur dilatation. C'est ce qu'on a compris en chirurgie où la compression méthodique est venue remplacer les émollients d'autrefois.

La digitaline, l'aconitine, la vératrine, la morphine, la codéine, la narcéine, l'hyosciamine, la strychnine, la caféine, etc., voilà donc les modificateurs dont le médecin ne pourra se passer dorénavant. Beaucoup d'études et d'expériences sont à faire sur l'action spéciale de ces agents, mais on en connaît déjà l'action générale, ce qui est beaucoup.

Les limites de cet article ne nous permettent point d'entrer dans les détails; nous ne pouvons cependant abandonner ce sujet sans dire un mot des alcaloïdes à l'état de sels. Leurs combinaisons avec les acides, tant minéraux que végétaux, ainsi qu'avec les métalloïdes : iodures, bromures, etc., ont étendu leur champ d'action, en permettant de les approprier, non-seulement à l'état morbide des vaisseaux, mais aussi à celui des liquides. Ainsi les arséniates de quinine, de strychnine, de caféine, rendent de grands services dans les empoisonnements palustres, soit en détruisant les microzoaires, soit en restituant au sang sa plasticité.

On ne saurait nier leur influence sur l'hématose quand on voit les effets produits chez les arsenicophages. Sous ce rapport aussi, les éleveurs en font grand emploi, et on connaît les fraudes des maquignons; pour donner à leurs chevaux les apparences de la santé, ils leur administrent de l'arsenic; mais les pauvres bêtes surmenées ne tardent pas à revenir à leur état réel. Pour un instant, elles ont le poil brillant, la respiration vigoureuse; en un mot, elles semblent rajeunies.

Comment l'arsenic agit-il? Comme la plupart des substances métalliques : en aidant à la crase sanguine, c'est-à-dire à la conversion des substances azotées en fibrine, globuline. C'est un agent reconstituant; il ne faut donc pas s'étonner des services qu'il rend dans les dyscrasies en général. La plus meurtrière de toutes, la phthisiose, — nous ne disons pas la phthisie, — peut être neutralisée par ce moyen, puisque, comme nous avons cherché à l'établir dans un précédent article, on peut la rapporter à un excès de globules blancs du sang sur les globules rouges.

C'est un point de nature à fixer l'attention sérieuse des médecins. Il en est un autre : la non-conversion des matériaux azotés surabondants en produits de destruction : urée, créatine, cholestérine, etc. Qui ne voit surgir ici cette grande doctrine humorale qu'on a voulu tourner en ridicule, et qui cependant sera une éternelle vérité?

On sait qu'un régime trop azoté produit la fièvre adynamique ou ataxique, dont l'urémie est la plus haute expression. Il faut, dans ce cas, pousser à l'élimination des produits recrémentitiels en leur donnant la forme la plus soluble : celles d'acides urique, hippurique, etc.

C'est ce que font les benzoates. Et remarquons que les opérations de la chimie vivante augmentent le calorique rayonnant et diminuent ainsi la somme du calorique latent. Pourquoi certaines fièvres ou inflammations sont-elles, comme violence, en rapport avec le frisson qui les a précédées? C'est que pendant toute cette période il y a eu concentration du calorique à l'intérieur. Les benzoates sont donc appelés à jouer un grand rôle en thérapeutique· Il en est de même des valérianates, dont la série est nombreuse, et qui exercent sur le système nerveux une action si marquée.

Les iodures, bromures, sulfures sont utiles à cause de leur action dissolvante sur des matières albuminoïdes, sans avoir les inconvénients des alcalins; aussi les emploie-t-on avec succès dans toutes les affections exsudatives : croup, angine couenneuse, etc., quoiqu'il faille se garder d'ériger ces médicaments en panacée; car dans les maladies exsudatives il n'y a pas seulement l'exsudat, c'est-à-dire la couenne ou fausse membrane, il y a aussi — et avant tout — la cause qui l'a déterminé. Ainsi ce sont des irritations — tantôt simples, tantôt spécifiques — contre lesquelles il faut réagir par tous les moyens dynamiques, notamment les alcaloïdes; de même, contre le principe intoxicant, par les arséniates. C'est ainsi que l'arséniate de quinine est si utile dans ces cas. Mais l'action dynamique une fois produite, le rôle des iodures, des bromures, des sulfures, commence. Ici viennent se ranger également les chlorates, de potasse, de soude, quand l'absence d'irritation en permet l'emploi.

Nous ferons une remarque : on abuse des iodures et des bromures dans le lymphatisme, et on exagère ainsi cet état en diminuant la crase sanguine. A force de dissoudre et d'éliminer les matières albuminoïdes, on enlève au sang sa plasticité et on diminue ainsi l'activité organique et même animale. Un grand besoin de réparation se fait sentir, et il faut venir en aide à ce dernier par les toniques.

La thérapeutique doit être, avant tout, physiologique : c'est-à-dire qu'après avoir calmé ce qu'il y a d'excessif, d'insuffisant ou de désordonné dans les mouvements vitaux — et ici se présente la grande série des nervins — elle doit suivre les mouvements de composition et de décomposition, afin de ne pas faire comme Pénélope — défaisant la nuit ce qu'elle avait fait le jour. Or, deux cas peuvent se produire : il faut détruire, neutraliser ou expulser un agent morbide, ou bien ramener les organes dans les conditions normales de la nutrition. Dans le premier cas se présentent les parasiticides, en tête desquels se trouvent l'arsenic, le mercure, le soufre. Nous nous en sommes expliqué dans un article spécial. Toujours est-il que le parasitisme est une source fréquente de maladies — mais non unique, comme quelques-uns le prétendent. — Et à cet égard nous voyons que la nature nous montre le chemin, puisque dans la région des sulfotares il n'existe point d'affections miasmatiques. Il est vrai que ces régions sont inhabitables ; mais cela prouve que le soufre est l'ennemi-né du parasitisme. Nous avons cité également la maladie de la vigne produite par l'oïdium et guérie par la fleur de soufre. Comme celle-ci guérit également les hémorroïdes et certaines dermatoses, on est parti de là pour construire la fameuse doctrine de la *psore*, sur laquelle nos pré-décesseurs ont vécu, et qu'Hahnemann a acceptée, probablement pour se donner l'innocent plaisir d'appliquer ses doses infinitésimales de *sulfur !* Les soins de propreté y ont fait plus que toute autre chose. Aujourd'hui que nous savons ce que c'est que la gale, nous la guérissons, presque instantanément, avec quelques gouttes d'huile de térébenthine ou d'acide phénique. Et voilà comment tombent toutes les théories qui ne sont pas basées sur les faits ! La dosimétrie est à l'abri de pareilles mésaventures, parce que c'est une méthode rationnelle et non empirique.

La doctrine du parasitisme a manqué de se généraliser sous une autre forme. Déjà Raspail avait tenté de démontrer que, pour nous garantir des maladies, il faut tuer les mites au moyen du camphre, comme pour les pelleteries. L'illustre auteur de la *Micrographie* avait fait comme ses collègues, voyant partout des infiniment petits. A ce compte il serait aussi dangereux de boire un verre d'eau que de respirer un air en appa-rence pur, car ni l'un ni l'autre ne sont à l'abri des infusoires ou micro-zoaires.

Il est plus rationnel d'admettre les produits de la fermentation, parce que celle-ci est une des causes puissantes — la seule peut être — de désagrégation des corps organisés. Or, il y des fermentations salutaires : celles qui donnent lieu à des produits susceptibles de servir comme ali-ments et les fermentations nuisibles, celles qui détruisent les combinai-sons normales et donnent naissance aux moisissures. Il est certain que ces dernières sont contagieuses au dernier chef, à cause de la facilité avec laquelle elles pénètrent dans l'organisme et la rapidité avec laquelle elles s'y multiplient. Les parasiticides sont nécessaires ici, comme le démontrent les bons effets de l'acide phénique dans les maladies d'absorp-sion, purulentes ou autres. Le camphre — surtout le camphre bromé — rend également de grands services, puisqu'il a une action antiéréthique, selon le dicton des anciens : *Camphora spasmos solvit.*

En voilà assez (d'autres trouveront trop) concernant les infiniment petits du dehors. Il en est bien d'autres provenant de l'organisme même et agissant aussi à la manière de ferments. Ainsi de tous les produits excrémentitiels : de la bile, de l'urine, de la sueur, etc., et de tous les produits de la dénutrition qui, étant retenus dans le sang, donnent lieu à des fièvres plus ou moins intenses.

Nous sommes enclins à en accuser les conditions atmosphériques, bien que celles-ci n'y contribuent que d'une manière éloignée. Ainsi il est évident que sous une température très-élevée ou très-basse, les combustions respiratoire et nutritive subissent de notables modifications. Dans le premier cas, l'air étant raréfié à l'excès, le sang ne reçoit pas la somme d'oxygène nécessaire et le foie est obligé de venir au secours des poumons, secours bientôt insuffisant, puisque les matériaux de la bile s'accumulent dans le sang et donnent lieu aux maladies cholériformes. D'un autre côté, on sait qu'une température excessive est un poison du système musculaire, et explique les brisements qu'on observe dans les fièvres typhoïdes. Le grand physiologiste Cl. Bernard a examiné avec soin les animaux qui succombaient dans ces conditions, et le premier phénomène qui l'a frappé, c'est la promptitude avec laquelle survient la rigidité cadavérique. Le cœur est devenu soudain insensible à toute excitation ; des taches ecchymotiques existent en plusieurs endroits de la peau ; la chaleur a figé, coagulé la pulpe des fibres musculaires. D'autre part, le sang artériel de l'animal a noirci, s'est appauvri en oxygène, s'est chargé d'acide carbonique et a pris l'aspect du sang veineux. Tout ceci a lieu sous une température excessive ; mais il y des degrés intermédiaires, et il est certain que les mêmes phénomènes se produisent, sauf également les degrés. C'est un état typhoïde du plus au moins.

Tirons maintenant de ce que nous venons de dire une conséquence pratique : c'est qu'il faut toujours se garder de débiliter l'organisme, soit par privations ou diète prolongée, soit par un air impur, soit par une température trop élevée, soit par des hypersécrétions, comme le font les médecins humoristes. On objectera que la nature indique elle-même cette dernière voie; c'est une grande erreur; erreur d'autant plus dangereuse qu'elle repose sur l'aphorisme : *« Quo tendit natura eo ducenda. »*

Remarquons que la nature n'a pas besoin qu'on la conduise; elle sait parfaitement marcher à son but. S'il y des vomissements et des diarrhées critiques, ce serait une erreur de croire que ces évacuations, déterminées artificiellement et sans but aucun, sont nécessaires pour guérir certaines maladies.

Les systèmes en médecine constituent une triste page de son histoire, et les moralistes, tels que Molière, nous ont rendu un immense service en nous empêchant, par le ridicule, de tomber dans ces excès. La dosimétrie, nous en sommes persuadé portera les derniers coups à cette allopathie qui a toujours l'air de pêcher en eau trouble.

XXXVI

Traitement dosimétrique de la syphilis.

M..., 32 ans, d'une constitution bilieuse, a eu, il y a trois ans, un chancre *mou*, qui a été guéri, comme tel, par la cautérisation, sans traitement interne. Il lui est resté un écoulement chronique ou *goutte militaire*. Depuis quelques mois, il s'est plaint de lassitude dans les jambes et des gommes se sont manifestées au péroné droit et au tibia gauche. Ces tumeurs sont indolentes, sans périostite. Il n'y a pas de chapelets ganglionnaires aux aines. Nulle apparence de dermatoses. La bouche et l'arrière-bouche sont saines, cependant plus pâles que d'habitude. Le pouls est plutôt faible que fort, eu égard à la constitution du malade. Je lui ai prescrit le traitement suivant :

Granules d'iodure mercureux (proto), granules d'iodure de fer, granules d'iodure de manganèse, vin de colombo. Quatre granules par jour de chaque, trois par trois. Comme rafraîchissant, Sedlitz Chanteaud. Sur les gommes, du tafetas ciré et de la flanelle.

Régime tonique.

Sous l'influence de ce traitement, qui a pu être continué sans encombre pendant un mois et demi, les gommes ont disparu.

Réflexions. — Nous donnons cette observation comme une preuve de la facilité que donne la méthode dosimétrique comparativement aux anciens traitements si encombrants et si absorbants pour le malade, obligé de se priver de tout, et souvent de se renfermer. Les robs et les grosses pilules ont fait leur temps.

Nous avons donné l'iodure mercureux, parce que le mal vénérien, quoique devenu constitutionnel, n'était pas épuisé, puisque rien n'avait été fait au début. La question de l'unité ou de la dualité du chancre est loin d'être élucidée, et, jusqu'à preuve du contraire, on doit admettre la contamination d'*emblée* pour l'un comme pour l'autre, et, par conséquent, instituer un traitement préservateur. C'est ce qu'on omet en se bornant aux soins locaux. La cautérisation immédiate ne détruit pas le virus, car lorsque le chancre se manifeste, c'est que déjà il y a eu absorption. De même on ne saurait dire que le bouton variolique est la première manifestation de la variole, puisqu'il y a des *variolæ sine variolis*. Nous ne prétendons pas aller aussi loin pour l'infection vénérienne.

Quoi qu'il en soit, le fait que nous venons de produire prouve qu'il est bon de prendre ses précautions, dans tous les cas.

Le virus vénérien ou chancreux, produit la cachexie ou une altération du sang, en dehors de tout traitement mercuriel. Et quoiqu'on ait beaucoup abusé de ce dernier, ce n'est pas un motif de l'exclure ; mais on doit, en même temps, parer à la dyscrasie ; de là, l'utilité d'adjoindre au mercure le fer et le manganèse. La forme des iodures est préférable à celle des autres sels, à cause de leur grande solubilité, et que rarement ils produisent le mercurialisme.

Quant au colombo, on sait que c'est un excellent tonique, facilement supporté par l'estomac, parce qu'il ne s'y trouve ni tanin, ni acide libre. Les Chinois lui reconnaissent une vertu aphrodisiaque (ce qui serait peut-être jeter de l'huile sur le feu) ; mais cette propriété est loin d'être établie. Ce qui est plus constant, c'est sa vertu anticachectique. Les habitants de la Mozambique l'emploient contre les maladies vénériennes anciennes, et il convient surtout dans les écoulements leucorrhéiques. On sait, du reste, que le colombo se combine parfaitement avec les ferrugineux. Pour ces différents motifs, nous en faisons un usage fréquent dans les affections cachectiques, quelle que soit leur nature. Il convient surtout dans certaines affections pulmonaires et dans la fièvre hectique ; or, combien de fois n'arrive-t-il pas que ces maladies puisent leur source dans une infection vénérienne ? C'est un legs beaucoup plus fréquent qu'on ne pense. Sans doute on a versé longtemps dans une erreur inverse en mercurialisant les malades outre mesure ; mais on ne saurait dire que c'est le cas aujourd'hui. Beaucoup d'affections de ce genre restent à l'état latent ; et ce n'est que plus tard qu'on s'en aperçoit quand on a perdu de mémoire la source de l'infection. La complaisance qu'on met à instituer le traitement abortif y est également pour beaucoup. Sans doute il n'y a pas de syphilis sans chancre ; mais combien de fois n'arrive-t-il pas que ce dernier se dérobe à l'investigation la plus minutieuse ? A ce point de vue la maladie vénérienne est plus fréquente qu'on ne le dit. Toutefois, c'est déjà beaucoup que de l'avoir abstraite de toutes les formes irritatives, telles que : uréthrites, blépharites, conjonctivites, périostites, exostoses ; ces dernières surtout, qu'on confondait avec les gommes. Les gommes, comme on sait, sont indolores par elles-mêmes, et ne deviennent douloureuses que par suite d'une complication inflammatoire. Il en est de même de l'iritis, et de quelque autre forme secondaire que ce soit. Il faut donc d'abord s'attacher à combattre la complication avant d'instituer le traitement spécifique. Mais, quant à ce dernier, il ne faut jamais perdre de vue l'état cachectique ou l'altération du sang. C'est pour cela que le fer et le manganèse doivent être presque constamment combinés avec le mercure.

Si nous mentionnons également le colombo, c'est que, de tous les toniques, c'est le meilleur comme excipient. D'ailleurs, de la manière qu'il est préparé, au vin de Lunel de première qualité, il n'a rien que de très-agréable. On pourrait lui reprocher sa chérté ; mais le rob, prétendument antisyphilitique, l'est bien davantage ; indépendamment du dégoût qu'il inspire.

En résumé, le traitement que nous avons prescrit à notre malade convient dans tous les cas analogues. Il peut être institué facilement dans toutes les situations, et n'exige aucune précaution particulière. Il neutralise ce qui reste encore dans l'économie de virus syphilitique, et restitue au sang sa plasticité. Quant au Sel Chanteaud, il est également tonique et reconstituant et s'accommode parfaitement avec un régime substantiel. Il n'est donc pas nécessaire de la cure par la faim ; moins encore des tisanes qui affadissent l'estomac et amènent un effet contraire à celui qu'on désire.

XXXVII

Traitement dosimétrique du délire nerveux.

M. J... est un vieil officier qui achève de vivre. Il ne termine pour
tant pas dans un repos complet une vie qui a connu les privations et les
sacrifices des guerres de la République et du premier Empire. Il se livre
encore aux affaires commerciales ; et je soupçonne que ce n'est pas sans
quelque tracasserie. Il porte si gaillardement ses quatre-vingts ans,
qu'on pourrait dire de lui comme d'un compositeur célèbre : « Il a quatre
fois vingt ans. » Pourtant, sous ces apparences de santé et de vigueur,
se cache une infirmité qui le préoccupe et pour laquelle il vint demander
mes conseils.

Depuis de longues années déjà il est en proie à des accès convulsifs
d'un caractère singulier : tout à coup, sans avertissement d'aucun genre,
son intelligence s'éteint et, comme un homme pris de fureur, il pousse
des cris incohérents et agite frénétiquement ses bras, comme s'il se
défendait contre d'invisibles ennemis. Il reste debout. Quelques secondes
s'écoulent et tout rentre dans l'ordre. Il ne sait plus ce qui s'est passé.
Je n'ai pas été témoin de ces accès, mais les personnes qui le soignent
me disent qu'à ce moment il ressemble à un homme furieux qui va
battre son entourage. Autrefois, ces accès étaient rares ; mais la vieillesse
les multiplie, et, dans ces dernières années, il y a eu des époques où ils
se sont produits quarante et cinquante fois, tant de jour que de nuit. La
moindre contrariété les provoque ; et tout est contrariété pour ce brave
homme, dont l'irritabilité est extrême dans un pareil moment.

Pendant ces crises, M. J... ne dort pas ; il marche autant que possible
à l'air libre. C'est, d'après lui, le meilleur moyen de se calmer. Bien
des médecins l'ont traité, et tous ont cherché dans les narcotiques et les

antispasmodiques le remède de cette étrange maladie. L'insuccès de mes confrères fut complet. Sous l'influence de leur médication calmante le système nerveux de M. J... ne se calma point. Ce brave vieillard était désespéré quand il vint me voir. Je pris connaissance de toutes les recettes qui lui avaient été données, et m'écartant absolument de la voie parcourue par mes honorables confrères, je cherchai dans les médicaments excito-moteurs un succès que les calmants n'avaient pu obtenir. Je prescrivis les granules dosimétriques de sulfate de strychnine et d'acide phosphorique, d'heure en heure. Le malade prit chaque jour huit granules de chaque. A peine cette médication était-elle commencée qu'une diminution notable se fit sentir dans le nombre et la longueur des crises convulsives, lesquelles se présentaient chaque jour. J'insistai sur le traitement, et je vis peu à peu les accès diminuer d'importance et enfin disparaître. Pendant un mois, afin de consolider la guérison, je fis prendre encore quatre granules par jour, de l'une et l'autre substance.

Tout était fini depuis deux mois quand la crise reparut avec violence. Jour et nuit, le malheureux J... était en proie à une agitation qui faisait le désespoir de sa famille. Le même traitement fut institué, et le même succès le couronna. J'ai pris cette fois la précaution de faire continuer pendant trois mois l'usage des deux puissants médicaments qui m'avaient donné un si magnifique résultat. Six mois se sont passés et pas une crise nerveuse ne s'est produite. Depuis de longues années, M. J... ne s'est porté si bien ; ceux qui l'entourent ne l'avaient vu rester six mois sans être atteint de ses accès.

Dr DENEFFE.

RÉFLEXIONS. — L'observation qu'on vient de lire constitue un cas de délire nerveux chronique. D'ordinaire cet état se manifeste sous l'influence du traumatisme, chez des individus habitués aux boissons alcooliques. On conçoit que le laudanum puisse alors y parer, mais dans le cas présent il a fallu recourir aux agents excito-moteurs, et, on vient de le voir, avec un plein succès. C'est que pour fixer cette mobilité nerveuse que la volonté ne domine plus, il faut des agents *tétanisants*, tels que la strychnine. D'autres fois il faut recourir aux préparations métalliques, comme dans le cas suivant. Il sera curieux d'étudier l'état névrosique aux deux extrêmes de la vie..

XXXVIII

Convulsions choréiques.

La mère du petit garçon (7 ans) qui fait l'objet de cette observation, me fit connaître que c'est d'elle que l'affection est venue. Étant sur le point d'accoucher de cet enfant, une fâcheuse nouvelle (la mort d'une sœur) la fit tomber dans des convulsions éclamptiformes, dont on eut beaucoup de peine à la tirer. Jusqu'à cinq ans, son enfant ne présenta rien de particulier, et ce n'est que depuis cette époque que les convulsions se manifestèrent. Une foule de médications calmantes avaient été instituées sans succès. Les accès revenaient à des époques régulières : une ou deux fois par semaine. Quand je vis l'enfant pour la première fois, je constatai une grande dilatation des pupilles : croyant à l'existence de vers, je prescrivis la santonine, mais sans résultat; c'est alors que je me décidai à attaquer l'état nerveux par le cyanure de zinc. Ce moyen est peu usité : Gubler, dans ses *Commentaires thérapeutiques,* lui consacre trois lignes, pour dire que : « le cyanure de zinc a été vanté (il ne l'a donc pas employé) dans les névroses, l'épilepsie, l'hystérie, la chorée, dans les névralgies de l'estomac, et qu'on l'a donné aussi avec le jalap, comme anthelminthique. »

Le fait est cependant que c'est un médicament précieux dans les névroses. D'abord parce que le zinc, comme tous les métaux, imprime une grande tonicité aux nerfs, ensuite, à cause de l'acide cyanhydrique libre; car, comme le fait remarquer Gubler, l'acide carbonique de l'air suffit à chasser l'acide de sa base métallique. On peut également administrer le cyanure de potassium, le cyanure ferroso-ferrique, selon les indications. C'est ainsi que Zollickoffer, Nasse et d'autres, le préconisent contre la fièvre intermittente; Kerkhoff contre l'épilepsie; Bridges

13

contre les névralgies faciales. Il en est de même du cyanure de mercure contre les céphalées rebelles, suite de syphilis, et les douleurs ostéocopes. La preuve de la promptitude avec laquelle l'acide cyanhydrique quitte sa base, c'est que Tiedemann et Gmelin ont retrouvé le mercure dans la veine splénique. C'est pour ce motif qu'il faut user de précautions avec ces sels métalliques. On comprend que le cyanure de zinc ne présente point les mêmes inconvénients et dangers, aussi peut-on l'administrer en toute sécurité aux enfants.

Pour en revenir à notre petit malade, nous dirons que l'effet a été manifeste, puisque les symptômes choréiques se sont amendés. Après trois semaines de traitement, à raison de six granules par jour, au milligramme, les mouvements saccadés et irréguliers avaient disparu, et depuis trois mois n'ont pas réapparu. L'enfant, que sa maladie tenait éloigné de l'école, a pu rentrer en classe.

Cette observation est curieuse, puisqu'elle nous montre l'influence nerveuse de la mère sur l'enfant qu'elle doit mettre au jour. Ici, c'est pendant l'accouchement même que la transmission héréditaire a eu lieu. L'enfant tient donc à la mère comme la plante au sol, et tant qu'il n'en est pas définitivement séparé, il en subit l'influence. Plus la grossesse est avancée, plus cette influence est marquée : ceci s'explique par la période embryonnaire même, laquelle étant un état de transition, peut subir un arrêt de développement ; mais cet arrêt ne va jamais jusqu'à la perversion des lois naturelles. C'est en cette distinction que réside la différence entre la science moderne et les préjugés d'autrefois.

XXXIX

Emploi de la caféine dans l'aconitisme.

Parmi les causes qui font hésiter beaucoup de médecins à employer l'aconitine, il faut placer son action variable. Cela dépend, d'abord du mode de préparation de cet alcaloïde, et probablement aussi des plantes y employées, au point que l'aconitine anglaise passe pour beaucoup plus forte que l'aconitine allemande. Mais cela dépend aussi de l'individualité ou idiosyncrasie, comme de l'intensité de l'action morbide : ainsi tel malade présentera des symptômes d'empoisonnement après un ou deux milligrammes d'aconitine, tel autre en supportera huit et dix sans qu'il y apparaisse autrement que par la sédation de la fièvre. De même, telle fièvre exigera huit ou dix milligrammes d'alcaloïde et même davantage ; telle autre cédera à cinq ou six milligrammes.

Les effets toxiques de l'aconitine se manifestent par une brusque chute du pouls et de la chaleur au-dessous de la moyenne physiologique, et un état lypothimique voisin de la syncope, des fourmillements dans les extrémités, une névralgie intracrânienne très-intense. Les troubles respiratoires, la fréquence et le désordre du pouls, la dilatation des pupilles, la prostration, quelques mouvements convulsifs, constituent les symptômes toxiques ultimes, ainsi que Gubler en fait la remarque (*Comment. de thérap.*).

Ce sont ces premiers symptômes qui se sont produits chez un malade de notre service à l'hôpital, en traitement pour accidents traumatiques graves : fracture de la cuisse droite avec décollement de la peau, contusions presque générales, suite de chute d'une hauteur de quelques mètres. A cause d'une réaction traumatique très-violente, qui faisait craindre des accidents inflammatoires consécutifs, j'avais ordonné l'aconitine et la vératrine, de chaque un granule (au demi-milligramme) d'heure en heure. A la deuxième prise, la sœur-chef vint avertir l'élève interne que le malade se trouvait dans un état alarmant. En effet, il était presque sans chaleur et sans pouls; il se plaignait de fourmillements aux extrémités et d'une vive douleur de tête.

Quand je prescris des moyens aussi énergiques que les alcaloïdes, j'ai soin de prévenir de leurs effets et des moyens à employer en cas d'empoisonnement; or, l'antidote le plus général est la caféine, comme aussi le café noir, à cause de son alcaloïde et de son tannin. L'élève fit donc administrer aussitôt une douzaine de granules de caféine, six à la fois, et une tasse de café noir. Au bout d'une heure, les symptômes toxiques avaient disparu, notamment la céphalalgie et les fourmillements, et une abondante diurèse termina cet état, comme on l'observe avec un grand nombre d'alcaloïdes.

Nous pensons que ce cas a une certaine importance pratique, et, à ce titre, il mérite de figurer au *Répertoire*. Les adversaires des médicaments simples auraient tort d'en conclure que mieux vaut employer les médicaments composés, tels que alcoolatures, extraits, infusions, etc. Sous cette dernière forme les principes toxiques sont bien plus dangereux, ainsi que nous en avons cité un cas pour la belladone, avec délire furieux, hallucination, constriction à la gorge, dépression du pouls et de la chaleur, tout comme dans certains accès phrénopathiques. Le malade n'avait pris cependant qu'un lavement avec des feuilles de belladone infusées dans de l'eau bouillante; mais les feuilles avaient conservé toutes leurs qualités vireuses, tandis qu'il arrive plus souvent qu'elles sont inertes. De sorte que le médecin est tout à fait incertain des effets qui devront se produire. De même quand il emploie les narcotiques sous forme d'alcoolature ou d'extrait. Il n'y a donc aucun motif raisonnable de repousser les alcaloïdes, d'autant qu'ils se servent, l'un à l'autre, de correctif. En fait d'antidotes, la caféine et ses sels méritent la préférence, parce qu'ils ne produisent aucun trouble marqué, en dehors de la sédation. Il n'en est pas de même avec d'autres alcaloïdes : ainsi, parmi les antidotes ou contre-poisons de l'aconitine, Gubler indique la strychnine et les poisons convulsivants, ainsi que les stimulants et l'opium, à certains égards. Il est évident que dans l'état de prostration où jette l'aconitisme il serait dangereux de recourir à ces substances. La caféine, au contraire, n'offre aucun de ces dangers, puisqu'elle fait cesser les fourmillements et le mal de tête. C'est pour cela que ce moyen est si salutaire dans la migraine, avec turgescence ou hypérémie cérébrale.

En somme, le médecin ne doit pas avoir peur de ses armes; il doit apprendre, au contraire, à les manier. Mais nous devons ajouter qu'il est important que ces armes ne soient pas défectueuses, comme le sont, en général, les préparations des Codex : ainsi, quant à l'aconitine, celle d'Allemagne passe pour être vingt à cinquante fois moins forte que celle d'Angleterre ou de Morton, et celle de France ou de Hottot. Cela tient à ce que le produit connu sous le nom d'*aconitine allemande* se compose de substances impures et, par conséquent, peu actives. Aussi voyez! les pilules d'aconitine allemande sont de un centigramme, tandis que celle de Hottot ne sont plus que de cinq décimilligrammes. C'est pour éviter des erreurs ou mécomptes fâcheux aux praticiens que nous avons fait préparer les granules dosimétriques avec des substances notoirement pures et de première qualité (ne regardant pas au prix), et dosés d'une manière uniforme, au demi-milligramme ou au milligramme, selon la force des substances.

La querelle qu'on a voulu nous faire relativement à la vente de ces médicaments sous le couvert de notre nom était donc une querelle d'Allemand. Plût au Ciel qu'on pût éloigner toute fraude ou sophistication; le commerce de la droguerie y gagnerait en considération, et la médecine en sécurité.

Nous ferons une dernière remarque, afin de rassurer nos confrères : Tous les médicaments dosimétriques à action immédiate, tels que les alcaloïdes, nous les avons expérimentés sur nous-même avant de donner notre visa : c'est ainsi que, dans notre *Guide de Médecine dosimétrique*, nous avons signalé les effets de l'aconitine, de la vératrine, de la strychnine, de l'acide phosphorique, de l'atropine, de l'hyosciamine, de la cicutine, de l'iodhydrate de morphine, de la narcéine, de la papavérine, de l'iodoforme, de la digitaline. Que ceux qui auraient des doutes sur notre bonne foi répètent ces expériences sur eux-mêmes ; cela est facile si leur courage est à la hauteur de leur défiance : mais nous en doutons. Ce n'est pas en soupçonnant la bonne foi des autres qu'on prouve la sienne. Au reste, quant à la pureté de *nos* médicaments, nous n'avons de meilleure preuve à donner que leur énergie même. Le fait du présent article le démontre suffisamment. Ce n'est pas avec une aconitine frelatée que se seraient produits les symptômes d'empoisonnement observés chez notre malade.

Mais nous nous attendons à un autre reproche : nos médicaments sont trop forts! Trop est évidemment de trop. C'est comme si on disait que les fusils à percussion sont dangereux, parce qu'ils partent à la moindre pression. Eh parbleu! c'est à ceux qui les manient à bien s'en servir.

En vérité! toute cette opposition est puérile, pour ne pas dire odieuse.

Car voyez, avec l'ancien système, on laisse la maladie s'installer, sauf à lui disputer ensuite la maison. Il est vrai que la maladie fait souvent comme la lice de la fable :

> Je suis prête à sortir avec toute ma bande
> Si vous pouvez me mettre dehors.

XL

Études expérimentales de médecine dosimétrique.

Si on peut juger de l'action des médicaments par leurs effets sur les malades, on peut aussi l'établir par des expériences sur les animaux. Nous allons emprunter à Cl. Bernard quelques-unes de ses expériences, en y ajoutant ensuite d'autres qui nous sont propres.

L'illustre physiologiste nous fait voir que, pendant le sommeil, le cerveau, au lieu d'être congestionné est, au contraire, pâle et exsangue, tandis que pendant la veille la circulation, devenue plus active, provoque un afflux du sang qui est en raison de l'intensité des fonctions cérébrales. Sous ce rapport, le sommeil naturel et le sommeil anesthésique du chloroforme se ressemblent : dans les deux cas, le cerveau, plongé dans le repos ou l'inaction, présente la même pâleur et la même anémie relative.

Voici comment se fait l'expérience sur un animal : on enlève avec soin une partie de la paroi osseuse du crâne et on met à nu le cerveau, de manière à observer la circulation à la surface de cet organe. C'est alors qu'on fait respirer à l'animal du chloroforme jusqu'à anesthésie. Dans la première période chloroformique ou d'excitation, on voit le cerveau se congestionner et faire hernie au dehors, mais dans la période de sommeil anesthésique, la masse cérébrale s'affaisse, pâlit, en présentant un affaiblissement de la circulation capillaire qui persiste tant que dure l'état de sommeil ou de repos cérébral.

Pour observer le cerveau pendant le sommeil naturel, on a appliqué sur des chiens des couronnes de trépan, en remplaçant la pièce osseuse enlevée par un verre de montre exactement appliqué, afin d'empêcher l'action irritante de l'air extérieur. Ces animaux survivent parfaitement à cette opération : en observant leur cerveau par cette espèce de fenêtre, pendant la veille et pendant le sommeil, on constate que, lorsque le chien dort, le cerveau est toujours plus pâle, et qu'un nouvel afflux sanguin se manifeste constamment au réveil, lorsque les fonctions cérébrales reprennent leur activité. Des faits analogues à ceux constatés sur des animaux ont été vus directement sur le cerveau de l'homme. Chez un individu victime d'un épouvantable accident de chemin de fer, nous eûmes l'occasion d'observer une perte de substance du crâne considérable; le cerveau apparaissait dans une étendue de trois pouces de long sur six de large. Le blessé présentait de fréquentes et graves attaques d'épilepsie et de coma, pendant lesquelles le cerveau s'élevait invariablement. Après ces attaques, le sommeil survenait et la hernie cérébrale s'affaissait graduellement. A la suite d'une fracture du crâne, nous observâmes, chez un autre blessé, la circulation cérébrale pendant la chloroformisation. Au début de l'inhalation chloroformique, la surface cérébrale devenait arborescente et injectée; l'hémorrhagie et les mouvements du cerveau augmentaient; puis, au moment du sommeil, la surface du cerveau s'affaissait peu à peu au-dessous de l'ouverture, en même temps qu'elle devenait relativement pâle et anémiée.

Sur de jeunes chiens nous avons répété les expériences de Cl. Bernard, en provoquant le sommeil artificiel au moyen de la morphine, de la codéine et de la narcéine. C'est la première de ces préparations qui a provoqué l'affaissement le plus considérable, après une période d'excitation fort courte. De même, les mouvements d'élévation et d'abaissement se sont presque effacés, à mesure que la respiration devenait plus longue et plus insensible. Le même résultat nous a été fourni avec la caféine, mais à la longue, c'est-à-dire après l'ingestion d'une vingtaine de granules.

De ces expériences tirons quelques déductions pratiques : c'est qu'il y a en nous deux circulations : une circulation générale et une circulation locale, laquelle est indépendante de la première, qu'on peut considérer comme un fait presque mécanique, tandis que la seconde est toute vitale. Ainsi, dans l'exemple que nous avons choisi, celui de la circulation cérébrale, on voit cette dernière augmenter sans que la circulation générale soit sensiblement affectée. Nous ferons remarquer que c'est là une admirable précaution de la nature, puisque, si les phénomènes mécaniques de la circulation devaient augmenter chaque fois que la circulation vitale s'exalte, il y aurait constamment danger de congestion et même apoplexie, comme on le voit dans les grands mouvements de l'âme : la colère, par exemple. Les calmants, tels que les anesthésiques et les narcotiques, ont pour effet de diminuer la circulation particulière du cerveau et peuvent être employés au fort même de l'inflammation, pourvu qu'on sache en écarter les propriétés excitantes. Ainsi le bichlorure de méthylène n'exerce pas la même excitation que le chloroforme; de même ce dernier par rapport à l'éther. Les sels calmants de l'opium (morphine, narcéine, codéine) sont dans le même cas, par rapport à l'opium en substance. La caféine est un excellent sédatif contre les hypérémies névralgiques, notamment la migraine.

Par contre, d'autres agents relèvent la circulation : tels sont, par exemple, les arséniates. Mais cette action est moins immédiate, comme se rattachant au phénomène de la nutrition. On observe cependant un relèvement assez rapide du pouls, ainsi qu'on le verra dans l'article suivant.

XLI

Traitement dosimétrique des maladies du cœur.

Les maladies du cœur sont les plus fréquentes et, malheureusement, les plus dangereuses de toutes. Nous ne parlons pas tant des maladies aiguës, — péricardite, cardite, endocardite, — dont les symptômes sont trop violents et trop caractérisés pour qu'on puisse s'y tromper, mais de celles qui sont latentes au début, auxquelles le malade n'ajoute pas assez d'importance pour se soumettre à un traitement suivi, et qui finissent par dégénérer en affection organique. C'est de celles-là que nous voulons particulièrement nous occuper ici, non au point de vue anatomopathologique (il est assez connu), mais sous le rapport thérapeutique qui est celui qui intéresse le plus le praticien.

Nous supposons que les choses en soient au point qu'il y a oppression, irrégularité du pouls, bouffissure de la face, extrémités froides, pression pénible au côté gauche du sternum, matité au delà des limites ordinaires du cœur, tous signes qui font reconnaître une hypertrophie. Quelle est l'idée que le praticien doit se faire de cette maladie et quel est le traitement qu'il y opposera? S'il est réellement ce que son nom indique, c'est-à-dire homme de pratique, il se dira qu'il doit d'abord obvier à l'affaiblissement des cavités droites et provoquer le resserrement et la condensation de leurs parois au moyen des styptiques et hématiques, principalement l'arséniate de fer. Nous en donnerons tout d'abord un exemple.

Un matelot norwégien était entré dans notre service, à l'hôpital civil de Gand, pour une contusion de la poitrine présentant peu de gravité. En explorant son pouls nous fûmes frappé de sa faiblesse et de sa lenteur ; nous en fîmes prendre la sphygmographie, qui donna le tracé suivant :

Fig. I.

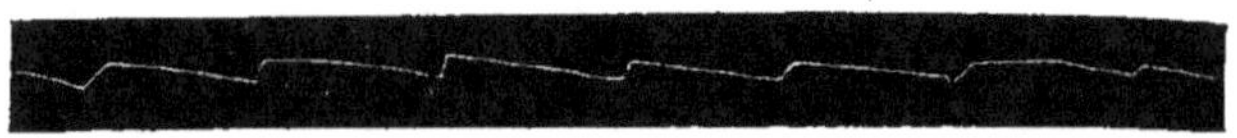

Nous attribuâmes cette lenteur et faiblesse à un état scorbutique du cœur, propre aux marins. Le malade présentait, en effet, une tuméfaction et un état fongueux des gencives et une bouffissure générale. Nous ordonnâmes l'arséniate de fer, en granules d'un centigramme, dix par jour. Deux jours après, le sphygmographe donnait le tracé suivant :

Fig. II.

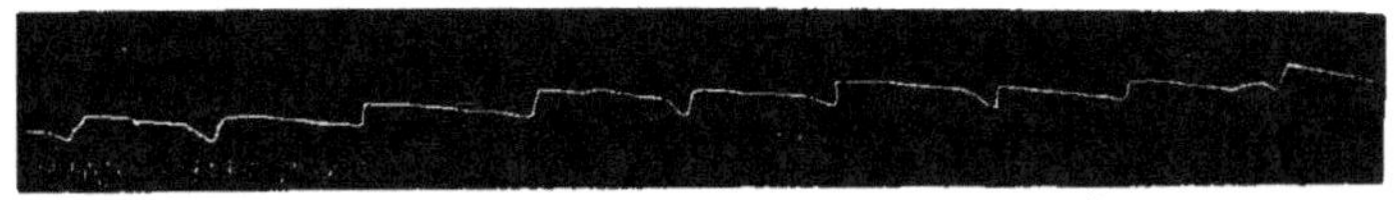

Le pouls ne s'était pas relevé d'une manière sensible, mais il avait augmenté de vitesse, puisque de 64 pulsations qu'il donnait avant, il était à 74.

Le lendemain le tracé fut le suivant :

Fig. III.

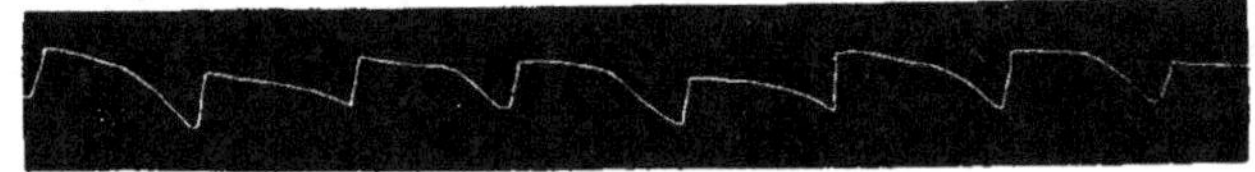

Ici le relèvement du pouls est manifeste.

Certes, nous ne voulons pas donner une importance trop grande au sphygmographe ; surtout que mille circonstances peuvent faire varier le tracé ; mais entre le premier tracé et le troisième la différence est trop grande pour ne pas admettre une augmentation de l'action du cœur et des vaisseaux. L'arséniate de fer est donc doué d'une vertu tonifiante que le fer seul ne possède pas, tant au point de vue de la rapidité que de la force. Gubler, qui a émis des doutes à ce sujet, admet plutôt pour l'arsenic une influence modératrice — directe ou indirecte — sur la combustion respiratoire. « La sédation de l'hématocausie (oxydation du sang), peut-être par l'intermédiaire d'une action sthénique sur l'appareil nerveux vaso-moteur, expliquerait l'embonpoint des arsenicophages. » Admettons le fait comme tel, toujours sera-t-il que l'arséniate de fer convient dans les maladies chroniques du cœur arrivées au point de produire la dyscrasie. En effet, les montagnards se trouvent dans un état voisin d'une maladie du cœur, notamment des cavités droites, et beaucoup en meurent quand, s'étant éloignés de leurs montagnes, ils y reviennent à un âge plus avancé. Nous avons connu, à Gand, un Tyrolien qui, après avoir amassé une petite fortune, s'en alla au pays natal; l'ascension des montagnes où il avait passé son enfance, fut pour lui un vif plaisir; malheureusement il s'y livra trop, car malgré qu'il fût d'une constitution sèche et qu'il n'eût jamais eu de maladie sérieuse, sa poitrine s'oppressa, son pouls devint irrégulier, et bientôt il survint un état hydropique général auquel il succomba. Ce que cet individu eût dû faire quand il en était temps encore, c'eût été de descendre dans les plaines et se mettre à l'usage de l'arséniate de fer. Il ne l'a pas fait, et il a succombé à une fin prématurée.

Nous croyons devoir entrer ici dans quelques détails sphygmographiques quant à l'action du cœur. Pour bien interpréter les tracés donnés par le sphygmographe, il est tout à fait indispensable de connaître la cause des mouvements rhythmiques du cœur et leur succession. Ce sont, en effet, ces mouvements qui retentissent dans tout l'arbre artériel et qui sont rendus graphiquement d'une manière si vraie et si minutieuse par l'instrument enregistreur. On ne saurait mieux comparer ce dernier qu'à la main, qui obéit à tous les mouvements nerveux. On a prétendu qu'on peut lire l'état moral de l'homme dans son écriture; cela est vrai, surtout pour les émotions de l'âme. On distingue les lignes tracées dans la colère, la frayeur, la joie, l'abattement.

La manière d'interpréter les tracés sphygmographiques nous paraît être la suivante : le cœur a ses mouvements alternatifs de dilatation et de resserrement des oreillettes et des ventricules; en se figurant le sang arrivant par les veines caves dans le cœur droit, et par les veines pulmonaires dans le cœur gauche, les oreillettes étant prêtes à le recevoir, c'est la *diastole* auriculaire. Une fois remplies, ces cavités se contractent et chassent le liquide dans les ventricules; c'est la *systole* auriculaire. Il est évident que pendant ces mouvements les ventricules sont en diastole; mais à peine le sang y a-t-il fait irruption, que ces cavités se contractent à leur tour et chassent le liquide dans les artères de la grande et de la petite circulation : c'est la *systole* ventriculaire.

Pendant l'accomplissement de ce dernier mouvement les oreillettes sont déjà à l'état de *diastole*. A la *systole* ventriculaire succède ce que l'on appelle le *repos* du cœur; ce repos coïncide donc avec la fin de la *diastole* auriculaire.

Disons encore qu'actuellement presque tous les auteurs admettent que le premier bruit du cœur coïncide avec la *systole* ventriculaire, et qu'il est produit, en grande partie, par le choc du sang contre la valvule auriculo-ventriculaire, et le second bruit par le choc contre les valvules zygmoïdes. Ce second bruit s'entend donc au début du repos du cœur. pendant la *diastole* auriculaire.

Il est important de tenir compte de l'élasticité et de la contractilité des vaisseaux dans l'explication des tracés sphygmographiques, que nous allons maintenant aborder.

Voici l'autographie d'un cœur adulte à l'état normal :

Fig. IV.

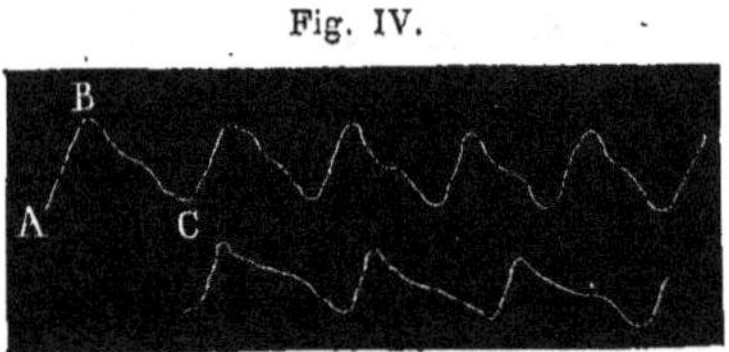

La ligne ascensionnelle *AB*, légèrement oblique, quelquefois entièrement verticale, représente la *systole* ventriculaire ou la *diastole* auriculaire. L'artère sur laquelle est appliqué le levier, se dilate par un mécanisme qui se comprend à la simple vue du jeu de l'instrument. Le second levier, articulé et terminé en bec de plume, décrit la ligne *AB* ; à l'état normal cette ligne est, comme nous l'avons dit, légèrement oblique et présente une longueur d'environ huit à dix millimètres.

Plus cette ligne est longue, plus elle indique un pouls fort et dur. Plus elle se rapproche de la verticale, plus le pouls est vif, brusque, précipité. On en a un exemple dans l'insuffisance aortique, qui produit un pouls fort, et souvent le pouls qu'on nomme *vibrant*.

Voici un tracé d'insuffisance aortique :

Fig. V.

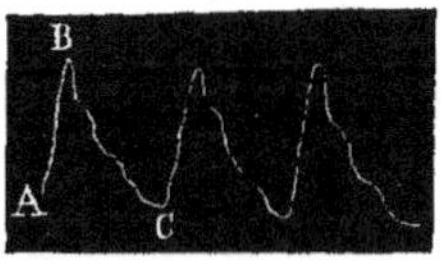

A la ligne *AB* succède une ligne *BC*, qui représente la *diastole* artérielle produite par l'élasticité et la contractilité des vaisseaux qui, un moment distendus, reviennent sur eux-mêmes. Mais avant de donner la signification de la ligne *BC*, parlons de l'angle formé par *AB* et *BC*. Il mérite qu'on s'y arrête un instant. Cet angle correspond au moment où les ventricules, après s'être contractés, commencent à se dilater, et, pour les artères, à l'instant qui sépare la fin de leur dilatation du début de leur contraction ou le retour sur elles-mêmes. Cet angle, à l'état normal, a son sommet plus ou moins arrondi. Cette conformation indique qu'à ce moment il y a eu équilibre entre le mouvement du cœur et celui des artères. En certains cas d'insuffisance aortique le sommet de l'angle est très-aigu et présente une pointe effilée. C'est alors qu'on observe le pouls *bondissant*. Lorsque l'insuffisance est liée à l'altération sénile des artères on observe, après le crochet du sommet de la *diastole* artérielle, un plateau plus ou moins horizontal, qui caractérise cette altération. C'est ce que nous montre le tracé suivant :

Fig. VI.

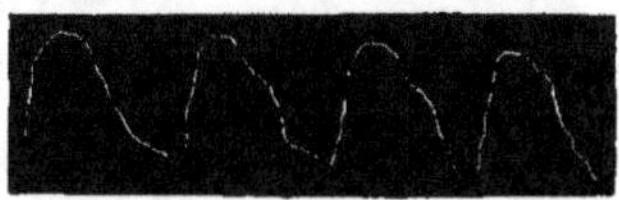

Revenons maintenant à la ligne *BC*. Nous avons dit qu'elle correspond à la *diastole* ventriculaire ou à la *systole* artérielle. Jamais cette ligne n'est aussi droite, aussi régulière que celle à laquelle elle fait suite; à l'état normal il y a constamment, vers son milieu, une irrégularité, un ressaut, une sinuosité plus ou moins accentuée. Peut-être ce ressaut est-il dû à un instant de conflit entre la paroi du vaisseau revenant brusquement sur elle-même après avoir été violemment distendue, et le sang qui, au commencement de la réaction artérielle, cède, mais qui, à un moment donné, équilibre plus ou moins, par sa masse comprimée et réduite, cette force réactionnelle de contractilité; et ainsi, après cet instant de conflit, la paroi presserait régulièrement le liquide sanguin jusqu'à une nouvelle contraction du cœur. Ce qui tend à confirmer cette opinion, c'est le tracé suivant d'une insuffisance aortique avec altération athéromateuse des artères :

Fig. VII.

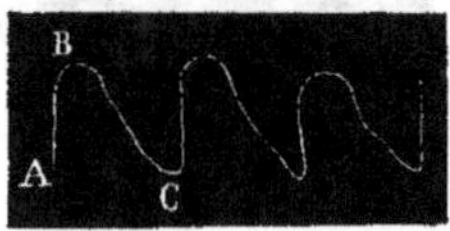

La sinuosité du milieu de la ligne *BC* est presque imperceptible. Ne serait-ce pas que, dans ce cas, la réaction violente et précipitée du vaisseau, après sa brusque distension, étant empêchée par l'état athéromateux qui lui a fait perdre en grande partie son élasticité, ce retour subit et violent est contrarié, et que l'équilibre entre le contenant et le contenu ayant eu le temps de s'effectuer, la paroi revient régulièrement sur elle-même et produit une ligne également régulière ? Plus la ligne *BC* sera oblique dans son ensemble, plus le mouvement de contractilité de l'artère sera lent et modéré. Plus *BC* se rapprochera de la verticale, plus le point *C* se rapproche du point *A* ; et il est clair que c'est la distance qui sépare ces deux points qui indique la fréquence relative du pouls. Le tracé suivant indique un pouls fort et fréquent, tel qu'on le trouve dans les fièvres inflammatoires :

Fig. VIII.

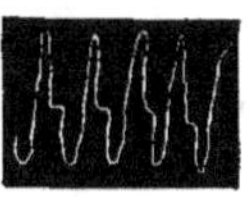

Au contraire, un pouls lent et irrégulier est indiqué par la

Fig. IX.

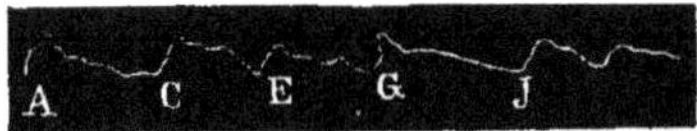

L'irrégularité, comme on vient de le voir, sera manifestée par des distances inégales entre le point de début systolique des ventricules *A C E G J.*

Voici un pouls dans l'état de nausée :

Fig. X.

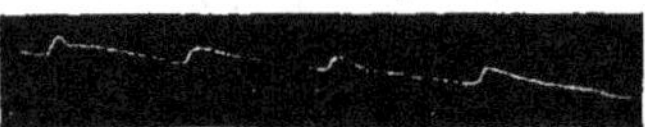

Un pouls dicrote de la fièvre typhoïde :

Fig. XI.

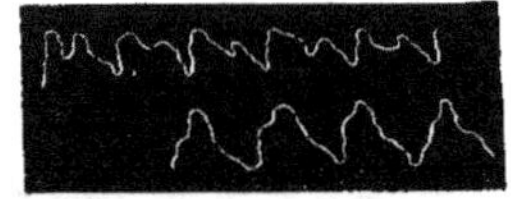

En comparant ces différents tracés avec celui de l'individu atteint de scorbut du cœur, on voit que ce dernier se rapproche le plus du tracé dans l'état nauséeux ; aussi le sel arsénieux a-t-il pour effet de relever promptement le pouls en augmentant la force de la *systole* ventriculaire. La distension hypertrophique des cavités droites du cœur ira donc en augmentant si on n'y oppose des moyens appropriés, surtout si on débilite l'organe par des déplétions sanguines réitérées et un régime trop rigoureux, comme c'est souvent le cas. Le sang n'est plus lancé en totalité dans l'artère pulmonaire, et les poumons, anémiés, deviennent emphysémateux, le sang ne faisant plus équilibre à l'air ; de là, l'asthme dit *cardiaque*, parce qu'il se rattache à une altération du centre circulatoire. Ce qui distingue cet asthme de l'asthme *pulmonaire*, c'est qu'il est essentiellement anémique, tandis que le second est veineux ou asphyxique ; pour s'en assurer il n'y a qu'à examiner deux individus qui en sont atteints. Dans le premier (ou l'asthme *cardiaque*), la face est bouffie, mais pâle, le pouls faible, irrégulier ; dans le second (ou l'asthme *pulmonaire*), la face est bleuâtre, ainsi que les extrémités, le pouls fort et dur pendant l'accès.

Ainsi que nous l'avons dit dans un précédent article, dans l'asthme *pulmonaire* il y a, à la fois, des phénomènes de paralysie et des phénomènes de spasme. Ce sont ceux-ci qui ont déterminé ceux-là, c'est-à-dire que le resserrement spasmodique des petites bronches a produit l'emphysème pulmonaire ou la dilatation des cellules aériennes, tout comme dans le resserrement spasmodique du col de la vessie ou de la première portion du canal de l'urèthre, le corps de la vessie, distendu outre mesure, se paralyse. On sait que dans ces cas la strychnine et l'hyosciamine sont nécessaires. Ces moyens conviennent également dans l'asthme *pulmonaire*, comme ils peuvent aussi être indiqués dans l'asthme *cardiaque* ; en effet, il s'agit d'augmenter la pression sur la colonne sanguine, afin d'activer la petite circulation. La digitaline, dans ce cas, n'a donc qu'une indication secondaire : celle d'agir sur la diurèse ; tandis que dans les affections aiguës du cœur, l'indication est primitive, puisqu'il faut combattre l'hypérémie. Ainsi, dans la cardite aiguë la digitaline doit se donner coup sur coup, et même l'aconitine et la vératrine, si l'affection est de nature rhumatismale, comme il arrive si souvent. Nous citerons ici le fait suivant. Un individu, en traitement, dans notre service, pour une fracture de cuisse, offrit des symptômes cardiaques assez prononcés pour devoir recourir à la vératrine. Voici, en effet, le tracé du pouls :

Fig. XII.

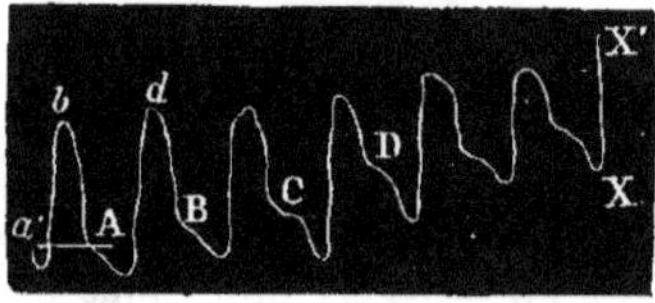

La longueur de la ligne ascensionnelle *a b*, sa brusque verticalité que n'interrompt aucune ondulation, indiquent un pouls fort et vif ; la ligne discensionnelle *b A* est presque parallèle à la première dans sa première

14

partie : donc, réaction vive dans la paroi artérielle, violemment et brusquement distendue dans sa *diastole*. Remarquons les angles aigus formés en *b d*, etc., leur peu d'ouverture. Le manque de plateaux à ces points, indique le peu de tonicité de la paroi vasculaire. Les ressauts en *A B C D* sont bien marqués ; à cet instant des tracés, le sang comprimé réagit donc ; alors on voit la tonicité normale de la paroi artérielle s'établir jusqu'à la pulsation suivante. Ce jour-là, le malade prit hùit granules (au milligramme) de vératrine, et les lendemain et surlendemain dix. Le tracé du pouls fut pris ces deux derniers jours, et voici l'effet produit par la vératrine ; il est remarquable. Sous le doigt, le pouls est devenu manifestement plus calme, moins brusque, mais sans être petit et mou, comme dans certains états adynamiques. Dans ces tracés :

Fig. A.

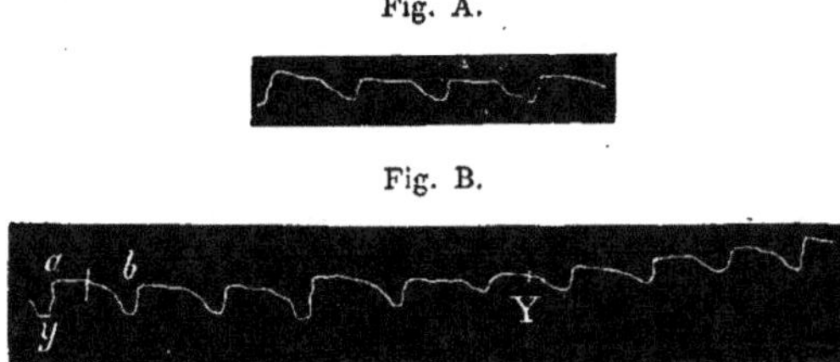

Fig. B.

on voit la ligne ascensionnelle notablement plus courte ; au lieu de huit à dix millimètres, elle n'en mesure plus que trois à quatre. Elle n'est plus aussi verticale et cependant pas très-oblique, ce qui serait le caractère de la mollesse. La ligne discensionnelle commence par un large plateau : donc, tonicité artérielle considérablement augmentée et se continuant d'une pulsation à l'autre, car le ressaut réactionnel est à peine marqué. On peut donc dire que la vératrine : 1° a enlevé une pulsation du premier tracé (toute la partie *a b A*) pour y substituer la partie *a b* du deuxième tracé : elle a donc remplacé la dilatation forte et passive de l'artère, sous l'influence du sang violemment lancé par le cœur, par la tonicité du vaisseau. Elle a enlevé au cœur sa trop grande activité et, pour les vaisseaux, elle a remplacé un élément passif par un élément actif ; 2° la vératrine a encore diminué la fréquence des pulsations artérielles. Pour s'en convaincre on n'a qu'à placer l'un au-dessous de l'autre les deux tracés IX et X, de manière à faire tomber la ligne *a y* dans le prolongement de *A a b* ; alors le point *y* tombera dans le prolongement de la ligne *Y y*, et l'on voit qu'après six pulsations le pouls en a déjà perdu une demie. Donc, des quatre-vingt-dix pulsations que présentait le pouls, il en a déjà perdu sept à huit après l'administration de la vératrine pendant deux à trois heures. Gubler dit « que les pulsations imprimées

par la vératrine au système nerveux se traduisent par la lenteur du pouls,
qui descend parfois jusqu'à trente-cinq pulsations par minute, selon
Morwood ». Il est donc d'accord avec nous ; ou plutôt c'est le sphygmographe qui lui donne raison. La vératrine est donc le sédatif par excellence
du système artériel ; le fait est démontré graphiquement, de sorte qu'aucun doute ne saurait exister à cet égard ; mais les différences sont tout
individuelles, de sorte qu'il faut se garder de prescrire à tous la même
dose, comme cela se pratique en allopathie ordinaire — si tant est qu'elle
se serve de ce moyen énergique. Les alcoolatures ont pour effet de précipiter l'action du cœur en l'affaiblissant, et ne renferment que très-peu de
principe calmant ; il faut donc se servir de l'alcaloïde et de ses sels les
plus solubles.

Envisagée ainsi, la thérapeutique devient une science presque mathématique ; on sait ce que l'on donne et l'on est sûr du résultat. Tout
accident est impossible, puisque les doses sont graduées d'après
l'impressionnabilité des sujets.

XLII

Dyspepsie ancienne, gastrose, spasme stomacal. Erreur de diagnostic relevée par l'hyosciamine comme pierre de touche.

Le nommé Q., maréchal, à Hugleville-en-Caux, âgé de 48 ans, est atteint, depuis deux ans, de dyspepsie : renvois acides et régurgitation d'une certaine quantité d'aliments, une heure après chaque repas.

Ce malade, comme tous les gens qui travaillent le fer, abuse des spiritueux.

J'ai employé l'émétique, les éméto-cathartiques, la magnésie et le bicarbonate de soude, puis l'eau de Vichy, le quassia amara, le quinquina, etc., etc. Rien n'a amélioré la situation.

Convaincu d'avoir affaire à un cancer commençant de l'estomac, cancer latent, je me contentai d'employer une médication plus ou moins banale, lorsque vos observations me sont parvenues.

J'essayai immédiatement l'hyosciamine : un granule une heure avant chaque repas, trois par jour, et six granules d'arséniate de soude : deux par deux.

Après huit jours de traitement, arrêt complet des vomissements ; l'hyosciamine fut alors supprimée, l'arséniate de soude continué.

Depuis trois mois, aucun nouvel accident ne s'est reproduit.

C'était donc bien une simple gastrose que je prenais pour un des symptômes du cancer à son début.　　　　　　　　Dʳ Cʜ. Duchêne.

Pâvilly, le 25 janvier 1873.

Réflexions. — Le succès définitif obtenu par notre confrère de Pâvilly s'explique par la manière complète dont le mal a été attaqué ; c'est-à-dire par la *dominante :* arséniate de soude, et la *variante :* hyosciamine. C'est en cela qu'on pèche souvent, de ne s'attacher qu'à un symptôme non à tous. Remarquons cependant que si les craintes du confrère avaient été réelles, c'est-à-dire s'il avait eu affaire à un cancer débutant, il ne serait arrivé qu'à pallier le mal et non à le détruire. C'est sous ce rapport qu'il ne faut pas être plus exigeant vis à-vis de la dosimétrie que vis-à-vis de l'allopathie ordinaire (1). Dans le cas dont il s'agit ici, parce que les alcalins seuls n'ont pas eu d'effet, ce ne serait pas un motif de les condamner. Ils étaient, au contraire, indiqués par l'état acide des sucs de l'estomac ; mais cette acidité elle-même se rattachait à une irritation nerveuse que l'hyosciamine a combattue avec efficacité (2). La gastrose, comme tout état pathologique *dynamique* — nous soulignons le mot afin qu'on ne se méprenne pas sur notre pensée — n'est que l'exagération de l'état physiologique ou fonctionnel. Or, la faim — qui est un état purement nerveux — a pour effet d'aiguiser les humeurs de l'estomac et finirait par irriter l'organe et même par l'enflammer, si on ne donnait satisfaction à cet impérieux besoin. Les aliments, même stimulants, apaisent cette excitation, que la diète, au contraire, aurait pour effet d'augmenter. Il en est de même des gastroses. Quand Broussais a proclamé la *gastrite universelle*, c'était une réaction contre des traitements par trop *allopathiques*. On considérait la muqueuse intestinale comme un vaste champ de révulsion et on abusait ainsi des irritants. Il en était de même pour la peau. Les pauvres malades étaient soumis à un martyre continuel et ne guérissaient pas pour cela, bien que le principe fût que « pour guérir il fallait souffrir ». Une grande amélioration a été apportée sous ce rapport à l'art de guérir et la dosimétrie complétera l'intronisation de cette médecine *parégorique* qui guérit parce qu'elle n'irrite point.

(1) Nous disons « l'allopathie ordinaire », parce que le médecin dosimètre se sert des mêmes moyens, mais plus en rapport avec l'état de la science et les convenances du malade. C'est le *cito, tuto* et *jucundo* de Celse introduit dans l'art de guérir.

(2) En effet, même les phénomènes chimiques, dans l'organisme vivant, ont lieu sous l'influence de la vie. C'est en quoi les chimiâtres se trompent, c'est-à-dire de vouloir faire de l'estomac une cornue.

XLIII

**Cholestase catarrhale. Emploi de l'arséniate de quinine, de la caféine
et de la digitaline.**

Les philosophes ont beaucoup discuté sur l'*objectif* et le *subjectif*. Le
fait est que l'on comprend mieux ce que l'on sent que ce que l'on voit.
Mais dans ce qui se sent et se voit à la fois, le scepticisme le plus ob-
stiné perd ses droits, et les saint Thomas ont gain de cause. Dernièrement je me suis trouvé en pareil cas.

Je revenais des polders, où m'avaient retenu les soins de la clientèle
pendant une journée froide et humide. J'étais transi jusque dans la moelle
des os, expression vulgaire mais indiquant bien ce froid qui s'étend jusque
l'intimité des organes. Un violent frisson, avec mal de tête, tension de
l'hypochondre droit et pression sur la vessie, me força de me mettre
au lit. Toute la nuit je fus agité. Le lendemain, le mal de tête persistait
ainsi que le brisement général. Les urines étaient rares et troubles. J'eus
une selle difficile, décolorée et glaireuse. Le ventre était empâté.

Il me fut facile de me rendre compte de ma position. Sous l'influence
de l'air froid et humide l'action de la peau s'était arrêtée et le sang avait
été refoulé de la circonférence vers le centre. Ce refoulement s'était opéré
surtout vers les organes abdominaux et, de là, le recul s'était fait sentir
jusque dans les sinus vertébraux et cérébraux.

Le foie et les reins étaient surtout engorgés ; de là, cholestase et
rareté des urines, tension de l'hypochondre droit et pression sur la
vessie, ce réservoir se contractant à vide.

On comprend que je ne laissai pas le mal marcher. Je pris une cuillerée de Sedlitz Chanteaud et, l'effet obtenu, c'est-à-dire après une garde-
robe séreuse, je pris, d'heure en heure, deux granules d'arséniate de quinine, deux granules de caféine, deux granules de digitaline, ensemble,

jusqu'à effet. Celui-ci se manifesta à la sixième prise par le retour de l'excrétion biliaire et urinaire. Je dis excrétion, parce que, en réalité, c'était celle-ci qui avait été arrêtée, plutôt que la sécrétion, le mal n'ayant pas eu le temps de se généraliser. C'est-à-dire que la fièvre, qui aurait pu être le résultat de la cholémie et de l'urémie, fut prévenue. Le poëte a dit :

> Pincipiis obsta, sero medicina paratur
> Cum mala per longas invaluere moras.

Et quoique la maxime soit vieille, elle n'en est pas moins neuve, car tous les jours nous voyons des maladies graves se développer faute, pour le médecin, d'être appelé à temps.

Il y a un autre précepte latin qui dit : « *Medicus se cura ipsum* »; on vient de voir que nous n'y avons pas failli : sur l'indice de la garde-robe, nous avons été droit au but.

Nous rappellerons ce que nous avons dit dans notre article *Cholémie* et les désordres qui peuvent être la conséquence de l'intoxication ictérique. Heureusement nous avons su y échapper, grâce à l'emploi opportun de l'arséniate de quinine, de la caféine et de la digitaline, et cela sans devoir suspendre notre activité journalière; car c'est un des avantages de la méthode dosimétrique de ne pas interrompre le jeu régulier des fonctions, mais, au contraire, de les y ramener si elles tendent à s'en écarter. La rapidité avec laquelle l'excrétion biliaire a été rétablie, la selle colorée qui en a été la conséquence, démontrent combien les alcaloïdes dont nous avons fait usage ont une action élective. La bile ainsi que l'urine, dont l'excrétion s'était arrêtée sous l'influence d'un froid pénétrant, ont coulé en abondance et la fièvre ne s'est pas développée faute d'aliment.

Nous pensons que notre fait a une grande importance puisqu'il explique le mécanisme des maladies dites humorales. Qu'on n'ergote pas sur ce mot; certes la vitalité des tissus a été mise en jeu; il a fallu que les canaux biliaires et urinaires se resserrassent pour arrêter ainsi d'une manière brusque l'excrétion de la bile et de l'urine; mais la stase sanguine y a été également pour beaucoup, puisque dans ces cas nous voyons le pouls descendre à 50, 40 pulsations par minute et même au-dessous.

Ainsi s'explique la période de froid ou le frisson qui précède toutes les fièvres d'intoxication, et, parmi celles-ci, l'intoxication ictérique est une des plus violentes, puisque beaucoup de fièvres typhoïdes y puisent leur source.

XLIV

Diététique. — Sels granulés de Sedlitz. — Quassine. — Jalapine.

« La diététique est la branche de la médecine qui s'occupe des règles à suivre dans l'usage des choses faisant la matière de l'hygiène. La diététique est la diète mise en pratique et ce qu'on appelle aujourd'hui l'hygiène. (Nysten.) »

Nous donnons ici cette définition, quoique trop absolue. La diététique ne règle, en effet, que les *ingesta*, et c'est sous ce rapport seulement qu'elle est synonyme de *diète*. On dit *diète lactée, diète animale*, etc.

Mais la diète ne s'applique pas seulement aux aliments et aux boissons : elle comprend aussi les agents hygiéniques qui, d'une façon ou d'une autre, contribuent à l'acte de la nutrition. Ce qui différencie donc les agents diététiques des médicaments, c'est que ces derniers s'appliquent seulement aux troubles fonctionnels. Il y a une autre différence, que le public ne doit pas perdre de vue ; c'est que les médicaments amènent ces troubles quand ils ne sont pas donnés à bon escient. Et ici nous croyons nécessaire de réfuter les paroles de Hufeland, un des médecins les plus judicieux qui se sont attachés cependant à vulgariser la médecine et la soustraire au joug de l'empirisme et des préjugés.

« Qu'est-ce qu'employer un remède et guérir une maladie ? C'est produire dans le corps, en y excitant une impression dont il n'a pas l'habitude, un changement extraordinaire qui détruise un autre état contre nature. L'application d'un médicament n'est autre chose que l'art de provoquer une maladie artificielle pour en guérir une naturelle. Ce qui le prouve, c'est que quand une personne en bonne santé prend des médicaments, elle s'en trouve toujours plus ou moins incommodée. L'administration d'une substance médicamenteuse est constamment nuisible en elle-même ; elle n'est licite et ne devient utile que quand elle met fin à un état de maladie existant. Il n'y a donc que celui qui connaît parfaitement le rapport du remède avec la maladie, c'est-à-dire le médecin, qui puisse s'arroger le droit d'exciter une maladie artificielle ; sans cela, ou le remède est inutile et l'on dérange sans motif la santé, ou il ne convient pas à la maladie et le pauvre patient se trouve alors avoir deux maladies, tandis qu'il n'en avait qu'une seule avant ; ou enfin le remède ne fait qu'accroître et aggraver encore l'état existant. Il vaut beaucoup mieux, lorsqu'on est incommodé, s'abstenir de médicaments que d'en prendre qui ne conviennent pas à la maladie. (*Art de prolonger la vie.*) »

Ceci n'est vrai que pour les médicaments allopathiques et nullement pour les médicaments dosimétriques, qui ne produisent aucune perturbation dans l'état physiologique des organes, et les y ramènent, au contraire, quand ils s'en sont écartés sous l'influence d'un excès ou d'un agent morbide, c'est-à-dire *intus* ou *extra*.

Il y a lieu de s'étonner de la facilité avec laquelle beaucoup de gens acceptent des remèdes de toutes mains. Ils ont plus de confiance dans l'empirisme que dans la science, comme si un remède prôné à la quatrième page des journaux, dans la supposition même qu'il fût bon, convenait à tous les cas, à toutes les idiosyncrasies, à toutes les constitutions. Pense-t-on qu'une science qui a mis des siècles à se faire, soit à la portée des plus vulgaires intelligences ? On ne voudrait pas d'un empirique pour son cheval, pourquoi l'accepte-t-on si bénévolement pour soi-même ? Le malheur de la médecine c'est que le médecin ne soit pas toujours là ; mais il ne faut pas exagérer son importance.

Molière a fait une critique spirituelle des personnes tellement scrupuleuses à l'endroit de leur santé qu'elles demandaient à leur docteur « combien il faut mettre de grains de sel dans un œuf à la coque ».

A propos de sel, nous croyons que l'usage de certains sels ne saurait assez être répandu. La nature nous montre en ceci la voie à suivre, puisque toutes les eaux minérales naturelles en contiennent dans une proportion constante. Nous laissons de côté le chlorure de sodium ou sel commun, qui a ses détracteurs, et qui se venge en s'imposant comme une des nécessités les plus universelles de la vie. Nous parlerons d'un autre sel, tout aussi répandu dans la nature et qui fait la base des eaux de Sedlitz, c'est-à-dire le sulfate de magnésie. C'est ce dernier qu'on peut recommander pour l'usage diététique ou hygiénique, parce qu'il s'accommode à toutes les constitutions, à tous les âges. Même dans l'état de maladie, il simplifie les cas et rend l'emploi des autres remèdes plus efficace.

Dans notre service à l'hôpital civil de Gand, nous attribuons surtout au Sedlitz Chanteaud d'avoir si peu d'accidents. Nous faisons la part des cas chirurgicaux qui, généralement, n'exigent pas la diète, comme en médecine, mais dans cette dernière aussi il importe de tenir les voies excrétoires parfaitement libres.

Nous citerons ici les expériences suivantes, faites à Paris dans le service de feu le professeur Andral.

Quarante-sept malades atteints de fièvre typhoïde, ont été soumis au même traitement, posé sur les mêmes bases que voici : le lendemain de l'entrée, que la maladie fût grave ou légère et quelle que fût sa forme, on prescrivait un décigramme de tartre stibié ; ce médicament produisait, en général, plusieurs selles et vomissements. Le lendemain et ensuite les jours suivants, *sans aucun intervalle*, on prescrivait des purgatifs et on les continuait tant que la fièvre et les accidents persistaient. On n'a jamais dépassé dix-huit purgatifs, parce que, lorsqu'on arrivait à ce nombre, que les malades fussent guéris ou non, on cessait leur emploi. Les purgatifs employés presque exclusivement furent l'eau de Sedlitz. On en donnait une bouteille par jour ; elle contenait 30 grammes de sulfate de magnésie. Ce n'était que vers la fin et lorsque ce médicament semblait ne plus produire d'effet, qu'on le prescrivait à 45 grammes. Quelquefois, mais seulement pour varier, lorsque les malades étaient trop dégoûtés, on prescrivait 60 grammes d'huile de ricin, ou bien quelquefois 6 décigrammes de calomel, en deux ou trois doses, et, une heure après la dernière dose, un verre d'eau de Sedlitz. Dans quelques cas enfin, on prescrivait une potion purgative ainsi composée : Feuilles de séné, 8 grammes dans 125 grammes d'eau bouillante ; sulfate de soude, 15 grammes ; sirop de nerprun, 30 grammes.

Sur les quarante-sept cas observés l'emploi des purgatifs salins répétés n'a pas abrégé la marche de la fièvre typhoïde, mais, en général, il a diminué l'intensité et l'acuité des symptômes, rendu la maladie moins grave, ce qui, cependant, n'a pas eu lieu dans tous les cas ; mais dans ces derniers, ils n'augmentèrent jamais les accidents de nouveaux symptômes. Leur influence fut alors seulement nulle.

Si on divise en trois séries les quarante-sept malades observés, on arrive aux conclusions suivantes sur l'effet des purgatifs salins dans les cas de fièvre typhoïde :

1re *série* (12 cas légers), 12 cas de guérison en douze jours et demi.

2e *série* (21 cas de médiocre intensité), 21 cas de guérison en dix-sept jours, terme moyen.

3e *série* (14 cas graves), 6 morts en vingt six jours et demi. 1 tuberculisation aiguë, restée non guérie ; 7 cas guéris en vingt-six jours et demi.

Il y eut, en résumé, 1 mort sur 8 malades.

Comme on le voit, ces expériences sont concluantes ; l'emploi du sulfate de magnésie simplifie la fièvre et permet d'en avoir plus facilement raison ; il rend inutile les purgatifs drastiques, ce qui est un grand avantage, puisqu'on sait combien ces purgatifs irritent le tube intestinal. Ce fut un des motifs de la levée de boucliers de Broussais contre le Brownisme.

Le Sedlitz Chanteaud provoque une simple exsudation intestinale et ainsi détermine un rafraîchissement général. On peut donc s'en servir chaque fois que le corps est échauffé. Nous ajouterons qu'il ne soumet l'organisme à aucune sujétion ; on peut le prendre et le laisser. Depuis plus de trente ans nous faisons chaque jour usage d'une cuillerée à café (environ 15 grammes) de sulfate de magnésie déshydraté, le matin à jeun, dans un verre d'eau, et nous attribuons à cette précaution l'excellente santé dont nous jouissons, malgré notre vie dans les amphithéâtres et les hôpitaux — *Experto crede Roberto*. Ce sont les moyens simples dont on s'avise le moins. Dans le commencement nous faisions usage du tartre stibié chaque fois que nous étions saturé de miasmes, — et cela nous arrivait à chaque instant, — c'est-à-dire que l'estomac se dérangeait, qu'il y avait de la céphalalgie, que la peau était brûlante, avec un sentiment de lassitude générale et inaptitude au travail ; bref, un état voisin de la fièvre typhoïde ; le tartre émétique avait raison de ces symptômes mais nous fatiguait énormément ; il en fut de même des purgatifs. C'est alors que nous eûmes recours au sel de magnésie, sans cesser un seul jour d'en prendre. On dira que c'est là un excès : mais qu'importe si nous nous en trouvons bien ? Le corps est un rude boulet pour l'âme, il faut donc diminuer le poids. On est bien portant quand on ne se sent aucun heurt physique : *Mens sana in corpore sano*, comme disaient les anciens.

Si nous voulions approfondir la question combien ne trouverions-nous pas d'avantages à signaler dans l'usage diététique du Sedlitz Chanteaud ! Ainsi, par son alcalinité, il nettoie la muqueuse intestinale et la débarrasse des matières grasses qui empêchent les papilles et villosités de fonctionner — comme une plante dans un sol trop compacte. Aussi toutes les personnes qui le matin en se levant, éprouvent de l'anorexie, peuvent manger après avoir fait usage de ce sel pendant quelques jours. Il en est de même des personnes affectées de crudités acides ou pyrosis. Les tiraillements douloureux de l'estomac cessent parce que les acides sont neutralisés par l'alcalinité du sel. Nous ferons les mêmes remarques quant aux matières âcres ou brûlantes qui remontent à la gorge et occasionnent ce qu'on nomme le *brûlant*, au point d'enflammer l'arrière-bouche : d'où l'angine. On sait que ces inflammations sont habituelles à beaucoup de personnes ; le meilleur moyen de s'en débarrasser ou du moins, de les rendre inoffensives, est de faire usage du Sedlitz Chanteaud. Par la rapidité avec laquelle le sel dissous dans l'eau est absorbé, le transport vers les reins est presque instantané, et ainsi toutes les matières excrémentitielles sont rejetées au dehors sans que le sang soit privé de ses éléments salins, comme le font les boissons diurétiques. Ainsi on verse dans une grave erreur en abusant de tisanes aqueuses, dont on gorge les pauvres hydropiques et on ne voit pas qu'on empire ainsi leur état. Les matières albumineuses finissent elle-mêmes par être entraînées. Cl. Bernard, dans ses *Leçons de physiologie*, rapporte les expériences du professeur Kierulff, expériences qui font voir que lorsqu'on injecte de l'eau dans la veine jugulaire d'un chien, au bout d'un certain temps, relativement très-court, les urines deviennent albumineuses. La saignée pratiquée par intervalles, fait voir qu'à mesure les sels disparaissent de l'eau du sang. Il en est de même avec les tisanes. Il est donc nécessaire que le sang contienne une certaine quantité de sel. Le chlorure de sodium joue ici le principal rôle ; c'est ce qui a fait dire à Plutarque : « C'est pourquoi, à mon avis, nous appelons la beauté d'une femme *salée* et *assaisonnée*, qui n'est ni fade ni morne, ains accompagnée de grâce vive et émouvante. » Une jeune dame était pâle, chlorotique, bouffie, sans énergie morale et physique ; la vie renfermée l'avait étiolée, mais la faiblesse musculaire l'empêchait de prendre du mouvement ; c'était un cercle vicieux dont tous les médicaments ferrugineux et toniques n'étaient pas parvenus à la faire sortir ; elle se mit au régime salin ; en peu de temps ses infirmités disparurent.

Il est une fonction qui ne peut être nommée qu'en latin :

Le latin dans ses mots brave l'honnêteté

(puérile et honnête). Toujours est-il que cette opération, chez beaucoup de personnes, se fait d'une manière irrégulière et incomplète ; chez les unes, par inertie physique, chez les autres, par indolence morale ou pré-occupation de l'esprit ; chez d'autres enfin, elle n'est pas en rapport avec la quantité d'aliments ingérée.

Le duc de Saint-Simon, dans ses mémoires, entre dans certains détails qui font voir combien le roi-Soleil donnait de tablature à ses médecins. Toujours est-il que notre triste humanité est soumise à cet assujettissement et que la plupart de nos maladies viennent de là. L'école de Salerne, qui ne se piquait pas d'atticisme a dit :

Quatuor ex vento veniunt in ventre retento
Spasmus, hydrops, colica, vertigo : hæc res probat ipsa.

Parmi ces gaz il faut compter principalement l'hydrogène et ses composés, soit sulfurés, soit carburés, et qui, étant absorbés, donnent lieu à des altérations du sang et des troubles du système nerveux.

L'hydrogène se forme dans les intestins chez les personnes débiles ou avancées en âge; en passant à l'état proto ou deuto-carboné il a pour effet de diminuer la rutilance du sang. Dans notre ouvrage sur le choléra asiatique (Gand, 1855), nous avons fait voir qu'on détermine un état cyanique en faisant respirer ces gaz à des lapins.

L'hydrogène sulfuré provient de l'altération des substances albuminoïdes au contact de l'air ou bien de la désoxydation des sulfates en présence des matières organiques ; c'est un gaz très-délétère qui, étant absorbé, donne lieu à la céphalalgie, à un état d'abattement général, avec chaleur sèche de la peau, soif, inappétence, tous symptômes qui peuvent dégénérer en fièvre typhoïde. C'est l'histoire des armées en campagne et des villes assiégées. Nous pourrions citer l'exemple du maréchal Bugeaud, il ne se retranchait pas derrière la devise : « *De minimis non curat pretor.* » Il savait combien les détails infimes en apparence, ont souvent de graves conséquences.

Dans la campagne de Crimée, il y eut, un instant, près de cinquante mille hommes dans les hôpitaux. C'était d'autant plus fâcheux que ces asiles de la souffrance étaient plutôt les sanctuaires de la mort. On lit avec une tristesse profonde la correspondance du courageux Baudens luttant contre l'Intendance, mais ne parvenant pas à la faire sortir de la routine administrative. » Périsse l'humanité plutôt que la bureaucratie! »

Mais revenons à notre sujet. Le résidu de la digestion doit donc être éliminé d'une manière complète chaque matin si on veut que le corps ne ressemble à un évier, et surtout si l'on veut échapper aux maladies putrides. Mais ici vient la question pratique.

Quels moyens faut-il employer? Et tout d'abord faut-il des moyens? Sans doute si nous vivions d'une manière naturelle, sans préoccupations d'esprit, sobrement, instinctivement, comme font les animaux, nous n'aurions, pas plus qu'eux, besoin d'*adjuvants*. La nature a tout disposé d'une manière si parfaite que le jeu régulier de nos organes suffirait; mais la vie civilisée nous écarte constamment de cet ordre régulier ; et où les moyens naturels ne suffisent plus, il faut bien des moyens artificiels.

Heureusement que, sous ce rapport même, la nature est bonne mère, puisqu'elle nous indique, en même temps, la fin et les moyens. Ces moyens quels sont-ils? Sont-ce les drastiques : aloès, gomme-gutte, scammonée, jalap, qu'on dissimule sous toutes les formes afin d'en faire l'objet d'annonces pompeuses? Sont-ce les rubéfiants, tels que la moutarde blanche, dont les victimes se comptent par milliers? Évidemment non; ce sont les préparations salines. Or, de toutes ces préparations, celle qui se rapproche le plus de la composition de l'eau naturelle de Sedlitz doit être préférée. On fait une eau de Sedlitz artificielle au moyen du sulfate de magnésie cristallisé et en la chargeant d'acide carbonique pour l'usage. Les sels granulés Chanteaud sont beaucoup plus commodes et bien plus efficaces sous un petit volume, puisque ces granules renferment, dans des proportions exactes, les éléments solubles de l'eau naturelle. Une ou deux cuillerées à café suffisent d'ordinaire. On les fait dissoudre, le soir, dans un demi-verre d'eau, et le matin, en se levant, on trouve la solution parfaitement limpide. Pour les personnes délicates et les enfants la solution peut se faire instantanément dans du café noir ou du thé.

Nous devons aller ici au-devant de l'objection qu'on pourrait soulever contre le Sedlitz Chanteaud, c'est-à-dire d'astreindre le corps à une sujétion. Mais cette sujétion est nulle, comme avec tous les agents diététiques. Nous faisons chaque jour usage de sel commun sans qu'il y ait nécessité d'en augmenter la dose. Il y a un degré de salure que nous ne saurions dépasser, parce qu'il nous est indiqué par l'instinct. Un agronome distingué, M. Barral, a démontré que cette quantité correspond à celle dont le sang a besoin pour le jeu régulier des fonctions.

Remarquons, au contraire, que les moyens dits *de santé* soumettent le corps à un véritable esclavage; et d'ailleurs on n'irrite pas impunément le canal intestinal. Le docteur Leroy a fait des victimes dont le nombre, heureusement, va en diminuant avec celui de ses adeptes. Restent pas mal de drastiques, mais qui auront le même sort que la médecine Leroy, à mesure qu'on en arrivera à des moyens plus naturels. Même en médecine, ces remèdes violents sont moins employés depuis que la thérapeutique est devenue plus rationnelle.

Le *purgare et repurgare* n'a plus sa raison d'être depuis qu'on apprécie mieux la cause des retards des selles. Et c'est ici que la dosimétrie a également sa part à revendiquer pour avoir mis, je ne dirai pas à la mode, mais en usage certains médicaments, tels que la *quassine*, la *jalapine*, à peine connus, avant elle, de nom. Ce sont des agents excito-moteurs venant en aide à la paresse ou atonie intestinale. Nous avons déjà fait remarquer que la *quassine* se rapproche des strychnées, mais sans en avoir la violence; elle tonifie l'estomac et rend les digestions moins laborieuses. Comme tous les principes amers, elle diminue également la disposition aux fièvres. C'est donc un moyen très-précieux pour les personnes obligées de passer d'une latitude à une autre — comme les voyageurs de long cours. Trois à quatre granules de quassine à chaque repas suffisent d'ordinaire.

Les mêmes remarques s'appliquent à la *jalapine*, principe extractif du jalap, mais n'en ayant pas les qualités drastiques. Ce serait donc une erreur de s'en rapporter au nom. Il en est de même de tous les principes extractiformes que la science est parvenue à dégager des plantes — comme l'or de sa gangue. Nous citerons, entre autres, l'opium, produit brut, très-impur et par conséquent très-variable dans son action. On se bornait à en former des extraits; dans ces derniers temps la chimie en a isolé les divers principes, et la physiologie expérimentale a fait voir que ces principes ont des actions différentes et même contradictoires, les unes convulsivantes, les autres calmantes. On conçoit quelles ont dû être les incertitudes quant aux effets à produire, et qu'il y ait eu des médecins qui ont préféré ne rien faire; à tout prendre cela valait mieux que faire le contraire de ce qu'on voulait obtenir.

Aujourd'hui la thérapeutique est fixée; elle sait ce qu'elle donne et pourquoi elle le donne. L'abstention n'a donc plus de raison d'être, et le scepticisme serait un non-sens de la part de ceux qui ont accepté le sacerdoce de l'art de guérir. A moins d'être comme les augures de Rome, qui ne pouvaient se regarder sans rire, mais aussi sans se mépriser. La profession de médecin comme celle de prêtre, serait le dernier des métiers, nous dirons le plus honteux, n'étant plus basé sur la foi.

Que les malades se rassurent; il y a une médecine éclairée, veillant sur leurs souffrances et ayant pouvoir, sinon de les guérir toutes, du moins de les soulager. Divers systèmes se sont succédé, il est vrai; faut-il y voir une incertitude de notre art ? Nullement, c'est plutôt une aspiration au mieux. La bonne foi il faut l'admettre dans ces tentatives vers un avenir parfait (si la perfection est de ce monde). Allopathes et homœopathes se doivent sous ce rapport une estime réciproque. Ils doivent accueillir avec une égale sympathie la médecine dosimétrique, qui a la prétention, non d'innover, mais de concilier. Le proverbe : « *Il ne faut pas mettre le doigt entre l'arbre et l'écorce* » n'est applicable qu'aux mauvais ménages; les allopathes et les homœopathes ne voudraient pas sans doute laisser croire qu'ils ne se disputent que jusqu'au jour où se présente un conseiller. Ils ne voudront pas renouveler la scène si plaisante du *Médecin malgré lui*.

XLV

Grippe. — Expérience avec l'aconitine et la digitaline.

Notre mal a débuté par une gêne ou pression rétro-sternale, comme si la poitrine était emprisonnée dans une cuirasse. L'inspiration était gênée ; il en est résulté une hématose incomplète, qui a dégénéré en un alanguissement général, avec torpeur de la tête et ralentissement du pouls ; puis, à la réaction, une fièvre intense, avec céphalalgie, sommeil agité, face injectée, vultueuse, toux profonde, sèche.

Craignant une broncho-pneumonie, nous avons voulu abattre immédiatement cette réaction par la digitaline et l'aconitine, de chaque un granule à la fois. La sécheresse de la gorge a fait qu'après avoir pris quatre granules de chaque, nous avons éprouvé tous les symptômes relatés dans notre *Guide* : malaise, nausées, chute rapide du pouls, horripilation de la peau, etc. Cet état s'étant maintenu, nous avons pris, pour le faire cesser, une dizaine de granules de citrate de caféine, en les mâchant, afin de les répandre sur tout le tégument muqueux. Le pouls s'est relevé et tous les accidents ont disparu. La bronchite est entrée dans la voie de l'expectoration. Les urines, qui jusque-là avaient été rares et chargées, sont devenues abondantes et limpides. Il est vrai que nous avions poussé à la diurèse par le Sedlitz Chanteaud.

On voit, par cet exemple, combien on a dans la digitaline et l'aconitine un moyen puissant pour faire tomber la fièvre, sans faire subir à l'économie une perte matérielle, soit par les déplétions sanguines, soit par les purgations. L'état nauséeux et la dépression du pouls qui en est la conséquence, atteint la réaction dans son élément vital et ramène ainsi l'état physiologique. On voit également que les petites doses de digitaline et d'aconitine peuvent amener des effets prompts et salutaires.

L'action antithermique de l'aconitine est donc des plus prononcées et trouve son application directe dans toutes les maladies où le pouls et la chaleur montent rapidement. Telles sont surtout les phlogoses des voies respiratoires et les fièvres éruptives.

Dans une épidémie de *Grippe* ou *influenza*, due à l'atmosphère froide dont nous fûmes atteint, nous avons expérimenté avec la digitaline et l'aconitine.

La digitaline et l'aconitine se combinent d'autant mieux dans ces cas, qu'elles portent directement leur action sur les systèmes circulatoire et sécrétoire; ce sont les sédatifs par excellence des nerfs vaso-moteurs au début de l'inflammation, comme, plus tard, les strychnées en sont les excito-moteurs.

Les auteurs qui se sont occupés des phénomènes de l'inflammation sont d'accord pour admettre : d'abord un phénomène de spasme, puis un phénomène de paralysie (1). C'est ce que, du reste, le microscope nous permet de voir. Ainsi, au début de l'irritation, les capillaires se resserrent sur le sang : les globules rouges sont gênés dans leur action et comme étranglés. C'est cet emprisonnement qui constitue l'état pathologique.

Les émollients locaux peuvent dissiper ce spasme, et rendre au sang sa liberté avant que la paralysie soit survenue, mais il faut en même temps les sédatifs généraux, tels que la digitaline et l'aconitine; comme, plus tard, il faut la compression méthodique et les excitants, pour parer au relâchement des parois vasculaires. Là est tout le secret du traitement de l'inflammation.

---

(1) Des physiologistes ont admis des fibres constrictives et des fibres dilatatrices, comme après tout temps d'action, il y a un temps de repos; sans cela on ne s'expliquerait pas la continuité du mouvement organique.

XLVI

Avantages de la médecine dosimétrique dans le service de santé militaire.

Nous avons déjà cité le livre du docteur Baudens, *La Guerre de Crimée*; c'est le digne pendant des *Mémoires* du baron Larrey, puisqu'on y trouve des détails d'hygiène, de topographie médicale, d'administration, de médecine et de chirurgie, que l'expérience personnelle seule peut fournir.

On sait que ce livre intéressant a été écrit sur la demande du maréchal Vaillant, qui fut, à la fois, un homme de guerre et un homme de science; chose plus fréquente que ne le croient ceux qui considèrent l'état de soldat plutôt comme un métier que comme un art.

La lettre que l'illustre maréchal et membre de l'Institut de France écrivait à cette occasion à l'inspecteur général du service de santé, mérite d'être conservée.

« ..... Il faut que vous mettiez à profit l'importante mission qui vous est confiée en Orient; il faut que vous rédigiez un beau mémoire qui mentionne ce que vous aurez vu, l'état de nos hôpitaux militaires, de nos ambulances, la comparaison de nos établissements de santé à l'armée d'Orient, avec ce qu'ils étaient dans nos précédentes guerres, les efforts du service hospitalier, tout ce que nos médecins ont déployé de zèle, de dévouement, d'intelligence et de cœur. Vous traiterez des maladies qui ont régné; de celles qu'il faut craindre, des moyens mis en pratique pour les prévenir ou pour en assurer la guérison. Vous parlerez des opérations chirurgicales, de leur succès, de leur fatale issue. Vous voyez comme je comprends la chose.

» Vous ferez connaître vos vues sur l'organisation actuelle du service de santé dans nos hôpitaux, à l'armée, à l'intérieur, sur les améliorations qui pouraient être réalisées. J'attacherai un grand prix à connaître vos idées à cet égard. »

On sait comment le docteur Baudens a rempli cette mission de confiance, et avec quelle franchise il a révélé les vices de l'Intendance, contre laquelle il lutta vainement dans tout le cours de cette laborieuse campagne. Nous en trouvons la preuve dans la note suivante, au sujet des épidémies de typhus qui se déclarèrent dans les hôpitaux, sans que les conditions extérieures y fussent pour quelque chose, car, à peu de distance, il y avait des campements sains.

« Les médecins et les administrateurs s'entendent difficilement sur le mot *encombrement* ; ceux-ci (les administrateurs) ne vóient que l'application des règlements en vigueur. Tant qu'un hôpital, fixé à quinze cents malades, par exemple, ne dépasse pas ce chiffre, et surtout si chaque malade a vingt mètres cubes d'air à respirer, il n'y a pas, pour eux, d'encombrement. Pour le médecin, l'encombrement existe dès qu'il se révèle par l'aggravation des maladies dans le milieu contaminé d'un hôpital, et par une mortalité plus considérable. A partir de ce moment, il a le devoir de conseiller la réduction du nombre des malades et la désinfection des salles. En campagne, dès qu'un soldat est convalescent, il est évacué pour faire place à un autre malade, et les lits ne sont jamais vides, ni le jour, ni la nuit : chaque malade est un foyer d'émanations méphitiques, et on comprend que l'encombrement se produise rapidement. En temps de paix, un hôpital de quinze cents malades n'a guère plus de mille lits, toujours occupés en même temps ; il y a un tiers de convalescents qui, allant le jour se promener dans les cours et les jardins, font bénéficier les autres malades des vingt mètres cubes d'air qui leur sont alloués dans les salles (1). »

(1) Ce chiffre de 20 mètres cubes est insuffisant quand l'air n'est pas constamment renouvelé. Et ici le mode de ventilation importe beaucoup. Il faut que l'air vicié soit refoulé de haut en bas, sans cela les malades se trouvent dans un milieu asphyxiant. La ventilation ne doit donc pas se faire par appel, mais par pression, au moyen d'un moteur assez puissant. A l'hôpital civil de Gand, où il y a une machine à vapeur de la force de quarante chevaux, l'air des salles est constamment pur ; on n'y sent pas cette odeur propre aux hôpitaux, qui dépend de la putrescence des matières organiques : pus, pellicules de sang, détritus de toute espèce, qui flottent dans l'air et s'attachent aux murs. On a beau ouvrir les fenêtres le jour, ces matières entrent en fermentation dès que l'air devient chaud et humide. Il faut donc une force assez considérable pour enlever les matières plus lourdes que l'air. Pour les hôpitaux temporaires, les claires-voies sont préférables aux locaux fermés ; par conséquent, les baraques, aux édifices, fussent-ils somptueux. C'est le contraire cependant qui a lieu généralement. Pendant l'investissement de Paris, ce fut le Grand-Hôtel qui fournit le plus de mortalité parmi les opérés. Nous nous trompons, presque tous succombèrent. Il est préférable de baraquer les blessés. A l'hôpital de Berlin, où les conditions hygiéniques semblent cependant bonnes, le docteur Juncken préférait placer ses amputés sous des tentes ou dans des pavillons mobiles, au

Cet encombrement des hôpitaux et ambulances en temps de guerre, s'explique par les nécessités administratives. Il faut pourvoir, à la fois, au service médical, chirurgical et pharmaceutique; la concentration d'un grand nombre de malades sur un point en est la conséquence.

Ce qu'il faut, avant tout, c'est décentraliser ces services et les simplifier, de manière à pouvoir éparpiller les malades sur de grandes étendues.

Lors de la guerre franco-allemande, le désir de voir par nous-même nous a conduit aux ambulances, et partout nous avons constaté les effets de l'encombrement dont le docteur Baudens se plaint si amèrement Ainsi, à Mouzon, nous avons visité les diverses ambulances, et y avons trouvé partout l'infection purulente et le typhus nosocomial, affections identiques pour nous, car il s'agit d'une intoxication miasmatique. On a exagéré le rôle du pus dans le sang. Cette introduction est purement mécanique, par les veines ou les canalicules osseux, et produit des symptômes d'embolies, comme on le constate dans les expériences sur les animaux. Le changement des plaies, leur état pultacé, putride, coïncide avec la décomposition générale qu'on voit survenir chez les malades dans les hôpitaux encombrés. Aussi la pyoémie ou plutôt le typhus des blessés, est-il infiniment plus rare en plein air, et on comprend qu'à la campagne les grandes opérations réussissent mieux qu'en ville. A plus forte raison cela doit-il exister en temps de guerre.

Mais, comme nous l'avons dit, il y a les nécessités du service. Ces exigences ne sont cependant pas telles, qu'elles ne puissent être surmontées Nous renvoyons à notre ouvrage *Le Génie de la chirurgie contemporaine*.

En campagne, le service de la pharmacie, tel qu'il est organisé aujourd'hui, est aussi difficile et aussi encombrant que celui de la chirurgie. Il faut traîner à sa suite toute une officine. A la moindre alerte, le service est bouleversé et les malades ne reçoivent plus leurs médicaments à temps.

Pour la plupart de ces malheureuses victimes de la guerre, le temps, c'est la vie. Un accès de fièvre qui n'est pas coupé sur l'heure, peut être mortel. Et il ne s'agit pas seulement de la fièvre intermittente pernicieuse, mais de la fièvre rémittente ou même continue maligne. Ici

---

milieu des jardins. Dans les armées en campagne, le baraquement est donc toujours préférable. Bien entendu qu'il faut éviter l'encombrement et instituer des fumigations incessantes. Il faut également que la partie supérieure de la baraque ait des claire-voies qu'on puisse ouvrir à volonté, de manière à régler la ventilation; et surtout empêcher que les malades ou les infirmiers ne se claquemurent.

surtout le médicament antipyrexique doit être donné coup sur coup. Combien n'est-il donc pas important que le médecin ait avec lui ce médicament dont la vie du malade dépend?

Un ancien philosophe a dit : *Omnia mecum porto;* mais, ainsi que nous en avons déjà fait la remarque, il ne s'agissait que de sa philosophie. Or, le médecin, dans les conditions actuelles, est dans le même cas, puisqu'il porte avec lui sa science sans les moyens de l'appliquer. Le chirurgien a sa trousse, pourquoi n'aurait-il aussi sa pharmacie de poche? On a, dira-t-on, des pharmacies de campagne; mais celles-ci sont encore trop encombrantes. Les médicaments de la vieille pharmacie sont difficiles à conserver et à administrer; c'est pour cela qu'un simple portefeuille contenant, sous forme de granules, les médicaments actifs, répondra à tous les besoins du moment. Rien n'empêche d'avoir avec soi, de l'éther, du laudanum, de l'ammoniaque, dans de petites fioles bouchées à l'émeri. Le médecin pourra ainsi se tirer toujours d'affaire. Il pourra même traiter les maladies les plus graves.

Et à cette occasion, nous croyons pouvoir reproduire ce que le docteur Gauchez, d'Aïn Themouchen, disait dans la *Gazette médicale de l'Algérie*, numéro du 25 février 1873 : « Mais où se trouve l'immense avantage et le progrès réel, incontestable, c'est dans la forme médicamenteuse, infiniment plus simple dans son administration, plus certaine dans ses résultats, plus mathématique dans son dosage, et de si petit volume que le médecin qui est obligé, en Afrique surtout, de voyager fort loin, peut porter toute une pharmacie dans son portefeuille et administrer des remèdes à ses malades sans préparation préalable. Sous ce rapport, je n'hésite pas à dire que la dosimétrie sera la providence des médecins de colonisation en Afrique, et des médecins de campagne partout ailleurs. En général, les préparations pharmaceutiques qui composent notre arsenal ordinaire, sont loin de présenter toujours le même dosage mathématique; les extraits surtout laissent beaucoup à désirer, la fraude ne s'y introduit malheureusement que trop souvent, et il m'est arrivé maintes fois d'obtenir avec deux granules de morphine un effet plus rapide qu'avec cinq centigrammes d'opium gommeux, sur le même sujet.

» Enfin ne devons-nous pas aussi tenir compte de ces répugnances, souvent insurmontables, qu'éprouvent certains malades pour bon nombre de nos préparations? Les médicaments dosimétriques nous seront alors d'un secours précieux, car ils seront acceptés bien plus facilement, surtout pour la médecine des enfants.

» Cependant cette méthode thérapeutique, qui m'avait paru si simple au premier examen, ne laisse pas que de demander des études nouvelles, dirigées en vue de son application, à cause de l'énergie de l'action des alcaloïdes. Beaucoup de préparations du docteur Burggraeve ne sont qu'à peine indiquées dans nos traités ; il n'y est nullement question de dosage ; aussi, un besoin urgent se fait sentir pour cette méthode : c'est un formulaire spécial, sans lequel elle est exposée à demeurer longtemps sans généralisation dans la pratique ordinaire. Le médecin praticien, absorbé par les obligations incessantes d'une nombreuse clientèle, ne peut refaire tout ce travail ; en aurait-il le désir, le temps matériel lui manquera le plus souvent. J'espère que c'est une lacune que notre infatigable confrère se hâtera de combler dans l'intérêt même de sa méthode. »

Ce sont ces derniers points de l'article de la *Gazette médicale de l'Algérie* que nous allons chercher maintenant à rencontrer.

La méthode dosimétrique est-elle d'une application difficile et exige-t-elle un formulaire spécial ? Nous ne le pensons pas. C'est, au contraire, un mode de traitement des plus simples et qui permet au médecin d'appliquer le remède aux symptômes, dans l'ordre de leur manifestation. C'est donc une médication *symptomatique* ; et ici nous devons faire une réserve, afin qu'on ne fasse à la dosimétrie le reproche d'empirisme. Il est évident qu'une maladie n'est attaquable que dans ses symptômes, même celles qui sont le moins localisées, comme les dyscrasies. Mais de là aussi la difficulté, dans certains cas, quant à la nature des symptômes ; voilà pourquoi les médicaments dosimétriques peuvent servir, en quelque sorte, de pierre de touche. Nous citerons des affections à diagnostic douteux telles que l'asthme, certaines dysphagies et dysuries : Est-ce un spasme ou une paralysie ? Voilà une question sur laquelle les auteurs n'ont su se mettre d'accord, et que résout l'administration simultanée des mydriatiques et des galvanisants : hyosciamine, strychnine.

D'un autre côté, les médicaments dosimétriques, en tant qu'agents dynamiques, ne font subir aucune perte matérielle à l'économie ; et c'est encore là un immense avantage, puisque, dans les cas douteux, ils dispensent de la saignée. Autrefois on abusait de ce dernier moyen, mais on avait pour excuse la force des constitutions individuelles, et peut-être aussi une différence dans la constitution médicale. Toujours est-il qu'on saigne moins aujourd'hui ; et cependant la nécessité de faire tomber la fièvre dans ses deux manifestions les plus directes, n'est pas moins urgente. Exemple : une pleuro-pneumonie. Que faire ? Les statisticiens, qui en sont à compter les morts, comme sur un champ de bataille, prétendent qu'il n'y a pas plus d'avantage à saigner qu'à ne rien faire. Reste à savoir si en administrant les alcaloïdes d'une manière à la fois hardie et prudente, on n'obtiendra pas des résultats moins désastreux. Et qu'on remarque que nous ne voulons pas exclure la saignée ; nous nous sommes expliqué à différentes reprises à ce sujet ; mais il est une foule de cas où l'administration des alcaloïdes est nécessaire, même à l'état de sels métalliques : l'arséniate de strychnine, par exemple : ainsi, dans toutes les sidérations, il importe de relever le système nerveux ; cela est vrai dans les accidents traumatiques, comme dans les maladies internes, dont la violence peut égaler le traumatisme le plus profond. Le médecin a ainsi dans sa main une arme puissante. Il en est de même de l'arséniate de quinine dans les empoisonnements miasmatiques. C'est contre ces miasmes que le médecin militaire a le plus à lutter. Reste la réaction, qu'on abat en donnant, coup sur coup, l'un ou l'autre alcaloïde : aconitine, vératrine, digitaline ; or, ici il n'y a d'autres indications que celles que fournissent le thermomètre et la montre ; nous ajouterons, cette délicatesse de tact que donne l'habitude et qui fait reconnaître, dans le degré de résistance de l'artère, si la fièvre va céder ou non, et s'il faut insister sur les alcaloïdes ou les déplétions sanguines. En médecine, il n'y a rien d'absolu, puisqu'elle est subordonnée à la vitalité.

En somme, dans les maladies aiguës, il faut être très-actif, contrairement au système de l'expectation, que quelques esprits sceptiques ou timorés tendent à faire prévaloir. Nous comprenons l'expectation dans les fièvres éphémères, qui ne sont qu'un écart momentané de l'état physiologique, suite de fatigue, d'intempérance, ou même spontané, comme il arrive si souvent chez les enfants et les personnes impressionnables. Mais l'expectation ne se comprend plus quand il s'agit d'une atteinte profonde de la vitalité, par un agent miasmatique ou autre. Plus la fièvre est aiguë, moins est grand l'intervalle qui sépare ses accès, plus il faut agir avec promptitude et décision : ainsi, une fièvre intermittente pernicieuse exigeait le sulfate de quinine à haute dose, sauf à la diminuer après la rupture de l'accès. Nous y substituons des préparations agissant sous un petit volume, tels que l'arséniate de strychnine et l'arséniate de quinine, car nous avons remarqué que ces deux sels se prêtent un mutuel appui, comme on voit les préparations ferrugineuses ajouter à la force de la quinine (1).

C'est surtout dans le cas des fièvres rémittentes miasmatiques typhoïdes, qu'on observe des oscillations très-marquées du pouls et de la chaleur.

La question est de savoir si en opposant à la fièvre typhoïde les agents antithermiques et antimiasmatiques, comme les alcaloïdes et les arsé-

---

(1) Les hautes doses de quinine produisaient la gastro-entérite, avec accès de chaud et de froid. C'est de là que Hahnemann a pris son fameux principe : « *Similia similibus.* »

niates, on ne parviendra pas à en conjurer les fâcheuses conséquences. Cette question, nous ne nous bornons pas à la poser, nous pouvons dire, dès à présent, qu'elle est résolue pratiquement, puisque nous avons par-devers nous des faits qui prouvent que la fièvre typhoïde peut être, sinon jugulée, du moins mitigée : en un mot, être un typhus grave ou un typhus léger. C'est là un point sur lequel nous appelons spécialement l'attention de nos confrères de l'armée.

L'irritation du tégument muqueux, sa sécheresse, rendent l'emploi des médicaments allopathiques très-difficile : d'une part, on doit relever le système nerveux par les excitants, de l'autre, il faut combattre l'hypérémie vasculaire. On comprend que la médication incendiaire du Brownisme ait pu produire de graves accidents et que l'élément anatomo-pathologique a dû nécessairement compliquer l'état dynamique. Avec les médicaments dosimétriques rien de semblable n'est à craindre, et c'est pour cela que leur emploi est à la fois si facile et si efficace. Dans les pyrexies à type continu, les alcaloïdes, en faisant tomber le pouls et la chaleur, animale, favorisent la résolution de la maladie : nous citerons les fièvres éruptives, dont l'effet critique est empêché par l'aridité et la chaleur de la peau; quelques granules d'aconitine, de vératrine, de digitaline, et la scène change, l'éruption se fait et les urines coulent, preuve de la détente générale qui s'est opérée.

Voilà pour la marche de la médecine dosimétrique dans les cas aigus ; dans les cas chroniques, le médecin a le temps pour lui et il peut en profiter comme d'un élément de guérison, c'est-à-dire qu'il peut opérer par la *dominante* et la *variante*, la première s'adressant à la cause morbide, la seconde aux effets ou symptômes.

Ici peut se présenter une difficulté : quelle est la nature des symptômes, c'est-à-dire quelle est la cause qui les produit ? car les mêmes effets peuvent être amenés par des causes différentes. La chose se conçoit : le symptôme c'est la souffrance de l'organe ; la douleur, le spasme, l'éréthisme vasculaire, qui sont la triple expression de cette souffrance, seront les mêmes, abstraction faite des causes de cette souffrance. L'expérience clinique démontre que telle cause agit plus spécialement sur tel organe ou tissu, et telle autre, sur un organe ou tissu différent ; mais ce ne sont là que de simples présomptions. Ouvrez le livre du professeur Spring, et, à chaque page, vous trouverez la preuve de cette incertitude. On a le commémoratif; mais combien ce dernier n'est-il pas également incertain ? de sorte que souvent nous sommes obligés de nous écrier, avec le poëte : *Felix qui rerum poteril cognoscere causas.*

C'est ici que la méthode dosimétrique peut nous être d'un grand secours par ses tâtonnements mêmes. Après un certain temps, quand le remède a été sans effet, on le change par un autre, qui sera souvent plus heureux, si on a rencontré celui qui convient à la cause. Nous, médecins, nous n'avons aucun intérêt à cacher les incertitudes de notre art. Il y a des mystères que nous ne parvenons pas à approfondir.

Et, pour finir, nous répéterons avec le professeur Spring : « La douleur, le spasme, la paralysie, toutes les maladies des nerfs, sont-elles connues, même de la médecine rigoureusement scientifique, autrement que comme des accidents fonctionnels?

» Et dans les maladies chroniques, incurables pour la plupart, que reste-t-il à faire, même au médecin le plus savant, sinon à rechercher et à remplir les indications symptomatiques? Je ne parle pas des obstacles qui, dans la pratique de tous les jours, s'opposent si souvent à l'exploration méthodique complète des organes et, par conséquent, à l'établissement d'un diagnostic certain de la lésion. Enfin, ai-je besoin de démontrer combien le diagnostic rationnel, s'appuyant exclusivement sur les symptômes, facilite dans tous les cas le diagnostic *matériel ou physique.* » (*Symptomatologie ou traité des accidents morbides.*)

Il est à regretter que ce beau livre manque de couronnement, c'est-à-dire que la thérapeutique en ait été systématiquement éloignée.

. XLVII

Emploi des alcaloïdes dans les pyrexies.

Il y a des mouvements fébriles qui se dissipent par la diète et le repos; mais il n'en est pas de même dans les intoxications, d'autant, qu'il n'est pas toujours possible de soustraire l'organisme à l'agent morbide.

Dira-t-cn qu'il faille abandonner une fièvre palustre aux seuls efforts de la nature? S'il en était ainsi, elle ne nous eût pas donné les plantes fébrifuges et les principes actifs qu'elles recèlent dans leur sein, tel que la quinine. Pendant longtemps on a ignoré l'existence de cet alcaloïde; on croyait à un effet fébrifuge d'ensemble, c'est-à-dire propre à toutes les parties qui entrent dans la composition de l'écorce du quinquina : gomme, ligneux, matières grasses et colorantes, acides, etc. On s'est aperçu plus tard, que cet effet dépend uniquement de l'alcaloïde et que, par conséquent, il est inutile de charger l'estomac de décoctions et d'électuaires. Passe pour l'usage diététique; ainsi, dans le cours des maladies de consomption (lesquelles dépendent souvent de ce qu'on n'a pas arrêté la fièvre au début) et des convalescences (qui se prolongent parce qu'on a trop affaibli l'organisme), on se sert et on se servira toujours d'une décoction de quinquina, comme on donne du vin généreux (dans certains hôpitaux c'est de la piquette, et il faut insister sur le quinquina, économie bien mal entendue, comme toutes celles qui s'exercent sur les malades). Mais quand il s'agit de couper la fièvre, c'est-à-dire de neutraliser l'effet de l'agent intoxicateur, il faut recourir à l'alcaloïde. Encore l'expérience nous apprend-elle chaque jour que quand une préparation reste sans effet, il faut recourir à une autre mieux appropriée à l'état de la maladie. Ainsi, dans le fait que nous avons consigné à la page 296 du *Répertoire*, on a vu une dose relativement minime d'arséniate combattre un accès pyoémique rebelle au sulfate de quinine à haute dose, et à une décoction de quinquina rouge aiguisée de teinture acide aromatique.

Ce que nous venons de dire de la *quinine* s'applique aux autres alcaloïdes fébrifuges, notamment l'*aconitine,* par la manière presque instantanée dont cette substance fait tomber le pouls et la chaleur (et ici nous citerons cet autre fait du *Répertoire,* où deux milligrammes d'*aconitine* et quatre milligrammes de *digitaline* ont fait descendre le pouls à 50° c. et produit un refroidissement général ou horripilation de la peau).

Cette dépression, presque instantanée, du pouls et de la température animale fait voir de quelle utilité est cet alcaloïde pour juguler une pyrexie continue. On ne pourrait s'en servir dans les fièvres algides, précisément à cause de cette dépression même.

Nous en dirons autant de la *vératrine,* dont l'action contro-stimulante est si puissante dans les inflammations parenchymateuses : pneumonie, etc.

Et ici faisons une remarque (dont nous désirons cependant qu'on n'exagère pas le sens). Il y aurait moins de désordres organiques, partant moins d'anatomie pathologique, si l'élément phlogistique était épuisé dès le début. Mais pour cela il faut analyser la maladie dans ses diverses phases. Ainsi, dans la pleuro-pneumonie, il y a la période de sidération : l'homme (ou l'animal) est prostré, en proie à un violent frisson, l'œil est terne, le facies stupide, tout indique une atteinte profonde de la vitalité. Fera-t-on des émissions sanguines ? Si l'obstacle mécanique à la respiration et à la circulation est patent, sans doute il faudra passer par là ; et nous ne saurions approuver ceux qui se font les proscripteurs de la saignée générale ; c'est, au contraire, le moyen le plus général de relever le pouls ; mais, préalablement ou simultanément, on donnera une préparation de strychnine, de préférence un arséniate, et sous l'influence de ce puissant coup de fouet, la vitalité se relèvera. Vienne la réaction : rien ne sera plus facile que de la diriger : comme moyen externe la saignée (s'il n'a pas été épuisé), comme moyen interne, la *vératrine.* Celle-ci doit se donner coup sur coup : pour l'homme, tous les quarts d'heure ou toutes les demi-heures un granule ; pour l'animal, 5 à 6 granules dans une boule de son frisé et de miel ; et il est rare qu'au bout de quatre, cinq ou six heures, le pouls et la chaleur ne tombent.

Le thermomètre doit être le guide du médecin ; plus rapidement le pouls monte au-dessus de la moyenne physiologique, plus le danger est grand ; il faut donc s'appliquer à le faire descendre tout aussi vite. Les antithermiques, tels que le froid, ne font qu'absorber le calorique rayonnant ; les antipyrétiques empêchent le calorique latent, parce que, en tant qu'agents vitaux, ils ont une action directe sur le système nerveux vaso-moteur. On peut, dans ce sens, faire marcher concomitamment l'aconi-tine, la *vératrine* et la *digitaline*.

Mais la fièvre produit aussi l'agitation, l'insomnie, et cet état particulier de souffrance qui, sans être la douleur, est peut-être pire qu'elle (car la douleur, par sa violence endort, tandis que rien n'apaise l'agitation de la fièvre). Ici encore, la nature, en bonne mère, nous fournit des moyens de calme ; nous voulons parler de l'opium. Mais il en était comme du quinquina ; on croyait aussi à une action d'ensemble. Voilà pourquoi l'opium, pour les uns, était un calmant, pour les autres, un excitant. Tan-tôt on attribuait les mécomptes au remède, tantôt au médecin. « L'opium, a dit l'illustre Hufeland, est une épée à deux tranchants, un don divin dans la main du maître, un poison formidable dans celle de l'homme sans expérience. » Heureusement que l'art est venu à notre aide en décompo-sant le suc du pavot en ses divers principes actifs, *calmants* et *convulsi-vants*.

La *morphine*, malgré les appréhensions qu'elle a fait naître au début, est devenue un moyen usuel, auquel on peut appliquer ces autres paroles de l'auteur de la *Macrobiotique : «* C'est à juste titre qu'on l'appelle un moyen héroïque, car il réunit en lui toutes les qualités distinctives du héros ; sa puissance pénètre jusque dans les replis les plus profonds, jusqu'à la source même de la vie, ses effets peuvent, au moment décisif, sauver les jours du malade ou en trancher le fil, suivant qu'on l'applique à propos ou à contre-temps, nulle autre substance ne saurait le remplacer, enfin il a plus d'une fois déjà régné, même en despote, sur le monde médical, et il a fait autant de bien que de mal au genre humain. »

Hufeland parle de l'opium en substance ; il n'en est pas de même de son principe calmant ou la *morphine*. La morphine est ce qu'elle doit être, dans les cas où on l'emploie, c'est-à-dire le premier des sédatifs. Indépen-damment de son action sur le système cérébro-spinal, il y a celle sur le système vaso-moteur. En même temps qu'un sommeil calme, la morphine produit un ralentissement du pouls et un abaissement graduel de la tem-pérature animale, ainsi qu'une détente générale qui se manifeste par une abondante diaphorèse. La morphine est donc indiquée dans toutes les maladies avec fièvre, agitation, insomnie. Administrée dosimétriquement, elle produit les effets les plus salutaires. Ainsi, pour l'homme, un granule composé d'un milligramme de morphine ou d'un de ses sels, répété de quart d'heure en quart d'heure, finit par amener le calme et le soulagement, au bout de dix-huit à vingt granules, quelquefois plus, quelquefois moins, selon l'intensité de la fièvre ou l'impressionnabilité du malade. Pour un animal, la dose doit être plus considérable. Il n'existe, à cet égard, aucune mesure absolue : il faut aller jusqu'à effet. Or, cet effet est bien plus rapide quand on donne en même temps, soit l'aconitine, soit la véra-trine, et même ces trois alcaloïdes à la fois, car il n'y a rien qui les contre-indique.

Nous ne parlerons ici des autres principes calmants de l'opium : la *codéine* et la *narcéine,* que pour mémoire, car leur action *morphinisante* est à peine marquée.

Puisque nous avons cité plus haut la pleuro-pneumonie, qu'il nous soit encore permis de reproduire les considérations toutes pratiques de Hufeland : « En voyant mettre les inflammations locales à la tête des maladies contre lesquelles l'opium déploie toute sa puissance, plus d'un partisan des doctrines régnantes sur l'inflammation haussera les épaules ; mais la chose n'en est pas moins vraie, et je regarde l'emploi bien dirigé de l'opium dans ces phlogoses comme un des traitements qui assurent la prééminence de la pratique moderne, comme la plus grande marque de talent que puisse donner un praticien. Voici le cas : il arrive quelque-fois, le plus souvent même, qu'après avoir convenablement insisté sur les émissions sanguines générales et locales, ainsi que sur les autres moyens antiphlogistiques, on voit cependant les symptômes de l'inflam-mation locale ne point céder, ou, après avoir diminué, ils ne tardent pas à reparaître avec un redoublement d'intensité ; c'est ce qui a lieu, par exemple, dans la pleurésie, à l'égard du point de côté, de la toux et de la difficulté de respirer. Le pouls offre bien de la fréquence et un carac-tère fébrile, mais il est si petit qu'on n'ose plus répéter la saignée. Ici, la méthode antiphlogistique a rompu la part que le sang et le système sanguin prenaient à l'inflammation ; mais l'irritation du système nerveux de la partie enflammée, l'exaltation de la sensibilité ou le spasme, comme on l'appelle aussi, persiste souvent, même exaspéré par la débi-litation qu'entraînent des émissions sanguines trop copieuses, et plus on continue à tirer du sang, plus aussi la douleur et les autres symptômes locaux augmentent et doivent augmenter. En pareil cas, l'opium est l'unique remède ou remède *divin* ; vingt-quatre heures lui suffisent pour enlever tous les restes de l'inflammation comme par enchantement ; c'est ce que l'on voit surtout dans les pleurésies ou les pneumonies douloureuses. L'opium, manié avec sagesse, peut épargner beaucoup de sang au malade et souvent, seul, lui sauve la vie ; mais il faut pour cela le coup d'œil du maître, car, malheureusement, l'opium administré hors de propos peut également entraîner les plus graves inconvénients, ce dont nous avons eu trop d'exemples pendant la longue domination du Brownisme, quand on se contentait de prescrire ce médicament dès le début même, sans l'avoir fait précéder par des antiphlogistiques. La douleur cessait bien, mais la fièvre persistait; l'inflammation ne se résolvait point, et elle passait, soit à la gangrène suivie de mort, soit à l'induration et la suppuration. Le malade recouvrait une apparence de santé et on célébrait les vertus salutaires de l'opium; mais la malheureuse victime portait en elle un germe de mort et, tôt ou tard, elle succombait à la phthisie pulmonaire; car c'est là précisément le côté dangereux de l'opium : il fait taire, pendant un temps, les douleurs et berce ainsi le médecin et le malade dans une illusion dangereuse, en ce qu'elle fait négliger le moment favorable pour recourir à des remèdes efficaces. »

Ce que Hufeland dit de l'opium en substance on l'a dit également, dans le temps, du quinquina, c'est-à-dire qu'il produisait des engorgements du foie et de la rate, des irritations de l'estomac et des intestins. Et il doit en être nécessairement ainsi chaque fois qu'on a recours aux médicaments grossiers.

Continuons nos citations.

« La même chose a lieu dans toutes les autres inflammations locales, où nous devons prendre pour guides les mêmes principes; dans les inflammations des viscères abdominaux, du foie, de la rate, de l'estomac, celle surtout de ce dernier organe, dont l'exquise sensibilité et les sympathies étendues peuvent faire jouer, comme on sait, un si grand rôle à la partie nerveuse, que le malade périt, rigoureusement parlant, non de l'inflammation, mais du spasme général provoqué par elle. Ici l'opium est, en effet, l'unique moyen de sauver la vie. Dans le choléra trèsaigu, même dans le choléra asiatique, dont le véritable traitement ne diffère de celui des gastrites portées au plus haut degré d'intensité, où, après les émissions sanguines, le seul moyen de salut est l'opium uni au calomel et aidé de boissons oléoso-mucilagineuses; dans l'entérite, dans l'iléus inflammatoire, lorsque la contraction spasmodique des intestins, la constipation persiste par l'effet de l'état nerveux qui survit à l'inflammation, dont les émissions sanguines ont opéré la destruction, rien n'est plus propre à déterminer les évacuations alvines que le calomel avec l'opium et les bains chauds. Ceci s'applique également aux purgatifs auxquels on est souvent obligé de recourir et qui n'agissent qu'en tant qu'on les associe à l'opium. J'ai vu naguère, dans un iléus, le plus énergique même de tous les drastiques, l'huile de crotontiglium, ne produire d'effet que quand on vint à y joindre l'opium. Dans la cystite, l'ischurie inflammatoire, l'opium fait couler l'urine lorsque les émissions sanguines ont été employées en vain, que le cathéter et les diurétiques ne procurent aucun soulagement. »

Ces considérations du plus sage des praticiens modernes, doivent faire faire de sérieuses réflexions et s'appliquent surtout à l'emploi de la morphine et de ses sels ; de sorte qu'on peut dire d'eux, que la médecine ne possède pas d'armes plus puissantes (1).

Nous pensons en avoir dit assez pour qu'on comprenne tous les avantages du traitement dosimétrique par les alcaloïdes dans les pyrexies continues, et comme ce sont celles qui engendrent les affections organiques, contre lesquelles le médecin est le plus souvent impuissant, il verra, qu'au début, la perte de quelques heures peut être mortelle ou avoir des suites irrémédiables. Prenons une des plus fréquentes : la cardite. « Je sais un cas de cardite, dit Hufeland, dans lequel les émissions sanguines, poussées aussi loin qu'il avait été permis de le faire, ne purent mettre un terme aux affreux battements du cœur et aux inexprimables angoisses qu'éprouvait le malade ; l'eau de laurier-cerise fut employée sans résultat ; l'opium enleva en peu de temps et d'une manière complète ces restes de la maladie. »

Aujourd'hui, on obtient les mêmes résultats, et d'une manière bien plus sûre, avec la morphine et la digitaline administrées coup sur coup, c'est-à-dire de quart d'heure en quart d'heure ; pour l'homme un granule de chaque, pour l'animal, à une dose double ou triple, toujours en allant jusqu'à effet. A la douzième ou quinzième prise, il est rare que la fièvre et les battements anormaux du cœur ne tombent.

---

(1) Ainsi, dans les inflammations très-douloureuses par elles-mêmes, comme celles des séreuses, les granules de morphine et de calomel produisent un excellent effet, puisqu'on agit à la fois sur la vitalité ou le principe nerveux, et sur le sang et qu'on empêche ainsi les conséquences organiques de la phlogose. Cette médication réussit particulièrement dans la fièvre puerpérale et la fièvre vitulaire. En cas de spasmes violents, on ajoutera, au calomel et à la morphine, l'hyosciamine. Ici encore, c'est au médecin vétérinaire à trouver les doses : proportionnellement à leur activité. La proportion de ces substances nous paraît pouvoir être la suivante : 3 calomel, 2 morphine, 1 hyosciamine.

XLVIII

Emploi des arséniates dans les dyscrasies.

Les arséniates sont aux dyscrasies, ce que les alcaloïdes sont aux pyrexies. Il s'agit, en effet, soit d'une altération, soit d'un affaiblissement du sang. L'altération ou l'intoxication peut être primitive (comme dans la pyoémie, la peste bovine) et alors la maladie doit être combattue, à la fois, par les apyrétiques et les antidyscrasiques ; c'est pourquoi l'arséniate de quinine est si utile dans ces cas. D'autres fois, il s'agit d'un appauvrissement du sang dans ses éléments plastiques et globulaires : cela peut aller jusqu'à la phthisie et la consomption. La chloro-anémie est une véritable déglobulisation du sang et précède généralement la tuberculose. Ce sont des produits d'inflammation qui tirent leur source du sang, probablement des globules blancs qui ne sont pas transformés en globules rouges. Dans un article du *Répertoire*, intitulé *Phthisiose*, nous avons cherché à établir les affinités qui semblent exister entre les globules blancs ou leucocythes, et les granulations grises du tubercule, celui-ci n'étant qu'un *corpus mortuum*, c'est-à-dire une transformation caséeuse ou calcaire du noyau primitif (1).

Ainsi que nous l'avons dit, ce n'est là qu'une simple hypothèse, mais qu'explique le traitement arsenical. Les médecins vétérinaires savent qu'en donnant de l'arsenic aux animaux, ils leur donnent en même temps du souffle, c'est-à-dire que la respiration devient plus ample. De la même manière le poil a plus de luisant.

On observe les mêmes effets chez l'homme, puisque la respiration devient plus libre, le teint plus clair, les mouvements plus vifs ; en somme, l'excitation vitale a augmenté.

(1) On a reconnu dans ces derniers temps dans le muco-pus des phthisiques des microbes, mais il en existe partout dans les produits de décomposition.

Quoique toutes les préparations arsenicales aient le même effet, celui d'agir sur le sang comme reconstituant, elles varient cependant d'après leur composition. La préparation native ou l'acide arsénieux, est celle qui doit servir de prototype. On sait qu'on s'en est servi avec succès pour combattre toutes les fièvres diathésiques : ainsi de la fièvre ou, plutôt, la diathèse palustre.

L'arséniate de quinine vient immédiatement après, au même titre ; nous en avons déjà signalé les excellents effets dans la fièvre pyoémique ou par absorption purulente. La maladie a encore ici une forme aiguë ; aussi le remède doit-il être administré à courts intervalles. Quoique les animaux soient moins sujets aux fièvres intermittentes, à cause de leur puissante respiration, on observe cependant que les bêtes laissées sur des terrains bas et humides en souffrent. On fera bien de leur administrer, chaque jour (tout le temps qu'ils sont soumis à la cause), de l'acide arsénieux ou de l'arséniate de quinine, dans un bol de miel et de son. Il faut également avoir soin de leur donner une quantité suffisante de sel commun ou chlorure de sodium. Avec ces deux ordres de moyens combinés, il y a peu d'animaux qui deviendront malades par suite du froid humide.

Nous rappelons ici l'arséniate de strychnine, si puissant dans toutes les insuffisances respiratoires, à tel point qu'au début des pleurésies, des pneumonies, comme des cardites, il est urgent d'y avoir recours... Pour l'animal, il faut aller jusqu'à effet, en administrant les granules dans un bol miellé. Dans les insuffisances chroniques, la quantité doit être moindre, puisque le traitement se prolonge. On parvient cependant à dissiper l'asthme en associant à l'arséniate de strychnine l'hyosciamine, d'après le principe qu'il y a, conjointement, spasme des bronches et paralysie des cellules aériennes ; de là emphysème pulmonaire et un état asphyxique plus ou moins développé. La non-rénovation du sang réagit sur les systèmes nerveux et musculaire et est cause de tous les désordres éloignés : épanchements, hydropisies, etc.

Viennent maintenant les sels métalliques, tels que l'arséniate de fer, l'arséniate d'antimoine. Ils conviennent dans le lymphatisme et servent à combattre toutes les affections qui en dépendent, surtout les inflammations des tissus blancs. Il se combinent parfaitement avec l'alimentation, principalement l'arséniate d'antimoine, avec lequel, ainsi que le fait observer M. Papillaud, la tolérance gastrique est double que pour les autres sels arsenicaux et l'acide arsénieux lui-même.

Le sel arsénio-antimonial agit encore comme correctif en prévenant la constipation qui accompagne si souvent l'emploi des préparations martiales insolubles, et il contribue ainsi à assurer la tolérance du médicament réparateur.

L'arséniate d'antimoine, pur et bien préparé, est aussi le sel qui présente le dosage le plus facile, car il ne contient que des traces d'eau d'interposition, tandis que l'arséniate de soude, plus usité, peut présenter des différences de dosage qui varient considérablement.

Quant aux doses nécessaires à un animal, elles seront moins fortes pour le cheval que pour le ruminant, à cause des différences d'estomacs. Ainsi, en prenant la dose maxima pour l'homme, six granules, au milligramme, on arrive à douze granules pour le cheval et dix-huit granules pour le ruminant. Cependant, il faut tenir compte des individualités. Donner un médicament veut dire l'observer.

Encore une fois, nous ne prétendons rien préciser ; c'est une voie nouvelle dans laquelle nous convions les médecins vétérinaires à entrer. Ils ont à subir la concurrence de l'homœopathie à cause de la grossièreté de leurs médicaments ; c'est à eux à prouver qu'ils savent manier les médicaments actifs, tout en ne donnant pas l'ombre pour la réalité.

XLIX

Virulence et prophylaxie

Dans le précédent article, nous avons traité de l'emploi dosimétrique des alcaloïdes et des arséniates dans les pyrexies et les dyscrasies ; nous allons maintenant nous occuper de l'emploi des mêmes moyens dans les maladies virulentes.

La virulence de quelques maladies qui attaquent les animaux est telle, qu'elles s'étendent à l'homme. Nous ne parlons pas du vaccin, qui fut un bienfait, mais des affections aphtheuses, se présentant sous forme de vésicules, puis de plaques épithéliales, au-dessous desquelles se creusent des ulcères plus ou moins profonds. C'est là, évidemment, la manifestation extérieure de la maladie, et non la maladie elle-même, qui a sa source dans le sang et est précédé d'une irritation nerveuse (1).

Il serait difficile de se prononcer sur la nature des virus, ceux-ci se soustrayant à toute investigation, soit physique, soit chimique. Quand le chien, sous l'influence d'une forte excitation nerveuse, telle que le rut inassouvi (2) ou le fait d'être pourchassé, est pris d'hydrophobie, sa bave devient virulente. Quelle modification est survenue dans la sécrétion de la salive ? On l'ignore. Organe et fluide se trouvent dans des conditions

---

(1) On peut concilier ainsi les deux doctrines de l'humorisme et du vitalisme, tout en restant dans le monde saisissable, car qui dit phénomènes de circulation et de nutrition, dit sang ; qui dit phénomènes de sensibilité, dit nerfs. L'irritation, c'est-à-dire la vitalité, voilà l'x algébrique. Un médecin distingué, le docteur Marchal de Calvi, qui vient de mourir, défendit une doctrine médicale à lui, d'après laquelle toutes les affections ont leur source dans les éléments morbides que contient le sang ; il n'exceptait que les lésions accidentelles ou traumatiques. Cette doctrine, nommée par son auteur *Halopathie*, avec la réserve qu'il y mit, est parfaitement acceptable.

(2) La rage ou hydrophobie contagieuse semble ne pas exister chez le chien à l'état sauvage, à cause de la satisfaction qu'il peut donner à ses besoins naturels. Il ne faut pas s'étonner que la domestication, comme la civilisation, produise la plupart des maladies.

parfaitement physiologiques, hors l'hypérémie qui n'explique pas les terribles conséquences de la morsure dans ce cas. Le poison reste latent pendant un certain temps, et le malade a perdu le souvenir de son accident, — preuve que ce n'est pas un fait d'imagination, — quand, tout à coup, la rage éclate : la gorge, le pharynx, le larynx se serrent et se dessèchent; le malade est pris d'une agitation extraordinaire, tombe dans d'horribles convulsions, une bave écumeuse s'écoule de sa bouche, d'où sortent des cris inarticulés, il veut mordre tous ceux qui l'entourent; sous la langue se montrent deux vésicules remplies du liquide rabifique; la fièvre devient intense et une méningo-cérébrite termine une scène aussi terrible que foudroyante.

Telle est l'histoire des virus en général, bien que tous n'aient pas la même violence. C'est que les conditions de leur formation varient; mais toujours il y a, préalablement, fièvre d'incubation. Il en résulte que si, par de bonnes conditions hygiéniques et des moyens thérapeutiques bien appropriés on empêche cette fermentation, la virulence et, partant, la contagionalité seront arrêtées.

En fait de moyens hygiéniques, il n'y a qu'un air pur, un régime rafraîchissant et salin. Malheureusement, ce sont ces conditions qui manquent ou plutôt qui sont négligées dans nos campagnes où le fermier est, en général, aussi peu soigneux de ses bêtes que de lui-même. Il attend que la maladie soit venue pour réclamer les secours, et en cela son avarice le trompe, puisqu'il perd le centuple de ce que lui auraient coûté des soins hygiéniques et médicaux.

Pour en arriver maintenant à la maladie aphtheuse, qui nous a fourni l'occasion du présent article, nous dirons, avec le docteur P. Hulin, « que la stomatite aphtheuse ou *cocotte,* est une affection générale, de nature éruptive, attaquant les animaux des espèces bovine, ovine, porcine. Après les symptômes généraux de la période d'incubation, — symptômes qui sont ceux de la fièvre d'échauffement, — des phlyctènes, en nombre variable, apparaissent sur différentes régions du corps : dans la bouche, dans les espaces interdigités, sur les mamelles, tantôt de la grosseur d'un grain de millet, atteignant parfois la grosseur d'une lentille et même plus. Ces vésicules renferment un liquide séreux, assez limpide au début, mais qui se trouble ensuite et devient opaque. Après un certain temps la vésicule se rompt, le liquide s'écoule et il se forme un ulcère donnant lieu à une sécrétion puro-sanguinolente. Celle-ci se concrète en croûte, laquelle tombe à son tour et laisse une pellicule épithéliale de couleur plombée. C'est comme dans les affections eczémateuses et herpétiques en général, au degré de virulence près. La sérosité qui soulève l'épiderme est âcre, à l'égal d'un rubéfiant. Doit-on en accuser la contagiosité? Nous ne le pensons pas; pas plus qu'on ne peut admettre le contagium de l'ortie, de la piqûre du cousin. Pour qu'il y ait contagion, il faut l'inhalation et l'absorption, la viciation du sang et des humeurs. On sait qu'il y a des *variolæ sine variolis*; d'où l'on peut conclure que ce n'est pas tant le bouton variolique qui constitue l'essence de cette maladie, mais la fièvre et la fermentation que l'introduction du principe morbifique dans le sang a allumée. La cohabitation avec les personnes malades, leur transpiration, leur haleine, voilà donc les transmissions les plus habituelles des maladies virulentes. Il en est de même quand la famille se trouve sous les mêmes abris que les bestiaux, comme cela a lieu encore dans quelques localités de la campagne. Ce fut le cas de l'épizootie épidémique dont M. le docteur Hulin vient de nous donner l'histoire. Les bestiaux transmirent leur maladie aux personnes et donnèrent lieu à une mortalité assez considérable, surtout parmi les enfants. Presque tous les malades eurent une fièvre d'échauffement, avec mal de gorge, aphthes, plaques gangreneuses; quelques-uns présentèrent des phlyctènes et des ulcères aux pieds, aux mains, aux avant-bras, aux joues, mais qui doivent être attribués à une inoculation directe, comme dans la transmission du vaccin. Le traitement employé par M. le docteur Hulin indique également combien la maladie était virulente; ce furent les cautérisations avec l'acide chlorhydrique et le quinquina à l'intérieur, quelquefois aiguisé avec l'alcoolature d'aconit.

Nous pensons que dans les maladies de ce genre il faut commencer par rafraîchir le malade (homme ou animal) par les sels neutres, préférablement le Sedlitz Chanteaud, continués pendant toute la durée de la maladie à raison d'une ou deux cuillerées à café dans un verre d'eau pour l'homme deux à trois cuillerées à potage pour l'animal, dans le barbotage; puis la fièvre d'incubation étant survenue, l'abattre ou du moins la mitiger par l'aconitine, la vératrine, etc., de la manière que nous le disons dans notre précédent article, pour arriver aussitôt aux arséniates, afin d'empêcher la décomposition du sang. En même temps on fera des lotions de tout le corps avec de l'eau vinaigrée et on instituera les soins de propreté. S'il survient de la prostration nerveuse, on aura recours aux nervins, parmi lesquels l'acide phosphorique, le sulfate ou l'arséniate de strychnine, le camphre bromé, lequel est, à la fois, un antispasmodique et un antihypérémique; cinq à six granules pour l'homme, dix à vingt granules pour l'animal, suffisent d'ordinaire.

Tel est le traitement qui nous paraît applicable à toutes les maladies virulentes aiguës.

L

Des maladies par ferments morbides et de leur traitement par les sulfites, les hyposulfites, hypophosphites et les arséniates.

Dans la séance de l'Académie de médecine du 8 octobre 1872, M. Bouley a insisté sur les expériences à faire quant à l'emploi prophylactique des moyens antisepticémiques. On comprend qu'il s'agit de maladies ayant pour cause l'infection du sang ; mais, ainsi que nous allons l'établir, il s'agit en même temps d'un trouble des mouvements vitaux.

Lorsqu'on injecte dans les veines d'un animal du pus de bonne nature, ou du pus décomposé, ichoreux, il se produit, dans le premier cas, des symptômes de pyoémie, dans le second, une gastro-entérite typhoïde.

La première (la pyoémie) consiste dans des troubles de la circulation et de la respiration, terminés promptement par la mort, si la quantité dépasse deux à trois grammes, mais dont l'animal peu revenir, si cette quantité est moins grande : un gramme, par exemple, ou si la constitution est assez forte pour disséminer le pus dans le système circulatoire périphérique, où il finit par se dissoudre (1). C'est aussi ce qui arrive quand on introduit dans le sang de l'air ou du mercure : si l'animal succombe, on constate, dans ses poumons, un œdème aigu et, çà et là, dans les veines pulmonaires, des agglomérations de globules purulents, ayant fait office d'embolies. Quand la mort n'a pas été immédiate, des abcès multiples se forment, avec tous les symptômes qui caractérisent cette lésion anatomo-pathologique. La fièvre est franche, avec une pleuro-pneumonie générale ou partielle, à laquelle correspondent les signes plessimétriques et stéthoscopiques. Il est manifeste que la vitalité n'a pas été

(1) Nous avons rendu compte d'expériences de ce genre dans le *Bulletin de l'Académie royale de médecine de Belgique*.

altérée, et que tout s'est borné à un état, mécanique d'abord, réactionnel ensuite, comme avec un corps étranger ou « épine dans les chairs ». Dans le sang, on constate, çà et là, des globules purulents, reconnaissables à leur forme et leur volume.

Les choses se passent tout différemment quand on injecte dans les veines d'un animal du pus altéré, décomposé, putride. Comme nous le disions, il se produit alors une septicémie, avec des symptômes ataxiques et adynamiques, ou bien une gastro-entérite typhoïde. Si on introduit dans le sang des produits contagieux, comme ceux de la morve, de la variole, etc., il se développe des symptômes propres à ces affections.

Ces expériences sont concluantes ; elles démontrent que le pus, non altéré, agit uniquement comme corps étranger, et l'on peut, dans ce cas, en imprimant à l'économie une forte secousse ou excitation, prévenir la pneumonie traumatique. Nous nous servons de ce mot préférablement à celui de *métastatique,* qui ferait supposer une rétrocession du pus, laquelle n'existe pas en réalité, puisque, une fois les globules purulents introduits dans tout l'arbre circulatoire, le danger disparaît (1).

C'est dans ce double sens qu'agissent les antimoniaux et les strychnées, soit le tartre stibié, soit l'arséniate d'antimoine, mais surtout l'arséniate de strychnine. Au reste, c'est ce qui a lieu dans la pneumonie traumatique, où ces agents excito-moteurs ont une action manifeste et décisive.

Le *Répertoire* a donné la relation de divers cas de ce genre. Quant au choix des deux ordres de moyens, les antimoniaux et les strychnées, il y a des nuances que la pratique seule permet de saisir. Ainsi, le pouls est-il développé, la face vultueuse, la respiration oppressée, la toux difficile, saccadée, on abattra ces symptômes de gêne par le tartre émétique en lavage, ou à haute dose ; de même qu'on peut être obligé d'ouvrir la veine. Cependant, on ne peut trop insister sur ces moyens dépressifs et déplétifs à cause de l'engouement pulmonaire, lequel forcera de recourir aux strychnées.

S'il s'agit de matières septiques, il faut arriver de suite aux arséniates de soude, d'antimoine, de strychnine, selon le degré de sidération.

C'est dans ces cas que le docteur G. Polli recommande les sulfites, se fondant sur des expériences et des observations cliniques (surtout comme prophylaxie). Voici quelques-unes de ces expériences.

A. — Un chien de garde (du poids de quatre kilogrammes) prend pendant cinq jours dix grammes de sulfite de soude. Au bout de ce

____

(1) C'est comme dans les expériences sur l'introduction de l'air dans les veines d'un animal : si le cœur a assez de force pour mélanger l'air au sang et l'expulser dans l'artère pulmonaire, la mort n'en est pas la conséquence immédiate, comme lorsque le cœur se ballonne.

temps, on injecte dans la veine fémorale gauche, un gramme de pus putride, recueilli dans un abcès à la région dorsale, sur un vieillard. L'animal devient immédiatement triste et abattu; il reste couché dans sa niche et refuse toute nourriture pendant la journée et la nuit. Le lendemain, il reprend sa vivacité ordinaire et mange comme d'habitude. Deux jours après, quand tous les symptômes d'infection eurent disparu, on injecta de nouveau du pus dans la jugulaire droite (un gramme). Aux premiers moments, oppression et les mêmes symptômes de prostration et d'engourdissement. L'animal prend régulièrement deux grammes de sulfite de soude par jour. Pendant que l'appétit et la vivacité reviennent avec rapidité, la cicatrisation des plaies produites par le fait des injections s'opère dans d'excellentes conditions.

B. — *Contre-épreuve.* — Le même chien est soumis, cinq jours après qu'on eut cessé de le sulfiter, à deux injections du même pus (un gramme le premier jour, un second gramme le lendemain). Quelques instants après la première opération, l'animal est abattu, mélancolique; il est pris de vomissements, d'évacuations alvines. Ces phénomènes disparaissent le lendemain, et l'animal retrouve sa vivacité; mais la deuxième injection change complétement la scène : inaction, engourdissement, refus d'aliments, aspect sanieux des plaies aux points d'inoculation. Ces symptômes typhoïdes se maintiennent, à un degré plus ou moins intense, pendant six jours; au septième, l'animal commence à revenir à la santé. A ce moment on l'abat et l'on constate sur les intestins des traces de phlogose récente, avec arborisation vasculaire sur toute l'étendue des intestins grêles.

C. — Sur un chien de garde, plus fort que le précédent, et qui n'a pas été soumis à l'action du sulfite de soude, on injecte les mêmes quantités de pus altéré. A la suite de la première injection, l'animal est abasourdi mélancolique, mais le lendemain il reprend sa vivacité et son appétit. Une deuxième injection amène de l'abattement et des évacuations alvines très-liquides. Le jour suivant, l'animal reste couché dans sa niche; il est somnolent et refuse toute sorte d'aliments. Les pulsations du cœur sont faibles et précipitées(140 à la minute), la respiration haletante(24 inspirations à la minute); l'état général empire de plus en plus et la mort arrive le dixième jour. Les plaies, qui avaient de prime abord pris un mauvais aspect, humide et sanieux, se recouvrent d'un exsudat infect et gangreneux. A l'autopsie, les poumons, le cœur, le foie, sont à l'état normal; mais la muqueuse gastro-intestinale présente toutes les altérations caractéristiques de l'état typhoïde : coloration rouge veineuse de l'estomac, ulcération du duodenum, arborisation des intestins grêles, altération du gros intestin, avec production d'une espèce de bouillie rouge foncé.

Ces trois expériences (dont une contre-épreuve) démontrent clairement que le pus putride a eu une action septique, et que, dans la première expérience, le sulfite de soude a prévenu le développement de l'état typhoïde. La neutralisation du ferment morbide est donc possible, contrairement à l'opinion de Claude Bernard. Les sulfites sont d'énergiques antifermentatifs, surtout l'hyposulfite de soude, qui contient une quantité plus considérable de soufre. Aussi, le docteur Polli préconise-t-il ces médicaments dans toutes les maladies par infection miasmatique ou virulente : fièvres intermittentes, exanthèmes aigus et chroniques, fièvres typhoïdes, infections purulentes, morve, etc. Il tient également compte de l'état dynamique ou vital ; en effet, ce qui constitue le danger dans ces cas, c'est la sidération nerveuse. Quel est le praticien qui, dans une fièvre pernicieuse, oserait se dispenser d'administrer la quinine? L'arséniate de quinine est tout-puissant dans ce cas. Quelques granules (15, 18, 20, au milligramme pour l'homme, 20, 30 pour l'animal) coupent une fièvre qui a résisté au sulfate de quinine à haute dose.

Cela n'empêche que les sulfites ne puissent être employés avec succès dans les intoxications miasmatiques. La diarrhée qu'ils provoquent est d'autant moins à craindre que c'est par la surface intestinale que doit s'échapper l'agent intoxicateur. D'ailleurs, ce flux séreux sera facilement arrêté par les opiacés, principalement la morphine.

Ce que nous venons de dire des sulfites s'applique également aux hypophosphites, préconisés par le docteur Churchil, dans la troisième période de la phthisie pulmonaire, surtout l'hypophosphite de quinine, contre l'absorption du pus des cavernes et la fièvre d'accès qu'elle détermine. Le cas est ici identique aux plaies, le pus pouvant s'introduire directement dans le système circulatoire par les veines ulcérées ou déchirées.

Nous appelons l'attention des médecins vétérinaires sur la question soulevée par le docteur milanais, puisqu'ils sont mieux en mesure de la résoudre que les médecins de l'homme. L'expérimentation *in anima vili* peut conduire à l'élucidation de cet important problème.

LI

Instructions pour l'emploi des médicaments dosimétriques.

Rien n'est plus commode et plus facile que l'emploi des médicaments dosimétriques.

Rappelons d'abord la règle générale : Aux maladies aiguës un traitement aigu et aux maladies chroniques un traitement chronique; c'est-à-dire que ce qui constitue la différence de ces maladies, c'est la résistance aux médicaments. Dans les affections aiguës il y a un excès de tension qui fait que les remèdes les plus énergiques doivent être poussés activement si on veut produire la détente. Ainsi, dans les maladies spasmodiques toniques, tel que le tétanos, des doses énormes d'opium suffisent à peine à produire le narcotisme. De là un danger, au moment de la détente, le médicament accumulé pouvant produire un narcotisme mortel; ce qui n'arrivera pas avec la méthode dosimétrique, puisqu'on va graduellement. Dans les pyrexies et les inflammations, il en est de même pour l'emploi des alcaloïdes. Ici on peut pousser très-loin ces moyens sans produire de symptômes toxiques; on va jusqu'à effet, c'est-à-dire la chute du pouls et la dépression de la température animale, qu'on pourra même faire descendre jusqu'au-dessous de la moyenne physiologique : ainsi le pouls, à 60 pulsations par minute, et la température, à 36° centigrades. On comprend combien cette modération de la circulation et de la calorification doit être favorable à la résolution de la pyrexie ou de la phlogose. C'est comme dans l'application de la glace, avec cette différence qu'avec cette dernière il est difficile d'atteindre les vaisseaux profonds, tandis que les alcaloïdes sont des agents vitaux; c'est-à-dire qu'ils modèrent la circulation et la calorification sur tous les points à la fois. On peut donc dire qu'avec ces agents on est maître de la situation, à moins de circonstance particulières, telles que les intoxications pyoémiques et miasmatiques. Mais dans ces cas on a les préparations de quinine, principalement l'arséniate.

Dans les maladies chroniques il s'agit, le plus souvent, d'une dyscrasie ou diathèse contre lesquelles on ne peut agir que lentement, avec l'aide du temps; il faut donc se garder de pousser les médicaments trop activement. S'agit-il d'un arséniate (de fer, de soude, d'antimoine), quatre ou six granules par jour suffisent pour l'homme; pour l'animal, le double ou le triple. Indépendamment de la *dominante*, il faut recourir à la *variante* chaque fois qu'il y a des symptômes douleur, spasme, atonie, etc., de sorte que cette partie de la médication est purement symptomatique, la première étant causale, c'est-à-dire s'adressant à la dyscrasie ou diathèse.

Ces principes, comme on le voit, sont simples et permettent de faire une thérapeutique variée et appropriée à la marche et la nature du mal. Cela ne change en rien le fond de la médecine, mais c'est une méthode plus sûre.

LII

**Broncho-pneumonie chronique. — Emploi de l'arséniate de soude
et de la narcéine.**

Mme G..., 27 ans, souffrante, depuis deux ans, de points douloureux sous la clavicule gauche, toussant continuellement, crachant un
sang vermeil, et se plaignant d'une oppression telle, que parfois elle
passait des nuits entières sans sommeil. Je prescris : arséniate de soude
et narcéine, de chaque six granules. Depuis quatre mois cette dame, qui
habite Constantine, est retournée chez son père. Elle vient de me faire
savoir que, douleur de côté, crachement de sang et oppression, tout a
disparu. Espérons donc ! D'autant plus que, me fait-elle observer, les
règles, très-irrégulières avant son traitement dosimétrique, sont revenues
avec une régularité ponctuelle, et durant cinq jours, chaque vingt-hui-
tième jour.

D^r Du Cazal.

Réflexions. — C'est ainsi que commencent la plupart des phthisies
pulmonaires, qu'on peut encore espérer d'arrêter au début. Trousseau,
qui était un grand clinicien, mais aussi un grand sceptique, a fait une
confidence bien propre à nous encourager. « Nos essais (avec l'arséniate
de soude en fumigations) ont été faits sur des phthisiques et sur des
malades atteints de catarrhes chroniques du larynx. Chez les phthisiques,
nous avons obtenu, non pas des guérisons, mais tout au moins une
suspension des accidents, fait extraordinaire dans une maladie dont rien
ne retarde la marche fatale. Nous avons vu la diarrhée se modérer, la
fièvre hectique diminuer, la toux devenir moins fréquente, l'expectoration

prendre un meilleur caractère ; mais nous n'avons pas guéri. De nouveaux tubercules se formaient et se ramollissaient, et la mort venait, plus tard, il est vrai, mais elle venait inévitable comme toujours. »

Bien avant l'illustre pathologue — dans les temps anciens — Dioscoride avait dit :

« A l'intérieur on donne de l'arsenic aux malades qui ont du pus dans la poitrine. Mêlé au miel il rend la voix plus claire, et on le donne aux asthmatiques, en potion avec de la résine. Dans la toux invétérée, on fait respirer aux malades, à l'aide d'un tube, la vapeur d'un mélange de résine et d'arsenic. »

Nous avons eu besoin de citer ces autorités, afin de légitimer l'observation de notre confrère d'Oran. Avec la méthode expectante on arrive à un degré d'incrédulité tel, que tout succès, même relatif, paraît une infraction à la vérité. Nos adversaires (la dosimétrie étant une méthode nouvelle doit en avoir) diront : Dans les cas cités par le docteur Trousseau, la maladie a suivi son cours fatal.

Dans le cas du docteur Du Cazal, la broncho-pneumonie n'a-t-elle pas été jugulée, et la malade n'est-elle pas rentrée dans les conditions d'une parfaite santé par la réapparition de ses règles?

Reste la question de savoir comment les remèdes dosimétriques ont agi dans ce cas.

L'arséniate de soude a fourni la *dominante* du traitement, c'est-à-dire qu'il a fait office de reconstituant. Nous avons exposé, dans un article relatif à la *phthisiose*, une théorie qui n'est peut-être qu'une hypothèse, mais une hypothèse qui satisfait l'esprit, en ce sens qu'elle se rattache à la physiologie normale : nous voulons parler de la métamorphose des globules blancs du sang.

En considérant ces derniers comme des corps vivants essentiellement transmutables, c'est-à-dire comme des *germes,* on a l'explication de la plupart des homœomorphies et des hétéromorphies.

Reste le *nisus formativus,* qui nous échappe en tout état de cause, soit comme santé, soit comme maladie. En remontant à l'origine de toute formation organique, c'est-à-dire à la *cellule,* il nous serait bien difficile de dire pourquoi elle se transforme, ici en fibre osseuse, là en fibre musculaire, etc. La vie ne nous livre pas son secret; nous la voyons agir, mais sans savoir comment.

Il en est de même des transformations pathologiques. Est-il irrationnel d'admettre que le sang est le milieu commun où flottent tous les germes? Nous y admettons bien des germes venant du dehors.

Les globules blancs sont appréciables au microscope; or, chacun de ces globules est un organisme, un germe, tel que le spermatozoaire. Comme ce dernier, il n'est pas défini, il n'a pas de sexe, mais il porte en lui la force de son évolution, selon les conditions de milieu ou de terrain où il va être déposé.

Supposons un trouble de la circulation : une pyrexie, une inflammation; le premier effet qui se produira aux points d'afflux, c'est-à-dire où la vitalité s'amasse, comme l'électricité dans un nuage (peut-être y a-t-il identité des deux phénomènes : Que sais-je? comme disait Montaigne), le premier effet, disons-nous, de cet afflux, sera une oscillation du sang dans les capillaires, par conséquent une accumulation des globules rouges et blancs. Les vaisseaux, distendus, réagissent en vertu de leur contractilité et de leur élasticité, et pressent de toutes parts les corpuscules. Les rouges, plus volumineux, se désagrégent, mais les blancs passent à travers les pores des parois, se ramassent sur eux-mêmes, s'allongent et, par un mouvement de reptation, se répandent dans le tissu interstitiel ou conjonctif. Il est évident que là leurs conditions d'existence sont changées, et, au lieu de globules rouges, qu'ils seraient devenus, s'ils avaient continué à circuler, ils deviennent globules purulents. Fiction! dira-t-on. Mais n'a-t-on pas la micrographie? Autant dire que les observations astronomiques sont des billevesées.

Que si le globule blanc du sang peut devenir globule de pus, pourquoi — toujours sous l'influence du milieu ou de la vitalité — ne se transformerait-il pas en granulation grise, et celle-ci en tubercule? Que la phthisie soit accidentelle ou héréditaire, c'est toujours par le sang qu'elle commence.

Il y a ici les conditions morales — celles-ci des plus nombreuses. — Sous l'empire d'un profond chagrin, la chylose est arrêtée, et les globules blancs ne présentent plus les conditions nécessaires à leur évolution. Ne se transformant plus, ils s'accumulent; de là, la leucocythiose.

Tous les phthisiques commencent ainsi. Si quelques-uns ont des couleurs vermeilles, c'est à cause de la transparence de leurs tissus. A la moindre irritation, le sang s'y amasse, et ce que nous avons dit avoir lieu dans l'inflammation franche se fait ici; mais le produit est différent; au lieu de globules de pus, il se forme des granulations de tubercules. Pourquoi? à cause des influences du milieu. La combustion nutritive devenue irrégulière et incomplète, les granulations subissent la métamorphose caséeuse ou albumineuse, et les tubercules sont définitivement constitués.

Au début, le phénomène est plutôt celui de l'inflammation. Et plût au ciel qu'il restât tel! il y aurait moins de victimes. N'est-il pas arrivé que des prédestinés à la phthisie tuberculeuse par une disposition héréditaire, ont échappé à leur sort par une violente inflammation? D'autres s'y sont soustraits en se faisant viveurs. Or, qu'arrive-t-il dans ce cas? C'est que, par une violente]impulsion de la nutrition, les globules blancs se transforment en globules rouges et qu'il n'en reste plus de disponibles pour les tubercules. Le contraire a lieu dans les circonstances opposées, c'est-à-dire sous l'empire d'un régime négatif. Dans nos prisons cellulaires, la société se fait, en quelque sorte, complice de la maladie ; tandis que le travail au grand air ferait échapper bien de détenus à la mort physique, comme à la mort morale.

De même, dans les couvents fermés, la phthisie règne avec une telle fréquence qu'on a pu la considérer comme contagieuse. Le fait est qu'il n'y a de contagieux que le genre de vie.

En résumé, on ne saurait ne pas reconnaître aux préparations arsenicales une influence reconstituante. Pour s'en convaincre il n'y a qu'à voir les jeunes filles de la Styrie qui, pour avoir de belles couleurs, se fardent à l'intérieur, c'est-à-dire qu'elles font usage d'une poudre composée en grande partie d'acide arsénieux. Le sang devient ainsi plus rutilant, preuve que les globules rouges augmentent. Pourquoi n'obtiendrait-on]pas un effet analogue chez les lymphatiques prédisposés à la phthisie? L'arsenic a également un effet très-marqué sur la combustion respiratoire, et ainsi le sang gagne en plasticité. Nous avons cité, dans ce *Répertoire*, le fait d'une jeune fille de dix-sept ans, atteinte de chlorose avec fleurs blanches abondantes, contre lesquelles les toniques n'avaient produit qu'un soulagement momentané. L'arséniate de soude fut administré à raison de 7 milligrammes par jour : au bout de quelques semaines la leucorrhée avait disparu et la jeune personne avait pris de belles couleurs. Or, dans la chloro-anémie, il y a manque de globules rouges dans le sang. Et on sait que les centres d'activité se déplacent aux diverses périodes de la vie : avant la puberté, c'est dans la trame médullaire des os que la transformation des globules blancs en globules rouges a lieu en grande partie ; la chloro-anémie, à cette époque de la vie, se rattache à un état de rachitisme. A la puberté, c'est dans les organes sexuels ; aussi le développement de ces organes exerce-t-il une influence décisive sur la constitution physique et morale des individus.

La jeune fille chlorotique devient hystérique, fantasque, parce que son système utéro-ovarique ne s'est pas développé. Il lui manque ce soleil pour irradier sur la constitution entière. La leucorrhée, ce sont des espèces de règles blanches par lesquelles la nature cherche à se débarrasser de cet excès de leucocythémie. Pour combattre la chlorose il faut donc des excitants très-énergiques : le fer n'y suffit plus, et on doit recourir aux préparations arsenicales. Après la puberté, le champ de la globulisation se transporte dans le système musculaire. Gare! si la conversion des globules blancs en globules rouges n'a pas lieu. La tuberculose ne tardera pas à suivre.

Ainsi on comprend l'importance des exercices gymnastiques — indépendamment que le jeu des muscles donne lieu à un grand dégagement de calorique et d'électricité, et que les matériaux carbonés ou hydrocarbonés sont brûlés intégralement. Quelles sont les professions ou états sociaux, qui livrent le plus de victimes à la phthisiose? Ce sont celles où la vie est sédentaire ou renfermée. Nos ouvriers de fabrique deviennent phthisiques parce que, depuis leur enfance, ils sont confinés dans des ateliers. A l'air libre cela n'aurait pas lieu. Nous nous rappellerons toujours d'un pauvre petit enfant de fabrique, qui avait eu le bras droit arraché jusque contre l'épaule, dans un engrenage. Malgré qu'il fût tuberculeux, il guérit contre toute attente, et ne pouvant reprendre le travail de l'atelier, il se livra à la vie vagabonde de la rue. Sa constitution s'est fortifiée et aujourd'hui c'est un homme robuste, mais dépareillé d'un bras. S'il était resté à la fabrique, il y a probablement longtemps qu'il eût succombé.

Pour en revenir à l'observation du docteur Du Cazal, nous dirons que l'arséniate de soude a constitué la *dominante* du traitement. La *variante* a été empruntée dans le premier cas à la digitaline et à la codéine.

La digitaline a empêché les hypérémies et les crachements de sang, qui constituent la pierre d'achoppement des phthisiques : à chaque instant le mal se précipite ou devient *galopant,* des inflammations secondaires ou des hémoptysies actives en étant la conséquence. Les tubercules rétrécissent le champ de la circulation et deviennent cause d'irritation, de sorte qu'il faut moins de sang que dans les conditions ordinaires pour produire la phlogose locale. En vain saignerait-on, l'hypérémie se reproduit, même dans l'exsanguité. Il faut donc recourir aux sédatifs vitaux, parmi lesquels la digitaline est sans doute un des plus puissants. Dans quelques cas de congestions aiguës on recourra avec succès à l'aconitine et à la vératrine.

Quant à la codéine, son efficacité provient de ce qu'elle suspend moins les sécrétions que la morphine, quoique cette dernière n'ait pas les inconvénients de l'opium en substance. Combinée avec l'arséniate de soude, la codéine n'offre aucun danger de narcotisme et corrige ce que le sel d'arsenic pourrait avoir de trop stimulant.

On voit par là que dans le cas du docteur d'Oran, le traitement a été parfaitement réglé.

Dans les tubercules ramollis, afin de prévenir la fièvre de résorption, on se trouvera bien de l'arséniate de quinine.

Nous avons cité le fait du jeune enfant de fabrique auquel nous avons été forcé de réséquer l'extrémité inférieure de l'humérus, et auquel l'arséniate de quinine a été extrêmement utile, parce que, indépendamment de sa plaie, il avait et a encore, dans ses poumons, des tubercules à diverses périodes d'évolution.

Dans d'autres cas, quand il a des symptômes d'engouement et de paralysie pulmonaire, on donnera avec succès l'arséniate de strychnine. Nous devons dire que dans la pneumonie ou la broncho-pneumonie, c'est notre cheval de bataille. Nous avons eu dernièrement, dans notre service, un individu qui avait tenté de se suicider en se coupant le cou : le cartilage scutiforme était divisé et une partie de l'épiglotte enlevée ; la respiration était difficile parce que l'air sortait par la plaie ; aussi des symptômes de broncho-pneumonie se sont manifestés : face injectée, pouls dur et irrégulier. Après avoir pratiqué une saignée générale d'une palette et demie, qu'on renouvela dans la journée, nous avons passé la sonde œsophagienne par la narine gauche, ce qui nous servit à introduire du bouillon dans l'estomac. Dans chaque cuillerée on avait soin de dissoudre un granule d'arséniate de strychnine. Sous l'influence de ce médicament la respiration s'est relevée ainsi que le pouls.

Cet individu a succombé à une broncho-pneumonie consécutive, mais on sait que les affections traumatiques du larynx entraînent, en général, cette maladie, comme la laryngite chronique la phthisie pulmonaire. La conséquence que nous prétendons tirer de l'emploi de l'arséniate de strychnine, c'est ce que ce médicament empêche la paralysie des poumons.

Nous citerons encore ici un fait remarquable, parce qu'il se rattache également à une cause traumatique.

Le 26 mai 1870, est entré à l'hôpital civil de Gand un jeune homme âgé de 23 ans, atteint de contusion au côté gauche du thorax. Il présentait tous les signes d'une broncho-pleuro-pneumonie aiguë, siégant au côté contusionné : élancements douloureux à chaque mouvement respiratoire, crachats visqueux, rouillés, expectoration difficile, pénible, respiration saccadée, espaces intercostaux effacés, du côté gauche ; mouvements respiratoires plus étendus du côté droit, matité considérable à gauche, œgophonie, respiration bronchique, quelques râles sous-crépitants, peau froide, face grippée et cyanosée, pouls petit, au-dessous de la moyenne physiologique.

Quoiqu'il n'y eut aucune fracture, le thorax fut enfermé dans un appareil ouaté, et je prescrivis, contre les douleurs intercostales, des granules de cicutine. Diète modérée, repos le plus absolu. Le blessé prit, le premier jour, cinq granules de cicutine; le deuxième, sept; le troisième huit. On put constater une diminution des douleurs pleurétiques. Le quatrième jour, 30 mai, il y avait une oppression très-grande ; la face restait cyanosée, la peau froide, le pouls petit, la voix éteinte; on eût dit d'un cholérique. L'appareil immobilisateur ne fut pas enlevé, parce que j'ai la conviction que seul il peut empêcher des désordres graves. Une poitrine malade est comme une arthrocace, où il faut empêcher, avant tout, le mouvement. L'auscultation sus-claviculaire indiquait que les troubles respiratoires indiqués plus haut existaient toujours. J'ordonnai l'arséniate de strychnine. Le malade prit trois granules, encore le même jour, un d'heure en heure. Le lendemain, il y avait une amélioration sensible; la respiration était plus libre, la face moins cyanosée. L'arséniate de strychnine a été continué les jours suivants : les 1er, 2, 3, 4, 5, 6 juin. A cette époque le blessé présentait encore quelques légères douleurs à l'inspiration et une matité peu étendue, la résolution de la contusion n'étant pas encore complète. Une expectoration muqueuse abondante s'était établie; il y avait moiteur de la peau, l'appétit était bon, la langue nette, les selles normales. Il n'y avait pas de fièvre, et le malade est entré en convalescence.

Ce fait est une nouvelle preuve de l'efficacité de l'arséniate de strychnine.

Quant à l'utilité de l'arséniate de quinine et de la digitaline, nous citerons encore le fait suivant.

Le nommé F. Troch, ouvrier fileur, est entré à l'hôpital atteint de contusion au côté gauche du thorax, occasionné par la manivelle de son métier (1). S'étant trouvé en état de syncope, il était revenu à lui et avait pu regagner sa demeure ; mais dans la nuit une violente dypsnée s'était déclarée avec emphysème sous-cutané qui envahit successivement le cou, la face, les extrémités supérieures et le tronc. A l'examen de la poitrine, on voyait que la tuméfaction portait surtout sur le côté gauche, un peu au-dessous du mamelon. Sur la ligne axillaire du même côté, au

---

(1) On sait que lorsqu'un banc à broches est arrivé à la fin de sa course, le fileur lâche la manivelle, qui se déroule avec une grande vitesse et violence.

niveau de la quatrième côte, on constatait une contusion sans plaie. La pression donnait lieu à une crépitation très-prononcée, qu'on pouvait produire à volonté. La percussion du compartiment gauche du thorax rendait un son tympanique nettement prononcé. A l'auscultation, le bruit respiratoire était presque imperceptible. Le pouls était faible et effacé.

Aussitôt l'entrée du blessé, on mit des ventouses scarifiées profondes à l'endroit contus. Le sang obtenu était mêlé de bulles d'air. La tuméfaction diminua rapidement et le blessé se sentit soulagé. Les recherches faites alors pour s'assurer s'il n'y avait point de fracture de côte, n'aboutirent point. Tout ce que l'on put constater, ce fut l'augmentation de la douleur à la pression, au niveau de la contusion.

Cette première indication remplie, on appliqua l'appareil ouaté. Le reste de la journée fut assez calme. La nuit suivante fut très-bonne et le matin le pouls ne marquait plus que 80 pulsations. On fit une saignée exploratrice et on administra quatre milligrammes de digitaline. Vers le soir il y eut une légère réaction ; le pouls monta à 90. La nuit fut très-agitée ; au matin, il y avait encore fièvre (120 pulsations) et dérangement gastrique. Les crachats avait pris un caractère pneumonique.

Après une purgation au sel de magnésie, la digitaline fut reprise jusqu'à concurrence de cinq milligrammes. Le soir le pouls était tombé à 118 ; il y avait eu des selles séreuses abondantes et la peau était couverte de transpiration. La nuit fut calme, à part une gêne produite par l'appareil, qu'on fut obligé d'enlever. (Nous ferons remarquer que ce cas est l'exception, puisque l'immobilisation enlève la douleur quand il y a fracture.) Le matin le pouls marquait 88 pulsations ; la respiration était libre et les crachats muqueux. Vers le soir il y eut un retour de tous les symptômes pneumoniques : oppression, crachats rouillés, pouls au delà de 100, chaleur sèche de la peau. Le lendemain, ces symptômes avaient disparu. Il n'y avait donc pas à s'y tromper : c'était une fièvre larvée. On sait que les causes traumatiques, surtout la commotion et la contusion des organes internes, ont pour effet de provoquer des réactions incomplètes, qui caractérisent les algies. Nous avons donc agi prudemment en étant sobre de déplétions sanguines. C'est un point que le chirurgien surtout ne doit pas perdre de vue ; ainsi, après les grandes opérations, on voit quelquefois survenir une fièvre d'accès qui, faute d'être combattue par la quinine, tue le malade.

Dans le cas qui nous occupe ici, la digitaline a combattu les accidents inflammatoires, puis l'arséniate de quinine a eu raison des accès.

La puissance de la thérapeutique arsenicale ne saurait donc être contestée, dans la phthisie, autant que dans les cas traumatiques, elle est appelée à rendre de grands services au praticien.

On comprend l'importance des considérations dans lesquelles nous venons d'entrer. La phthisie tuberculeuse est un produit de la vie civilisée, car dans l'état de nature, cette maladie est inconnue ; et plus la civilisation marche, plus le nombre des phthisiques augmente, c'est donc à de bonnes institutions économiques et morales à y parer, puisque sans elles l'art est impuissant. La première circonstance à laquelle il faut parer, c'est à la misère physiologique ; il est triste de voir la classe ouvrière dépérir faute d'une alimentation réparatrice, c'est-à-dire d'un salaire rémunérateur. En vain opposera-t-on à cet état de choses la loi de l'offre et de la demande : cette loi est injuste, inhumaine appliquée à la vie de l'homme. Nous ajouterons qu'elle est anti-économique, puisque plus la main-d'œuvre est bas, plus le produit est avili. C'est ainsi que par la facilité avec laquelle ils se procurent des bras, les industriels se suscitent une concurrence ruineuse à eux-mêmes. D'ailleurs, ce sont les ouvriers qui sont les plus grands consommateurs en toutes choses ; pourquoi leur en faire un reproche ? Dernièrement, nous visitions une de nos grandes manufactures de coton : les magasins regorgeaient de marchandises, et le chef de la fabrique s'en plaignait amèrement. Au même instant, les ouvriers sortaient des ateliers, à l'heure du midi ; nous fîmes remarquer à notre interlocuteur que la plupart de ces hommes, femmes et enfants étaient à peine vêtus : « Ce sont là, lui disais-je, les consommateurs qui vous manquent ; pourquoi ne leur distribuez-vous pas en salaires l'argent que vous perdez en laissant vos stocks s'accumuler ? » Il ne répondit pas, se sentant pris. Oui ! tous les sudistes n'étaient pas en Amérique ! Il y a la traite des blancs contre laquelle personne ne s'insurge !

On nous pardonnera ces réflexions économo-politiques. Le médecin ne doit pas être simple spectateur des maux qu'il a sous les yeux ; il doit les signaler à qui de droit.

LIII

Insuffisance de l'allopathie.

Il n'y a pas de numéro d'un journal de médecine quelconque, où l'insuffisance de l'allopathie ne se révèle.

Cette réflexion nous a été suggérée par la relation d'un cas de péritonite rhumatismale, publié par la *Gazette des Hôpitaux*, dans son numéro
du 16 mai 1873.

« Une femme, d'une bonne constitution, 35 ans, ayant eu deux années
auparavant une arthrite rhumatismale qui suivit ses phases ordinaires,
et dont elle guérit après quatre ou cinq semaines de traitement, fut
atteinte d'une nouvelle attaque, d'intensité moyenne : fièvre modérée,
pieds et genoux douloureux, légères palpitations, sans bruits anormaux.

» Malgré le traitement employé pendant une dizaine de jours, cet état
n'avait subi aucune modification suivie, lorsque les douleurs articulaires
cessèrent presque subitement. Ventre douloureux, tendu, urines rares et
selles supprimées presque complétement, commencement d'épanchement.
— Frictions mercurielles ; purgatifs, diurétiques, dérivatifs de toutes
sortes, les émissions sanguines n'ayant pu être continuées, ponctions
abdominales, le tout sans succès ; la péritonite continua sa marche :
vomissements, hoquets, sidération nerveuse et enfin mort. »

Voilà le cas dans sa triste teneur. On ne saurait dire cependant que
le traitement allopathique n'ait été consciencieusement institué.

Nous pensons qu'en semblable occurrence on pourrait, sans trop se
compromettre, tenter le traitement dosimétrique, consistant à attaquer
la cause par la *dominante* et l'effet par la *variante*.

Dans le cas de la *Gazette*, quelle était la cause ? Évidemment le
principe arthritique rhumatismal. En ces cas, la *colchicine*, la *digitaline*

et l'*asparagine*, son succédané, peuvent être d'un puissant secours en ramenant la sécrétion urinaire et en éliminant ainsi le principe morbide (remarquons que les urines étaient presque entièrement supprimées). Les tisanes diurétiques n'y suffiraient point; et on peut dire que leur abus est nuisible, parce qu'elles distendent les vaisseaux et peuvent ainsi produire une albuminurie artificielle (voir l'article *Albuminurie*).

Les purgatifs sont également dangereux dans la péritonite, à cause des rapports intimes des plans séreux et muqueux. Le seul évacuant qu'on puisse employer, c'est le Sedlitz Chanteaud, parce qu'il produit une exsudation intestinale qui soulage le système rénal. Il faut ne pas perdre de vue que, dans l'arthrite rhumatismale, les reins sont toujours engagés, comme étant plus en contact avec le principe morbide. Ce principe, nous ignorons son essence, mais on ne saurait le contester. Ce ne peut être l'urée seulement, car sa présence dans le sang donne lieu à des maladies très-diverses. La métastase arthritique ne saurait être considérée comme simplement irritative; il y a le *quid nocuum*, l'agent interne, en dehors de toute action locale ou accident. C'est, si l'on veut, du vieil humorisme; mais une doctrine nouvelle ne saurait supprimer le fait. Le fait, ici, c'est qu'aucun antiphlogistique seul ne combat ou ne détruit une maladie spécifique. Il faut des modificateurs spéciaux.

La *dominante* du traitement doit donc se déduire de la cause; nous venons de dire pourquoi, dans des cas analogues à celui de la *Gazette des Hôpitaux*, nous faisons choix de la colchicine, de la digitaline, de l'asparagine son succédané.

Quant à la *variante*, elle doit suivre pas à pas les symptômes : ainsi il y a d'abord la douleur et le spasme, qui seront atténués par la morphine et l'hyosciamine. Ces deux modificateurs de la sensibilité conviennent dans la péritonite aiguë; d'autant, qu'ils se contre-balancent. La morphine est ainsi moins stupéfiante, et l'hyosciamine moins mydriatique.

Ce premier effet produit, il faut porter son attention sur la sidération nerveuse. C'est alors que certaines préparations de quinine (notamment l'hydro-ferro-cyanate) rendent de grands services en régularisant la circulation et en empêchant les accès fébriles; car une maladie aussi violente que la péritonite ne saurait constamment se tenir au même niveau : elle oscille; et ce sont ces alternatives de prostration et de réaction qui constituent le danger. C'est comme dans les affections douloureuses du ventre en général. Nous en avons un exemple frappant dans le choléra indien : là aussi les doses fractionnées de quinine combinée avec l'acide cyanhydrique et le fer ou l'hydro-ferro-cyanate de quinine, sont très-utiles. Nous devons dire en avoir obtenu de merveilleux résultats. Nous citerons le cas suivant, que nous avons traité avec un confrère.

Femme de 45 ans, d'une forte complexion abdominale, cabaretière (les professions sont pour beaucoup dans les maladies ; or, les cabaretiers en général et les cabaretières en particulier poussent à la consommation, ce qui les prédispose aux affections du ventre, surtout avec les bières aigres et frelatées). Cette femme fut prise, tout à coup, de douleurs abdominales, ne souffrant pas le moindre contact, signe qui est ici pathognomonique. Comment couvrir de sangsues une si énorme surface ? D'ailleurs, la malade n'avait presque pas de pouls. Nous nous contentâmes de fomentations.

Dans la soirée, le pouls remonta et s'accéléra, la chaleur devint sèche, mordicante, la soif vive. Nous ordonnâmes de petits morceaux de glace dans la bouche et une potion de sirop de morphine pour la nuit. Le lendemain le pouls avait baissé et la chaleur était moindre. La malade était dans l'état de somnolence que donne la morphine ; le ventre restait tendu et douloureux à la pression.

La journée se passa sans incidents particuliers, mais vers le soir il y eut une nouvelle exacerbation. La situation se dessinait : nous prescrivîmes des paquets d'hydro-ferro-cyanate de quinine, de 2 ½ centigrammes chaque (nous étions encore à cette époque allopathe et ne connaissions que les doses énormes), à donner dès la naissance du jour, de demi-heure en demi-heure un paquet, jusqu'à notre visite du matin ; celle-ci eut lieu à huit heures, de sorte que depuis trois heures il avait été donné dix paquets.

Le moment de juger de l'effet du médicament n'était pas venu ; il fallait attendre jusqu'au soir ; cependant, la moiteur de la peau nous parut de bon augure. En effet, l'accès nocturne fut très-faible, et le lendemain la détente était générale. Nous fîmes continuer le médicament, en rétrogradant. La résolution de la péritonite eut lieu, c'est-à-dire sans désordres organiques.

C'est le propre d'une thérapeutique convenablement instituée de prévenir l'anatomo-pathologie ; aussi on ne saurait être trop actif au début des affections aiguës avec les médicaments internes.

LIV

Pleurésie diaphragmatique.

« Le rôle que joue la douleur dans les maladies est beaucoup plus important que beaucoup de pathologistes ne le pensent — a dit le professeur Trousseau. — A lui seul, l'élément douleur est une cause puissante de maladie ; en combattant, en détruisant cet élément, on fait souvent cesser les accidents les plus graves..... Calmer la douleur est donc toujours la première indication, et c'est par les stupéfiants qu'on réussit le mieux. »

Un cas, d'une gravité exceptionnelle, confié à nos soins il y a quelques semaines, nous a complétement édifié sur la parfaite exactitude des paroles de l'excellent thérapeute.

Il s'agissait, en effet, d'une pleurésie diaphragmatique, survenue dix jours après les couches, à la suite d'un travail forcé et d'un refroidissement consécutif, chez une femme de 39 ans, d'un tempérament lymphatico-nerveux, mère de huit enfants.

Cette affection nous fut d'un diagnostic d'autant plus facile que sa symptomatologie était en conformité frappante avec celle que donnent de cette forme de pleurésie, M. Andral, dans sa *Clinique médicale*, et M. Guéneau de Mussy, dans les *Archives de Médecine* de 1853.

C'est ainsi que le début avait été brusque, violent, caractérisé par un frisson et des troubles fébriles assez intenses, par une douleur vive, poignante, occupant l'hypocondre droit et irradiant à l'épigastre et au flanc ; la moindre pression pratiquée à deux travers de doigt de la ligne blanche, à la hauteur de la dixième côte, arrachait des cris à la malade ; le refoulement de l'hypocondre droit de bas en haut, la pression dans la partie postérieure du dernier espace intercostal, ainsi que dans l'intervalle des deux points d'attache inférieurs du sterno-cléido-mastoïdien produisaient un effet non moins pénible. Indépendamment des douleurs provoquées, il se déclarait à de très-courts intervalles, dans les endroits précités et jusque dans l'épaule droite, des paroxysmes douloureux d'une violence peu ordinaire, et dont la malheureuse mère nous demandait à grands cris de chercher à la débarrasser au plus tôt, en même temps la respiration était haletante, précipitée, la toux sèche et continue, le pouls accéléré et concentré ; de temps à autre, survenaient des nausées et des vomituritions, et la soif était ardente ; l'écoulement lochial était complétement supprimé, mais la sécrétion lactée continuait ; il y avait constipation et distension du ventre par des gaz et des matières fécales. Immédiatement, nous eûmes recours aux granules d'hyosciamine, de cicutine et d'hydro-ferro-cyanate de quinine, qui furent donnés simultanément, de quart d'heure en quart d'heure, à un cataplasme très-chaud *loco dolenti*, et un lavement laxatif. Deux heures après (il était alors huit heures du soir), nous allâmes nous assurer des résultats de la médication. Dès les quatre ou cinq premières prises des granules les élancements avaient perdu beaucoup de leur intensité et de leur fréquence, et n'occupaient plus guère que le creux épigastrique. Nous crûmes prudent de faire espacer davantage l'administration des médicaments (un de chaque, d'heure en heure) et de faire respecter le sommeil s'il survenait.

La nuit fut assez bonne ; il y eut, en plusieurs fois, environ deux heures de repos, dont la malade était tirée par des élancements épigastriques, sinon légers, tout au moins supportables. Quatre ou cinq granules de chaque espèce avaient été donnés dans le cours de la nuit. A notre visite du matin, nous remarquâmes une mydriase assez prononcée, et la malade accusait des troubles visuels, en même temps qu'un peu d'ardeur à la gorge et de difficulté dans la déglutition. Nous fîmes cesser les stupéfiants et prescrivîmes, pour lever la constipation qui avait persisté jusque là, deux cents grammes d'eau laxative de Vienne. Des selles très-copieuses eurent lieu quelques heures après l'ingestion de la potion, et cette évacuation diminua sensiblement, au dir e de la patiente, sa détresse respiratoire.

La première partie de la nuit qui suivit fut passée dans un calme assez satisfaisant ; mais vers une ou deux heures du matin les paroxysmes douloureux reparurent avec leur violence première, au grand désespoir de la souffrante. Nous fûmes mandé vers sept heures. En présence de l'état fébrile, de la rougeur et du peu d'abondance des urines rendues, nous nous empressâmes d'associer à la cicutine la digitaline, et pour obvier cette fois à l'action mydriatique du premier de ces alcaloïdes, nous y adjoignîmes, en sus, l'iodhydrate de morphine. Ces médicaments furent donnés de quart d'heure en quart d'heure jusqu'à ce qu'un amendement très notable s'ensuivit. Nous allâmes ainsi jusqu'à huit granules de chaque; à ce moment la malade transpira et sembla disposée au sommeil Il survint en effet pour durer au moins deux heures.

Dans l'après-dîner, on continua les granules d'heure en heure seulement et nous fîmes pratiquer, du rachis à l'épigastre, en passant par l'hypocondre droit, un badigeonnage iodé, susceptible de produire rapidement la vésication. Nous préférons de beaucoup ce mode de révulsion au vésicatoire ; les malades en souffrent moins, le pansement est plus facile et les effets en sont plus certains, à raison de la propriété résolutive qui existe en plus.

La troisième nuit de la malade fut incomparablement plus calme que les autres ; il y eut, au maximum, quatre heures de sommeil paisible et réparateur. Pendant la veille, on continua la médication, qui parvint, dès le quatrième jour, à éteindre les douleurs spontanées et à permettre une respiration plus lente et plus complète. Nous substituâmes dès lors, aux granules calmants, ceux d'ergotine et d'arséniate de quinine, dans le but d'exciter l'organe utérin, légèrement engorgé, et de ramener l'écoulement lochial. Ce jour-là, l'appétit se réveilla, le sommeil revint naturellement et la convalescence fut ainsi assurée. Pendant son cours, la mère fit usage tant dans son intérêt que dans celui de son nourrisson, de la poudre zootrophique du docteur G. Polli, de Milan, telle qu'elle est consignée au *Répertoire*.

C'est en considérant la gravité du pronostic que les pathologistes s'accordent à porter sur la pleurésie diaphragmatique, que nous nous sommes cru autorisé à pouvoir consigner la présente observation dans le *Répertoire universel de Médecine dosimétrique*, et ce, avec autant de bonheur que de fierté. Nous sommes heureux que, grâce à la médecine dosimétrique, nous avons conservé une digne et laborieuse mère à sa nombreuse famille ; nous sommes fier aussi que, grâce à cette méthode, nous soyons arrivé à un résultat qu'eût été bien certainement impuissante à nous fournir l'allopathie ordinaire, cette bonne vieille médecine traditionnelle, si grandement imposante encore à un grand nombre de nos confrères, qui semble ne vouloir désormais se risquer que dans des sentiers longtemps battus, quelque tortueux qu'ils puissent être.　　　　Dʳ Droixhe (Huy).

Réflexions. — Entre la pleurésie diaphragmatique et la péritonite il n'y a que l'épaisseur du diaphragme, et l'on vient de voir de quelle efficacité a été la cicutine et l'hydro-ferro-cyanate de quinine. Dans ces terribles affections il y a, à la fois, la douleur et la sidération nerveuse, que les deux alcaloïdes précités ont pour office de combattre.

A l'égard de la cicutine nous rappellerons les paroles de Gubler : « La cicutine n'est pas seulement hypocinétique, elle est stupéfiante ou anesthésique et trouve son emploi dans les affections éminemment douloureuses. Mais c'est, à mon avis, dans les maladies hyperesthésiques et spasmodiques de l'appareil respiratoire, qui lui sert de voie d'élimination (par exemple, dans les toux quinteuses et la coqueluche), que la cicutine est appelée à rendre de grands services. Seulement, afin de bénéficier de sa volatilité, il vaut éviter de l'associer à des acides et l'employer à l'état libre, dissoute dans l'alcool, puis diluée dans une potion.

Ainsi qu'on vient de le voir dans l'observation du docteur Droixhe, la cicutine est synergique de l'hyosciamine et de l'atropine, puisqu'elle produit la mydriase et la sécheressse du gosier ; ce dernier effet dépendra surtout du *modus administrandi* : ainsi, en granules il est très-peu marqué ; il l'est au contraire beaucoup en potion. Le conseil de Gubler n'est donc pas pratique ; d'autant que la cicutine se décompose rapidement quand elle est diluée. On a ainsi un premier effet d'intoxication, puis plus rien. Nous avons parlé de l'effet calmant et sthénisant de l'hydro-ferrocyanate de quinine, nous n'avons donc plus à y revenir.

Nous ferons remarquer aussi l'heureux emploi de la digitaline pour combattre la rareté et l'état ammoniacal des urines, c'est-à-dire l'urémie. Cette fois aussi, l'effet mydriatique de la cicutine a été empêché par l'iodhydrate de morphine. Puis enfin l'ergotine et l'arséniate de quinine ont été donnés comme décongestifs de l'organe utérin.

En ce moment, il est beaucoup question de détrôner le seigle ergoté pour la quinine. En médecine, comme en politique, il est peut-être plus sage de concilier. L'ergotine et la quinine peuvent se prêter un appui réciproque. Nous ferons remarquer que l'ergotine n'a pas les effets de l'ergot de seigle : si ce dernier provoque des contractions utérines, la seconde s'adresse à la contractilité vasculaire, et c'est ainsi qu'elle est à la fois un décongestif et un hémostatique.

Dans l'hémoptysie, les bons effets de l'ergotine et de la digitaline ne sauraient être contestés.

Dans le cas du confrère de Huy, l'ergotine et l'arséniate de quinine étaient donc parfaitement indiqués.

Dans le cours de la convalescence, — et la maladie ne s'étant pas assez prolongée pour suspendre la lactation, — M. Droixhe a fait usage de la poudre zootrophique du docteur G. Polli. C'est une intelligente application du système du médecin italien.

LV

La polypharmacie et la médecine dosimétrique.

A l'époque où l'on perfectionne les armes de destruction, il n'est pas hors de propos d'améliorer les armes de conservation.

Notre ambition, à nous médecins, est de prévenir et de combattre les maladies. Ambition désintéressée, s'il en fût !

La pathologie ne saurait être séparée de la thérapeutique, celle-ci confirmant celle-là ; car le diagnostic se complète par les remèdes.

Nous fûmes consulté, ces jours derniers, par un confrère pour une affection nerveuse de la face, à la fois de mouvement et de sensibilité. La paupière et l'angle des lèvres, du côté gauche, étaient paralysés, en même temps que des douleurs névralgiques irradiaient dans la tempe et le cuir chevelu. Le diagnostic anatomo-physiologique nous disait que c'étaient les septième et cinquième paires nerveuses qui étaient atteintes, cette dernière dans sa branche auriculo-temporale ; mais quelle était la cause du mal ? Jusque-là, la strychnine et l'hyosciamine avaient été données à l'intérieur, la morphine et l'atropine avaient été instillées par voie sous-dermique ; on avait également essayé de l'hydro-ferro-cyanate de quinine contre les accès, mais sans résultat. Nous nous mîmes d'accord, mon confrère et moi, pour administrer, concurremment avec les alcaloïdes précités, l'arséniate d'antimoine, la cause étant rhumatismale. Si cette médication n'aboutit point, au moins elle aura été logique.

Le même confrère nous fit part, à la fois d'un succès et d'un insuccès dans un cas de sclérose de la moelle épinière dans ses bulbes céphalique et lombaire, chez un individu adonné aux boissons alcooliques et atteint d'amblyopie et de paralysie des extrémités inférieures. L'acide phosphorique et le sulfate de strychnine avaient été administrés, l'amblyopie a cédé, mais la paralysie des membres pelviens subsiste, probablement parce que la sclérose n'existe pas au même degré aux deux extrémités de la moelle (1).

Voilà comment la thérapeutique doit être raisonnée et non à la manière des homœopathes qui ne voient dans la maladie que le symptôme, sans aucun lien avec l'organe malade, la cause de la maladie et la nature de la lésion. Ils se laissent guider par le fameux principe : *Post hoc, ergo propter hoc.* C'est le langage du vulgaire, qui ne voit que l'effet et non la cause.

A tout prendre, l'homœopathie c'est le *rien faire*, préconisé par les médecins expectants.

Hâtons-nous de dire que l'expectation a été commandée à beaucoup de médecins consciencieux par les abus de la polypharmacie, lesquels ont fait dire à l'illustre auteur de l'*Anatomie générale* (Bichat) : « La matière médicale est peut-être de toutes les sciences physiologiques celle qui peint le mieux les travers de l'esprit humain. Que dis-je? ce n'est pas une science, c'est un ensemble informe d'idées inexactes, d'observations souvent puériles, de formules aussi bizarrement conçues que fastidieusement assemblées. »

Ce jugement ne s'applique pas seulement à la pharmacopée qui avait cours au temps de Bichat; malheureusement, d'autres auteurs l'on confirmé depuis, entre autres Forget, qui dit : « En associant une foule de substances, le praticien espère qu'une d'entre elles au moins atteindra le but. C'est ce que j'appelle familièrement une décharge à mitraille, dont quelques éclats pourront par hasard frapper l'ennemi. Et s'ils frappent le malade? »

Rien donc d'étonnant que beaucoup de médecins s'abstiennent de prescrire. « Depuis longtemps, disait Hufeland, j'ai acquis la conviction que, de tous les malades guéris, le plus grand nombre ont recouvré la santé sans l'assistance du médecin et le plus petit nombre par l'aide de celui-ci. » *(Journ. de méd.)*

(1) On sait que la sclérose des centres nerveux consiste dans une induration de tissu ou neuroglie, suite de la cicatrisation d'un foyer apoplectique ou inflammatoire. D'autres fois elle est primitive, par une hypertrophie de la neuroglie. Celle-ci ne donne pas toujours lieu à la sclérose ; on la trouve dans les diverses éspèces des soi-disant hypertrophies du cerveau et de la moelle épinière, et aussi dans beaucoup d'atrophies, dans la paraplégie et dans la paralysie générale, surtout dans la paralysie des aliénés. En un mot, cette lésion anatomique (hypertrophie de la neuroglie) a été rencontrée dans les affections nerveuses les plus diverses, sans qu'on soit en état de décider si la lésion est primitive ou secondaire.

La sclérose des centres nerveux est une induration plus ou moins étendue de la substance nerveuse, qu'elle soit le résultat d'une destruction primitive des éléments nerveux (inflammation ou hémorrhagie) ou consécutives à une hypertrophie du tissu de soutien de ces éléments (hypertrophie de la neuroglie).

Évidemment c'est là la négation de l'art, qu'on regrette de rencontrer chez un esprit aussi sérieux que l'auteur de la *Macrobiotique*. Quelque grande que soit notre confiance dans la force médicatrice de la nature, nous n'oserions l'abandonner à elle-même dans une fièvre pernicieuse, pas plus que dans une diathèse quelconque. D'ailleurs, en nous fournissant les moyens antimiasmatiques et antidyscrasiques, la nature ne nous montre-t-elle pas l'emploi que nous devons en faire? Les animaux ont pour se diriger leur instinct — et on sait que lorsqu'ils sont malades ils savent trouver et choisir les plantes qui leur conviennent. Pourquoi ferions-nous moins avec notre science? Le scepticisme n'est pas dans la nature de l'homme, à preuve le fameux mot de saint Augustin : *Credo quia absurdum.* Croire est donc un besoin; mais s'éclairer est le fait d'esprits supérieurs. Le doute philosophique est légitime; mais le sage a dit : « Dans le doute abstiens-toi. » Pour nier un fait il faut que sa non-exactitude ait été démontrée; or, qui oserait dire que l'efficacité des médicaments n'existe point? Qui oserait affirmer que la quinine ne guérit pas de la fièvre intermittente et le mercure de la syphilis? Qui pourrait dire que l'art et la science ne nous réservent pas de nouveaux moyens? Consultez l'histoire de la thérapeutique, vous verrez que chaque fois qu'un nouveau remède a été introduit dans la matière médicale il y eut une vive opposition. L'empirisme et la tradition luttent contre tout progrès.

A l'origine, la pratique de la médecine se faisait dans les temples ; les maladies étant peu nombreuses et peu compliquées, on guérissait par les *simples*. Parmi les médicaments actifs usités à cette époque il faut compter l'éllébore, qu'Hippocrate voulait administrer aux concitoyens d'Héraclite, plus fous que lui, pour n'avoir su reconnaître la portée de ses études. Cependant l'immortel praticien de Cos avait plus de foi dans la diététique que dans la thérapeutique, ce qui s'explique par la manière simple de vivre d'alors. Lui aussi admettait l'existence d'une nature médicatrice, que le médecin doit aider par un régime bien ordonné.

Asclépiade de Bithynie, disciple d'Hippocrate, semble le premier qui ait connu les propriétés narcotiques de l'opium. Les progrès rapides de l'histoire naturelle révélèrent bientôt de nouveaux agents, et Aristote, qu'on doit considérer comme le père de la matière médicale, en signala plusieurs empruntés aux végétaux et aux minéraux. Mais il ouvrit en même temps la porte à l'empirisme et à la polypharmacie. Galien ne fit que renchérir sur cette promiscuité; autant Hippocrate avait été sobre de médicaments, autant il en fut prodigue. — Antagonisme d'école ! — C'est à cette époque que remonte la fameuse *Thériaque,* où entrent plus de soixante ingrédients. Ce fut le cheval de bataille des médecins, à cause de l'opium, qui en constitue le principe véritablement actif. Plus tard, on eut la teinture de crânes d'individus ayant succombé à une mort violente : *Tinctura craniorum hominum ex morte violente extinctorum.*

Les recherches des alchimistes enrichirent cependant la médecine de quelques substances actives, telles que : plusieurs sels d'antimoine, le sel de saturne, le foie de soufre, l'éther, l'ammoniaque, le précipité rouge, les acides nitrique, sulfurique, muriatique, l'alcool. Au fond de leurs creusets et de leurs cornues, ce fut la seule pierre philosophale qu'ils trouvèrent ; et il ne faut pas le regretter, puisque ce fut la source de tous les progrès ultérieurs. En effet, Paracelse vint fixer sur lui l'attention du public et des médecins par les désordres de sa vie et ses hardies recherches. Le premier, il présenta la chimie comme le vrai moyen de préparer les médicaments et combattit l'abus des mélanges compliqués et souvent inertes de la polypharmacie galénique ; il fit voir la nécessité d'isoler les quintescences, les principes actifs des *Simples ;* il remit en honneur l'opium, mais dégagé de la formule monstrueuse de la *Thériaque,* préconisa l'usage des substances énergiques empruntées au règne minéral : mercure, fer, arsenic, antimoine, étain, or, mais en termes mystiques empruntés à la théosophie et à la cabale. Il promulgua une panacée ou *arcane* pour prolonger la vie, mais ne sut se l'appliquer, puisqu'il mourut à 40 ans dans une orgie de cabaret.

Quoi qu'il en soit, Paracelse, qu'il ne faut pas confondre avec les alchimistes, marqua un progrès important dans l'histoire de la Matière médicale. Celle-ci ne tarda pas à s'enrichir de nouveaux produits, tels que : l'émétique, le quinquina, l'ipécacuanha. Ce fut l'époque des grandes luttes entre les médecins désireux d'avancer et la Faculté s'opposant à toute innovation. En même temps que se publiait l'*Antimoine justifié,* paraissait le *Rabat-joie de l'Antimoine triomphant* d'Eusèbe Renaudot. Les calembours s'en mêlèrent : on montra le tartre stibié comme un moyen de se débarrasser des moines (anti-moines), comme l'arsenic des rats. Le plus fougueux membre de la Faculté : Guy Patin, vint joindre ses sarcasmes à ceux des détracteurs de l'émétique ; il le nomma Tartre stygié, le prétendant aussi funeste que les eaux du Styx. Il fallut que Louis XIV, à qui ses médecins osèrent en prescrire une assez forte dose dans une maladie qu'il fit à Calais, s'en fût bien trouvé pour faire accepter définitivement ce précieux antiphlogistique. C'est une justice à rendre au grand roi : il ne se marchanda pas, pas plus que sa famille, dans l'essai des médicaments nouveaux ; c'est ainsi que le quinquina fut employé pour le Dauphin, son fils, contre un accès de fièvre tierce, et qu'il en paya le secret à son auteur, Talbot, quarante-huit mille livres. Il en fut encore ainsi pour l'ipécacuanha, remède dont Helvétius avait le secret, qu'il se fit payer mille louis d'or.

Le XVIII⁰ siècle vit introduire dans la médecine la digitale, que le célèbre Cullen nomma l'*opium du cœur*.

Bichat, dont nous avons rappelé le jugement sévère sur la Matière médicale, conçut l'idée de réformer la thérapeutique en étudiant l'action des substances médicamenteuses, non sur les maladies, qui sont des phénomènes complexes, mais sur les tissus. — Malheureusement, la mort prématurée du créateur de l'anatomie générale ne lui permit pas d'achever son œuvre ; toutefois, les premiers jalons en sont posés et il ne s'agit plus que de le suivre dans la voie qu'il a ouverte.

Plus heureux que Bichat, Cl. Bernard arriva au moment opportun, puisque la chimie mettait à sa disposition la plupart des alcaloïdes, des sels métalliques et des iodures. Ses travaux sont trop récents et trop connus pour que nous ayons à les rappeler ici. Disons que c'est dans cette voie expérimentale que la science médicale trouvera désormais ses progrès, mais à la condition de laisser là les formules complexes de la polypharmacie.

LVI

Traitement dosimétrique de la chloro-anémie.

Dans le courant de l'hiver de 1873, je fus consulté par une jeune artiste dramatique atteinte de chloro-anémie au point de ne pouvoir plus faire son service. La décoloration de la peau était complète; on eût dit une figure de cire; il y avait des essoufflements et des battements de cœur bruyants, au point de faire penser à une maladie organique de cet organe; les paupières, les mains, les pieds étaient œdématiés, les urines rares, mais claires, la maigreur prononcée. Je lui prescrivis des granules d'arséniate de fer et de digitaline : six à huit de chaque par jour, deux ensemble, c'est-à-dire un granule arséniate et un granule digitaline, à deux heures d'intervalle.

Le résultat de cette médication fut plus rapide que je ne m'y étais attendu, puisque, au bout de trois semaines, la chloro-anémie avait entièrement disparu et, avec elle, la langueur morale et physique.

On voit par là combien il est important, dans les maladies dyscrasiques, de faire un traitement complet, c'est-à-dire au moyen de la *dominante* et de la *variante*. Ainsi, dans l'espèce, la digitaline doit être associée à l'arséniate de fer si on veut rétablir rapidement les fonctions circulatoires et respiratoires dans leur rhythme normal. En effet, l'essoufflement et les palpitations sont ce qui inquiète le plus les malades ou les personnes de leur famille.

Ainsi que M. Bouchardat l'a fait observer, l'arsenic ranime l'appétit, favorise la nutrition et, par conséquent, l'assimilation du fer.

Qu'il nous soit permis de citer ici une observation du Nestor de la Faculté de médecine de Paris, à cause des analogies qu'elle (l'observation) présente avec le cas que nous venons de décrire.

« Une jeune fille de 22 ans, présentait tous les caractères de l'anémie confirmée : pâleur extrême, pertes abondantes et souvent renouvelées hors des époques menstruelles, anéantissement des forces. Cet état était accompagné d'anorexie à un degré prononcé, et d'insomnie. Légère matité sous la clavicule, murmure respiratoire insuffisant.

» J'ordonnai l'exercice, l'huile de foie de morue ; mais, comme nous étions à une période de chaudes journées, j'eus la pensée (ayant affaire à une malade qui n'était pas dans l'aisance) d'employer des dragées préparées avec les dépôts de la source Dominique, qui avaient été mises à ma disposition par M. Dorvault, le directeur de la pharmacie centrale. Chacune de ces dragées contenait un demi-milligramme d'arséniate de fer et cinq centigrammes de composés ferrugineux. J'ordonnai à la malade de prendre deux de ces dragées, en commençant chacun de ses principaux repas. Elle vint me voir après avoir suivi pendant dix jours cette prescription. Je ne la reconnaissais pas, tant le changement avait été considérable : elle avait retrouvé ses couleurs, son appétit, ses forces, et, chose remarquable, son sommeil était revenu et ses pertes suspendues. »

M. Bouchardat ajoute : « Je sais qu'il n'est pas rare de voir ces modifications rapides se produire chez les chlorotiques sous l'influence de ferrugineux convenablement administrés, mais dans ce cas j'aurais hésité d'y recourir sans l'adjuvant arsenical, redoutant leur influence capricieuse sur l'appareil digestif et la fréquence des hémorrhagies consécutives à leur emploi. Ce fait est insuffisant pour décider une question thérapeutique aussi complexe, mais il est encourageant pour faire de nouveaux essais.

» L'emploi de l'arséniate de fer n'est pas nouveau ; on l'a vanté en Angleterre contre la cachexie cancéreuse.

» Biett l'a employé, dans les mêmes conditions, contre les dartres rongeantes d'origine scrofuleuse. Ce dermatologiste si distingué, avait recours aux pilules d'arséniate de fer dans l'eczéma, le lichen chronique, les affections squameuses : la lèpre, le psoriasis, le lupus. Chaque pilule contenait trois milligrammes d'arséniate ; il en prescrivait une chaque jour.

» M. Duchesne-Duparc a eu beaucoup à se louer du même agent pour combattre les dartres furfuracées et squameuses. Dans ma pensée, l'arséniate de fer doit rendre de bons services dans la cachexie qui suit ou accompagne les fièvres intermittentes, dans les formes les plus variées de la misère physiologique.

» On peut y songer encore pour combattre les chorées, les névralgies intermittentes, surtout celles qui sont liées à l'anémie.

» L'hydrate de peroxyde de fer étant le contre-poison le plus efficace de l'arsenic, de tous les composés arsenicaux l'arséniate de fer est celui qui doit présenter le plus de garanties d'innocuité. » *Gazette des Hôpitaux*.)

En un mot, l'arséniate de fer est le reconstituant du sang par excellence. C'est comme un assolement organique, le sang étant le milieu dans lequel tous les tissus puisent les éléments de leur reconstitution. Il ne serait pas impossible que dans les hétéromorphies cancéreuse, tuberculeuse, scrofuleuse, l'arséniate de fer, en aidant fortement à la métamorphose des globules blancs en globules rouges, n'empêchât le développement des germes morbides. La théorie que nous avons proposée à cet égard et qui est aussi celle de certains histologues, nous permettrait ainsi de sortir du vague des germes innés.

« Ces corpuscules eux-mêmes, ces monades ultimes où réside la vie, ne pourrait-on pas les considérer, à leur tour, comme susceptibles d'éprouver des modifications intérieures, et de manifester des propriétés nouvelles? Il est bien intéressant de remarquer que le même élément anatomique présente la même composition dans toutes les espèces vivantes, aux degrés les plus humbles comme aux sommets de l'échelle zoologique, c'est-à-dire que les molécules vivantes, quelle que soit la variété des systèmes divers qu'elles forment en s'associant, sont, au fond, toujours les mêmes. A quoi tiennent cette unité et cette fixité de composition des éléments dont sont ourdies les trames organiques? A ce fait, qu'ils vivent tous dans le même milieu et absorbent tous, en définitive, des matériaux nutritifs identiques.

» On pourrait croire que l'organisation exerce une action élective dans la masse des corps qui l'entourent, qu'elle a une affinité spéciale pour tels principes et de la répugnance à en assimiler d'autres. A coup sûr, certaines substances, en très petit nombre, sont essentiellement incompatibles avec la vie, du moins telle que nous la concevons; mais cela ne démontre pas que les organismes aient la faculté d'exercer un choix déterminé dans l'ensemble des ingrédients chimiques de l'air, de la terre, de l'eau. Les premiers germes et les animaux qui en sont sortis, ont pris naturellement et spontanément autour d'eux ce qu'ils ont trouvé et s'y sont habitués peu à peu. Le limon, dont une main mystérieuse les a façonnés, est une combinaison complexe de tout ce qui existe dans le milieu où ils plongent. Le hasard de la constitution originelle est devenu la loi de la constitution ultérieure; les principes immédiats, ainsi assimilés plus ou moins facilement pendant les périodes rudimentaires, se sont ensuite adaptés, sous l'empire de l'hérédité, aux conditions les plus favorables à la vie ; l'harmonie s'est graduellement faite entre la matière et la forme, et la nature des fonctions a suivi celle des organes. Du moins rien n'autorise une version contraire et tout porte à penser que, si les matériaux de la couche terrestre avaient été autrement proportionnés ou répartis, la composition des organes vivants ne serait pas celle que nous connaissons. On voit par là qu'il n'y a rien que de très-rationnel à se demander si on ne pourrait pas entreprendre de modifier directement la composition actuelle des éléments anatomiques. » (FERNAND PAPILLON, *Revue des Deux-Mondes*.)

Ne poussons pas notre ambition si loin ; cherchons seulement à maintenir ce que nous avons. Les types, tels qu'ils sont sortis de la main du Créateur, sont assez parfaits pour qu'il n'y ait à les modifier. Ce qui importe, c'est de porter remède aux mauvaises conditions d'une prétendue civilisation, où l'air qu'on respire est vicié, les aliments dont on se nourrit sophistiqués, où les mauvaises constitutions se perpétuent par l'hérédité, où le travail et le luxe épuisent l'homme prématurément. C'est déjà beaucoup que nous ayons en nous un élément essentiellement mobile et transmutable : le sang. Le sang ! ce « limon liquide » dont une main mystérieuse façonne tout ce qui y plonge.

Pour améliorer les individus il faut améliorer l'espèce, et pour cela il faudrait des pur-sangs. Hélas ! le rôle de la médecine est ici bien restreint. Que peut-elle contre les inégalités sociales, contre les exigences de castes ou de fortunes ? Empêchera-t-elle les mariages consanguins et mal assortis où les écus sont tout et les vices héréditaires rien ? Elle ne peut — nouvelle et éternelle Cassandre — qu'avertir.

Mais là où elle peut exercer son action : en diététique, en thérapeutique, elle est efficace. La preuve, c'est que, malgré toutes ses misères physiques, notre époque s'élève bien au-dessus des époques précédentes. Beaucoup de maladies anciennes ont disparu ou sont devenues bénignes ; et, à part le choléra indien, nous ne pensons pas que nous ayons à enregistrer des maladies nouvelles. La syphilis est moins fréquente, grâce aux soins de l'hygiène ; la variole disparaîtrait complétement si on veillait mieux qu'on ne le fait, à la vaccination ; les dyscrasies, en général, sont moins tenaces et moins hideuses. Resté, il est vrai, la chloro-anémie, cet étiolement dû à la vie artificielle ; mais, ainsi que nous venons de le voir, nous avons, indépendamment des agents de l'hygiène, des modificateurs thérapeutiques : et l'arséniate de fer en tête de ces derniers.

LVII

Le Codex français et la médecine dosimétrique.

« Depuis les temps les plus reculés, avant même que ces sciences eussent un nom, l'histoire naturelle, la chimie, la physique, la médecine pratique, ont servi de guides pour la recherche, la connaissance, la préparation et l'emploi des médicaments. Mais il ne peut échapper à personne que si la chimie s'estimait heureuse autrefois lorsqu'elle avait montré dans l'acide oxalique le principe significatif de l'oseille ; dans la quinine celui des quinquinas, dans l'acide cyanhydrique celui de l'eau distillée de laurier-cerise, aujourd'hui cette science va plus loin. Multipliant à l'infini les espèces par la voie des substitutions, elle offre à l'expérimentation médicale un champ sans limites et crée, pour ainsi dire, de toutes pièces, des médicaments — tels que le chloroforme — qui ne conservent presque rien de leur origine organique. La nature n'est pas épuisée ; elle fournit encore chaque jour à l'art de guérir quelque instrument nouveau ; mais la chimie, qui naguère se bornait à la suivre, la devance souvent aujourd'hui. Les études thérapeutiques n'ont-elles pas subi un changement analogue ? Attend-on, pour prévoir l'effet d'un médicament actif, que l'expérience en ait toujours été établie au lit du malade ? Non, la physiologie moderne poursuit à son tour l'étude expérimentale des remèdes et des médicaments ; elle constate leurs effets précis sur les organes et elle en tire souvent des règles certaines pour diriger l'emploi des moyens d'action : matières ou forces, que les sciences naturelles, la chimie et la physique mettent à la disposition du praticien.

» Ainsi de nouvelles perspectives s'ouvrent à l'art de formuler : l'histoire naturelle étend son domaine sur des contrées lointaines, ignorées ou à peine explorées, enrichit la thérapeutique de médicaments nouveaux ;

la chimie continue à perfectionner les moyens de préparation, de purifi-
cation, de concentration des médicaments connus ; elle isole chaque jour
les principes énergiques ; elle crée et multiplie à l'infini des substances
qui rivalisent d'activité avec eux ; elle ne se contente plus de préparer
avec sûreté les médicaments que la pratique réclame, elle en poursuit la
marche dans l'économie ; elle constate les modifications qu'ils subissent
pendant leur séjour dans les organes, ainsi que les formes sous lesquelles
s'opèrent leur élimination ; elle apprend au praticien à prévoir dans quelles
circonstances un médicament inoffensif peut devenir mortel, et comment
un poison, à son tour, peut devenir inerte ; elle fournit aux doctrines
médicales des faits et des vues qui permettent, dans le plus grand nombre
des cas, de préciser à l'avance sur quels organes ou sur quels systèmes
d'organes un médicament exercera son influence, par quels procédés
généraux son élimination aura lieu et, par conséquent, quelles seront les
limites et la durée probable de son action.

» A tous ces titres, une Pharmacopée au courant des découvertes que
trente années d'études persévérantes et fécondes ont fait surgir, soit en
France, soit dans les autres parties de l'Europe, et riche des nouveautés
qui ont mérité la confiance des praticiens, doit différer de celle qui,
publiée en 1837 par les soins du Gouvernement, répondait alors aux exigences de l'exercice de la médecine.

» Le Codex actuel aura le même sort et sera modifié plus tard, à son tour.

» La voie où l'art de guérir est conduit par les études réunies de
l'observation clinique et de la physiologie expérimentale, lui permet, en
effet, de mieux définir l'action de chaque médicament, d'en critiquer la
préparation, d'en régler le dosage et l'emploi. Rangée, d'un côté parmi
les sciences d'observation, la thérapeutique prend place, de l'autre, parmi
les sciences expérimentales. La préparation des médicaments peut donc
être soumise désormais à la méthode critique, dont celles-ci font un usage
si général.

» La chimie montrera donc comment on purifie et comment on con-
centre les principes actifs ; la physiologie expérimentale, à quels organes
précis le médicament s'adresse, et quelles variations éprouvent ses effets,
selon les formules adoptées pour sa préparation ou son emploi. Au sujet
des substances énergiques, l'art de guérir pourra donc connaître, par
les études du chimiste, les moyens de les obtenir pures et d'un emploi
certain, d'éviter les associations qui les altèrent, de choisir celles qui
favorisent leur conservation ou qui assurent leur efficacité ; les études du
physiologiste lui apprendront quel est leur rôle exact, quel champ
embrasse leur action, quelles limites reconnaît leur pouvoir.

» Les médicaments d'un effet simple, d'origine physiologique, augmenteront ainsi en nombre et en importance; les médicaments complexes, transmis par la tradition, pourront perdre de leur autorité; on cherchera moins à affaiblir et à noyer l'opium, en le disséminant dans la masse de la thériaque; on voudra, au contraire, éloigner de ce produit brut toutes les matières inertes, en distinguer chaque principe actif, et définir mieux encore l'action spécifique de la morphine, de la codéine, de la narcotine, de la narcéine, etc. »

Nous avons reproduit *in extenso* l'avant-propos du rédacteur de la Pharmacopée française, parce qu'il (l'avant-propos) prouve, une fois de plus, que les meilleurs esprits peuvent parler pour une question et agir contre.

Habemus fatentem reum : ainsi, la Pharmacopée, publiée, en 1837, par les soins du Gouvernement français, répondait *alors* aux exigences de l'exercice de la médecine ; donc, elle n'y répond plus aujourd'hui, puisque le rédacteur dit : « Le Codex actuel aura le même sort et sera modifié plus tard à son tour. » C'est-à-dire qu'il faudra tout changer et que ce qui était *magistral* deviendra une vieillerie à mettre au rebut. Cependant, si le rédacteur voulait bien prendre en considération ses propres paroles, il verrait qu'il n'y a pas lieu à ces changements continuels, ou du moins qu'il suffirait d'un supplément annuel au sujet des substances énergiques, c'est-à-dire vraiment thérapeutiques ; car il serait absurde d'ajouter cette importance à un simple looch ou électuaire. Le rédacteur dit : *L'art de guérir pourra donc connaître, par les études du chimiste, les moyens de les obtenir pures et d'un emploi certain, d'éviter les opérations qui les altèrent, de choisir celles qui favorisent leur conservation ou qui altèrent leur efficacité; les études du physiologiste lui apprendront quel est leur rôle exact, quel champ embrasse leur action, quelles limites couvrent leur pouvoir.* »

C'est là la voie dans laquelle la médecine dosimétrique est entrée; et les substances simples qu'elle emploie sont à l'abri des changements. Au reste, le rédacteur de la Pharmacopée le reconnaît, puisqu'il dit : « Les médicaments d'un effet simple, d'origine physiologique, augmenteront ainsi en importance et en nombre; les médicaments complexes, transmis par la tradition, pourront perdre de leur autorité. » Pourquoi alors leur maintenir leur caractère officiel et les imposer ainsi aux médecins et aux pharmaciens ?

On cherchera moins à affaiblir et à noyer l'opium en le disséminant dans la masse de la thériaque. » Pourquoi ce respect pour cette dernière au point d'en maintenir la formule ? « *On voudra au contraire éloigner*

de ce produit brut toutes les matières inertes, en distinguer chaque pro-
cédé actif et définir mieux encore l'action spécifique de la morphine, de
la codéine, de la narcotine, de la narcéine, etc. »

N'est-ce pas ce que fait la médecine dosimétrique? et pourquoi, dès lors, ne pas accepter sa forme si commode ? Et ici se présente une autre question : le rôle du pharmacien se trouvant, en quelque sorte, réduit à la délivrance du médicament, à la préparation duquel il n'est pour rien, peut-on supprimer le pharmacien lui-même et laisser aux médecins le soin de donner les médicaments à leurs malades ? Nous ne le pensons pas ; et cela, pour un motif moral. Il ne faut pas que le moindre soupçon d'intérêt puisse planer sur le médecin ; il faut que la prescription ait un dépositaire, afin qu'elle puisse être produite au besoin ; sans cela, la malveillance pourrait répandre son venin sur le praticien et le compromettre au yeux du public ou des familles.

La question n'est donc pas de savoir si le médecin n'est pas aussi apte à préparer les remèdes que le pharmacien, puisque ce dernier prend ses substances chez le droguiste ; mais que les médicaments soient purs et, autant que possible, à l'état simple. D'ailleurs, en dehors de la thérapeutique il y a la diététique, et c'est de celle-là que le médecin fait le plus souvent usage. Ainsi, dans une maladie chronique, il prescrit une décoction de quinquina, afin de soutenir les forces du malade, tout comme il ordonne du vin ; dans un catarrhe bronchique ou intestinal, il formule un mucilage, un looch ; dans une hydropisie ascite il prescrit une boisson diurétique, sans y attacher d'autre importance que d'augmenter ou de faciliter la sécrétion urinaire. De même, dans les retards de garde-robes il donnera un purgatif salin ou huileux ; dans une affection hystérique, un antispasmodique, etc. Dans tous ces cas, l'officine est donc une nécessité, comme la boutique de l'épicier. Et à cette occasion, nous voudrions qu'il fût défendu à ce dernier de vendre des substances toxiques à côté de substances usuelles ; par exemple, le sulfate de magnésie, pour lequel on l'a vu délivrer du sel d'oseille.

En ce qui concerne maintenant les médicaments dosimétriques, nous dirons qu'ils peuvent être facilement contrôlés, et que, étant cachetés et étiquetés, aucune méprise ni fraude n'est possible. C'est aux médecins à apprécier ces avantages.

Quant aux praticiens de la campagne, les médicaments dosimétriques leur seront une grande économie de temps, et mettront leur responsabilité à couvert, puisque le médicament est là et peut être contrôlé. Le danger à mettre aux mains d'un malade un tube d'une substance énergique, telle que la strychnine, la morphine, est moindre qu'à la prescrire en pilules ou en potion, puisque la moindre quantité, en ce cas, excède la dose de vingt granules au demi-milligramme ou au milligramme, c'est-à-dire le vingt-cinquième ou le cinquantième d'un grain. D'une autre part, l'expérience démontre que ces médicaments, donnés à petites doses et à des intervalles rapprochés, ont une action plus certaine que quand on dépasse la dose physiologique, quoique augmentant les intervalles. C'est que de cette manière on n'a pas l'effet toxique ou la perturbation, c'est-à-dire qu'on ne dépasse pas le but.

LVIII

Fin et moyens de la dosimétrie.

La maladie n'est pas une entité ; elle n'est que l'exagération ou la perversion du mouvement physiologique sous l'influence de causes diverses, soit internes, soit externes. Le médicament ne saurait donc avoir d'autre manière d'agir que de ramener ce mouvement à ses conditions normales.

Nous ne rechercherons pas ici la différence qu'il peut y avoir entre un médicament et un aliment. Quand Cl. Bernard a dit : « Toutes les substances qui se trouvent dans un état physique ou chimique tel qu'elles peuvent faire partie de notre sang, ne sont pas des médicaments », et qu'au contraire : « Toutes les substances qui, à raison de leur constitution physique ou chimique ne peuvent entrer dans la constitution de notre sang ne sauraient pénétrer dans notre organisme, où ils ne doivent pas rester, sans occasionner des désordres passagers ou durables, sont des médicaments », il n'a fait qu'obéir aux errements de l'École. Il en a été de même de M. Germain Sée, quand il définit le médicament : « Toute substance qui agit sur l'organisme soit en troublant les fonctions d'un organe important ou des éléments anatomiques, soit en modifiant la nutrition de l'organisme entier ou d'une de ses parties. »

Il est évident que cette définition rentre dans le vieux principe allopathique : *Contraria contrariis*, auquel les homœopathes veulent substituer la loi tout aussi surannée : *Similia similibus*.

Un médicament, pour être tel, c'est-à-dire pour répondre à la condition posée en tête de cet article, ne doit pas troubler les fonctions, mais au contraire, les ramener à leur état normal quand elles s'en sont écartées, sans substituer une maladie à une autre, ni *semblable*, ni *contraire*.

Si cette dernière condition existait, ce serait un cercle vicieux dont il serait impossible de sortir.

Un aliment peut être un médicament et vice versa. Dira-t-on que le fer, l'arsenic, l'iode, le brome, les sels de soude, de potasse, etc., dont on fait usage en médecine, ne peuvent pénétrer dans notre organisme et y rester sans y causer des désordres passagers ou durables ? Cela ne serait que pour autant qu'on les administrerait à doses trop fortes — comme les aliments pris en trop grande quantité.

Il y a cependant une différence entre les médicaments et les aliments : c'est celle des substances qui se trouvent normalement dans l'organisme, et des substances qui n'y existent point et que la nature nous donne comme un secours contre les innombrables maux qui peuvent nous atteindre. Ainsi la quinine nous guérit de la fièvre palustre et même de la plupart des affections périodiques dont les causes — miasmatiques ou non — sont répandues dans l'air, dans l'eau, dans le sol.

Il en est de même des autres alcaloïdes, qu'on ne saurait ranger dans la classe des aliments, puisque aucun végétal servant à notre nourriture n'en contient.

Si Linnée rapporte que dans quelques contrées du nord de l'Europe on mange l'aconit, cela ne peut être que les pousses jeunes. De même pour la ciguë.

On objectera que les animaux font choix de plantes médicamenteuses quand ils sont malades : cela n'est pas exact ; jamais herbivore ne touchera à une plante vireuse offensant son odorat et son goût ; il ne mange que les plantes jeunes, ne renfermant pas de principe extractif. Sous ce rapport il diffère de l'homme, qui n'a pas son instinct et se laisse prendre aux apparences. Si la pomme cueillie par Ève eût été celle du *Datura stramonium*, Adam y eût mordu tout de même. Mais il ne s'agit ici que d'un apologue.

Le mercure, qui guérit de la syphilis, n'existe également ni dans nos humeurs ni dans nos tissus. Est-il entré dans les prévisions de la nature que nous en aurions eu un jour besoin ? C'est peu probable. Toujours est-il que le mercure, comme les alcaloïdes, est un médicament non alimentaire.

On peut donc ranger les médicaments en deux catégories : ceux dont les analogues se trouvent dans l'économie, et ceux qui n'y ont aucun représentant. De ces derniers il faut être ménager, si on ne veut produire ce qu'en allopathie on entend par *contraria contrariis*. Nous ne parlons pas des homœopathes, qui seraient bien embarrassés de dire ce qu'ils donnent. Il est vrai qu'à l'instar des métaphysiciens, ils placent la force en dehors de la matière :

Maintenant, y a-t-il une classification possible des médicaments ? Nous ne le pensons pas ; nous croyons même que toute classification est nécessairement forcée. Prenons, par exemple, la classification de M. G. Sée.

1° Ceux qui agissent sur le système nervo-musculo-vasculaire : le cœur et les vaisseaux ;

2° Ceux qui modifient la nutrition ;

3° Ceux qui n'agissent que par leur élimination au travers des glandes, des muqueuses ou de la peau.

A ces trois catégories il ajoute le groupe des médicaments topiques, c'est-à-dire qui n'agissent que localement.

Commençons par la fin : les médicaments topiques.

Un topique qui ne serait que cela, autant un emplâtre sur une jambe de bois. Un vésicatoire, un caustique, sont des topiques et cependant modifient profondément la vitalité.

Quant aux médicaments généraux, il n'y en a pas qui modifient la nutrition sans modifier en même temps l'innervation.

Quant aux médicaments qui n'agissent que par leur élimination au travers des glandes, des muqueuses ou de la peau, nous pensons que c'est encore en modifiant la vitalité des systèmes sécréteur et excréteur, en l'activant, la modérant, la régularisant, que ce groupe de médicaments (puisqu'on veut en faire un) agit. La digitaline est modificateur du cœur et des vaisseaux, mais agit subsidiairement sur la nutrition et la dénutrition ; et ce n'est même qu'à ces deux derniers titres qu'on l'emploie dans les maladies chroniques.

Il y a un danger dans ces classifications : c'est dans l'application. Qui ne sait le mal que font chaque jour les purgatifs ? Nous lisions dernièrement un article de M. le docteur Constantin Paul sur l'emploi du podophyllin dans la constipation opiniâtre et contre les vers : « Nous avons voulu essayer cette substance sur nous-mêmes, à raison de six granules au centigramme, et avons trouvé, qu'en effet, elle détermine un grand mouvement intestinal, une véritable colique venteuse. » Pour l'usage diététique, elle ne vaut donc pas les sels déshydratés de Sedlitz, qui ont la propriété de ne pas déranger le corps et de le rafraîchir. Les causes de la constipation sont d'ailleurs multiples et exigent des moyens variés ; on ne lève pas la constipation *saburrale* comme la constipation *toxique* ; la constipation *choléstatique* comme la constipation *gastrique* ; la constipation *hypérémique* comme la constipation *spasmodique* ; la constipation *cérébrale* comme la constipation *paralytique* ; la constipation *hypocrinique* comme la constipation *sténotique*. C'est en cela que diffère la science de l'empirisme.

Nous terminons cet article par où nous aurions dû commencer : en déclarant qu'il nous a été inspiré par la lecture du travail de M. le docteur Blatin, professeur suppléant à l'École de médecine de Clermont-Ferrand (France) : *Recherches physiologiques et cliniques sur la nicotine et le tabac, précédées d'une introduction sur la méthode expérimentale thérapeutique.* » M. Blatin examine l'action curative de la nicotine, de la strychnine et de la fève de Calabar, et fait voir le parti qu'on peut en tirer dans les troubles du pouvoir excito-moteur de la moelle épinière. Ainsi l'isérine, ou le principe extractif de la fève de Calabar, en épuisant le pouvoir excito-moteur de la moelle épinière, convient dans les affections crampiformes et tétaniques ; la strychnine, au contraire, en excitant ce pouvoir, lève les insuffisances nerveuses et les subparalysies. Nous excluons la paralysie confirmée, de même que le tétanos traumatique, parce que ces deux états se rattachent à des désordres organiques contre lesquels l'art est impuissant.

LIX

Typhus et fièvre typhoïde.

Il est beaucoup question dans les journaux de médecine du typhus et de la fièvre typhoïde. Comme il y est peu parlé du traitement, nous allons chercher à remplir cette lacune.

Chirurgien d'hôpital depuis près de quarante ans, nous avons eu souvent à combattre des affections typhoïdes chez des malades qui étaient entrés dans nos salles pour de simples accidents.

Le poison typhoïde, c'est, le plus souvent, le miasme humain. C'est-à-dire que dans les entassements d'hommes, si ces hommes sont échauffés par les privations deschoses de l'hygiène : un air pur, une alimentation saine, un sommeil réparateur, comme il arrive dans les villes assiégées, on voit le typhus accourir. L'empoisonnement peut être tellement intense que des morts subites en sont la conséquence. Pendant les siéges de Metz et de Paris, on en a vu de tristes exemples. Le miasme typhique s'élabore particulièrement dans le gros intestin. Feu le docteur Baudens en a fait la remarque. Quand un régiment est en marche, il laisse derrière lui des émanations qui persistent longtemps encore après qu'il a passé. N'est-ce pas la preuve de l'échauffement que subissent tous ces corps jeunes sous l'influence d'un régime par trop... munitionnaire ? C'est dans le gros intestin que se remarquent les lésions anatomo-pathologiques ; c'est là aussi que se forme la dyssenterie, qui a un caractère éminemment contagieux. Quant à l'état dynamique des individus, il se caractérise par une profonde prostration. C'est alors qu'on voit les hôpitaux se remplir et bientôt ne plus suffire. Tirons de ces faits une première conséquence pratique : c'est que partout où il y a des agglomérés d'hommes, il faut veiller à la liberté du canal intestinal par l'emploi du Sedlitz Chanteaud. Dans notre article : *Diététique*, nous avons insisté sur les expériences faites avec ces sels à l'Hôtel-Dieu de Paris, dans le service de M. Andral. Nous avons la conviction que si cette précaution éliminatoire était observée, on éviterait de grands malheurs.

Quant à la prostration, qui peut amener des morts subites, on y remédiera au moyen de l'acide phosphorique et du sulfate de strychnine, à raison de dix à vingt granules (de l'une et de l'autre de ces substances) par jour.

Il faut, en outre, entretenir la fraîcheur du corps au moyen de lotions vinaigrées et, autant que possible, donner un régime analeptique.

Les matières des déjections pouvant être contagieuses, elles devront être éloignées et immédiatement neutralisées au moyen du sulfate de fer ou de l'acide salicylique. La plupart des épidémies de dyssenterie proviennent de la négligence de ce soin. Les flux sanguins seront modérés et arrêtés au moyen d'injections d'eau fraîche, puis aiguisées avec du perchlorure de fer à dose styptique.

Nous arrivons à la fièvre typhoïde. Celle-ci se localise dans les intestins grêles, aux plaques de Peyer et de Brünner, mais en tant que fièvre rémittente, elle offre des exacerbations nocturnes qu'il est nécessaire de combattre par les alcaloïdes. Ainsi, entre la température du matin et celle du soir, il y a généralement une différence en moins de 3° centigrades ; c'est le moment d'employer la vératrine ou l'aconitine. Généralement, la rémission se prolonge alors davantage, au point de permettre de passer à la quinine, de préférence l'arséniate, qui agit particulièrement contre le miasme humain, comme le sulfate de quinine contre le miasme palustre. On en donne quinze à vingt granules entre le matin et le soir, c'est-à-dire pendant la période de rémission. On a soin de tenir le corps libre au moyen du Sedlitz Chanteaud, même ou plutôt quand il y a diarrhée. Il ne faut pas perdre de vue que la contagion typhique réside spécialement dans les matières intestinales ; laver toute cette surface est donc un impérieux besoin. L'eau chargée de sel traverse rapidement le tractus intestinal, entraînant avec lui les substances délétères. Il ne faut pas craindre les irritations des plaques de Brünner et de Peyer ; au contraire, les follicules, en se dégorgeant, ne risquent pas de s'altérer.

Tel est le traitement général de la fièvre typhoïde ; quant aux traitements spéciaux, ils ressortent de l'état même des symptômes. Ainsi, on combattra les congestions ou les hypostases au moyen de ventouses sèches et de rubéfiants ; on calmera les accidents nerveux au moyen du camphre et du musc, à doses fractionnées (au 25°) ; en cas de détresse nerveuses, on donnera la strychnine et l'acide phosphorique ; le subdélire (coma vigil) sera mitigé par des granules de chlorhydrate de morphine.

Le régime sera rafraîchissant, liquide d'abord : bouillon clair ; puis émulsionné, pour arriver successivement et avec de grandes précautions aux aliments solides. Une fois là, il faudra stimuler légèrement l'estomac préférablement avec la quassine.

LX

Traitement dosimétrique des maladies cutanées.

Il y a à considérer dans les affections cutanées, au point de vue du traitement dosimétrique, leurs causes, leur marche et leurs formes.

Ici se rangent l'érythème simple, l'érisypèle franc, le zona-zoster, le pemphygus, l'eczème, l'ecthyma, l'urticaire, l'herpes phlycténoïde, les aphthes fébriles, le furoncle, le charbon, la pustule maligne, etc. Ces dernières éruptions sont extrêmement dangereuses par rapport à leur cause : le plus souvent un poison animal ; aussi se compliquent-elles, dans ce dernier cas, de symptômes ataxiques ou typhoïdes ; il faut donc recourir à la cautérisation, qu'on ne saurait employer assez tôt. Quant aux modificateurs internes, ce sont les nervins et les altérants : vératrine, aconitine, digitaline, comme dans les fièvres éruptives pour dissiper le calorique morbide, l'arséniate de strychnine et l'acide phosphorique, le camphre et le musc, pour relever la vitalité, l'arséniate de quinine contre les redoublements fébriles.

Dans tout le cours de la maladie, il faut donner, chaque matin, une cuillerée de Sedlitz Chanteaud, afin d'empêcher les saburres de s'amasser.

S'il y a des irradiations douloureuses intervertébrales, comme dans le zona, il faut recourir à la cicutine ou à l'hyosciamine et à la morphine. L'expérience démontre qu'en calmant la moelle épinière on fait cesser la douleur et le spasme. Cela est tellement vrai, qu'après le zona il reste d'ordinaire une grande faiblesse des extrémités.

Les dermatoses ou maladies de peau, proprement dites, sont dues, tantôt à des parasites : gale, teigne, etc., tantôt à des diathèses : syphilitique, scrofuleuse, cancéreuse, tuberculeuse, dartreuse, arthritique, etc., et exigent autant de traitements particuliers qu'il y a de causes.

Il faut tenir compte, avant tout, de la sensibilité exagérée de la peau, car c'est de l'abus des irritants que provient souvent la ténacité de ces éruptions.

Nous croyons utile de reproduire ici les paroles d'un médecin anglais : « C'est une erreur de croire qu'une altération du sang est le *fons et origo* de toutes les affections cutanées ; un grand nombre, tels que : zona, eczéma, érythème, urticaire, pemphygus, etc., sont dues à une action nerveuse réflexe sur les fibres sensitives transmises à l'axe cérébro-spinal et partant, soit de la peau, soit de la muqueuse intestinale. »

Le médecin anglais considère le trouble de l'innervation comme devant précéder nécessairement l'apparition d'une maladie cutanée. Pour lui, les formes spécifiques sont dues à l'élément morbifique contenu dans le sang, mais agissant sur les centres nerveux et, subsidiairement, sur les nerfs de la peau. Dans l'urticaire spontané nous voyons des ampoules se former sous l'action du froid ou au moindre frottement de la peau. Dans l'urticaire produit par les moules, le même phénomène a lieu et le malade éprouve un malaise indicible.

Si l'on excepte les affections sèches ou squameuses, les maladies cutanées se présentent le plus fréquemment chez les personnes nerveuses et très-impressionnables ; quelques-unes de ces affections se rattachent à un état anémique ou à une irrégularité des règles.

Dans les maladies de la peau, comme dans toutes celles par exsudation ou sécrétion anormale, l'humorisme, tel que l'admettaient les anciens, c'est-à-dire *cum materia*, ou les humeurs peccantes, doit être, sinon écarté, du moins réduit à sa véritable signification. C'est toujours à la vitalité qu'il faut en venir, et surtout aux agents vitaux qu'il faut recourir. Les modificateurs de la nutrition n'agissent même pas autrement.

LXI

Traitement dosimétrique de l'eczème.

S'il y a une maladie qui ressemble à une brûlure superficielle, c'est bien l'eczème : mêmes démangeaisons cuisantes, même rougeur érythémateuse. La sérosité qui suinte à travers la peau est âcre et soulève l'épiderme en vésicules. C'est une sensation de brûlure qui n'est souvent calmée que par l'eau froide. Aussi l'irritation nerveuse, dans la forme aiguë de la maladie, est-elle extrême. Chez les jeunes enfants l'eczème de la tête, des oreilles, peut donner lieu aux convulsions. Quoi de plus agaçant, de plus endiablant pourrait-on dire, que l'eczème de la vulve?

Nous ne parlons pas de la forme chronique de la maladie, où les squamules, résultant de vésicules desséchées, ont amorti la sensibilité de la peau.

C'est pour une de ces premières affections (*eczema rubrum*) que nous fûmes consulté il y a quelque temps. Le malade était couvert de plaques de la tête aux pieds; le pourtour des yeux, des narines, de l'anus, du méat urétral étaient excorié, comme s'ils avait été brûlé.

Afin de calmer la cuisson, je fis oindre les parties dénudées avec une pommade de morphine; en même temps, je fis prendre au malade une cuillerée à dessert de Sedlitz Chanteaud, le matin à jeun, dans un verre d'eau.

Mais il fallait surtout attaquer le mal à sa source. Pour combattre l'irritation nerveuse, je prescrivis la cicutine, à raison de six granules par jour (au demi-milligramme) d'abord, puis en augmentant jusqu'à dix granules, jusqu'à anesthésie de la peau, c'est-à-dire cessation des cuissons. En même temps, je donnais le bromure de potassium (au centigramme), à raison de douze et puis vingt granules, deux pour un, c'est-à-dire deux granules bromure et un granule cicutine. La peau fut adoucie avec l'eau de son et la poudre de riz, sans aucun topique. Sur les parties non excoriées on appliqua de l'ouate, avec une légère compression, afin d'empêcher le malade d'y gratter. « L'eczème, dit M. Devergie, parcourerait, comme les autres maladies, ses phases de développement, de marche, de terminaison dans un temps donné, si, dès le début, il était traité antiphlogistiquement et dans toutes les conditions d'hygiène et de repos nécessaires, sans que le malade ne cédât aux démangeaisons qui perpétuent cette affection. » L'immobilisation de la partie malade est donc le meilleur moyen d'obtenir ce repos. L'eau de son, voilà pour les soins de propreté, et la poudre de riz pour absorber la sérosité, qui est très-irritante.

Quelle avait été la cause de l'eczème que nous avons eu à traiter? Il n'en existait aucune spécifique, mais le malade était d'un tempérament lymphatico-nerveux qui prédispose singulièrement à cette affection. C'était donc contre ce dernier qu'il fallait diriger le traitement; c'est pourquoi nous avons eu recours à la cicutine et au bromure potassique.

Il est assez remarquable que M. Devergie, qui traite si compendieusement des maladies de la peau, notamment de l'eczème, ne formule pas de traitement interne. C'est le reproche qu'on peut faire à la plupart des dermatologues. Ils s'occupent plus de classifier que de traiter. L'eczème aigu doit être traité par les calmants et les antiphlogistiques. Ce n'est que lorsqu'il est passé à l'état chronique, c'est-à-dire dur, squameux, psoriasiforme, qu'on peut l'attaquer avec les modificateurs locaux, principalement l'huile de cade. Mais il faut que cette huile soit très-pure et appliquée parcimonieusement avec un tampon d'ouate finement cardée. Comme le recommande M. Devergie, la couche doit être aussi faible que possible.

LXII

Traitement dosimétrique de la goutte.

« Quand on veut tuer la goutte, elle vous tue. » Cette vérité avait déjà été reconnue par Hippocrate, bien qu'à son époque la dyscrasie arthritique fût moins fréquente qu'après, à cause de la vie plus sobre. — Nous ne prétendons pas cependant que la sobriété garantisse de la goutte, car elle tient souvent à des dispositions héréditaires qu'il n'est pas possible d'éviter.

Il faut distinguer la goutte — ou sa manifestation arthritique, laquelle ne peut être empêchée, sous peine d'accidents formidables — de son principe, qui peut être atténué, au point d'être rendu insensible.

« La goutte occulte, dit Hufeland, peut naître de deux manières et, par conséquent, être de deux espèces.

» 1° Par rétrocession de la goutte déjà développée à l'extérieur, et qui se rejette sur les parties internes (*arthritis retrograda*) Ce phénomène a lieu, tantôt d'une manière subite, au milieu d'un accès fébrile de goutte, et presque toujours alors par l'effet d'un refroidissement (*podagra retropulsa*) dont le résultat ordinaire est l'apparition d'une maladie aiguë ou inflammatoire : gastrite, apoplexie, catarrhe suffocant, aliénation mentale ; tantôt d'une manière lente. Et ici se rapporte aussi la non-manifestation d'un accès de goutte qui a l'habitude de survenir ; la connaissance de ces manifestations arthritiques repose sur celle qu'on a d'accès de goutte que le sujet éprouvait auparavant, et après la disparition desquels elles ont éclaté.

» 2° Par obstacle au développement et au dépôt de la goutte à l'extérieur par sa rétention dans des systèmes internes (*arthritis atonica*). Le plus souvent la goutte reste dans les viscères et les vaisseaux du bas-ventre qui sont à proprement parler son officine ; d'où il résulte des maladies chroniques des organes digestifs et abdominaux, particulièrement l'hypochondrie et autres affections nerveuses (ce qui fait qu'un seul accès de podragre enlève souvent ces dernières). Cependant toutes les maladies chroniques peuvent aussi provenir de la même source ; ce qui arrive très-fréquemment pour les exanthèmes et ulcères chroniques (arthritiques). En pareil cas il est beaucoup plus difficile de reconnaître le caractère arthritique de la maladie. Les principaux signes sont : descendance de parents goutteux, douleurs passagères de goutte, effet salutaire de la sueur, ou sédiment calcaire dans l'urine; influence puissante exercée sur la maladie par l'époque de l'année, le temps et surtout les variations barométriques de l'atmosphère. J'ai souvent remarqué que la goutte occulte se décelait par une sorte d'engourdissement dans un point limité de la peau, ou par une sensation analogue à celle que produirait une pelleterie ou une étoffe de laine en contact avec cette partie. »

Il est nécessaire de dégager les descriptions des vieux médecins (du reste basées sur l'observation) des explications humorales dont ils les entourent, d'autant que ce sont ces explications ou images, qui frappent surtout le vulgaire et l'induisent en erreur. Ainsi, quant à la prétendue rétrocession de la goutte, elle consiste plutôt dans le déplacement de l'irritation arthrtique, suites d'imprudences, d'écarts de régime ou d'un traitement perturbateur, comme avec les diurétiques et les drastiques. Là est, en effet, le danger des médicaments anti-goutteux.

Quant à l'obstacle au développement ou au dépôt de la goutte à l'extérieur, par sa rétention dans les systèmes internes, notamment les viscères et les vaisseaux du bas-ventre, cela veut dire que l'abdomen est le foyer de la goutte. Aussi Hufeland le reconnaît-il quand, à l'article *Pathogénie de la goutte*, il dit : « La cause prochaine de la goutte est une dyscrasie particulière des humeurs et une anomalie de la nutrition tenant à la faiblesse de la digestion et au mauvais état de la chylification. » Cela est tellement vrai, que les goutteux digèrent généralement mal et que la nutrition ne leur profite pas. Les uns sont maigres, les autres replets. Ce dernier mot dit tout, puisqu'il montre que les matériaux de la nutrition sont détournés de leur destination naturelle. La plupart des goutteux (les riches) cherchent un remède à leur mal dans les raffinements de la table; quoique viveurs, ils sentent que les excès de table leur sont nuisibles.

Cela étant, quel est le régime qui convient aux goutteux ? Assurément un régime naturel. Les gens de la campagne (à moins d'appartenir à la classe des rentiers ou des hommes d'affaires) ont rarement la goutte, parce qu'ils sont sobres : la maladie n'a donc pu, dans cette catégorie de la société, s'établir héréditairement.

D'ailleurs, on exagère les legs de famille : on hérite des goûts des parents comme de leur écus, et ce sont souvent ces derniers qui constituent le danger.

Il n'est donc pas impossible à un goutteux, en menant une vie active et sobre, de se débarrasser de cet hôte incommode. Mais il est un autre moyen : c'est d'éliminer insensiblement et journellement les principes goutteux par l'emploi du Sedlitz Chanteaud.

En outre, il devra activer ses digestions par les granules de quassine ; comme aussi la diurèse par la colchicine : cinq à six granules de cette dernière, par jour, aux approches de la goutte, suffiront. Il importe d'empêcher l'acide urique de se former outre mesure, et ainsi d'attaquer les tissus blancs, en provoquant des incrustations d'urate de chaux : pour cela ils feront usage du benzoate de lithine, conjointement avec la quassine : 4 à 5 granules de chaque, aux repas.

Voilà quels nous paraissent les moyens, non de guérir la goutte, mais de l'éliminer insensiblement. Tous les remèdes anti-goutteux qui ne sont pas basés sur la physiologie sont nuisibles, sinon mortels.

Quant aux accès de goutte, il faut les mitiger par la strychnine, l'aconitine, la digitaline.

LXIII

Médecine dosimétrique expérimentale.

Il y a une vingtaine d'années, Cl. Bernard disait : « Il faut analyser les actions complexes des médicaments et les réduire à des actions plus simples et exactement déterminées..... Les expériences sur les animaux permettent seules de faire convenablement des analyses physiologiques qui éclaireront et expliqueront les effets médicamenteux qu'on observe chez l'homme. Nous voyons, en effet, que tout ce que nous constatons chez ce dernier se retrouve chez les animaux et *vice versâ*, seulement avec des particularités que la diversité des organismes explique ; mais au fond la nature des actions physiologiques est la même. Il ne saurait en être autrement, car sans cela n'y aurait jamais de science physiologique, *ni de science médicale.* »

C'est en suivant ce courant d'idées que l'illustre professeur du Collége de France est parvenu à déterminer l'action de divers principes extractifs : entre autres ceux de l'opium et du curare. Avant ces expériences, on en était à se demander : « Pourquoi l'opium fait-il dormir ? » Il aurait fallu plutôt demander pourquoi il ne fait pas dormir, car on sait aujourd'hui qu'indépendamment de principes narcotisants, il renferme des principes convulsivants ; contrairement au curare, qui épuise l'incitabilité nerveuse.

Ces études, reprises par d'autres expérimentateurs, ont fait voir que certains principes, toxiques pour l'homme, ne le sont pas, au même degré, pour les animaux : ainsi la narcéine fait mieux dormir les bêtes que la morphine, tandis que c'est le contraire chez l'homme.

La morphine ou la narcéine, jointe au chloroforme, donne des phénomènes très-curieux : ainsi l'anesthésie chloroformique se prolonge chez les animaux après qu'on leur a donné de l'opium ; le même résultat a été obtenu chez l'homme : Nussbaum ayant pratiqué une injection hypodermique d'acétate de morphine à un malade qu'il opérait et qui était soumis à l'action du chloroforme, vit que l'opéré ne se réveilla pas comme d'ordinaire et dormit tranquillement pendant onze heures. Durant ce sommeil, il était insensible à la douleur. Nous avons vérifié ce fait dans notre pratique et l'avons appliqué dans divers cas où nous avons reconnu qu'en associant de faibles doses de chloroforme à un sel de morphine, on détermine, pour plusieurs heures, une insensibilité complète, sans qu'il y ait nécessairement sommeil.

Un autre expérimentateur, M. Rabuteau, a exécuté l'expérience suivante : « Un chien, auquel on avait donné cinq centigrammes de narcéine, et qui fut ensuite endormi par le chloroforme, ne sentait plus rien au réveil ; il marchait dans le laboratoire, reconnaissait la voix qui l'appelait, mais était totalement privé de sensibilité : on pouvait le pincer, le piquer, lui marcher sur les pattes, sans qu'il manifestât la moindre souffrance. Cet état extraordinaire chez un animal parfaitement éveillé, dura plusieurs heures. Le lendemain, la sensibilité était revenue.

On a argué du danger qu'il y aurait à employer en même temps la morphine et le chloroforme chez l'homme ; ce danger est entièrement supprimé quand on administre le chloral et la morphine. Une expérience déjà longue, nous permet de confirmer l'efficacité de cette combinaison. La quantité de chloral est alors très-faible, comparativement à celle qu'il faut quand on administre ce moyen hypnotique seul : on sait, en effet, que cet aldéhyde trichloré ne diffère de l'alcool ordinaire que par du chlore en plus et de l'hydrate en moins ; aussi produit-il des symptômes d'ébriété avec mal de tête et dérangement des voies digestives.

On connaît les beaux travaux de M. Martin Damourette sur la cicutine, et on comprend ainsi les bons effets que les anciens médecins ont su tirer de la plante récoltée à l'état sauvage, qui nous fait presque complétement défaut aujourd'hui. Sous ce rapport la médecine gagne tout à employer les alcaloïdes.

Une question sur laquelle les thérapeutistes auront dorénavant à fixer leur attention, et qui ne pourra être résolue que par l'expérimentation, c'est l'antagonisme de certains principes actifs des végétaux : ainsi l'*hyosciamine* et l'*atropine* dilatent la pupille, la *curarine* la resserre, ainsi que la *morphine*. On peut quelquefois obtenir de la combinaison de ces deux moyens des effets neutres ou curatifs, sans devoir recourir à l'explication des *Contraria contrariis* ou des *Similia similibus*.

Ainsi, certains spasmes douloureux se détendent facilement quand on emploie simultanément l'atropine et la morphine. C'est ce que les anciens avaient compris, en associant la belladone à l'opium.

Puisque nous en sommes sur le chapitre des alcaloïdes, nous demanderons si on aurait osé en faire emploi chez l'homme sans les expériences sur les animaux ? Veut-on *voir* l'action de la digitaline sur le cœur, on n'a qu'à prendre une grenouille : une quantité de cet alcaloïde, quelque faible qu'elle soit, ralentit et arrête les mouvements du cœur de ce batracien, au point qu'on s'est servi de cette expérience pour découvrir la présence de l'alcaloïde dans un mélange qui ne donnait plus lieu à aucune réaction chimique.

Parmi les médicaments héroïques nous devons placer l'acide arsénieux et ses sels : où en serions-nous sans les expériences sur les animaux (1) ? Ici encore, c'est la médecine vétérinaire qui a montré la voie à la médecine humaine. Il en sera de même, désormais, pour tous les progrès de la thérapeutique. Chaque substance nouvelle que découvre ou *crée* (2) la chimie organique, et dont plusieurs recèlent certainement des vertus médicinales, doit être expérimentée sur des animaux avant de pouv oir l'être sur l'homme. Nous citerons un produit nouveau qui, grâce à la médecine vétérinaire, restera acquis à la médecine humaine : nous voulons parler du *camphre bromé*, qui a toutes les propriétés du camphre et du brome, sans aucun de leurs inconvénients. Un jeune taureau destiné à l'engraissement, mais qui, étant en chaleur, ne faisait que maigrir, était dangereux à approcher ; nous conseillâmes l'emploi du camphre bromé, à raison de six granules par jour, chaque fois dans un bol miellé. L'effet fut prompt, car le surlendemain l'animal était parfaitement calme. Il engraissa à vue d'œil. En médecine humaine, le camphre bromé rendra les mêmes services dans tous les éréthismes nerveux puisant leur source dans la moelle épinière. On sait que le bromure de potassium a été préconisé, en France et en Angleterre, dans l'épilepsie ; malheureusement, cette terrible névrose est presque toujours au-dessus des ressources de l'art parce qu'elle tient à une sclérose (voir plus loin l'article sur cette maladie). En médecine, le scepticisme est né de l'action incertaine des médicaments allopathiques ; ce serait tomber dans le même danger que d'admettre pour les médicaments dosimétriques une vertu curative absolue. Mais de ce que la digitaline ne guérit pas une affection organique du

---

(1) Nous exprimerons ici un regret : c'est qu'il est fâcheux que les Écoles de médecine vétérinaire soient tenues à l'écart des Universités ou des Écoles de médecine humaine. Ces établissements se prêteraient un mutuel secours.

(2) Nous soulignons le mot *créer*, parce que la science est parvenue à imiter la nature et à créer ainsi des produits analogues : des essences, par exemple, pour lesquelles l'industrie n'a plus recours aux fleurs.

cœur, faudrait-il conclure que cet alcaloïde n'exerce aucune action sur cet organe ? Le grand point est de bien déterminer les indications. Dans les cas qu'on ne peut guérir, il faut s'appliquer à soulager le malade et non l'abandonner à la maladie, comme la proie à l'hydre. Il faut donc étendre la thérapeutique au lieu de la circonscrire ou de l'annuler, comme font les médecins expectants, ces tristes sceptiques, qui assistent d'un cœur sec à la désorganisation de l'organisme vivant, comptant se rattraper sur l'anatomie pathologique.

La médecine vétérinaire nous est donc, à nous médecins, plus nécessaire que jamais, puisque c'est d'elle seule que peuvent venir les progrès de l'art de guérir. L'étude des effets des médicaments sur l'organisme sain est très-compliquée, alors même qu'on se sert des substances simples. Il en est de même dans l'état pathologique : il ne s'agit pas seulement d'analyser les symptômes apparents des maladies, de discerner les parties atteintes et de déterminer le genre d'altération qu'elles ont éprouvé, il faut rechercher et établir les changements survenus dans la composition immédiate des sécrétions, des excrétions, ainsi que les voies et les modes d'élimination de la substance active et, avec elle, du principe morbide. Il faut donc que la médecine humaine s'appuie sur la médecine vétérinaire, laquelle est d'autant mieux à même de résoudre ces questions que son champ d'observation est plus nettement tracé. Les maladies des animaux sont généralement plus franches que celles de l'homme, à cause du genre de vie des premiers et des écarts moins considérables de la vie naturelle; les agents thérapeutiques ont donc une action bien plus certaine. Nous ajouterons que les doses, même pour les grands animaux, ne diffèrent pas tant qu'on pourrait le croire des doses usitées pour l'homme. Mais, en fût-il ainsi, il n'y aurait aucune difficulté, puisque, en dosimétrie, il est de règle d'aller graduellement jusqu'à effet utile. L'exemple du camphre bromé, que nous venons de citer, prouve qu'avec des doses relativement restreintes on peut, chez les grands animaux, obtenir des effets plus certains qu'avec des doses exagérées. Sans tomber dans l'homœopathie, il y a un juste rapport entre la maladie et le remède, où il ne faut rester en deçà, ni aller au delà. Ce rapport existe dans le degré de tension de la fibre organique et la nature chimique des corps médicamenteux : ainsi, il y a une loi constante de dynamicité qui veut que l'action du médicament soit répétée à des intervalles d'autant plus rapprochés que la maladie est plus aiguë. Qu'on remarque bien que nous ne disons pas la masse du médicament, celle-ci étant plutôt un obstacle : un milligramme d'un médicament très-divisé produit plus d'effet que tout un gramme en masse compacte. Les allopathes se trompent avec leurs remèdes grossiers : telles pilules, tels bols traversent le tractus intestinal, où ils occasionnent des dérangements, et se retrouvent intacts à leur sortie. C'est comme avec les aliments mal préparés.

Il n'y a donc aucun danger à donner les alcaloïdes les plus énergiques, tels que l'aconitine, la vératrine, l'atropine, puisque la dose, en une fois, n'est pas toxique et que l'acuité du mal y oppose une résistance plus grande.

Dans les maladies chroniques la règle est l'inverse, c'est-à-dire que les intervalles entre les prises du médicament doivent être plus longs ; mais ici on choisit généralement les substances qui, par leur composition chimique, ont une énergie très-grande sous un volume restreint : ainsi des sels métalliques solubles, dont l'action est en raison directe du poids atomique du métal contenu dans le sel. Ce poids étant en raison inverse des chaleurs spécifiques, on peut formuler la loi suivante : « Les métaux sont d'autant plus actifs que leur chaleur spécifique est plus faible. » La loi est la même pour les métalloïdes de la famille de l'oxygène ; elle est inverse pour ceux qui sont congénères du chlore et pour ceux de la classe de l'arsenic. Cette loi, due aux persévérantes recherches de M. Rabuteau, a été confirmée par les faits, et il est facile d'en apprécier l'intérêt pratique. Lorsqu'un médecin aura désormais à choisir entre divers sels, il lui suffira pour en reconnaître immédiatement les activités respectives, et, par suite, pour en déterminer les doses, de consulter une table des poids atomiques. Lorsqu'un physiologiste voudra éprouver l'action d'un composé métallique, il pourra en prédire l'intensité relative et régler en conséquence ses expérimentations. Quand, il y a quelque années, on essaya sur des animaux l'influence des sels de thallium, un des métaux que l'analyse spectrale venait de révéler, on fut tout surpris de constater que ces sels, si ressemblants d'ailleurs avec ceux de soude et de potasse, étaient néanmoins fortement toxiques : c'est que le poids atomique du thallium est très-élevé : sa puissance toxique est donc en parfait accord avec loi de M. Rabuteau.

Mais ce n'est pas tout ; la science nous permet de suivre les métamorphoses que les substances médicamenteuses subissent au sein de l'organisme vivant. Ainsi, en 1868, un chimiste allemand, M. Libreich, partant de ce fait que le chloral peut être dédoublé, par les alcalis. en chloroforme et en acide formique, pensa qu'un semblable dédoublement peut avoir lieu dans l'organisme vivant aussi bien que dans une cornue de laboratoire ; il tenta l'expérience, et la nature lui répondit affirmativement. Le chloral se décompose, en effet, dans l'économie, au contact des alcalis du sang ; il y engendre du chloroforme, mais avec une telle mesure et une telle lenteur que le sommeil provoqué peut durer plusieurs heures. Ce sommeil, moins profond et plus calme que celui avec le chloroforme, a de plus cet avantage de pouvoir être prolongé sans inconvénient avec de nouvelles doses du composé anesthésique.

On voit dans quelles voies nouvelles des recherches analogues feront entrer la thérapeutique. Mais ici il faut le laboratoire vivant, c'est-à-dire l'animal.

LXIV

De l'action excito-motrice des alcaloïdes.

On s'occupe beaucoup, en ce moment, de l'action excito-motrice du sulfate de quinine dans les métrorrhagies, en remplacement du seigle ergoté.

C'est d'un bon augure pour la thérapeutique ; cela prouve que les médecins veulent enfin sortir du rôle expectant où les incertitudes de la polypharmacie les avaient obligés de se retrancher.

Seulement on peut se demander pourquoi l'expérimentation ne se diversifie pas, et pourquoi, au lieu de se borner à un alcaloïde, elle ne s'étend pas à toute la série des mêmes agents, dont plusieurs, à n'en pas douter, donneraient des résultats encore plus satisfaisants ?

Et d'abord faut-il abandonner, proscrire l'ergot de seigle, comme il paraît qu'il y a tendance ?

Nous pensons que ce serait une imprudence qu'on aurait à regretter dans les inerties complètes de la matrice, où le col de la matrice est béant comme une gueule de pompe ; de même que dans les fortes hémoptysies, où le malade lance du sang à flot.

Le sulfate de quinine abat le molimen ou fièvre hémorrhagique : sous ce rapport nous citerons des exemples de fièvres hémorrhagiques empruntés à la grande épidémie de fièvre pernicieuse de 1826. A cette époque nous étions interne à l'hôpital civil de Gand (il y a plus de 50 ans) et, étant au service de médecine, nous avions à enregistrer chaque soir les entrants : c'étaient, la plupart, des individus venant du canal de Terneuzen, qu'on creusait en ce moment, et qui avait été cause de la terrible épidémie, régnant alors également dans la Nord-Hollande, à Groeningue.

Beaucoup de ces malades étaient hémoptysiques et inscrits comme tels : le lendemain, l'hémorrhagie avait disparu, pour reparaître le surlendemain ou le troisième jour, selon le type de la fièvre. On administrait le sulfate de quinine à haute dose et l'hémoptysie ne se reproduisait plus.

Il en fut de même des accès comateux, qui prenaient également la forme hémorrhagique ou apoplectique quand ils n'étaient pas coupés à temps.

Ceci dit, voyons quels sont les sels qui pourraient être également expérimentés.

En tête nous plaçons l'arséniate de quinine, surtout chez les personnes très-épuisées : on en fait prendre deux granules de quart d'heure en quart d'heure et on voit jusqu'où il faut aller.

Dans les cas d'inertie complète de la matrice, on pourra recourir à l'arséniate de strychnine, également à la dose de deux granules par quart d'heure.

L'hydro-ferro-cyanate de quinine a, je pense, des chances de succès; quoiqu'on prétende que c'est un produit mal défini, il a des effets que ne donne pas toujours le sulfate de quinine : ainsi il calme les poussées ou douleurs abdominales qui vont jusqu'à simuler la péritonite. Même dans cette dernière, pendant la période de sidération, il est très-utile pour modérer la réaction.

C'est ainsi que nous le donnons, au début du traumatisme, chez les individus exténués par la souffrance ou des pertes sanguines.

L'aconitine produit le même effet, et on sait combien Chassaignac insistait sur l'emploi de l'alcoolature d'aconit avant d'opérer; ou ce qu'il nommait l'*entraînement chirurgical*.

Ce que nous venons de dire de la quinine s'applique à tous les alcaloïdes : aconitine, vératrine, digitaline, etc. Tous ont une action excito-motrice; ils resserrent les vaisseaux et leur permettent ainsi de résister aux coups de piston rapides et violents du cœur.

LXV

De la médecine dosimétrique au point de vue des constitutions médicales.

D'où est venu ce mot : *Constitution médicale ?* De ce qu'on a remarqué que sous l'influence de certains états atmosphériques les maladies régnantes changent de caractère, quelle que soit leur localisation ; ainsi une bronchite n'est pas toujours semblable à elle-même : tantôt spasmodique, tantôt congestive ; tantôt se généralisant, comme la grippe, l'*influenza*, désignation qui se rappporte également à la constitution médicale Cette remarque est fort ancienne puisqu'elle remonte à Hippocrate.

C'est de ces changements que sont venues les versatilités apparentes de la médecine — ou les systèmes. — Successivement, on a *saigné, purgé, stimulé, débilité*, et le public, qui ne voit que la superficie des choses, a cru qu'il en était de la médecine comme de la mode qui chaque année change.

Le fait est que la médecine, elle, n'a pas changé ; c'est la nature seule qui change. — *Dona mobile,* comme disent les Italiens d'à présent. Ou plutôt la nature observe les lois qu'elle a faites — comme les rois honnêtes la constitution qu'ils ont jurée. Sous ce rapport, nous en sommes comme au temps d'Hippocrate, c'est-à-dire qu'en médecine il n'y a rien d'absolu ; elle subit la loi des *constitutions médicales ;* seulement, au lieu d'être dans l'ignorance la plus complète de la cause de ces changements, la science nous met, en quelque sorte, dans le secret de la nature, et nous permet d'appliquer les remèdes qu'elle-même (la nature) a soin de nous indiquer. Car il n'y a qu'à jeter les yeux autour de nous : partout nous voyons le remède à côté du mal.

Nous sommes loin du temps où l'air était regardé comme un *élément* nous en connaissons la composition chimique ; mais, en dehors de l'oxygène et de l'azote qui en assurent la composition invariable, la physique expérimentale y fait découvrir un principe tout aussi important, peut-être plus vital : nous voulons parler de l'*ozone*.

On sait qu'en 1785, un savant hollandais, le professeur Van Marum, directeur du Teyler's Genootschap, à Harlem (1), a, le premier, établi par des expériences directes que lorsqu'on renferme de l'oxygène dans un tube de verre, et qu'on y fait passer une série d'étincelles électriques, il se produit la même odeur que lorsque la foudre tombe. Ces expériences restèrent sans suite et dans l'oubli jusqu'en 1840, où le professeur Schoenbein (de Bâle), frappé de l'odeur de l'oxygène provenant de la décomposition de l'eau par la pile, la compara (l'odeur) à celle qui émane du plateau d'une machine électrique en mouvement. Il donna le nom d'*Ozone* (Οζειν) à cet oxygène amené à *un état particulier*, soit sous l'influence des décharges électriques, soit en le faisant passer à l'état d'air humide sur du phosphore, à la température de 20 à 25° centigrades.

Le savant suisse constata, en outre, qu'on ne recueille d'oxygène odorant qu'en prenant pour électrodes du platine ou de l'or, tandis qu'avec les métaux oxydables on n'obtient que de l'oxygène ordinaire. L'ozone se distingue donc par son pouvoir oxydant; à la température ordinaire, il oxyde la plupart des substances organiques et inorganiques.

On reconnaît la présence de l'ozone dans l'air au moyen de l'ozonomètre de Schoenbein. On sait que cet instrument consiste en une bande de papier qu'on a plongée dans un mélange de colle d'amidon et d'une petite quantité d'iodure de potassium. L'ozone décompose ce dernier sel, et l'iode, devenu libre, bleuit le papier. La moindre quantité d'ozone peut ainsi être constatée dans l'air, à cause de la sensibilité du réactif. Or, la quantité d'ozone répandue dans l'air exerce une grande influence sur la santé ; ainsi on a observé que certaines épidémies coïncident avec une augmentation ou une diminution de ce principe. S'il est en excès — ce qu'on reconnaîtra à la nuance bleu-violet foncé de l'ozonoscope — il impressionne vivement les voies respiratoires, et les bronchites se multiplient jusqu'à former une épidémie de grippe. C'est ce qui résulte des observations faites, à Berlin, par le professeur Schoenbein, pendant une épidémie de cette nature. Dans les épidémies de choléra indien observées

---

(1) Teyler était un riche négociant qui affecta une partie de son immense fortune, acquise par son travail (il n'y a que cette source pure qui inspire les sentiments généreux), à la création d'un établissement scientifique qui porte aujourd'hui son nom, et qui est installé dans la demeure même qu'il habita. Teyler fut mieux inspiré que ces rois d'Égypte qui se firent construire des pyramides pour tombeaux, et dont le nom rappelle la souffrance du peuple qu'ils ont foulé, pressuré.

en Europe, l'ozone a fait complétement défaut dans les localités où la maladie sévissait. Il en a été de même dans les épidémies des voies gastriques et celles de miasmes palustres ; en sorte qu'on peut considérer l'ozone comme un des excitants les plus énergiques de la vitalité. Cet excitant vient-il à manquer, toute résistance vitale cesse et nous sommes livrés sans défense aux maladies épidémiques (1).

A cet égard rien de plus explicite que les expériences faites dans les hôpitaux. En 1855, un chimiste (Bérigny) plaça des papiers ozonométriques dans les salles des blessés et des fiévreux à l'hôpital militaire de Versailles (les fenêtres restant ouvertes tout le jour) et d'autres papiers de même espèce dans la cour. Les premiers papiers, exposés pendant 12, 24, 36, 48 heures et même quinze jours, n'ont révélé aucune trace d'ozone ; les autres, placés aux quatre angles de la cour, en ont fourni des indices prononcés. Les papiers réactifs retirés des salles et mis en expérience dans la cour, s'y sont montrés aussi sensibles à l'ozone que des papiers nouveaux exposés simultanément dans la cour. Dans une salle vaste et bien aérée, qui depuis un mois était restée vide, le papier ozonométrique s'est comporté comme dans la cour.

Un autre chimiste, — M. James, — à Sedan, a obtenu des résultats semblables : tandis qu'il constatait la nuance 8 avec l'ozonomètre, dans son jardin, il n'obtenait que la nuance 6 dans la cour de l'hôpital militaire, et, malgré l'ouverture des fenêtres, nulle trace d'ozone dans les salles de cet établissement, qui est isolé et situé dans l'endroit le plus élevé de la ville.

L'ozone a une propriété désinfectante analogue a celle du chlore : les chairs putréfiées perdent leur odeur et se purifient complétement dans une atmosphère ozonisée.

On ne saurait ne pas reconnaître l'importance de ces observations, ni assez engager les médecins et les autorités publiques à les multiplier. Dans chaque appartement, dans chaque salle publique, dans les cours, les squares, les rues, il devrait y avoir des ozonoscopes pour se renseigner sur l'état épidémique de l'atmosphère et prendre les précautions voulues. Il est nécessaire de fournir à l'air ambiant le plus de chlore possible, afin, en temps d'épidémie, de tuer les organites qui y sont répandus et qui, à un moment donné, produisent des maladies infectieuses, contaminantes ou contagieuses (2). Le régime et le traitement doit être à l'avenant de ces constatations : excitant ou déprimant.

(1) Peut-être l'ozone tue-t-elle les microbes par son pouvoir oxydant.

(2) Il nous paraît qu'on doit établir une distinction entre les maladies par *infection* et les maladies par *contagion*, ces dernières d'autant plus dangereuses que rien ne révèle leur existence, si ce n'est

Et c'est ainsi que dans certaines épidémies on a vu réussir tantôt les saignées, tantôt les toniques. Il en sera de l'ozonomètre comme du thermomètre et du baromètre : on saura quand il faut se tonifier et quand, au contraire, il faut se rafraîchir. En un mot, on sera juge de son régime, car on n'a pas toujours un médecin à côté de soi, et d'ailleurs il est ridicule de faire des demandes oiseuses (comme le *Malade imaginaire* : « Combien il faut mettre de grains de sel dans un œuf à la coque »).

Nous disions que l'ozone a une propriété désinfectante analogue à celle du chlore : de là l'utilité de ce dernier dans les appartements et les salles publiques où l'ozone disparaît avec une grande rapidité, même quand les fenêtres restent ouvertes, comme on vient de le voir par les expériences faites dans les hôpitaux militaires de Versailles et de Sedan ; à plus forte raison des sels de chlore et d'iode ; aussi n'avons-nous pas hésité à recommander, surtout par les temps de choléra, les sels de chlore au tri-chlorure d'iode. A cause de l'importance du sujet, on nous permettra d'entrer ici dans quelques détails sur la composition de ces sels. — C'est le composé solide, volatil, facilement décomposable, qui prend naissance lorsqu'on fait absorber à de l'iode pur et sec tout le chlore gazeux avec lequel il est susceptible d'entrer en combinaison. Le premier produit que l'on obtient est liquide et d'un rouge brun qui, vu en masse, paraît noir. C'est un proto-chlorure pouvant tenir en dissolution une portion plus ou moins grande d'iode. Mais à mesure que l'absorption du chlore s'effectue, on voit la masse se solidifier, devenir cristalline et passer par des teintes diverses : brune hyacinthe, rouge brique, rouge orangé, et enfin jaune rougeâtre. C'est le composé cristallin jaune rougeâtre qui renferme le plus de chlore. Si l'on a d'abord pesé l'iode et que l'on pèse ensuite le produit obtenu, on trouve que ce dernier renferme 1 équivalent d'iode pour 3 de chlore : c'est donc un tri-chlorure d'iode. L'iode permet ainsi de solidifier et d'obtenir sous un petit volume une très-grande quantité de chlore, pouvant au besoin se dégager facilement par la décomposition spontanée du produit. Mais l'iode n'est pas seulement dans ce cas un simple agent de condensation ; il possède des propriétés analogues à celle du chlore : il est, comme lui, un désinfectant, ce qui n'a rien d'étonnant, puisque ces deux corps appartiennent à la même famille naturelle : celle des *chloroïdes*, laquelle comprend le chlore, le brome, l'iode et le fluor. Les vases qui renferment le perchlorure d'iode, après qu'on les a ouverts et fermés un certain nombre de fois, se tapissent de longs et

la propagation de la maladie même. On peut dire que les maladies infectieuses se corrigent souvent elles-mêmes par l'intensité des gaz putrides : ainsi dans la première épidémie de choléra, les ouvriers équarisseurs, boyaudiers, vidangeurs, ont été préservés.

larges prismes d'un rouge hyacinthe magnifique qui, en raison des circonstances dans lesquelles ils se forment, paraissent constituer un composé intermédiaire entre le proto-chlorure liquide et le tri-chlorure solide jaune orangé. C'est le tri-chlorure ou perchlorure, c'est-à-dire le composé le plus chloruré, qu'on doit faire servir à la préparation des *sels de chlore*. Une couche légère de sel inactif et indécomposable (sulfate potassique grabelé) s'oppose à une vaporisation trop rapide du produit chloré, en même temps qu'elle permet d'éviter la déperdition de ce produit, lorsque les flacons, étant débouchés, viennent à être accidentellement renversés.

La dénomination de *sels de chlore* n'a point pour but de tenir secrète la nature du produit, mais en rappelle, au contraire, la composition, comme les flacons aux cristaux de sulfate de potasse imprégnés d'acide acétique, connus sous le nom de *sels de vinaigre*. Il ne s'agit donc nullement d'un *remède secret*, mais d'un moyen dont les effets peuvent être constatés scientifiquement.

Pour résumer cet article, nous dirons que la médecine vient d'entrer dans une phase nouvelle ; au lieu des dénominations vagues de : *miasmes, effluves,* nous connaissons les agents morbigènes, ainsi que les moyens de nous y opposer(1). Rétablir l'atmosphère dans ses conditions normales n'est pas en notre pouvoir ; la nature est un milieu tellement vaste que nos moyens artificiels ne pourraient le remplir ; mais nous pouvons neutraliser les *mauvaises influences*, en attendant que l'équilibre se rétablisse. C'est ce que nous faisons par les moyens externes ou les inhalations de chlore, et les moyens internes ou l'administration des alcaloïdes, des arséniates, comme aussi des chloroïdes tels que l'iode et le brome. C'est à la médecine à entrer franchement dans cette voie expérimentale, laissant là l'empirisme, ce mauvais conducteur qui n'a pas même l'instinct du *chien de l'aveugle.*

(1) Dans ces derniers temps on a fait jouer un grand rôle aux bactéries et vibrions dans la production des maladies infectieuses ; mais la science n'a pas dit son dernier mot sur ce point.

LXVI

Emploi de la strychnine et de l'électricité dans le choléra.

Nous avons traité dans notre livre sur le *Choléra indien*, des secours à donner aux cholériques par l'électricité et la strychnine ; l'importance de cette médication physico-vitale, nous engage à y revenir ici. Toute crainte quant à la réapparition du fléau indien n'est pas dissipée ; la question reste donc à l'ordre du jour (1).

Ce fut en 1822 qu'un observateur judicieux, — Segalas, — dans le *Journal de physiologie expérimentale*, fit remarquer l'analogie d'action qui existe entre la strychnine, la brucine et l'électricité. Chose remarquable, sans avoir connaissance l'un de l'autre, et en même temps, le docteur Mandt, à Saint-Pétersbourg, faisait usage de l'extrait alcoolique de noix vomique, dans l'épidémie cholérique de 1853-54, et nous, nous employions, à Gand, dans cette même épidémie, les courants galvano-électriques.

Nous croyons utile et opportun de reproduire ici ces expériences peu connues. Avec les facilités d'application que présentent les appareils actuels, l'électricité deviendra un des moyens de secours les plus prompts et les plus efficaces.

PREMIÈRE EXPÉRIENCE. — *Choléra au 1ᵉʳ degré*. — Un ouvrier de fabrique entrait à l'hôpital à l'heure de notre service. Son allure indiquait une profonde souffrance ; il se traînait plutôt qu'il ne marchait, se tordant le ventre dans ses mains crispées. Sa physionomie avait cette expression particulière à laquelle on reconnaît le fléau asiatique. Sa

____

(1) Nous aurions tort de nous appuyer sur l'époque avancée de l'année pour croire que le choléra va prendre ses quartiers d'hiver. — En 1853 la maladie parut en automne et continua à sévir pendant les premiers mois de 1854.

voix était brisée, la peau commençait à perdre sa chaleur et son élasticité. Les veines superficielles avaient cependant encore leur rénitence et le sang sa circulation. Le malade nous dit avoir été pris dans la matinée de diarrhée, mais que déjà, depuis plusieurs jours, il avait éprouvé un dérangement de ventre, avec coliques et légères crampes. Il est évident que le choléra débutait chez cet individu, et que, peut-être, quelques heures encore, il eût été trop tard. Il fut immédiatement mis au lit et électrisé. (Comme les effets ont été plus marqués dans les cas suivants, nous les décrirons avec ces derniers.) Il ne fallut guère que quinze à vingt minutes pour rappeler la chaleur. Dans le courant de la journée la réaction s'établit franchement; l'urine coula en abondance, signe certain que le mal avait cessé. La convalescence fut régulière. Il n'y eut pas de congestions

Deuxième expérience. — *Choléra au 2me degré.* — Un ouvrier de fabrique (12 ans), d'une constitution chétive, est amené à l'hôpital vers onze heures du matin. Le mal s'était déclaré par des crampes et des vomissements. La diarrhée existait de la veille. L'état algide était déjà avancé et il y avait commencement de cyanose. Les veines superficielles, sans rénitence, marbraient la peau, qui était sans élasticité.

Le malade fut immédiatement emmailloté tout nu, et soumis à l'électricité. A en juger par ses cris et ses contorsions, la sensation dut être fort vive et exigea de grands ménagements dans l'application des excitateurs, qu'on ne laissa agir, chaque fois, que pendant une demi-minute, avec des temps de repos de quatre à cinq minutes. L'excitation portée sur les nerfs pneumogastriques, et diaphragmatiques, à leur entrée dans la poitrine, détermina une respiration haletante, comme après une longue course. Sur les muscles abdominaux elle provoqua de profondes expirations, qui eurent pour effet de dégager les poumons déjà engoués. Sous l'influence des courants électriques les muscles des membres inférieurs furent agités de mouvements de flexion et d'extension, au point qu'on eut de la peine à maintenir le malade dans son maillot. Cette agitation fut favorable à la réaction, et celle-ci fut complète au bout d'une heure et demie, sans aucune congestion. Le malade fut ensuite changé de linge et placé dans un lit bien bassiné. Les urines ne tardèrent pas à couler abondantes et limpides. Un honorable confrère, feu le docteur Van Overloop, a vu le malade le lendemain et n'a pu s'empêcher d'admirer une convalescence si prompte.

Troisième expérience. — *Choléra au 3me degré.* — Le sujet de cette observation est une nourrice de l'hôpital des enfants, femme de 23 ans, d'un tempérament sanguin et habituellement haute en couleur. Elle avait ressenti les premières atteintes du mal le matin même; l'algidité et la cyanose étaient complètes. Le sang ne circulait plus dans les veines. La voix était éteinte et il y avait à peine assez de force pour produire quelques crampes et vomissements. La malade fut traitée de la manière habituelle; on eut soin surtout de faire agir l'excitateur sur la moelle épinière et le centre épigastrique. A chaque application la malade se plaignit d'une vive cuisson. Des attouchements réitérés provoquèrent de fortes contractions musculaires, la respiration devint haletante, la voix reprit momentanément son timbre. Au bout de peu de temps (une demi-heure), une chaleur halitueuse commença à se développer, d'abord au cou et à la région du cœur; en même temps les crampes disparurent. La malade fut alors laissée tranquille, et on lui donna à boire par petites gorgées. La chaleur et la transpiration se maintinrent, mais la réaction ne fut pas franche; il était évident que la circulation ne se rétablissait pas et que la stase veineuse se maintenait sur différents points. La malade, quoique présente, était dans cet état délirant propre au cerveau embarrassé de sang noir. La diarrhée reprit et, avec elle, la température s'abaissa de nouveau. On appliqua des synapismes aux extrémités inférieures et des fomentations froides sur le front. Une potion opiacée et éthérée fut administrée à l'intérieur. La somnolence ayant augmenté, nous fîmes appliquer deux sangsues dans chaque narine. On était alors au troisième jour de la maladie. Presque immédiatement après que le sang eût commencé à couler, la malade tomba dans un affaissement profond et expira dans cet état d'indifférence propre au choléra.

L'autopsie fit voir les méninges exsangues et brillantes de sécheresse. Le cerveau était dans son état normal; nulle part ni épanchements ni exsudations inflammatoires. Les poumons étaient gorgés de sang noir dans les parties déclives. Les plèvres, comme les méninges, étaient sèches. Il en était de même du péritoine. Les glandes de Peyer et de Brunner légèrement hypertrophiées. La vessie vide et contractée sur elle-même. Un sang sirupeux et gluant remplissait les veines; vu au microscope, il avait complétement perdu sa composition globulaire.

Ces lésions sont celles que le choléra laisse toujours à sa suite. Comme dans le typhus et les autres fièvres graves, on ne saurait y voir la cause de la maladie, mais plutôt ses effets plus ou moins immédiats. La stagnation du sang dans tous les points de la périphérie et sa décomposition générale sont surtout caractéristiques.

QUATRIÈME EXPÉRIENCE. — *Choléra au 3ᵐᵉ degré, choléra sec.* — Une jeune fille est amenée à l'hôpital, sans crampes, vomissements, ni déjections alvines. La sidération nerveuse avait eu lieu en quelques heures. La voix était complétement éteinte. Il y avait absence à peu près complète de pouls et de sensibilité. L'électricité parvint à ramener momentanément la chaleur, mais la réaction ne se soutint point. La malade s'éteignit presque sans donner des signes de respiration.

RÉFLEXIONS. — Pour l'intelligence des cas qu'on vient de lire, nous distinguerons dans le choléra confirmé, quatre degrés, selon les centres vitaux atteints.

Premier degré. — La circulation ni le sang ne sont altérés et on peut espérer une prompte réaction. La peau n'a pas perdu son élasticité ni sa turgescence. Les veines sont rénitentes et on peut y refouler le sang.

Deuxième degré. — Les symptômes du premier degré ne sont plus aussi marqués. La sensibilité générale est conservée, le sang est encore fluide, ce dont on peut s'assurer en piquant une veine. La caloricité a diminué, mais il n'y a pas encore cyanose.

Troisième degré. — La cyanose existe et le sang ne circule plus. La sensibilité et la contractilité se manifestent encore par des crampes, des vomissements et cris plaintifs. Les sécrétions albumino-séreuses indiquent comme une expression de tous les liquides blancs à travers les pores du corps. C'est une albumine décomposée, ressemblant à une décoction de riz.

Quatrième degré. — La sidération nerveuse est complète. La circulation et la respiration n'existent plus qu'à l'état latent. Il y a absence de crampes et de vomissements. La voix est complétement éteinte. Il ne se fait plus aucune déjection. S'il fallait une comparaison pour caractériser ce quatrième degré, on la trouverait, pour certains reptiles, dans leur engourdissement hybernal. Cependant ici le corps de l'animal a conservé sa turgescence et la léthargie n'est qu'apparente. Chez le cholérique, au contraire, le corps, au toucher, donne la sensation du cadavre, et on s'effraye de cette décomposition du vivant du malade.

Que si nous apprécions maintenant le traitement par l'électricité, nous voyons avec quelle rapidité il a amené la réaction dans le premier et le deuxième degré de la maladie. C'est ce que feront également les moyens externes employés avec énergie et persévérance. Dans le troisième degré, la réaction a également été obtenue assez promptement, mais elle ne s'est pas soutenue. Dans le quatrième degré, il n'y a eu qu'une lueur de réaction.

La conséquence de ceci, c'est que l'électricité, à elle seule, ne suffit point et qu'il faut, la réaction étant commencée, soutenir cette dernière au moyen des *alcaloïdes* et des *arséniates*. Nous nous sommes déjà expliqué sur ce point. Ainsi l'acide phosphorique et l'arséniate de strychnine sont nécessaires pour relever le cholérique de la sidération nerveuse. De même il faut prévenir le retour des accès par la quinine, principalement l'*arséniate* et l'*hydro-ferro-cyanate,* donnés dès que la réaction s'est faite, pour empêcher cette dernière de tomber. Il y a une distinction à établir : si la prostration persiste, si le pouls et la respiration ne se relèvent point, surtout s'il y a anxiété précordiale, il faut donner l'acide phosphorique et l'arséniate de strychnine à intervalles rapprochés : de quart d'heure en quart d'heure un granule de chaque, puis de demi-heure en demi-heure, jusqu'à réaction complète, et, aussitôt après, l'arséniate et l'hydro-ferro-cyanate de quinine, de chaque un granule (ensemble), d'abord de quart d'heure en quart d'heure, puis de demi-heure en demi-heure, ainsi que nous l'avons dit dans nos *Instructions pour le choléra confirmé.* On continuera ces moyens jusqu'à détente complète, c'est-à-dire jusqu'à diaphorèse et diurèse. Pour provoquer ces dernières, on donnera la colchicine et la digitaline, si, comme nous l'avons dit, l'état du pouls le permet.

Encore un mot sur l'utilité, ou plutôt la nécessité de l'électricité en médecine. Nous ne dirons pas qu'entre ce fluide et le fluide nerveux il y a identité ou même analogie : s'il en était ainsi, nous serions maîtres de la vie et la fable de Prométhée serait une réalité ; mais on ne saurait nier que l'électricité ne soit l'excitant vital le plus énergique. Sans elle la vie sur le globe ne serait pas possible. Dans le précédent article, nous avons signalé l'absence d'ozone (ou du moins sa diminution notable) dans l'atmosphère en temps de choléra ; en nous en rapportant à la théorie de MM. Pasteur et Dumas, nous pouvons admettre (par supposition) que ce sont les cellules cholériques qui, comme celles de la levûre, s'emparent, au profit de leur propre respiration, de tout l'oxygène nécessaire à la combustion de l'électricité et sa conversion en ozone. Ce n'est sans doute qu'une hypothèse, mais qui mérite examen. L'électricité ambiante ou naturelle pourrait être remplacée par l'électricité artificielle. Quoi qu'il en soit, c'est un monde quasi vital que la science ouvre ; à nous, médecins, d'y pénétrer hardiment. Trop longtemps la médecine s'est bornée à un rôle platonique ; il est grandement temps qu'elle entre dans le domaine de la réalité.

LXVII

L'allopathie, l'homœopathie et la médecine dosimétrique.

Jusqu'ici deux systèmes se sont partagés la médecine, ou plutôt l'art de guérir — car il faut séparer la fin des moyens — : l'allopathie et l'homœopathie; l'une prétendant traiter par les *semblables*, l'autre par les *contraires* : c'est-à-dire que pour vous guérir d'une maladie on vous en donne une autre. Il est vrai qu'on ajoute : « La maladie que nous allons vous donner et qui doit dissiper celle que vous avez, ne durera pas, de sorte que vous serez débarrassé de l'une et de l'autre. »

Les allopathes se disent les descendants directs d'Hippocrate; or, le père de la médecine a dit : « Dans le traitement de toute maladie suivez les indications de la nature. » Ainsi cette dernière exprime-t-elle le besoin d'évacuer par haut, il faut donner un vomitif; par bas, un purgatif. C'est également le principe des homœopathes. Quant au principe il il n'y a donc pas de différence entre les deux doctrines, et il ne pourrait y en avoir, puisqu'il s'agit des lois invariables de la nature. La différence et le désaccord n'existent que par rapport aux moyens employés. Ainsi les allopathes agissent par des masses, les homœopathes par des quantités infinitésimales. De quel côté est la raison? Ni de l'un, ni de l'autre. Il est certain, en effet, que les allopathes dépassent souvent le but : ainsi ils ont adopté des doses *maxima* et *minima*, et sans tenir autrement compte des individualités, c'est-à-dire de ce que chaque malade présente de spécial : son irritabilité, ses idiosyncrasies, ils leur appliquent uniformément la même mesure, selon qu'ils les ont classés dans la catégorie des forts ou des faibles; aussi en résulte-t-il souvent une *indigestion de remède,* dont il faut quelques jours et même quelquefois fort longtemps pour se remettre. Les homœopathes ont vu ce côté faible de la place, et ils en ont profité pour y entrer. Ils se sont dit : « Atténuons le médicament, divisons-le en quantités infinitésimales, et il passera inaperçu. » (L'ombre d'un laquais qui, avec l'ombre d'une brosse, nettoie l'ombre d'un carrosse.) (1) » Bien habile serait l'homœopathe qui prouverait, — non par les sens, — mais chimiquement, fût-ce par l'analyse spectrale, qu'il y a quelque chose dans ce qu'il donne à ses malades avec tant d'importance. Aussi deux homœopathes ne peuvent se rencontrer sans rire — comme autrefois les augures, à Rome.

Il y aurait quelque chose d'extravagant dans un système médical qui prétendrait tout guérir. L'horloger consciencieux met au rebut une montre quand ses rouages sont usés. Seulement, on ne rebute pas ainsi un malade inguérissable : il faut lui laisser voir qu'on cherche à le guérir, surtout ne pas augmenter ses maux par des remèdes grossiers ou désagréables. C'est en cela que s'entendent merveilleusement les homœopathes, et ce qui fait leur force.

Mais il y a une foule de cas où il faut les remèdes que la nature nous donne, mais que, comme l'or pur, elle enfouit dans une gangue grossière. Ainsi personne ne doute que l'opium ne fasse dormir ; mais l'opium est un produit brut, un suc épais du pavot blanc ; aussi occasionne-t-il des effets très-divers : il calme et excite. Ce dernier effet est surtout marqué chez les enfants, qui peuvent être ainsi pris de convulsions. Qui ne sait que le sirop diacode, que des pharmaciens délivrent sans prescription, comme remède sans importance, produit des effets désastreux chez les tout jeunes enfants qu'on veut endormir pour se débarrasser de leurs cris, et qui s'endorment ainsi dans l'éternité ? Faut-il pour cela supprimer l'opium ? A Dieu ne plaise ! La science du chimiste est parvenue à dégager de ce suc ses différents principes, dont le physiologiste a déterminé ensuite l'action sur les animaux ; puis le médecin les a appliqués à l'homme malade. Ainsi l'art de guérir a fait la conquête de la *morphine*, de la *codéine*, de la *narcéine*, qui calment sans exciter. Niera-t-on que ce ne soit un immense bienfait de pouvoir ainsi calmer la douleur ? La science a fait un autre miracle en supprimant momentanément les apparences de la vie au moyen des anesthésiques. Ce que nous venons de dire de la *morphine*, de la *codéine*, de la *narcéine*, s'applique à tous les principes extractifs des végétaux ou alcaloïdes : à la *quinine*, qui coupe une fièvre intermittente ou fait cesser une névralgie ; à la *digitaline*, qui calme les mouvements désordonnés du cœur ; à l'*hyosciamine*, à l'*atropine*, qui font cesser les spasmes ; à la *cicutine*, qui calme les douleurs

____

(1) Ch. Perrault, *L'Énéide travestie.*

lancinantes des cancers; à l'*aconitine*, à la *vératrine*, qui font tomber une fièvre aiguë; à la *strychnine*, qui réveille la contractilité musculaire à la manière de l'électricité; à la *caféine*, qui dissipe la migraine; à la *quassine*, qui donne du ton à l'estomac, etc.

Mais il est bien d'autres agents que la médecine ancienne ne connaissait pas ou n'osait employer à cause de leur activité : l'arsenic, l'iode, le brome, etc., et qui aujourd'hui, dans la main du médecin prudent, constituent ses armes les plus puissantes.

Ce sont précisément ces principes simples ou extractifs qu'emploie la médecine dosimétrique, mais pas à la manière des polypharmaques, qui se montrent à leur égard timides autant qu'ils sont exagérés dans leurs formules complexes où il y a de tout, hors ce qui devrait s'y trouver; ni à la façon des homœopathes qui, sous ce rapport, sont restés en arrière de la science en faisant usage de mythes.

A ceux qui ont confiance dans ce système nous dirons : « Usez-en; seulement faites bien attention de ne pas être dupes de votre crédulité. » Rien n'est plus trompeur que l'imagination, rien qui se confonde davantage avec l'erreur.

Mais revenons à la médecine dosimétrique. De celle-là on ne saurait dire qu'elle a recours à des mythes, puisque les substances qu'elle emploie sont reconnaissables aux phénomènes subjectifs, c'est-à-dire aux effets qu'elles exercent sur les organes. Ainsi, voulez-vous vous assurer que ce qu'on vous donne pour de la quassine est, en réalité, le principe extractif du quassia amara, mordez sur un granule, diluez-le dans la salive et vous serez aussitôt comme inondé d'amertume. Il va sans dire que lorsque vous prendrez la quassine comme remède vous avalerez directement les granules Chanteaud qui, pour plus de précaution, c'est-à-dire pour que le goût ne soit pas désagréablement impressionné, sont argentés. Les médecins polypharmaques ne s'arrêtent point à ce détail; ils pensent que plus leurs médicaments sont désagréables à prendre, nauséeux, plus ils font d'effet. Nous le pensons comme eux; mais ce n'est pas cet effet là qu'ils devraient produire.

Au point de vue de la dose ou de la quantité de médicament administrée au malade, la médecine dosimétrique procède en parfaite connaissance de cause; non-seulement elle sait ce qu'elle donne, mais combien elle donne, et cette mesure est adaptée, non à la force du médicament, mais à l'impressionnabilité du malade.

Les polypharmaques noient leurs remèdes afin d'être sûrs de ne pas nuire; les homœopathes les font passer à l'état de mythe; le médecin dosimétrique, au contraire, prend le principe actif des substances médicamenteuses dans ce qu'elles ont de plus pur, et il les dose d'une manière mathématique, en rapport avec leur activité même, puis il se sert de cette espèce d'étalon pour arriver à la juste mesure qui doit exister entre le mal et le remède. Comme la goutte d'eau qui fait déborder le verre, il arrive que c'est à un dernier granule que l'effet se produit d'une manière instantanée. Prenons une fièvre aiguë où la chaleur et le pouls sont au maximum, pour laquelle on administre l'*aconitine* et la *vératrine* : il arrivera qu'après un certain nombre de granules : 12, 15, 20, aucun effet ne se dessine, mais au 21ᵉ la fièvre tombe comme par enchantement et tous les symptômes s'apaisent. Certes, c'est là un immense résultat, d'autant qu'on n'a produit aucun trouble dans l'économie, rien qui ressemble aux *semblables* des homœopathes, ni aux *contraires* des allopathes. Il s'est fait une sédation, et c'est là ce qu'a voulu la nature en nous donnant les calmants.

Voilà pour les maladies aiguës ; viennent maintenant les maladies chroniques. Ici le mal a déteint sur l'organisme et produit ce qu'on a nommé la diathèse ; or, ce sont tantôt les fluides, tantôt les solides qui sont atteints. Prenons pour exemple un rhumatisme, affection si commune et si souvent rebelle aux efforts de l'art. Au fond, de quoi s'agit-il ? De la transpiration arrêtée par le froid humide. Les principes excrémentitiels — c'est-à-dire ceux qui auraient dû être rejetés par l'action de la peau et des reins — sont retenus dans l'économie et vicient le sang. Ces principes, qui sont parfaitement connus aujourd'hui, constituent ce que les anciens ont nommé les *humeurs peccantes*, et qui ont donné si beau jeu à la verve satirique de Molière. Il est évident que ces matières charriées partout avec le sang, doivent produire de l'irritation, tantôt sur un point, tantôt sur un autre ; aussi la maladie n'est-elle pas d'abord localisée, elle est dans le sang ; car la lésion locale n'est qu'un effet de l'altération des humeurs. Mais le mal, en se localisant, finit par absorber le mal général, opération que l'art imite en établissant un point d'afflux par un vésicatoire, un séton, un cautère ; mais la maladie n'en exige pas moins des modificateurs spéciaux. Or, ces modificateurs ont pour but d'agir sur le sang, d'en augmenter la virtualité et d'aider ainsi les organes à expulser les principes morbides. Quand on va prendre les eaux minérales fait-on autrement ? Les eaux alcalines ont pour effet d'augmenter les sécrétions urinaire et cutanée et, par conséquent, éliminent les *matières peccantes* dont nous venons de parler. Mais il faut en même temps reconstituer le sang : c'est ce que font les arséniates. Il faut aussi dissiper les mouvements fébriles résultant de l'irritation locale ou de l'altération générale : c'est ce que font les médicaments dosimétriques. On voit que si l'humorisme ancien peut se concilier avec les données de la science moderne, seul il ne suffit point pour combattre les affections qui en dépendent. Voilà pourquoi les rhumatisants, faute d'un traitement spécial, sont obligés de recommencer chaque année leur cure. Nous pourrions en dire autant de toutes les maladies chroniques ou diathésiques. Nous préférons renvoyer nos lecteurs à notre *Manuel pratique de la médecine dosimétrique*, où ce sujet est longuement traité.

LXVIII

Pharmacodynamie expérimentale.

Les médecins essayent rarement les médicaments sur eux-mêmes ;
aussi leur est-il difficile de se rendre compte des effets subjectifs. Les
animaux sur lesquels on expérimente ne peuvent dire ce qu'ils éprouvent ;
ce n'est donc qu'objectivement qu'on peut reconnaître les effets des principes médicamenteux, c'est-à-dire leur action toxique. On pourrait objecter
le danger qu'il y a à prendre soi-même des substances énergiques, telles
que les alcaloïdes. Nous répondrons que ce danger existe également
pour les malades. Mais, évidemment, ces dangers ont été exagérés, car
en prenant certaines précautions, c'est-à-dire celles qu'indiquent la médecine dosimétrique, laquelle ne donnant que ces principes actifs a dû se
familiariser avec eux, aucun accident ne saurait se produire.

Éprouvant des tranchées abdominales, comme il en règne en automne,
surtout en temps d'épidémie, l'idée nous prit d'essayer de l'hyosciamine.
Nous en prîmes deux granules au demi-milligramme. A cause de l'exi-
guïté de la dose, nous n'y ajoutâmes presque pas d'importance, et cependant ces deux granules nous révélèrent presque tout un monde pharmacodynamique.

Voyons d'abord ce que disent les auteurs. J'ouvre les *Commentaires*
de Gubler, à l'article *Jusquiame noire*, et j'y lis :

Action physiologique. — A doses faibles et fréquemment répétées la
jusquiame procure du calme et prédispose au sommeil, sans produire
d'accélération du pouls, sans diminuer les sécrétions ni amener la constipation. A dose forte, elle fait dormir, *mais il semble que le sommeil
soit la conséquence de la cessation des douleurs et des spasmes plutôt
que l'effet direct de l'action médicamenteuse.*

Pour l'hyosciamine, cela n'est pas douteux dans notre esprit : Après avoir pris les deux granules en question, les coliques ou tranchées abdominales cessèrent comme par enchantement, et nous éprouvâmes un grand bien-être. Nous eûmes — une demi-heure après — une garde-robe que nous attribuâmes à la cessation du spasme douloureux de l'intestin. Il y eut également une abondante émission d'urine. Il nous parut que allions avoir un bon sommeil — comme après avoir pris la morphine. — Ce fut tout le contraire, puisque nous passâmes une nuit blanche, et eûmes ainsi tout le loisir de ruminer le présent article. (C'est assez notre manière de travailler quand nous ne dormons point.)

Nous avons omis de dire qu'avant de nous coucher, nous étant mis à lire, nous constatâmes un trouble de la vue et une irisation de la lumière où prédominaient le jaune et le bleu, et en même temps, la dilatation des pupilles. L'action subjective et objective de l'hyosciamine était donc évidente. Le pouls était parfaitement calme. Pendant la nuit, nous dûmes nous lever plusieurs fois pour lâcher l'eau.

Il résulte de cette expérience que l'hyosciamine agit à la manière de la digitaline plutôt que comme la morphine. Cette dernière resserre les pupilles et les canaux excréteurs ; l'hyosciamine et la digitaline, au contraire, dilatent les pupilles et loin de suspendre les sécrétions, les favorisent ou les rétablissent dans leur cours normal.

Ainsi s'expliquent les bons effets que les auteurs disent avoir obtenus de la jusquiame noire. Monro raconte qu'une jeune fille atteinte de phthisie confirmée, prit tous les soirs, en se couchant, et pendant plusieurs mois, six grains d'extrait de jusquiame, « ce qui lui procurait du repos sans la constiper ni l'échauffer et sans l'incommoder, comme l'opium le fait souvent ».

Les auteurs ont remarqué que ce moyen, au lieu de resserrer le ventre, en entretient la liberté.

Le docteur Fottergill cite également les bons effets de la jusquiame noire dans certaines aliénations mentales. Il commençait par une dose de cinq grains d'extrait, soir et matin, et l'augmentait jusqu'à trente grains et plus par jour ; cependant il observa qu'au delà de cette dose, il avait des vertiges et de la stupeur.

La jusquiame unie à la colocynthe ou à d'autres puissants cathartiques a été trouvée très-utile dans la colique des peintres. Le célèbre Stoll l'a préconisée dans ces cas.

J. Frank en a obtenu de bons effets dans l'hypochondrie. Le docteur Reiling a publié, en 1807, dans le *Journal de Médecine* de Hufeland, l'histoire d'un tic douloureux guéri par l'extrait de jusquiame.

Tels sont aussi les différents cas dans lequels on peut employer l'hyosciamine. On nous demandera : pourquoi pas l'extrait de la plante ? Nous avons déjà répondu à cette question en faisant voir qu'aujourd'hui ces extraits sont inertes ou à peu près, à cause des plantes employées. En effet, la jusquiame se récolte à l'état sauvage ; voilà pourquoi ses principes sont à peu près nuls. D'ailleurs l'hyosciamine se détruit vite dans l'extrait aqueux, à plus forte raison dans les décoctions et les infusions. Ou bien quand on tombe sur une plante vireuse, il peut en résulter des accidents très graves. Il en est de même avec la belladone : ainsi nous avons vu un empoisonnement se produire par un simple lavement de feuilles de cette plante. Ces inconvénients n'existent point avec les principes extractifs ou alcaloïdes. On sait ce qu'on donne et combien l'on donne.

Nous avons vu à quelle faible dose l'action antispasmodique ou mydriatique de l'hyosciamine devient sensible, et que, contrairement à la morphine, elle ne constipe ni n'échauffe. Dans les cas aigus on donnera l'hyosciamine pour détendre les vaisseaux et rétablir les sécrétions, et, dans ce dernier but, on l'associera à la digitaline.

Dans les spasmes douloureux, tels que crampes, coliques, son effet, congénère à celui de l'atropine, est aussi prompt que salutaire. Cela est surtout vrai pour les coliques minérales ou toxiques : de plomb, de cuivre d'antimoine ; mais, au préalable, il faut évacuer l'intestin, ou, s'il n'y a pas de temps à perdre, combiner le mydriatique avec un évacuant, de préférence l'huile de ricin, afin de ne pas augmenter l'irritation intestinale ; les drastiques, dans ce cas, pouvant être fort dangereux.

Il en est de même dans les coliques miasmatiques, en tête desquelles il faut placer la *colique cholérique* et celle dite *des pictons*, dont quelques auteurs ont fait à tort celle des peintres : *colica pictorum* au lieu de *colica pitonum*. On sait que cette dernière a été signalée d'abord dans le Poitou, en 1639 ; depuis, elle a été constatée dans le nord de l'Espagne et la Normandie. Cette maladie est endémique dans plusieurs pays tropicaux, notamment à Cayenne, à O'Taïti, aux Antilles et à Madagascar. Elle a été décrite en 1837 par Ségond, sous le titre de : *Essai sur la névralgie du grand sympathique, maladie connue sous le nom de : colique végétale, de Poitou, de Devonshire, de Madrid, de Surinam, et sous ceux de Barbiers, de Beriberi, etc.*(Paris, 1837). Dutrouleau en a rendu compte dans les *Archives générales* (décembre 1855 et janvier 1866). MM. Fonssagrive et Lecoq, dans la *Gazette des Hôpitaux* (1856, n° 5). Dejardin, *ibid.* (n° 16). Rochard, dans l'*Union médicale* (1856, n°s 4-5). Hirsch, dans son *Histor. Géogr. Patholog.* (Erlangen, 1862, t. II, p. 261), où tous les travaux antérieurs sont résumés et complétés.

Si nous parlons ici de cette maladie c'est à cause de son analogie avec le choléra indien. Ce lien de parenté peut être établi géographiquement, puisque de l'Inde la maladie peut s'être étendue à l'île de Madagascar et, de là, au littoral africain et à l'Espagne. Car c'est surtout par voie de mer qu'elle a été importée et elle est le fléau des navires revenant de ces ports.

Dans les différents genres de coliques, c'est la névrose du grand sympathique qui prédomine, le système nerveux cérébro-spinal n'en subissant l'influence que par mode réflexe. L'agent étiologique seul diffère. Ainsi dans la colique de plomb, de cuivre, nous avons le corps de délit dont il est facile d'avoir raison. Dans les coliques végétales, au contraire : *choléra* et *coliques des pictons*, il s'agit d'un agent miasmatique sur lequel la science ne s'est pas définitivement prononcée, mais qui semble être de la nature des *organites* ou proto-organismes. Nous ne pourrions que répéter ici ce que nous avons dit à l'occasion du choléra. (Voir notre livre *Le choléra indien.*)

Pour en revenir à l'hyosciamine, disons combien elle est utile dans ces spasmes douloureux et tellement déprimants que le pouls et la chaleur descendent rapidement au-dessous de la moyenne physiologique, au point de produire une espèce d'asphyxie nerveuse, laissant la connaissance intacte.

Nous ferons ici une remarque quant à la distinction qui doit être faite entre la colique *métallique* et la colique *végétale* : c'est que, comme l'a très-bien établi M. Fonssagrive, indépendamment de l'absence des altérations des gencives et de la rétraction du ventre propres à la colique saturnine, dans ces deux coliques la contractilité électrique des muscles persiste après la mort. C'est à tel point que dans les épidémies intenses de choléra indien, comme furent celles de 1832 et 1849, nous avons vu des cadavres agités encore de mouvements convulsifs. Quel motif de prendre toutes les précautions pour s'assurer de la mort réelle et surtout de ne pas abandonner trop tôt les tentatives de ressuscitation ! Si nous avons insisté sur ce point dans notre article sur les expériences avec l'électricité et les strychnées, ce n'est pas seulement au point de vue spéculatif, mais dans un but essentiellement humanitaire. Un artiste aussi bizarre qu'humouristique, Wiertz, a représenté le choléra sous la forme d'un affreux cholérique soulevant de ses mains crispées le couvercle de sa bière et cherchant à déplacer des cercueils empilés au-dessus de lui. On a vu là une exagération d'artiste : *Multa licent musicis pictoribus atque poetis;* mais on frémit à la possibilité du fait.

———

LXIX

Traitement dosimétrique des accidents traumatiques et des inflammations.

La fièvre qui accompagne les accidents traumatiques et les inflammations, peut-elle être maintenue dans de justes bornes et quels sont les moyens à employer à cet effet? Voilà des questions que — dans les hôpitaux surtout — on n'ait à résoudre journellement. Quant aux lésions traumatiques, nous dirons que leur gravité dépend de la fièvre même et que, par conséquent, conjurer cette dernière ou la maintenir dans les limites normales, c'est enlever à l'accident son danger. On ne saurait dire qu'il y ait ici quelque chose de fatal, d'inévitable ; nous citerons les opérations les plus considérables : l'ovariotomie, la herniotomie, qui, bien conduites, d'après les indications d'un diagnostic sérieux, ne laissent aucun champ à l'imprévu : la fièvre est à peu près nulle, la chaleur animale ne monte guère au delà de 38° centigrades et le pouls ne donne pas plus de 90 pulsations par minute. Aussi le résultat est-il généralement heureux. On peut en dire autant de beaucoup d'amputations et désarticulations, quoique ici il faille tenir compte des circonstances qui ont nécessité ces mutilations. Ce sont, ou des cas chroniques, ou des cas aigus. Dans les premiers, il y a fièvre de consomption, car on ne se décide à enlever un membre que lorsqu'il est devenu un danger pour la vie du sujet. On peut dire que ces cas sont infiniment moins nombreux aujourd'hui qu'autrefois, parce que les affections qui les déterminent, sont mieux traitées, grâce aux moyens d'immobilisation (nous entendons surtout les accidents du système squeletteux : luxations, entorses, fractures). Quoi qu'il en soit, la fièvre traumatique, dans les cas chroniques, peut être redoutable à cause de l'anémie et de l'épuisement du sujet. Il arrive également que la fièvre de consomption continue après l'ablation du membre, parce que d'autres foyers d'inflammation persistent, comme il arrive si souvent dans les tuberculoses.

Quoi qu'il en soit, toute fièvre traumatique doit et peut être combattue au début. Nous citerons ici le cas d'un jeune garçon atteint d'une arthrite suppurée, suite de plaie pénétrante du genou gauche, par un coup de canif.

Qu'y avait-il à faire? Aller au plus pressé : fendre largement, des deux côtés, l'articulation pour donner issue aux liquides et aux gaz, lever l'étranglement et réduire la plaie par instrument piquant aux conditions infiniment plus simples d'une plaie par instrument tranchant et, par conséquent aussi, à une solution de continuité déjà ancienne substituer une solution récente ; en un mot, écarter toutes les circonstances locales qui donnent aux plaies pénétrantes des articulations leur gravité. On sait que les anciens chirurgiens considéraient ces plaies comme entraînant, dans la majeure partie des cas, l'amputation. Pour Ambroise Paré c'était à cause de la lésion des aponévroses et des tendons ; pour Brasdor, à cause de la dépravation des humeurs par l'air ; pour Bichat, à cause de l'étranglement, comme dans les phlegmons profonds ; pour les chirurgiens de nos jours, à cause de la phlébite et de l'infection purulente. Il est évident que ces différentes circonstances peuvent coïncider ou se suivre ; ce sont donc celles-là qu'il faut s'attacher à lever. Or, l'expérience démontre qu'une plaie large et directe est moins dangereuse qu'une plaie étroite et anfractueuse. Ce n'est pas tant l'air qui passe à travers une articulation qui est à craindre, que l'air qui y stagne et vicie le pus et la synovie. Voilà pourquoi nous n'avons pas balancé à ouvrir l'articulation de chaque côté, en agrandissant d'abord la piqûre, puis en engageant un stylet boutonné derrière la rotule et en nous en servant comme conducteur pour pratiquer l'ouverture opposée. Un tube à drainage fut laissé dans le trajet de cette double plaie pour faciliter l'écoulement des liquides. Le genou, après avoir été bien exprimé, fut pansé avec de l'huile phéniquée et tout le membre immobilisé par un appareil gypso-ouaté, laissant l'articulation accessible en avant et sur les côtés. Nous ajouterons que le pansement ne fut renouvelé qu'au bout de cinq jours, puis tous les deux ou trois jours, selon l'abondance de la suppuration, l'immobilisation étant maintenue.

Ces soins locaux pris, restait à obvier à l'état général. Le petit malade était en proie à une forte fièvre : le thermomètre placé dans la région axillaire indiquait 41° centigrades et le pouls donnait 130 pulsations par minute ; la peau était sèche et mordicante, les urines rares et fortement uratées ; il y avait, en outre, cette odeur ammoniacale ou de nid de souris, qui indique un état ataxique. Et, avec tout cela, le petit sujet était très-épuisé ; l'artère n'offrait aucune résistance. Évidemment, on ne pouvait songer à faire subir au blessé de nouvelles soustractions sanguines (celle produite par la plaie ayant été assez abondante), ni le débiliter par une diète prolongée. Il fallait, tout d'abord, faire tomber la chaleur et le pouls morbides.

Les organiciens diront que cela n'était pas possible en présence d'une lésion aussi grave. Nous avouons avoir peu l'habitude de raisonner en présence du danger, préférant agir et nous disant ensuite comme le bon Ambroise Paré : « Je le pançay et Dieu le guérit. » Nous fîmes donc administrer des granules dosimétriques d'aconitine et de vératrine, au demi-milligramme, ensemble, de chaque un granule, de demi-heure en demi-heure, jusqu'à sédation des symptômes fébriles. A la huitième prise, c'est-à-dire après l'ingestion de huit granules aconitine et huit granules vératrine, il y eut des symptômes de contro-stimulisme et le pouls et la chaleur tombèrent brusquement, au point que le malade pâlit. On cessa alors l'administration des granules ; il était deux heures de l'après-midi ; la médication avait été commencée à neuf heures et demie du matin. Nous fîmes donner un peu de vin d'Oporto, par cuillerées à café, et dès que l'estomac fut remis, du fort bouillon froid, par cuillerées à bouche. Vers la soirée — comme le malade n'avait pas dormi les nuits d'avant — on lui donna, de trois quarts d'heure en trois quarts d'heure, un granule au milligramme de chlorhydrate de morphine, jusqu'à concurrence de quatre ; puis, à l'entrée de la nuit, une potion avec un gramme de chloral. Le malade eut, en effet, quelques heures de sommeil, quoique assez agité. Le lendemain, de bon matin, le thermomètre indiqua 38° centigrades, et ne tarda pas à remonter à 39°. Nous fîmes reprendre l'aconitine et la vératrine et, cette fois, il fallut aller à dix-huit granules de chaque (huit milligrammes aconitine et huit milligrammes vératrine), à cause de la tolérance qui s'était établie. On avait commencé l'administration à sept heures et demie du matin ; à quatre heures, le malade était en plein contro-stimulisme. Dans l'intervalle de l'administration des granules on avait continué à donner du consommé froid par petites gorgées. L'état nauséeux ayant fait suspendre cette alimentation, on donna quelques cuillerées à café de vin d'Oporto ; puis, les nausées ayant cessé, du bouillon froid. Pour le repos de la nuit on fit comme la veille, c'est-à-dire qu'on fit prendre au malade quatre granules de chlorhydrate de morphine, puis la potion de chloral. La nuit fut bonne. Le surlendemain, le pouls et la chaleur se maintinrent à 38 1/2 centigrades et 90 pulsations. Ce ne fut que plus avant dans la journée qu'ils tendirent à remonter. Aucun médicament apyrétique ou contro-stimulant ne fut donné ce jour-là, sinon, vers la soirée, la morphine et le chloral, afin de maintenir le sommeil ; ce qui eu lieu en effet. Nous étions alors au quatrième jour de l'entrée du malade, et quoique la fièvre fût notablement moindre, elle persistait cependant avec des exacerbations, mais peu marquées. Nous fîmes administrer l'arséniate de quinine jusqu'à concurrence de douze granules : un granule au milligramme d'heure en heure. Dès ce moment, la chaleur se maintint à 38° centigrades — un peu en deçà, un peu au delà. — On pouvait donc considérer cet état comme très-satisfaisant, d'autant que le genou s'était amendé au point de ne plus faire souffrir le malade quoique le moindre mouvement fût encore douloureux. — L'arséniate de quinine fut donc continué une huitaine de jours, ce médicament n'apportant aucun trouble dans la digestion. Mais la fièvre était entrée dans sa période de consomption, c'est-à-dire que le corps du petit malade continuait à brûler et que les sécrétions étaient rares et ammoniacales. Il était évident que l'équilibre entre les mouvements de composition et de décomposition n'existait point et que la dénutrition l'emportait sur la nutrition. Le chiffre de l'urée dans les urines était très-considérable, ainsi que nous l'avons dit dans un précédent article. Ayant reçu de Paris de l'arséniate de caféine, préparé par M. Chanteaud, sur ma demande, ce produit n'étant pas avant dans le commerce, nous résolûmes d'en faire l'essai d'après les idées mises en avant par M. Gasparin sur l'action anti-dénutritive du café. Ayant relaté les effets que nous avons obtenus de ce précieux médicament, nous n'avons plus à y revenir. Qu'il nous suffise, donc de dire qu'aujourd'hui, après six semaines de séjour à l'hôpital, notre petit malade est en pleine convalescence ; et il est probable qu'il ne conservera de son grave accident qu'un peu de raideur du genou.

Maintenant qu'il nous soit permis de faire quelques réflexions. Que serait-il arrivé si nous n'étions parvenu à enrayer la fièvre et à calmer l'irritation nerveuse cérébro-spinale? Peut-être, de ce dernier côté, des convulsions toniques ; car, comme le fait très-bien observer Vidal de Cassis : « le tétanos peut aussi faire périr le blessé en trente-six ou quarante-huit heures ; et c'est ordinairement à la suite des plaies des petites articulations, comme celles des phalanges ». Mais les grandes articulations ne sont pas à l'abri de cette terrible complication. Nous devons cependant faire cette remarque : que le tétanos est moins à craindre quand les articulations sont largement ouvertes que lorsqu'une plaie étroite y pénètre. Les plaies de fabrique sont très-fréquentes dans notre service, au point d'en avoir au delà d'une centaine par année, et cependant le tétanos s'y fait remarquer rarement. Quoi qu'il en soit, le danger existe et il est nécessaire de se prémunir contre lui. La morphine et le chloral sont donc indiqués ici, de la manière que nous venons de dire : c'est-à-dire le chloral en un haustus de un à trois grammes, après trois ou quatre granules de chlorhydrate de morphine. Nous rappellerons à cet égard un précédent article du *Répertoire*.

Voilà pour les accidents nerveux cérébro-spinaux ; quant à la fièvre, il est évident que si on l'avait laissée marcher elle eût fini par tout consumer, comme ces incendies où l'on n'a pas même le moyen de faire la part du feu. La fièvre est due à une irritation du système nerveux vasomoteur ou du grand sympathique ; c'est donc ce dernier qu'il faut calmer ; or, autant la morphine convient dans les irritations nerveuses cérébrospinales, autant l'aconitine et la vératrine sont indiquées dans les irritations du système ganglionnaire du grand sympathique. Comme on l'a vu dans le fait que nous venons de produire, le pouls et la chaleur tombent, et même, en continuant, descendraient au-dessous de la moyenne physiologique. La possibilité de juguler une pyrexie aiguë ne saurait donc être mise en doute. Nous venons de parler des incendies où l'on ne sait faire la part du feu : c'est exactement le cas de la médecine expectante, ou celle qui se contente des émissions sanguines — indépendamment que tirer du sang n'est pas toujours possible, et que se borner à donner de l'eau est illusoire. Cette abstention et ces soustractions n'ont de valeur qu'en présence de la médecine incendiaire, qu'on a raison de répudier ; mais de là à proclamer la négation de la thérapeutique, il y a loin.

Dans la fièvre traumatique récente les mêmes règles que celles que nous venons d'exposer doivent guider la conduite du médecin ; ici encore la jugulation de la pyrexie est une question de vie ou de mort. On parle des complications des accidents traumatiques comme si elles ne pouvaient être évitées ; et cependant la septicémie, la pyoémie, les inflammations viscérales seraient moins fréquentes si la fièvre était combattue de prime abord comme il convient de le faire. A vrai dire, l'anatomo-pathologie est une science qui coûte trop cher, puisque du lit du malade elle mène à l'amphithéâtre. En voyant ces désordres, on est en droit de demander : Qu'a-t-on fait pour les prévenir ? Pour notre part, ce luxe nécroscopique nous sourit médiocrement. Peut-on le prévenir ? Oui ! en s'y prenant à temps ; en instituant une médication énergique et non en soustrayant les forces du malade, mais en les relevant.

LXX

Emploi dosimétrique de l'arséniate de caféine dans le nicotisme (1).

On connaît l'action déprimante du tabac sur les systèmes nerveux et musculaire; les vertiges, les tremblements qu'il détermine chez les personnes qui n'en ont point l'habitude. Il n'est pas démontré, également, que beaucoup d'asthmes ou dyspnées ne soient dus, en grande partie, à cette action. Nous-même nous avons dû, à diverses reprises, cesser de fumer à cause de ces troubles. Nous ajouterons que, n'étant pas fumeur endurci, cette privation, chaque fois, nous coûta peu. Toutefois, comme il est difficile de résister à cette tentation, nous avons cherché si, parmi les médicaments dosimétriques, il n'y en a pas qui neutralisent l'action stupéfiante du tabac, et nous nous sommes arrêté à l'arséniate de caféine, dont, dans un précédent article du *Répertoire,* nous avons fait connaître l'effet dénutritif. Ainsi que nous le ferons voir, le tabac fait manger moins, de sorte que l'arséniate de caféine rétablirait ainsi l'équilibre.

Depuis, nous avons employé ce modificateur dans diverses formes de nicotisme chronique : asthmes, dyspnées, dyspepsies, congestions cérébrales, amblyopies, névroses intermittentes, etc., et nous devons déclarer que nos malades s'en sont bien trouvés.

(1) Par cet article nous ne prétendons nullement blâmer l'usage du tabac, que nous distinguons de l'abus, c'est-à-dire cette passion effrénée où le fumeur méconnaît même ses instincts ; car il n'entre point dans les dispositions naturelles de l'homme de s'abrutir. Il est vrai que Beaumarchais fait dire à son Antonio — le jardinier toujours ivre : « Boire quand on n'a pas soif et faire l'amour en toute saison, voilà ce qui nous distingue des autres bêtes » — ce qui n'est ni vrai, ni juste, puisque les animaux ont un régime naturel. C'est précisément parce que l'homme est un être intellectuel — quoique pas toujours intelligent — qu'il est sensuel ; il a donc besoin d'excitants que les animaux ne connaissent point. On pourrait retourner le mot de l'auteur du *Mariage de Figaro* et dire : Jouir avec modération, voilà ce qui nous rapproche des brutes. »

Nous allons entrer dans quelques détails sur ces affections, surtout au point de vue du diagnostic différentiel.

Asthme nicotique. — On s'étonnera, peut-être, de nous voir attribuer l'asthme au tabac alors qu'on voit souvent cette névrose céder à l'effet de ce remède ou de son congénère : le *Datura stramonium;* mais nous ferons remarquer qu'il s'agit de nicotisme, c'est-à-dire un véritable empoisonnement. Ce qui distingue l'asthme nicotique de l'asthme ordinaire, c'est l'insuffisance des pneumo-gastriques ; les poumons sont paralysés et, en même temps, la glotte est contractée, à cause de l'antagonisme des nerfs laryngés (1). La respiration est prise entre une paralysie et un spasme, et ce n'est que par un effort suprême de tous les muscles inspirateurs que l'air pénètre. Cette inspiration pénible est suivie d'une expiration sifflante, due à l'élasticité des poumons, mais surtout à la contraction énergique des muscles expirateurs. A ces symptômes dyspnéiques se joignent souvent des symptômes cardiaques, tels que : palpitations intermittentes du cœur. Le commémoratif, et surtout l'habitude existante, mettent facilement sur la voie de ces affections. Comme elles prennent souvent la forme d'accès, on y opposera avec avantage l'arséniate de quinine combiné avec l'hyosciamine. Quand la gêne de la respiration et les palpitations sont continues, on donnera l'arséniate de caféine, qui est un neutralisant de la nicotine.

Faut-il supprimer complétement l'usage du tabac? La chose serait plus facile à dire qu'à exécuter. Il en est comme des spiritueux, qu'on doit quelquefois continuer à ceux qui s'en sont fait une seconde nature. Dans nos prisons, la plus grande peine qu'on ait pu infliger aux détenus, c'est l'interdiction du tabac. Encore y a-t-il des circonstances où l'administration est obligée de fermer les yeux.

Apepsie nicotique. — Ce que nous venons de dire de l'asthme nicotique s'applique à la dyspnée de même espèce. C'est un fait reconnu : que les grands fumeurs sont petits mangeurs. Le tabac calme et finit par supprimer la faim ; il y a anoxerie ; les digestions se font mal, et il survient un état de dyspepsie. On observe, en outre, ce genre de consomption due à une perte exagérée de la salive. On sait que le célèbre médecin Van Swieten, étant consulté pour un cas de ce genre, ordonna à son

(1) Les nerfs laryngés supérieurs partent du pneumo-gastrique à la partie supérieure du cou et reçoivent des filets du spinal, ce qui en fait des nerfs constricteurs de la glotte. Les nerfs laryngés inférieurs se détachent du pneumo-gastrique dans la poitrine, d'où ils remontent au laryux. Ils sont dilatateurs de la glotte, se distribuant aux muscles crico-arythénoïdiens. On comprend que l'équilibre fonctionnel des nerfs laryngés supérieurs et inférieurs étant détruit, la glotte reste fermée ou entrebâillée, c'est-à-dire fermée quand ce sont les nerfs laryngés supérieurs qui ont cessé d'agir, fermée quand ce sont les inférieurs.

malade l'abandon de la pipe. Nous doutons que ce fût un fumeur endurci ; ou plutôt, c'était un fumeur exténué, auquel l'arséniate de caféine eût peut-être rendu son embonpoint. Dans un cas de consomption moins avancé, nous avons obtenu pareil résultat sans exiger de notre client un sacrifice qui eût été au-dessus de sa bonne volonté : nous lui avons donné l'arséniate de caféine et fait abandonner les cigares de Manille qui, comme on sait, sont sophistiqués par l'opium.

Congestions cérébrales nicotiques. — *Amblyopies.* — Il y a ici un fait statistique qui doit fixer notre attention : les hommes qui fument beaucoup sont sujets aux congestions cérébrales ; les femmes qui prennent beaucoup de café en sont presque indemnes. La congestion cérébrale nicotique est comme l'asthme du même nom : elle est de nature paralytique ou hypostatique, et, par conséquent, son traitement, sans exclure les déplétions sanguines, ne saurait se baser uniquement sur ce moyen. Il faut des *excitants neutralisateurs*, tels que l'acide phosphorique et le sulfate de strychnine, l'arséniate de caféine, etc. La congestion n'est pas, d'ordinaire, accompagnée de mal de tête, le tabac ayant pour effet de diminuer la réceptivité cérébrale, comme, pour l'estomac, la faim.

Nous ferons les mêmes remarques pour la *mydriase* ou l'*amblyopie nicotique*. Ici l'ophthalmoscope permet de suivre, pas à pas, la congestion, ainsi que le genre de lésion qu'elle détermine. Le tabac dilate la pupille, tout comme l'atropine et l'hyosciamine, et rend ainsi la vue vague. Un fumeur enragé (une passion qu'on ne sait maîtriser n'est-ce pas une véritable rage ?) dont nous suivions les faits et gestes, finit par perdre complétement la faculté accommodatrice de l'œil : vers la fin, il se servait d'une loupe microscopique pour lire son journal, le seul aliment intellectuel qui lui fût possible. Le célèbre ophthalmologue Mackensie affirme que la plupart des amaurotiques par qui il était consulté, avaient l'habitude de fumer ou de chiquer avec excès. Cette observation a été confirmée par Sichel : « Je n'ai pas vu, dit-il, de cas d'amaurose où l'on eût pu attribuer l'action fâcheuse du tabac à une idiosyncrasie, à l'inexpérience du fumeur, à son manque de méthode ou à l'habitude d'avaler la fumée, à la sputation fréquente ou à la dyspepsie et au marasme consécutif ; mes observations ont été recueillies sur des fumeurs expérimentés, se livrant depuis longtemps à leur habitude, n'en éprouvant aucun autre mauvais effet ; souvent ce sont des hommes bien constitués, robustes et sanguins (1). On

---

(1) On ne saurait admettre chez le fumeur invétéré de constitution sanguine, puisqu'il y a, au contraire, déglobulisation rouge du sang. Ce sont, en général, des individus apathiques, sans aucune des passions que donne le sang. Les matelots ou *loups de mer* en sont les prototypes. Le scorbut, qu'on a attribué au sel, est dû, en grande partie, à l'excès de tabac. Remarquons que nous disons

ne peut constater chez eux aucune maladie autre que l'affaiblissement de la mémoire, quelquefois un certain degré d'hébétement général, consécutif à l'action stupéfiante de la fumée du tabac. »

Sur trente-sept cas d'amaurose double idiopathique, le docteur Hutchinson a trouvé trente-deux fumeurs avérés (*Ann. d'ocul.*, 1864). Le docteur Woodworth a également publié trois cas, dont voici le résumé :

1er CAS. — Un employé du chemin de fer, fumant toute la journée ; il ne tarda pas à remarquer que sa vue baissait, et bientôt devint incapable de remplir ses fonctions.

2e CAS. — Un clerc de notaire, qui s'était mis à fumer à dix-sept ans, augmenta sa ration de deux à trois pipes par jour ; il en était arrivé ainsi à consommer une livre et demie de tabac par semaine. Sa vue baissa progressivement et il en fut à ne pouvoir plus lire que des caractères de 6 à 7 millimètres.

3e CAS. — Un boucher, âgé de 28 ans, se présenta à *London royal ophthalmic Hospital*. Cet homme, fort et robuste, ayant toutes les apparences de la santé, déclarait ne s'être jamais adonné avec excès aux boissons alcooliques et n'avoir été atteint de syphilis ; ses occupations n'étaient pas de celles qui peuvent causer une fatigue de la vue. Depuis huit ou neuf ans il s'était mis à fumer ; peu à peu, il avait fumé davantage, et il en était venu à consommer journellement quinze grammes de très-fort tabac. Sa santé générale n'avait pas paru affectée par cet excès, mais depuis neuf mois sa vue avait commencé à s'affaiblir et s'était altérée de plus en plus. Il pouvait à peine, de l'œil gauche, lire le caractère n° 18 (canon), et du droit, le n° 16 (gros romain) ; les objets volumineux éloignés n'étaient plus vus qu'indistinctement ; les deux pupilles étaient largement dilatées et les iris se contractaient d'une manière imparfaite. A l'examen ophthalmoscopique, des deux côtés, le disque du nerf optique était en partie atrophié, la moitié interne de chacun de ces disques était blanche et la moitié externe rouge et hypérémiée (1).

Nous pourrions étendre ces détails, mais indépendamment que les bornes de ce Répertoire s'y opposent, ce serait empiéter sur l'excellent travail de M. Blotin, auquel nous renvoyons le lecteur : *Recherches*

---

excès, car le tabac pris modérément active la digestion en augmentant la sécrétion de la salive ; pourvu qu'on ait soin de ne pas rejeter cette dernière. Le tabac entretient ainsi la fraîcheur de la bouche et, chez beaucoup de personnes, facilite les garde-robes. On voit donc que nous faisons à la plante de Nicot la part la plus large possible. Nous n'excluons pas même sa puissance morale ; avec le tabac, l'homme n'est jamais seul. Mais ce n'est pas une raison de s'abrutir en fumant avec excès.

(1) Par contre, on pourrait citer une foule de fumeurs qui ont conservé la vue bonne jusqu'à un âge fort avancé. Il est toujours dangereux de commettre des abus, surtout de spiritueux, mais il est rare que les fumeurs soient en même temps ivrognes.

physiologiques et cliniques sur la nicotine et le tabac (Paris, 1870).

M. Blotin ne s'est pas occupé de la partie thérapeutique de son sujet, bien que son mémoire soit précédé d'une excellente « *Introduction sur la méthode thérapeutique expérimentale* ». C'est afin de remplir cette lacune que nous avons écrit le présent article. Nous avons voulu donner ainsi au public fumeur (tout le monde fume aujourd'hui) un modificateur thérapeutique pour parer aux effets d'une habitude que nous sommes loin d'approuver et dont nous faisons, pour notre part, notre sincère *Mea culpa*. Nous ne parlons pas aux fumeurs abrutis, pas plus que nous ne voudrions morigéner les fumeurs d'opium : à quoi bon faire la leçon à des gens qui ne vous comprendraient plus? A côté du poison nous avons voulu placer le contre-poison, et aux pécheurs endurcis — mais non repentants — nous disons : « Vous vous plaignez de dyspnée, de palpitations, de vertiges, de digestions difficiles, de tremblements musculaires, d'affaiblissement de la vue, de perte de mémoire? « Stopez! », comme disent les Anglais. Fumez modérément, mais surtout assurez-vous de la qualité du tabac, car on le frelate avec de l'ammoniaque, qui est un énergique poison. Soyez fumeur gourmet : fumez moins et de meilleur tabac, et votre jouissance sera plus relevée; imposez-vous certaines mesures que vous ne dépasserez que par extraordinaire, car les vœux forcés ne doivent pas entrer dans nos habitudes sociales; soyez un être de raison et non de vocation; et puis, pour les maux que vous éprouvez, allez consulter votre docteur; il vous prescrira un moyen inoffensif et cependant salutaire. »

Pour l'emploi de l'arséniate de caféine dans les maladies aiguës de consomption on peut aller jusqu'à quinze et vingt granules par jour. Dans les cas ordinaires, ou sans fièvre, dix à douze granules par jour suffiront. Au reste, tout ici est individuel.

LXXI

De la fièvre des opérés.

On aurait tort d'attacher au mot *fièvre* une idée de force ou sthénie.
Cette idée, qui a longtemps régné dans l'École, a fait bien des victimes.
Parce qu'on voyait la température animale s'élever, le pouls s'accélérer,
la figure de l'opéré prendre une animation extraordinaire, on était tenté
de croire à une exubérance des forces vitales, alors que tout, au contraire,
contribuait à les déprimer; aussi la diète à laquelle on condamnait les
opérés, était-elle absolue. Qu'en résultait-il? C'est que la susceptibilité
nerveuse, à laquelle il faut rapporter toute réaction, n'en devenait que
plus considérable. Aussi ce n'est que depuis qu'on nourrit les amputés
qu'on en perd moins.

Les différentes guerres que nous avons eues dans ces derniers temps,
ont permis de faire d'utiles rapprochements. Ainsi, dans la guerre de
Crimée il y a eu infiniment moins de mortalité parmi les Anglais que
parmi les Français; c'est que chez les premiers le régime alimentaire a
été plus substantiel que chez les seconds. L'Administration a été ici pour
beaucoup : ainsi, tandis que dans l'armée française tout ce qui est relatif
au régime du soldat est subordonné à l'Intendance, dans l'armée anglaise
les Chefs de corps ont à cet égard une grande latitude. Il faut lire la
relation « *La Guerre de Crimée* » par le docteur Baudens, pour être convaincu de ce fait. Voici un passage que nous extrayons de ce livre remarquable (article *Aliments*) : « En 1847, la cherté des vivres a doublé le
nombre des malades; le cinquième (!) des effectifs régimentaires était dans
les hôpitaux et infirmeries; 92 scorbutiques sont entrés au Val-de-Grâce,

(1) On pourra nous reprocher de revenir si souvent sur le même sujet, mais il y a des choses qu'on
ne saurait assez redire, car il y a des gens qui ont des oreilles et ne veulent point écouter.

et quoique les congés de convalescence fussent littéralement prodigués, le nombre des décès s'est élevé à 29 sur 1000, au lieu de 14. Pendant cette même année les Corps d'élite — la garde municipale, les sapeurs-pompiers — qui pouvaient reporter sur leur nourriture une partie de leur haute paye supplémentaire, ont échappé aux maladies qui sévissaient sur la troupe de ligne, réduite à la simple solde. De même, en 1855, le scorbut a pris, au camp de Saint-Omer, des proportions assez graves pour nécessiter la présence d'un médecin inspecteur, et la maladie n'a cédé que devant des améliorations exceptionnelles dans le régime alimentaire. On constate, en Algérie et en France, que les soldats occupés à un travail en plein air, au nivellement et à l'empierrement des routes, sont mieux portants ; outre l'influence efficace et incontestable du travail physique sur la santé, le fait s'explique par la rétribution que les soldats reçoivent pour ces travaux, et dont une partie profite à l'alimentation. »

Et plus loin : « Beaucoup de capitaines commandants ont une fâcheuse tendance à réaliser des économies sur les dépenses de l'ordinaire, économies qui se traduisent finalement par une mortalité plus grande. Je m'étonne aussi qu'on confie à un caporal le soin d'acheter les vivres ; un caporal est rarement inseusible aux séductions des fournisseurs. »

Que de tristes réflexions suggèrent ces remarques d'un homme aussi au courant des besoins du soldat que l'était le docteur Baudens!

Venant au régime des ambulances en Crimée, le docteur Baudens dit : « Les ambulances anglaises étaient d'une remarquable propreté, qualité qui ne se rencontrait point dans les nôtres. Cette différence tient en partie à la position plus haute et plus indépendante du médecin militaire anglais, qui exerce une plus grande autorité pour l'exécution des mesures hygiéniques. Le régime alimentaire s'écartait de celui de nos ambulances (en plus) ; le thé, la viande rôtie, les puddings, y tenaient une large place. Le médecin pouvait ordonner de la bière, des vins de toutes sortes, du rhum, du cognac, et tout ce qu'il jugeait convenable. Dans les magasins d'approvisionnement de ces ambulances, j'ai vu même du vin de Champagne ; on s'en servait pour arrêter certains vomissements. »

Ici, encore, on pourrait faire de douloureux rapprochements avec *certains* hôpitaux civils, où le régime des malades est stéréotypé, sans être toujours sain ni abondant. Hâtons-nous de dire que l'hôpital civil de Gand, sans être sous ce rapport un Eldorado, se trouve, quant au régime des malades, dans une situation exceptionnelle, puisque la nourriture n'y est pas réglementée dans le sens strict du mot. Les bonnes sœurs chargées des distributions, n'y regardent pas de si près ; elles ont acquis l'habitude de juger des aptitudes gastriques de leurs pensionnaires. Le régime pourrait être plus varié, mais, du moins, il est suffisant. Dans nos salles de chirurgie on peut dire que les malades mangent à leur faim ; aussi observe-t-on rarement des indigestions suite de larcins ou d'aliments importés par les parents. Admettons qu'il y ait çà et là un estomac surchargé : un jour de jeûne et un purgatif salin en ont raison, et le malade n'est pas tenté de recommencer.

Les vaisseaux sanguins étant tenus dans un état constant de plénitude, on observe moins de fièvres, et celles-ci cèdent facilement à un alcaloïde défervescent, tel que l'aconitine ou la vératrine.

Aussi ne laisse-t-on jamais subsister une exagération physiologique ; toute température animale excédant 37° centigrades, tout pouls dépassant 80, 90 pulsations par minute, sont immédiatement refrénés par l'alcaloïde ; aussi les complications inflammatoires sont-elles fort rares.

Ajoutons à cela les soins avec lesquels se font les pansements. Ceux-ci sont pratiqués d'après la méthode désinfectante de Lister dont le *Répertoire* a déjà eu occasion d'entretenir ses lecteurs. La réunion par première intention est aussi la règle et les longues suppurations l'exception.

Nous nous rappelons le temps où l'on pataugeait littéralement dans le pus ; l'atmosphère des salles en était imprégnée, et c'était presque l'exception qu'un opéré échappât. C'était une grande douleur pour les chefs de service, mais qu'y pouvaient-ils ? Ils étaient obligés de traiter leurs malades dans des sépulcres blanchis, car ces hôpitaux, si somptueux au dehors, étaient des foyers d'infection au dedans. Qu'y a-t-il de plus sacré cependant qu'un hôpital ? N'est-ce pas là que l'homme du peuple vient expier les services qu'il rend à la société ? Songe-t-on à sa douleur d'être éloigné des siens ? Et si après avoir subi une opération il succombe à une infection contractée à l'hôpital, n'est-ce pas aux Administrations à mettre tout en œuvre pour que de pareils accidents n'aient plus lieu ? Nous sommes à l'aise pour traiter cette question, puisque nous avons eu le bonheur d'avoir vu nos idées suivies dans la construction de notre nouvel hôpital. Que toutes les Administrations hospitalières qui ne se sont pas placées encore à la hauteur de leur devoir, viennent visiter cet établissement modèle, et elles en rapporteront cette consolante idée : qu'il est facile de faire le bien si on le veut. Quand Joseph II vint en France faire visite à son beau-frère Louis XVI, et qu'on lui eût montré l'Hôtel-Dieu d'alors, où les malades étaient huchés les uns sur les autres, il ne put s'empêcher d'en tirer un fâcheux pronostic pour le sort de la monarchie. En effet 89 n'était pas loin !

LXXII

Un programme de concours de médecine dosimétrique.

Pour répandre la méthode nouvelle il faut des apôtres, c'est-à-dire des hommes de foi, n'ayant en vue que l'intérêt de la science et de l'humanité. C'est pourquoi nous avons proposé à la Société de médecine dosimétrique de Paris la création d'un concours triennal dont voici le programme.

Le but est de fixer la valeur pratique des principaux médicaments dosimétriques, tant expérimentalement que cliniquement, c'est-à-dire d'étudier leur action dans l'état physiologique et dans l'état pathologique.

Sous ce rapport tout — ou à peu près tout — est à faire. En ce qui concerne les alcaloïdes, il y a des auteurs qui prétendent que ce sont des hyposthénisants ; d'autres, qu'ils sont hypersthénisants. Ainsi l'observation clinique, contradictoirement à quelques expériences faites sur des animaux, a fait admettre à Traube, Hirtz, Coblentz, Wonderlich, Oulmont et autres, qu'à doses modérées la digitaline abaisse la température, de même que les rhytmes respiratoire et circulatoire ; le phénomène ne deviendrait d'ordinaire apparent qu'au bout d'un ou deux jours d'administration ; fréquemment il précède la manifestation circulatoire ; en outre, il persiste après qu'on a cessé l'usage du principe actif. A. Duméril, Demarquay et Lecointe ont presque toujours vu la température s'élever d'un à deux degrés sur des chiens. Il y aura donc à préciser dans quelles circonstances ces phénomènes opposés se produisent. Pour les uns, la digitaline est un hyposthénisant de la circulation centrale ; pour les autres un hyposthénisant, un galvanisateur des systèmes cardiaque et vaso-moteur.

La question à examiner a une grande importance, puisqu'elle se subordonne l'administration de la digitaline dans les affections aiguës et dans les affections chroniques du cœur, la vie du malade pouvant en dépendre.

Il n'est pas indifférent également de quelle digitaline on fait usage. On sait que la digitaline cristallisée de M. Nativel a été présentée comme plus active que la digitaline amorphe de MM. Homol et Quevenne ; or, il semble résulter des expériences faites à l'École vétérinaire de Cureghem (Bruxelles) et présentées à l'Académie royale de médecine de Belgique, que ce serait tout le contraire qu'il faudrait admettre. Qui des deux à raison ? C'est ce que de nouvelles expériences devront déterminer.

Ce que nous disons de la digitaline s'applique à la cicutine quant à son action hypocinéthique qui la rapprocherait des opiacés, et son action anesthésique qui devrait nous rendre réservés dans son emploi contre les affections anémiques ou chloro-anémiques.

Mais la cicutine — comme la ciguë elle-même — est loin de répondre toujours aux effets qu'on en attend : ce produit doit donc être étudié à nouveau, surtout pour la cicutine cristallisée, comme il en est de la digitale.

Les mêmes remarques s'appliquent à l'aconitine, qui a une action si marquée sur la calorification, mais dont l'action s'exerce également sur les nerfs de sentiment, puisqu'elle produit des bourdonnements d'oreilles, la dilatation de la pupille, ce qui la rapproche de l'hyosciamine et l'éloigne de la digitaline et de la morphine. Il sera important de faire voir que l'aconitine, en même temps qu'elle abaisse la température animale, diminue le calibre des vaisseaux ; il y aura ici à faire une étude importante des nerfs *frigorifiques* et *constricteurs* et des nerfs *calorifiques* et *dilateurs*.

La strychnine — qu'on peut considérer comme l'excitant vital par excellence — que d'incertitudes ne règnent encore sur son action pharmacodynamique ? Il faudra l'étudier à nouveau, *faire voir* comment elle décongestionne et refroidit, par conséquent son action sur les nerfs *constricteurs et frigorifiques*.

L'aconitine et la strychnine deviendront ainsi la base du traitement des affections aiguës et remplaceront la saignée dans tous les cas où il n'existe point d'embarras mécaniques de la circulation et de la respiration.

Il faudra également étudier l'action de la strychnine dans les névralgies congestives, où sa combinaison avec l'hyosciamine rend de si grands services.

Il en est de même de la caféine (principalement du sulfate et de l'arséséniate) dans les fièvres de consomption ; il faudra déterminer son action décongestionnante et réfrigérante sur les parenchymes. La saignée, dont on a fait tant et de si longs abus, se retrouvera réduite à ses seules indications, c'est-à-dire en tant que moyen mécanique. Les générations actuelles souffrent de tout le sang qui a été enlevé à leurs ascendants ; il y aura une étude intéressante à faire sur la manière dont les soustractions sanguines augmentent le plasma du sang tout en l'appauvrissant de ses globules, de sorte que les inflammations exsudatives, loin d'être conjurées, sont au contraire rendues plus dangereuses. La question de la jugulation des maladies aiguës se présentera ainsi tout naturellement, surtout quant à leur terminaison par exsudation ou suppuration.

Nous pourrions étendre ici nos indications à tous les alcaloïdes, en tant qu'agents excito-moteurs.

Nous passons aux médicaments dosimétriques reconstituants, c'est-à-dire agissant sur la crase lymphatique et sanguine, par conséquent sur les globules blancs et les globules rouges.

Ici se présenteront en première ligne les médicaments métalliques et les métalloïdes.

La science possède des moyens d'expérimentation dans le microscope, puisqu'il nous *fait voir* quelles sont les modifications survenues dans le nombre et la rutilance des globules sanguins à la suite de l'emploi de ces médicaments. Ainsi les arséniates présenteront un vaste champ de recherches : pourquoi on les recommande dans la tuberculose pulmonaire, ou plutôt contre la phthisiose. On sait qu'en augmentant l'état sanguin on diminue l'état lymphatique ; il y aura donc une étude à faire sur les globules blancs et les globules rouges, et surtout sur la sortie des premiers à travers les parois des vaisseaux et leur cheminement dans le tissu connectif où ils vont constituer les granulations miliaires, source de la plupart des hétéromorphies. Il y aura à examiner ici, sur des animaux vivants, les phénomènes qui se produisent dans les congestions. La question étant résolue *de visu*, on pourra remonter à l'origine de la plupart des diathèses, et, par conséquent, aux moyens d'y remédier. La médecine pratique sortira ainsi de ses incertitudes et de son impuissance.

L'étude de l'arséniate de strychnine permettra de saisir l'influence du modificateur vital sur le modificateur antidyscrasique, car il serait démontré ainsi, d'une part que l'acide arsénieux diminue le nombre des globules blancs, et de l'autre, que grâce au resserrement des pores des vaisseaux ces globules peuvent moins franchir les barrières que la nature a posées entre le courant circulatoire et le courant purement oscillatoire. Les anciens ne connaissaient que ce dernier ; de là, leur théorie des fluxions, dont il faut aujourd'hui retrancher toute une moitié. Mais il n'en resterait pas moins acquis à la science que la plupart des maladies organiques ou par hétéromorphie, se sèment, et que les germes sont renfermés dans le sang, où il nous serait donné de les circonscrire, tandis qu'en passant dans le tissu connectif, les globules blancs s'y développent, comme des semences jetées dans un terrain qui ne leur est pas propre.

Ce que nous disons de l'arséniate de strychnine peut s'appliquer à l'arséniate de quinine : comment ce dernier combat la diathèse palustre, et jusqu'à quel point celle-ci se rattache à des agents miasmatiques, ou simplement à un état chloro-anémique.

Le même travail devra se faire pour les iodures, qui agissent si puissamment sur l'absorption, parce que formant avec les médicaments métalliques des composés solubles, ils les entraînent hors du courant circulatoire. Il faudra donc suivre ce passage et *faire voir* comment le chyle et la lymphe se modifient sous leur action ; c'est-à-dire la transformation, les métamorphoses des globules rouges dans les ganglions mésentériques, puis dans le foie, les poumons, puis, enfin, dans la rate, où ils se décomposent, en restituant leurs principes colorants au foie — comme du vieux fer se revivifie dans la fonte.

Il est un ordre de médicaments dont l'action devra être étudiée avec soin : ce sont ceux que le docteur italien Giovanni Polli a nommés *zootrophiques,* et au moyen desquels on constitue une sorte *d'assolement animal.* Il est démontré que les animaux n'ont pas la même force d'assimilation que les végétaux, et que ce sont ces derniers qui s'approprient les substances terreuses pour nous les rendre sous forme d'aliments. Les substances terreuses peu ou point solubles, telles que les phosphates, peuvent-elles être assimilées par l'organisme animal ? Il y aura lieu de tenir compte ici de l'énorme dépense d'acides digestifs, et, par conséquent, du cercle vicieux où l'on risque de tourner quand on prescrit les phosphates à des sujets dyspeptiques. Il faudra également tenir compte de l'élimination de ces substances par les urines et la plupart des sécrétions, et de la fatigue inutile qu'elles imposent à ces organes. Vaut-il mieux, dans ces cas, employer l'hypophosphite de strychnine, à la fois comme modificateur vital et antidyscrasique ?

Il y aura une étude spéciale à faire sur les parasiticides. L'étude du sulfure de calcium devra ici venir en première ligne, à cause de son action sur les oïdiums animaux. Cette étude devra se faire surtout au point de vue des affections diphthéritiques.

Il en est de même de l'acide phénique, dont l'emploi s'est tant étendu de nos jours. De même encore de l'huile de térébenthine, car on sait qu'aucun parasite ne résiste à l'action anesthésique des huiles essentielles, même les plus vigoureux, tels que l'acare. Il y aura ici à faire de curieuses observations microscopiques.

On peut dire que nous sommes dévorés par les parasites ; une foule pénètrent dans nos tissus avec nos aliments. Nous ne parlerons pas du tœnia, devenu de plus en plus fréquent depuis que nous faisons un plus grand usage de viandes saignantes — même que la viande crue de bœuf ou de mouton, a été préconisée dans les maladies de rachitisme ou la tuberculose. On sait, en effet, que ces viandes contiennent souvent des œufs ou germes du tœnia, de sorte que la viande crue de cheval — animal qui n'est sujet ni à la tuberculose ni à la ladrerie, ni aux diverses espèces de tœnias qui affectent les espèces bovine et ovine — conviendrait mieux pour l'usage thérapeutique.

Nous citerons encore les parasites parenchymateux, principalement les trichines, dus à l'usage de la chair de porc. Un grand nombre de douleurs dites rhumatismales, tiennent à la présence de ces parasites et au rongement incessant qu'ils exercent dans les muscles. Or, on sait que la térébenthine en douches à vapeur, comme le pratique le docteur Brémond, calment ces douleurs. Ne serait-ce pas parce que la térébenthine va tuer les parasites jusque dans leurs gîtes ? Ce sera là un point important de thérapeutique à résoudre.

Nous pourrions passer en revue bien d'autres médicaments dosimétriques, entre autres l'acide benzoïque et les benzoates, pour appeler l'attention des concurrents sur les modifications qu'ils impriment aux urines.

Il s'agira ici de vérifier les expériences d'Alexandre Ure sur l'augmentation de l'acide hippurique, et les assertions contradictoires de Keller et Bouchardat, qui sont d'avis que la métamorphose de l'acide benzoïque ne s'opère pas nécessairement aux dépens de l'acide urique. D'un autre côté, il sera intéressant de rechercher si l'acide benzoïque se transforme aux dépens des matières protéiniques du sang ; de sorte qu'on aurait ainsi l'explication des effets thérapeutiques de cet acide et de ses sels dans toutes les maladies par excès de matière azotées, notamment la la goutte et le rhumatisme.

Parmi les médicaments dosimétriques nouveaux se présente le camphre bromé. Ce corps singulier a besoin d'études nouvelles pour qu'on sache au juste comment le brome se comporte par rapport au camphre, et si celui-ci ne serait pas le véhicule par lequel le brome s'introduit plus facilement dans l'économie. Ce corps simple deviendrait ainsi l'égal de l'iode dans le traitement des maladies scrofuleuses et tuberculeuses. On sait, en effet, qu'il se rencontre dans les eaux réputées par leurs propriétés fondantes, résolutives et antistrumeuses, et l'adjonction du camphre lui donnerait des qualités calmantes que ne présente point l'iode, à moins de l'iodoforme, qui est un hydriodure de carbone, de même que le camphre est un aldéhyde, par conséquent ayant une action stupéfiante ou calmante fort marquée.

Nous n'étendrons pas ce programme plus loin, persuadé que les concurrents le sauront remplir mieux que nous ne pouvons le leur indiquer.

Une objection sera faite : c'est que ce programme est trop vaste; mais il s'agit d'un prix triennal, et il est probable que plusieurs concurrents s'associeront pour se faciliter leur tâche. Tous les membres de la Société pouvant prendre part au concours, il se rencontrera facilement dans son sein des hommes qui, par la spécialité de leurs études, pourront faire un travail qu'on attendrait vainement des efforts d'un seul concurrent; et à la Société reviendra l'honneur d'avoir jeté les bases d'une thérapeutique expérimentale et clinique.

LXXIII

Des indications posologiques en dosimétrie.

DISCOURS PRONONCÉ A LA SOCIÉTÉ DE THÉRAPEUTIQUE DOSIMÉTRIQUE,
DANS SA SÉANCE DU 5 AVRIL.

Messieurs,

Les indications posologiques sont généralement mal comprises en allopathie, puisqu'aux maladies aiguës elle oppose des doses faibles.

Il est vrai qu'agissant avec des médicaments grossiers, elle a peur du « pavé de l'ours ». Aussi beaucoup de médecins prescrivent pour la forme et s'en tiennent uniquement à l'expectation, laissant ainsi leurs malades mourir faute d'une médication énergique.

Prenons une maladie aiguë quelconque : la pneumonie, par exemple. Qu'est-ce qui tue ici le patient? Évidemment l'engouement, la paralysie pulmonaire. Tandis que si l'on recourait de prime abord à la strychnine et surtout si on la poussait jusqu'à relèvement complet des forces vitales, on éviterait la catastrophe. On ne laisserait pas — tout au moins — s'établir les lésions anatomo-pathologiques, dont les organiciens se prévalent comme étant une excuse de leur impuissance.

Ce que nous venons de dire de la pneumonie peut s'appliquer à toutes les affections aiguës, car, qu'est-ce que l'inflammation? Un trouble, un défaut d'antagonisme entre les nerfs modérateurs et les nerfs excitateurs. La fièvre qui est due à cette rupture d'équilibre produit subsidiairement des échauffements ou un incendie qui dévore tout l'organisme si on ne sait l'arrêter à temps : non en faisant la part du feu, mais en l'étouffant sous l'énergie du remède.

Ainsi, sous l'influence d'une cause physique ou morale, le cœur précipite son action et lance le sang, avec une force incompatible avec l'état physiologique, vers le point ou l'organe dont cette excitation est partie.

Ce sont les nerfs excitateurs qui l'emportent sur les nerfs modérateurs; ou, pour préciser le fait anatomo-pathologique, c'est le pneumo-gastrique — le représentant de la sphère animale — qui est vaincu par le grand sympathique — le représentant de la sphère végétative.

Quelques physiologistes, de nos jours, admettent l'action modératrice du pneumo-gastrique et l'action excitatrice du grand sympathique sur le cœur. Le *Répertoire* de 1872-1873 a fait connaître le fait d'un individu ayant un engorgement de la région maxillo-cervicale droite, suite d'une nécrose de la mâchoire inférieure : la déglutition était devenue presque impossible, et on se disposait à faire l'ablation de l'os, quand, dans la nuit qui précéda, le malade fut pris d'une fièvre fort intense, le pouls battant jusqu'à 180 fois par minute et la respiration étant très-gênée et accélérée. Le malade succomba dans la journée du lendemain. A l'autopsie, on trouva le nerf pneumo-gastrique comprimé par la tumeur. Le grand sympathique, situé sous le feuillet profond de l'aponévrose cervicale, avait échappé à la compression. On peut donc admettre que l'influx du pneumo-gastrique sur le cœur ayant été brusquement suspendu, l'antagonisme entre l'innervation myélo-cérébrale et celle du grand sympathique a été détruit et le cœur s'est mis à galoper, comme l'aiguille d'une horloge dont le ressort se détend.

Que faut-il donc faire? Affaiblir l'organisme en général, comme on le fait en allopathie par les déplétions sanguines et la diète? Mais on ne fait ainsi qu'augmenter, de plus en plus, le défaut d'équilibre des forces de la vie et pencher la balance du côté de la mort. Il faut, au contraire, opposer un frein énergique au coursier qui s'emporte, c'est-à-dire au cœur affolé.

Voilà pourquoi, au début des maladies aiguës, en dosimétrie on emploie la strychnine (sulfate, arséniate, hypophosphite) et on y ajoute les calmants appropriés : aconitine, vératrine, hyosciamine, morphine, quinine, cette dernière surtout combinée avec l'arsenic et le fer (arséniate, hydro-ferrocyánate) (1).

---

(1) En médecine dosimétrique on ne se borne pas à un seul médicament, mais on en donne autant qu'il y a d'indications à remplir. Or, il y a les indications générales et les indications particulières. Ainsi, s'agit-il de la fièvre? il faut l'abattre par les incitants et les défervescents (strychnine, vératrine, aconitine, etc.). Mais il faut, en outre, combattre les symptômes douleur et spasme par la morphine, l'hyosciamine, l'atropine, et rétablir les sécrétions par la digitaline, la colchicine, la scillitine. Supposons une broncho-pneumonie, dont chaque hiver tant de malades meurent, il est évident qu'il faut avant tout rétablir l'équilibre physiologique.

La dosimétrie est donc un traitement purement vital ; la lésion mécanique ou physique ne doit

Vous le voyez Messieurs, dans l'inflammation il faut fortifier l'organisme en général, en même temps qu'on détournera l'influx nervoso-sanguin du point où il tend à s'amasser et à produire ainsi des désordres irréparables.

Nous arrivons à la posologie (ce qui est le point important, puisque en deçà on n'obtient nul effet, et qu'au delà, on risque d'empoisonner le malade; car il ne faut pas perdre de vue qu'avec des médicaments aussi énergiques que ceux employés en dosimétrie, le *quantum satis* doit être plus rigoureux qu'en allopathie, où l'on mesure à l'œil, tant sont banales ses prescriptions. Qu'importe un gramme de plus ou de moins dans une potion qu'on sait inoffensive?)

C'est pour cela qu'en dosimétrie on procède par petites doses, répétées à des intervalles suffisamment rapprochés pour que la lésion anatomo-pathologique n'ait point le temps de s'établir (en laissant le temps normal pour l'absorption : quinze minutes en moyenne). On doit aller jusqu'à effet thérapeutique utile, n'importe : la quantité employée. Ainsi, au début de la pneumonie nous avons donné jusqu'à 20 et 30 granules de vératrine avant d'obtenir la défervescence. Notre estimable confrère, M. le docteur Brémond, nous a donné la relation d'une pneumonie chez un jeune homme de 16 ans, où il fallu aller jusqu'à 48 granules d'aconitine, avant d'obtenir la résolution des phénomènes pneumoniques.

En combinant la strychnine avec les alcaloïdes défervescents, l'effet de ces derniers sera bien plus prompt que si on les donne seuls. Dernièrement, dans un rhumatisme articulaire aigu du genou, j'ai administré le sulfate de strychnine et la vératrine : un granule de chaque de quart d'heure en quart d'heure. Au bout de la dixième dose, la fièvre a cédé, et le rhumatisme s'est trouvé ainsi réduit à une gonarthrite simple, dont un badigeonnage iodé et un appareil ouaté ont eu raison. Or, qu'arrive-t-il si souvent quand on laisse marcher la fièvre, sous prétexte qu'elle est le résultat, la suite nécessaire de l'arthrite? C'est que l'inflammation se déplace sur les organes homœologues, par conséquent, le plus souvent

occuper le médecin que pour autant qu'elle puisse être levée par des moyens physiques, tels que la saignée, la compression méthodique, comme on le fait en chirurgie. Mais même ici la médication doit avant tout être vitale. Dans les plaies pénétrantes de la poitrine, par exemple, avec lésion du poumon, on saigne pour arrêter l'hémorrhagie et on comprime méthodiquement le thorax, mais en même temps on donne la strychnine pour relever les forces du blessé, l'aconitine; la vératrine pour combattre la fièvre, la digitaline, l'hyosciamine pour dissiper le spasme du cœur et des gros vaisseaux; l'arséniate de fer pour parer à l'anémie, etc. Toutes ces indications doivent être remplies, sinon à la fois, du moins fait à fait de l'apparition des symptômes, de manière à ne pas perdre du temps, car en médecine le temps c'est la vie. C'est donc une erreur de croire que parce qu'on a employé un médicament et qu'on n'a pas réussi ainsi à arrêter la maladie, ce médicament est impuissant; c'est le médecin plutôt qui l'est, parce qu'il ne sait point remplir toutes les indications.

sur le péricarde. C'est cependant ainsi qu'on pratique la médecine en allopathie, où l'on court après la maladie, sans (hélas!) pouvoir la rattraper, et où, comme fiche de consolation, on se rejette sur l'autopsie. On nomme cela « confirmer son diagnostic » !

Il ne s'agit donc nullement de doses *maxima* ou *minima*, mais d'aller jusqu'à effet *curatif;* et on le peut avec d'autant plus le sécurité que l'on procède graduellement : pour les médicaments très-actifs, un demi-milligramme à la fois. Nous ferons d'ailleurs remarquer que sans acception d'âge ou de sexe, la résistance au remède dépend de l'intensité de la maladie. Ainsi l'aconitine qui, sur un individu sain, peut déterminer l'aconitisme au deuxième ou au troisième granule, pourra, dans l'état pathologique aigu, être donnée à des doses relativement énormes avant de produire le ralentissement de la circulation et de la respiration. Nous ajouterons que la tolérance s'établit fait à fait, et qu'ainsi il ne saurait y avoir de danger, à moins que l'effet étant produit, on le dépasse. C'est pour cela qu'il faut s'arrêter aussitôt ou aller en rétrogradant. Nous supposons un état aigu à 40° centigrades de chaleur : dès que le thermomètre appliqué à l'aisselle, marque 39° centigrades, au lieu de continuer à donner le médicament tous les quarts d'heure (la vératrine, par exemple), on ne le donnera plus que toutes les demi-heures, et successivement toutes les heures. A défaut de thermomètre, on a pour guide le calme du malade et la détente générale produite par la chute de la fièvre, surtout la moiteur de la peau et la chute du pouls.

De tout ceci il résulte qu'il ne faut pas avoir peur d'employer des alcaloïdes aussi puissants que la strychnine, l'aconitine, la vératrine au début des maladies aiguës; pas plus qu'on en a à donner la quinine dans les fièvres intermittentes, *car toute fièvre doit être coupée.* En chirurgie la gravité des accidents dépend de la fièvre dite traumatique; mais celle-ci n'est pas fatale puisqu'elle peut être conjurée. Chassaignac instituait ce qu'il nommait l'*entraînement chirurgical,* au moyen de l'alcoolature d'aconit donnée deux ou trois jours de suite, avant l'opération. Feu le docteur Hélot père, à la Maternité de Rouen, prenait la même précaution quand il prévoyait un accouchement laborieux. Il en est de même en médecine, où les fièvres, quelles que soient leurs localisations — pneumonie, méningite, pleurésie, cardite, etc. — peuvent être prévenues. Nimeyer cite des cas de pneumonies amenées à résolution sans fièvre, par l'application de la glace et la vératrine à l'intérieur, jusqu'à la dose de 10 centigrammes par jour.

Qu'on ne vienne donc pas arguer de la fatalité de la fièvre. Si les anciens lui ont dressé des autels, c'est qu'ils n'avaient point les moyens de la conjurer. Ils imploraient la déesse Fièvre (*Febris diva*) comme ils imploraient les déités infernales, de leur faire le moins de mal possible ; mais aujourd'hui nous n'en sommes plus là, et le médecin qui invoquerait la nature sans employer les remèdes que celle-ci lui donne, ferait comme les dévotes toujours prêtes à brûler une chandelle au premier saint de carrefour venu.

Sans doute, Messieurs, nous devons avoir foi dans la force médicatrice de la nature, mais pour lui venir en aide. C'est pour cela que la strychnine est nécessaire au début des affections aiguës, parce qu'il faut aller au-devant de là paralysie des vaisseaux et des parenchymes. La strychnine — surtout l'arséniate — est l'incitant vital par excellence ; c'est elle qui réveille cette force latente dont parle Barthez, et que les anciens ont également appréciée quand ils ont dit que dans les maladies adynamiques la puissance nerveuse est liée dans les ganglions abdominaux. « *Potentia nervosa ligata in gangliis abdominalibus.* » C'est donc cette force qu'il faut dégager au moyen de la strychnine, de l'aconitine, de la vératrine, de l'hyosciamine, qui agissent sur le système vaso-moteur et le calment. Qui ignore les bons effets de ces médicaments dans la gastralgie aiguë, laquelle, sans cela, tournerait en gastrite ? N'en est-il pas de même des grandes inflammations ? Qu'est-ce qu'une méningite, une pleurésie, une péri ou endocardite, une péritonite ? Des névralgies des séreuses splanchniques ; par conséquent, il faut les traiter comme telles, si l'on ne veut voir se produire des épanchements, des exsudats, des suppurations qui rendent si souvent ces maladies mortelles, en leur permettant de franchir ce Rubicon qu'on nomme « anatomie pathologique ».

La découverte des alcaloïdes a été un des grands faits de la médecine contemporaine ; c'est par là que celle-ci se distingue de la médecine des anciens, qui n'avaient à leur disposition que des moyens thérapeutiques fort restreints ; nous serions donc coupables de lèse-humanité de ne pas employer les agents que la chimie et la pharmacodynamique ont mis à notre disposition. Parmi ces agents il faut ranger en première ligne la strychnine, qui est à la force vivante individualisée, ce que l'électricité est à la nature entière : c'est-à-dire l'incitant de la vitalité ; et sans la force vitale nous ne pouvons rien. On s'est fait de la strychnine une idée fausse, parce que jusqu'ici on l'a mal employée ; ainsi si on la donne dans la paralysie, sans avoir égard à la nature de cette dernière — comme dans les ramollissements nerveux, par exemple — on provoque des secousses électriques, qui ne sont pas dans son mode d'action quand, au contraire, on l'emploie dans les maladies purement dynamiques ou vitales, et surtout quand on procède graduellement, dosimétriquement. Dans ces conditions, elle ne donne lieu à aucune secousse ni ébranlement, toute son action se borne à tonifier les tissus, à augmenter la résistance vitale. Depuis que nous en faisons usage, nous avons pu en constater les bons effets. C'est le roi des modificateurs vitaux.

LXXIV

Importance du régime salin pour l'enfant.

Parmi les préjugés les plus nuisibles à la longévité, il faut placer celui qui empêche de donner du sel aux enfants pour les gorger de matières féculentes. Nous avons eu souvent occasion de pratiquer la taille sur des enfants de cinq à huit ans, pour des calculs durs non broyables — du genre de ceux qu'on a nommés *calculs mûraux*, parce qu'ils ressemblent à une mûre, étant rougeâtres et mamelonnés à leur surface. Ces calculs sont hérissés de pointes qui irritent fortement la vessie ; par conséquent, ils nécessitent l'opération de la taille : or, la chimie fait voir que ces pierres sont formées d'oxalate de chaux.

L'acide oxalique n'existe pas normalement dans l'économie animale ; il est le produit de la combustion incomplète du sucre, lequel, au contraire, existe constamment dans le sang ; c'est un produit de sécrétion, parce que le foie en forme sans cesse, en vertu de son ferment propre ou glycogène. Quand ce sucre s'amasse en trop grande proportion il est éliminé par les urines et peut constituer ainsi la maladie qu'on désigne sous le nom de *diabète,* maladie qui conduit au marasme parce que la nutrition est enrayée.

Quand le sucre est brûlé incomplètement il en résulte des acides, tels que l'acide lactique, l'acide butyrique, l'acide oxalique, qui donnent à la constitution ces acescences se traduisant en scrofules et rachitisme. On voit déjà les conséquences de l'abus du sucre dans l'élevage des enfants : les glandes s'obstruent de matières grasses ou caséeuses dont la fonte produit des abcès froids laissant des traces indélébiles ; les os se ramollissent et se déforment, les muscles restent flasques.

Mais afin d'être fixés sur ce point, il fallait l'établir expérimentalement,

De concert avec le professeur de physiologie de notre Université (1), nous fîmes une série d'expériences sur de jeunes chiens, et voici les résultats que nous avons obtenus.

Plusieurs de ces animaux furent nourris presque exclusivement de sucre — les pauvres bêtes, si elles avaient eu la faculté de la pensée, auraient cru qu'on les gâtait. On les gâtait, en effet, dans le sens physique du mot, comme on gâte les enfants auxquels on prodigue les sucreries. — En peu de temps, nos petits chiens tombèrent dans le marasme, et leurs urines démontrèrent la présence de l'acide oxalique. On ne prolongea pas l'expérience ; grâce à un régime reconstituant et salin, nos intéressantes victimes reprirent en peu de temps leur santé et leur gaîté.

Le problème était donc résolu : le sucre peut donner la pierre aux enfants, ramollir leurs os, les rendre scrofuleux. La mère, avec son lait, donne du sucre à son enfant, mais ce sucre est le plus pur qui existe, puisqu'il est brûlé intégralement, tandis que le sucre de canne — et à plus forte raison de betterave — subit des degrés d'oxydation intermédiaires entre l'acide carbonique et les acides lactique, butyrique, oxalique, dus à des combustions incomplètes. Que dire de ces affreuses loques qu'on place dans la bouche de l'enfant sous prétexte de suçon ? Est-il étonnant que ces pauvres petits aient des aigreurs, des coliques, des diarrhées ?

Si nous examinons maintenant les effets du sel, nous trouvons tout le contraire. Un chimiste belge distingué, M. Berger, a étudié l'action du chlorure de sodium sur l'économie (*Du rôle biologique du chlorure de sodium. Journal de pharmacologie de Bruxelles*, janvier 1870) et il prouve que sans la présence du sel dans le plasma du sang, la fibrine, l'albumine, la musculine, l'ostéine — c'est-à-dire les sucs nutritifs du sang et de nos tissus — se solidifieraient, et les globules sanguins se dissoudraient. Ces globules se décomposent dans une solution d'albumine pure, comme dans de l'eau distillée, tandis que l'eau albumineuse contenant $^1/_{1000}$ seulement de sel de cuisine, conserve parfaitement ces globules, sans qu'ils s'altèrent. Quand on supprime à l'homme, dans sa nourriture, le chlorure de sodium, il devient pâle, chlorotique, œdémateux, l'appétit disparaît, la sécrétion de la salive et du suc gastrique diminue. Le sang salé absorbe plus d'oxygène, stimule l'acte chimico-physique de la nutrition des tissus et provoque l'expulsion, par les reins, par les poumons et par la peau, des principes azotés de la nutrition régressive (2).

Pour l'intelligence de ce fait il faut se rappeler qu'il y a en nous deux

(1) Feu le docteur Poelman.
(2) C'est le chlore du sel qui sert à former l'acide chlorhydrique de la digestion.

mouvements : celui de composition et celui de décomposition. On a nommé le premier *nutrition progressive*, le second *nutrition régressive*, parce que l'un importe les matériaux de la nutrition dans les tissus, et que l'autre les exporte. Chez les enfants, c'est le mouvement de composition qui prime le mouvement de décomposition, parce que tous leurs tissus sont encore à faire. Mais pour que cette composition puisse avoir lieu, il faut que les éléments minéraux et terreux soient tenus en solution par l'albumine du sang, c'est-à-dire sous forme d'albuminates solubles ; aussi dans le régime alimentaire des enfants qui ont fait leurs premières dents, faut-il faire entrer des viandes jeunes ou albumineuses, parce quelles se rapprochent davantage de leur propre composition. C'est pour cela également que le sel est nécessaire aux enfants. Certes nous ne voulons pas tomber dans un excès contraire, en supprimant complétement le sucre, mais il ne faut point en abuser. « User, ne point abuser », tel est le précepte d'Hippocrate, et l'expérience des siècles a fait voir que la sagesse a parlé par sa bouche.

On trouvera, peut-être, que nous retombons constamment dans des redites scientifiques ; mais nous faisons comme ces compositeurs de musique, qui pour bien imprimer une phrase dans l'oreille de leurs auditeurs, la reproduisent de mille façons. Il est vrai que rien n'est souvent plus prolixe qu'un musicien, et que ce qui ne peut se dire se chante.

Nous espérons cependant que notre thème sera médité par les mères. Qu'y a-t-il, en effet, de plus important que l'élève des enfants ? On argue de la faiblesse de constitution des enfants, comme si cela n'était le résultat d'un mauvais régime. Nous sommes de l'avis d'un spirituel médecin, le docteur Munaret, qui voulait qu'on fît des concours d'enfants, comme on fait pour les espèces domestiques.

LXXV

**De l'accouchement forcé pour remplacer l'opération césarienne
et de l'emploi des incitants vitaux dosimétriques.**

Un cas intéressant s'est présenté à l'hôpital civil de Gand.

Il s'agit d'une femme à terme qui y fut transportée dans un état d'anéantissement pouvant faire croire à un empoisonnement par les narcotiques. D'après le peu d'explications qu'elle put donner, elle avait pris « quelque chose pour dormir ». Ce furent les termes dont elle se servit. La peau froide, le pouls presque disparu, annonçant une mort imminente, un des chirurgiens auxiliaires — M. le docteur Biebuyck — fut averti de se tenir prêt pour l'opération césarienne. Cet honorable praticien se rappelait avoir lu, dans le temps, qu'un médecin italien, pour un cas analogue, avait institué l'accouchement forcé. Il résolut d'essayer la même manœuvre avant d'ouvrir le ventre. Peu d'instants après, la femme expirait. Le doigt indicateur et successivement toute la main furent engagés dans la matrice; le col présenta une grande résistance et se resserra sur le poignet de l'opérateur, tout comme pendant la vie. La poche des eaux ayant été rompue, il amena un enfant mort, comme il l'avait diagnostiqué. Les choses se passèrent comme dans un accouchement naturel.

De ce cas on peut tirer plusieurs conclusions :

1° Que l'accouchement forcé doit être tenté avant de passer à l'opération césarienne;

2° Qu'il ne faut pas attendre que la femme soit morte pour pratiquer cette délivrance et qu'on pourra ainsi prévenir la mort de l'enfant;

3° Que l'utérus est l'*ultimum moriens* chez la femme enceinte et qu'on peut profiter de cette circonstance pour la rappeler à la vie;

4° Que dans les maladies graves qui menacent la vie de la femme (du cerveau, du cœur, des poumons), on devra recourir à l'accouchement forcé, l'enfant étant viable, afin de soulager la mère et de prolonger sa vie ;

5° Que cette opération faite pendant la vie, n'offre pas plus danger que les manœuvres ordinaires de l'accouchement ;

6° Que l'opération césarienne, qui permet bien rarement de sauver l'enfant, est une opération qui répugne aux familles, parce qu'elle laisse après elle le doute sur la mort réelle de la femme.

Quant aux cas analogues au cas actuel, nous demanderons — le soupçon d'empoisonnement par un narcotique étant admis — s'il ne faudrait recourir immédiatement au tannin pour neutraliser l'alcaloïde, à la caféine (sulfate, arséniate), pour dissiper l'engorgement du cerveau, et à la strychnine (sulfate, arséniate), comme incitant de la vitalité générale?

Généralement, on a recours à ce dernier agent dans les paralysies — comme un emplâtre sur une jambe de bois. — C'est donc au fort des affections aiguës qu'il faut l'administrer. Dans le cas dont il s'agit ici, on aurait pu donner ensemble les trois médicaments, certain que chacun serait allé à son adresse. C'est pourquoi les médicaments dosimétriques doivent remplacer les vieilles formules des Codex officiels, où la plupart des principes actifs ne figurent même point, ou avec une posologie vicieuse. Ainsi il y a tel alcaloïde — la vératrine, par exemple — dont la dose est portée jusqu'à un demi-centigramme, à la fois, dose énorme puisqu'elle peut être mortelle, tandis qu'avec les médicaments dosimétriques pareil malheur n'est jamais à craindre. En effet, avec des médicaments énergiques, le dosage au demi-milligramme est aussi exact que possible, on pourrait dire mathématique ; de sorte que c'est, en quelque sorte, une pesée de précision, le médicament se donnant coup sur coup et à petites doses, jusqu'à ce que l'équilibre fonctionnel soit rétabli.

Dans des cas analogues à celui qui nous occupe en ce moment, on donne les éthers ; mais les éthers sont des anesthésiques et non des incitants vitaux ; c'est encore là un point que la vieille allopathie n'a pas compris. Elle prodigue ces moyens et ne fait ainsi qu'entretenir la nervosité des malades ; tandis qu'en donnant les incitants vitaux elle tonifierait et calmerait à la fois ; car tout est là : augmenter la résistance vitale et non la détruire. L'administration des alcaloïdes au début et dans le cours des affections aiguës restera une des grandes conquêtes de la médecine contemporaine ; on peut dire une victoire de l'art sur la maladie et la mort.

LXXVI

De l'emploi de la digitaline.

On sait que le célèbre Cullen a défini la digitale : *l'opium du cœur*. Mais cet opium-là peut avoir le même résultat que celui du cerveau : c'est-à-dire stupéfier le cœur et produire la mort.

Cela s'observe surtout dans les maladies organiques de cet organe ; aussi n'est-il pas étonnant que divers médecins en soient venus à faire leur *mea culpa* devant des Corps savants, qui, naturellement, leur ont donné l'absolution, comme ayant péché par ignorance. Mais maintenant que les voilà avertis, pareille excuse ne serait plus valable.

Le calme du cœur produit par la digitale est donc en rapport avec le degré d'excitation et de résistance vitale de cet organe. Il est évident que lorsque cette dernière est considérablement diminuée, comme dans les anévrismes passifs — qu'on confond trop souvent avec les hypertrophies, à cause des troubles circulatoires et respiratoires — il est évident, disons-nous, qu'un infusé ou une alcoolature de digitale — dont il est si difficile de graduer les effets — pourra, dans certaines circonstances, accélérer la mort.

Ce danger n'existera jamais avec la digitaline ; aussi, à part quelques cas d'infiltrations aiguës, où il faut débarrasser promptement la circulation, doit-on recourir à l'alcaloïde plutôt qu'à la plante en substance.

Une autre conséquence de cette action dépressive de la digitaline, c'est que, dans les cas chroniques, il faut toujours la combiner à un agent tétanisant et à un agent minéralisant : arséniate de strychnine, arséniate de fer.

Quand on a recours à la digitaline, il existe presque toujours quelque chose du côté du cœur ; il faut donc avoir égard au degré de résistance et d'élasticité de l'artère, ainsi qu'au rythme des pulsations. Si l'artère mollit sous le doigt, si le pouls est irrégulier, c'est qu'on a affaire à quelque lésion organique; et il faut, dans ce cas, employer les précautions mentionnées plus haut; ce soin est surtout nécessaire quand il existe des symptômes précordiaux.

Il faut se méfier de ces soi-disant névroses, et ne pas perdre un temps précieux en antispasmodiques : eau de laurier-cerise, assafœtida et autres *tuti quanti* allopathiques. Il faut aller droit au but, c'est-à-dire donner la digitaline, avec l'arséniate de strychnine ou l'arséniate de fer, selon les indications spéciales. Quant aux doses, on ira jusqu'à effet : au soulagement. On pourra ainsi donner jusqu'à dix, quinze, vingt granules de l'un et l'autre médicament, dans les vingt-quatre heures. La diurèse amène bientôt la détente, et on pourra diminuer graduellement les doses, sauf à les augmenter de nouveau, si les symptômes précordiaux l'exigent.

Dans les affections aiguës du cœur — péricardite, cardite, endocardite — à cause de la petitesse du pouls, l'emploi immédiat de la digitaline est encore indiqué, mais ne contre-indique point la saignée, parce que, aussitôt après, le pouls se relève; on avisera alors à donner la digitaline, soit seule, soit combinée à la strychnine pour rétablir l'organe dans son rythme normal; la cicutine pour abattre les douleurs lancinantes; l'hyosciamine contre le spasme; la colchicine pour augmenter la diurèse. Il y a là toute une gamme de traitement que le médecin doit savoir saisir presque au bond, car le temps presse. Un large vésicatoire sera également très utile.

Quant aux doses auxquelles on doit donner les alcaloïdes dans ce cas : c'est jusqu'à effet.

Nous avons rapporté, dans le *Répertoire*, le cas qui nous est arrivé à nous-même. Nous trouvant à Bordeaux, et ayant été surpris par une pluie d'orage, à la fin d'une journée suffocante, nous fûmes pris d'un violent frisson qui nous força de nous mettre au lit. Un point cardiaque aigu nous saisit, retentissant vers l'épaule gauche; la respiration devint anxieuse, saccadée; le pouls se resserra et se ralentit, une sueur froide nous couvrit, en partie par la gêne de la respiration, en partie par l'anxiété morale. Heureusement nous avions notre pharmacie de poche — qui ne nous quitte jamais en voyage — ainsi qu'un flacon d'ammoniaque. Nous fîmes sur la région du cœur une large friction avec parties égales d'ammoniaque et d'eau de Cologne, de manière à établir une puissante révulsion, et prîmes, de quart d'heure en quart d'heure, un granule de sulfate de strychnine, un granule de digitaline et un granule de cicutine. Nous continuâmes ce traitement toute la nuit. Au matin, les symptômes précordiaux avaient disparu. Nous pûmes donc nous dispenser de la saignée. Par contre, nous prîmes une forte portion de sel de Sedlitz, afin de dégager complétement la circulation et la respiration. Dans la journée, nous pûmes nous lever et vaquer à nos occupations.

Notre cas offre donc un exemple de jugulation d'une péricardite commençante. Malheureusement, il n'en est pas toujours ainsi. Les malades ignorant la gravité de leur cas, ni eux ni les assistants ne croient à la nécessité d'appeler le médecin; quelques heures se passent et, avec elles, la possibilité d'une jugulation. La maladie doit donc parcourir ses phases organiques; et si le malade en échappe, c'est comme le cerf emportant à son flanc la flèche fatale : *Hœret lethalis arundo* — pour nous servir de la belle expression du poëte.

Quand on donne la digitaline comme diurétique, il convient de l'associer à son congénère, l'hyosciamine, afin de vaincre le spasme des voies urinaires. D'ailleurs, l'hyosciamine est indiquée dans la plupart des cas qui exigent l'emploi de la digitaline, notamment la dyspnée, l'anxiété précordiale, l'asthme aigu, l'angine de poitrine, soit primitifs, soit consécutifs à des lésions organiques. Mais il faut également activer le soufflet organique, c'est-à-dire les mouvements respiratoires, au moyen de la strychnine.

Nous considérons donc l'union de la digitaline, de l'hyosciamine, de la strychnine, comme très-importante. C'est le cas de répéter avec les anciens : *Omne trinum perfectum.*

Les urines rendues sous l'influence de la digitaline sont aqueuses, comme les urines nerveuses; bientôt cependant elles se troublent et se chargent d'un abondant dépôt ammoniacal. C'est que les principes azotés ont été retenus dans l'économie pendant la crise.

Si l'on compare maintenant l'action constante et sûre de la digitaline, à l'action incertaine, souvent violente de la digitale, on en concluera que c'est à la première qu'il faut recourir dans la plupart des cas où ce médicament est indiqué.

LXXVII

Traitement dosimétrique des fièvres éruptives : scarlatine, rougeole, variole.

Tout le monde connaît cette redoutable trinité morbide, qui a envoyé aux sombres bords plus de victimes que la guerre, la faim et la peste. Toutes trois sont contagieuses au plus haut degré, parce qu'elles sont dues à des virus qui, quoique la forme de l'éruption ne soit pas la même, sont peut-être identiques. L'éruption peut même ne pas avoir lieu, et cependant la maladie exister, comme on l'observe dans les *variolæ sine variolis*, comme disait le célèbre médecin hollandais Boerhaave.

La maladie est donc plutôt *intérieure* qu'*extérieure*; et c'est la fièvre qui en constitue le danger ; de là, nécessité de modérer cette fièvre. La chaleur morbide s'élève quelquefois à 40, 41, 42, et même 43° centigrades : comme dans la scarlatine; aussi, cette dernière se termine-t-elle souvent par la gangrène. De là, aussi, nécessité de soutenir la vitalité par les *incitants qui n'irritent point*.

Ça été longtemps une difficulté en médecine : de soutenir les forces vitales sans les épuiser, comme on fait, par exemple, quand on applique des rubéfiants pour déplacer une irritation. Aujourd'hui la science nous a fait connaître les incitants vitaux, pris en général dans la classe des alcaloïdes, les antifébriles par excellence. Saigner peut être un danger, car de cette manière on épuise d'emblée toutes les ressources de l'économie.

Les hydrosudophates emploient l'eau froide, médication qui présente aussi des dangers, à cause de l'inégalité des réactions. C'est donc aux calmants vitaux qu'il faut en venir. Les médicaments dosimétriques offrent sous ce rapport de précieuses ressources. Dans une épidémie de rougeole qui faisait de nombreuses victimes dans le quartier, nous fûmes appelé dans une maison où cinq enfants présentaient, à la fois, des prodromes de la maladie. — On sait que la rougeole, d'ordinaire, débute assez brusquement par une forte fièvre, avec abattement et mal de tête, une toux sèche, pénible, par quintes, et la sensation d'une barre dans la poitrine. Un signe particulier, qui manque bien rarement, ce sont les larmes dans les yeux, surtout au moment de la toux. Le malade éprouve des picotements de la pituitaire, qui le font éternuer ; il est courbaturé et comme brisé par la fatigue ; la langue est blanche, large, humide ; chez les tout jeunes enfants il survient souvent des convulsions, qui cessent quand apparaissent les taches circulaires rouges.

Tous ces phénomènes prodromiques existaient avec une grande violence chez les petits malades, à notre arrivée ; et, comme nous l'avons dit, l'épidémie faisait de grands ravages dans le quartier. C'était au commencement des médicaments dosimétriques ; naturellement, les avis étaient partagés à leur sujet : les uns n'y voyaient que des substances homœopathiques, c'est-à-dire, inertes ; les autres, au contraire, les présentant comme de grands poisons. Le père des enfants, qui est un homme intelligent et qui d'ailleurs voyait l'imminence du danger, nous dit que si nous jugions convenable d'employer notre méthode, il en prenait la responsabilité morale vis-à-vis de la famille. Nous administrâmes donc l'aconitine et la vératrine : toutes les demi-heures un granule, jusqu'à ce que la fièvre fût tombée ; ce qui eut lieu, chez deux de ces enfants — les plus âgés : 8 et 10 ans — au dixième granule, et chez deux autres — les plus jeunes : 6 et 7 ans — au douzième granule. Ce qui fait voir que, contrairement à ce qui est admis, il faut des doses plus fortes pour de jeunes enfants que pour d'autres plus âgés. Au reste, comme on procède graduellement, il ne saurait y avoir de danger. Chez deux des petits sujets, il fallut recourir à l'émétine pour dégager la poitrine. Au bout de douze heures, la fièvre étant tombée, l'éruption se fit sans encombre, et tout péril avait disparu.

Ceci prouve une chose : c'est que dans les fièvres éruptives qui s'annoncent d'une manière violente, le médecin ne doit pas rester spectateur de la crise, mais, au contraire, agir avec énergie ; et il le peut avec les médicaments dosimétriques, puisqu'ils ne jettent aucun trouble dans l'économie. La fièvre étant abattue d'emblée, tout se réduit à une éruption bénigne.

Il en est de la scarlatine comme de la rougeole, c'est-à-dire qu'elle n'a ce degré de violence que parce qu'on laisse le feu s'amasser. La fièvre débute ordinairement par un mal de gorge plus ou moins violent, accompagné de mal de tête, parfois de frissons et saignement de nez, envies de vomir, douleur des reins, courbature. Quelquefois, l'invasion de l'éruption a eu lieu tout d'un coup par des taches rouges, sans élevure au-dessus de la peau, et qui disparaissent sous une pression légère du doigt, pour reparaître aussitôt le doigt retiré.

Dans cette fièvre, les médicaments dosimétriques réussissent admirablement et ont pour effet de rendre la convalescence moins longue. L'aconitine, la vératrine font tomber la fièvre; l'hyosciamine dissipe le spasme; et contre les accès on a l'hydro-ferro-cyanate de quinine. (Ceci bien entendu regarde le médecin seul, mais il faut que les parents soient avertis qu'il y a une médication à la fois énergique et sans danger, afin qu'ils appellent le docteur à temps.)

Dans la variole, les premiers symptômes sont : fièvre, envies de vomir, et souvent vomissements, une douleur plus ou moins violente dans les reins, quelquefois douleurs générales, abattement, tendance à l'assoupissement, et une constipation opiniâtre; la langue sale, rouge à la pointe, mal de gorge plus ou moins intense, sueurs, parfois délire. On voit l'analogie entre toutes ces maladies, se dessiner ici; aussi le traitement est-il le même : rafraîchir les malades par des lavements doux et, au besoin, les sels de Sedlitz; éponger le corps avec de l'eau vinaigrée; entretenir une température modérée et un bon air dans l'appartement; appeler le médecin dès le commencement et ne pas le contrarier dans les moyens qu'il mettra en usage. S'il est intelligent, il ne balancera pas de recourir aux médicaments dosimétriques, puisque ce sont ces derniers qui ont le plus facilement et le plus promptement raison de la fièvre.

Une question se présente ici. Tous les enfants doivent-ils avoir les fièvres éruptives? Il est évident que non, puisqu'un grand nombre qui ne les ont jamais eues, jouissent d'une excellente santé. On peut, au contraire, se garantir de l'infection virulente — quelle qu'elle soit — par la vaccination.

LXXVIII

Des décompositions putrides et des maladies ataxiques.

On a fait, dans ces derniers temps, jouer un rôle considérable aux micro-organismes dans la production des maladies putrides ou ataxiques. Le fait est que ces infiniment petits pénètrent partout : dans l'eau, dans l'air, et jusque dans nos propres fluides : sang, lymphe, urine, etc.

La pluie qui tombe après un temps sec, contient toujours des corpuscules organiques, qu'elle a entraînés sur son passage. Ce sont ces corpuscules qui, pendant les chaleurs de l'été, font prendre à l'eau de nos réservoirs une odeur infecte, dont il faut la débarrasser en la filtrant.

L'air confiné prend une odeur toute spéciale, à cause de la décomposition des micro-organismes qu'il renferme, ainsi que des matières animales dues à la transpiration, aux déjections, aux suppurations (comme dans les hôpitaux où l'air n'est pas incessamment renouvelé par une machine à vapeur). Enfin les micro-organismes envahissent l'économie entière par le système lymphatique et le système veineux, et en se décomposant produisent également des maladies ataxiques, comme on le constate dans le typhus et les fièvres typhoïdes. Il en est de même dans les plaies suppurantes : les micro-organismes ayant envahi un organisme profondément débilité, incapable de résistance et préparé en quelque sorte aux fermentations ; la fièvre septicémique se déclare et le blessé meurt sous l'action combinée de la plaie et du virus qu'elle a engendré par la décomposition de ses éléments. Pour qu'il y ait septicémie, il faut que les lymphatiques et les veines leur livrent passage. Une surface suppurante, quelle que soit son étendue (par exemple une brûlure au deuxième degré), ne donne jamais lieu à l'infection purulente.

L'alcool, la glycérine, l'iode, l'acide phénique, tuent les micro-organismes et les empêchent de pénétrer dans l'économie. Par conséquent, ce sont de bons désinfectants. Les alcaloïdes (la quinine, par exemple) dont on saupoudre les plaies, produisent les mêmes résultats ; de même aussi, quand ils sont absorbés, ils vont tuer les micro-organismes au sein de l'économie. En outre, les alcaloïdes produisent la sédation du système nerveux vaso-moteur, augmentent le ton des tissus et leur permettent de résister à l'envahissement des parasites.

Les conséquences de ce que nous venons de dire sont faciles à déduire. Il faut veiller, avant tout, à la pureté de l'air et de l'eau, puisque c'est par eux que les micro-organismes pénètrent dans l'économie. Les spiritueux pris en quantité raisonnable (une goutte matin et soir) sont utiles en temps d'épidémie, comme antimiasmatiques. La quinine (surtout l'arséniate et l'hydro-ferro-cyanate) produit le même résultat. Il faut la donner à doses fractionnées, mais coup sur coup, sans avoir égard aux accès — à part celui de froid, où toute absorption est suspendue. Ceci nous conduit à rappeler ce que le *Répertoire* a dit sur le traitement du choléra et des fièvres pernicieuses : c'est-à-dire qu'il ne faut pas attendre, pour donner la quinine, qu'il y ait apyrexie. Il est souvent alors trop tard ; et si l'on veut rattraper le temps perdu en donnant de fortes doses d'alcaloïde (deux ou trois grammes, comme on le fait malheureusement presque partout), on produit des surcharges qui ne font qu'ajouter à l'intensité de la fièvre. Il faut donc — une fois le stade de froid passé — donner une petite dose de quinine, en granules, afin de n'avoir point l'inconvénient de l'amertume, et la répéter de quart d'heure en quart d'heure ou de demi-heure en demi-heure, jusqu'à ce que la fièvre soit tombée. Dans les cas graves, on fera bien d'ajouter à la quinine la strychnine ; par exemple, l'arséniate, afin d'augmenter l'action médicamenteuse. Il en est de même de l'hydro-ferro-cyanate de quinine, qui est un fébrifuge très-puissant, malgré ce qu'en disent quelques médecins qui ne l'ont pas suffisamment employé. Dans la Basse-Italie, où règnent des fièvres pernicieuses — notamment dans la campagne de Rome — l'hydro-ferrocyanate de quinine rend de grands services ; et nous nous sommes également assuré de son efficacité dans les fièvres de nos polders.

Dans les cas de chirurgie, il faut donner aux blessés la quinine ; panser les plaies avec l'alcool, la glycérine, l'acide phénique, et au besoin saupoudrer les surfaces suppurantes de quinine, comme on le fait sur les vésicatoires. On obtient ainsi le double effet de la préservation interne et de la préservation externe (1).

____

(1) Cet article fait voir que dans toutes les fièvres graves il y a des proto-organismes, mais ne prouve pas qu'ils en soient cause. Il faut donc la décomposition putride, qui même a la faculté de tuer les microbes, mais qui agit comme destructeur de la vitalité.

LXXIX

De la nécessité des incitants vitaux dosimétriques.

DISCOURS PRONONCÉ A LA SOCIÉTÉ DOSIMÉTRIQUE DE MÉDECINE DE PARIS,
DANS LA SÉANCE DU 6 JUIN 1876.

Messieurs,

Une École de l'antiquité avait pour formule le : *Strictum* et le *Laxum*, et pour précepte : *Tendre* et *Détendre*.

C'était, peut-être, réduire le corps vivant aux conditions d'une machine — et à ce titre Vaucanson aurait pu se croire créateur.

Créateur, soit ; mais *Animateur* (veuillez nous pardonner ce néologisme), non.

Nous devons tendre nos ressorts quand ils sont relâchés et les relâcher quand ils sont trop tendus. Nous vous dirons plus loin comment nous entendons cet excès de tension.

La nature, quand rien ne la contrarie, comme chez les animaux à l'état sauvage (nous ne savons pourquoi le mot *sauvage*, qui indique quelque chose de brutal, de désordonné, en regard de ce que nous croyons être la *civilisation*, c'est-à-dire la raison, la perfection, quand c'est si souvent le contraire), la nature, disons-nous, entretient l'équilibre des forces, d'où dépend la santé générale.

Mais il n'en est pas de même dans la vie civilisée, où l'élément moral prend une si grande extension sur l'élément animal — au point de le détruire.

Non que nous vivions tous de la vie de l'âme ; beaucoup d'entre nous, au contraire (le mot « nous » doit se prendre ici dans un sens général et non se circonscrire à un groupe d'hommes déterminé ; ainsi nous avons trop de respect pour cette assemblée pour que dans notre esprit il puisse être question d'elle en ce moment); donc, beaucoup d'entre nous pourraient s'appliquer cet apophthegme plein de cynisme de l'auteur du *Mariage de Figaro* : « Boire sans soif, et faire l'amour en tout temps, il n'y a que ça qui nous distingue des autres bêtes. »

Des autres bêtes? Nous ne savons pour qui — des animaux ou de nous — ce reproche est injurieux,

Il est certain que les animaux, s'ils n'ont pas notre esprit (ce qui pour le bon La Fontaine n'était point prouvé), n'ont pas nos passions, nos intempérances de toute espèce : ils vivent selon le vœu de la nature ; voilà pourquoi ils ne connaissent pas ou presque pas, la maladie. Voilà aussi pourquoi ils vivent la somme de vie que la nature a assignée à chaque espèce (car il n'a pu entrer dans son plan de les faire vivre éternellement; à côté de la reproduction elle a placé la destruction, sans que ce soit le: « Ote-toi de là que je m'y mette » ; la nature ne connaît point les révolutions intéressées. Dans la dispensation du capital vital, elle a été vraiment juste et paternelle, puisqu'elle a donné à chaque être le temps et le moyen d'accomplir sa mission ici-bas.

C'est nous, qui prétendons être faits à l'image de notre Créateur (ce qui doit souvent en donner une singulière idée), c'est nous qui avons changé tout cela, puisqu'à la vie naturelle nous avons substitué une vie artificielle, toute de convention.

Toutefois, gardons-nous de la misanthropie de l'auteur du *Contrat social*, et de faire de la vie sauvage notre idéal ; il pourrait nous pousser de la laine sur le dos, et, plus que jamais, nous risquerions de nous voir appliquer le

« Sic vos non vobis vellera fertis oves. »

Mais laissons là ces considérations mélancoliques et revenons à nos moutons : au *strictum* et au *laxum* des anciens.

Nous disons donc, que la corde vitale, à force d'être tendue, se relâche. Et c'est ici, Messieurs, que nous croyons nécessaire de revenir sur ce que nous avons eu l'honneur de vous dire dans une précédente séance, de l'*incitation* et de l'*excitation* vitale.

In et *ex* peuvent se traduire ici en recette et en dépense; ce que Barthez nommait la force latente ou en réserve, et la force en action ou le capital roulant. Or, à force de dépenser ce dernier, nous sommes obligés d'entamer notre réserve. C'est donc cette dernière que nous devons augmenter sans cesse; tout en restreignant la dépense journalière afin d'équilibrer notre budget vital.

Nous devons donc, non tendre sans cesse la corde — ce qui la ferait rompre — mais la tenir à ce juste degré de tension où seulement elle peut donner des résultats efficients.

Les philosophes qui ont voulu se charger de ce soin et s'appliquer à eux-mêmes le diapason moral, ont fait voir que la philosophie seule ne suffit point, puisque la plupart d'eux ont été affectés de tristes infirmités en dépit de leurs beaux préceptes de morale. Ils ont négligé le corps pour l'âme ; et la nature s'en est vengée, le corps n'étant plus alors qu'une gue-nille percée à jour et laissant voir, à travers, l'orgueil de son propriétaire.

C'est donc au précepte d'Hippocrate qu'il faut revenir : « User et ne pas abuser. » Mais même à ce titre, nous nous usons parce que, avant tout, nous voulons jouir ; c'est-à-dire que du *strictum* nous tombons dans le *laxum* (soit dit dans un sens général).

La conséquence de ceci, c'est que nous avons beaucoup plus besoin d'*incitants* que d'*excitants* vitaux.

Voici comment nous entendons l'incitation vitale.

La vie ne saurait se séparer des forces générales de la nature, puis-qu'elle en est, en quelque sorte, la finale. Elle commence au mouvement moléculaire des corps pour ne s'arrêter qu'à la pensée ; la pensée, cette émanation divine que nous aurions tort de confondre avec le mouvement de la matière (1) — l'âme avec la sensation — la nutrition avec l'intui-tion — la conscience de nous-même et de tout ce qui nous entoure, avec l'instinct réduit aux actes purement corporels.

La vie ne saurait donc s'abstraire des forces générales, telles que la chaleur, l'électricité ; ou plutôt ce sont ces forces qui en règlent l'exercice, car sans chaleur et électricité la vie ne serait pas possible.

L'opération de la machine vivante est donc de produire constamment ces deux incitants de la vie, afin de parer aux pertes ou soustractions que lui fait subir l'air ambiant, — ce qu'un physicien philosophe (Mau-pertuis) nommait la *force déperdatrice*.

Or, la nature nous donne un incitant vital puissant dans la strychnine — au point d'accumuler le fluide nerveux dans nos tissus, comme le font voir les secousses ou décharges bio-électriques. Mais c'est évidemment le résultat de l'abus du médicament, car prise dosimétriquement, la strych-nine est un incitant et non un excitant vital ; elle réveille la force latente sans provoquer outre mesure la force en action.

Et veuillez remarquer ici la valeur pratique de la distinction des inci-

---

(1) Penser, fait affluer le sang au cerveau, mais cette excitation n'est pas la pensée. A preuve les ivrognes.

tants et des excitants vitaux : la noix vomique ou son alcaloïde — la strychnine — peut être un incitant ou un excitant, selon la manière dont on l'emploie : pour tendre ou détendre la fibre organique. Ainsi on peut donner la strychnine dans le spasme, comme dans la paralysie; dans l'apepsie, comme dans la gastralgie. De là, la nécessité d'une posologie exacte, et la nécessité, non moins grande, de la physiologie expérimentale et de la clinique. Le médecin n'est pas un guérisseur, un donneur de remèdes plus ou moins hypothétiques; en médecine, il n'y a pas de panacées, mais des indications à remplir.

Vous apprécierez maintenant, Messieurs, si j'ai raison de préconiser l'arséniate de strychnine comme incitant vital. — Au reste, je prêche d'exemple. L'arséniate de strychnine tient toutes les fonctions en éveil et ne surexcite aucune d'elles aux dépens des autres.

Messieurs, c'est une grave et déplorable erreur de tout vouloir de l'irritation; d'épuiser constamment le principe vital sans en provoquer la rénovation. C'est cette erreur que la médecine dosimétrique a pris à tâche de combattre, et elle ne donnera merci à l'allopathie que lorsque celle-ci sera revenue au principe d'Hippocrate : le vitalisme, dont on s'est si prodigieusement écarté, à la poursuite du spectre de l'anatomie pathologique. Elle (l'allopathie) a fait ainsi une médecine dans la médecine, c'est-à-dire qu'elle crée ou plutôt laisse se produire une foule de maladies dont le père de la médecine ignorait l'existence — et on ne saurait dire que l'humanité s'en portât plus mal. Il y avait alors moins de princes de la science, mais plus d'adeptes au cœur droit; plus de croyants dans les lois immuables de la nature et non dans l'alchimie du physiologisme moderne, qui est incapable de produire même un fétu de paille.

Messieurs, je vous remercie de l'attention que vous avez bien voulu me prêter; il m'est impossible de me présenter devant vous sans vous parler de cette dosimétrie qui est devenue la pensée de toute ma vie et qui fait que je ne me donnerai de repos que lorsqu'elle sera bien comprise de tout le monde. Le repos n'est pas fait pour l'homme qui pense : l'immobilité c'est l'aiguille ne marquant plus l'heure sur le cadran de la science de la vie. Partie d'un point elle est forcée d'y revenir, parce que c'est alors seulement que sonne midi, c'est-à-dire que la lumière, par son éclat, fait disparaître l'erreur.

C'est pourquoi il faut marcher, marcher toujours, sans s'embarrasser des obstacles dont la route est semée.

LXXX

Paralysie intestinale; emploi de l'hyosciamine, de la strychnine et des sels de Sedlitz.

Le présent article nous a été inspiré par la mort récente, et tout à fait inattendue (1), d'une femme qui fut, à la fois, un grand cœur et un grand esprit. — Nous avons nommé *George Sand*.

L'illustre écrivain de tant d'œuvres charmantes et profondes, a succombé, en quelques heures, à une obstruction abdominale que rien n'a pu lever : ni le sondage intestinal, ni l'eau de Seltz — dont on a employé jusqu'à douze bouteilles !

Ceci nous conduit à rappeler le mode de cathétérisme institué récemment à l'hôpital civil de Gand, par l'introduction de la sonde œsophagienne jusque dans l'S du côlon (on pourrait avoir des sondes *ad hoc*). La seule difficulté est de doubler l'espèce de cap que forme la saillie sacro-lombaire; mais avec un peu d'habileté cet obstacle peut être vaincu.

Nous rappellerons également différents articles du *Répertoire*, constatant, dans des cas d'obstruction allant jusqu'au *miserere*, l'efficacité de l'hyosciamine et de la strychnine. Il s'agit, en effet, de vaincre un double obstacle : le spasme et la paralysie. Ces deux symptômes ont existé chez *G. Sand*, puisque, dès ses premières visites, son médecin a reconnu une paralysie intestinale avec d'horribles coliques, au point que la malade demandait à mourir.

Mais ce qui ressort clairement du douloureux événement qui vient de priver notre siècle d'une de ses gloires littéraires, c'est la nécessité de ne pas laisser s'accumuler les matières résiduelles, et de procéder chaque matin à un lavage complet du tube intestinal au moyen du sel de Sedlitz.

---

(1) George Sand, malgré ses 72 ans, était encore dans toute la force de son tempérament et de son génie.

Les personnes à tempérament torpide et à ventre volumineux, feront bien de prendre le soir, au moment de se coucher, trois ou quatre granules de jalapine ; au besoin, un ou deux granules d'arséniate de strychnine, et, le lendemain matin, une cuillerée à café de sel de Sedlitz Chanteaud dans un verre d'eau.

En cas de sécheresse et de spasme de l'intestin, on fera usage d'un ou deux granules d'hyosciamine dans une cuillerée à potage d'huile de ricin bien fraîche. On pourra fractionner la dose en deux. On est quelquefois obligé d'y ajouter la strychnine (sulfate). Ainsi, dans un cas relaté au *Répertoire* de cette année (1876), il s'agissait d'une colique saturnine qui avait provoquée une hernie étranglée entéro-épiploïque de la ligne blanche et rendu l'opération nécessaire. Immédiatement après la réduction de l'intestin, nous fîmes donner au malade une cuillerée à bouche d'huile de ricin, avec deux granules d'hyosciamine. Ce moyen fut répété quatre fois dans la nuit, mais sans résultat. Le lendemain, à l'hyosciamine nous fîmes ajouter la strychnine ; et au bout d'une heure la débâcle se produisait. Cela prouve que, dans les obstructions intestinales, il faut tenir compte, à la fois, du spasme et de la paralysie : il y a rupture de l'équilibre physiologique, il faut donc recourir à ces deux modificateurs pour le rétablir. En allopathie on procède par les *contraires*, sans se douter que souvent on augmente ainsi l'obstacle. Quelquefois on a recours aux drastiques les plus violents, tel que l'huile de croton. Dernièrement un malade, victime de cette médication incendiaire, est venu me consulter ; il avait pris jusqu'à six gouttes d'huile de croton qui avaient provoqué une espèce de brûlure ; aussi, lorsque les garde-robes eurent été rétablies par l'huile de ricin et l'hyosciamine, il se fit une véritable exfoliation de l'épithélium de l'intestin.

Ce qui frappe en lisant les matières médicales allopathiques, c'est que les médicaments dont on a constaté les effets violents sur la peau, on les donne à l'intérieur ; mais si l'intestin se défend par une abondante sécrétion de mucosités, il se révolte et se crispe ; de là une cause active qui vient s'ajouter à une cause souvent passive. Un médecin allopathe s'étonnait de n'avoir pu lever une constipation malgré tous les purgatifs ; je lui conseillai de recourir à l'hyosciamine et à la strychnine ; et, à son grand étonnement, comme à l'immense satisfaction de son malade, l'effet fut obtenu. Rien de plus routinier que de prendre ses indications dans les livres écrits, au lieu de consulter le livre de la nature. N'y a-t-il pas, en effet, l'œil du médecin ? et celui-ci doit-il frapper en aveugle, au risque d'atteindre le malade au lieu de la maladie ?

LXXXI

Une déclaration importante.

Dans une de ses dernières leçons au Collége de France, Cl. Bernard
a fait une déclaration importante. Il a montré expérimentalement
que l'économie ne peut être assimilée à un bocal, et il a prouvé que les
phénomènes physico-chimiques purs qui se passent dans l'économie
vivante sont tous sous la dépendance des phénomènes vitaux, et que pour
modifier ceux-là il faut s'adresser à ceux-ci ; que lorsqu'on agit, même
chimiquement, sur l'économie, celle-ci n'intervient pas directement, mais
seulement par l'intermédiaire des phénomènes vitaux, qui sont les seuls et
grands régulateurs, par les mains desquels, pour ainsi dire, tout doit
passer. « Si donc on veut faire de la thérapeutique réelle — conclut
l'éminent professeur — il faut agir vitalement. Il y aurait dans ce sens
toute une révolution à faire. » Et il termine humouristiquement par cette
vérité, qui a l'air d'une boutade : « Mais il n'y a pas de révolution à
faire en thérapeutique, *parce que la thérapeutique n'existe pas.* »

Nous avons recueilli cette déclaration parce qu'elle confirme, une fois
de plus, la nécessité de la réforme que le *Répertoire de thérapeutique dosimétrique,* depuis quatre ans, poursuit sans relâche, et qui gagne chaque
jour du terrain. Les universitaires vont se trouver ainsi placés entre le
public que nous aurons gagné par l'argument sans réplique de la guérison, et l'enseignement de l'École ou le *Magister dixit.*

Dans cette détresse, l'École sera bien aise de trouver une thérapeutique
toute faite — quoique faite en dehors d'elle. Aussi faut-il donner à la
dosimétrie une base essentiellement scientifique. Il faut la grouper en un
corps de doctrine qui en fasse une puissance telle, qu'on ne puisse
l'escamoter brin à brin, mais qu'on reconnaisse publiquement son terri-
toire et ses droits.

25

Le *Traité général de médecine dosimétrique* auquel je travaille en ce moment, sera en quelque sorte l'*Organon* qu'il faudra s'occuper activement à répandre et à commenter. L'École comprendra alors qu'il y a là toute une révolution en thérapeutique — non à faire, mais faite; et faite sans elle.

LXXXII

De la fièvre et des moyens de la combattre.

LECTURE FAITE A LA SOCIÉTÉ DE THÉRAPEUTIQUE DOSIMÉTRIQUE DE PARIS,
DANS SA SÉANCE DU 5 JUILLET 1877 (1).

Chez l'homme sain, la moyenne de la température du corps est 37° c. et une fraction; mais cette température varie d'après les diverses circonstances physiologiques, physiques ou chimiques où nous nous trouvons. Elle varie également d'après la profondeur des organes. Ainsi sous la langue, dans le rectum, dans le vagin, la température est plus élevée de quelques dixièmes de degré que dans les parties superficielles.

Les expériences sur des animaux font voir que la chaleur est moins grande dans le ventricule gauche du cœur que dans le ventricule droit, à cause du rafraîchissement du sang dans son passage à travers les poumons. Le sang qui vient de la veine cave inférieure est également plus chaud que celui de la veine cave supérieure.

Le sang, au moment où s'accomplissent les grandes fonctions, telle que la digestion, est plus chaud que pendant la période du repos. En surexcitant les organes la chaleur augmente équivalemment. Les passions excitantes — telle que la colère — élèvent la chaleur animale; les passions déprimantes — telle que la frayeur — la font descendre.

Les agents miasmatiques dépriment également la chaleur animale, mais la réaction est en raison de cette dépression et peut atteindre le plus haut degré de l'échelle thermométrique.

(1) Cet article est l'introduction du *Manuel de la fièvre.*

De ces faits tirons déjà ces conséquences : 1° que l'abdomen est la source la plus fréquente de la fièvre. La poitrine vient en deuxième ligne, puis la tête ; 2° que si la fièvre consiste dans une élévation de la chaleur animale, cette élévation est subordonnée aux conditions vitales de l'organisme. Or, la vitalité tend à maintenir une chaleur constante de 37° c., et chaque fois qu'il y a augmentation de cette dernière, il y a perte de vitalité, c'est-à-dire asthénie.

Nous insistons particulièrement sur ce point, parce qu'il nous permet déjà d'entrevoir quel devra être le traitement de la fièvre : c'est-à-dire relever la vitalité, et non l'abaisser.

Nous sommes ainsi loin des idées de l'École physiologiste, qui prétend toujours saigner. Il est vrai que la saignée locale diminue la chaleur dans la partie enflammée, mais si l'irritation n'est pas enlevée du coup, la réaction n'en est que plus vive, et si on continue à faire couler le sang on déprime la vitalité au point de faire naître un état adynamique et même ataxique.

Brown produisait le même effet par une médication tout à fait opposée ; c'est-à-dire que par ses médicaments irritants il affaiblissait la vitalité et amenait l'adynamie.

Bouillaud, par ses saignées coup sur coup, empêchait la maladie de se résoudre naturellement.

La réaction qui a lieu à la suite des dépressions de la vitalité, n'est jamais franche, c'est-à-dire qu'elle affecte le type rémittent. Ainsi quand la fièvre s'est maintenue pendant quelque temps au summum (40, 42° c.), il survient une brusque dépression thermométrique (1 à 2° c.) qui peut même aller jusqu'au-dessous de la moyenne physiologique (36, 35° c.). Cela dépend de la cause morbide et du degré de résistance de l'individu.

D'où la conclusion pratique : qu'il ne faut jamais débiliter l'organisme quelle que soit sa force apparente, et que les saignées, soit générales, soit locales, ne font que parer à l'état mécanique de la maladie. Nous supposons un effort musculaire, ou une entorse : on applique des ventouses scarifiées, puis la compression méthodique, et tout est fait ; il ne s'agit plus alors que de laisser la partie en repos pendant quelque temps, pour que la guérison soit complète. Ce traitement est applicable, jusqu'à un certain point, aux affections internes : ainsi la pleuropneumonie survenant brusquement chez un individu parfaitement sain, on fait une saignée générale, si l'oppression l'exige, on applique des sangsues ou des ventouses, quelquefois un rubéfiant, puis, on immobilise le thorax au moyen d'un bandage ouaté. Il est rare que la pleuropeumonie ne soit enlevée ainsi, comme avec la main.

Mais si la pneumonie est de nature miasmatique, ou due à des causes déprimantes, la saignée ne fait qu'augmenter la faiblesse générale et, par suite, l'engouement du poumon (1).

En vain continue-t-on de saigner; la gêne de la respiration va en augmentant et arrive ainsi au degré de la lipothimie.

Rasori, dans ces cas, donnait le tartre émétique à haute dose, comme contro-stimulant; mais le résultat était le même : c'est-à-dire l'affaiblissement de l'organisme et la non-résolution de la maladie, qui passait ainsi à l'état chronique — à la grande joie des organiciens.

Il faut donc recourir aux agents vitaux, c'est-à-dire qui ramènent la chaleur animale à la moyenne physiologique, sans perte matérielle pour l'organisme ; et cela, par les médicaments dosimétriques.

Parmi ces médicaments nous plaçons en première ligne la strychnine et ses sels (sulfate, arséniate), parce qu'elle a pour effet de relever et de soutenir la vitalité en augmentant le *ton* des tissus.

On doit partir de ce fait que toute sthénie tend à l'asthénie : le célèbre Boerhaave l'avait parfaitement établi dans sa théorie iatro-mécanique. « Les corpuscules sanguins (et il en admettait de divers calibres), attirés sur un point par l'irritation, en vertu de la loi : *Ubi stimulus ibi affluxus*, s'engagent dans des capillaires qui ne leur sont pas propres; de là, resserrement ou spasme de ces derniers, stase sanguine, dilatation et paralysie des vaisseaux, avec chaleur, rougeur, tumeur, ou tous les caractères de l'inflammation; puis, transsudations et organisation de l'exsudat par suite de la présence des corpuscules blancs ou leucocythes. »

On voit que cette théorie est la même que celle que nous enseigne l'École. *Nil novum sub sole.*

Dans l'ophthalmie nous voyons les phénomènes inflammatoires se passer sous nos yeux : les membranes de l'œil s'injectent, et à une forte loupe on distingue des capillaires qui n'étaient pas apparents dans l'état sain, parce qu'ils ne reçoivent que des globules blancs; un spasme douloureux s'empare de la partie, qui devient rouge, chaude et gonflée. Si l'inflammation n'est pas arrêtée dans cette phase initiale, l'exsudation et la suppuration ont lieu, et l'œil peut être perdu par suite de ramollissements gris et d'ulcères perforants. N'est-ce pas là l'histoire de l'ophthalmie subaiguë?

---

(1) Déjà, en 1814, Laënnec décrivait la pneumonie épidémique, et faisait remarquer que cette affection pouvait être occasionnée par les miasmes délétères suspendus dans l'air, pénétrant avec lui dans la circulation et se fixant de préférence sur les poumons. En 1826, nous avons assisté à une épidémie de fièvres larvées, qui s'attaquaient indistinctement à tous les organes, et dont la quinine seule avait raison. Ces considérations étiologiques sont donc extrêmement importantes au point de vue du traitement, et on comprend que le médecin ait ainsi la vie de son malade dans la main.

L'École organicienne suit, à l'ophthalmoscope, les progrès de ces désordres, mais ne fait rien pour les combattre. Les sangsues, il est vrai, soustraient un sang brûlant, et si on exerçait ensuite une compression méthodique — comme le faisait Juncken après l'opération de la cataracte — l'ophthalmie serait conjurée. Mais souvent ces moyens mécaniques sont insuffisants si on n'a pas eu recours, de prime abord, aux moyens internes : au sel de Sedlitz pour dégager la circulation abdominale et empêcher l'état bilieux qui complique presque toutes les inflammations ; à l'aconitine, à la vératrine comme défervescents, à l'hyosciamine pour faire cesser le spasme, à l'hydro-ferro-cyanate de quinine pour empêcher la rémittence de la fièvre.

Nous venons de faire l'histoire de toutes les inflammations, car les mêmes phénomènes histologiques s'y présentent. Ainsi, on ne combattra pas autrement une méningite, une pleurésie, une gastrite, c'est-à-dire par l'emploi simultané des moyens physiques et des moyens vitaux.

DE L'ÉTAT DES SÉCRÉTIONS DANS LES FIÈVRES ET LES INFLAMMATIONS.

Généralement, au début des fièvres et des inflammations, les sécrétions sont suspendues à cause du spasme des petites filières par lesquelles ont lieu ces sortes d'élaborations. Les matériaux excrémentitiels se trouvent ainsi retenus dans l'économie. De là, ces états pathologiques généraux qui, sous les noms d'*urémie*, d'*ammoniémie*, viennent compliquer l'état local.

Nous devons insister un instant sur ce point.

Parmi les accidents urémiques, on remarque la prostration physique et morale, la somnolence, le coma, les troubles cérébraux, l'affaiblissement musculaire, la dyspnée, les vomissements, un redoublement de la fièvre, tous les accidents enfin d'une intoxication. Il en est de même dans l'ammoniémie. C'est qu'en effet, les principes azotés sont retenus dans le sang. Nous devons en dire autant des chlorures. La première indication est donc d'agir sur le sang au moyen des sels neutres, notamment par le sel Chanteaud, qui a pour effet de provoquer une abondante transsudation intestinale, en attendant que la diaphorèse et la diurèse soient rétablies. Mais il faut venir en aide à ces dernières par la digitaline et la colchicine, qui auront également pour effet de modérer et de régulariser la circulation.

DES VARIATIONS DE LA TEMPÉRATURE MORBIDE DANS LE COURS DE LA FIÈVRE ET DES INFLAMMATIONS.

Ordinairement cette température présente une exacerbation d'un cinquième de degré centigrade vers le soir. C'est la différence que présente la température du corps dans l'état de santé. Il faut donc la mettre sur le compte de l'exacerbation nocturne et continuer à donner les alcaloïdes *jusqu'à défervescence complète, n'importe la dose et le temps qu'il faudra employer.* — Sous ce rapport le médecin pèche souvent par manque de persévérance. Il doit être aussi tenace que la fièvre elle-même.

Voilà pour le type continu de la fièvre; il suppose une lésion locale déjà plus ou moins prononcée. Mais n'importe, il faut continuer avec l'aconitine, la vératrine, la strychnine, afin de s'opposer à la propagation de l'inflammation, comme on fait d'un incendie. Ce qui n'empêche point d'insister sur les moyens locaux, surtout les révulsifs.

Mais si la variation nocturne ou matinale de la température du corps dépasse d'un degré centigrade, c'est qu'il y a une grande dépression vitale qui empêche la réaction. C'est le type rémittent qu'on remarque surtout dans la fièvre typhoïde, et plus prononcé encore dans le typhus et les exanthèmes aigus.

Ainsi nous supposons une fièvre avec 40° c. : vers le soir il y aura 41 degrés, plus un cinquième, lequel devra être mis sur le compte de l'état nocturne. Au matin, la chaleur du corps sera revenue à 40° c., mais dans la journée elle tendra de nouveau à augmenter et même à dépasser la température du jour précédent, si on n'a rien fait pour l'arrêter. Cette surélévation pourra ainsi aller à 42°5 et même 43°5, au point de mettre la vie du malade en danger. Ce n'est pas tant ici la lésion locale qui le tuera, mais l'extinction de la vitalité. Il faut donc mettre en usage les alcaloïdes les plus puissants, tels que l'arséniate de strychnine et l'arséniate de quinine : un granule de chaque, tous les quarts d'heure.

Si, vers le soir, la température n'excède point 40°5, c'est que la fièvre ne tardera pas à entrer dans sa période de décroissance. Il faut donc continuer avec la quinine le lendemain matin, profitant de la légère rémission qui a lieu à ce moment.

Dans la fièvre typhoïde, comme le tube intestinal est généralement encrassé, ainsi que le montre l'état de la langue, on procédera chaque matin au lavage par le sel Chanteaud, puis on reprendra avec l'arséniate de strychnine et l'arséniate de quinine, jusqu'à la tombée de la nuit. La température ne s'élevant que d'un cinquième de degré centigrade, on arrête de nouveau la médication jusqu'au jour, et on se contente de donner des boissons légèrement toniques. Le surlendemain on recommence. Il est rare que la fièvre typhoïde ne soit jugulée le troisième ou le quatrième jour.

Quand la fièvre persiste, c'est qu'il y a des lésions internes, le plus souvent dans l'abdomen (entérite folliculeuse) quelquefois dans la tête ou la poitrine (méningite, pleuro-pneumonie tuberculeuse), qu'il faut combattre par les moyens locaux, tout en continuant à soutenir la vitalité par les arséniates de strychnine, de caféine, de quinine, de soude, d'antimoine, de fer, selon les symptômes.

Grâce à la dosimétrie, on a ainsi toute une gamme thérapeutique et on n'en est pas réduit à faire de l'expectation, c'est-à-dire à regarder un homme qui se noie sans lui venir en aide.

LXXXIII

De la symptomatologie au point de vue de la thérapeutique, et vice-versa.

CONFÉRENCE FAITE A L'INSTITUT DOSIMÉTRIQUE DE PARIS,
LE 3 FÉVRIER 1877.

Messieurs,

Permettez-moi de vous lire les quelques notes que j'ai couchées, ce matin, par écrit. Les idées que j'ai à vous faire connaître sont tellement en dehors des précédents scientifiques, que si je me livrais à l'improvisation, vous croiriez à une exagération de ma part. D'ailleurs, il s'agit de faits qui n'ont pas besoin de luxe oratoire; un simple énoncé suffit. Messieurs, le but de cette conférence est de faire voir que les médicaments doivent servir de pierre de touche au médecin, et, par conséquent, qu'il ne doit jamais s'en tenir à l'expectation. Mon sujet étant ainsi nettement défini, je puis l'aborder sans préambule.

Prenons d'abord les cas aigus. Ici un doute peut se présenter : la maladie est-elle *sthénique* ou *asthénique*, et partant, faut-il débiliter ou fortifier le malade ?

La question sera bientôt résolue en administrant un incitant vital, tel que la strychnine (sulfate, arséniate). Presque aussitôt la réaction se fait, et si elle s'élève trop au-dessus de la moyenne physiologique, rien ne sera plus facile que de l'y ramener par l'aconitine et la vératrine, qui sont les *défervescents* par excellence.

Nous supposons une pneumonie aiguë : sans doute le poumon est engoué, par perte de contractilité et d'élasticité ; il ne faut donc pas laisser la maladie en venir à ce point où l'organe ne pourra plus revenir sur lui-même, mais il faut resserrer son tissu par la strychnine, afin d'en exprimer le sang — comme une éponge. — Que si on y établit le vide par des saignées coup sur coup, le sang s'y engouffre, et on ne fait qu'augmenter l'oppression, c'est-à-dire l'anhématose.

Messieurs, c'est là un point extrêmement important, puisqu'il domine la thérapeutique des maladies aiguës tout entière.

Qu'il me soit permis de vous citer un exemple. Il y a quelques jours, un individu est amené dans mon service, à l'hôpital civil de Gand, pour une fracture de côtes avec emphysème sous-cutané ; la dyspnée est extrême et la suffocation imminente. J'immobilise le thorax avec un appareil ouaté et fais donner, tous les quarts d'heure, un granule d'arséniate de strychnine et un granule d'acide phosphorique. Ce traitement est continué jusqu'à réaction, c'est-à-dire pendant douze heures. Le pouls s'étant élevé à 100 pulsations et la chaleur à 40° centigrades, j'administre la vératrine : un granule tous les quarts d'heure, et successivement toutes les demi-heures, toutes les heures. Au bout de vingt-quatre heures, le danger était conjuré, et le malade respirait librement.

Comme vous le voyez, je ne me suis pas attaché à la lésion locale, mais à l'état général ou vital. La lésion locale, c'est-à-dire la fracture de côte avec déchirure des cellules pulmonaires superficielles, a été immobilisée, comme on immobilise une entorse, une luxation, la fracture d'un membre ; aucun accident inflammatoire n'est survenu, pas plus que dans ces dernières lésions quand on a soin d'appliquer de prime abord l'appareil ouaté et de prévenir la fièvre traumatique par la strychnine, l'aconitine, la vératrine, l'hydro-ferro-cyanate de quinine.

Vous me demanderez si je ne saigne jamais? Je répondrai : Rarement, depuis que j'ai à ma disposition les médicaments défervescents. Rarement aussi j'ai recours au tartre émétique ; et jamais à l'alcool.

Voilà ma profession de foi thérapeutique.

Mais, direz-vous, vous perdez plus de malades que vos confrères?

Voici encore ma réponse.

Dans le cours de l'année qui vient de s'écouler, sur deux cent soixante-dix-sept blessés graves, j'ai eu quatre morts, et dans ce nombre, un, atteint de phlegmon diffus de la région thoracique gauche, et mort à la douzième heure de séjour ; un, à la suite de phlébite provoquée par le cathétérisme pratiqué en ville, après trente heure heures de séjour ; le troisième, par suite de brûlures générales, la dixième heure de séjour ; le quatrième par suite de brûlures générales, la dixième heure de séjour (1).

____

(1) Le mouvement général des malades dans notre service, dans le cours de 1876, a été de cinq cent trente-neuf.

Ces malades ont donc à peine pu être mis en traitement.

Mais, penserez-vous, les autres cas étaient peu graves ? jugez-en par l'énoncé suivant :

A. Plaies de tête compliquées d'érésipèle, de perte de substance et de dénudation des os correspondants, avec commotion cérébrale, coma profond, persistant pendant plusieurs jours, délire nerveux, hémorrhagie intra-crânienne, méningite débutante, etc.

Personne ne prétendra que ce cas ne fût fort grave et même mortel dans l'occurrence. Le danger a été conjuré par la strychnine, la vératrine (contre la fièvre), l'arséniate de caféine (contre le coma), la digitaline (contre le délire nerveux). Les soins locaux se sont bornés aux pansements antiseptiques de Lister et à l'application de la glace. Aucune déplétion sanguine n'a dû être faite.

B. Anthrax profonds et étendus, de la nuque et du dos, avec menace de myélite et de pneumonie hypostatique.

Les anthrax ont été débridés jusqu'au delà des aponévroses, et on a donné à l'intérieur la strychnine (arséniate), et, subsidiairement, la vératrine. Pansement de Lister.

Vous savez, Messieurs, que les anthrax de la nuque et du dos sont souvent mortels par suite de l'extension de l'inflammation à la moelle épinière et aux poumons. C'était le cas ici ; il a donc fallu relever la vitalité afin de borner l'inflammation.

C. Brûlures de la face, du cou, du tronc et des membres par une explosion de poudre. Délire nerveux, commencement de méningite, de cardite, pleuro-pneumonie. Pansements à l'huile phéniquée et administration de la digitaline et de l'aconitine.

Remarquez que je n'ai pas employé contre le délire nerveux le laudanum, comme l'enseigne l'École, mais bien la digitaline et l'aconitine, qui sont les véritables antihyperesthésiques du cerveau. J'ai donné un granule de chaque toutes les demi-heures, et à la douzième prise, le délire a été calmé, et le malade s'est endormi tranquillement dans une transpiration profuse.

J'appelle votre attention sur ce traitement dans les inflammations débutantes du cerveau et de ses membranes.

D. Plaie par arme à feu du bras droit et de la région thoracique correspondante, avec emphysème sous-cutané et crachats hémoptoïques. Même traitement que plus haut. La pénétration des grains de plomb dans le poumon n'a donné lieu à aucun accident. Il est probable qu'ils seront expulsés plus tard par expectoration. Le traitement des plaies pénétrantes de la poitrine est extrêmement important ; il faut fermer hermétiquement la plaie pour empêcher l'accès de l'air, et donner les alcaloïdes défervescents, tels que l'aconitine la vératrine. La saignée est rarement nécessaire.

E. Fractures de la jambe et du fémur, avec plaie pénétrante et dénudation des fragments; menace de pyoémie. Le traitement interne a consisté dans l'administration de la strychnine au début, de la vératrine dans la période de fervescence, de l'hydro-ferro-cyanate de quinine dans la période d'accès. L'infection purulente a été empêchée par les pansements désinfectants de Lister.

F. Phlegmons profonds des membres supérieurs et inférieurs. L'extension des phlegmons a été empêchée par les incisions étendues, et la fièvre de suppuration arrêtée par la vératrine, l'arséniate et l'hydro-ferro-cyanate de quinine.

G. Fracture du sacrum et de la branche ischio-pubienne, avec déchirure du périnée, dysurie et hématurie; puis, une variole intercurrente. L'ischurie et l'hématurie ont été combattues par l'hyosciamine, l'hydro-ferro-cyanate de quinine et la strychnine (arséniate); la variole, par l'aconitine et la vératrine. Le malade a dû être sondé pendant les premiers jours qui ont suivi l'accident.

Ce cas est, sans doute, un des plus graves qui puisse se présenter, puisqu'il aurait pu amener une péritonite mortelle. La variole arrivant à la suite, eût pu avoir également des conséquences funestes.

H. Fièvre typhoïde au troisième septenaire, envoyé du quartier de médecine pour de vastes escharres au sacrum et aux trochanters. L'infection miasmatique a été combattue par des lavages journaliers du canal intestinal avec le Sedlitz Chanteaud. La strychnine, la vératrine, l'hydro-ferro-cyanate de quinine ont eu raison de la fièvre, et la digitaline a fait cesser l'urémie.

Ce fait répond à cette opinion — fort erronée selon moi — que la fièvre typhoïde ne peut être jugulée. Mon expérience m'a démontré, au contraire, que par le traitement que je viens d'indiquer, cette jugulation est parfaitement possible. Le médecin aura égard à l'état du pouls et de la chaleur; c'est-à-dire que dans la période initiale ou de prostration il donnera la strychnine (de préférence l'arséniate), puis, la réaction étant faite, la vératrine, tant que la chaleur tend à s'élever; mais dès qu'il y a oscillation, c'est-à-dire qu'entre la température du matin et celle du soir il y a une différence, ne fût-ce qu'un quart de degré centigrade, immédiatement il passera à la quinine (arséniate, hydro-ferro-cyanate, salicylate). La quinine, dans ce cas, empêche la congestion abdominale et prévient les entérorraghies si fréquemment mortelles.

Messieurs, de tous les problèmes médicaux le plus important est, incontestablement, celui du traitement de la fièvre typhoïde et du typhus, deux entités morbides qu'il ne faut pas confondre, puisque l'une est, de sa nature, adénoïde, l'autre, exanthématique. Dans l'une et l'autre affection il faut se guider d'après la symptomatologie pour y adapter le traitement, c'est-à-dire ne pas se borner à une seule médication, mais faire la médecine des indications. Or, c'est encore l'état vital qui prime ici l'état organique. En combattant la prostration nerveuse on empêche la paralysie des vaisseaux et les désordres congestifs qui en sont la conséquence. Voilà, Messieurs, ce que tout médecin doit faire et non se ranger sous la bannière lugubre de l'École organicienne, qui n'a déjà fait que trop de victimes.

I. Sept amputations, dont trois secondaires; l'une de ces dernières pratiquée en pleine résorption purulente. La fièvre traumatique a été bornée par l'aconitine, et la fièvre de suppuration par l'hydro-ferro-cyanate de quinine. Tous les pansements ont été faits d'après la méthode de Lister (1).

Messieurs, il fut un temps — et malheureusement ce temps néfaste je l'ai connu — où, dans les hôpitaux, on n'osait presque plus pratiquer d'amputations, tant la mortalité y était grande : cinquante et même soixante pour cent. Aujourd'hui on peut dire qu'on peut amputer impunément. — Non qu'il faille abuser de ce moyen extrême; c'est comme la guerre, qu'il ne faut faire qu'à la dernière extrémité, pour la défense et l'honneur du pays, et non dans des vues d'ambition.

Quelles étaient les causes de cette épouvantable mortalité ? D'abord l'imperfection des procédés opératoires; surtout qu'on ne pouvait faire l'hémostase, au point que l'opéré perdait presque tout son sang — la bande d'Esmarch est venue parer à ce danger — ; ensuite, parce qu'on ne préparait pas le malade.—Hippocrate a dit cependant de ne pas débiliter les malades par la diète ; — enfin, parce qu'on ne savait ou n'osait donner les alcaloïdes. C'est par une pratique diamétralement opposée que les chirurgiens qui savent s'appliquer ces règles de conduite, sauvent leurs opérés, tandis que les autres les perdent.

Messieurs, je terminerai cette énumération par l'histoire d'une hernie de la ligne blanche abdominale, opérée par un étranglement, et où l'importance de la thérapeutique pour la symptomatologie a été des plus manifeste.

Il s'agit d'un individu maniant habituellement des sels de plomb; il avait été ainsi atteint d'une profonde intoxication saturnine, pour laquelle

(1) Ces opérations ont été faites par le docteur Biebuyck, notre habile et intelligent chirurgien auxiliaire.

il était en traitement à l'hôpital de Gand ; or, voyez les inconvénients des traitements stéréotypés de l'allopathie : on avait donné au malade des purgatifs drastiques avec l'opium, ce qui le calma si peu, que, dans un violent accès de crampes, il se fit une hernie marronnée au-dessus de l'ombilic, présentant tous les caractères de l'étranglement. Le soir même où cet accident s'était produit, on me fit quérir pour pratiquer la kélotomie ; il n'y avait pas, en effet, un instant à perdre, puisque le malade était froid et presque sans pouls. — Après l'opération, je prescrivis l'hyosciamine : un granule toutes les demi-heures, dans une cuillerée d'huile de ricin. J'espérais aussi rétablir les garde-robes : par la cessation du spasme intestinal. Mais, Messieurs, je n'avais raisonné juste qu'à demi, car, le lendemain, à ma visite, mon opéré n'avait pas été à la selle. Une idée toute *symptomatologique* me vint alors, en songeant à la nature de la paralysie saturnine. Cette paralysie, comme vous le savez, atteint les extenseurs de l'avant-bras avant les fléchisseurs, de sorte qu'il y a, en même temps, paralysie et contracture. Je me dis qu'il devait en être de même pour l'intestin dans la colique de plomb, c'est-à-dire paralysie des fibres longitudinales et contracture des fibres circulaires, et, partant, que l'hyosciamine seule n'avait pu vaincre l'obstacle. J'ajoutai donc le sulfate de strychnine : un granule de chaque, dans une cuillerée à café d'huile de ricin. Au bout de quelques heures, la débâcle avait lieu. Messieurs, combien de cas analogues je pourrais vous citer ; ainsi, dans la gastralgie, l'estomac est ballonné, douloureusement distendu par les gaz dyspeptiques : on donne la morphine contre la douleur et l'hyosciamine contre le spasme, mais le résultat n'est obtenu que lorsque à ces modificateurs de la sensibilité on ajoute le modificateur de la motilité, c'est-à-dire la strychnine.

Messieurs, qui oserait dire, après cela, que la thérapeutique est impuissante, et la symptomatologie un vain fantôme — comme ces spectres que l'imagination effrayée de nos pères voyait errer autour des tombeaux ? Ah ! c'est plutôt l'anatomie pathologique qui est ici le spectre qu'il faut écarter de la médecine. Mais un symptôme ne marche jamais seul : dans ce lugubre cortége il faut distinguer le principal de l'accessoire, au risque d'intervertir les rôles : c'est-à-dire que ce qui n'est d'abord qu'une souffrance ne devienne lésion organique. Je vous citerai les cardiopathies, parce que les médecins y sont particulièrement sujets. Ici, ce ne sont pas seulement les troubles du cœur auxquels il faut avoir égard, mais aux troubles consensuels, et aux causes diverses qui les peuvent produire.

Pour se rendre compte de la cardiopathie en général, il faut se remémorer les différentes causes qui peuvent la produire. Ainsi, il y a la cardiopathie *hypersthénique*, due à des émotions vives, à des exercices violents, à une vie plantureuse (comme chez les belles fourchettes) — la cardiopathie *hyposthénique*, suite de passions déprimantes : chagrin, misère — les cardiopathies *asthénique, rhumatismale, goutteuse, dyspeptique, anémique, organique, etc.* Toutes ces causes ont pu exister à un moment donné : ainsi la cardiopathie peut d'abord être hyperesthénique, puis devenir hyposthénique. On sait que Corvisart a écrit son immortel ouvrage sur les maladies du cœur à la suite de la terrible époque de 92, et que, aujourd'hui encore, nos hommes politiques payent un large tribut aux affections du cœur. A ces causes premières peut se joindre l'élément rhumatismal, dyspeptique ; puis, enfin, la maladie devenir organique.

Que faut-il conclure de tout cela ? C'est qu'une cardiopathie ne doit jamais être négligée au début. Prétendre que c'est une névrose du cœur c'est ne rien dire, ou du moins rien qui conduise à un traitement efficace. Ainsi, que font l'eau de laurier-cerise, la valériane, le camphre et tous les antispasmodiques, si ce n'est augmenter la faiblesse du cœur ? Il faut associer la digitaline à l'arséniate de fer, à l'arséniate de strychnine, s'il y a des symptômes dyspnéiques.

. La digitale, comme a dit le célèbre Cullen, est l'opium du cœur, mais comme tel, elle affaiblit son ressort ; il est donc très-dangereux d'y recourir quand il y a hyposthénie. On augmente ainsi la tendance à la syncope, et celle-ci peut être mortelle. Je pourrais en citer des exemples.

Ce qu'on nomme une *légère hypertrophie* du cœur, est, à tout prendre, un affaiblissement des muscles de cet organe — qui subissent si souvent la dégénérescence graisseuse. On comprend combien la digitale donnée seule, est préjudiciable dans ces cas.

Pendant vingt années que nous avons enseigné l'anatomie, il nous est passé bien des cœurs par les mains ; or, à part les morts accidentelles, nous avons trouvé rarement un cœur sain. Presque toujours les parois étaient amincies ; la véritable hypertrophie, *même légère*, est donc l'exception. A plus forte raison dans la chloro-anémie. Voilà pourquoi la digitaline doit toujours être combinée à la strychnine et les ferrugineux.

Dans la cardiopathie *goutteuse*, le pouls est petit, la face pâle, bouffie ; c'est encore dans le cœur qu'il faut chercher la cause de cet affaiblissement général. Aussi ne saurait-on, dans ces cas, se passer de strychnine, de ferrugineux et de digitaline.

Dans la cardiopathie *dyshémique*, suite de fièvres graves : variole, rougeole, scarlatine, fièvre typhoïde, pendant la période de convalescence on voit quelquefois la mort survenir brusquement (la duchesse de Nemours, une des filles de Louis-Philippe, est morte ainsi). Ce sont des concrétions fibrineuses qui, chassées dans les vaisseaux pulmonaires, forment bouchon ou embolie et interceptent la circulation. Afin de prévenir cet accident, il faut encore recourir à la digitaline et à la strychnine.

Dans la dégénérescence graisseuse du cœur les mouvements de cet organe sont irréguliers, avec suppression de quelques mouvements systoliques, peau froide et pâle, sentiment de défaillance avec conservation de l'intelligence, dyspnée, constriction ou plutôt poids dans la région sternale ou précordiale, mais sans aucun retentissement dans l'épaule et le bras gauches. On comprend que les lavements de camphre, de valériane, d'assa-fœtida et autres antispasmodiques n'apportent aucun soulagement, ou du moins qu'un soulagement momentané. A une époque avancée, on donne la digitaline et l'arséniate d'antimoine; c'est la voie dans laquelle il faut entrer tout d'abord; malheureusement, l'idée de la névrose prévaut, et on revient aux antispasmodiques. C'est également dans ces cas qu'on abuse de bromure de potassium, sous prétexte qu'il y a état névrosique.

Je me résume en disant que les véritables modificateurs vitaux du cœur sont la digitaline et la strychnine, la première comme *modératrice*, la seconde comme *incitatrice*, afin de rétablir l'équilibre entre la sensibilité et la myotilité. L'art ne fait ainsi qu'imiter la nature, puisque le cœur a un système nerveux *modérateur*, qui est le pneumogastrique, et un système *incitateur*, qui est le grand sympathique. Dès que la première influence s'arrête ou diminue, le cœur précipite son action. On peut s'en assurer en comprimant le nerf pneumogastrique gauche dans la région du cou. Et à cette occasion, je vous citerai les faits suivants. A l'époque de la fenaison, un ouvrier faucheur s'était couché sous une charrette chargée de foin; le lendemain, le véhicule ayant été mis en mouvement sans qu'on se fût aperçu du dormeur, une des roues lui passa sur le cou, au côté gauche, et produisit un vaste épanchement de sang. Le blessé fut transporté dans mon service, et mourut après avoir présenté les mouvements du cœur tellement précipités, qu'il avait été presque impossible de les compter. L'autopsie fit voir que le nerf pneumogastrique était compris dans le caillot. Le cœur, privé de son modérateur, s'était donc affolé. Dans l'autre cas, il s'est agi de la section du pneumogastrique, dans l'extirpation d'une tumeur du cou. La mort survint de la même manière que dans le cas précédent. On peut donc admettre que la strychnine porte spécialement son action sur le pneumogastrique et la moelle allongée, et la digitaline sur le grand sympathique. De là, l'efficacité de ces deux agents associés, dans toutes les affections striduleuses ou asthmatiques. Dans l'asthme cardiaque il y a donc perturbation dans les fonctions plexus qui servent à la respiration et à la circulation; malheureusement, le médecin allopathe ne va pas au delà de cette appréciation — peut-être toute hypothétique dans son esprit — et il ne songe pas qu'au delà du diagnostic il y a la thérapeutique. Il est vrai que, jusque dans ces derniers temps, les médecins n'étaient pas familiers avec ces deux puissants agents : la strychnine et la digitaline. Il a fallu que la dosimétrie vînt leur apprendre à s'en servir; et, aujourd'hui, nous ne pensons pas qu'aucun médecin hésiterait à venir en aide à un cardiopathique qui étouffe.

Messieurs, je viens de prononcer un mot qui effarouche encore les esprits routiniers : la dosimétrie; mais le nombre en est chaque jour plus restreint. Les médecins comprennent la nécessité de sortir du dédale de la polypharmacie, pour en venir à une thérapeutique physiologique, car la thérapeutique n'est réellement que cela. Et comme j'avais l'honneur de vous le dire en commençant, les médicaments doivent servir de pierre de touche — comme font les physiologistes pour interroger les organes. En voici un exemple, qui m'a été fourni par un confrère — car beaucoup de médecins veulent bien m'honorer de leur confiance, et je tâche d'y répondre le mieux et avec tout l'empressement possible. Ce confrère se plaignait de symptômes dyspeptiques et anémiques; il se croyait atteint d'une lésion organique, soit du cœur, soit de l'estomac. Il se plaignait surtout d'étouffements qu'augmentaient les gaz ou la tympanite. Nous convînmes d'un traitement composé de strychnine, d'arséniate de fer, de quassine, avec emploi journalier de Sedlitz Chanteaud. En peu de temps, tous les troubles dyspnéiques et gastriques disparurent. Au fond, où était la lésion organique? Il est heureux pour le confrère que nous n'ayons eu à le constater.

Voici encore un fait de diagnostic par les médicaments — je pourrais vous en citer jusqu'à demain — : Une femme chloro-anémique présentait un fort ballonnement du bas-ventre, au point de faire croire à une affection de l'utérus ou des ovaires, et que déjà on parlait d'opération. Afin d'éclairer le diagnostic, je lui donnai l'hyosciamine et le sulfate de strychnine. Sous l'influence de ce traitement, le ballonnement du ventre disparut : c'était une physométrie ou pneumatose utérine. On sait que c'est de l'acide carbonique, preuve que c'est un phénomène physiologique concentré sur un point : l'utérus. Or, normalement, l'acide carbonique est exhalé par tous nos pores, principalement par la peau, et il s'amasse dans les cavités internes dès qu'il y a spasme ou resserrement, comme chez les personnes nerveuses ou chloro-anémiques. Il faut donc détendre le spasme et faire cesser le subparalysie ; c'est ce qu'ont fait, à la fois, l'hyosciamine et la strychnine.

Il y a une foule d'exemples de déplacements fonctionnels ; nous citerons l'*hématidrose*, parce que ce phénomène a fait dernièrement du bruit en Belgique. C'est, comme vous savez, une exsudation sanguine par la peau : aux mains, aux pieds, au front, au sein. Les âmes pieuses ont vu là un miracle ou des stigmates. Le fait est que c'est un phénomène naturel — quoique extra-physiologique — dépendant d'une chloro-anémie ou d'une dyshémie. Ici encore la strychnine, l'arséniate de fer, l'ergotine, serviront de pierre de touche, en ramenant les règles à leur endroit normal.

Je pourrais encore vous parler du magnétisme animal et de tous les phénomènes extatiques, mais ce serait abuser de votre temps.

Messieurs, je croirai avoir atteint mon but si ce que je viens d'avoir l'honneur de vous exposer vous semble digne d'attention. En tous cas, croyez que j'ai parlé en homme convaincu.

LXXXIV

Traitement de la fièvre typhoïde.

La fièvre typhoïde qui continue à régner épidémiquement à Paris, a ramené la question du traitement par l'eau froide. M. le docteur Féréol vient de faire connaître à la Société médicale des hôpitaux les résultats obtenus par ce traitement. Il a repris une à une les observations des trois dernières années de sa pratique. En 1873, le traitement par les moyens ordinaires a donné une mortalité de 27 pour cent ; devant un pareil résultat il n'a pas cru devoir continuer dans ses errements allopathiques, et il s'est décidé pour l'eau froide, au moins dans les cas les plus graves. Le docteur Féréol considère comme indiquant les bains froids, d'abord l'hyperthermie avec symptômes graves : ataxie, délire continu, contractures, mouvements convulsifs, élévation exagérée des pulsations cardiaques. Quant à l'adynamie, aux congestions pulmonaires et autres formes thoraciques, il ne s'en préoccupe pas. Voici maintenant les résultats qu'il a obtenus en 1874, 1875 et 1876. Sur 153 malades atteints de fièvre typhoïde, traités dans son service à la *Maison municipale de santé*, la mortalité générale a été de 29 contre 124 guérisons, soit 18.95 pour cent, chiffre inférieur de 13 à celui de 1873.

Ce chiffre de 18.95 pour cent — comme le fait observer avec beaucoup de raison la *Gazette des Hôpitaux* — est loin d'être triomphant ; cependant il est inférieur de 2 pour cent à celui relevé par M. Jaccoud, sur près de cinquante mille malades. Qu'est-ce que cela prouve ? D'abord qu'on ne sait pas prévenir la maladie par de bons moyens diététiques, et ensuite qu'on ne sait pas la combattre par une thérapeutique adéquate à la nature et à l'intensité des symptômes.

Nous allons maintenant rappeler les conditions principales du traitement dosimétrique de la fièvre typhoïde.

1° Lavage par le Sedlitz Chanteaud ; lotions au chloral et au borax.

2° Antithermiques : lotions froides à l'éther acétique ou à l'acide salicylique.

3° Nervins : acide phosphorique, strychnine (sulfate, arséniate).

4° Antipyrétiques : aconitine, vératrine.

5° Antipériodiques : quinine (arséniate, hydro-ferro-cyanate).

6° Calmants : morphine, codéine, narcéine, hyosciamine, etc.

7° Diurétiques : digitaline, colchicine, asparagine.

8° Digestifs : quassine.

9° Reconstituants : arséniates de soude, de fer.

1° *Lavages.* — 2° *Antithermiques.* — Le lavage par le Sedlitz Chanteaud — tous les matins une cuillerée à café dans un verre d'eau — a deux buts : 1° celui d'entraîner la matière typhique ; 2° celui de rafraîchir le corps. On sait que les sécrétions intestinales, dans la fièvre typhoïde, sont âcres et fétides et renferment des matières animales en voie de fermentation. Les éliminer chaque matin, est donc un point capital, comme on ferait d'un évier. La comparaison est peut-être grossière, mais juste. Le lavage par le Sedlitz Chanteaud est donc un soin auquel on ne saurait manquer, sous peine de voir la maladie se prolonger par un empoisonnement continu. Le Sedlitz Chanteaud ne produit aucune irritation du tégument interne ; au contraire, il le rafraîchit, puisque par une abondante exhalation séreuse il diminue l'ardeur ou le calorique morbide. Car c'est surtout à l'intérieur que le corps brûle ; ainsi le thermomètre engagé dans le rectum, sur des animaux atteints de fièvre typhoïde, a donné une augmentation de un ou deux degrés centigrades en plus sur le calorique externe.

Les lavements au chloral et au borax sont, à la fois, calmants et antiseptiques. D'après les indications du docteur Hébert, il faut 10 grammes d'hydrate de chloral, 5 grammes de borax sur 250 grammes d'eau. Deux cuillerées de cette préparation, pour un lavement ordinaire, suffisent. Ces injections peuvent être répétées différentes fois dans la journée, et font cesser le ténesme qui incite au dévoiement. En même temps, le malade se sentant rafraîchi, retrouve son repos. Les lotions sur tout le corps doivent se faire à l'éther acétique et à l'acide salicylique avec une éponge, de manière à tenir la peau constamment fraîche. On ne saurait assez insister sur ces moyens afin d'éviter la putridité, car toute la maladie est dans ce fait. On peut ainsi se dispenser des bains froids, très-difficiles à faire supporter par le malade, à cause du frisson.

3° *Nervins : acide phosphorique, sulfate de strychnine.* — Ces moyens doivent s'employer, tantôt au début, tantôt au cours de la maladie, selon le degré de prostration. C'est donc au médecin à en juger. On est quelquefois obligé de les combiner aux défervescents, quand, en même temps qu'une température très-élevée : 41, 42° c., il existe une grande prostration; que le pouls est petit et très-accéléré, 120, 130 pulsations. On s'en trouvera surtout bien en cas de contractures et de convulsions — ce qui peut paraître de prime abord étrange, mais le médecin se souviendra que cette extrême réceptivité nerveuse est une preuve de faiblesse, par conséquent qu'il faut les nervins.

4° *Antipyrétiques : aconitine, vératrine.* — On sait avec quelle rapidité ces alcaloïdes font baisser la température animale. C'est à tel point, qu'il faut certaines précautions pour ne pas amener le frisson. Toutefois, tant que la température se maintient à 40° centigrades, on ne risque rien d'aller graduellement, c'est-à-dire dosimétriquement : tous les quarts d'heure ou toutes les demi-heures un granule, soit de vératrine et d'aconitine. On arrivera ainsi à une défervescence très-rapide, à moins qu'il n'existe dans l'intestin un foyer d'irritation, tels que l'engorgement ou l'ulcération des glandes mucipares — ce qu'on reconnaîtra à une exfoliation de la muqueuse. Dans ce cas, il faut insister sur les lotions rafraîchissantes et même les bains froids, jusqu'à ce que l'irritation soit calmée.

5° *Antipériodiques : quinine (hydro-ferro-cyanate).* — La quinine est indiquée dès que la chaleur et le pouls commencent à osciller, c'est-à-dire si entre la température du matin et celle du soir on observe une différence appréciable, mais surtout s'il y a aggravation des symptômes. Donnée dosimétriquement, la quinine n'occasionne aucun trouble du côté de la tête. Un ou deux granules par demi-heure et successivement par heure.

6° *Calmants : morphine, hyosciamine.* — Ces deux alcaloïdes trouvent leurs indications dans l'agitation, l'insomnie, les spasmes (surtout cardiaques), soit seuls, soit combinés à la strychnine, afin de rétablir l'antagonisme musculaire, qui est toujours détruit dans les maladies graves, ou plutôt les grandes dépressions de la vitalité. Rien n'est souvent plus difficile à distinguer si la contracture est un fait de paralysie ou de convulsion; mais il importe peu, puisque par les moyens que nous venons d'indiquer l'équilibre se rétablit. Le médecin est le mécanicien de la machine humaine; il la modère, l'incite selon les cas; son levier, ce sont les médicaments dosimétriques.

7° *Diurétiques.* — La diurèse est toujours profondément troublée dans la fièvre typhoïde; quelquefois complétement suspendue. Il faut donc la rétablir le plus tôt possible dans ses conditions physiologiques afin de prévenir l'urémie qui entretient la maladie par suite de l'altération du sang. La digitaline et ses succédanés, tels que l'asparagine, la colchicine, sont donc d'indication précise dans ce cas. Il est inutile — et d'ailleurs nuisible — de gorger les malades de boissons ou tisanes, qui ne font qu'augmenter la gêne de la circulation. (Nous renvoyons à notre dictionnaire de symptomatologie dosimétrique.) On peut porter la digitaline, jusqu'à huit granules par jour, en l'associant à l'arséniate de fer.

8° *Digestifs : quassine.* — Dès qu'on est parvenu à ramener le calme et le sommeil, il faut nourrir les malades, mais avec une grande précaution, c'est-à-dire tant qu'il existe de la chaleur mordicante à la peau. La digestion sera préparée par la quassine, dont on donnera jusqu'à cinq et six granules par jour, toujours une demi-heure avant de donner les aliments, qui doivent consister principalement en albumineux et farineux légers, avec du vin coupé pour boisson.

9° *Reconstituants.* — Enfin arrive le moment où il faut reconstituer le sang par les arséniates : les préparations qui conviennent le mieux sont l'arséniate de soude et l'arséniate de fer, parce qu'ils s'adressent surtout aux pertes du sang. La dose moyenne est de quatre à six granules par jour.

Tel est le traitement que nous soumettons de nouveau à l'appréciation de nos confrères. Institué à temps et d'une manière méthodique, on peut dire que, huit fois sur dix, il coupera court à la maladie. Malheureusement, les malades réclament tardivement les soins du médecin. Pendant des semaines entières ils se traînent portant les germes de la maladie. Ils ne dorment ni ne mangent plus, sont pâles, prostrés, sans se douter de leur mal. Si, dès le commencement, ils s'étaient confiés à un médecin dosimètre, on peut dire que la maladie se serait arrêtée sur place. Un lavage à fond au Sedlitz Chanteaud et quelques granules d'acide phosphorique et d'arséniate de strychnine auraient eu pour effet d'empêcher l'évolution du mal; mais, par malheur, c'est presque toujours le contraire qui a lieu, c'est-à-dire que le mal, après une incubation de quelques semaines, fait une explosion formidable, à laquelle il est bien difficile à l'art de remédier. Toujours l'éternel

> « Principiis obsta, serò medicina paratur
> » Cum mala per longas invaluere moras. »

Les lésions anatomo-pathologiques s'enchevêtrent tellement qu'il n'y a plus moyen de s'y reconnaître; et on ne sait où donner de la tête, car il faudrait être de tous côtés à la fois. Les allopathes voudraient bien en rendre la dosimétrie responsable, mais évidemment ce n'est ni juste ni raisonnable. Ce sont comme les gens qui se fâchent quand on veut leur apprendre à faire mieux qu'ils n'ont fait jusque-là. Là est tout le motif de la résistance de l'École à la méthode dosimétrique.

LXXXV

La médecine dosimétrique au point de vue des constitutions médicales.

SUITE DE LA CONFÉRENCE FAITE POUR LES MÉDECINS DE CHERBOURG ET DES ENVIRONS ; A LA MAISON DE VILLE, LE 8 FÉVRIER 1877 (1).

Messieurs,

Un philosophe de l'antiquité (Bias, si je ne me trompe) avait l'habitude de dire : *Omnia mecum porto*, c'est-à-dire sa philosophie ; cet adage n'est pas applicable au médecin, quoique la philosophie lui soit bien nécessaire dans son ingrate profession. Il faut, lorsqu'il se trouve au loin, qu'il ait sur lui ses médicaments, afin d'être prêt à toutes les éventualités. Or, les voyages sont nécessaires pour étudier les constitutions médicales — ainsi que le fit le père de la médecine, Hippocrate. C'est lui qui, dans ses écrits immortels : « De l'air, les eaux et le sol » nous fit connaître l'influence des circumfusa sur la nature et la marche des maladies. Plût au ciel que ces enseignements n'eussent pas été perdus de vue ; on eût évité ainsi bien de maux à l'humanité. Depuis que j'ai pris ma retraite, je consacre la fin d'une carrière qui compte déjà près d'un

---

(1) Cette partie de la conférence n'a pu être prononcée, à cause du temps qu'a pris l'exposé de la méthode dosimétrique, l'heure du départ me pressant. J'espère que mes confrères de Cherbourg et des environs, accueilleront cette suite de la conférence avec la même bienveillance que la partie que j'ai eu l'honneur de leur exposer de vive voix ; en se rendant à l'invitation que je leur ai faite par l'entremise de mon excellent confrère, M. le docteur Lafosse, chirurgien en chef de l'Hôtel-Dieu de Cherbourg, ils ont donné une preuve de courtoisie et aussi de conscience médicale. Les médecins doivent chercher à s'éclairer entre eux, le dédain est le fait d'un orgueilleux, et l'indifférence celui d'un ignorant — quelquefois de l'un et de l'autre.

demi-siècle, à voyager, c'est-à-dire à m'instruire. Je suis arrivé, en effet, à ce point culminant de la profession où l'on désapprend les erreurs de son éducation. *Vita brevis, experientia longa*, a dit le père de la médecine ; je cherche, autant que possible, à allonger la première, afin de raccourcir la seconde. Voilà, très-honorés confrères, le motif de ma présence parmi vous. Si je viens de faire un voyage de près de deux cents lieues, c'est que, parlant dans un des principaux ports militaires de la France, j'ai l'espoir que ma parole sera entendue dans tous les autres établissements maritimes et pourra être utile à ceux que leur profession amène constamment au delà des mers. Permettez-moi donc de vous entretenir un instant de la médecine dosimétrique au point de vue des constitutions médicales.

Les maladies diffèrent, sinon dans leur forme, du moins dans leur nature, suivant les circonstances extérieures, et par conséquent aussi, dans leur traitement. C'est ainsi que le célèbre médecin italien Baglivi, a dit : *Aliter enim in morbis curandis tractandi sunt Itali, sub adusto climate et sobre viventes, aliter Galli, Hispani, Angli, Germani, aliique sua quique utentes aeris temperie, et suo quique victus genere. »*

En effet, les maladies ne sont pas les mêmes au nord et au midi ; à l'est et à l'ouest ; dans les climats chauds et les climats froids ; aux bords de la mer et dans l'intérieur des terres. C'est donc à rechercher l'influence de ces conditions climatériques que nous devons nous attacher, afin d'en déduire le traitement, et non aux conditions, purement symptomatologiques.

Qu'il me soit permis de faire ressortir ici, en passant, combien le reproche fait à la dosimétrie, d'être une médecine purement machinale, est injuste, puisque cette méthode est, avant tout, vitaliste, et cherche à prévenir les lésions organiques. Hippocrate était en anatomie pathologique d'une ignorance absolue ; il ne savait même de l'anatomie normale que ce que des débris d'ossements lui avaient permis de connaître ; quant à l'anatomie des organes internes, il y était tellement étranger que dans sa théorie des fluxions il admet que les vapeurs qui s'élèvent de nos tissus vont se condenser dans la tête pour pleuvoir ensuite, à travers la lame criblée de l'ethmoïde, à la surface des muqueuses, afin de les lubrifier. C'était, comme vous le voyez, très-ingénieux, mais fort peu scientifique. Et cependant personne ne niera qu'Hippocrate n'ait été un grand médecin, précisément parce qu'il étudia les maladies, non au point de vue matériel ou anatomo-pathologique, mais au point de vue vital ou physiologique.

Je sais, Messieurs, que le médecin n'est pas toujours maître de choisir son terrain, obligé qu'il est souvent d'accepter la bataille là où son ennemi — c'est-à-dire la lésion organique — la lui offre ; aussi est-ce à prévenir ces lésions qu'il doit spécialement s'attacher. Voyez la fièvre typhoïde — dont je viens de constater de nombreux cas dans cette courte excursion — : on ne saurait douter qu'au début elle ne soit vitale — ou plutôt antivitale. J'ai vu aux consultations publiques de l'Institut dosimétrique de Paris, se présenter des malades qui se traînaient depuis plus de trois semaines, pâles, prostrés, ne dormant plus, digérant péniblement la plupart constipés ; en un mot, se trouvant, sans s'en douter, dans la période prodromique de la maladie. Il suffisait souvent, dans ces cas, de relever la vitalité par la strychnine (arséniate) et de faire le lavage du canal intestinal par le Sedlitz Chanteaud, pour faire avorter la maladie. J'insiste particulièrement sur ce lavage, parce que c'est dans l'enduit muqueux de la muqueuse intestinale que se tiennent les microbes (vibrions ou bactéries) auxquels on a fait jouer un si grand rôle dans la production de la fièvre typhoïde. Cette fièvre, malgré sa forme rémittente, rentre dans la catégorie des fièvres d'accès, car on la voit prendre souvent cette forme en dehors de tout état anatomo-pathologique. Que si on la laisse marcher, elle prend le type continu, c'est-à-dire qu'elle se localise, tantôt sur les séreuses, tantôt dans les parenchymes, et se convertit en fièvre de consomption. C'est ainsi que dans certains cas, je me sers avec succès, de l'arséniate de caféine, afin de diminuer la combustion ou la métamorphose régressive des tissus, en même temps que je cherche à relever les forces digestives par la quassine et à ramener le sommeil par l'aconitine, de préférence à la morphine. Que s'il existe de la diarrhée par suite du relâchement de l'intestin, je recours de nouveau à la strychnine, combinée avec l'hyosciamine, s'il y a des tranchées abdominales.

Voici maintenant où je veux en venir : Dans toute maladie il faut, avant tout, relever la vitalité, donner des forces au malade et non lui en enlever. Cela est difficile avec les médicaments grossiers de l'allopathie ; aussi Broussais a pu avoir facilement raison contre son adversaire, Brown ; mais sa doctrine est tombée parce qu'elle était antivitale, ou plutôt antiphysiologique.

Messieurs, puisque je suis ici dans un grand port de mer, qu'il me soit permis de dire un mot des précautions à prendre dans les voyages lointains. Je ne parle point de l'influence de la mer sur les maladies, parce que cette influence est plutôt salutaire. Pour s'en convaincre, il suffit de parcourir les rues de votre ville où, à chaque pas, on rencontre de jeunes marins tous florissants de santé Ce seraient donc les constitutions chétives qu'il faudrait embarquer ; on diminuerait ainsi le nombre de poitrinaires. Il est vrai que la profession de marin a ses maladies propres — entre autres le scorbut — mais ces maladies ont considérablement diminué depuis que l'hygiène navale a été améliorée et la durée des voyages raccourcis. Le scorbut ne tient pas à l'air marin, mais à l'insalubrité des installations des navires et au mauvais état des vivres et de l'eau. Il faut ajouter le tabac et l'eau-de-vie, dont l'abus entraîne de si fâcheuses conséquences. Quant aux indispositions du bord, ce sont surtout des dérangements des voies digestives, qu'il sera facile de prévenir par l'emploi régulier du sel de Sedlitz deshydraté Chanteaud. Restent les maladies accidentelles, telles que les pleurésies, les pneumonies, les rhumatismes aigus, etc., dont on aura raison par les alcaloïdes, tels que l'aconitine, la vératrine, comme défervescents ; l'hyosciamine, la morphine, la codéine, la narcéine, comme calmants, etc. Le service pharmaceutique du bord sera donc singulièrement facilité par l'adoption des médicaments dosimétriques, tant au point de vue de leur administration qu'à celui de leur conservation et de la certitude de leur action. En effet, on sait que la plupart des principes actifs des médicaments composés se perdent dans leur préparation, soit en alcoolatures, soit en extraits.

C'est surtout dans les climats lointains que le voyageur rencontre des dangers, à cause des agents morbifiques propres à ces climats. Je trouve ainsi l'occasion de parler de deux fléaux exotiques qui, par moments, se déversent sur les contrées avoisinantes et même éloignées, sans qu'il soit toujours possible d'expliquer ces brusques transports. Vous avez compris qu'il s'agit du choléra et de la fièvre jaune ou *vomito negro*. Le premier appartenant à la catégorie des fièvres algides ; le second, à celle des fièvres chaudes, mais l'un et l'autre dus à des agents miasmatiques endémiques, inhérents à l'eau, à l'air, au sol. Je n'ai pas à décrire ces terribles maladies, que beaucoup d'entre vous ont pu étudier sur les lieux mêmes. Pourquoi ont-elles été déclarées généralement mortelles ? C'est parce qu'on n'a pas su en reconnaître la nature et qu'on ne possédait pas les moyens propres à les combattre. On a eu seulement égard à l'état symptomatologique : ainsi, on a eu successivement recours aux réchauffants et même aux brûlants, aux évacuations sanguines, aux vomitifs, aux purgatifs, sans tenir compte de la vitalité, qui est toujours profondément altérée par l'intoxication miasmatique.

On connaît les lettres de Victor Jacquemont sur l'Inde anglaise. Ce fut lui qui donna les premiers indices sur le choléra, et, comme il était tant soit peu médecin, sur la manière de le traiter. Or, ce traitement consiste dans l'emploi de l'ipéca, du calomel, de l'opium, de l'ammoniaque (sous-carbonate), le tout pêle-mêle, sans aucun égard à l'état vital du malade. Ce qu'on voulait, c'était réchauffer. Lors de l'épidémie qui régna en 1834 en Belgique, un médecin eut recours à l'huile essentielle de menthe, au point de brûler la muqueuse. Les malades qui résistaient à cette médication incendiaire succombaient ensuite à une gastro-entérite, qui prenait fort souvent la forme typhoïde. On voit par là que l'allopathie a bien des péchés sur la conscience, elle qui veut juger les autres méthodes de traitement du haut de sa grandeur... magistrale!

Le choléra est une intoxication miasmatique, tout comme la fièvre pernicieuse ou algide de Torti. Et, en effet, ces deux fièvres règnent souvent concurremment — on pourrait dire, parallèlement. Dans mon ouvrage sur le choléra indien, publié en 1855, j'ai fait connaître le traitement institué par le docteur Mandt, dans la double épidémie qui régna à Saint-Pétersbourg, en 1833, et dont le docteur Everard, de son vivant médecin de la famille royale de Hollande, et qui se trouvait en ce moment dans la capitale russe, a rendu compte. Ce traitement consiste dans l'emploi d'extraits alcooliques de noix vomique, de veratrum album, de bryone; d'acide phosphorique, de camphre, de musc, d'arsenic, soit ensemble, soit séparément, d'après les symptômes. Mandt prenait un vingtième de grain de chacune de ces substances, et les triturait longuement avec vingt grains de sucre de lait, afin — disait-il — de les dynamiser. On reconnaît là l'homœopathe, quoiqu'il ne sortît point de la réalité du médicament. Il est évident que cette médication, n'étant pas incendiaire, dut produire de bons effets, comme on en obtiendra également — mais d'une manière bien plus certaine — avec les médicaments dosimétriques, surtout si on les donne préventivement. L'arséniate de strychnine et l'arséniate de quinine, donnés à la dose de dix à douze granules par jour, ont pour effet d'empêcher l'intoxication miasmatique. C'est ainsi que dans les polders de la Zélande, où règnent des fièvres palustres fort rebelles, j'ai obtenu de ces doses, relativement faibles, des effets qu'on demande vainement à des doses élevées ou massives de sulfate de quinine seul. La strychnine est un puissant auxiliaire de la quinine, et doit constituer la base d'un traitement antifébrile. C'est ce que fait remarquer également le docteur Everard, par rapport à la noix vomique. L'emploi en a été fait par lui chez plusieurs cholériques : il prescrivait un vingtième de grain de noix vomique, et deux à quatre grains de sulfate de quinine, dans un lavement amylacé, toutes les deux heures, et jusqu'à huit doses consécutives. Appliqué sur quatre cholériques gravement atteints, cette médication réussit à merveille. Après vingt-quatre heures de ce traitement, l'état de ces malades avait changé fort favorablement. Encouragé par ce premier essai, il l'appliqua à vingt autres cholériques. Cette fois on posa les lavements aussi vite que les moyens externes : frictions, maillot, etc., avaient ramené la chaleur; en un mot, après que les déjections alvines fussent en grande parties arrêtées. Un mieux sensible ne tarda point à se faire apercevoir sur un grand nombre, et ce qu'il y eut de remarquable, c'est que les symptômes typhoïdes firent complétement défaut chez la plupart des malades qui avaient été soumis à ce traitement.

Le docteur Everard conclut de la manière suivante : « Les résultats de ce traitement, ceux qui sont dus au traitement du docteur Mandt, l'étude comparative des deux maladies (fièvre pernicieuse et choléra), ne me laissent aucun doute sur les rapports qui existent entre elles. Nous pourrions encore ajouter, à l'appui de notre opinion, les observations faites dans plusieurs localités du Caucase, de la Perse et de la Turquie. J'ai eu occasion de recevoir de plusieurs médecins qui ont accompagné les armées russes dans ces contrées, en particulier du docteur Pellikan, médecin en chef, les renseignements les plus précis sur les fièvres qui ont fait des ravages affreux parmi les troupes. Ces fièvres sont si rapidement mortelles, que la nuance entre les formes qu'elles revêtent, et celle du choléra, est presque nulle. La mortalité est peut-être plus grande encore, car le génie intermittent, moins violent dans le premier accès, continue à frapper, et tue la plupart de ceux qui n'ont point succombé dans les premiers jours. Dans le traitement de ces fièvres graves qui règnent au Caucase, le sulfate de quinine est porté à des doses énormes *et encore il manque le plus souvent son effet.* »

On voit qu'il est non-seulement superflu mais dangereux d'administrer la quinine à haute dose. On augmente ainsi la fièvre au lieu de la faire tomber. Qu'il me soit permis de vous citer, à ce sujet, un fait arrivé à un de mes amis qui, s'étant rendu à l'inauguration du canal de Suez, profita de cette occasion pour visiter la haute Égypte. La cange sur laquelle il se trouvait, portait une vingtaine de passagers qui tous, lui compris, furent pris de fièvre. Plus ils prenaient de quinine, plus la fièvre augmentait. Mon ami avisa un bain turc et s'y fit transporter. On l'y soumit à toutes les opérations usitées dans ces sortes de bains, et deux jours après, son corps se couvrit de gros boutons ou furoncles, dont quelques-uns anthracoïdes (qu'on nomme *boutons du Nil*). C'est ce qui le sauva d'une grande maladie, peut-être du typhus ou de la peste. Il est certain que si mon ami s'était pourvu d'une petite pharmacie de poche, contenant les principaux alcaloïdes, et de quelques flacons de Sedlitz Chanteaud, il n'eût pas couru pareil danger. C'est grâce à cette précaution que je parcours d'énormes distances sans être jamais échauffé. Tous les matins, au petit jour, je fais cette opération — que je nommerai *religieuse* — de procéder au lavage intestinal. Pourquoi pas? Les mahométans ne font-ils pas, par esprit de religion, leurs ablutions matinales? Le corps est-il tellement misérable qu'il faille le laisser sans soins, ou se borner aux soins extérieurs? Molière a dit :

> Oui mon corps est moi-même et j'en veux prendre soin.
> Guenille si l'on veut, ma guenille m'est chère.

Dans mon récent voyage d'Italie — en vingt et un jours j'ai parcouru la péninsule dans toute sa longueur — je prenais cinq à six granules d'arséniate de quinine et deux d'arséniate de strychnine, par jour, pour soutenir mes forces et prévenir la fièvre ; et j'en ferai de même dans tous mes voyages, afin de n'avoir pas à craindre les maladies endémiques.

Je viens de vous citer le choléra indien ; qu'il me soit permis de vous dire également un mot de la fièvre jaune ou *vomito negro*. Vous savez, Messieurs, que cette maladie est propre à l'Amérique centrale, principalement au Brésil, où règnent également les fièvres pernicieuses, surtout dans les contrées d'alluvion. Voilà ce qui doit mettre sur la trace de la nature de cette terrible maladie et de son traitement. Il est évident que c'est une fièvre miasmatique ou d'accès, malgré son apparence de fièvre chaude. L'injection foncée de la peau, la céphalalgie intense, la gêne de la respiration, les hémorrhagies intestinales sont évidemment le résultat de la paralysie des nerfs vaso-moteurs et de l'altération du sang. La nature fait de violents efforts pour rejeter le miasme ; de là, les vomissements incoercibles. Mais si on procédait au lavage intestinal par le Sedlitz Chanteaud, si on rafraîchissait le sang par les limonades végétales, surtout si on calmait le spasme intestinal par l'hyosciamine, on éviterait ce formidable appareil de symptômes et ces terribles souffrances. Dans la période congestive — qu'on chercherait vainement à combattre par les déplétions sanguines — on emploiera avec succès l'aconitine et la vératrine, qui sont les défervescents par excellence.

Je n'ai pas été au Brésil, et crains de ne pouvoir y aller jamais ; mais parmi vous, s'il en est qui se rendent dans ces régions tropicales, je leur dirai : « Essayez les moyens que je viens d'avoir l'honneur de vous indiquer, et j'ai la conviction que le succès couronnera votre tentative. » A guérir les maladies ordinaires il n'y a pas de mérite ; à s'attaquer à des maladies réputées mortelles le mérite est fort grand. C'est à ce triomphe que le médecin doit surtout s'attacher. Mais pour cela il ne doit pas rester encroûté dans la routine et accepter des traitements stéréotypés. C'est, malheureusement, l'histoire de l'École, quand elle a tracé un sillon, de l'approfondir de plus en plus, jusqu'à s'y embourber. Ainsi, dans la fièvre typhoïde on compte les septenaires sur ses doigts; dernièrement, à propos d'un homme politique connu, les journaux annonçaient que monsieur un tel était atteint d'une fièvre typhoïde; mais que comme elle n'était pas entrée dans son troisième septenaire on ne pouvait rien dire de sa terminaison. Messieurs, c'est là une vieille guitare dont on joue depuis trop longtemps; il faudrait au moins changer l'air. Or il n'y a pas de fièvre, quelque grave qu'elle soit, qui ne puisse être coupée; la fièvre typhoïde est particulièrement dans ce cas. S'il n'en était ainsi, verrions-nous dans la statistique, ici une mortalité de 18 à 20 p. c.? là 10 p. c.? ailleurs zéro? Car la routine n'est pas tellement absolue qu'elle puisse s'imposer à tous les esprits. C'est l'histoire de l'esprit humain, de tout temps : il se heurte aux obstacles, recule, mais revenant à la rescousse, il finit par triompher. Voyez Galilée, condamné par l'Inquisition pour avoir dit que la terre tourne autour du soleil : *E pur se muovo!* — Voyez Benjamin Franklin, bafoué par la Société royale de Londres pour son paratonnerre; Fulton, éconduit par le premier consul, Bonaparte, et obligé de transporter son invention en Amérique. La dosimétrie a eu aussi ses mauvais jours, mais aujourd'hui chacun comprend que là est le progrès.

Messieurs, je termine en vous disant : Merci! pour votre bienveillant accueil. Merci! pour les malheureux que la dosimétrie aura délivrés du brouet noir de la polypharmacie.

LXXXVI

Un mot sur la thérapeutique vitale.

CONFÉRENCE FAITE A ROUEN, AU LOCAL DES SOCIÉTÉS SAVANTES,
LE 7 FÉVRIER 1877.

Après avoir exposé les principes de la méthode dosimétrique, j'ai continué dans les termes suivants :

Messieurs,

On pourrait s'étonner que dans la méthode que nous venons d'avoir l'honneur de vous exposer, tout soit vital ; mais quoi d'étonnant puisqu'il s'agit de dérangements dynamiques ? Il peut y avoir lésion matérielle, mais alors, il n'y a plus rien à faire. Si en chirurgie on réduit une fracture ; si on fait une amputation, on extirpe une tumeur, il n'en est pas de même en médecine, pour les organes internes. — Mais même en chirurgie, les soins externes une fois donnés, c'est à combattre les troubles vitaux que nous devons nous appliquer. Ainsi, un accident chirurgical quelconque ne devient grave que par la fièvre, et les moins considérables peuvent être mortels si on néglige la thérapeutique médicale. Sous ce rapport il ne faut pas faire de différence entre une entorse, par exemple, et une pneumonie. Jadis l'entorse devenait un cas d'amputation parce qu'on négligeait la compression et l'immobilisation. Et aujourd'hui encore, si on voit fréquemment pratiquer des amputations ou des résections, c'est que ces premiers soins ont été négligés. Il en est de même de la pleuropneumonie, si on n'immobilise pas le thorax, et si on ne relève la vitalité par la strychnine. C'est là une vérité thérapeutique qui, malheureusement, en dehors de la dosimétrie, n'est pas comprise. Aussi combien n'y a-t-il pas de pneumonies qui, dans les mains du médecin allopathe, s'élèvent à tous les degrés de l'échelle anatomo-pathologique? Cela est tellement vrai qu'on a déclaré ces terminaisons naturelles, comme s'il y avait des lois en dehors de l'ordre naturel.

Ce que nous disons des inflammations s'applique aux fièvres miasmatiques. Ainsi on prétendait — on prétend encore dans certaine École — que la fièvre typhoïde ne peut être jugulée, et que, fatalement, elle doit parcourir ses périodes ou septenaires. C'est là, Messieurs, un pont-aux-ânes sur lequel les adeptes de la dosimétrie n'ont garde de passer, parce que l'expérience journalière leur démontre qu'il en est de la fièvre typhoïde comme de toute exagération du processus physiologique, qu'on peut ramener au point normal par les alcaloïdes défervescents. Il est vrai que les fièvres rémittentes se distinguent par la longueur de leur incubation, mais on peut abréger cette dernière et combattre la réaction fébrile par les excito-moteurs. Cela est tellement vrai, que la fièvre intermittente abandonnée à elle-même, devient rémittente ou typhoïde, pour passer à l'état inflammatoire quand on laisse les désordres anatomo-pathologiques s'établir. Ainsi le célèbre voyageur Livingstone, presque au terme de son aventureux voyage dans l'Afrique centrale, est mort d'une maladie organique du foie, suite de fièvres intermittentes qu'il avait contractées en traversant des contrées marécageuses, et qu'il n'avait pas su couper faute de moyens appropriés — parce que la chose à laquelle on songe le moins c'est la santé! Nous pourrions citer de nombreux faits de ce genre, car, malheureusement, dans l'École organicienne, ils sont à peu près la règle. — Avec les médicaments dosimétriques cela n'arrivera plus.

Empruntons encore un exemple à la thérapeutique chirurgicale : une amputation. On sait combien cette opération présentait de mortalité; on a même admis, à son occasion, toute une catégorie de fièvres : pyoémiques, septicémiques, zymotiques... Or, toutes ces fièvres, dont on a fait la micrographique avec un soin des plus louables, ont disparu partout où l'on sait appliquer le principe de la défervescence. Dans notre service, à l'hôpital civil de Gand, sur sept amputations, tant primitives que secondaires, pratiquées dans le courant de l'année 1876, il n'y a eu aucun mort. Comment se fait-il que pour la fièvre typhoïde un médecin accuse ici 19 p. c., là 10 p. c. de mortalité (c'est un des heureux!), tandis qu'un autre médecin, sur trente typhoïdes graves, n'a pas eu un seul décès? C'est que ce dernier est entré franchement dans la voie de la médecine dosimétrique, ou de la jugulation des maladies aiguës. C'est là, Messieurs, où je veux en voir venir tous les médecins; et je ne déposerai la plume que lorsque tous l'auront fait. Il ne saurait y avoir ici de parti pris, car, tous, nous avons le même intérêt : guérir nos malades et le plus tôt possible. C'est déjà assez de l'incurie du public, pour ne pas y ajouter des impuissances que le médecin se crée à lui-même quand il se contente d'être « un inutile naturaliste, passant sa vie à classer et à dessiner les maladies de l'homme, mais ne faisant point de thérapeutique », ainsi que l'a si bien dit le docteur Amédée Latour. Avec les médicaments incertains et souvent contradictoires de l'allo-pathie, cela se comprend; mais avec les médicaments simples et mathé-matiquement dosés de la dosimétrie, la médecine expectante n'a plus de raison d'être; ce serait, je ne dirai pas une hérésie thérapeutique, mais un crime de lèse-humanité.

Dans l'appréciation des symptômes ou accidents morbides il ne faut pas s'arrêter aux périodes classiques, parce que ces dernières sont plutôt le fait de l'expectation que de la maladie même. Ainsi le danger de la pneumonie est tout dans la fièvre et non dans la lésion anatomo-patho-logique qui en est la suite, alors qu'on peut l'empêcher en s'y prenant vite et bien ; comme en chirurgie on est parvenu à restreindre les cas d'amputation. Or, pense-t-on qu'il est plus difficile d'empêcher une hépa-tisation pulmonaire qu'une arthrocace? et d'empêcher cette dernière de passer à la carie et à la suppuration? On dira qu'on ne peut agir mécani-quement sur un organe interne; mais on ne peut pas plus atteindre le centre d'un organe externe, tel qu'une articulation. On applique un caus-tique pour borner l'inflammation et empêcher les mouvements; ne peut-on en faire de même sur le thorax? Tout gît dans la jugulation de la fièvre; empêcher cette dernière — c'est-à-dire l'incendie d'éclater — c'est prévenir la lésion organique; et la maladie passera alors comme non avenue, ainsi que Nimeyer en a cité des exemples. C'est ce que nous faisons dans les pneumonies traumatiques, si fréquentes dans notre ser-vice à l'hôpital civil de Gand.

Il est un autre point sur lequel je désire attirer votre attention : ce sont les diathèses. On a représenté la médecine par un serpent qui se mord la queue, parce qu'elle est éternelle, comme le temps, c'est-à-dire que plus elle avance et plus elle se rapproche de son point de départ. C'est ainsi que nous revenons aux saines doctrines du père de la méde-cine, c'est-à-dire au vitalisme. Mais durant cette longue période de temps qui nous sépare d'Hippocrate, il y a eu l'humorisme, auquel nous revenons également en ce moment; mais un humorisme scientifique, qui nous y fait voir les produits de la métamorphose régressive des tissus ; aussi devons-nous étudier avec soin les troubles physiologiques occasionnés par la rétention des principes excrémentitiels dans l'économie, tels que la *glycosurie*, l'*azoturie*, l'*acétonurie*, la *chylurie*, la *lithurie*, *la lipurie*, etc. Ce sont là, à proprement parler, les *matières peccantes* dont les anciens, faute de connaissances chimiques nécessaires, n'ont pas su déterminer la nature, mais qu'ils avaient admises par une espèce de prescience, dont nous aurions tort de nous moquer.

Nous avons opéré un autre retour aux idées des anciens en rapportant à la fièvre la plupart des inflammations, puisque c'est la fièvre qui en constitue le danger. Ainsi il y a la fièvre cérébrale, la fièvre pulmonaire, la fièvre gastrique, comme on admet la fièvre puerpérale, bien qu'il s'agisse d'une localisation dans l'utérus et ses enveloppes. Cela ne veut pas dire qu'il y a des effets, sans cause ; mais la cause, au début, est vitale ou dynamique. Quand un individu est pris de frisson suivi de chaleur morbide, on ne sait pas encore — à moins d'un accident traumatique — sur quel organe la localisation du processus morbide va se faire. Dans les fièvres épidémiques — comme les fièvres larvées — chez tel individu c'est sur la tête; chez tel autre sur la poitrine; chez un troisième sur le ventre, avec les symptômes propres à chacun des organes affectés. Je pourrais vous citer l'épidémie de fièvre pernicieuse qui a régné, en 1826, en Hollande et en Belgique. Nous étions alors interne à l'hôpital civil de Gand ; et, le soir, en inscrivant les malades entrés dans la journée, nous désignions leur maladie d'après son siége apparent, ainsi : méningite, cérébrite, pleurésie, pneumonie, cardite, péritonite, etc. (car la fièvre revêtait toutes les formes). Le lendemain, en voyant ces désignations, le chef de service nous demandait si nous avions perdu la tête, car de ces maladies il n'y avait plus trace. Nous répondions que nous avions inscrit les symptômes tels qu'ils existaient à ce moment. Heureusement que nous avions affaire à un chef sagace, qui reconnut là le génie épidémique et qui nous donna carte blanche de donner la quinine dès que nous nous serions assuré de l'intermittence. A côté de ce chef il y en avait un autre qui était Broussaïste—comme on l'était à cette époque—c'est-à-dire voyant des inflammations partout. Le fait est que la fièvre abandonnée à elle-même donnait lieu aux lésions anatomo-pathologiques les plus graves; aussi ce praticien eut-il l'occasion d'écrire un livre intitulé : *Études cliniques sur la méningite*, appuyé sur plusieurs centaines d'autopsies, tandis que son confrère n'eut pas cet honneur, puisqu'il guérit la plupart de ses malades. A quoi tient la gloire ! Vous voyez, Messieurs, combien il est important de s'attacher au fond des maladies et non à leur forme.

Vous remarquerez, Messieurs, que j'ai fait de la strychnine (sulfate ou arséniate) la base du traitement des maladies aiguës ; il n'y a là rien d'étrange puisqu'il s'agit de prévenir la paralysie des nerfs vaso-moteurs. Parce que l'économie déploie un grand appareil de forces, ce n'est pas une raison de croire qu'elle est forte en réalité ; au contraire, elle s'épuise dans cette lutte suprême et, l'attaque passée, c'est à peine si elle peut encore se soutenir ; aussi les convalescences sont-elles interminables et souvent suivies de rechutes. Nous ne prétendons pas exclure la saignée, mais nous la considérons comme un moyen ayant ses indications spéciales et dont il ne faut pas abuser. Nous pratiquons une petite saignée quand le pouls est serré, pour donner, comme on dit, de l'air au tonneau. Quant aux larges saignées, elles sont toujours préjudiciables, parce qu'elles laissent un grand vide à leur suite. Que si, au contraire, on resserre préalablement les vaisseaux par la strychnine, une saignée relativement moindre suffira dans la plupart des cas.

L'emploi des alcaloïdes dans les maladies aiguës est donc toute une révolution en médecine. Et qu'on ne dise point qu'il n'y a dans cette pratique rien de nouveau : si on le fait, c'est d'une manière timide et par conséquent inefficace. Ainsi avec des alcaloïdes tels que l'aconitine, la vératrine, on n'ose aller jusqu'à effet utile ; on s'arrête en chemin, sauf à déclarer qu'il est impraticable. La méthode dosimétrique, au contraire, va en éclaireur ; elle donne de petites doses (un ou un demi-milligramme), et elle s'arrête dès que l'effet thérapeutique a été obtenu. On dira qu'on fait la même chose en médecine ordinaire, avec les potions, les opiats, les pilules, etc.; mais indépendamment de la répugnance des malades à prendre ces médicaments grossiers, il y a l'incertitude qui pèse sur eux. Le pharmacien a-t-il bien dosé ? et, l'eût-il fait, les ingrédients qu'il a employés renferment-ils les principes actifs, et dans la proportion voulue? On peut en douter quand on voit — ainsi que l'a fait remarquer M. le docteur Debout, un pharmacologue émérite — la plupart des principes actifs se perdre dans la manipulation ou la conservation des substances médicinales. Ainsi, il y a longtemps qu'on prescrit l'alcoolature d'aconit, et ce n'est que dans ces derniers temps qu'on s'est aperçu que l'alcoolature faite avec les feuilles est inerte et qu'il faut les racines si on veut en obtenir les effets pharmacodynamiques. Mais, même dans ce cas, la plante était-elle sauvage ou cultivée ? à quelle époque et dans quelles conditions a-t-elle été récoltée ? Voilà autant de questions qu'il est impossible de résoudre *a priori*. Et cependant le temps presse, et l'on peut se trouver loin de toute officine : n'est-il pas évident que pour ces éventualités le médecin doit avoir toujours ses médicaments avec lui?

Messieurs, je crois pouvoir m'arrêter ici. Si quelques-uns d'entre vous avaient des objections à faire, je suis prêt à y répondre.

Après cet exposé des principes de la méthode dosimétrique, personne n'a pris la parole. On ne saurait admettre que ce fut indifférence, après l'empressement avec lequel on s'était rendu à la convocation. L'indifférence dans une question aussi importante, aussi vitale peut-on dire, ne s'expliquerait pas. De deux choses l'une : je suis dans le vrai ou je suis dans le faux. Dans le premier cas, c'est un devoir pour tout médecin consciencieux de me soutenir; dans le cas contraire, c'est un devoir non moins impérieux de m'arrêter, car il n'appartient à personne de bouleverser des idées reçues, sans de graves motifs. Si un fanatique venait proclamer une foi nouvelle, il faudrait le mettre dans une maison de fous; il doit en être de même en médecine, qui est également une foi. Or, nous avons foi dans les principes d'Hippocrate, c'est donc à nous à les défendre; mais autre chose est la pratique : on peut errer de bonne foi, en employant une manière de traiter soit insuffisante, soit impuissante. Je crois avoir démontré que l'allopathie l'est à ce double titre. Quant à l'homœopathie c'est un mythe ridicule; il ne reste donc d'autre alternative : ou de ne rien faire, ou d'entrer dans la voie si simple et si efficace de la dosimétrie.

LXXXVII

Macrobiotique ou art de prolonger la vie.

SOURCES DE LA CHALEUR ANIMALE ET DE L'EMPLOI DOSIMÉTRIQUE
DE LA STRYCHNINE (SULFATE, ARSÉNIATE, HYPOPHOSPHITE) ET DE
L'ACONITINE.

On sait aujourd'hui que le foyer du calorique animal n'est pas unique,
mais qu'il se répartit dans tous les tissus, en raison directe de leur
activité. A ce titre c'est le tissu musculaire en action qui, après le sang,
en fournit la plus grande quantité — ainsi que l'électricité animale. Quant
au sang, le fait n'est pas douteux, puisque ce sont ses globules rouges qui
transportent l'oxygène. Les preuves du pouvoir thermogène de la contraction musculaire sont nombreuses et journalières : ainsi l'exercice, la
marche, la course, augmentent la chaleur et sont le meilleur moyen de la
produire. Cette augmentation s'étend jusqu'aux organes internes : les poumons, l'estomac, etc. L'indolence, le manque de mouvement rendent frileux.
Cl. Bernard a fait voir que la chaleur augmente de 1 à 2° centigrades
dans la veine parotidienne d'un cheval, pendant la mastication ; enfin,
Becquerel et Breschet ont constaté, à l'aide d'aiguilles thermo-électriques,
que dans le tissu musculaire en général, mais surtout dans les bras, après
quelques minutes de contractions énergiques, la chaleur augmente de
1 degré centigrade et quelques dixièmes. On peut s'en assurer par la
simple sensation, en contractant fortement les muscles de la main.

Il ne faut pas perdre de vue que la production du calorique animal,
comme de toute chaleur, est due à une combustion, et, par conséquent,
donne lieu à un dégagement proportionnel d'acide carbonique ; c'est cet

acide carbonique qui, n'étant pas exhalé en temps, produit une sorte d'alanguissement ou d'asphyxie si on se trouve dans un milieu insuffisamment oxygéné, et qu'on n'est pas au degré d'incitation vitale voulu. Voilà pourquoi dans les prisons, les cloîtres, dans tous les lieux où l'homme se sent privé de sa liberté, les maladies de langueur sont si nombreuses. L'influence du système nerveux est ici toute-puissante : ainsi toute diminution de l'influx nerveux diminue la somme de calorique, et sa suppression l'anéantit complétement. Dans la fièvre, le calorique animal est augmenté parce que le cœur précipite son action et lance ainsi plus de sang à travers nos tissus. Mais il ne faut pas perdre de vue que les vaisseaux capillaires, surtout veineux, se paralysent sous cette impulsion incessante, se laissent distendre, et qu'ainsi il se produit un effet analogue à celui qui résulte de la compression ou de la section des nerfs, c'est-à-dire une véritable asphyxie. On pourrait donc comparer la fièvre à un foyer qui manque de tirage et qui donne plus de fumée que de chaleur. Aussi la fièvre, après avoir été franche pendant quelque temps, devient asphyxique ; de même que les fièvres miasmatiques où la réaction ne peut se soutenir, prennent le type rémittent ou intermittent.

Il résulte de ce que nous venons de dire que pour maintenir le juste équilibre qui doit exister entre la combustion et la décombustion, il faut soutenir la virtualité de nos tissus par les incitants vitaux, parmi lesquels nous plaçons en première ligne la strychnine.

Nous avons déjà eu occasion de dire que pour empêcher les glaces de l'âge, nous prenons chaque soir quatre granules d'arséniate de strychnine, et autant d'aconitine et de digitaline, pour peu que nous nous sentions fiévreux, c'est-à-dire surexcité par les impressions morales ou physiques de la journée ; et les résultats que nous en obtenons sont vraiment remarquables : d'abord, repos parfait de la nuit — ce que ne nous donnait point la morphine — ; ensuite, abondante diurèse au matin, et une exonération facile du canal intestinal grâce au sel de Sedlitz Chanteaud une ou deux cuillerées à café dans un verre d'eau. Quant à l'effet général, nous ne sentons pas la fatigue, nos muscles étant fermes, et nous n'éprouvons pas le besoin de nous tenir dans une place chaude, surtout quand nous travaillons ; au contraire, une température relativement basse nous rend plus dispos. Nous ne connaissons ni les refroidissements, ni les rhumatismes, ni toutes les infirmités de l'âge. Jamais aussi nous ne nous ressentons de l'estomac, ce qui est un grand point, puisqu'il n'y a pas de plus lourd boulet qu'un estomac paresseux. Notre activité cérébrale, loin de diminuer par l'âge, ne fait qu'augmenter, comme le prouve l'immense publicité à laquelle nous tenons tête sans aucune fatigue. Nous ne pensons pas également que notre lucidité d'idées s'en ressente — quoique sur ce point nous ne prétendions pas être notre propre juge.

Nous avons dit que nous ajoutons l'aconitine à la strychnine quand nous nous sentons fiévreux; c'est que, en effet, l'aconitine est le défervescent par excellence, en incitant les nerfs vaso-moteurs. C'est également un excito-moteur, qui vient en aide à la strychnine pour faire revenir les vaisseaux sur eux-mêmes. Ce point est extrêmement important, puisqu'il prouve que dans toutes les fièvres, inflammatoires ou non, le traitement, au début, doit consister dans l'emploi de la strychnine et de l'aconitine. En cas de congestion de tel ou tel organe — comme dans la pneumonie — on y ajoute la vératrine et, en cas de spasme, l'hyosciamine. Dans les fièvres d'accès, il est nécessaire de recourir à la quinine (arséniate, hydro-ferro-cyanate), parce que l'action excito-motrice de cet alcaloïde est plus prononcée encore.

On voit par là que la médecine est l'art de diriger les mouvements vitaux; et ce serait se tromper grossièrement que de rester simple spectateur dans ces cas. L'expectation, comme nous l'avons déjà dit, est la négation de l'art; et il devrait y avoir pour le médecin qui n'agit point en présence du danger, un tribunal, comme il y a des conseils de guerre pour juger le général qui serait resté inactif devant l'ennemi. Mais ce tribunal chacun l'a en soi, c'est-à-dire sa conscience.

LXXXVIII

Maladies des femmes et leur traitement dosimétrique.

(LU A LA SOCIÉTÉ DE THÉRAPEUTIQUE DOSIMÉTRIQUE DE PARIS, DANS SA SÉANCE DU 5 AVRIL 1877.)

On a eu raison de dire que, physiquement — comme, jusqu'à un certain point, moralement — la femme est ce qu'elle est à cause de son utérus. *Fœmina est quod est propter uterum.* Toutes ses souffrances, comme toutes ses jouissances, doivent être rapportées à cet organe. Les ovaires — qu'on a assimilé aux testicules de l'homme — sont des organes temporaires : dans la première période de l'existence féminine, ils dorment, dans la dernière ils se flétrissent. L'utérus seul reste, mais c'est parce qu'il n'agit plus que la femme souffre. Telles sont les nombreuses maladies qui résultent de la menstruation. — Nous en citerons immédiatement un exemple que nous empruntons à l'ouvrage de West : *Leçons sur les maladies des femmes.*

« Une jeune dame, dont la santé n'avait jamais été fort robuste, commença, vers l'âge de 22 ans, à avoir des menstrues irrégulières et peu abondantes, et à souffrir en même temps d'un prurit à la vulve. Pour combattre ces symptômes on eut recours à diverses applications locales, et plus d'une fois on lui infligea le supplice de l'examen, qui ne fit découvrir qu'un peu de rougeur anormale aux petites lèvres. A la fin, comme sa santé générale ne faisait que décliner, elle se confia aux soins d'un autre médecin, qui s'assura que son urine contenait du sucre. Le prurit — comme la démangeaison du canal de l'urètre chez l'homme — était la conséquence et le symptôme d'un diabète, dont la pauvre femme finit par mourir. »

On le voit, la conclusion n'est pas encourageante. Pourquoi la pauvre femme finit-elle par mourir? Probablement parce qu'on n'avait pas institué de traitement convenable. On sait que le diabète se rattache à la plupart des grandes névroses, et partant à l'hystérie.

West cite un autre exemple, non moins concluant.

« Il y a quelques années une femme fut reçue à l'hôpital Saint-Barthélemy, à Londres, dans un état de souffrance extrême; son attitude exprimait l'anxiété; elle était étendue sur son lit, les genoux relevés, redoutant le plus léger attouchement; son abdomen ne pouvait endurer la plus petite pression. On avait cru à une péritonite; on l'avait par conséquent saignée, avant son admission à l'hôpital, et on lui avait administré du mercure jusqu'à salivation abondante; le tout sans aucune amélioration. Cependant sa peau transpirait, son pouls était souple et d'une fréquence normale. On apprit qu'après de vagues souffrances utérines pendant un mois, elle avait été prise tout à coup de violente douleur accompagnée d'efforts expulsifs aussi intense que dans le travail. Cette douleur s'était calmée; puis elle s'était jetée sur la vessie en provoquant un fréquent usage d'uriner. La douleur avait aussi quitté cet organe; puis elle s'était manifestée dans l'épaule, où on l'avait énergiquement combattue, croyant qu'il s'agissait d'une inflammation de l'articulation scapulo-humérale. Cette douleur ayant cessé, les cruelles souffrances de l'abdomen étaient revenues. Un bain de siége produisit un soulagement immédiat et une forte dose d'opium procura quelques heures d'un sommeil tranquille. Le jour suivant, il n'existait plus de douleur qu'au-dessus du pubis, et elle s'évanouit bientôt sous l'action des topiques calmants. Le fer et un régime substantiel activèrent la guérison de ce cas de péritonite hystérique. »

Nous citons, à notre tour, un fait. Il y a plus de trente-cinq ans — il n'était pas encore question alors de médecine dosimétrique — une femme d'une forte complexion, cabaretière de son état, fut prise de douleurs violentes dans le bas-ventre, qui s'étendirent bientôt à tout l'abdomen, avec tous les symptômes d'une entéro-péritonite (nous les considérions comme tels) lorsqu'une légère moiteur de la peau et une rémission dans les symptômes, nous mit sur la voie. Nous administrâmes l'hydro-ferro-cyanate de quinine, à très petites doses, répétées à courts intervalles : toutes les demi-heures cinq centigrammes, et dès le lendemain toute trace de péritonite s'était évanouie. Ce fut là le point de départ de nos idées dosimétriques.

Le savant traducteur de l'ouvrage du docteur West, M. le docteur Mauriac, fait à ce sujet des réflexions que nous croyons devoir reproduire ici, parce que nous ne partageons pas sa manière de voir quant à la nature de l'hystérie.

« Il n'est pas inutile de dire quelques mots des manifestations hystériques abdominales ; elles simulent quelquefois si complétement les inflammations graves du péritoine ou des viscères qu'il recouvre, que l'erreur est difficile à éviter. Les manifestations hystériques abdominales sont liées plus étroitement que celles des autres parties du corps à des désordres douloureux de la menstruation ou à des lésions douloureuses de l'utérus. Leurs symptômes, peu nombreux, sont d'une constance et d'une uniformité qui contrastent avec la mobilité ordinaire des troubles nerveux, si bien qu'au premier abord on est tenté de les rapporter à la maladie fixe et matérielle d'un organe. A leur degré le plus simple, ils consistent en coliques, tension et ballonnement du ventre, surtout pendant la digestion : borborygmes, éructations, dyspnée gastrique, palpitations, constipation habituelle et opiniâtre, etc. A un degré plus élevé, et qui peut devenir alarmant, on observe une tympanite excessive, avec une hyperesthésie si grande de la peau que le simple toucher cause de vives douleurs, comme dans la métro-péritonite la plus aiguë. L'anxiété respiratoire devient extrême, le cœur précipite son action, le pouls, très-petit, donne 120 à 140 pulsations par minute ; les traits s'altèrent, le nez s'effile, les yeux s'excavent ; enfin la face prend l'aspect hippocratique, les extrémités se refroidissent ; en un mot, la malade offre à peu près tous les accidents d'une péritonite au dernier degré. On trouvera dans le remarquable ouvrage de M. le docteur Briquet sur l'hystérie, l'histoire d'une jeune fille qui était si gravement et si dangereusement atteinte de cette forme d'hystérie abdominale, que plusieurs praticiens ne lui donnaient plus que vingt-quatre heures à vivre — pronostic fatal qui ne se réalisa pas. — Deux autres symptômes sont à signaler : la rétention complète d'urine, tenant, tout à la fois, à la paralysie des parois du corps de la vessie et au spasme du col ; puis la constipation invincible, avec constriction des sphincters de l'anus, et insensibilité du côlon et du rectum. Ce qui nous intéresse le plus dans cette hystérie abdominale, c'est qu'elle coïncide souvent avec des troubles aménorrhéiques, des douleurs dans le haut des fesses et dans les annexes de l'utérus, des irrégularités habituelles dans le retour des périodes menstruelles, etc. C'est là ce qui rend dans beaucoup de cas, le diagnostic difficile. J'ajoute en terminant que ces troubles nerveux abdominaux peuvent persister pendant des mois et même des années, et qu'il est facile de les prendre, surtout chez les jeunes filles d'une constitution lymphatique et prédisposées à la tuberculose par leurs antécédents, pour une péritonite chronique. La persistance de la constipation, et le bon état relatif de la santé générale, fourniront les principaux éléments du diagnostic. »

Ce sont là des vérités que le *Répertoire de thérapeutique dosimétrique* n'a pas cessé de répandre depuis cinq ans : « Le trouble de la fonction ou l'altération de la sensibilité précède toujours le changement de texture ou la lésion anatomo-pathologique. » Et remarquons qu'ici les organiciens n'ont pas d'excuse, puisque, comme dans les faits que nous venons de citer, les troubles fonctionnels peuvent subsister pendant des mois et même des années, sans que la texture soit atteinte. Mais, en attendant, les pauvres malades souffrent et consument leur vie dans un état souvent pire que la mort!

Mais où nous ne sommes plus de l'avis du traducteur, c'est quand il dit: « L'hystérie est une névrose de l'encéphale ; elle irradie ses manifestations dans tous les points du système nerveux, et elle n'a pas pour foyer, pour point de départ, pour siége exclusif et pour cause première l'utérus et le système génital, puisqu'on l'observe chez les jeunes filles longtemps avant que les fonctions dévolues à ce système soient entrées en activité; qu'elle existe aussi chez les femmes privées d'utérus, ou dont les autres parties des organes sexuels sont plus ou moins congénitalement altérés par atrophie; enfin qu'après la ménopause — quoique rarement il est vrai — l'hystérie peut se produire sous l'influence de causes variées, propres à ébranler plus ou moins profondément le système nerveux, sans se rattacher directement à l'activité sexuelle qui décline ou est éteinte. »

Le docteur Mauriac cite l'autorité du professeur Scanzonni, qui dit: « Dans les nombreux cas d'hystérie on ne peut constater la moindre trace d'une lésion des organes génitaux. »

Enfin, M. le docteur Mauriac appelle la statistique à son aide; mais la statistique, dans la question de l'hystérie, n'est pas plus concluante que dans toutes les autres. Ainsi, sur 189 sujets morts, ayant présenté pendant leur vie des symptômes plus ou moins graves d'hystérie, le traducteur de West en cite :

36 où on n'a constaté aucun désordre organique ou fonctionnel des organes sexuels — 35 qui avaient été affectés de catarrhe chronique du vagin et de la matrice — 31 qui avaient souffert de métrite chronique — 11 de cancer utérin — 9 de tumeurs fibreuses de la matrice — 6 de polypes utérins — 31 d'antéflexion de la matrice — 7 de rétroflexion — 1 d'atrésie utérine — 7 de prurit de la vulve — 9 d'ovarite chronique — 3 de tumeurs ovariques — 7 de menstruation profuse, sans lésion organique caractérisée — 5 d'aménorrhée.

Il ne cite aucun cas de lésion de l'encéphale. Il eût été cependant important de noter ce fait. Le traducteur de West n'est donc nullement fondé à dire : « Les recherches les plus modernes, basées sur une observation rigoureuse, ont fait justice de l'antique doctrine étiologique de l'hystérie. Personne, aujourd'hui, ne voudrait se faire le défenseur des banalités saugrenues qui ont régné dans la science à ce sujet depuis et même avant Hippocrate. » On ne s'attaque pas impunément à un pareil génie. Hippocrate, aujourd'hui comme de son temps — car il n'a fait qu'être l'interprète de l'observation de la nature — est encore notre maître à tous, la source d'où découle toute vérité pratique. S'il ne fut pas un savant en anatomie et en physiologie, cela prouve que la médecine est, avant tout, affaire de tact. Quand nos savants seront parvenus à se mettre d'accord sur leurs doctrines, alors on pourra dire qu'il existe une science moderne. Jusque-là il n'y a — et il n'y aura — que des opinions personnelles. Qu'on lise l'admirable ouvrage de feu le docteur Spring : *Symptomatologie ou traité des accidents morbides*, et à chaque page on aura la preuve de ce que nous venons d'avancer. Nous citerons l'article *Fièvre*, où les opinions relatées sont si divergentes. Ainsi on connaît les célèbres expériences de Cl. Bernard sur la section du grand sympathique; or, voici un autre expérimentateur, le professeur Schiff, qui tend à prouver que la température fébrile, loin de s'élever davantage dans les vaisseaux dont on a coupé ou paralysé les nerfs, y reste même inférieure à celle que l'on constate dans ceux dont les nerfs sont à l'état d'intégrité. Puis sont venus les auteurs qui ont admis des *nerfs dilatants*; d'autres, des *nerfs empêchants*. En vérité ! cela ne rappelle-t-il pas le fameux : « Voilà pourquoi votre fille est muette ! » ? Il est vrai que Sganarelle était médecin malgré lui.

Ne nous targuons donc pas trop de ce qu'on nomme la science moderne qui varie à chaque nouvel arrivant — ou plutôt occupant — car le public sera toujours pour celui qui occupe chaire ou trône.

LXXXIX

Il faut aller jusqu'à effet physiologique.

En médecine dosimétrique on peut dire que c'est la foi qui sauve :
c'est-à-dire qu'il faut avoir confiance dans les médicaments simples pour
aller jusqu'à effet utile. Dans les Matières médicales classiques il est tellement question d'effets toxiques qu'on n'ose aller jusque-là, et qu'on s'arrête
ainsi en chemin, se déclarant vaincu par la maladie quand on touche au
succès. Ainsi combien de fois, dans les pyrexies aiguës, n'arrive-t-il pas
qu'on donne douze, treize, quatorze granules de vératrine, et qu'un granule de plus, la fièvre tombe, comme dans une pesée de précision un
dernier milligramme fait trébucher la balance, ou comme la goutte
d'eau fait déborder le verre? Il en est de même dans les spasmes aigus :
ainsi dans le spasme nerveux de l'intestin, se présentant avec tous les
caractères de l'étranglement interne, on donnera douze, quinze, vingt
granules d'hyosciamine avant que la débâcle s'opère. Quelquefois,
comme nous en avons cité des exemples dans le *Répertoire,* à l'hyosciamine il faut combiner la strychnine, condition *sine quâ non* de réussite ;
car en médecine il importe surtout de bien saisir les indications. Il n'y
a pas de remèdes spécifiques (comme, par exemple, l'atropine contre les
sueurs, puisque dans certains cas elle les provoque, au contraire).

Dans le delirium tremens nous donnons la digitaline afin de calmer
le cerveau par le cœur ; car c'est là encore une considération importante : que les calmants directs ne vont pas toujours à leur adresse. Il
y a quelques jours un malade a été transporté dans notre service pour
un phlegmon prérotulien. Étant habitué aux boissons fortes, cet individu a été pris d'un violent délire nerveux. L'élève de garde lui a fait
administrer une potion de chloral (4 grammes) qui n'a fait qu'ajouter à
l'excitation. Le lendemain on a donné la digitaline, et au douzième

granule, le délire tombait comme par enchantement. Il resta un état de cyanose, dû probablement au chloral, qui avait agi comme anesthésique (car on sait que le chloral au contact des alcalis du sang, principalement la soude, se transforme en chloroforme). Quelques granules d'arséniate de strychnine ont dissipé cet état.

Un jour, la digitaline avait été poussée (par suite d'un malentendu jusqu'à vingt granules, la personne chargée du soin du malade ayant donné un tube entier; le lendemain, le délire était complètement tombé.

Un vétérinaire distingué — M. Vigan (du Havre) — nous écrit que dans les cas très-aigus, chez les grands animaux, il commence par donner quinze ou vingt granules (aconitine, vératrine) à la fois, pour continuer ensuite par cinq granules tous les quarts d'heure, jusqu'à ce que la fièvre tombe. Il ne faut donc pas se faire des alcaloïdes l'idée que ce sont de violents poisons. Cela dépend évidemment des cas et de la manière dont on les administre. Ainsi M. Bouchardat nous dit qu'un centigramme de digitaline injecté dans les veines d'un chien est suffisant pour donner la mort; mais on introduit ainsi directement le médicament dans le torrent circulatoire, tandis qu'en le faisant absorber par l'estomac l'action est beaucoup plus lente. Il n'y a pas, d'ailleurs, de médicament qui se décompose plus vite dans l'économie que la digitaline, mais pas également dont l'action diurétique soit aussi manifeste. Ainsi avec quatre granules de cet alcaloïde nous produisons sur nous-même une abondante diurèse, sans que les urines en présentent la moindre trace. C'est que la digitaline n'est pas un alcaloïde, mais plutôt un glycoside.

Il faut également, quand on emploie la digitaline, distinguer l'âge du malade, son impressionnabilité, le degré d'avancement de la maladie pour laquelle on l'administre; ainsi M. Bouchardat nous dit qu'un homme de cinquante ans, affecté d'anciennes apoplexies, et dont le pouls ne s'élève guère jamais au-dessus de 48 pulsations, en a présenté plusieurs fois 36 seulement après l'administration de pilules d'un demi-centigramme de digitaline. Ce mode d'administration peut présenter du danger, non d'une manière absolue, mais relativement à l'individu lui-même. Ainsi dans la méprise que nous avons citée plus haut, on a donné à la fois un tube de vingt granules, c'est-à-dire pas même un demi-centigramme; mais quelle différence entre les individus dans ces deux cas : le premier déjà âgé, ayant le pouls habituellement lent, atteint d'apoplexies anciennes; le second, jeune, au fort d'un délire nerveux ayant fait aller le pouls jusqu'à 130 pulsations par minute. Toutefois, nous n'approuvons pas cette posologie forcée; nous pensons, au

contraire, qu'il faut toujours aller graduellement, mais jusqu'à effet physiologique. Nous insistons sur le mot « physiologique », parce qu'on a
le tort de considérer les alcaloïdes énergiques comme des poisons pour
les malades, tandis qu'ils ne le sont, en réalité, que pour la maladie. La
médication a pour but de ramener les organes à leur rythme normal;
voilà pourquoi nous ne sommes réellement puissants que dans les états
purement dynamiques.

XC

Unification de la médecine.

Il y a six ans, j'ai fait connaître la nouvelle méthode dosimétrique par un organe spécial : le *Répertoire de thérapeutique dosimétrique,* aujourd'hui : *Répertoire universel de médecine dosimétrique.*

Depuis lors, un grand nombre de médecins, tant de France que de l'Étranger, ont adopté cette méthode, sinon exclusivement, du moins d'après les vues d'un sage éclectisme.

Mais il n'en est pas moins vrai qu'il y a schisme dans la profession médicale, non-seulement dans les principes, mais dans les moyens d'action, c'est-à-dire dans le mode d'administration des médicaments.

La jugulation des maladies aiguës se dresse devant tout médecin comme une inéluctable nécessité : la vie ou la mort des malades. *Be or not to be !*

Voici donc les questions qu'il faut résoudre :

1° *Peut-on par les moyens de la médecine dosimétrique arriver à la jugulation des maladies aiguës : pyrexies ou inflammations ?* Voilà ce que diront, si oui ou non, les nombreux médecins, de tous pays, qui ont expérimenté la méthode nouvelle. Il est évident qu'il faut ici des faits bien observés, car il serait indigne de médecins sérieux de venir perdre leur temps en discussions oiseuses. La preuve de cette jugulation possible étant faite, la médecine dosimétrique deviendra la loi de tous. Alors aussi il n'y aura de lésions organiques que celles que la négligence des malades à faire venir le médecin aura laissé s'établir, et le médecin aura le droit de prononcer la terrible sentence : « Trop tard ! »

2° *La vertu des médicaments réside-t-elle dans l'ensemble de leur composition, ou dans leurs principes immédiats, chacun avec leur modalité propre?* La solution de cette question est d'autant plus importante qu'il y aujourd'hui une École qui se dit plus catholique que le Pape et qui voudrait nous ramener au brouet noir de Lacédémone ; une École qui prétend que la quinine n'est pas le quinquina, pas plus que la morphine, l'opium, et autres balivernes qui, si elles étaient acceptées, nous enfonceraient plus avant dans le bourbier du galénisme. Les vertus des principes immédiats étant constatées, on n'aura plus le droit de venir déclarer ces principes des poisons, afin d'effrayer les malades et d'entretenir leur foi dans les médecines noires — comme des moribonds dans la crainte de l'enfer.

3° *Quelle est la manière d'agir des principes immédiats : par catalyse physiologique ou chimique ?* De la manière dont cette question sera résolue dépendra celle des doses massives de l'allopathie et des doses fractionnées de la dosimétrie. La catalyse chimique, c'est la cornue humaine ; la catalyse physiologique, c'est l'organisme répondant aux appels qu'on lui fait par les médicaments ; c'est la pointe d'épingle provoquant des mouvements directs ou réflexes. Nul ne saurait contester l'importance de cette question ; il y a assez longtemps que les pauvres malades souffrent de ce qu'on peut nommer l'indigestion des médicaments.

4° *Les principes immédiats peuvent-ils être administrés en même temps, sans se contrarier mutuellement ; et en quoi cette administration simultanée diffère-t-elle de la polypharmacie galénique?* L'action élective des médicaments simples ou principes immédiats, est aussi importante que celle d'une lettre jetée à la poste, qui n'arriverait pas à destination. Aussi la nature a-t-elle prévu le cas : ainsi les mydriatiques vont tout droit aux sphincters organiques qu'ils détendent — de là leur action antispasmodique si prononcée ; les strychnées vont aux fibres longitudinales ; la digitaline a pour points de retentissement le cœur, les reins (probablement parce que la tension intravasculaire est diminuée); la morphine s'adresse au cerveau ; la codéine, la narcéine, plus directement aux expansions nerveuses périphériques, etc. Cela étant, on ne pourra confondre la dosimétrie avec la polypharmacie galénique, véritable bouteille à encre ; semblable à la sèche qui trouble la transparence de l'eau pour échapper à ses ennemis. La sèche, c'est ici la polypharmacie, qui voudrait se soustraire à tout examen et ainsi troubler son milieu.

5° *Sur quels principes doit reposer le traitement des maladies organiques et jusqu'à quel point le médecin doit-il intervenir dans ces cas?* C'est un fait malheureusement avéré : que dans les maladies chroniques on bourre les malades de médicaments. Le médecin qui ne prescrit pas une bouteille au moins tous les deux jours, semble manquer à ses devoirs.

Et, chose étrange ! ce même médecin ne donne rien (sinon pour la forme) dans les maladies aiguës. Ce sont encore là des errements (pour ne pas dire erreurs) d'École contre lesquels une sage thérapeutique doit s'élever. C'est pourquoi la dosimétrie a formulé ces deux règles fondamentales : « Aux maladies aiguës un traitement aigu ; aux maladies chroniques un traitement chronique. » Il faut réagir contre ce que nous avons nommé l'indigestion des médicaments. Car, chose curieuse, ces mêmes médecins qui sont si prodigues de potions, sont à cheval sur la diète. Ils devraient plutôt retourner leur formule : « Toutes les heures une cuillerée » au profit de l'alimentation.

6° *Peut-on guérir les maladies diathésiques et par quels moyens ?* Cette question vise directement l'empirisme ; sagement résolue, elle fera trêve à ces prétendus spécifiques, dont l'annonce trompeuse occupe la quatrième page des journaux. Le traitement antidiathésique nécessite la connaissance ou du moins la recherche des causes et des effets ; et c'est en cela que la loi de la *dominante* et de la *variante* du traitement, formulée par la dosimétrie, est si importante.

7° *Le Codex dispense-t-il les pharmaciens de tenir les médicaments dosimétriques ? Les médecins, dans les cas pressants, peuvent-ils délivrer eux-mêmes les médicaments dosimétriques ? Y a-t-il nécessité d'unité de poids dans la prescription des médicaments ?* Ces questions intéressent au plus haut point la profession. Il est évident que le Codex est un joug imposé aux médecins et dont se prévalent les pharmaciens autoritaires. Il faut que cet abus cesse, et que le pharmacien soit le subordonné du médecin. Quant à la question de savoir si les médecins peuvent délivrer des médicaments dosimétriques dans un cas pressant, elle ne saurait faire doute. Que veut la loi ? Que dans un cas donné on puisse constater ce que le médecin a prescrit. Celui-ci est intéressé à ce contrôle, qui, par moments, doit le sauver de la calomnie. Mais les médicaments dosimétriques ne sont pas des remèdes secrets (que cependant la loi tolère), ce sont des préparations magistrales, portant les noms d'un pharmacien et d'un médecin. Il ne saurait donc y avoir aucun doute ni suspicion à leur sujet. Toutefois il est bon que le médecin ne puisse être inquiété pour avoir sauvé la vie à son malade. Quant à l'unité de poids, elle est trop importante au point de vue des erreurs, pour qu'il soit nécessaire d'y insister.

8° *Quelle est la part que la dosimétrie prendra au développement de la médecine vétérinaire et quelle sera l'influence de cette dernière sur la marche de la médecine humaine ?* Avant l'apparition de la médecine dosimétrique, la médecine de l'homme et la médecine vétérinaire marchaient complétement isolées; il est vrai que toutes deux elles étaient enfoncées dans la même ornière : celle du galénisme. Nous laissons de côté l'homœopathie — qui ne fut qu'une vaine tentative. Toujours est-il qu'on ne savait attaquer la maladie que par la violence. La plupart du temps on tuait le malade pour avoir raison du mal — comme l'ours de la fable. On ne savait pas ce que c'était que ramener les organes à leur état physiologique par des moyens doux et on proportionnait la force des médicaments à la taille des individus. Ainsi pour nos grands animaux domestiques, c'était par kilogrammes qu'on procédait. Il ne faut pas s'étonner que les propriétaires d'animaux malades préférassent, la plupart du temps, les faire abattre que de les soumettre à un traitement coûteux et incertain. Quand la dosimétrie apparut, les médecins vétérinaires instruits et sagaces comprirent qu'il y avait là une révolution pour leur art et ils se mirent à expérimenter, seul moyen de s'éclairer. Les résultats répondirent à leur attente et ils n'hésitèrent pas à les publier. Mais ici il y avait également l'École; de là, hésitation d'un grand nombre de médecins vétérinaires. Mais d'autres, plus hardis, jugèrent qu'il fallait, non pas : *jurare in verba magistri* — mais examiner par soi-même. Et au fait, un médecin ne doit pas être tenu en laisse. Les médecins qui ont expérimenté la dosimétrie doivent déclarer si réellement elle mérite l'ostracisme dont on prétend la frapper, et si — comme on l'a demandé malicieusement mais bêtement, — si « avec de petits granules on peut guérir de gros animaux ».

Il n'est malheureusement que trop vrai que nous abusons des forces de nos animaux de travail. Quand on leur a donné la pitance accoutumée, il semblerait que tout est dit; mais on n'a pas fait attention qu'un animal surmené ne peut, par cela même, tirer bénéfice des aliments qu'on lui donne, et qu'il faut avant tout soutenir la vitalité en même temps qu'on entretient la fraîcheur du sang. Voilà pourquoi nous voulons qu'on introduise dans le régime de nos bêtes de somme l'arséniate de strychnine et le sel vétérinaire Chanteaud, seuls moyens, avec l'hygiène générale, d'éviter les maladies épizootiques qui causent tant de dommage à la richesse privée et publique.

Les médecins vétérinaires qui veulent faire de la dosimétrie ont maintenant des guides sûrs, et il serait superflu de leur recommander le Manuel de MM. Landrin et Morice. La voie de la discussion est donc ouverte et les médecins vétérinaires qui voudront y prendre une part active trouveront, dans le Congrès international des 5, 6 et 7 août prochain, le moyen de s'éclairer eux-mêmes tout en éclairant les autres. Nous sommes persuadé que ceux auxquels leurs occupations le permettront, ne manqueront pas à l'appel. Il y aura des séances spéciales pour les médecins vétérinaires, auxquelles pourront assister les médecins de l'homme, afin d'établir les rapports qui doivent exister entre ces deux arts de guérir.

Voilà les questions à la sanction desquelles les médecins de tous pays sont invités à concourir. L'occasion est belle et le temps ne saurait être mieux choisi que celui où Paris convoque toutes les intelligences dans son sein (1).

Nous sommes persuadé que nos confrères répondront à notre appel. En tous cas, ce programme ne les lie pas, et ils pourront y introduire tels changements qu'ils jugeront convenables.

(1) Cet article complète le programme du Congrès international de médecine dosimétrique du mois d'août 1878.

XCI

**De la nécessité de nourrir les malades et de la possibilité
de le faire seulement par la méthode dosimétrique.**

Hippocrate a dit : *Corpora impura plus nutrias plus lædas*; ce qui
n'implique nullement la nécessité de laisser les malades s'épuiser dans la
diète et les privations ; il faut, au contraire, les mettre, le plus prochainement possible, dans la possibilité de se nourrir.

Voilà pourquoi il est nécessaire de veiller à l'état de la langue et, au
moindre signe de saburre, d'administrer un purgatif; quelquefois un
émétique, ou les deux ensemble (catharto-émétique).

C'est faute de cette précaution que les maladies s'aggravent souvent,
au point qu'une simple indisposition peut prendre un caractère sérieux.

En dehors des évacuants directs on insistera sur le lavage journalier
du tégument muqueux au moyen du Sedlitz Chanteaud. Nous avons déjà
eu maintes occasions de faire observer que ce sel étant parfaitement
neutre, alcalinise le sang et augmente son avidité pour l'oxygène. Or, la
plupart du temps les malades se trouvent dans un air renfermé, soit à
cause de leur sensibilité au froid, soit parce qu'on craint la suppression
de la transpiration.

Nous ferons remarquer qu'on se trompe à cet égard. La transpiration
forcée se fait toujours par expression ; les glandes sudorifères n'y sont
pour rien, puisque la fièvre a pour effet d'arrêter les grandes sécrétions,
tant rénale que cutanée. A gorger les malades de tisanes fades il y a cet
autre inconvénient : de produire l'albuminurie, c'est-à-dire de dépouiller
le sang d'une partie essentielle de son plasma. L'effet contraire aura
lieu si on fait prendre au malade, par petites gorgées, de l'eau rendue
légèrement saline par adjonction de sel Chanteaud : une ou deux cuillerées à café par litre d'eau ou de tisane. Cette boisson peut être édul-

corée et convertie en limonade au moyen de jus de limon. Du moins, de cette manière, on entretient la densité du sang.

On fera tomber la fièvre, le plus prochainement possible, au moyen de l'aconitine et de la vératrine ; de même qu'on rétablira la sécrétion urinaire par la digitaline : un granule de chaque toutes les demi-heures.

Ce résultat une fois obtenu, c'est-à-dire la température étant à peu près redevenue normale, et quelle que soit la localisation de la maladie — sur le cerveau, le cœur, les poumons — on donnera des aliments plastiques : bouillons, laitages (sous toutes les formes), du vin coupé et, pour pouvoir ensuite passer à une alimentation solide, on stimulera l'estomac par quelques granules de quassine.

La quassine est un médicament qui se range à côté de la strychnine. On sait en effet qu'elle a pour effet de tuer les mouches par une sorte de tétanos. Elle provoque l'action péristaltique de l'intestin et fait affluer la bile dans le duodénum, de manière à préparer la digestion. C'est là un point très important. Mais il faut attendre que l'état bilieux soit dissipé, et, s'il persiste, recourir à l'émétique ; à moins de contre-indication.

Les premières voies étant alors dégagées, on peut hardiment nourrir les malades. Si tant de rechutes ont lieu par suite d'écarts de régime, cela dépend de ce que les malades sont mal nourris ou qu'on les tient à une diète trop sévère, à laquelle ils cherchent à se soustraire. Dans notre service à l'hôpital civil de Gand, les malades n'abusent point des aliments parce qu'on leur en donne à volonté. Il est vrai que le régime pourrait être meilleur, et que l'Administration trouverait de l'économie à le varier le plus possible. Le docteur Baudens, dans son livre : *La Guerre de Crimée*, insiste sur ce point : « La nécessité, dit-il, d'une nourriture variée est un fait acquis à la pratique. Quant aux vues théoriques par lesquelles on a tenté de rendre compte de cette nécessité, elles ne semblent plus d'accord avec les faits observés dans les dernières années. La nécessité de varier l'alimentation n'a rien perdu de son importance ; l'explication seule des effets de cette alimentation devrait être abandonnée. On se fondait sur des vues forts séduisantes, qui, reconnaissant aux végétaux la faculté de se nourrir d'éléments chimiques (oxygène, azote, hydrogène) ou de leurs composés (eau, acide carbonique), et de fabriquer avec ces éléments ce que la chimie organique appelle des principes immédiats (amidon, sucre, gluten), refusaient aux animaux le pouvoir de fabriquer ces principes. On pensait donc qu'ils devaient les emprunter tout formés à leurs aliments, et que leur rôle se bornait à se les assimiler. Or, il est démontré aujourd'hui par les beaux travaux de Cl. Bernard sur la production de sucre par le foie chez les animaux exclusivement nourris de viande, que ceux-ci peuvent, tout comme les végétaux, créer des principes immédiats. D'autre part en montrant que loin de s'échauffer dans le poumon, le sang s'y rafraîchit, l'illustre physiologiste a rendu inadmissible l'hypothèse qui ferait de cet organe le siége d'une combustion provenant de la combinaison de l'oxygène de l'air avec le carbone du sang veineux.

» Les légumes conservés, ayant perdu leur eau de végétation et peut-être d'autres éléments gazeux que l'analyse n'a pu découvrir, ne remplacent pas suffisamment les légumes frais. A l'armée d'Orient l'imperfection de l'hématose s'est produite par des suffusions sanguines et par le scorbut. Pour ce qui regarde l'habitation et même l'alimentation, l'expédition de Crimée peut être comparée à un voyage de long cours ; l'armée était comme confinée sur un vaste navire et subissait l'influence d'une grande navigation. »

Ces considérations sont applicables aux hôpitaux, où les malades sont également comme sur un navire. Il faut donc que les conditions de l'hygiène y soient bien observées ; et les dépenses qu'on fera pour cela viendront en défalcation de celles qu'entraînent l'apothicairerie. Les hôpitaux où il se fait une grande consommation de médicaments, sont, en général, défectueux sous le rapport du régime intérieur ; le médecin doit lutter à force de drogues contre les circonstances insalubres qui l'entourent. Il y a cependant des médecins dont toute l'ambition consiste à formuler d'une manière savante. *Ignorante,* pourrait-on dire, car avec la vieille pharmacie on ne sait ce qu'on donne, ni pourquoi on le donne. Dans notre service d'hôpital, nous sommes parvenu à abolir complétement les potions ; à moins de la convalescence, où nous prescrivons çà et là une décoction de quinquina. Encore est-ce rare. Or, notre mortalité est descendue le plus bas possible. Il n'est donc pas nécessaire de droguer les malades — qui, du reste, ne le demandent pas. Dans les services où l'on fait encore de la polypharmacie, on remarque que les fioles disparaissent, et on en trouve les débris dans les fosses d'aisance, preuve que les malades se dispensent d'en avaler le contenu. On comprend que ces drogues, le plus souvent repoussantes à la vue et à l'odorat, doivent enlever aux malades l'envie de manger, surtout si le menu n'a rien d'attrayant par lui-même. Ceci est surtout vrai dans le cours des maladies chroniques, telles que la phthisie pulmonaire. Il en est de même des grands blessés, qu'on a quelquefois tant de peine à faire manger. Dans la guerre américaine de la Sécession, le Nord a fait des sacrifices énormes pour ses hôpitaux, et l'initiative privée est venue en aide au Gouvernement. Ainsi il y a eu des ambulances dirigées par des femmes, où les malades étaient nourris comme dans les premiers hôtels ; aussi le chiffre de la mortalité a-t-il été très-restreint, comparativement à celle des ambulances du Sud, où l'argent faisait défaut. La même observation a été faite dans la guerre de Crimée, quant au régime des soldats anglais et celui des soldats français. Les médecins anglais avaient toute latitude ; tandis que les médecins français étaient liés par l'Intendance. De même, dans les hôpitaux, les médecins sont obligés de se tenir dans les limites du règlement pour tout ce qui concerne le régime de leurs malades. Et cependant la première condition est de fournir à l'économie les éléments de réparation nécessaires. Comment voudrait-on qu'une plaie avec perte de substance se cicatrisât rapidement si l'alimentation est insuffisante ? De même une pneumonie ne passera pas à résolution si le malade est affaibli. On argue de la fièvre ; mais celle-ci est plutôt un signe de faiblesse que de force ; d'asthénie et non de sthénie. La faim ou la privation d'aliments, amène également la fièvre ; tandis qu'un individu bien nourri résiste aux miasmes auxquels les individus faibles succombent. C'est ce qu'on observe dans les épidémies.

En somme, la dosimétrie aura pour effet d'introduire un changement radical dans la manière dont les médecins traitent leurs malades : ils seront moins rigoureux sur la diète et n'éterniseront pas ainsi une maladie que la nature ne demanderait pas mieux que de la terminer dans un bref délai. Nous connaissons un médecin, gai compère, qui n'impose point à ses malades de privations qu'il ne connaît point pour lui-même, et qui n'en est pas plus malheureux pour cela. Au contraire, ses clients le voient toujours venir avec plaisir, et l'appellent même quand ce n'est pas nécessaire. Il en est quitte alors à échanger avec eux de gais propos. C'est un esprit vraiment pantagruélique, que la mort n'oserait pas regarder en face. D'autres médecins semblent au contraire l'appeler (la mort), tant ils se montrent rigoristes sur les moindres détails du régime. Il est vrai que leurs médecines noires y sont pour beaucoup.

XCII

Jugulation des maladies aiguës.

Sous peu les médecins n'auront plus d'autre devise que : *Et nunc delenda Carthago est* : c'est-à-dire cette hideuse anatomie pathologique qui transforme le médecin en équarrisseur. Nous assistions, ces jours derniers, à l'autopsie du cadavre d'un pauvre phthisique. Quelques mois avant, il avait subi la thoracocenthèse capillaire... avec succès ! Qu'avait-on fait pour relever ses forces ? Nous l'ignorons. Toujours est-il qu'il avait eu pendant trois mois une diarrhée rebelle à tous les moyens... allopathiques : c'est-à-dire qu'on n'avait fait qu'entretenir le flux muqueux. C'est donc du côté de l'intestin que portèrent les investigations. On y découvrit un petit ulcère rond, preuve de son ancienneté, et borné à la muqueuse. C'était là le corps de délit ; du moins on le déclara ainsi. Le foie était anémié, avec une couche de graisse sous-séreuse, mais sans désordres intérieurs. Si ! au microscope il devait y en avoir. Le cœur était flasque et les poumons présentaient à la périphérie de nombreuses flaques phlogosiques. Au demeurant, il s'était agi, au début, d'une pleuropneumonie qui n'avait pas été jugulée.

M. le docteur Chavée — qui un des premiers a osé déployer le drapeau de la dosimétrie en Belgique — a commencé, dans la *Lancette belge*, un article intitulé : *La jugulation des maladies aiguës dans ses rapports avec la science actuelle, vis-à-vis de la profession médicale*. En voici le commencement, qui intéressera les lecteurs habituels du *Répertoire* :

« La jugulation des maladies aiguës, dans ses rapports avec la science actuelle vis-à-vis de la profession médicale, se résume en quelques propositions fort concises que nous avons formulées à titre de conclusions. Les voici :

» 1° La jugulation régulière des maladies aiguës n'est nullement impossible. Beaucoup plus réalisable qu'on ne l'a cru jusqu'ici, *elle doit être tentée dans tous les cas.*

» 2° Cette jugulation dépend d'un traitement évidemment actif, mais plus ou moins complexe, poussé résolûment *jusqu'à effet physiologique*, en dépit de la résistance morbide appelée *tolérance* ; traitement hardi qui semble parfaitement caractériser l'expression neuve de : *Dosimétrie thérapeutique.*

» 3° La thérapeutique dosimétrique du professeur de Gand, n'étant que la dosimétrie appliquée à la médicamentation, pourrait être considérée comme le moyen principal d'entre ceux que le médecin pourrait mettre en œuvre pour atteindre à cet immense progrès de la science moderne : consistant dans la *jugulation professionnelle des maladies aiguës.*

» 4° Cliniquement; il y a à prendre en sérieuse considération le *desideratum* exprimé dans cette phrase osée et courageuse : « Nous vou-
» drions que le principe de la jugulation des maladies aiguës eût force de
» loi, afin qu'il engageât la responsabilité du médecin. » (Burggraeve.)

» Mais avant d'entamer les commentaires que demandent ces propositions — nous voulons en avertir le lecteur — il ne s'agira guère ici que d'une question de fait, et conséquemment, puisque nous sommes en médecine, d'une constatation clinique. Nous éviterons soigneusement de nous engager dans les spéculations doctrinales. Nous tenons à laisser à cette petite élaboration, toute d'actualité, un cachet purement pratique.

» Nous ne demanderions pas mieux que de voir cet article soulever à notre adresse la contradiction d'une critique sérieuse, d'une critique, par conséquent, à la hauteur de certaines idées nouvelles qu'il est permis aujourd'hui de considérer comme acquises à la vraie science, depuis une dizaine d'années; d'une critique, en un mot, qui ne fût pas un ressassement — si nous pouvions dire ainsi — de vétustés démonstratives. Nous ne demanderions pas mieux, parce que nous aurions certainement à en profiter nous-même. Toutefois nous devons absolument rencontrer, au préalable une objection qui pourrait nous être posée tout de suite, savoir : Comment prétendre soumettre toutes les maladies aiguës à un traitement jugulateur, c'est-à-dire *à un même traitement*. Chaque maladie n'a-t-elle pas son traitement particulier? — Puisque nous nous sommes engagé à rester, autant que possible, sur le terrain du fait, nous nous contenterons de répondre par une double objection :

» 1° « Toutes les maladies aiguës se ressemblent dans leur phase primitive ou dynamique » (comme dit le *Répertoire* de Gand). Dans cette phase, qu'on pourrait appeler *essentielle*, ce sont les symptômes généraux qui dominent la scène morbide, lesquels symptômes perdent de leur importance au fur et à mesure que s'accentue et se développe la lésion organique ou matérielle. Dans cette phase initiale, l'état du malade se caractérise *holopathiquement*, par la phlogose, soit larvée ou algide, comme dans le choléra, soit franche ou pyrétique, comme dans la fièvre typhoïde. C'est contre cet état général qu'est surtout dirigé le traitement jugulateur de l'affection aiguë. De sorte que cet état ne variant pas dans ses éléments essentiels, s'accommode parfaitement d'un traitement uniforme: uniforme dans ce qu'il a d'essentiel aussi, sans cependant que le remède soit jamais complétement identique, vu qu'une même maladie ne se montre jamais identique dans son évolution.

» 2° La phase secondaire ou organique des maladies aiguës constitue justement le côté grave de l'affection, en ce sens que la médecine n'a contre elle que des moyens de curation fort douteux, toujours incertains au lit du patient ; la preuve en est que, à chaque instant, des malades nous sont enlevés dans cette période, en dépit de tous les efforts de la Faculté. Et c'est précisément cette phase du mal aigu, laquelle réclame pour chaque affection nominale un traitement différent ; c'est précisément cette phase critique que le traitement jugulateur de la phase dynamique s'attache à prévenir. Il y a là une distinction clinique de la plus haute importance qui a été faite depuis longtemps, mais qu'il ne faudra plus jamais perdre de vue. Elle pourrait se résumer en deux mots : « Dans le traitement des maladies aiguës la thérapeutique de l'acuité est *une*, comme l'acuité elle-même ; celle de sa lésion organique consécutive varie comme elle. » Cette double observation suffira, croyons-nous, pour montrer jusqu'à quel point il s'agit d'*un même traitement*, dans la jugulation des maladies aiguës. »

Le docteur Chavée parle d'or ; mais sera-t-il compris ? Pas plus cette fois que d'autres. Il y a un obstacle *officiel :* l'École, et nous devons attendre qu'elle le retire elle-même — ce qui ne peut manquer d'arriver, l'École enseignant aujourd'hui blanc, demain noir. Ainsi nous l'avons vue successivement Browniste et Broussaïste. Aujourd'hui elle semble faire un nouveau revirement. La doctrine de la jugulation des maladies aiguës aura son tour. Nous en voyons le présage dans ces propositions de M. le docteur Bouchut : « Au début, et lorsque le diagnostic promptement porté révèle l'inflammation pulmonaire, les saignées ou les sangsues font avorter le mal. — Chez les enfants, lorsqu'une convulsion initiale, suivie de fièvre, ou lorsqu'un violent état fébrile, avec point pleurétique, annonce l'invasion d'une pneumonie, et que l'auscultation signale le point

menacé, il faut recourir aux émissions sanguines. La mode n'est plus
à cette médication, à laquelle on a substitué les plus singulières fantaisies thérapeutiques; mais qu'importe la mode ? La raison et l'observation
doivent suffire au médecin. »

Nous ignorons de quelles fantaisies thérapeutiques parle le savant
professeur et lui laissons la responsabilité de son assertion ; mais, pour
notre part, nous n'avons jamais été opposé à la saignée dans le traitement de la pneumonie aiguë ; au contraire, nous lui devons de la reconnaissance, ayant été atteint, il y a quelques années, d'une bronchite profonde avec suppression, aux trois quarts, de la respiration, et ayant été
sauvé grâce aux saignées coup sur coup. Mais la saignée est un moyen
purement mécanique : « afin de donner de l'air au tonneau et de permettre
au sang de circuler ». C'est l'expression dont nous nous sommes servi.
Mais cela ne prouve nullement que les alcaloïdes ne fassent pas tomber
la fièvre ; et, retournant la proposition de M. Bouchut, nous dirons :
« Chez les enfants, lorsqu'une convulsion initiale, suivie de fièvre, ou
lorsqu'un violent état fébrile, avec point pleurétique, annonce l'invasion
de la pneumonie, il faut recourir aux alcaloïdes : strychnine, aconitine
vératrine, digitaline, hyosciamine — selon l'état symptomatique — et
quand l'auscultation signale le point menacé, il faut aussitôt recourir aux
révulsifs locaux : ventouses (sèches ou scarifiées), embrocations mercurielles belladonées, teinture d'iode, collodion, et la compression méthodique du thorax (tout comme dans une entorse). » M. Bouchut sera content de nous ; comme nous serons content de lui s'il entre franchement
dans la méthode dosimétrique : car, quoi qu'il dise, moins on fait subir de
pertes matérielles à l'économie, mieux cela vaut pour la convalescence,
c'est-à-dire le rétablissement des forces. Nous ajouterons avec M. le docteur Chavée : « La jugulation dynamique des maladies aiguës est possible; ne pas la tenter c'est commettre un homicide par omission. »

Le fameux *primo non nocere* n'est pas de saison ici ; mais bien : *primo
salvare*. Quand on jette une amarre à un naufragé, se demande-t-on
si la corde ne le blessera pas ?

Nous le comprendrions des moyens incertains de l'allopathie ; et que
beaucoup de médecins se soient faits expectants, voyant que quoi qu'on fît
ou ne fît pas, le chiffre de la mortalité était à peu près le même ; mais
avec les alcaloïdes où est le danger ? Nous ne devons plus demander :
Où est le bénéfice ? la preuve en est faite.

Mais il y a un malentendu qu'il importe de ne pas laisser subsister :
on confond la maladie première ou dynamique (*sine materia*) avec la
maladie secondaire (*cum materia*); et les adversaires de la dosimétrie

nous mettent en demeure de guérir ce que eux ils ont laissé s'établir. Mais c'est l'histoire de la poutre et de la paille. Il est évident qu'avec la jugulation à temps, il y aura moins de maladies aiguës confirmées, c'est-à-dire moins de lésions organiques. On s'obstine à voir la maladie dans ces dernières et on ne fait pas attention comment elles se préparent. Ainsi dans l'inflammation il y a surélévation de la chaleur animale avant la coction des humeurs. Qu'on nous passe ce vieux terme qui rend bien l'état pathologique puisqu'il y a coagulation des matériaux albuminoïdes. Qu'est-ce que la phlébo-thrombose ? Une coagulation du plasma du sang. Et ici il ne faut pas seulement tenir compte du calorique intrinsèque, mais aussi de l'excitation vitale, qui agit à l'instar d'un courant électrique.

Dans les corps vivants, tout ne s'explique pas par les forces physiques; le corps n'est pas une marmite où l'on puisse faire la cuisine à sa façon. De la même manière, toute médication ne doit pas se borner à être physique; avant tout, elle doit être vitale. Ainsi la saignée dégage les vaisseaux, mais ne les calme pas. Voilà pourquoi la nature nous a donné de puissants fébrifuges dans les alcaloïdes. Et nous ne nous en servirions pas parce que ce sont des poisons ! Mais ce serait de l'insanité.

Un thérapeute de nos jours, qui s'est donné pour mission de faire revivre la vieille pharmacie — ou du moins de l'empêcher de mourir — elle qui en a fait mourir tant d'autres — un thérapeute de nos jours prétend qu'il faut prendre les médicaments tels que la nature nous les donne. A ce compte on devrait manger des glands, et le brouet noir de Lacédémone serait un luxe superflu. Nous ne croyons pas que les malades soient de son avis; et ceux auxquels il offrira ses médecines repoussantes répondront : « Merci ! gardez cela pour vous. »

XCIII

Encore la jugulation des maladies aiguës.

Peut-on juguler les maladies aiguës au début? Notre réponse à cette question sera péremptoire, telle que personne ne pourra la récuser. Quand sur les 786 médecins qui ont correspondu jusqu'ici avec le *Répertoire* il n'y en aurait que cent qui répondraient à notre appel, cela suffirait amplement, car il y aurait les 686 autres, empêchés par les devoirs de la profession, qui, au besoin, ratifieraient le témoignage de leurs représentants moraux — car il y a entre eux cette solidarité d'opinion qui fait la véritable religion.

Et puis les faits surabonderont.

Il y a quelques jours, un honorable confrère nous citait le cas d'une femme qui, dans le cours d'un accouchement laborieux, présentait des signes d'éclampsie; on sait que dans ces cas la mort de l'enfant est presque inévitable, étant déterminée par épuisement et par suffocation de la mère. Le confrère, sans attendre, eut recours à la strychnine (sulfate), à l'hyosciamine et à la digitaline : un granule de chaque tous les quarts d'heure, et, au bout de fort peu de temps, tout danger avait disparu; l'accouchement eut lieu sans encombre. Le confrère devait-il rester spectateur d'une lutte inégale? Il devait se hâter de terminer l'accouchement, dira-t-on? mais on sait combien les manœuvres dans ces cas sont difficiles et dangereuses. D'autres diront qu'il eût fallu saigner la femme : mais elle était épuisée.

Nous devons enregistrer ici un aveu important, fait par le professeur Spring, dans son livre : *Des Accidents morbides*. « L'examen *post mortem*, dit l'éminent symptomatologue, n'a donné que des résultats négatifs. Quand il y avait des lésions, elles appartenaient à la maladie et non au symptôme, et n'étaient en conséquence jamais en rapport avec l'intensité de ce dernier. Nous étendons cette remarque à l'altération légère des reins, qui se trouve notée dans la plupart des observations récentes. C'est l'analyse physiologique qui peut donc seule nous guider; et à ce point de vue il n'y a pas de difficulté à affirmer, avec Niemeyer, que l'éclampsie dépend d'une surexcitation morbide des nerfs moteurs, jointe à un état de torpeur des nerfs sensitifs, et que la surexcitation des premiers a son point de départ dans la moelle allongée et dans les organes situés à la base de l'encéphale. La prédisposition présuppose un état d'éréthisme de la moelle allongée, semblable à celui qui existe dans l'épilepsie. Cet état est passager dans l'éclampsie, tandis qu'il est habituel dans l'épilepsie. L'attaque éclate quand, sous l'influence d'une cause occasionnelle quelconque, l'excitation dépasse le maximum de la tolérance; la moelle allongée, opère alors des *décharges* vers la périphérie et les continue jusqu'à ce que son excitation tombe au-dessous des limites de la tolérance. L'attaque est donc une réaction de l'organisme, comme le frisson de la fièvre; et s'il n'y avait pas de dangers secondaires, on pourrait l'appeler un effort salutaire de la nature.

» Les causes prochaines de l'éréthisme dans la moelle allongée, comme dans tous les autres foyers nerveux, dérivent, ou de la circulation locale, ou de l'innervation. La circulation locale le provoque et l'entretient, soit par des troubles de quantité, soit par des altérations de qualité. Pour ce qui regarde le premier, il paraît établi, surtout depuis les expériences de Kussmaul et Tenner, que l'anémie, l'hydroémie ou infiltration séreuse, produit le symptôme éclampsie plus souvent que l'hyperémie. Quant aux altérations du sang, il suffira de signaler la contamination ou intoxication par des virus, des poisons ou des produits morbides, du sang qui traverse les capillaires de la moelle allongée. »

On voit que c'est l'histoire de la femme en couches qui se trouve sous le coup de l'éclampsie; et combien le confrère, dans le cas que nous venons de citer, a eu raison de recourir à la strychnine, à l'hyosciamine et à la digitaline. Ceci soulève la question de l'action élective des médicaments dosimétriques, dont nous nous sommes déjà occupé.

PHTHISIE.

Ce que la médecine doit faire ici, c'est tâcher de fortifier les constitutions, car il y aura moins de phthisies quand il y aura plus de sang et moins de chloro-anémies. La médecine dosimétrique, plus que toute autre méthode, est capable d'amener ce résultat, puisqu'elle s'adresse, à la fois, aux causes et aux effets.

Nous disons *aux causes*, parce que nous voulons écarter ainsi une cause unique ou spécifique, tel qu'un virus tuberculeux, comme on l'a cru d'après quelques faits et expériences. On ne saurait admettre de virus là où il n'y a pas inoculabilité (1). Le fait si souvent cité, de Laënnec, qui se serait inoculé la tuberculose dans une autopsie, est loin d'être péremptoire. D'ailleurs il aurait dû se produire bien des fois eu égard à la fréquence de ces sortes d'insertions. Quand nous étions à l'anatomie, vingt fois nous nous sommes blessé à des cadavres de phthisiques, sans autre suite que des boutons phlegmoneux quand nous n'avions eu soin de bien laisser saigner la plaie. Ces boutons ne pouvaient donc recéler le virus, comme le bouton variolique la variole. On dira que c'est que nous sommes réfractaires à la contagion ; mais cette fin de non-recevoir n'expliquerait rien ; en tout cas il ne faudrait pas s'y fier.

La question de la contagiosité de la phthisie tuberculeuse reste donc entière ; et nous ne pensons pas que le Congrès international de médecine dosimétrique veuille s'en occuper. D'ailleurs ce serait comme celle de la contagiosité de la syphilis constitutionnelle.

D'où viennent ces germes qui envahissent les économies mal nourries comme l'ivraie les champs mal amendés ? *That is the question.* Dans l'état actuel de la science on ne saurait émettre à cet égard que des hypothèses. Mais l'hypothèse est une chose possible, probable même ; et, sous ce rapport, l'opinion que nous avons émise plusieurs fois dans le *Répertoire de thérapeutique dosimétrique* : « que les granulations miliaires, origine des tubercules, ne seraient rien aütres que des leucocythes ou globules blancs du sang qui, par un mouvement propre ou amyboïde, se seraient transportés dans le tissu interstitiel, attirés par une irritation quelconque » — cette opinion, disons-nous, mérite d'être examinée. En tout cas elle conduit à un traitement rationnel : celui de l'anémie, comme cause prochaine, et, comme causes éloi-

(1) Pas plus le virus de M. Vilmin, que les microbes du docteur Koch.

gnées, celui des diathèses : syphilitique, herpétique, cancéreuse même (car on sait que ces diverses affections ne s'excluent point l'une l'autre).

Mais cette *dominante* du traitement — et non de prétendus spécifiques, tel que le *symphitum officinale* — ne suffit point ; il faut en même temps la *variante*, c'est-à-dire calmer l'irritation des tissus envahis par la tuberculose, soutenir les forces générales du malade, ainsi que ses forces partielles, diminuer la consomption, etc. Or, si comme *dominante* nous avons les arséniates, les antimoniaux, les iodés, comme *variante* il y a l'iodoforme, la caféine, l'aconitine, la digitaline, l'ergotine, enfin tous les agents dosimétriques qui font tomber l'éréthisme nerveux et vasculaire.

Déjà des faits qui doivent encourager les médecins à entrer dans cette voie de salut se sont produits, et d'autres existent sans doute qui pourront être communiqués au Congrès par les médecins qui les auront recueillis. Nous ne pensons pas que parmi ces derniers il en est qui refuseront de venir éclairer leurs confrères. La médecine dosimétrique est une religion qui ne peut se propager que par la conviction. Or, pour vaincre l'incrédulité il faut des faits consciencieusement observés.

On voit, par ce que nous venons de dire, que s'il y a beaucoup à redouter de la tuberculose, il y a également beaucoup à espérer des progrès de l'art ; c'est ce qu'avait entrevu le grand clinicien dont quelques-uns de nos médecins dosimétristes s'honorent d'avoir été élèves — car ce sont ceux-là qui se sont ralliés franchement à la dosimétrie ; et nous sommes certain que Trousseau l'aurait également accueillie avec faveur . tandis que quelques membres actuels de l'École la repoussent avec oédain. — De quel côté est la, supériorité? — Nous disons donc que ce grand clinicien avait entrevu la possibilité de guérir la phthisie par le traitement arsenical, quand il dit : « Nos essais ont été faits sur des phthisiques et sur des malades atteints de catarrhes chroniques du larynx. Chez les premiers nous avons obtenu, non pas des guérisons, mais tout au moins une suspension des accidents, fort extraordinaire dans une maladie dont rien ne retarde la marche fatale. Nous avons vu la diarrhée se modérer, la fièvre hectique diminuer, la toux devenir moins fréquente, l'expectoration prendre un meilleur caractère, mais nous n'avons pas guéri. Toutefois les résultats que nous avons obtenus sont pour nous des motifs d'encouragement, et rien n'empêche d'espérer que dans les affections peu étendues nous obtiendrions une plus complète guérison. »

On sait que le traitement de Trousseau consistait uniquement dans l'usage de cigarettes d'arséniate de soude. Les anciens vantaient le *san-*

darake, ou sulfure rouge et jaune d'arsenic, en fumigations, projeté sur des charbons ardents et dont les malades aspiraient les vapeurs ; et même ils donnaient l'arsenic à l'intérieur, à en juger par ce passage de Dioscoride : « A l'intérieur on donne l'arsenic aux malades qui ont du pus dans la poitrine ; mêlé au miel, il rend la voix plus claire et on le donne aux asthmatiques en potion avec de la résine. Dans les toux invétérées on fait respirer aux malades, à l'aide d'un tube, la vapeur d'un mélange de résine et d'arsenic. »

Les arséniates ont repris faveur de nos jours ; et on sait que les docteurs Papillaud et Bouyer en ont fait la base de leur traitement de la phthisie. Le docteur Bouyer préconise surtout le lait arséniaté ; et il a eu l'idée d'organiser une étable où les vaches reçoivent dans leur nourriture de l'acide arsénieux ; c'est là une excellente idée qu'il appartient au Congrès d'hygiène de vulgariser. Mais ce n'est pas toujours aux choses pratiques que les congrès s'attachent, preuve tous les congrès que nous avons vus se succéder jusqu'ici et dont il est resté bien peu de choses. Nous avons la conviction qu'il n'en sera pas de même du Congrès de médecine dosimétrique.

XCIV

Marche de la médecine dosimétrique.

La dosimétrie va avoir l'attrait du fruit défendu, c'est-à-dire que plus l'École la proscrira, plus les médecins voudront l'expérimenter. Un journal néerlandais, *Pharmaceutisch weekblad*, après un long article sur les *Intérêts pharmaceutiques*, arrive à cette conclusion : « Les médicaments nommés dosimétriques doivent faire l'objet d'une instruction gouvernementale enjoignant à tous les pharmaciens — qui ont la responsabilité des médicaments qu'ils délivrent — à préparer les alcaloïdes sous la forme ordinaire, au lieu de préparations toutes faites. »

Nous avons à faire ici plusieurs réserves.

D'abord les alcaloïdes sont-ils usités en pharmacie et, à part quelques-uns, tels que la morphine, la quinine, voire même la strychnine, combien y a-t-il de médecins qui se servent d'aconitine, de vératrine, d'hyosciamine, de calabarine, de picrotoxine, de daturine, de cicutine, de caféine, de codéine, de cubébine, etc. ? Avant la dosimétrie c'étaient lettres mortes, dont on avait à peine entendu parler.

Maintenant qu'entend-on par la forme ordinaire? S'agit-il de potions? de pilules? Mais on sait qu'il n'y a pas de plus mauvaise forme que la potion, tant à cause de l'amertume extrême de la plupart des alcaloïdes, que de la rapidité avec laquelle l'eau et la lumière les décomposent. Quant aux pilules faites d'après les prescriptions du Codex : avec un excipient inerte, elles ont le grand inconvénient et même le danger de n'être pas solubles dans un temps déterminé ; et qu'ainsi elles s'accumulent dans l'estomac et l'intestin et peuvent donner lieu à des explosions formidables. Nous en avons eu la preuve avec des pilules d'extrait alcoolique de noix vomique du Codex. Nous avions prescrit ce médicament dans un cas de stupeur traumatique : pendant les premiers jours l'effet fut nul, mais vers la fin de la semaine, le malade reçut une secousse telle, qu'il fut jeté hors de son lit. Il est évident que cette décharge électrique eût pu le tuer, tout comme la décharge d'une bouteille de Leyde. Or, cela n'arrivera jamais avec les granules de strychnine Chanteaud, pour la raison qu'ils sont dissous dans l'estomac en moins de dix minutes et immédiatement absorbés. Quand on donne un deuxième granule, c'est que le premier a déjà passé dans le torrent circulatoire, où l'alcaloïde se détruit après avoir exercé son action *catalytique*. On sait que le mot *catalyse* appartient à Berzelius. L'illustre chimiste suédois nomme ainsi la faculté qu'ont certains corps d'éveiller, en quelque sorte, par leur présence et sans y participer chimiquement, des affinités qui, sans eux, resteraient inertes; ainsi certains oxydes chassent l'oxygène de l'eau oxygénée (acide hydrique), sans rien perdre ou acquérir de ce principe.

Les alcaloïdes agissent de la même façon, c'est-à-dire que par leur présence ils réveillent certaines actions physiologiques qui n'auraient pas lieu sans cela. C'est une action de contact, une pointe d'épingle, si on peut ainsi dire. On sait en effet qu'une simple piqûre à la peau détermine souvent instantanément une action correspondante sur un point du corps très-éloigné, également sous forme de piqûre. Les Hahnemanniens ont donc raison : ce n'est pas quantitativement mais qualitativement que les médicaments agissent; mais encore faut-il la *présence réelle*. C'est ce qu'ils ne parviendront jamais à démontrer dans leurs dilutions infinitésimales. Ils sont partis d'un principe sérieux pour aboutir à une conséquence purement mythique. La dosimétrie a donc rendu un immense service à l'art de guérir en permettant d'obtenir des effets certains avec de petites quantités chaque fois. C'est là-dessus que repose le grand principe de la jugulation des affections aiguës. En effet, le spasme des vaisseaux et ensuite leur paralysie sont dissipés par l'aconitine, la vératrine, la strychnine. C'est au médecin sagace à reconnaître quand il doit recourir à ces alcaloïdes. Ainsi il arrive que la sidération nerveuse est telle qu'il faut commencer par la strychnine, pour passer ensuite à l'aconitine ou à la vératrine : à mesure que le calorique animal monte (38, 39, 40, 41, 42 et même 43 degrés centigrades), comme on l'observe dans les maladies ataxo-adynamiques.

Or, pour produire ces effets il faut une posologie certaine, on pourrait dire mathématique, que la dosimétrie seule peut fournir.

Maintenant, que ce soient les granules Chanteaud ou d'autres, nous n'avons rien à y redire. Mais nous ferons remarquer que les médicaments provenant de l'Institut dosimétrique de Paris ne sont pas des produits de contrebande, comme il y en a tant dans le commerce de la droguerie; ce sont des produits dont on connaît la source, qui ont été préparés par un pharmacien diplômé et qui a intérêt à conserver sa réputation — ce qu'il ne peut faire qu'en donnant des substances parfaitement pures. D'ailleurs, le médecin lui-même peut faire le contrôle, en mâchant un granule, soit de quassine, soit de strychnine, d'aconitine, de vératrine, d'iodoforme, etc., puisque chacun de ces alcaloïdes ou métalloïdes a ses caractères subjectifs propres. On peut également en suivre l'action à travers l'économie : ainsi l'hyosciamine a une action presque immédiate sur les pupilles; la digitaline sur les reins; d'autres ont une action générale, soit sur le système nerveux, soit sur le système sanguin.

Et ici on nous permettra de répondre aux demandes qui nous ont été adressées par un honorable médecin, à Nieuw-Amstel, qui se propose de faire de la dosimétrie — car il ne faut pas croire qu'en Hollande — pas plus qu'ailleurs — les médecins entendent subir les chaînes bureaucratiques.

a. *Combien de granules peut-on administrer par jour?*

b. *Peut-on administrer différents granules à la fois ou bien l'un après l'autre?*

c. *Combien de temps peut-on continuer à les administrer, aussi bien dans les maladies chroniques que dans les maladies aiguës?*

d. *Doit-on les administrer dans un excipient ou bien avec de l'eau ou du sirop?*

e. *Doit-on se servir de granules seuls ou bien y joindre d'autres médicaments de la pharmacopée ordinaire?*

f. *Quel régime faut-il faire suivre aux malades?*

g. *Dans les maladies aiguës les doses sont certainement plus fortes et plus rapprochées que dans les maladies chroniques?*

Nous allons répondre à ces diverses demandes, afin que chaque médecin puisse expérimenter lui-même.

a. *Quel nombre de granules peut-on donner par jour?* — Cela dépend de la violence de la maladie et de l'impressionnabilité du malade. Ainsi dans les maladies aiguës, la résistance aux remèdes ou plutôt leur tolérance, est fort grande. On est quelquefois obligé d'aller jusqu'à quinze, vingt granules d'aconitine, de vératrine, de digitaline, pour abattre une fièvre aiguë; mais il n'y a aucun danger à le faire puisque, comme nous l'avons dit, il n'y a pas accumulation du médicament, mais dissolution et absorption immédiates, c'est-à-dire *catalyse*. Ce n'est souvent qu'au dernier granule que la fièvre tombe — comme la goutte d'eau qui fait déborder le verre. Ainsi dans des cas de rhumatisme aigu il nous est arrivé de devoir pousser la vératrine jusqu'à vingt granules, sans que jamais il y ait eu accident de ce chef. Il en a été de même dans des cas de pneumonie. Le grand point c'est d'aller jusqu'à effet thérapeutique, *sans désemparer*. C'est pour cela que les médecins qui ne sont pas encore familiarisés avec la méthode dosimétrique n'obtiennent pas les succès voulus : parce qu'ils s'arrêtent en chemin. C'est comme une ville forte qu'on assiége : les assauts meurtriers se succèdent et c'est par un dernier effort que la place tombe. En dosimétrie les coups ont une portée certaine; mais il faut aller jusqu'au bout. Ainsi dans les maladies aiguës on ne saurait préciser le nombre de granules qu'il faut donner par jour, puisque cela dépend de l'acuité de la maladie même. Quant aux maladies chroniques, nous répondrons à cette question plus loin.

b. *Peut-on administrer différents granules à la fois ou bien l'un après l'autre?* — Cela dépend encore des cas. Ainsi quand il y a des symptômes contradictoires, il faut les attaquer de front : par exemple le spasme et la paralysie. Le *Répertoire* a cité un cas d'intoxication saturnine où la constipation n'a pu être levée que par la strychnine et l'hyosciamine données ensemble. C'est ainsi encore que dans l'asthme nerveux on ne fait cesser l'accès que par ces deux moyens. Il en est de même de la dysurie, qui réclame quelquefois l'emploi simultané de la strychnine, de l'hyosciamine et de la cicutine. Le *Répertoire* en a donné également un cas remarquable. Un individu de 73 ans, d'une constitution hémorroïdaire, avait des hématuries quelquefois à trois ou quatre mois d'intervalle. Dans une dernière de ces sortes de menstrues, la vessie se remplit d'un caillot de sang, au point d'être presque comme un utérus gravide. L'organe se distendit jusqu'au nombril, et il fallut procéder à la ponction hypogastrique. Pendant plus de trois semaines on soulagea le malade par cette voie. Au bout de ce temps on rétablit la fonction par la strychnine, l'hyosciamine et la cicutine. Mais voici ce qui arriva : pendant les premières vingt-quatre le malade eut des douleurs ou poussées, comme dans le travail préparatoire de l'enfantement. On suspendit alors la strychnine, en attendant que l'hyosciamine et la cicutine eussent ouvert le col vésical, et tout rentra dans l'ordre. On continua à tenir le malade sous l'influence de l'hydro-ferro-cyanate de quinine, afin d'empêcher de nouvelles hémorrhagies.

On voit par là que non-seulement on peut donner plusieurs sortes de granules à la fois, mais que souvent c'est nécessaire pour l'effet à produire. On peut ainsi faire avec ces médicaments, ce que nous avons nommé la *pierre de touche;* c'est-à-dire interroger les organes, comme le physiologiste dans les expériences du laboratoire. Sans doute on ne pourrait faire cela avec les médicaments complexes de la pharmacopée galénique, où les effets s'embrouillent.

c. *Combien de temps peut-on continuer à administrer les granules dosimétriques, aussi bien dans les maladies aiguës que dans les maladies chroniques?* — Nous avons déjà répondu au premier chef de cette question : c'est-à-dire que dans les maladies aiguës il faut aller jusqu'à effet *sans discontinuer*, malgré le temps et le nombre de granules employés.

Dans les maladies chroniques il faut marcher lentement, puisque ce que le temps a fait il faut le temps pour le défaire. Ainsi dans une maladie organique du cœur on ne donnera pas plus de quatre à six granules de digitaline par jour, sauf une crise aiguë qui forcerait de donner l'alcaloïde toutes les demi-heures. Mais ici il est nécessaire de combiner la digitaline avec d'autres modificateurs : par exemple les arséniates : de soude, de fer, de strychnine, contre les symptômes d'anémie et de suffocation. Il en est de même dans les maladies chroniques de l'estomac, où l'on ne réussit, souvent, qu'en combinant la strychnine à la morphine, l'hyosciamine; quelquefois au sous-nitrate de bismuth.

On pourrait demander comment agissent la strychnine et l'hyosciamine dans ces cas? En dissipant la paralysie et le spasme, tout comme dans la dysurie.

Dans les diathèses, c'est-à-dire quand il existe une cause humorale ou autre, nous avons formulé la loi de la *dominante* et de la *variante* du traitement, la première s'adressant à la cause, la seconde aux effets ou symptômes. Ainsi dans la diathèse goutteuse il faut recourir aux alcalins : benzoate de soude ou de lithine, en même temps qu'on donnera la digitaline, la colchicine, pour favoriser la diurèse.

Dans certains cas de syphilis larvée on ne réussit que par les iodures mercuriels. Mais, nous le répétons, il ne faut jamais aller au delà de six à dix granules par jour. Il faut continuer ainsi tant que le mal n'a pas disparu. Quelquefois on est obligé de suspendre le traitement et de le varier, selon les circonstances.

d. *Doit-on administrer les granules dosimétriques dans un excipient ou bien avec de l'eau ou du sirop?* —Cela dépend du principe actif lui-même et de son action sur les premières voies. Règle générale, on se contente d'avaler les granules avec une gorgée d'eau. Pour les enfants on peut employer un sirop agréable. Quand le granule ne renferme aucun principe irritant, on peut faire mâcher aux malades un ou deux granules, afin d'activer l'action du médicament : ainsi pour l'iodoforme, par exemple, chez les phthisiques, afin de corriger la fétidité des crachats. La codéine, la cicutine, peuvent également être mâchées, et la salive est alors le meilleur excipient. Mais on ne pourrait en faire autant avec l'aconitine, l'atropine, la strychnine, à cause de leur énorme amertume et de la constriction qu'elles déterminent au gosier. Nous avons fait sur nous-même une série d'expériences qui sont consignées dans le *Guide de médecine dosimétrique,* d'où il résulte que l'aconitine, la vératrine, quand on les introduit directement dans l'estomac, n'ont qu'une action sédative générale sur le système nerveux vaso-moteur et font tomber la fièvre sans produire le resserrement de la gorge. Il en est de même de l'atropine, de la daturine, de l'hyosciamine. Tous ces médicaments peuvent donc être donnés en toute sécurité. Au contraire, ce sont les substances mères dont il faut se défier. Ainsi la belladone, la digitale, la jusquiame, administrées en poudre, en infusé ou en alcoolature peuvent donner lieu à des empoisonnements que le médecin ne saurait prévoir ni empêcher ; tandis qu'il est toujours sûr de l'action de leurs alcaloïdes, laquelle se produit graduellement, de sorte qu'on peut toujours cesser à temps.

e. *Doit-on se servir de granules seuls ou bien y joindre d'autres médicaments de la pharmacie ordinaire ?* — Rien n'empêche de le faire, mais seulement comme auxiliaires. Ainsi dans les affections strumeuses, lymphatiques, où l'iode, le brome sont indiqués, rien n'empêche d'y joindre l'huile de foie de morue. De même on peut se servir des amers et, en général, de tous les excipients de la pharmacie. De même aussi peut-on recourir aux décoctions de quinquina conjointement avec la quinine. De même encore on peut donner des loochs, des mucilages, des sirops. Mais ce qu'on nomme la *bouteille,* ne doit pas être pour donner le change au malade et augmenter le chiffre de ses dépenses. Le médecin doit avant tout sauvegarder les intérêts de ses clients, et il serait indigne de lui de spéculer sur leur fortune. A plus forte raison s'il s'agit de malades peu aisés, pour qui la maladie est souvent une source de misère. En somme, nous laissons le médecin juge de sa conduite.

f. *Quel régime faut-il faire suivre aux malades ?* — En général un régime analeptique, car tenir les malades à une diète trop absolue c'est éterniser le traitement. Nous renvoyons à ce que nous avons dit dans notre article : *Nécessité de nourrir les malades.* Avec les médicaments allopathiques, qui occupent l'estomac à eux seuls, on comprend que cela soit difficile ; mais il n'en est pas de même avec les granules dosimétriques ; au contraire, ces granules ont pour effet d'activer l'absorption et de faciliter la digestion. Au besoin on se servira à cet effet de granules de quassine.

Mais un point très-important, c'est le lavage du tube intestinal par le

Sedlitz Chanteaud au moindre signe de saburre. L'aphorisme d'Hippo-crate : *Corpora impura plus nutrias plus lœdas*, s'applique à ce qu'on nomme : « une langue sale » ; il importe donc de la tenir constamment propre. Il importe surtout que l'exonération fécale soit régulière et com-plète. Voilà pourquoi le Sedlitz Chanteaud est aussi nécessaire dans l'état de maladie que dans l'état de santé.

g. *Dans les maladies aiguës les doses sont certainement plus fortes et plus rapprochées que dans les maladies chroniques?* — Nous avons déjà épondu à cette demande, mais nous y revenons ici à cause de son im-portance.

Nous avons formulé cette adaptation du remède au mal par cette règle de thérapeutique : « *Aux maladies aiguës un traitement aigu; aux ma-ladies chroniques un traitement chronique.* » C'est-à-dire que la marche de la médication doit se régler sur celle de la maladie. Dans les maladies aiguës il faut que la médication soit d'autant plus rapprochée que la maladie marche plus vite. Cela est très important dans les pyrexies et les inflammations, où le médecin, en laissant passer vingt-quatre heures, perd souvent son malade. On doit calculer, montre en main, le temps qu'une maladie met à parcourir ses diverses périodes, afin d'empêcher ces dernières ; car c'est une erreur de croire que celles-ci sont inévitables et qu'on peut seulement enlever les complications, ainsi que le veut l'École expectante. De là, les progrès effrayants de l'anatomie patho-logique.

On peut juguler une fièvre intermittente ; pourquoi ne jugulerait-on pas une fièvre rémittente, typhoïde ou autre? Notre conviction à cet égard est qu'on le peut, et nous nous appuyons sur de nombreux cas cliniques. Il faut donc le tenter avec énergie et persévérance, et non à la grâce de Dieu.

La médecine *expectante* a pu s'établir grâce aux excès de la poly-pharmacie — de même que l'homœopathie ; — mais avec la méthode dosimétrique elle n'a plus de raison d'être.

Une remarque que nous devons faire ici, c'est que les enfants suppor-tent des doses élevées d'alcaloïdes tout autant et peut-être mieux que les grandes personnes, parce que la tolérance du médicament est en raison de la fièvre ; ou plutôt elle constitue la résistance au remède. Sous ce rapport il y a des différences individuelles, des idiosyncrasies dont il sera toujours possible de se rendre compte à temps, de manière à ne jamais dépasser la mesure.

En un mot, on peut appliquer aux médicaments dosimétriques le *Tuto, cito* et *jucunde*, de Celse.

Voilà, fond et forme, la méthode dosimétrique. Nous demanderons maintenant à nos confrères néerlandais quel motif il y aurait de la proscrire? Est-ce parce qu'elle n'a pas encore de sanction officielle? Mais on sait que cette sanction ne vint jamais qu'après coup. Si Benjamin Franklin avait attendu après la reconnaissance de son paratonnerre par la Société royale de Londres, il n'en aurait pas vu l'application de son vivant. Mais il a fait comme le philosophe ancien : « Pour prouver le mouvement il a marché. »

Nous en faisons autant pour la dosimétrie et on sait que nous ne nous épargnons aucune fatigue, puisqu'en trois ans nous avons parcouru l'Italie, la France, l'Espagne, le Portugal, le Danemark, la Suède et la Hollande. C'est sur ce dernier pays surtout que nous comptons pour la propagation de la dosimétrie. La Néérlande est un sol fécond où tout ce qui est progrès se propage facilement. Pour n'être point enthousiastes les médecins hollandais n'en sont que plus solides dans leur jugement, parce que la seule autorité qui prévaille chez eux c'est leur propre jugement. Nous ne redoutons donc nullement l'écrit comminatoire dont nous menace le *Pharmaceutisch weekblad voor apotheken en apotheekhandende geneeskundigen*; nous sommes persuadé qu'on lui répondra par ce mot si connu de Molière : « Vous êtes orfèvre, monsieur Josse! »

XCV

Essai sur les maladies du foie et leur traitement dosimétrique.

Le docteur Loudon, ex-médecin en chef de l'hôpital autrichien de Jérusalem et actuellement médecin résident aux eaux de Carlsbad, nous a fait connaître l'étiologie et la symptomatologie des maladies de foie qui règnent en Orient. Nous allons reproduire les points principaux de son mémoire en y ajoutant la partie thérapeutique, que les organiciens négligent généralement.

« Le foie est de tous les organes du corps humain celui dont les altérations fonctionnelles et les modifications de texture subissent le plus directement l'influence de la chaleur atmosphérique. La statistique démontre que le nombre des maladies de cet important viscère croît suivant les latitudes, en raison directe de l'élévation de la chaleur.

Jusqu'à présent cette loi se déduit principalement des observations faites sur des Européens résidant dans les pays chauds ; mais elle est aussi confirmée par de nombreuses autopsies d'indigènes de l'Égypte et de la Syrie, autopsies dans lesquelles on a constaté que, chez ces derniers, le foie se trouvait rarement dans son état normal.

A la vérité, dans la zone torride, l'hépatite ne règne pas seulement dans la saison chaude, elle se montre aussi l'hiver ; mais cette déviation apparente de la loi citée plus haut tient seulement à ce que, pour toutes ces maladies, le moment où elles se déclarent ne détermine pas les prédispositions individuelles. Dans tous les cas, c'est l'été qui apporte le germe de l'affection hépatique et d'ordinaire en favorise le développement au point d'entraîner la mort.

On observe aussi beaucoup de lésions du foie dans les contrées septentrionales ; mais elles sont causées par des conditions accidentelles, agissant dans le même sens que les conditions naturelles des pays méridionaux : la chaleur des appartements, une vie sédentaire, les boissons alcooliques.

S'il est donc vrai que l'on constate déjà dans l'Europe méridionale une suractivité des fonctions du foie, qui entraîne des altérations pathologiques dans sa texture, j'ai eu moi-même occasion d'observer que cette suractivité est encore plus grande en Asie qu'en Afrique. Même à l'état normal le foie subit, pendant la digestion, un certain degré de congestion physiologique provoqué par l'accumulation des matériaux charriés par la veine porte. Cette congestion passagère se convertit facilement en hypérémie permanente si des repas copieux et trop rapprochés imposent au foie un surcroît de travail. Ces hypérémies, qui ont rarement des suites fâcheuses dans les pays froids, acquièrent dans la zone torride une grande importance. En effet, l'organe qu'elles intéressent est encombré de matériaux de combustion que les poumons et les muscles ne concourent pas autant que d'habitude à utiliser. De plus, son pouvoir sécréteur n'est plus assez actif pour séparer les éléments accumulés dans sa masse. On sait que la circulation des vaisseaux sanguins du foie et des conduits biliaires se fait sous une faible impulsion et qu'elle est accélérée par l'aspiration et la pression du ventre. Or, l'énergie de la respiration et spécialement des muscles qui concourent à l'accomplissement de cette fonction, est diminuée dans les pays chauds, et l'on ne connaît pas d'autre facteur qui favorise au même degré la circulation à l'intérieur du foie. Telle est la cause de cet état d'hypérémie dont la persistance trouble profondément la nutrition ; de sorte qu'une circonstance insignifiante suffit pour provoquer la formation d'exsudats inflammatoires et finalement d'abcès. Cette hypérémie par exagération du fonctionnement du foie, est très-commune en Syrie (Palestine) et en Égypte ; et elle constitue la principale cause prédisposante de l'inflammation et de la suppuration de son parenchyme, le point de départ du développement de ces deux maladies, qui y sont endémiques. L'hépatite purulente, consécutive à l'hypérémie, reconnaît souvent pour cause directe et spéciale l'abus des boissons alcooliques, les aliments fortement épicés. Tout le monde sait, en effet, que dans la zone tempérée et même dans les contrées froides de l'Europe, l'abus de l'alcool fait naître la cirrhose et une hépatite chronique interstitielle, comme, par exemple, le *Gin drinkers liver* des Anglais. On sait aussi qu'à cause de la rapidité avec laquelle les processus morbides font leur évolution sous l'influence des climats chauds, les exsudats qui se forment dans les lobules du foie — aussi bien dans le cours de l'hépatite chronique que dans celui de l'hépatite aiguë — n'ont pas le temps de s'organiser, mais se convertissent bientôt en pus et entraînent la destruction des lobules en contact avec eux. Les médecins de l'Europe n'ignorent pas non plus que l'on trouve souvent dans la veine porte, en Égypte et en Syrie, l'*Anchylostosmum duodenale* et le *Distoma hœmatobium;* et que ces deux entozoaires sont la cause d'un grand nombre de troubles pathologiques, particulièrement de la lithiase et de l'hématurie, endémiques à Alexandrie, au Caire, à Jérusalem, Jaffa, Hébron, etc. Je ne saurais affirmer si ces helminthes jouent un rôle dans l'étiologie de l'hépatite. A Jérusalem et à Jaffa, où la dyssenterie est endémique, j'ai vu souvent des abcès de foie se développer à la suite de cette maladie. Il est vraisemblable que dans ces cas le pus sécrété par les ulcérations du rectum avait été absorbé par les petites veines enflammées de cet intestin, et que ce pus joint à de petites parcelles de la muqueuse nécrosée et à des caillots sanguins, avait été entraîné dans les radicules de la veine porte, puis avait formé dans le foie des thrombus, source de l'inflammation et de la suppuration du foie.

En dehors de l'influence générale de la température, il y a dans les pays chauds d'autres conditions climatériques qui influencent le foie, à la suite de l'excitation que les fièvres intermittentes et pernicieuses impriment à la rate. La preuve de la relation étroite qui existe entre ces deux ordres d'affections réside dans ce fait, que des altérations importantes du foie peuvent se présenter avec les mêmes allures que les fièvres intermittentes. On remarque souvent que dans les contrées où la malaria est endémique, les affections hépatiques ne se présentent pas seulement comme des complications chroniques, lentes, difficiles à diagnostiquer pendant la vie, mais aussi comme des états idiopathiques.

Il est intéressant de le noter : c'est habituellement l'hépatite parenchymateuse qu'on observe dans les contrées où le miasme paludéen engendre beaucoup de fièvres intermittentes et pernicieuses. L'hépatite interstitielle chronique (cirrhose) s'y montre moins souvent, et l'on y voit plus rarement encore les affections offrant l'ensemble des symptômes attribués à l'atrophie jaune aiguë du foie. Alors que le docteur Loudon était médecin à l'hôpital de Jérusalem, où l'on a l'occasion d'observer les fièvres qui règnent endémiquement pendant l'été et vont même jusqu'à prendre un caractère épidémique, il a vu à Jaffa un cas d'atrophie jaune aiguë du foie, engendrée par une influence miasmatique. Ce fait est digne d'être publié, car il s'agit d'une maladie qui, malgré sa gravité, aurait peut-être eu une terminaison heureuse *si on lui avait appliqué, dès le début, les ressources de la thérapeutique.* « Le 16 juillet 1873, dit le docteur Loudon, je fus appelé, par télégraphe, de Jérusalem à Jaffa. Le soir même j'étais introduit auprès du nommé Ward, Irlandais de naissance, âgé de 45 ans, menuisier de l'école. Il était déjà sans connaissance, atteint presque toutes les dix minutes d'accès de spasmes toniques et cloniques, et je ne pus obtenir de son entourage que peu de renseignements sur les antécédents. Le malade ne devait habiter l'Orient que depuis un an ; il a toujours été bien portant en Europe et n'aurait fait usage d'eau-de-vie qu'avec modération. Dès le mois qui a suivi son arrivée à Jaffa, il a été atteint d'une fièvre tierce qui a duré trois semaines. Le 12 juillet 1873, en se promenant en plein champ, il fut pris d'un frisson, suivi de chaleur, de vomissements de matières jaunes verdâtres et amères, de céphalalgie, d'élancements dans les deux hypochondres. Sa femme, sans consulter le médecin, lui avait posé des sangsues aux régions du foie et de la rate, avait fait des applications froides sur la tête et lui avait administré de l'huile de ricin. — En Orient le vulgaire emploie volontiers cette huile contre à peu près toutes les maladies. — Le malade l'avait vomie presque immédiatement, ainsi qu'une drachme de poudre de quinquina que sa femme lui avait fait prendre un quart d'heure après l'huile. Bien qu'il fût survenu de la transpiration, la température du corps continua à s'élever ; les vomissements persistèrent, ainsi que les douleurs dans l'hypochondre droit. » Le 14 juillet, la famille s'était adressée au docteur Négri qui diagnostiqua une fièvre pernicieuse et prescrivit une potion d'*acidum muriaticum* et des lavements de quinine. Le 16 juillet un ictère intense et des convulsions vinrent s'ajouter aux symptômes précédents. C'est alors que le docteur Loudon fut appelé comme consultant. A son arrivée, le malade, qui était déjà dans le coma, lui parut de stature moyenne, à charpente osseuse assez grêle, à muscles flasques et amaigris, la chevelure brune, le cou mince, la cage thoracique étroite. La peau était d'un jaune foncé ainsi que les sclérotiques, les pupilles dilatées, la langue aride, fendillée, fuligineuse, les muqueuses apparentes jaunes. A la percussion, en avant, à droite du thorax, sur la ligne parasternale, sonorité jusqu'à l'arc des côtes ; sur la l'gne du mamelon, sonorité jusqu'à la sixième côte, puis matité sur une largeur de deux travers de doigt ; au delà, son tympanique ; sur la ligne axillaire sonorité jusqu'à la sixième côte et matité jusqu'à un travers de doigt en dehors de l'arc des côtes. A gauche, sonorité jusqu'à la troisième côte, et de là, matité de la troisième à la sixième. — Sur la ligne axillaire sonorité jusqu'à la neuvième, puis matité jusqu'à deux travers de doigt de l'arc des côtes. La matité du cœur s'étendait de la ligne sternale à celle du mamelon. En arrière et sur les côtés, son normal, seulement un peu de matité près de l'acromion à gauche. Aux poumons, bruits vésiculaires rudes, aux deux sommets, en avant et en arrière. A la base, bruit respiratoire peu net accompagné de râle crépitant. — Rien d'anormal au cœur, à l'aorte et à l'artère pulmonaire ; rétraction du ventricule droit. Au foie, son tympanique sur la ligne para-sternale ; sur la ligne du mamelon, matité occupant la largeur d'un travers de doigt et sur la ligne axillaire, la sixième, à l'extrémité inférieure du thorax. — Râle ; matité entre la neuvième et la douzième côtes. — Hypochondre droit extrêmement sensible à la pression et faisant contracter les traits du visage. — Vue et ouïe entièrement abolies — Pupilles insensibles à la lumière — 109 pulsations ; 30 respirations, température 38° centigrades. Urines, obtenues par la sonde, safranées, acides ; poids spécifique 1018, donnant au réactif de Gmélin (mélange d'acide azotique, d'acide chlorhydrique et d'acide sulfurique) et par celui de Pettenkoffer (solution de sucre et d'acide sulfurique) de la bilifuscine et des acides biliaires ; au nitrate d'argent, diminution des chlorures ; au microscope, ni *leucine*, ni cristaux de tyrosine. — Tout cet ensemble de symptômes : convulsions, état comateux, ictère et surtout diminution frappante de la matité du foie, présentait dans sa rapide évolution les traits caractéristiques d'une atrophie jaune aiguë du foie, vraisemblablement survenue sous l'influence de la malaria épidémique qui s'était manifestée, dès le début, sous forme de fièvre pernicieuse et ayant atteint principalement le foie. Comme il était impossible, à cause de l'état comateux du malade, de rien introduire par la bouche, le docteur Loudon eut recours au camphre en lavement. A 10 heures du soir la percussion ne faisait reconnaître la présence du foie que dans la ligne axillaire. Dans la ligne du mamelon on constatait un son tympanique un peu assourdi, et dans la ligne présternale un son tout à fait clair. Puis le collapsus augmenta et vers minuit le malade mourut. Le préjugé qui règne encore en Syrie (surtout en Palestine) ne permit pas de faire une autopsie complète ; on put seulement constater, dans la cavité abdominale, le foie atrophié, d'une teinte jaune pâle, les acini gonflés, entourés de bandes de tissu cellulaire étroites, d'un rouge foncé ; les couches périphériques du lobe visqueuses et d'un rouge sombre ; tout le parenchyme parsemé de noyaux ronds, ictériques, d'une teinte foncée, dont la couleur et la consistance ne différaient point de celles du reste de l'organe ; la rate d'une couleur foncée, un peu hypertrophiée ; l'estomac pâle ; les deux reins volumineux, rouge foncé, d'une teinte ictérique ; dans la vessie une urine ictérique, foncée. Les bandes étroites et rouges de tissu cellulaire, autour des acini gonflés, prouvent une inflammation aiguë et diffuse du foie. Il serait difficile de déterminer si ce processus pathologique doit être considéré comme idiopathique ou seulement comme symptomatique d'une affection générale et grave (fièvre pernicieuse ou typhus). L'hypothèse d'une fièvre intermittente semble vraisemblable à cause de ce fait : que l'affection idiopathique *sui generis* connue sous le nom de *atrophie jaune aiguë du foie*, n'atteint guère que les femmes, particulièrement les nouvelles accouchées, tandis que le cas présent est celui d'un homme ayant vécu dans une contrée pleine de miasmes délétères, dans un foyer bien connu de malaria, où il avait déjà souffert de la fièvre intermittente et de la dysenterie. »

Nous allons maintenant faire quelques remarques sur cet important mémoire. D'abord quant à l'importance physiologique du foie.

Le foie est notre usine organique. C'est là, non-seulement que les globules rouges du sang se reforment, mais que la fibrine se reconstitue à la suite des modifications que subissent les matériaux de la veine porte. Faut-il s'étonner que beaucoup d'affections organiques du foie donnent lieu à l'albuminurie et à la glycosurie ? Faut-il s'étonner de l'état de consomption et d'atrophie des tissus quand, de toute nécessité, il faut la présence de matériaux sucrés pour le développement des cellules dans la plus grande partie de nos tissus, ainsi que l'a démontré le grand physiologiste Cl. Bernard ?

Quant à la bile elle-même, on sait que ses matériaux se trouvent dans le sang, et que c'est le foie qui les en sépare. A son défaut, ce sont les reins qui en sont chargés. C'est ce qui arrive dans les chaleurs tropicales ; l'urine contient alors de la bilirubine et des acides biliaires. Or, ces matériaux produisent la décomposition du sang, et tous les symptômes prennent un caractère ataxo-adynamique des plus marqués.

Le docteur Loudon parle du *miasme palustre* comme pouvant donner lieu à ce résultat. Il a raison puisque ce miasme — dont la nature intime nous échappe — est appréciable par ses effets. Or, c'est le foie qui l'emmagasine, pour ainsi dire, et de là, le répand dans l'économie entière. Ainsi s'expliquent les fièvres pernicieuses ou algides. D'abord il s'opère une concentration de la chaleur au centre, avec refroidissement à la périphérie ; puis le calorique amassé dans le système veineux abdominal se rejette à la surface du corps puisque les poumons n'ont pu rafraîchir le sang. Tous les organes brûlent ainsi à la fois. Les matériaux fibrineux tendent à se coaguler et à former des thrombus qui obstruent les veines et donnent lieu à des abcès métastatiques.

On voit par là combien il est important d'entretenir la fluidité du sang par le Sel Chanteaud et d'abaisser sa température par les alcaloïdes défervescents : aconitine, vératrine, etc., en même temps qu'on relève les forces vitales par l'acide phosphorique et la strychnine.

On voit encore combien les organiciens sont dans le faux en s'attachant uniquement aux lésions anatomo-pathologiques. Nous nous souvenons de l'épidémie de fièvre pernicieuse de 1826. A l'hôpital civil de Gand, où un grand nombre de fiévreux étaient amenés, il y avait alors deux chefs de service : l'un Broussaïste dans l'âme, ne voyant partout qu'inflammation ; l'autre, éclectique et tenant compte de la nature des maladies et des forces des malades. Le premier traita tous ses fiévreux par les sangsues et l'eau de gomme (le mucilage lui paraissant trop irritant) ; le second avait autorisé ses internes (dont nous étions un) à donner la quinine dès la rémission. Il n'est pas nécessaire de dire de quel côté fut le succès. Mais comme il arrive toujours, le Broussaïste fit grand bruit de ses cas et composa un livre fondé sur plusieurs centaines d'autopsies. L'autre, presque confus de n'avoir rien à imprimer, puisque la plupart de ses malades avaient guéri, ne souffla mot. Mais nous savions à quoi nous en tenir ; et cet enseignement nous a été depuis plus utile dans notre pratique que les plus savantes dissertations.

On a vu avec quelle précision le docteur Loudon mentionne les signes sthéthoscopiques et plessimétriques ; avec quel soin l'analyse des urines a été faite. Nous ne prétendons pas que ce ne soit de la science — même la plus profonde — mais ce sont là, comme nous l'avons tant de fois dit, *des faits accomplis* et par conséquent à prévenir.

Toutefois sachons gré au docteur Loudon d'avoir appelé l'attention des médecins sur la gravité des maladies du foie dans les pays chauds — et même dans les pays froids : « *Hepate vitiato sanguificatio vitiatur* », a dit Galien ; et il ajoutait : Quand le foie est chaud et humide, il produit la pléthore ; quand il est froid et sec, les veines se resserrent et le sang diminue de quantité ; humide et froid il en résulte des cachexies et des hydropisies ; l'ictère jaune vient du foie ; l'ictère noir de la rate. Il y a dans cet aphorisme quelque chose de vrai qu'est venue confirmer la science moderne. Mais c'est précisément parce qu'il est obligé de travailler outre mesure dans les pays chauds, que le foie finit par subir l'atrophie jaune aiguë, c'est-à-dire la cirrhose — et c'est alors que les éléments de la bile sont retenus dans le sang, d'où les reins sont insuffisants à les retirer ; et eux-mêmes ils finissent par s'altérer dans leur texture.

L'existence d'une veine porte abdominale prouve combien le foie est important pour la sanguification. L'anatomie comparée nous fait voir que le développement du système biliaire, dans la série animale, se fait en raison inverse de celui du système pulmonaire ou branchial. Les oiseaux ont, en outre, un système porte rénal parce que chez eux les poumons font également office de réservoirs à air pour les besoins de la locomotion. Les anciens avaient donc raison quand ils disaient que les poumons rafraîchissent ou aèrent le sang, mais que c'est le foie qui le forme. De là la nécessité d'agir constamment sur cet organe par une bonne hygiène et au besoin par une thérapeutique appropriée, c'est-à-dire l'emploi régulier du Sel Chanteaud pour obtenir chaque jour la décharge du foie, de la quassine et de la strychnine pour que la bile coule librement dans le duodénum. On empêchera ainsi la lithiase hépatique ou la formation de calculs biliaires. Comme le fait observer l'éminent chimiste Dumas, la vie active, l'exercice musculaire sont un puissant moyen de débarrasser le sang de ses matériaux gras, et la cholestérine ne se forme pas alors en excès dans le foie.

Le docteur Loudon a eu raison de ne pas séparer le rôle de la rate de celui du foie. Cependant il faut voir dans ce premier organe un diverticulum de la circulation, plutôt qu'un élaborateur du sang. Indépendamment que la rate manque dans les organismes inférieurs, on peut l'extirper presque impunément chez les animaux élevés dans l'échelle animale, tel que le chien — et même dans ces derniers temps on a fait pareille opération chez l'homme. Ce n'est pas que nous approuvions ces hardiesses, mais elles prouvent que la rate n'est pas tout à fait indispensable à l'état fonctionnel général. Nous savons que le docteur Beau a voulu étendre la sphère d'action de la rate en lui donnant le triple rôle : 1° de favoriser l'assimilation des matériaux absorbés ; 2° de fournir un sang assimilable à la veine porte ; 3° d'aider à la circulation porte du foie. Quant au premier usage il est contredit par les extirpations de la rate sur les animaux. Le second ne s'explique guère mieux puisque le sang de la rate ressemble presque à de la boue ; et quant à aider à la circulation porte du foie, la nature y a pourvu par la capsule de Glisson de nature dartoïque, c'est-à-dire contractile.

La rate est donc, avant tout, le diverticulum de la circulation veineuse de l'estomac. Aussi a-t-on vu dans l'autopsie que le docteur Loudon a pu faire, l'estomac pâle, anémié, et la rate gorgée de sang.

Nous ne voyons pas non plus les rapports qui pourraient exister entre la rate et les ganglions lymphatiques quant à la production des globules blancs du sang. Le docteur Vidal cite le fait suivant : « Mme ..., âgée de 42 ans, s'est trouvée fréquemment exposée à la pluie et a couché dans des lieux humides. Elle est malade depuis trois ans et est entrée à l'Hôtel-Dieu de Paris pour se faire traiter. Son teint est terreux, ses téguments œdématiés ; au cou et sous les aisselles elle a des engorgements lymphatiques prononcés. De plus, il y a un vaste épanchement dans la plèvre droite. Une piqûre faite au doigt donne une gouttelette de sang peu coloré. A l'examen microscopique je constate un huitième de globules blancs et j'annonce une altération probable de la rate. La malade meurt brusquement cinq jours après son entrée. A l'autopsie on trouve une hypertrophie splénique, avec quatre ou cinq abcès volumineux. Plusieurs ganglions lymphatiques avaient également suppuré. » (*Gazette hebdomadaire.*) Quelle a été ici la cause de la mort subite? Probablement la paralysie du cœur ne recevant plus qu'un sang appauvri. Les abcès de la rate et des ganglions ne peuvent avoir déterminé cette fin inopinée. Pendant les cinq jours qui se sont passés entre l'entrée à l'Hôtel-Dieu de la malade et sa mort, qu'a-t-on fait comme traitement? Le docteur Vidal ne le dit point.

A ce fait nous pouvons opposer le suivant : « Une marchande au marché des fleurs, à Paris, qui avait également été exposée au froid et à la pluie, fut atteinte d'un engorgement du foie et de la rate qui détermina une polysarcie générale, presque comme chez les nouveau-nés. Le cœur était surtout géné dans son action et ne donnait que de faibles battements qu'on entendait loin derrière le sternum. Elle était courte d'haleine, la face bleuâtre et dans une somnolence continuelle. Les jambes étaient énormes et dures. Craignant une terminaison funeste, nous fîmes prendre à la malade de l'arséniate de soude, de l'arséniate de strychnine et de l'arséniate de caféine : de chaque 12 granules par jour — 3 par 3, Sel Chanteaud tous les matins. Au bout de peu de temps l'engorgement du foie et de la rate avait diminué au point que la gêne de la respiration et de la circulation avait presque entièrement disparu. Y avait-il ici leucémie? A n'en pas douter; mais avant tout il y avait insuffisance vitale. Le résultat l'a fait voir. L'arséniate de soude a activé la fonction du foie, l'arséniate de strychnine a donné une nouvelle impulsion au cœur, et l'arséniate de caféine a tenu le cerveau en réveil. Quant au Sel Chanteaud il a institué une espèce de drainage général.

On ne saurait donc douter de l'action élective des médicaments dosimétriques. D'où vient maintenant l'opposition de quelques médecins à cette méthode? Évidemment de ce qu'ils ne l'ont ni étudiée ni expérimentée. C'est un procès de tendance qu'on nous fait croyant que nous voulons réformer la médecine, quand nous ne voulons, au contraire, que la rendre plus puissante, en lui donnant des armes de précision. Mais d'autres le comprennent mieux; et, à cet égard, nous croyons ne pouvoir mieux finir ces considérations qu'en reproduisant un passage de la lettre que nous avons reçue ces jours derniers d'un de nos anciens élèves. « Je suis heureux de voir que le succès commence à couronner les efforts généreux que vous ne cessez de faire depuis des années pour introduire dans la pratique médico-chirurgicale votre réforme thérapeutique. L'apostolat dont vous avez de gaieté de cœur assumé la charge accablante à un âge où tous les autres se reposent, sera l'éternel honneur de votre verte vieillesse, et cet honneur rejaillira sur notre pays tout entier, quand le temps aura adouci l'âpreté des disputes actuelles et que l'auréole seule du dévouement à l'humanité, de la vérité et de la justice illuminera votre œuvre. » Je suis loin de me plaindre : la lutte convient à mon caractère, et si quelque chose pouvait m'affliger, ce serait de la voir si sourde de la part de mes adversaires. Pourquoi cette guerre du silence? Les intérêts en jeu ne sont-ils pas assez considérables pour descendre dans l'arène en vaillants et loyaux chevaliers? Mais ils sont comme saint Paul, ils marchent dans l'erreur jusqu'à ce qu'ils soient illuminés sur le chemin de Damas. On nous pardonnera cette citation, c'est le docteur Loudon qui nous y a amené.

XCVI

Traitement dosimétrique du mal de mer.

Le mal de mer a défié jusqu'ici les ressources de l'art. Ce n'est pas que les inventeurs de spécifiques aient fait défaut ; mais ici, comme dans toutes les maladies *sine materia*, il s'agit d'une modification survenue dans la sensibilité et la contractilité de l'estomac poussée au point d'être une véritable souffrance et un état d'abattement qui va jusqu'à exclure l'instinct de conservation. Les théories, non plus, n'ont pas fait défaut. Le plus simple est de s'en tenir aux symptômes et de les combattre par les moyens appropriés.

Le 5 du mois de novembre dernier (1878) devant être à Londres pour affaires de famille, nous eûmes une traversée très-pénible — comme il arrive d'ordinaire à cette époque de l'année. Ma femme, qui m'accompagnait, fut prise, presque dès le départ d'Ostende, de vomissements qui allèrent en augmentant au point d'amener du sang. Je n'avais alors aucune idée arrêtée quant au traitement, mais voyant l'analogie qui existe entre ce mal et la gastralgie, j'eus recours à l'hyosciamine et à la strychnine. Je commençai par donner deux granules de chaque. Les vomissements furent calmés comme par enchantement. Au bout d'une demi-heure, le malaise étant revenu, je donnai deux nouveaux granules de chaque. Le résultat fut le même. La malade s'endormit pour le restant de la nuit. A son réveil, elle accusait comme un bandeau au front, et les pupilles étaient fortement dilatées. Elle put déjeuner comme d'ordinaire, et même plus que d'ordinaire, car la strychnine avait donné à l'estomac comme un coup de fouet.

Sans être décisive l'épreuve était assez encourageante pour être continuée. Notre retour de Londres s'effectua le 13 novembre. L'avant-veille il avait fait un orage épouvantable dont les journaux ont parlé, et la mer n'avait pas repris son calme. Tant que nous fûmes dans la Tamise les choses allèrent assez bien, mais une fois en mer, le vent d'ouest souffla en tempête. Par moment le navire était couché sur le flanc, et faisait éprouver ainsi un double mouvement de tangage et de roulis. Impossible de se tenir sur le pont et le timonier eut de la peine à rester sur son banc. Il est remarquable que l'idée du danger ne nous vint pas : c'est que nous étions tous sous l'influence du mal de mer. Renfermée dans la cabine, ma femme fut rudement éprouvée. Cette fois encore je lui vins en aide avec l'hyosciamine et l'arséniate de strychnine, dont je lui fis prendre deux granules (de chaque) de dix minutes en dix minutes. A la troisième prise, les vomissements cessèrent et elle eût dormi, sans le roulis qui la forçait à se cramponner au sofa. Enfin « tout est bien qui finit bien » et nous arrivâmes sans encombre à Ostende vers minuit. La femme faisant le service de la cabine des dames et sa fille, âgée de 14 ans, furent également malades et je restai auprès d'elles pour leur donner des soins. Chaque fois que les vomissements venaient, je leur faisais prendre, comme à ma femme, deux granules d'arséniate de strychnine et deux granules d'hyosciamine, ce qui les calmait aussitôt.

Voici donc le traitement que je crois pouvoir proposer contre le mal de mer :

1° Avant de s'embarquer prendre un bon repas, avec un verre de vin de Bordeaux ou d'Oporto, afin que l'estomac soit lesté.

2° En s'embarquant, prendre deux granules arséniate de strychnine et deux granules hyosciamine afin de tonifier et calmer l'estomac.

3° Au moindre malaise reprendre les granules, deux par deux.

4° En cas de vomissements, et dans l'intervalle, prendre toutes les dix minutes ou tous les quarts d'heure (selon la violence du mal) les granules (deux par deux) jusqu'à sédation.

5° Le mal de mer ayant cessé, prendre une demi-tasse de café noir afin de dissiper la lourdeur de tête.

6° Prendre un bon repas quand l'estomac est tout à fait remis.

7° Le lendemain matin, pour se rafraîchir, prendre une cuillerée à café de sel de Sedlitz Chanteaud *modo ordinario*, c'est-à-dire dans un verre d'eau.

Nous nous bornerons à ce simple exposé, persuadé qu'il suffit quant au but à atteindre : calmer. Nous croyons donc toute explication théorique superflue ; et en cela nous suivons le précepte d'Hippocrate : « Agir d'après les symptômes. »

Et à cet égard nous rappellerons les belles paroles du docteur Spring, dans la préface de son magnifique ouvrage : *Symptomatologie ou traité des accidents morbides* : « Une sorte de défaveur pèse depuis trop long-temps sur la symptomatologie ; si elle ne se justifie pas, elle s'explique du moins par la tendance même qui est propre à la médecine du XIX⁰ siècle. En effet, à force de concentrer l'attention sur les lésions anatomiques, on s'est habitué peu à peu à regarder les troubles des fonctions comme des reflets insignifiants, variables et incertains. Puis, comme c'était précisé-ment contre la médecine dite symptomatique qu'on avait à lutter, il était naturel que l'étude des symptômes fût enveloppée avec elle dans une commune réprobation. Et pourtant quelque sincère que soit l'admiration qu'on professe pour les succès réalisés à l'aide des travaux anatomiques, microscopiques et chimiques ; quelque convaincu qu'on soit de l'insuffi-sance d'un diagnostic et d'une thérapeutique purement symptomatiques, il n'en est pas moins vrai que les troubles fonctionnels demeurent le sujet principal de la préoccupation du médecin comme du malade. Hélas ! il est si rare de guérir, tandis qu'il est toujours urgent de soulager. »

Ces paroles résument le traitement que nous proposons contre le mal de mer. Qu'importe que ce mal soit direct ou réflexe ; il faut le faire cesser le plus tôt possible. Or, quels moyens plus énergiques pourrait-on employer que la strychnine et l'hyosciamine ? Dans la gastralgie on peut dire que ces moyens réussissent toujours. En vain dira-t-on qu'il y a là antagonisme thérapeutique. Qu'importe, puisqu'on guérit ? La preuve c'est que si on donne l'hyosciamine seule on ne guérit pas, tandis que combinée à la strychnine, elle est toujours efficace.

Aussi ces deux médicaments doivent-ils être le cheval de bataille du médecin, puisque, comme l'a dit Spring, « s'il est si rare de guérir, il est toujours urgent de soulager ».

En médecine le septicisme tue la foi dans les médicaments, c'est-à-dire qu'il annule le médecin et en fait un spectateur d'autant plus inopportun qu'on s'attend à quelque chose d'efficace de sa part. S'il ne veut pas agir qu'il s'en aille, sa place n'est pas auprès du malade. S'il ne le sait pas, qu'il l'apprenne ; mais qu'il ne se fasse pas systématiquement adversaire du progrès. Son manque de foi ne se légitimerait que pour autant qu'il eût tout expérimenté en vain. Mais tant qu'il reste un moyen, son devoir est de le mettre en usage.

Une épouvantable épidémie de fièvre jaune ou vomito negro sévit encore, en ce moment, dans l'Amérique du Sud et ses îles ; dira-t-on qu'il n'y ait pas quelque analogie entre lui et le mal de mer (il est vrai avec l'élément miasmatique en plus) ? Eh bien ! qu'on essaye les deux moyens que nous venons de proposer, qu'on y ajoute la quinine (arséniate, hydro-ferro-cyanate), et peut-être obtiendra-t-on des résultats autres que les déplorables défaites que les moyens ordinaires font subir à notre art. Qu'on abandonne l'allopathie puisqu'elle est non-seulement impuissante, mais nuisible. Qu'on se rallie franchement à la dosimétrie, cette déesse bienfaisante qui conduit le médecin par la main vers la guérison de son malade.

Qu'importe le comment, le pourquoi, si le but est atteint?

A ces médecins raisonneurs nous dirons encore avec Spring : « La douleur, le spasme, la paralysie, toutes les maladies des nerfs, sont-elles connues, même de la médecine rigoureusement scientifique, autrement que comme des accidents fonctionnels? Même dans les maladies chroniques — incurables la plupart — que reste-t-il à faire, *même au médecin le plus savant*, sinon à rechercher et à remplir les indications symptomatiques? »

Mais pour arriver là il faut des moyens autres que les pavés grossiers de l'allopathie. Il faut des agents quintescenciés tels que la nature nous les donne, et non tels qu'une soi-disant pharmacie les amalgame.

XCVII

De l'état actuel de la dosimétrie.

DISCOURS PRONONCÉ A LA SOCIÉTÉ DOSIMÉTRIQUE DE PARIS,
DANS SA SÉANCE DU 5 DÉCEMBRE 1878.

Messieurs et très-honorés confrères,

Voici bientôt sept années que la dosimétrie a fait son apparition sur la scène du monde médical. On avait pensé qu'il s'agissait d'une simple réforme pharmaceutique, de granules, et on a dit qu'il n'y avait là rien de nouveau.

Rien de nouveau? Plût au ciel! Les malades n'auraient pas souffert jusque-là de ce qu'on a nommé l'Allopathie, médecine aussi noire que ses mixtures; on aurait vu clair dans ce chaos et notre science n'eût pas été livrée à de vaines spéculations.

Mais avec la dosimétrie se présente le terrible problème du *faire* et du *rien faire*; le *Be or not to be* de Shakspeare (problème d'autant plus en place que l'immortel dramaturge le posait devant une tombe remuée).

Tous, vous l'avez compris, il s'agit de la jugulation des maladies aiguës, question qui engage la responsabilité morale du médecin.

Permettez-moi d'y insister un instant, quoique, pour vous, ce soit enfoncer une porte ouverte.

Si on demandait à un malade quelconque — et même à un individu qui ne l'est pas — ce qu'il préfère : ou d'être débarrassé de son mal tout de suite ou bien de languir, pendant tout un temps, au profit de ce que le docteur A. Latour a nommé « une inutile histoire naturelle », il serait tenté de voir dans celui qui lui poserait pareille question un fou ou un éhonté spéculateur.

C'est ce qui arrive cependant chaque jour ; et ce qui attire à la dosimétrie des appréciations opposées. Pour les uns, il n'y aura plus de malades ; pour les autres, plus de maladies.

Qu'on se rassure ; il y aura toujours des uns et des autres, car l'ignorance et la négligence des hommes sont et seront de tout temps. C'est contre ces deux faiblesses qu'il faut réagir, parce que c'est là un obstacle à tout progrès. Craignons plutôt qu'on dise : « Il n'y aura plus de malades parce qu'on cessera d'en faire. »

En effet, Messieurs, qu'est-ce que la maladie ? Une altération d'organes. Mais les lésions organiques n'existent point d'emblée : faut-il attendre pour agir qu'elles se soient établies ?

La faim n'est pas une maladie ; cependant si on l'abandonne à elle-même, si on ne la fait cesser par les aliments, elle dégénère en lésion organique. Le maniaque qui refuse de manger est pris de sphacèle des poumons ; les marins qui sont à bout de provisions périssent de ramollissement et d'ulcération de l'estomac ; le nouveau-né qui s'acharne sur un sein tari meurt d'entérite.

Il en est de même des malades à qui on ne donne point de médicaments ; non des médicaments grossiers, mais des remèdes quintescenciés.

Voyez un pauvre typhisé : il est là gisant sur le dos, comme une masse inerte ; tous ses organes sont comme paralysés sous l'action délétère du miasme ; ses poumons ne respirent plus ; son cerveau n'a plus que de vagues intuitions : il délire ; ses muscles n'ont plus la force de contractions régulières : ils tremblottent ; à voir les mains cripées du malade on dirait un moribond s'accrochant à son linceul. Et c'est à ce moment que le médecin laisse tomber de sa bouche ces terribles paroles qui ont déjà un retentissement dans l'éternité : « Il faut attendre ! » — Mais la mort attend-elle ?

Pardonnez-moi, Messieurs, ces lugubres réflexions, qui me sont dictées par la médecine *expectante*. Mais, dira-t-on, la médecine *agissante* n'est pas plus heureuse ? Qu'importe alors qu'on fasse ou ne fasse point ?

S'il en était ainsi nous devrions cesser de nous dire médecins, et abandonner les malades à la nature. Mais qu'est-ce que la nature ?

A entendre quelques-uns ce serait la providence universelle. Mais il y a aussi la mort, qui vient s'asseoir à notre berceau, et que nous retrouvons au bord de notre tombe, attendant sa proie (1).

C'est cette mort que le médecin a reçu la sainte mission de combattre

(1) Bichat a dit : « La vie est la résistance à la mort. » Cela prouve qu'il y a deux puissances : la destruction et la génération. Ces deux forces se font équilibre dans la nature. Celle-ci ne protège donc point exclusivement les individus, mais plutôt l'espèce.

— comme les demi-dieux de la mythologie les monstres qui infestaient la terre. Ce sont ces fièvres pernicieuses, typhoïdes, pestilentielles, qui s'attaquent au sang, c'est-à-dire à la vie — car la vie est dans le sang avant d'être dans les organes.

Dira-t-on que le médecin doit se faire expectant parce qu'il n'a pu encore poser de diagnostic ? Mais quand il aura formulé ce jugement — si souvent trompeur — il sera peut-être trop tard d'agir.

Prenons les maladies des enfants — parce que ce sont celles qui sont les plus promptes à naître. Au début de ces affections n'y a-t-il pas toujours une grande prostration, et la fièvre qui suit n'est-elle pas en raison directe de la faiblesse? Que le thermomètre marque 40°, 41° c., ne faut-il pas prévoir une inflammation maligne, qui se localisera sur tel ou tel organe noble si on ne se hâte de faire tomber cette chaleur et ce pouls morbides? Et pour ce faire le médecin a un guide sûr : le thermomètre.

« Admirable chose (s'écrie le docteur Liégard, de Caen) que le thermomètre appliqué à l'étude des maladies! Plus je marche dans cette voie, plus ma conviction s'affermit. Chaque jour vient ajouter à la somme de mes observations. — Je donnais ces jours-ci mes soins à une jolie petite fille de trois ans, qui me présentait — à moi qui ai publié un travail sur la fièvre cérébrale — tous les symptômes de cette redoutable maladie à son début : fièvre intense, forte chaleur à la tête, rougeur et pâleur alternatives, tressaillements brusques et fréquents, délire, cris, agitation, surtout pendant la nuit. Il me semblait cependant qu'il y avait des redoublements, une maladie générale plutôt qu'une inflammation locale. Ce n'était qu'un soupçon, mais fondé peut-être. Je fis l'application du thermomètre : il monte et s'arrête seulement à 40°5. Plus de doute. Je rassure la mère effrayée et je donne, deux jours de suite, 30 centigrammes de sulfate de quinine. Aujourd'hui 5 mai, la nuit a été calme, le pouls a perdu beaucoup de sa fréquence, le thermomètre ne marque plus que 40° c. C'est encore une température excessive et nous devrons continuer pendant un ou deux jours le précieux antipériodique. Sans le thermomètre je ne l'aurais pas employé, et la pauvre petite fille se fût trouvée dans le plus grand danger par la succession des accès. » (*Tribune médicale.*)

Le docteur Liégard a raison : s'il n'avait combattu, de prime abord, la maladie dynamique, il eût eu affaire à une maladie organique : une encéphalite, où l'art est le plus souvent impuissant.

Et voyez, Messieurs, la fatalité (ou plutôt l'ignorance) : comme tous ceux qui ont un bandeau sur les yeux, ils croient que les maladies tombent du ciel. Passe pour les cailles — mais les maladies, c'est bien à nous que nous les devons, c'est-à-dire à nos retards d'agir.

Je vous rappellerai la terrible épidémie de fièvres pernicieuses qui sévit en 1826. Tous les malades qui ne furent pas traités par la quinine périrent de méningite. Aujourd'hui on ne donne plus ces fortes doses; quelques granules d'hydro-ferro-cyanate ou d'arséniate de quinine suffisent. Ce n'est pas la quantité, mais le mode d'administration. « Peu, très-peu (a dit Hufeland), dans les maladies des enfants, produit de grands effets. »

C'est ce précepte que la dosimétrie applique avec tant de succès — et que les homœopathes — avec leurs mythes — ont outrepassé. — « Peu, très-peu, » c'est-à-dire un demi-milligramme à des intervalles rapprochés jusqu'à cessation des symptômes.

En médecine il faut être sobre de théories ; mais nous pouvons nous rendre compte de la manière dont agissent les médicaments : non matériellement, comme dans les laboratoires, mais par catalyse, comme dans la nature en général, ce vaste creuset où se produisent tous les mouvements intimes de la matière. La vie est due à ce mouvement incessant, que nous devons chercher à provoquer et entretenir.

Ainsi un milligramme d'arséniate de quinine et un demi-milligramme d'arséniate de strychnine, tous les quarts d'heure, pendant l'apyrexie, suffisent pour empêcher l'accès subséquent; ou, s'il se déclare, il sera facile d'en avoir raison par quelques granules d'aconitine et de vératrine. Il en est de même des fièvres continues. Notre honorable secrétaire général, M. le docteur Filleau, l'a fait voir par les observations recueillies dans la clientèle de M. le docteur Péan.

Pourquoi en serait-il autrement? La fièvre n'est pas une lésion; et celle-ci, quelqu'en soit la gravité, peut exister sans fièvre.

C'est ce que nous voyons chaque jour en chirurgie.

Permettez-moi, Messieurs, de vous citer ici le cas d'un opéré, arraché trois fois à la mort par le traitement dosimétrique.

Dans le courant de cette année (1878), un individu âgé de 56 ans, fut renvoyé de la clinique universitaire dans notre service, pour une tumeur blanche suppurée du genou. Il avait eu des accès de fièvre qui furent arrêtés par l'arséniate de strychnine et l'arséniate de quinine. Cependant la lésion étant incurable, il fallut procéder à l'amputation de la cuisse au tiers inférieur. Les arséniates avaient eu pour résultat de permettre cette opération sans exposer les jours du malade. On continua à lui en faire prendre 10 granules par jour, de sorte de l'appétit et les forces étaient revenues, quand se déclara une ostéo-myélite, avec hépatite et pneumonie métastatiques (1). La fièvre fut combattue énergiquement par l'aconitine et la vératrine, puis, par l'hydro-ferro-cyanate de quinine. Le malade fut arraché ainsi une deuxième fois à la mort. L'ostéo-myélite se limita, mais le bout de l'os nécrosé perça les chairs. Quand nous jugeâmes le moment favorable, notre adjoint, M. Biebuyck, procéda à la résection de l'os. La nécrose s'étendait beaucoup plus haut que nous ne l'avions pensé, et il fallut en retrancher tout le tiers moyen. Cette opération fut beaucoup plus grave que la première à cause de la canalisation des veines, dont on dut lier plusieurs. Par la section de l'os on put voir que la membrane médullaire était malade dans ce point et il fallut réséquer jusqu'à l'endroit où la membrane pyoémique formait cul-de-sac — comme dans la phlébite interne. Malgré l'hémostase, l'hémorrhagie en nappe rendit l'opéré presque exsangue. Grâce aux arséniates la fièvre traumatique fut modérée et tomba dès le deuxième jour ; nous pouvons donc considérer notre opéré comme ayant été sauvé une troisième fois par la méthode dosimétrique. Si la nécrose s'étend encore, nous ne nous tiendrions pas pour battus et nous opérerions une quatrième fois, dussions-nous faire l'extraction de tout le fémur.

Il y a à laisser périr les malades, quand on peut leur porter secours, lâcheté de la part du médecin comme du chirurgien. La mort, c'est le doute ; la vie, c'est l'espoir ; il n'y a donc pas à balancer. Ne donnons pas à la chirurgie plus de pouvoir qu'elle n'en a en réalité : elle ne vaut que par la médecine.

Certes il importe beaucoup d'une opération bien faite ; et beaucoup d'amputations, autrefois, tournaient mal parce qu'on ne conservait pas assez de chairs pour la réunion immédiate et parce qu'on n'avait point les pansements désinfectants ; la pyoémie et la septicoémie jouaient donc un grand rôle ; mais les inflammations secondaires étaient le résultat de la fièvre qu'on ne savait pas abattre. Aujourd'hui il n'en est plus de même grâce aux alcaloïdes et aux arséniates, mais surtout à leur mode d'administration que la méthode dosimétrique nous a fait connaître. Il faut donc employer ces modificateurs avec énergie, même jusqu'à témérité. D'ailleurs, quand a-t-on vu des accidents ? Depuis plus de dix ans que nous en faisons usage, nous sommes encore à attendre le premier empoisonnement.

Arrière donc tous ces prétendus prudents qui voudraient restreindre la puissance de notre art ! La victoire est à celui qui ose et non à celui qui désespère.

____

(1) Nous conservons le mot *métastatique* qui est ici synonyme de *retentir*.

XCVIII

La dosimétrie dans le service de santé militaire.

Nous avons reçu de M. le Ministre de la Guerre de France une lettre qui est d'un bon augure pour l'introduction de la méthode dosimétrique dans le service de santé militaire de ce grand pays. Puisque cette méthode est favorablement appréciée dans l'armée, elle ne saurait tarder d'y être admise, et les médecins ne seront pas arrêtés par le manque de médicaments dosimétriques dans les pharmacies actuelles. Pour notre part, nous en serons heureux, notre but étant de laisser expérimenter par d'autres ce que nous appliquons depuis dix ans avec un succès qui ne s'est pas démenti jusqu'ici. Le proverbe : « *Si vis pacem, para bellum* », pour nous, médecins, veut dire : « De bons médicaments et surtout la manière de s'en servir. » Les hommes de guerre disent des armes perfectionnées et leur maniement. — A chacun son métier ; le nôtre, pour être plus modeste, n'en est que plus méritoire. Le fait est que ce ne sont pas les batailles qui tuent le plus de soldats, mais les maladies On n'a qu'à voir les armées en campagne ; presque aussitôt la santé du soldat se dérange ; bientôt les maladies abondent. En Crimée, il y eut un moment où près du tiers de l'effectif était hors d'état de servir. Les hôpitaux étaient encombrés et le typhus y sévissait d'une manière cruelle. Les médecins, Baudens en tête, criaient : « De l'air ! De l'air ! » Mais évidemment cela était insuffisant, car les typhisés mouraient même en pleine campagne. Il y avait donc quelque chose de défectueux dans le traitement, c'est-à-dire qu'on manquait de moyens à la fois sûrs, rapides et commodes : *Tuto, cito et jucunde*, comme disait Celse. Or, il est en médecine comme en chirurgie : si on n'empêche la fièvre, le moindre dérangement peut devenir mortel. C'était le cas pour chacun de ces hommes jeunes, remplis de vigueur, qu'on voyait tout à coup s'affaisser, comme si un poison avait pénétré dans leurs veines. Ce poison existait en effet : celui que Baudens caractérisait du nom de *miasme humain*. Ce miasme, c'est le principe animal à sa plus haute puissance; un virus qu'on ne saurait définir — pas plus que tout virus — et cependant non moins réel. D'ordinaire le mal débutait par une grande prostration, l'insomnie, le manque d'appétit, la soif; la peau devenait mordicante, une céphalalgie sus-orbitaire se déclarait, le pouls s'accélérait, tout en devenant de plus en plus faible, et, à mesure, la chaleur montait : 40, 41 et même 42° c. C'était l'apogée de la crise; bientôt des symptômes de putridité se montraient, la langue et les lèvres devenaient fuligineuses, le ventre se serrait, les fosses iliaques gargouillaient, des selles fétides répandaient la contagion au loin. C'était le typhus des camps si admirablement décrit par l'auteur du beau livre : *La guerre de Crimée*.

On nous permettra d'en reproduire le passage suivant : « Le typhus éclate plus ou moins vite selon l'intensité de l'infection et la résistance de l'organisme. Chaque malade dégage des émanations dangereuses. Quand les salles sont pleines, quand le nombre des cas de typhus, primitif ou contracté, augmente, le foyer épidémique acquiert une plus grande énergie et ses manifestations irradient sur tout le personnel hospitalier. C'est ainsi que les sœurs, les aumôniers, les médecins, les infirmiers ont été si cruellement frappés pendant la guerre d'Orient. Nous avons vu quelques médecins, moins prédisposés, doués d'une plus grande force de réaction ou d'élimination du miasme absorbé, subir l'influence épidémique d'une façon peu marquée, mais réelle. Chaque fois que le foyer d'infection avait augmenté dans l'hôpital par l'accroissement du chiffre des typhisés, ils étaient pris de céphalalgie, d'insomnie; la langue se desséchait, la physionomie prenait un aspect typhoïde. Ces accidents duraient deux à trois jours, puis le voile typhique se déchirait. Ils revenaient à l'état de santé; quelquefois aussi l'état morbide persistait et presque toujours alors l'issue était fatale (1). »

Que peut-on conclure de ce passage? Qu'il faut *augmenter la force d'éli-*

(1) Cela prouve que le typhus ne doit pas parcourir fatalement ses périodes, ainsi que l'enseigne l'École. Souvent il avorte, s'arrête ou reprend ensuite son bond si l'on n'a rien fait pour l'arrêter. La doctrine des septenaires a fait et fait encore chaque jour énormément de victimes. Il faut espérer que cela cessera à mesure que la dosimétrie se répandra davantage; aussi avons-nous salué comme d'un bon augure la lettre de M. le Ministre de la Guerre, en France. En Belgique il y a encore bien des préjugés, mais que le temps atténuera également. Le Ministre de la Guerre actuel est tout disposé à autoriser l'expérimentation des médicaments dosimétriques dans les hôpitaux militaires, et bientôt, nous l'espérons, on en verra les bons résultats. Nous entendons déjà ces paroles d'étonnement : « Qui l'aurait cru? » C'est l'histoire de toutes les choses nouvelles, allant se heurter à la routine ou à la mauvaise foi.

mination du miasme absorbé et augmenter la force de résistance vitale.
Or, c'est ce qu'on fait dans la méthode dosimétrique, fondée sur l'emploi des sels neutres et des alcaloïdes. Quant aux premiers (les sels neutres) la préparation la plus commode c'est le Sel Chanteaud, parce qu'il agit sous un petit volume. Dans la dernière guerre d'Orient, ce sel fut introduit dans l'État-major russe par un Belge qui, soumissionnant pour le service de l'armée, s'était fourni de quelques flacons de Sel Chanteaud à son départ de Paris. Bientôt il en fut dégarni, car chacun en voulait. Ce sel étant à la fois évacuant et rafraîchissant, on en comprend l'utilité quand chaque soldat peut devenir un foyer d'infection. D'ordinaire le typhus est précédé de retards de garde-robe, et n'a souvent pas d'autre source. C'est le ferment auquel Baudens donnait le nom de *miasme humain*, qu'il s'agit d'éliminer fait à fait de sa production, ou plutôt d'empêcher de se produire. Le second point, tout aussi important, c'est d'augmenter la résistance vitale, c'est-à-dire donner plus de ton aux tissus et empêcher leur paralysie, surtout des vaisseaux. On connaît aujourd'hui l'action des nerfs vaso-moteurs et la source du calorique morbide dans les affections ataxo-adynamiques. C'est donc aux alcaloïdes qu'il faut avoir recours : d'abord à l'arséniate de strychnine, puis à l'aconitine, la vératrine, la digitaline, la quinine, à mesure que la fièvre monte ou descend.

Ces idées sont trop familières aux lecteurs du *Répertoire* pour qu'il soit nécessaire d'y insister davantage. Notre seul but a été de faire voir que l'introduction des médicaments dosimétriques dans le service de santé militaire sera un immense bienfait, et que c'est au Ministre de la Guerre actuel, en France, qu'en reviendra l'honneur.

XCIX

De l'emploi de l'hyosciamine et du chlorhydrate de morphine contre le vomissement.

COMMUNIQUÉ A LA SOCIÉTÉ DE MÉDECINE DOSIMÉTRIQUE DE PARIS,
PAR M. LE DOCTEUR A. FONTAINE, DE BAR-SUR-SEINE.

Vous savez, Messieurs, qu'on a depuis longtemps distingué le vomissement, en vomissement idiopathique, nerveux ou essentiel, et vomissement symptomatique.

Dans le premier cas, le vomissement nerveux idiopathique ou essentiel tient uniquement à une modification survenue dans l'innervation de l'estomac.

Dans le second, il est lié à une lésion materielle du viscère, ou bien il dépend de la souffrance d'un autre organe, comme le cerveau, le péritoine, l'utérus, les reins, etc., et alors on dit encore qu'il est *symptomatique*.

Est-il toujours possible de distinger les vomissements nerveux de ceux qui sont purement sympathiques et de ceux qui se lient à une lésion organique ou à une hernie de l'estomac ou des intestins? Tout en explorant avec soin les divers organes et en interrogeant toutes les fonctions, il arrive parfois que le médecin est perplexe et que le diagnostic est fort obscur. Après avoir porté son attention sur le cerveau, sur les parois biliaires, sur les organes de sécrétion et d'excrétion urinaires, sur le péritoine, sur les régions épigastrique et ombilicale, sur les ouvertures de l'abdomen par lesquelles une anse d'intestin peut s'échapper, sur l'utérus et ses annexes, il peut hésiter encore. Doit-il dans ce cas temporiser, rester les bras croisés? Je le crois d'autant moins que je n'hésite pas à dire, après expérience, que le médecin a dans l'administration simultanée de la morphine et de l'hyosciamine un moyen capable d'arrêter définitivement, s'il s'agit d'un vomissement nerveux, et au moins temporairement (car on ne saurait faire plus), s'il y a lésion d'organe, toute espèce de vomissement.

Depuis six ans, je n'ai plus trouvé de vomissements incoercibles.

Si j'appelle, Messieurs, votre attention sur ce point, c'est qu'il y a trois semaines environ, j'étais appelé à Fouchère, auprès d'une jeune femme de 22 ans qui, depuis cinq jours, était tourmentée par des vomissements que son médecin, qui est d'ailleurs fort habile et fort expérimenté, était tenté d'appeler incoercibles parce qu'ils avaient résisté à tout l'arsenal thérapeutique usité en allopathie. Je découvris une certaine hypertrophie du lobe gauche du foie, une sensibilité à la pression dans cette région, une teinte ictérique de la peau du ventre et des cuisses. Me réservant de venir le lendemain avec le médecin ordinaire de la malade, qui n'avait pu être prévenu, pour arrêter un traitement curatif, je crus qu'il serait inhumain de ne pas chercher à faire cesser les vomissements qui fatiguaient et énervaient la malade, et la mettaient, elle et ses parents, dans un état d'anxiété facile à comprendre.

Je donnai vingt granules d'hyosciamine et vingt granules de chlorhydrate de morphine, avec indication d'en faire prendre simultanément un granule de chaque tous les quarts d'heure pendant la première heure, puis toutes les demi-heures jusqu'à cessation des vomissements.

Le lendemain, à la visite que je fis avec le docteur Picardat, de Saint-Parnes, la malade nous dit que le vomissement avait disparu à la sixième prise et qu'elle avait passé une excellente nuit.

Dans le courant de septembre, je passais à Esseyer, où je m'étais fait préparer un relais pour aller à un village plus éloigné, Fensette. L'aubergiste, une femme de 82 ans, était depuis treize jours sur son lit, en proie à des vomissements, que les potions antivomitives, les vésicatoires, la glace, les pilules antispasmodiques n'avaient pu entraver. — S'agissait-il d'un vomissement nerveux? Tout ce que je pus constater c'est que cette femme était depuis de longues années atteinte d'un prolapsus utérin. Je donnai hyosciamine et chlorhydrate de morphine, avec les mêmes indications que plus haut, et lorsque je repassai le soir, j'eus la satisfaction d'entendre la malade m'appeler son sauveur, etc.

Dans le courant d'octobre, à Landreville, une jeune femme d'une trentaine d'années, qui depuis deux mois n'avait pas eu ses règles, était depuis onze jours atteinte de vomissements, accompagnés de douleurs vives dans le bas-ventre. Elle se tordait sur son lit, poussant des gémissements.

Des bains de siége, du laudanum, etc., avaient échoué. — Je tirai de ma petite pharmacie de poche hyosciamine, chlorhydrate de morphine, et le lendemain j'avais le plaisir d'apprendre que huit granules de chaque avaient suffi pour mettre un terme au désolant spectacle que j'avais vu la veille.

Je pourrais multiplier les observations ; chacun de vous se rappelle l'observation de hernie étranglée, suivie de kélotomie, que j'ai communiquée à la Société au mois d'avril ; en la relisant vous pourrez voir que temporairement les vomissements ont cessé sous l'influence de l'administration simultanée de l'hyosciamine et du chlorhydrate de morphine.

Dans deux cas de péritonite généralisée, dont une puerpérale, et dont j'ai déjà entretenu la Société, les vomissements, chaque fois qu'ils paraissaient, étaient promptement maîtrisés par l'emploi du moyen que je signale.

Dans la colique néphrétique, le cancer de l'estomac ou des intestins, dans l'obstruction intestinale, j'ai également réussi.

Ainsi, Messieurs, sans préjudice du traitement ultérieur qui devra être nécessairement approprié à la maladie s'il y en a une, toutes les fois que vous êtes en présence d'un vomissement, administrez l'hyosciamine et la morphine et vous entraverez ce pénible phénomène.

Dr A. FONTAINE.

RÉFLEXIONS. — Qu'on ne vienne donc pas dire que dans la dosimétrie il n'y a rien de neuf. C'est l'accommodation du remède au mal et souvent la pierre de touche du médecin, qui, sans cela, marche en tâtonnant, comme l'aveugle, frappant autour de lui avec son bâton (c'est-à-dire l'allopathie), au risque d'attraper les passants. (Barthez.)

C

La symptomatologie oculaire dans ses rapports avec la médecine dosimétrique.

Les oculistes foisonnent de nos jours, comme les dentistes et les auréculistes. C'est que les uns, comme les autres, s'ils guérissent des maux d'yeux, de dents ou d'oreilles, en donnent plus souvent, parce que leurs traitements sont trop mécaniques et pas assez médicaux.

L'œil est le miroir du corps, dans ce sens qu'il reflète une foule d'affections internes qui y entretiennent des ophthalmies et même peuvent devenir cause de cécité. Ainsi des diathèses goutteuses, rhumatismales, syphilitiques, albuminuriques, diabétiques ; en un mot, la plupart des causes humorales. D'autres troubles de la vision sont purement nerveux, et peuvent dépendre de certaines irritations suspensives, telle que l'helminthiase. On comprend que ces affections sont du ressort de la médecine et que moins on touchera à l'œil malade mieux cela vaudra. On ne saurait que blâmer l'abus de l'ophthalmoscope dans ce cas, parce que la projection d'une vive lumière sur le champ irrité de la rétine peut donner lieu à des accidents nerveux formidables, comme nous en avons vu des exemples.

Dans le présent article nous nous proposons de passer en revue certains états symptomatiques des yeux dans leurs rapports avec la médecine dosimétrique. Nous nous guiderons dans cette étude d'après le beau livre de Spring, livre que le médecin devrait toujours avoir sur son bureau : *Symptomatologie ou Traité des accidents morbides.*

Parmi ces symptômes se placent en première ligne l'insensibilité (anesthésie) et la sensibilité exagérée de l'œil (ophthalmodynie), parce que ces deux états peuvent avoir les mêmes conséquences, c'est-à-dire la destruction de l'organe visuel, et que le traitement, quoique s'adressant à deux états différents, doit souvent être le même.

En effet, dans l'anesthésie oculaire, l'œil privé de ses moyens de protection et de lubréfaction, s'enflamme, et il en est comme après la section de la portion cervicale du grand sympathique. Les vaisseaux capillaires de la conjonctive, de l'iris, de la choroïde s'injectent, se dilatent, et perdent complétement leur ton. La source de cette névro-paralysie réside ordinairement dans la chaîne des ganglions ophthalmiques. Quelquefois elle dépend d'une lésion traumatique, d'une commotion des nerfs sus et sous-orbitaires ; mais alors elle est partielle ou circonscrite. Il faut recourir à l'acide phosphorique et au sulfate de strychnine : jusqu'à vingt granules par jour, en augmentant progressivement. On fera également des frictions avec la vératrine, l'atropine, l'hyosciamine, surtout si des douleurs accompagnent la perte de la sensibilité tactile, qu'il ne faut pas confondre avec celle du sensorium commun.

Dans l'ophthalmodynie il y a toujours photophobie ou photalgie ; en outre, il y a les douleurs propres à chacun des tissus de l'œil engagés. Ainsi, dans la conjonctivite, la douleur est externe et diurne, picotante, prurigineuse et cuisante ; le malade croit avoir des grains de sable dans l'œil et il est tenté de se frotter pour les en dégager. La nuit, ces douleurs cessent ou du moins sont insuffisantes pour empêcher le sommeil.

Dans l'ophthalmie catarrhale les douleurs sont gravatives, occupant transversalement le front et se faisant sentir surtout le matin. Ce sont les sinus frontaux qui en sont le siége et il y a en même temps coryza.

Dans l'ophthalmie scrofuleuse la photophobie est intense et les yeux sont affectés d'une démangeaison ou picotements insupportables. L'inflammation s'étend à la sclérotique et les douleurs orbitaires deviennent nocturnes.

Il en est de même dans l'iritis, mais les douleurs sont ici plutôt sus-orbitaires, se déclarant le soir, croissant jusqu'à minuit et s'apaisant vers le jour.

Dans l'ophthalmie rhumatismale les douleurs occupent la profondeur de l'orbite, la joue, les côtés du nez, les tempes. C'est donc le périoste qui est atteint. La chaleur aggrave la douleur et la transpiration la soulage.

Dans la choroïdite aiguë la douleur est intense, lancinante, siégeant dans le globe de l'œil et dans la moitié correspondante de la tête ; elle revient par accès et s'accroît beaucoup la nuit.

Dans tous ces cas, il survient une grande faiblesse de l'œil qui fait traîner la maladie en longueur. Il faut encore recourir à l'acide phosphorique et au sulfate de strychnine, qui sont les excito-moteurs par excellence ; à l'aconitine, la vératrine contre l'état aigu ; à l'hydro-ferro-cyanate ou l'arséniate de quinine contre les accès ; à l'hyosciamine ou l'atropine contre la photophobie, et dès que l'état inflammatoire est tombé administrer les antidiathésiques, tels que l'arséniate d'antimoine (dans le rhumatisme), les iodures mercuriels (dans la syphilis). On fera sur l'œil une friction à la glycérine et on le couvrira d'une couche d'ouate soutenue par une légère compression, afin d'immobiliser l'organe. Si l'ophthalmie est suppurative de sa nature et l'exsudation âcre, de mauvaise nature, on recourra au nitrate d'argent ou à une solution, au centième, de chlorure de zinc.

Pendant toute la durée du traitement, on aura soin de tenir le canal intestinal libre au moyen du Sel Chanteaud.

Quant aux déplétions sanguines, elles devront être dérivatives, c'est-à-dire aux narines et aux tempes ; quelquefois même aux pieds.

La conclusion de cet article c'est que dans les affections pyrexiques de l'œil le traitement doit être général plutôt que local, plutôt médical que chirurgical, et qu'on ne saurait assez tenir compte des causes diathésiques.

L'*Organon* donnera une symptomatologie complète avec les traitements dosimétriques appropriés.

(1) Le plus grand éloge que les médecins puissent faire de la méthode dosimétrique c'est de se l'appliquer à eux-mêmes. Un confrère cacochyme et allopathe se vantait devant nous de n'avoir jamais pris de médicaments. Nous lui répondîmes : Pourquoi en donnez-vous à vos malades ? Mais il faut croire que ceux-ci ne s'en trouvaient guère mieux puisque lui-même jugeait inutile d'en prendre.

CI

L'apostolat en médecine dosimétrique.

DISCOURS LU A LA SÉANCE DU 5 FÉVRIER 1879 DE LA SOCIÉTÉ DE MÉDECINE
DOSIMÉTRIQUE DE PARIS.

Messieurs et très-honorés confrères,

Le Dictionnaire de l'Académie française définit les apôtres de deux
manières :

1° Ceux qui prêchent une foi ou une doctrine nouvelle ;

2° Ceux qui par paroles, écrits ou exemple, se font les propagateurs
de cette foi ou de cette doctrine.

Ç'a été le cas pour la dosimétrie : dès que son *Credo* a été connu une
foule d'adeptes se sont présentés qui, par leur exemple, leur parole, leurs
écrits, s'en sont fait les propagateurs.

Il y avait à le faire un certain courage ; et s'il n'y avait eu chez eux
une conviction profonde, sans doute ils ne « seraient pas allés dans cette
galère ».

Je me rappelle que, tout au commencement de la dosimétrie, un professeur de l'École de Paris, M. Lasègue, me disait : « Je partage entièrement votre opinion quant à la réforme thérapeutique que vous voulez
introduire, mais je doute que d'ici à longtemps vous réussissiez à la faire
adopter officiellement. »

Je lui répondis que tel était aussi mon avis, mais cependant que cela
ne me détournerait pas de la voie que je croyais être celle de la vérité.
J'avais pris, au reste, mes mesures de sûreté : d'abord par mon éméritat
à l'Université de Gand, ce qui me donnait mes coudées franches, ensuite

en m'associant un homme de talent et d'expérience pour la partie matérielle de l'œuvre ; car tout était à créer : les médicaments et la manière
de s'en servir. L'Institut dosimétrique fut fondé et bientôt à même de
répondre à toutes les demandes. Celles-ci ne tardèrent pas à affluer, et, de
tous côtés, les médecins consciencieux se mirent à expérimenter les médicaments simples.

De mon côté je les expérimentai sur moi-même avant d'en faire l'essai
sur mes malades. En agir autrement eût été contraire à l'humanité, qui
repousse et défend l'expérimentation *in anima vili*.

Je voulus d'abord connaître les effets locaux des alcaloïdes, puis leurs
effets généraux. Le *Guide* et le *Répertoire de médecine dosimétrique*
ont rendu compte de ces expériences. Ainsi il me fut démontré que les
effets locaux appartiennent au système nerveux cérébro-spinal et les effets
généraux au grand sympathique ou système nerveux vaso-moteur.

C'est dans ces conditions que je commençai mes essais à l'hôpital, et les
résultats dépassèrent mon attente. C'était surtout la fièvre des blessés qu'il
s'agissait de prévenir, afin de les empêcher de « devenir des malades ».
La doctrine organicienne disait : « C'est impossible » ; mais parce qu'elle
n'avait rien fait pour cela. Cependant la quinine coupe la fièvre intermittente ; pourquoi d'autres alcaloïdes, plus puissants, ne couperaient-ils
point les fièvres continues ? Je constatai bientôt qu'en effet l'aconitine, la
vératrine, font tomber le pouls et la chaleur morbides, et que la strychnine empêche la paralysie des vaisseaux. C'était, comme on voit, de la
physiologie expérimentale ; et bientôt je n'eus plus aucune crainte de pratiquer quelque opération que ce fût, persuadé qu'elles ne sont dangereuses que par rapport à la fièvre. Il est vrai que les pansements antiseptiques y sont pour beaucoup ; mais ils ne suffiraient point seuls. Dès ce
moment, la pharmacie galénique reçut son congé dans mon service ; on n'y
vit plus, ni potions, ni pilules fabriquées d'une manière grossière (*secun-
dum artem* comme on disait), mais les granules Chanteaud, parfaitement solubles et mathématiquement dosés. Dans cette campagne contre
une pharmacie surannée, je fus parfaitement secondé par mon adjoint,
M. le docteur Biebuyck. Comme beaucoup d'autres il ne croyait pas, au
commencement, à la vertu des médicaments dosimétriques ; mais en
voyant leurs effets, qu'on pourrait dire mathématiques, il a dû se rendre à
l'évidence des faits et aujourd'hui c'est un médecin dosimétriste convaincu.
Il en sera de même de tous ceux qui voudront voir par eux-mêmes au lieu
de s'en rapporter à de vaines clabauderies de gens intéressés au maintien
des Codex officiels.

Depuis quatre ans que le système dosimétrique est employé exclusi-

vement dans mon service, la mortalité y est à peu près supprimée, grâce
aux médicaments dosimétriques (car je n'appelle pas médicaments ces potions, ces décoctions, qui n'ont d'autre effet que d'empêcher les blessés de
manger et en font des malades). Le service y gagne également en promptitude et en sécurité, car les méprises ne sont pas à craindre. Quant à
l'économie de temps et d'argent, on peut dire qu'elle est du tout au tout ;
de sorte que les administrations hospitalières feraient, à la fois, chose
sage et économique en invitant les chefs de service à faire emploi de
médicaments simples au lieu de médicaments composés. En vain dira-
t-on que ce serait contraire à la liberté du médecin ; comme en toute
chose, la liberté individuelle doit être subordonnée à l'utilité générale.

Un grand pas avait donc été fait : la dosimétrie avait pris rang dans
un service public, et cela avec des résultats tels, que je défie tout autre
traitement de produire sa statistique à côté de la mienne. Cet exemple fut
bientôt suivi par plusieurs confrères dans leur clientèle privée ; d'abord
d'une manière timide, ensuite avec la décision qu'exige tout traitement
actif. Ils ne craignirent point d'administrer les alcaloïdes défervescents
dans les cas aigus : pyrexies et inflammations, et non-seulement n'eurent
point à le regretter, mais ils eurent à s'en féliciter pour eux et leurs
malades, car en même temps que leur réputation alla grandissant, la
confiance des malades grandit dans la même proportion, et ils n'eurent
plus le chagrin d'être appelés trop tard.

De cette manière se forma une vaste propagande, qui passa bientôt les
mers — car c'est dans les pays transatlantiques que la dosimétrie prit le
plus d'extension. C'est là aussi que se rencontrent ces terribles fièvres
qui ne permettent point l'expectation, dans laquelle les médecins s'étaient
réfugiés jusqu'alors, préférant laisser courir aux malades la chance de
leur fièvre, que de les exposer au danger d'une médication perturbatrice.
De vives polémiques surgirent alors dans ces pays lointains ; il se trouva
même un faux Messie, prétendant posséder seul le secret de la médecine
dosimétrique, c'est-à-dire guérissant tous les maux. Mais le public ne fut
pas dupe de ce charlatanisme.

La jugulation des maladies aiguës est donc le catéchisme de la médecine nouvelle ; en vain les récalcitrants ferment-ils les yeux à la lumière,
le public a des yeux pour eux, et distingue parfaitement le médecin qui
guérit bien et vite, de celui qui traîne la maladie en longueur. Les organiciens veulent savoir, avant d'agir, à quelle maladie ils ont affaire ;
mais la prostration vitale, le pouls à 130, la chaleur à 40° c., symptôme
auxquels s'ajoutent nécessairement des troubles du côté de la tête, de la
poitrine, de l'abdomen, ne sont-ce pas des motifs suffisants de recourir

aux alcaloïdes, au lieu de dire : Nous verrons demain? En vain prétendent-ils que cette fièvre est la conséquence de la lésion organique, cette lésion n'existe pas encore, ou du moins n'est pas assez grande pour déterminer un trouble aussi général. Sans cela verrait-on des opérés sans fièvre? Qu'importe la gravité de l'opération, ce n'est pas de celle-là que l'opéré meurt, mais parce qu'on a laissé la fièvre marcher. Il en est de même des maladies internes, qui n'ont de gravité que par rapport à la fièvre. Ainsi une pneumonie n'est jamais fatale d'emblée ; elle commence comme tout incendie, par un point ; mais il est évident que si on la laisse s'étendre, elle gagnera le poumon tout entier, et même, par sympathie, le poumon opposé. Le moyen de la circonscrire ce sont donc les alcaloïdes défervescents. Non qu'il ne faille les autres moyens, mais seulement comme auxiliaires. Ainsi les saignées coup sur coup, de Bouillaud, ne jugulaient pas la fièvre, puisqu'elles augmentaient au contraire la couenne du sang, à cause de l'augmentation de fibrine. D'ailleurs la faiblesse du malade exagérait encore son impressionnabilité morbide. Voilà ce que tous les médecins qui se sont donné la peine d'étudier la dosimétrie ont compris, et pourquoi ils commencent toujours leurs traitements antiphlogistiques par les alcaloïdes : strychnine, aconitine, vératrine, digitaline, etc.

On comprend que ce *modus faciendi* a dû leur attirer les critiques de ceux de leurs confrères qui pratiquent encore « selon l'École » ; mais les véritables intéressés, c'est-à-dire les malades ou la famille, leur ont donné raison, car il n'y a rien qui s'impose plus que le bon sens.

Qu'il nous soit permis de raconter le fait suivant : Il y a six ans (c'est-à-dire au début de la dosimétrie) une épidémie de rougeole sévissait à Tournai et dans ses environs, et produisait une énorme mortalité parmi les enfants. M. Duroy, un de nos agronomes les plus distingués, qui a son château à Blicquy, voulut soustraire ses quatre enfants à la contagion C'était au fort de l'épidémie et au milieu des jours brumeux de novembre; cependant il n'hésita pas et conduisit ses enfants à Gand, auprès de leur grand'mère, Mme la douairière Vanden Hecke Soenens. (Je cite les noms afin qu'on puisse vérifier mon récit au besoin.) Comme j'étais médecin de la maison, je fus aussitôt averti. Aucun des enfants n'avait encore de fièvre, mais il y avait ce larmoiement qui en est le précurseur. En effet le lendemain, l'aînée, une fillette de dix ans, se plaignit de mal de tête, avec toux catarrhale, et la chaleur monta rapidement à 40° c. Il n'y avait pas de doute que ce ne fût la rougeole, avec un caractère de malignité prononcé. Je dus donc avertir le père, qui me demanda s'il n'y avait pas moyen d'abattre cette fièvre par ma méthode. — (J'ouvre ici une parénthèse pour dire que, antérieurement, M. Duroy avait pu expérimenter la méthode dosimétrique sur un jeune cheval atteint de palpitations violentes du cœur, au moyen de la digitaline — et sur un taurillon, dans une surexcitation sexuelle, au moyen du camphre bromé, et qui avait réussi dans les deux cas à calmer les accidents nerveux.) — Je répondis à M. Duroy que rien n'empêchait d'appliquer la méthode défervescente, s'il voulait me couvrir vis-à-vis de la famille ; ce qu'il me dit de faire. Le traitement dosimétrique fut donc commencé aussitôt. Je fis choix de la vératrine à cause de son action contro-stimulante. La température étant à 40° c., je dis à la garde-malade de donner un granule tous les quarts d'heure, de constater la température toutes les demi-heures au moyen du thermomètre que je lui remis, et de diminuer le médicament à mesure que la température baisserait, c'est-à-dire de demi-heure en demi-heure ou d'heure en heure. Il était alors dix heures du matin. A cinq heures du soir, je retournai auprès de la petite malade : la fièvre n'avait pas baissé et l'agitation nerveuse était très-grande, avec somnolence, yeux injectés, etc. J'oubliais de dire qu'avant l'administration de la vératrine il avait été donné une cuillerée à café de Sel Chanteaud. Je n'avais donc encore obtenu aucune amélioration ; la maladie avait même été s'aggravant. D'autres auraient dit qu'elle suivant son « cours normal ». Je ne m'arrêtai pas à cette quiétude et fis continuer la vératrine. Le lendemain matin, je revis la petite malade vers les neuf heures ; à ma grande satisfaction il n'y avait presque pas de fièvre. Je demandai à la sœur à quelle heure elle avait cessé ; elle répondit, vers les dix heures, un peu après le trente-sixième granule (18 milligrammes). « Jamais, me dit-elle, je n'ai vu chose semblable ; on eût dit la fièvre coupée net. » Elle l'était en effet, car dans la nuit l'éruption se fit de la manière la plus bénigne et la plus discrète : quelques taches rubéoliques à la face, à la poitrine et aux bras ; la toux avait également diminué et était devenue grasse.

Ce fait démontre — ce que, du reste j'ai écrit plus d'une fois — que pour les alcaloïdes il y a un point culminant jusqu'où il faut aller pour obtenir l'effet voulu. Avec les doses maxima cela n'est pas possible, car on est toujours arrêté par la crainte de l'empoisonnement. Pourquoi cet accident n'a-t-il jamais lieu avec les granules Chanteaud, convenablement distancés dans leur administration ? C'est qu'ils sont solubles en totalité, et que par conséquent il n'y a pas accumulation. Une fois absorbés, la catalyse a lieu, c'est-à-dire l'action physiologico-dynamique, et l'alcaloïde est éliminé. Il faudrait donc pousser jusqu'à intoxication pour que l'analyse chimique parvînt à le constater. Dans le fameux empoisonnement exercé sur son beau-frère par le comte de Bocarmé, la nicotine avait été ingurgitée plein un verre à cognac, de sorte qu'il ne fut pas difficile d'en constater la présence sur la muqueuse digestive ; mais pour la retrouver dans le sang et dans le foie, il fallut toute la science et toute la patience d'un chimiste aussi expert que le professeur Stas.

Voilà donc ce que les apôtres de la dosimétrie doivent s'appliquer à faire comprendre aux malades et à la famille : c'est-à-dire qu'avec les médicaments dosimétriques donnés comme la méthode l'enseigne, il n'y a jamais danger ; mais aussi qu'il faut aller jusqu'à effet physiologique, c'est-à-dire jusqu'à cessation des symptômes ou de l'état morbide.

Les médecins qui ne se sont pas bien pénétrés de l'esprit de la méthode s'arrêtent au moment où l'effet va se produire, disant : « Je n'en ai rien obtenu. » C'est que vous n'en avez pas donné assez. — « Mais j'ai été jusqu'à vingt granules et ma matière médicale dit qu'on ne peut dépasser les 4 milligrammes par jour. » — « Votre matière médicale ne sait rien de la chose puisqu'elle ne l'a pas expérimentée. »—« Mais l'auteur est un homme fort savant. » — « D'accord, pour ce qu'il sait, mais non pour ce qu'il ne sait pas. »

Et remarquons que c'est ainsi que le scepticisme s'introduit en médecine. — Nous ferons une comparaison : avec les armes perfectionnées on n'arrive au but que pour autant que la charge soit assez forte. Quelques grains de trop, elle va au delà ou l'on risque de voir l'arme éclater. Mais en dosimétrie on procède graduellement. Voilà pourquoi il n'y a jamais danger.

Les médecins allopathes, avec leurs prescriptions complexes, ne savent, ni ce qu'ils donnent, ni combien ils donnent — ni même s'ils donnent quelque chose. Nous ne dirons rien des homœopathes parce qu'ils nagent dans le pur éther des mythes. C'est la médecine des femmes vaporeuses. L'une d'elles — une femme charmante, car les disciples d'Hahnemann savent choisir leurs sujets — comme les magnétiseurs — me disait que son docteur homœopathe lui faisait prendre l'aconit, mais pas au delà de la 6e dilution. Je lui demandai ce qu'elle éprouvait : « Rien », me répondait-elle. Cette réponse me suffit. — Évidemment les médecins homœopathes ne font pas plus que les médecins expectants ; ce sont même ces derniers qui grossissent les rangs de la cohorte si homogène des disciples d'Hahnemann. Ils ont vu qu'avec les préparations grossières du galénisme ils n'obtenaient que des effets contraires... à ceux qu'ils en attendaient, et que souvent les malades avaient recours à un médecin moins allopathe ; ils se sont donc dit qu'avant tout il fallait conserver la clientèle et se sont mis à faire de l'homœopathie. En effet, cette médecine — si médecine il y a — flatte le goût du malade ; et comme,

dans l'ensemble, allopathes et homœopathes ont une moyenne de mortalité à peu près identique (de 15 à 19 p. c.), il s'ensuit, tout naturellement,
que les malades restent fidèles au docteur qui les dégoûte le moins. Reste
à savoir si ces médecins peuvent se rencontrer sans rire.

Nous disons cela parce que, au commencement, les allopathes ont
répandu partout que la dosimétrie c'était de l'homœopathie déguisée, et
que les homœopathes eux-mêmes ont prétendu que nous leur empruntons
leurs globules. Pour ce qui s'y trouve l'emprunt n'est pas grand, et il
nous serait facile, à nous autres dosimétristes, de leur rendre ce que nous
leur aurions pris ; mais en vérité, cela ne vaudrait pas la peine. En tout
cas il est facile de trancher la question en mâchant alternativement et
comparativement un globule aconitum, par exemple, et un granule aconitine. J'en fis un jour la proposition à un homœopathe, mais il eut l'air
de ne pas comprendre. Je le soupçonne d'être dosimétriste ; et, en effet,
dans beaucoup de pharmacies homœopathiques on trouve maintenant les
granulés Chanteaud, pour la raison fort simple que seuls ils sont actifs.

Pour en revenir aux apôtres de la dosimétrie, nous dirons qu'ils ne
doivent pas craindre d'affirmer leur foi. Toute faiblesse ou défaillance
tournerait contre eux-mêmes.

CII

Un conseil aux médecins qui ne se sont pas encore convertis à la dosimétrie.

Depuis que j'ai rouvert mon cabinet de consultation (1), je m'aperçois combien la médecine dosimétrique a fait de progrès dans le public. Il n'y a pas de jour que je ne reçoive des malades qui ont essayé de l'allopathie et de l'homœopathie sans aucun soulagement. Il n'est donc pas étonnant qu'ils viennent demander secours à la dosimétrie. Je constate également combien cette méthode est sûre et commode, parce que, alors même que le diagnostic ne peut être porté de prime abord, et en attendant que la cause du mal soit connue, elle soulage les malades sans rien préjuger de la guérison. Les médicaments dosimétriques sont surtout dans ce cas, parce qu'ils servent souvent de pierre de touche c'est-à-dire qu'ils font reconnaître la nature du mal. Ainsi, un jour, c'est un malade chloro-anémique qui a pu se croire poitrinaire, et pour lequel l'allopathie et l'homœopathie ont été impuissantes : la strychnine relève ses forces ; l'aconitine, la digitaline font cesser les mouvements désordonnés du cœur et lui rendent le repos de la nuit, en attendant que les arséniates d'antimoine, de soude, de fer, etc., aient rétabli les fonctions nutritives dans leur état physiologique. — Un autre jour, c'est un asthmatique ; on l'a saigné parce qu'il est congestionné, mais son oppression a été croissant : l'hyosciamine, la strychnine, les arséniates ne tardent point à amener une amélioration notable dans son état et à lui rendre l'espoir de la santé. — Parlerai-je des cas aigus? de ces

(1) Quand j'ai commencé la dosimétrie mon intention était de renoncer à la clientèle privée, voulant laisser mes confrères seuls juges de ma méthode ; mais voyant qu'un grand nombre la repoussaient avec un dédain immérité, j'ai voulu faire le public juge entre eux et moi. Les résultats n'ont pas tardé à montrer de quel côté est le vrai ; car le public, qui juge d'après les faits, ne se laisse point entraîner par de spécieux arguments ou de basses calomnies.

inflammations que l'aconitine, la vératrine abattent comme par enchantement? de ces fièvres éruptives que les alcaloïdes défervescents font évoluer de la manière la plus bénigne? C'est que, avec la dosimétrie, il n'y a plus d'expectation, plus de tâtonnement : on voit le but et on va droit à lui.

Mon service d'hôpital parle plus haut que tout le reste. Là, les choses se passent au vu et au su de tout le monde. Il n'y a pas moyen de rien cacher ou de donner le change sur des insuccès. Or, les registres de l'établissement sont là pour constater que dans le quartier de chirurgie (hommes) il n'y a presque plus de mortalités (de celles s'entend qui peuvent être prévenues par un bon traitement). A cela qu'y a-t-il à répondre? Rien ; il faut s'incliner devant les faits.

Il nous arrive d'être appelé dans les cas désespérés, et là encore de prouver les ressources infinies de la dosimétrie même; — indépendamment que cette désespérance est souvent le fait de l'impuissance de l'art. — S'agit-il d'une dégénérescence hypertrophique du cœur, avec infiltration générale, par suite de l'affaiblissement de l'économie? Les arséniates de strychnine, de soude, de fer ont souvent permis à des malades condamnés à une mort prochaine, de vivre des semaines et des mois et de pouvoir ainsi mettre ordre à leurs affaires. Or, le public qui sait cela — parce que ces faits se passent sous ses yeux — n'ignore pas que c'est à la dosimétrie qu'ils sont dus, car l'allopathie a souvent tort de trop se presser dans ses jugements. Beaucoup de personnes ont des vertiges *sur place* ou ce que Trousseau nommait *vertigo a stomacho læso ;* la crainte d'une apoplexie faisait qu'on les saignait et les mettait à la diète, et ainsi on augmentait les vertiges. Ces malades finissaient par s'infiltrer et succombaient à des attaques sérieuses. Quoi d'étonnant puisqu'on n'avait rien fait pour relever les forces digestives et activer ainsi la circulation (car c'était l'hypostase ou la stagnation du sang qui causait leurs vertiges)? La quassine, quelquefois la strychnine, l'hyosciamine (s'il y a spasme), font disparaître ces prétendues congestions. — D'autres fois il arrive qu'un malade est urémique et se trouve dans un état d'excitation nerveuse indicible, ou bien dans une grande hébétude : somnolent, comateux; la vue est troublée, il y a amblyopie, quelquefois cécité complète; des tintements d'oreilles, des mouvements irréguliers, des vacillations ou tournoiements, des douleurs dans les membres et les articulations, etc. Ici encore on pourrait croire à un état congestif aigu, et on serait tenté de saigner — ce qui serait une erreur complète (nous ne disons pas qu'on ne le fasse quelquefois) — ou bien d'administrer le salicylate de soude à haute dose, sous prétexte de rhumatisme, au risque d'augmenter les symptômes urémiques. Et remarquons que ce sont souvent des médecins qui commettent cette erreur sur eux-mêmes. Dernièrement un brave confrère de la campagne nous disait qu'il avait failli être victime du spécifique vanté par M. Germain Sée. Il prenait, pour des douleurs dans les membres, du salicylate de soude à la dose de 5 grammes par jour, quand, un beau matin, en faisant sa tournée, il lui sembla qu'un vent violent s'élevait et que son cabriolet se renversait. C'était lui qui était pris de vertiges *salicyliques* (le mot mérite de rester, plutôt que le vertige stomachique de Trousseau).

Parlerons-nous des affections des voies urinaires, surtout chez des personnes d'âge? Combien de fois n'arrive-t-il point que des rétentions d'urines qu'on croit matérielles, mécaniques, cèdent à la strychnine, l'hyosciamine l'hydro-ferro-cyanate de quinine? Le *Répertoire* en a cité trop d'exemples pour qu'il soit nécessaire de les rappeler ici.

Il n'y a pas jusqu'à l'opération de la hernie qui ne puisse souvent être évitée grâce aux médicaments dosimétriques.

En médecine, il ne s'agit pas tant de raisonner que d'agir; ainsi, le beau livre du professeur Spring, *Symptomatologie ou traité des accidents morbides*, est incomplet parce que, après avoir passé en revue toutes les opinions des auteurs, il n'arrive à aucune conclusion pratique, et que le nom de thérapie n'y est pas même prononcé. C'est donc, comme l'a dit le docteur Amédée Latour : « une inutile histoire naturelle ». En veut-on la preuve? nous la trouvons immédiatement dans les diverses doctrines de l'urémie : ainsi, là où pour les uns il s'agit d'un empoisonnement du sang par l'urée — ou toxiémie rénale, comme l'a dit Routh — pour les autres, l'urée est un principe tout à fait inoffensif puisqu'on a pu l'injecter dans les veines d'un animal, en très-grande quantité, sans produire aucun symptôme urémique — ce qui est loin d'être concluant, car il ne faut pas confondre l'état pathologique avec ces sortes de pseudo-pathogénies dont l'état physiologique a toujours raison. Et c'est ainsi que lorsqu'on parvient à relever les forces vitales, l'urémie — même due à une hypérémie granuleuse des reins — est moins à craindre que lorsqu'on laisse le malade se débiliter en ne faisant rien et en le condamnant à des privations forcées. Là, en effet, est toute la question : c'est une place de guerre attaquée qu'il s'agit de ravitailler et non de dégarnir de munitions et de vivres. L'urémie peut être due à une insuffisance rénale; mais elle peut également venir de plus haut, c'est-à-dire d'un manque de combustion nutritive. Il faut donc, en tout cas, *fouetter* l'économie par la strychnine et combattre les accidents nerveux par l'hyosciamine, l'aconitine, la digitaline, etc.

On sait que l'urée, par la chaleur humide, se décompose en acide carbonique et en ammoniaque; or, comme Frerichs l'a fort bien fait observer, il peut se former ainsi un carbonate d'ammoniaque dans le sang, donnant lieu à un état adynamique ou typhoïde. M. Pasteur a fait voir qu'il se forme alors des mycrophytes ou microzoaires, *aérobies* ou *anaérobies*. Sans doute ces infiniment petits existent — et il serait étonnant qu'ils n'existassent point en présence de cette dépression vitale — mais sont-ils cause ou effet? *That is the question.* Mais, dira M. Jaccoud, vous ne comptez pour rien la *créatinémie?* ou bien, selon M. Gubler, l'*urinémie?* Dans les conditions normales, les reins ne fabriquent rien; ils se contentent d'éliminer les produits inassimilables ou *déchets organiques*. Il n'y a que chez les oiseaux et les reptiles que cela a lieu, parce que les reins ont un système porte, et peuvent ainsi suppléer le foie. D'ailleurs, tous ces principes extractifs qu'on rapporte à l'urine, tels que la *créatine*, la *leucine* l'*eurochrome*, auxquels on a attribué l'urémie, se constatent également dans le sang et les tissus normaux; ce qui n'est nullement étonnant, puisqu'ils ne sont que des modifications ou dérivés de l'urée.

Enfin on a parlé de l'hydrémie, théorie si magistralement développée par Traube, et qui expliquerait beaucoup de congestions ou épanchements séreux; mais encore faut-il relever la vitalité par les alcaloïdes et les arséniates. Or, c'est encore ici que triomphe la dosimétrie. En vain les allopathes diront qu'ils font le nécessaire; on leur objectera qu'ils font le superflu en débilitant leurs malades par des potions qui n'ont de valeur que pour le pharmacien. Dans les hôpitaux on donne énormément de *bouteilles*; on dirait une course au clocher à qui prescrira le plus *magistralement*. Le fait est que le *magister* est ici le malade, qui répugne à toutes ces drogues plus ou moins nauséabondes et les introduit autre part que dans son estomac. — D'ailleurs, en gorgeant les malades de tisanes et de potions on ne fait qu'augmenter l'hydrémie, qui souvent dégénère en anémie aiguë.

Nous pensons que ces considérations suffiront pour faire voir aux médecins qui se traînent encore dans l'ornière de l'allopathie, combien il est urgent, pour leurs malades comme pour eux-mêmes, de se rallier à la dosimétrie. Il ne s'agit plus des mythes de l'homœopathie, mais d'une thérapeutique où tout le monde voit clair parce qu'elle se manifeste par ses effets.

Pendant quelque temps encore les vieux médecins pourront agir sur leurs jeunes confrères par une sorte de terrorisme, et les forcer de quitter leurs localités (ainsi que cela s'est vu), mais le public fera justice de ces iniquités qui tournent, après tout, à son désavantage, puisque les clients restent en face de l'ancienne médecine.

Enfin, pendant quelque temps encore on pourra tenir la dosimétrie dehors de l'École et des Académies; mais elle ne fera pas la bévue de frapper à leurs portes. Elle a, Dieu merci! une assez vaste clientèle pour se passer de toute sanction officielle. Les lecteurs du *Répertoire* ont pu lire dans le numéro du 15 février de cette année, l'étrange campagne pour empêcher la dosimétrie d'être expérimentée dans les hôpitaux militaires, en France. Si le Ministre de la Guerre avait la faiblesse d'obtempérer à ce *veto* extra-officiel, à qui nuirait-il si ce n'est à sa propre administration. Agent responsable, il a sous lui des conseils irresponsables; son devoir est de leur demander des avis basés sur des faits et non sur le caprice de tel ou tel bureaucrate. Ce que nous ne disons ici n'est pas pour la dosimétrie, car — encore une fois — elle peut se passer de toute consécration officielle, mais dans l'intérêt même de l'armée. Au reste, beaucoup d'officiers de santé nous ont déclaré qu'ils ne demandaient pas mieux que de traiter par la méthode nouvelle, qui leur donnerait toute sécurité, tandis qu'avec la méthode ancienne ils ne savent jamais où ils en sont.

Nous terminons donc cet article en donnant le conseil à tous les médecins qui ont l'avenir devant eux, de se rallier à la dosimétrie et de mépriser les clabauderies qui tendent à les en dégoûter, et même, au besoin, d'en appeler franchement au public contre ceux qui voudraient leur nuire dans leur intérêt et leur réputation.

Nous ne savons jusqu'à quel point ils ne pourraient recourir aux tribunaux. Si la malveillance s'est introduite dans le corps médical, c'est par suite de la faiblesse de ceux qui en sont victimes.

CIII

De la curabilité de la phthisie pulmonaire.

Nous recevons de M. le docteur Lescalmel (de Marseille) une brochure : *La phthisie pulmonaire et la médication arsénico-phosphorée comparée avec les divers traitements connus,* avec cette suscription : « A Monsieur le professeur Burggraeve, l'immortel fondateur de la dosimétrie, faible témoignage de l'admiration de l'auteur(!). » C'est peut-être pour cela que, dans son travail, la dosimétrie n'est pas citée une seule fois — l'auteur la croyant sans doute déjà de l'autre monde. — Cependant il y a dans le *Répertoire de médecine dosimétrique* tels articles de fond, telles observations qui auraient mérité de figurer dans un travail qui compare un traitement *nouveau à tous les traitements connus.* Pour notre part, nous avons toujours admis et écrit qu'il n'y a pas de traitement spécial ou spécifique de la phthisie, mais une méthode; et c'est en cela que la dosimétrie diffère de *tous les traitements connus,* qui ne sont, à tout prendre, que de l'empirisme. La phthisiose, ai-je dit, est un appauvrissement du sang et partant un épuisement de la vitalité; et c'est de la même façon que l'a jugée le médecin anglais Bennett dans ses *Recherches sur le traitement de la tuberculose,* quand il dit : « La phthisie n'est qu'un symptôme, le vrai mal c'est la vitalité épuisée et affaiblie; ainsi quand dans une forêt un arbre est attaqué par des insectes, ou des parasites de toute espèce, ce n'est qu'en apparence qu'ils sont cause de la maladie et de la mort : un arbre jeune et vigoureux résiste à leurs attaques par sa vitalité même; étant plein de vie et de sève, il ne craint pas de tels ennemis; s'ils se saisissent de son compagnon, c'est qu'il est déjà malade et épuisé; le vrai remède n'est pas de gratter et détruire les parasites, car d'autres leur succéderaient, mais d'éloigner toutes les causes de mauvaise santé et de

33

maladie; il faut donc remonter la vitalité organique de l'arbre, en renou-
velant, en arrosant et fumant la terre autour des racines; le protéger, en
un mot, contre toute influence pernicieuse. Ce n'est qu'ainsi qu'on peut
espérer d'arrêter la marche du mal et rendre l'arbre à la vie et à la santé.
Si le succès couronne nos efforts, l'arbre se débarrassera peu à peu de
se ennemis et regagnera sa vigueur et sa beauté d'autrefois. »

Voilà ce que le médecin anglais écrivait en 1874. Or, le *Répertoire*
de 1872-1873 contient un article (p. 21-26) intitulé : « De l'emploi
dosimétrique de l'acide arsénieux et de ses sels », relatif aux principales
préparations arsenicales, leurs indications, leurs doses. « C'est, disions-
nous, une gamme thérapeutique à laquelle le médecin doit avoir constamment recours, tant pour relever la vitalité que pour empêcher les altérations du sang. » Des tracés sphygmographiques *font voir* les effets du
médicament; il ne saurait donc y avoir doute à cet égard et les plus
sceptiques doivent se rendre à l'évidence.

Dans un autre article (même année, p. 149) : « Emploi des médicaments
régularisateurs du pouls : digitaline, acide phosphorique, sulfate de
strychnine », nous démontrons que les saignées répétées accélèrent la
circulation et augmentent ainsi le calorique morbide, tandis que les
alcaloïdes le font tomber.

Toujours la même année (1872), dans un article : « De la chloro-anémie
et de son traitement par l'ergotine, la cicutine et l'arséniate de fer, » nous
faisons voir que la chloro-anémie, en tant qu'insuffisance des globules
rouges du sang, a des sources diverses, et qu'il ne s'agit pas tant de
donner du fer que de réveiller les organes de leur torpeur (p. 165-167).

Dans une communication faite, cette même année, par M. le docteur
Du Cazal (Oran), intitulée : « Faits cliniques : 1° Tuberculose pulmonaire
au troisième degré; emploi de l'arséniate de soude, de la digitaline et de
la codéine; 2° Broncho-pneumonie chronique; emploi de l'arséniate de
soude et de la narcéine », nous touchons la question de la transformation
des globules blancs en granulations miliaires, question si importante
puisque sa solution peut seule nous amener à un traitement rationnel, en
laissant de côté toutes les vues abstraites de la genèse fortuite des
tubercules (373-380).

Dans un article : « Emploi dosimétrique de l'arséniate de caféine dans
le travail de la dénutrition », nous faisons voir que le café est un aliment
compensateur, c'est-à-dire qu'il permet de prendre une quantité de
matières azotées moindre que l'exige le travail ordinaire de la nutrition; qu'il supplée ainsi à l'insuffisance alimentaire, surtout dans la
classe ouvrière; partant, que la caféine arrête ou diminue le mouvement

de décomposition dans les maladies fébriles, telle que la tuberculose pulmonaire (p. 517-521).

Dans le *Répertoire* de 1874, on lit un article : « Essai sur la nutrition.— Emploi dosimétrique de l'acide phosphorique, du sulfate de strychnine, dans les maladies de consomption », article dans lequel nous examinons le rôle de l'acide phosphorique dans l'économie et faisons voir qu'il existe à l'état de phosphate acalin et alcalino-terreux dans toutes les parties du corps, notamment dans les os, où la plus grande partie est immobilisée ou soustraite aux échanges moléculaires ; qu'il faut donc constamment l'introduire par voie d'alimentation ou de médicamentation ; qu'ainsi le cerveau a besoin d'acide cérébrique et oléo-phosphorique ; le sang de phosphate de soude ; les muscles de phosphate de potasse, et que, dans la phthisie pulmonaire, le phosphate de chaux peut arrêter les productions tuberculeuses en les crétifiant (p. 81-85).

Dans un article : « Maladies proliférantes et leur traitement dosimétrique », nous revenons sur la prolifération de certaines maladies, telle que la tuberculose, que nous faisons remonter aux globules blancs du sang, proliférant une fois qu'ils rencontrent un terrain propre, comme l'ivraie dans les champs ; doctrine qui a cela de bon qu'elle est d'accord avec le traitement qui réussit le mieux dans la phthisie, c'est-à-dire par les arséniates, tandis que l'empirisme conduit à des médications abandonnées bientôt pour des panacées nouvelles (p. 358-360).

La même année, dans un article : « De la contagionabilité de la tuberculose », nous reprenons la question soulevée, au Congrès de Lille, en 1874, par M. Chauveau (de Lyon), et faisons voir que les expériences auxquelles il s'est livré ne sont pas assez concluantes, parce qu'il n'a pas procédé par inoculation directe. Ainsi il n'est pas plus étonnant de voir de jeunes animaux devenir phthisiques pour avoir mangé des viandes gâtées par des tubercules, que de jeunes enfants par suite d'une nourriture frelatée. Cette question, qui s'est reproduite dernièrement à l'Académie de médecine de Paris, c'est-à-dire *l'emploi des viandes provenant d'animaux tuberculeux,* est de la plus haute importance (p. 28-31).

Un peu plus loin, dans un article : « Phthisiose sèche, résorption de tubercules », par M. le docteur Dejumné (Ostende), il s'agit d'un cas qui, si d'autres viennent le confirmer, permettra d'espérer d'arrêter la tuberculose à son début. Il est vrai que l'état de marasme de l'individu s'est présenté à un âge (45 ans) où d'ordinaire la phthisie ne s'évolue plus. Il faut y voir la phthisie sèche des auteurs. L'important, c'est que le marasme s'est arrêté par l'administration de granules d'arséniate de soude de potasse, de digitaline, de codéine, d'hydro-ferro-cyanate de quinine (p. 37-38).

Dans un article subséquent : « Sur la nature de la phthisie pulmonaire et son traitement dosimétrique », nous revenons sur l'origine des tubercules, c'est-à-dire les globules blancs ou leucocythes. Cette opinion vient d'être également soutenue par deux médecins anglais, MM. Williams père et fils, dans un travail traduit de l'anglais par M. le docteur Duranty (de Marseille). De jour en jour la doctrine de la spécificité tombe pour rentrer dans les lois de la physiologie. Cet article a une grande importance au point de vue du traitement de la phthisie par les arséniates (p. 56-57).

Un article subséquent relate les expériences de M. le docteur L. Bouyer (de la Creuse) sur l'emploi du lait arséniaté. M. Bouyer soumet des vaches à l'acide arsénieux dans les fourrages et il obtient ainsi un lait *antiphthisique* dont il a constaté les bons effets. La notoriété qu'il s'est acquise dans son pays prouve les succès qu'il obtient. Nous avons insisté pour que de pareilles étables soient établies dans les grands centres de population. Ce serait peut-être le moyen d'arrêter la phthisie à son origine (p. 143-144).

Dans un article : « Inoculation de la tuberculose pulmonaire », nous revenons sur la question de savoir si le virus tuberculeux est contagieux et partant inoculable. C'est, comme nous l'avons dit, M. Chauveau qui a soutenu cette opinion au Congrès de Lille, et, après lui, M. Vilemin s'en est fait l'écho en France; mais en Angleterre la fausseté de cette proposition a été démontrée, et, en 1874, un modeste médecin de Montbazon, M. le docteur Metzguer, est venu déclarer à l'Académie de médecine de Paris que ce que ce docte corps avait admis sur la foi de M. Vilemin, est le contraire de ce que l'expérimentation fait voir. L'Académie — qui est prête à tout entendre — a opiné, cette fois encore, du bonnet. *E sempre bene!* Mais en admettant qu'il s'agisse d'un virus, encore faut-il un antidote, comme le mercure dans la syphilis. Cet antidote ce sont les arséniates, comme l'ont fait voir MM. les docteurs Papillaud et Bouyer (p. 70-71.)

En 1875, dans un article : « Le sang considéré comme source des homœomorphies et hétéromorphies », nous exposons la doctrine de Cohnheim, d'après laquelle les globules blancs du sang ou leucocythes émigrent des vaisseaux capillaires. Déjà, en 1838, M. le professeur Gluge, de Bruxelles, signalait le déplacement de ces globules sur la surface extérieure des vaisseaux de la membrane natatoire de la grenouille et leur progression à l'intérieur des tissus, et Kœlliker a fait voir au microscope, la conversion de ces globules en corpuscules purulents.

Des discussions se sont élevées sur l'origine des cellules émigratrices, que des histologues veulent faire provenir de l'endothélium. Cela pourrait être vrai pour quelques productions morbides, par exemple, l'épithélioma et le cancer, mais cela ne change rien au fond de la question. « Les globules blancs sont des espèces d'organites monocellulaires; ils se nourrissent, ils incorporent des particules ténues et peuvent devenir le point de départ de la formation de certains éléments définitifs, tels que ceux du tissu conjonctif et même du tissu épithélial (sans compter le rôle qui leur revient dans la production des hématies ou globules rouges). Les leucocythes peuvent ainsi être rapprochés des cellules blastodermiques; de même que celles-ci constituent le point de départ de divers tissus. Les globules blancs, que l'émigration jette incessamment dans la circulation interstitielle, assurent l'entretien des éléments histologiques, lorsqu'ils se trouvent développés. » De qui sont ces paroles? D'un honorable professeur de l'Université de Gand, y professant l'histologie normale et pathologique, membre titulaire de l'Académie royale de médecine de Belgique, et qui a fait le rapport sur la question du concours de 1877 : « Des rapports existants entre l'émigration des globules du sang et de l'inflammation. » Tout cela n'est qu'une curieuse mais « inutile histoire naturelle » si à côté ne se trouve le traitement. C'est de quoi l'École se préoccupe fort peu — on pourrait même demander en quoi l'histologie peut être utile au traitement puisqu'on attend que la lésion matérielle ou anatomo-pathologique existe. Tous les troubles vitaux sont traités de moulins à vent; mais les organiciens sont loin d'avoir la bravoure du héros de Cervantes; ils attendent que le moulin se soit arrêté, c'est-à-dire la mort du malade. Hippocrate n'a pas eu besoin d'être histologue pour savoir que tout est dans le sang et que c'est la virtualité de ce dernier qu'il faut entretenir, au lieu de le soumettre à des déperditions inutiles et nuisibles; mais, au contraire, apporter constamment de la force à l'organisme. Les congestions elles-mêmes sont plutôt passives qu'actives, car le sang artériel rafraîchit les tissus, tandis que le sang veineux les échauffe. Il serait bien malheureux que la nature eût entendu autrement l'équilibre fonctionnel, et que nos organes fussent constamment compromis par leur mouvement; ce serait une machine mal agencée. La nature est trop habile ouvrier pour cela. Mais il n'en est pas de même quand le sang est appauvri et que la transformation des leucocythes en globules rouges ne se fait pas régulièrement; les tissus s'infiltrent de lymphe et les globules blancs ne tardent point à y immigrer, comme dans un milieu convenable à leur développement; ce sont les irritations qui les y appellent; ils se portent vers ces points, y prolifèrent et donnent lieu, tantôt à des abcès, tantôt à des granulations qui s'entourent de cellules caséeuses et produisent ainsi les tubercules. La phthisie à son origine est donc une chloro-anémie. La conséquence de ce que nous venons de dire est : qu'il faut, avant tout, reconstituer le sang, et on comprend l'importance du traitement arsénico-phosphoré dans ces cas, en y joignant toutefois les autres arséniates, principalement l'arséniate de strychnine ou, mieux encore, l'hypophosphite de strychnine.

A ces articles nous pourrions ajouter les cas, nous n'osons dire de guérison, mais d'amélioration, du docteur Gressot, insérés dans le *Répertoire* de 1878.

Sans doute on ne saurait dire que la phthisie pulmonaire confirmée est guérissable, mais on peut du moins retarder sa marche.

Nous ne pouvons mieux terminer cet article qu'en reproduisant ici la première observation de M. Lescalmel :

17 mai 1870. — M. L..., 19 ans, employé de commerce, grand, élancé, tempérament lymphatique — le père mort à 40 ans d'une diathèse rhumatique cardiaque — le grand-père goutteux — la grand'mère faible de poitrine.

État du malade. — Épistaxis très-abondants chaque jour, sans céphalalgie ni symptômes aigus quelconques — faiblesse — anémie — toux fréquente — oppression légère à la moindre fatigue — pas d'expectoration — au sommet, en arrière, craquements secs étendus, très-perceptibles — expiration prolongée — matité — creux sus-claviculaire très-prononcé — au poumon droit rien de saillant.

Diagnostic. — Phthisie pulmonaire au début, d'origine arthritique.

Traitement. — Séjour à la campagne. Exercices corporels, nourriture tonique, sirop d'hypophosphite arsénié, 30 grammes par jour, en deux fois, une demi-heure avant le repas.

11 juin. — Moins d'épistaxis — fièvre tous les soirs — toux plus intense — expectoration le matin, au réveil. — Traitement : augmentation du sirop — sulfate de quinine, 30 centigrammes en deux pilules, avant la fièvre, pendant plusieurs jours.

16 octobre. — La fièvre a cédé ; les épistaxis ont cessé ; les forces sont revenues ; plus de toux, d'oppression. — *Paraît guéri.*

Aux premiers froids l'affection se renouvelle : fièvre tous les soirs — toux fréquente le jour, quinteuse la nuit — expectoration assez abondante — amaigrissement — faiblesse — perte d'appétit — au sommet gauche, en arrière, craquements humides, mêlés de secs, à droite et à gauche, respiration rude. — Traitement : sirop d'hypophosphite arsénié, 45 grammes par jour — vésicatoire au sommet droit, laisser suppurer quelques jours — sulfate de quinine, 30 centigrammes avant la fièvre — alimentation riche — vin généreux.

23 octobre. — Fièvre a cédé — respiration plus facile, toux moins fréquente — appétit bon — même traitement et régime.

31 octobre. — Mieux continue. — Le malade cesse le traitement arsenical malgré l'avis du médecin.

8 novembre. — Accès de fièvre très-intense — aggravation de tous les symptômes d'auscultation : craquements humides au sommet gauche en arrière, secs à droite, aux fosses sus et sous-épineuses, murmure respiratoire obscur partout, aspiration prolongée : sulfate de quinine, 50 centigrammes en trois pilules.

9 novembre. — Pas d'accès — même dose de quinine.

13 novembre. — Fièvre continue, sueurs abondantes : tartre stibié 15 centigrammes, sirop diacode 30 grammes, eau de laurier-cerise 2 grammes, eau 120 grammes, par cuillerées toutes les heures, à partir du matin — éviter les vomissements par la glace, la position horizontale le repos absolu ; pas d'aliments dans la matinée.

14 novembre. — Les vomissements, après quelques cuillerées de la potion, ne cessent pas. — Suspend la potion pour la reprendre le lendemain — le malade est très-fatigué, anéanti.

15 novembre. — La tolérance ne s'établit pas, face décolorée, pouls faible et très-fréquent, sudation froide abondante — renonce au tartre stibié. — Prescris pour le lendemain : ipéca concassé, 2 grammes dans une décoction d'un litre, à prendre par demi-tasses toutes les heures.

16 novembre. — Pas de vomissement — le litre a été absorbé — bouillon froid, le soir soupe légère et vin de Malaga. — Demain matin même dose d'ipéca et régime.

18 novembre. — Fièvre a cédé — suspend la médication — alimentation et vin généreux.

20 novembre. — Plus de fièvre — hier soir quinte de toux très-intense : chloral 2 grammes avec sirop d'oranges ; reviens au sirop d'hypophosphite arsénié, 15 grammes par jour en trois fois, une demi-heure avant les repas.

27 novembre. — Le malade s'est levé trois heures — appétit bon : 60 grammes de sirop.

6 décembre. — Amélioration progressive — le malade sort en voiture — 15 grammes de sirop — toux très-fréquente — expectoration modérée.

15 décembre. — Mieux — plus de fièvre ni de sueurs nocturnes — toux s'améliore — signes d'ausculation s'éloignent.

25 décembre. — Convalescence complète — accidents généraux ont cessé — état local amélioré. Le malade se croit guéri. Invité à persévérer dans la médication arsénico-phosphorée en diminuant la dose de sirop peu à peu.

14 avril 1871. — Hiver passé sans accidents — toux assez fréquente avec expectoration — respiration un peu rude avec aspiration prolongée, craquements secs disséminés au sommet, à gauche en arrière.

10 août. — Toux quinteuse, fatigante, oppression — part pour la campagne — reprendre le sirop d'hypophosphite arsénié.

20 novembre. — Toutes les apparences de la santé; suspend tout traitement.

12 mai 1872. — Passé tout l'hiver sans garder la chambre — repris ses occupations — déclaré bon pour le service par le Conseil de révision. A l'auscultation même état qu'au début, c'est-à-dire que les craquements persistent.

Depuis trois ans revois le malade, dont la santé se soutient. — Espoir de guérison.

Nous dirons, avec l'auteur, que ce n'est qu'un espoir. *Hæret lethalis arundo.*

Quant au traitement, on ne saurait contester qu'il n'ait été méthodique; mais le traitement dosimétrique eût été moins fatigant pour le malade et plus efficace, puisqu'il eût permis d'amener une résolution complète de la pneumonie, et par conséquent la marche régressive des tubercules, si tant est qu'ils existent — ce que l'observation microscopique n'a pas permis de constater. En effet, il n'y a certitude absolue que pour autant qu'on trouve dans les crachats des fibres élastiques des alvéoles pulmonaires. Nous ferons, du reste, observer qu'il n'y a pas eu, à proprement parler, fièvre hectique, tandis que dans le cas relaté par le docteur Gressot tous ces signes de la phthisie confirmée ont existé. Ce ne sont pas tant les tubercules qui tuent les phthisiques que les inflammations leucythémiques. Pendant tant d'années que nous avons passées à l'amphithéâtre, ayant eu à ouvrir de centaines de cadavres de phthisiques, nous avons rarement constaté de vrais tubercules ou plutôt de granulations grises où l'on pût reconnaître les éléments histologiques de la maladie, mais presque toujours des suites d'inflammations caséeuses : pleurésies, pneumonies, entérites, péritonites, etc. De sorte que nous nous demandons si la phthisie granuleuse est aussi fréquente qu'on le prétend. C'est dans la conjonctivite que nous avons constaté surtout les granulations, parce qu'ici les désordres peuvent être reconnus du vivant même.

Il y a donc à considérer dans les maladies de poitrine ; d'abord la prédisposition, qui est une leucythémie qu'il faut combattre par les arséniates ; ensuite la cause occasionnelle : un rhume, une bronchite, une pleurésie, une pneumonie, etc. ; la marche de la maladie, tantôt aiguë, tantôt chronique d'emblée, et nécessitant les défervescents : aconitine, vératrine, ou les altérants : arséniates iodés ; les désordres organiques : infiltrations caséeuses, suppurations et la fièvre de consomption à laquelle il faut opposer la quinine, la caféine ; tandis que la toux doit être calmée par l'iodoforme, la codéine, etc.

Dans cette période le traitement aura pour résultat de retarder la marche du mal, mais, en aucun état de choses, d'amener une guérison radicale. Quelque vif que soit le désir d'obtenir ce résultat, il ne faut pas aller jusqu'à se faire illusion au détriment de l'art lui-même et de la confiance qu'il doit inspirer au public.

Nous terminons ici nos remarques, espérant que lorsque notre confrère de Marseille donnera une deuxième édition de son travail, il n'y oubliera pas la dosimétrie.

CIV

Fusion de la médecine homœopathique dans la médecine dosimétrique.

La Société médicale homœopathique de Northern New-York, dans son dernier meeting annuel, a adopté la résolution suivante :

« Attendu que la théorie de la dynamisation annoncée dans l'Organon a donné lieu à une méthode de préparation *extravagante* et *discutable*; que cinquante années d'expérience ont assez démontré son manque d'efficacité pratique, qu'aucune raison suffisante n'appuie ce principe *fantaisiste*,

» Nous décidons que si cette théorie peut être occasionnellement appliquée au point de vue *psychologique* (1), elle est encore si obscure, si incertaine et différente du principe *Similia*; elle n'est pas digne d'être acceptée dans la profession homœopathique. »

Voilà donc un grand pas de fait! Ainsi tombera cette médecine de *mythes* qui faisait que les homœopathes ne pouvaient se rencontrer sans rire.

La dignité de la médecine y gagnera, car il n'y a rien qui déshonore une profession comme ces sortes d'appâts jetés à la crédulité publique.

Que les homœopathes gardent leur principe *Similia similibus*; ils en sont parfaitement maîtres; et cela importe peu puisqu'ils vont se servir de médicaments *réels*. C'est ce que la plupart d'eux faisaient déjà, ayant adopté les médicaments dosimétriques.

Que feront maintenant les allopathes? Persévèreront-ils dans leur pharmaco-galénisme? Mais le public ne veut plus de médecines noires; et d'ailleurs beaucoup de médecins en faisant de l'expectation ont fait

____

(1) C'est-à-dire imaginaire,

voir combien est faible leur confiance dans les médicaments composés.

La lettre suivante, que nous avons reçue ces jours derniers d'un honorable confrère, fera connaître la véritable situation des médecins à cet égard.

Hensy, le 28 février 1878.

Monsieur le professeur Burggraeve,

J'avais à peine lu les premiers énoncés de votre bienfaisante doctrine, que je vis en elle le signe d'une ère nouvelle pour la médecine (c'est-à-dire pour l'humanité), et je me promis bien de ne pas attendre la fin de l'année pour offrir au *Répertoire* le témoignage des succès que je tâcherais d'obtenir au moyen des instruments que vous mettez à la disposition de tout le monde.

Trop brillante illusion! Les choses ne vont pas aussi vite.

D'abord il ne s'agit pas, sous prétexte d'apporter ma pierre à l'édifice, de vous expédier une nouvelle édition du *pavé de l'ours*; et, d'un autre côté, le champ de ma clientèle est bien restreint, car il y a dix ans que j'étais résolu à me retirer tout à fait de la pratique, et ce n'est que grâce au séjour à la campagne et à un exercice actif du système musculaire que j'ai recouvré assez d'énergie pour oser reprendre le travail intellectuel. Il est donc assez rare pour moi de rencontrer des cas présentant un certain intérêt, surtout d'avoir des affections aiguës à juguler — car ils sont rares les campagnards qui appellent le médecin avant d'avoir épuisé les moyens empiriques.

Enfin, autre raison, faut-il l'avouer? — Lorsqu'on a fait pendant cinquante ans de la médecine allopathique; remué, par conséquent, des centigrammes et des grammes, en plus ou moins grand nombre, de substances pourtant bien actives, on se trouve ahuri — tant est grand le préjugé — à l'idée qu'on va administrer, coup sur coup, un alcaloïde qui, même sous un bien petit volume, pourrait causer la mort; et on ne se représente pas assez qu'à la dose d'un milligramme ou d'un demi-milligramme les poisons réputés les plus violents ont perdu leur propriété nuisible.

Lorsque j'employais, il y a quarante ans, en frictions, soit sur les membres atrophiés d'enfants rachitiques, soit pour rappeler l'innervation dans les muscles paralysés par suite de compression des filets nerveux, soit pour conjurer l'imminence de ramollissements musculaires, la strychnine — que j'aime à vous entendre appeler votre *cheval de bataille* et que je me sens tenté de nommer le *grand redresseur* — j'aurais frémi à l'idée d'employer cet agent à l'intérieur (tant je me sentais menacé d'anathème), oubliant combien ses sels sont solubles et partant divisibles.

Ce n'est que longtemps après que je me suis enhardi peu à peu — mais dans de rares occasions — à administrer intérieurement cet alcaloïde à des doses presque allopathiques.

Mais c'est vous, très-honoré professeur, qui m'avez fait comprendre combien fréquemment on peut avec fruit, recourir à son usage.

J'ai eu l'honneur de vous dire pourquoi je n'ai pas apporté jusqu'ici ma pierre à l'édifice que vous élevez avec tant de persévérance; ce n'est pas cependant que je manque entièrement de matériaux, mais je voudrais pouvoir apporter des faits à l'interprétation desquels on ne pût pas venir opposer les mots : Erreur de diagnostic? Illusion! Fausse alerte! et autres objections aussi faciles à élever.

Je me borne donc, pour aujourd'hui, Monsieur le Professeur, à vous dire que je ne sais quoi le plus admirer : de votre clairvoyance ou de votre énergie, et à vous féliciter sur la nouvelle étape atteinte par votre apostolat, c'est-à-dire sur la réalisation de votre prédiction faite le 5 décembre dernier à la séance de la Société dosimétrique de Paris, non-seulement en voyant la Presse médicale mise en demeure de s'expliquer, mais encore en entendant ce qui se dit entre confrères.

Dr LEMARCHAND.

Telle est en effet la situation d'esprit du plus grand nombre des médecins qui n'ont pas secoué le joug de l'École, ou plutôt l'espèce d'horreur qu'elle leur a inspiré des alcaloïdes en général et de la strychnine en particulier.

C'est qu'ici encore l'École est allopathe, c'est-à-dire qu'elle a fait de ces substances si délicates, si quintescenciées, le *pavé de l'ours*.

Pour le prouver il suffit d'ouvrir le *Manuel de matière médicale de thérapeutique comparée et de pharmacie*, de Bouchardat, qui est encore classique et que tout médecin allopathe consulte. Nous lisons, à l'article strychnine :

« Sur un homme sain, 1 centigramme de strychnine a des effets très-prononcés; 2 ou 3 centigrammes suffisent pour tuer un chien de forte taille en produisant des accès de tétanos qui, en se prolongeant, s'opposent à la respiration jusqu'au point de produire l'asphyxie complète et la mort. »

M. Bouchardat prescrit les formules suivantes :

N° 1. *Pilules de strychnine.* — Strychnine pure 1 décigramme, conserve de cynorrhodon 2 grammes ; mêlez exactement et faites 24 pilules égales et argentées, afin qu'elles ne se collent pas les unes aux autres.

N° 2. *Poudre de strychnine et d'oxyde de fer.* — Strychnine 1 décigramme, oxyde noir de fer 5 grammes, poudre de sucre et de gomme *ana* 5 grammes ; mêlez et divisez en 10 paquets. Un paquet chaque jour.

Le danger de ces préparations c'est d'être insolubles ; elles s'accumulent donc dans le tube intestinal et, un beau jour, on a une explosion formidable. C'est ce qui nous est arrivé chez un malade auquel nous donnions l'extrait alcoolique de noix vomique, pour une commotion de la moelle épinière avec paraplégie. Un matin le malade fut lancé hors de son lit et aurait pu être tué du coup. Ainsi une ou deux pilules ou un paquet de strychnine par jour, d'après la prescription de Bouchardat, peuvent présenter un danger réel.

Prenons l'*aconitine*. On sait que cet alcaloïde ralentit la respiration, la circulation, au point de produire cet état particulier qu'on nomme *aconitisme,* et qui fait presque passer l'individu à l'état d'animal à sang froid ; c'est donc une arme puissante dans les affections aiguës ; mais dans les maladies chroniques, surtout du cœur, il peut y avoir danger à l'employer si elle n'est pas exactement dosée et en granules presque instantanément solubles. Or voici la prescription de Bouchardat :

Pilules d'aconitine. — Aconitine 5 centigrammes, poudre de réglisse 1 gramme, sirop ordinaire q. s. ; faites s. a. 16 pilules. A prendre 1 toutes les heures.

Ici, même observation que pour la strychnine : l'aconitine préparée ainsi n'étant pas soluble s'amasse dans le tractus intestinal et fait l'effet du *pavé de l'ours*.

Pour la vératrine Bouchardat donne la même prescription ; la même observation y est donc applicable. Les lecteurs du *Répertoire* connaissent la méthode défervescente du professeur Liebermeister, de Tubingue. Dans la fièvre typhoïde il donne des pilules de vératrine contenant chacune 5 milligrammes de vératrine, toutes les heures une, jusqu'à ce qu'il survienne un état nauséeux prononcé ou des vomissements. « Généralement, dit-il, quatre à six pilules suffisent ; le collapsus qui, à cause de l'abaissement rapide de la température, succède facilement aux vomissements, n'est pas dangereux, même pour des individus atteints de typhus. » Nous ne voudrions pas en prendre la responsabilité. M. Liebermeister donne les pilules à une heure d'intervalle, mais comme elles ne sont pas absorbées, étant préparées au pilulier, avec des substances inertes, elles s'accumulent dans le canal intestinal et ainsi produisent des effets toxiques. Tandis que les granules dosimétriques, qui sont parfaitement solubles, peuvent être donnés à des intervalles rapprochés (dix à quinze minutes) sans donner jamais lieu à aucun accident.

Voilà pourquoi nous avons réclamé énergiquement contre un contre-facteur des granules Chanteaud, parce que ses pilules, faites au pilulier, présentent un danger réel. Or, quand il s'agit de substances aussi actives que les alcaloïdes, on ne saurait prendre assez de précautions.

Pour en revenir à la déclaration de la Société médicale homœopathique de Northern New-York quant à l'action *psychologique* des doses infini-tésimales, nous dirons que l'hahnemannisme, en entrant dans le giron de la dosimétrie, aura bien mérité de la médecine.

Déjà en sapant l'édifice monstrueux du galénisme et en faisant entrer la thérapeutique dans la voie de la pharmacodynamie, elle a bien mérité des malades et de l'humanité en général, en restreignant le cadre de la médecine organique ; « de cette inutile histoire naturelle », comme l'a nommée le docteur Amédée Latour. Que leurs doses *psychologiques* leur soient légères ! elles n'ont fait de mal à personne — pas plus que l'ex-pectation (1). Mais il est temps que la médecine soit une science positive et non une momerie d'augures. La chimie pharmaceutique a mis à sa disposition des armes réelles ; il faut qu'elle sache s'en servir.

Tel est le but de la dosimétrie et tels sont ses moyens. Il n'y a donc plus aucun motif pour tout médecin qui tient à guérir ses malades sûre-ment et commodément à ne pas entrer dans cette voie. Ne pas le faire ce serait encourir un reproche grave et prouver qu'au-dessus de l'humanité il met ses préjugés d'École.

La dosimétrie ne supprime pas la médecine d'Hippocrate, elle la rend possible ; elle met à sa disposition les ressources de la science moderne. Laissons là les récalcitrants ; ils formeront la queue, qui n'empêchera pas le corps d'armée d'avancer vers sa conquête, c'est-à-dire le salut de l'hu-manité. *Vox Dei, vox populi,* car le public étant averti s'en mêlera inévitablement.

La dosimétrie est comme toutes les révolutions nécessaires : elle est invincible. A quoi aboutiront les intransigeants ? A se faire moquer d'eux.

(1) Bien entendu quand il n'y a pas de péril en la demeure, c'est-à-dire dans les maladies passagères

CV

Du sommeil et de ses moyens dosimétriques.

Les anciens considéraient le sommeil comme le plus grand bienfait des dieux ; on connaît « l'Invocation au sommeil » de la *Muette de Portici*, l'une des plus poétiques images de Scribe et des plus belles inspirations d'Auber. On peut définir le sommeil le repos du cerveau. C'est comme l'animal qui se couche ; c'est-à-dire que ce n'est qu'après avoir trouvé sa position qu'on s'endort. D'ordinaire on commence par se mettre sur le flanc gauche, puis à un moment donné, comme par la détente d'un ressort, on se trouve sur le flanc droit et on s'assoupit. — Qu'est-ce que cet assoupissement? Est-ce une hypostase sanguine? Nullement, car alors ce serait le coma, ou tout au moins le cauchemar, comme il arrive quand on se couche après un repas copieux, ou quand la veine porte ne peut se dégorger complétement par suite d'obstructions. — Il arrive, au matin, qu'on est comme rivé au lit, et on a des rêves qui ont toutes les horreurs de la réalité. On est comme étouffé, étranglé. D'où vient cet état? Ici c'est une véritable hypostase : le sang veineux reflue dans les sinus de la moelle épinière et, de proche en proche, jusque dans le cerveau. — Au contraire, quand après une soirée agréablement passée, on se couche l'esprit riant, les rêves sont de même. Ce sont ceux qui, comme disaient les anciens, passent par la porte d'ivoire. On éprouve quelque chose de léger, d'éthéré ; c'est que le cerveau n'est pas congestionné. Pour arriver à cet état, il faut d'abord un bon régime hygiénique : ne pas s'occuper trop tard d'études sérieuses, se livrer à une lecture agréable ou à une conversation entre gens amusants, éviter toute discussion irritante, surtout ne pas manger trop tard, ou boire trop copieusement.

L'habitude de prendre de la bière en trop grande quantité est mauvaise parce qu'elle produit la dyspepsie acide.

Mais on ne saurait toujours forcer le cerveau à s'endormir; la pensée qui est son mode de fonctionnement — comme pour l'estomac digérer — continue souvent à être active après que l'heure du repos a sonné, et si cet état d'activité cérébrale se prolonge, il y a insomnie. D'autres fois il y a souffrance morale ou maladie physique. Que faut-il faire dans ces cas? Faut-il recourir à l'opium? Mais, comme l'a dit Hufeland, le suc concret du pavot est une arme à deux tranchants : il assoupit la douleur, mais ne fait pas dormir, sinon lourdement, parce qu'il congestionne. La morphine a les mêmes inconvénients, quoique à un degré moins prononcé; en outre, elle arrête la digestion; aussi le lendemain on a la tête lourde, la langue pâteuse, mauvaise, comme si on avait fait un excès la veille. La codéine, la narcéine, sont moins actives, mais par cela même ne remplissent pas le but. L'hyosciamine donne des rêves vagues, mais produit la mydriase. D'ailleurs aucun de ces moyens ne produit la sédation vasculaire; or, tant que celle-ci n'a pas lieu, on ne s'endort point. D'ordinaire, par suite des fatigues de la journée, la température du corps augmente de neuf à dix heures du soir; cette augmentation est d'un cinquième de degré centigrade et constitue une espèce de fièvre qui se calme vers minuit. C'est là ce qui fait que beaucoup de personnes ont de la peine à s'endormir avant cette heure. Il faut donc y parer par un repos absolu et des boissons rafraîchissantes. C'est là-dessus que se trouve basé l'usage du thé en Angleterre et en Hollande, suivi d'un verre de vin de Bordeaux à mesure que la nuit avance, car les délayants seuls auraient pour effet d'empêcher le sommeil. Il va sans dire qu'il faut éviter de souper copieusement, à moins de faire, comme on dit, grasse matinée, ce qui est encore une mauvaise habitude, puisqu'elle empêche de jouir de l'air vivifiant du matin.

Voilà pour l'hygiène; mais qui très-souvent ne suffit point chez les individus très-impressionnables et qui se livrent à des travaux de tête. C'est un état maladif, qui exige des moyens médicaux ou thérapeutiques. Or, nous avons déjà dit que les opiacés ne conviennent point; il faut donc d'autres modificateurs, et ceux-ci ne sauraient être empruntés qu'aux sédatifs du système vasculaire : la strychnine, l'aconitine et la digitaline.

Nous parlons d'expérience personnelle : depuis longtemps nous étions tourmenté d'insomnie et avions vainement fait usage de morphine; le matin, nous nous levions fatigué et sans avoir refait nos forces. Cela exerçait une influence fâcheuse sur notre moral, qui était devenu fort irritable. En fin de compte nous eûmes recours à la strychnine, l'aconitine et la digitaline, qui nous procurèrent le calme de la nuit auquel nous aspirions — car il faut avoir subi l'insomnie pour en connaître les rigueurs. Il semblerait que tous les pensers vous débordent à la fois et qu'on se trouve entraîné dans un tourbillon ; on a beau se tourner et se retourner : le sabbat recommence, bourdonne aux oreilles, avec des battements d'artères, comme des coups de bélier. Cela seul prouve que c'est dans ces pulsations exagérées que consiste l'insomnie. Aussi, peu de temps après avoir pris l'aconitine et la digitaline (trois à quatre granules de chaque une demi-heure avant de se coucher), on sent le calme renaître ; et si on observe avec le thermomètre, ce calme coïncide avec un abaissement de la température, d'un quart de degré. Les pulsations artérielles descendent quelquefois à 70 et même 69. C'est le moment le plus favorable de se mettre au lit, et on ne tarde point à trouver un sommeil paisible, pourvu que l'esprit ne soit point préoccupé — car il faut faire la part des impressions morales ou psychologiques.

Dans un mémoire soumis à l'Académie royale de médecine de Belgique par le docteur Cazenave, de la Roche, « sur l'insomnie », et qui a obtenu l'honneur... du dépôt aux archives, cet auteur admet que le sommeil coïncide avec une anémie cérébrale, et l'insomnie avec une congestion de cet organe ; il n'y a, ainsi que nous venons de l'établir, de vrai que cette dernière proposition. Il est si peu exact que ce soit une anémie, que cette dernière, au contraire, empêche de dormir, comme on le voit chez les personnes chloro-anémiques.

Quant aux rêves, l'auteur adopte l'opinion de Jouffroy, c'est-à-dire que c'est l'âme qui veille pendant que le corps repose.

Mais ce repos absolu n'existe point pour le cerveau, qui est à la pensée ce que la rétine est à la lumière, c'est-à-dire que les impressions psychiques persistent et réapparaissent au moindre ébranlement, comme les phosphènes dans l'œil. Seulement, ces impressions sont vagues, et l'esprit a de la peine à les ressaisir au réveil.

L'auteur rapporte l'insomnie à deux groupes de causes : les directes, telles qu'une imagination trop ardente, des passions de l'âme, l'exaltation religieuse, les travaux de tête exagérés, les maladies cérébrales, notamment celles qui sont accompagnées de fièvres ; les indirectes ou symptomatiques, telles que l'ictère, la dyspepsie, la chlorose, la syphilis, la suppression d'hémorrhagies habituelles, le traumatisme, l'alcoolisme. Quant à ces dernières, il faut les calmer par l'aconitine et la digitaline. Ainsi, dans le délire des buveurs, il y a longtemps que nous recourons à ces deux alcaloïdes ; ce qui confirme la théorie de l'insomnie que nous avons exposée plus haut. On calme le cerveau par le cœur. C'est ainsi que se confirme cet aphorisme de Cullen : que la digitale est l'opium du cœur. C'est là ce que nous avons eu en vue en rédigeant le présent article. Il prouvera que la dosimétrie n'est jamais en défaut, tandis qu'avec l'allopathie tout est confusion et empirisme.

CVI

Action extemporanée des remèdes dosimétriques.

Une de ces nuits dernières, vers minuit, je fus réveillé par de violents efforts de vomissements que faisait ma femme. Elle s'était couchée vers onze heures, bien portante, mais s'était fatiguée dans un travail de broderie au métier. Elle avait commencé par sentir une douleur lancinante contournant la côte gauche de la zone épigastrique, et, presque aussitôt, avait été prise de vomissements de matières blanches, spumeuses, à petites bulles, preuve qu'il se faisait un grand remous dans l'estomac. Je crus d'abord qu'en appliquant des compresses d'eau sédative cela se serait passé ; mais les vomissements continuèrent et rendirent les douleurs insoutenables ; la peau se couvrit d'une sueur froide, le pouls tomba au-dessous de la normale, la face se grippa. Le danger devenait donc pressant. J'eus recours aussitôt à ma boîte de médicaments dosimétriques et fis prendre à la malade trois granules hyosciamine et trois granules quassine, afin de calmer et de tonifier l'estomac. Au bout de dix minutes la malade vomit les granules, disant que c'était fort amer (à cause de la quassine). Je donnai, derechef, trois granules hyosciamine avec trois granules iodhydrate de morphine. Il y eut une accalmie d'une demi-heure, au bout de laquelle les vomissements et les douleurs lancinantes reprirent de plus belle. Je donnai alors trois granules hyosciamine, trois granules iodhydrate de morphine et trois granules bromhydrate de cicutine. Cette fois, la détente se fit, de grosses bulles de gaz sortirent avec bruit, et la malade s'endormit jusqu'au jour.

Ce que nous voulons faire voir en publiant ce cas, c'est : 1° la merveilleuse promptitude avec laquelle les symptômes obéissent aux médicaments dosimétriques ; 2° la rapidité du secours dans les cas urgents, au milieu de la nuit. MM. les pharmaciens auront beau se prévaloir de ce qu'ils nomment leur droit ; il n'y a pas de droit plus impérieux que le salut des malades.

On sait les embarras, le tumulte qu'occasionnent les cas nocturnes : le médecin est sonné au beau milieu de son sommeil ; c'est à peine s'il se donne le temps de s'habiller et il accourt tout essoufflé. L'examen de son malade fait, il écrit sa prescription. Il faut aller réveiller à son tour le pharmacien, qui n'y met pas toujours la même hâte que le médecin : il faut d'abord qu'on s'arrange (lui ou son disciple); puis le remède doit être préparé — souvent en tâtonnant, au risque d'erreurs. Enfin la *bouteille* arrive ! si on n'a perdu qu'un heure c'est peu, mais entretemps le malade a continué à souffrir. On voit que d'inconvénients à déranger MM. les pharmaciens de leur sommeil, et combien il serait plus humain que le médecin eût toujours sa boîte de médicaments sur lui, pour les cas urgents.

Dans le cas que nous venons de rapporter, il s'est agi d'une gastralgie avec coliques violentes; il n'y a pas de doute que de graves accidents en eussent pu être la conséquence. L'hyosciamine et la quassine n'ont pu enrayer de prime abord les vomissements ; indépendamment de l'élément *spasme,* il a fallu attaquer l'élément *douleur* au moyen de l'iodhydrate de morphine et du bromhydrate de cicutine. En effet, les douleurs étaient lancinantes, provenant de la moelle épinière ou du moins y irradiant. Or on sait que la cicutine agit spécialement sur les cordons médullaires. Les éthers, qu'on donne ordinairement dans ces cas, indépendamment qu'ils n'auraient pas été supportés, auraient augmenté la torpeur générale. En effet, il ne faut pas perdre de vue que ce sont des anesthésiques, qui empêchent l'hématose. L'abus de ces médicaments a produit et produit encore chaque jour de nombreux inconvénients, surtout d'augmenter l'hystérisme chez les femmes nerveuses. C'est le cas de dire qu'on fait des malades de personnes relativement bien portantes.

Pour nous résumer, le médecin est comme le soldat en campagne, c'est-à-dire qu'il doit être constamment armé. Dans les cas urgents aucune loi ne saurait lui défendre de donner lui-même les médicaments dosimétriques, parce que : *Salus œgroti suprema lex.*

CVII

De l'état puerpéral et des soins qu'il nécessite.

L'Académie royale de médecine de Belgique, siégeant à Bruxelles, dans quelques-unes de ses séances déjà, s'occupe de l'extension à donner aux attributions des sages-femmes, en leur permettant — dans les cas urgents — d'appliquer les instruments : forceps, levier, brisé-crâne, etc. Nous doutons que ce soit leur rendre service, car quelle que soit leur habileté, si le cas tourne mal on le leur imputera, sans tenir compte de la situation.

Mais ce qui importe — dans les campagnes surtout — c'est que les sages-femmes aient des connaissances de physiologie, afin de régler le régime de leurs clientes et de ne pas commettre de ces erreurs qui ont une influence désastreuse pour les suites de l'accouchement. En un mot, d'éviter les maladies puerpérales. C'est pourquoi nous avons écrit le présent article.

On sait que le célèbre Hufeland (qui n'était point accoucheur) a écrit la phrase suivante : « Toute femme enceinte doit être regardée comme un être à double vie, produisant plus de sang qu'à l'ordinaire ; privée, en même temps, d'une hémorrhagie qui lui était habituelle, et par conséquent plus encline à la pléthore, à la sthénie qu'à la faiblesse. »

Cette doctrine a eu assez longtemps cours dans la science pour qu'il en soit résulté une débilitation portant sur la génération entière, parce qu'elle a été frappée à sa source.

Que la saignée ait ses indications, pas de doute ; mais il ne faut pas l'ériger en système.

Dans un précédent article relatif aux vomissements incoercibles, survenus dans le cours du cinquième mois de la grossesse, nous avons déjà eu occasion de dire combien le sang de la femme enceinte s'appauvrit à mesure qu'elle approche de son terme ; appauvrissement caractérisé par une diminution considérable des globules rouges et de l'albumine, en même temps que le chiffre de la fibrine s'élève, ainsi que la matière phosphorée et la proportion d'eau.

Cette augmentation d'eau prédispose la femme enceinte aux hydropisies aiguës, du péricarde surtout, de même que la quantité plus grande de fibrine peut donner lieu aux embolies et produire une mort foudroyante. Les syncopes, toujours si dangereuses dans ces cas, sont dues à l'anémie des centres nerveux.

Voilà ce que les sages-femmes doivent bien savoir afin de ne pas soumettre leurs clientes à un régime affaiblissant, par crainte de l'inflammation. Par contre, toute fièvre doit être combattue par l'aconitine, la vératrine, et tout accident nerveux par l'hyosciamine et, au besoin, la strychnine.

Il y a quatre ans, nous visitions la Maternité de Rouen, et M. le docteur Hélot fils, qui nous en faisait les honneurs, nous fit remarquer que les affections puerpérales y étaient l'exception, au point que les registres de l'établissement ne les mentionnaient même pas. Je lui demandai à quoi il attribuait cette heureuse circonstance ; il me répondit : A l'emploi de l'alcoolature d'aconit que feu mon père avait introduit, et auquel on soumet les femmes avant l'accouchement quand on prévoit qu'il doit être laborieux. — Cette pratique est excellente, car on sait que l'aconit a pour effet d'empêcher la fièvre en maintenant la circulation et la calorification dans l'état physiologique.

Mais l'aconit est un remède fort inconstant parce que, tantôt, on emploie les feuilles, tantôt, les racines, et que, d'ailleurs, on ne sait pas si la plante est sauvage ou cultivée, ce qui influe sur son activité. Il est donc préférable d'employer l'*aconitine*, ou l'alcaloïde de la plante, dosée au demi-milligramme, comme dans les granules Chanteaud.

Il en est de même de la vératrine, qui fait également tomber le pouls et la chaleur, sans faire subir à la femme de perte matérielle, car c'est surtout le sang qu'il faut ménager. Les accidents nerveux seront combattus par l'hyosciamine, la codéine, la narcéine, la morphine et, au besoin, par la strychnine.

Chaque fois que le travail a de la peine à s'établir, il faut recourir au sulfate de strychnine et à l'hyosciamine, d'après cette considération, que si d'une part il y a spasme du col utérin, il y a en même temps inertie ou subparalysie du corps de la matrice, de la même manière qu'on l'observe dans la rétention d'urine. Il ne faut donc pas se hâter de recourir aux instruments, la difficulté pouvant être levée vitalement.

Quant au danger que peuvent présenter ces alcaloïdes ils sont nuls, parce qu'on les administre graduellement et qu'on peut ainsi en observer les effets. On ne fait que suivre, pas à pas, les symptômes. C'est pour cela que la dosimétrie est une *méthode* et non un *système*.

Ainsi, nous nommons un système que de donner le seigle ergoté sans raisonner les circonstances qui peuvent en nécessiter l'emploi ou le contre-indiquer.

Nous ferons observer, en outre, que l'ergot de seigle est un produit cryptogamique, un champignon fort dangereux, du moins son *micelium*, résultant de saisons humides, et pouvant produire la gangrène, comme il en existe des exemples. Il est donc préférable d'employer l'ergotine, combinée à la strychnine et l'hyosciamine, dans les cas de pertes utérines, parce que de cette manière on provoque le resserrement du tissu utérin sans fermer sa cavité et, par conséquent, incarcérer le sang. Nous ne saurions assez insister sur ce traitement, qui est tout à fait nouveau dans la pratique des accouchements.

Ainsi, on peut donner, toutes les dix minutes ou tous les quarts d'heure, un granule de ces trois substances (ensemble), jusqu'à ce que toute perte ait cessé.

Une autre précaution que nous croyons devoir rappeler ici, c'est d'empêcher la fermentation des lochies, au moyen de lotions et d'injections au chloral et au sous-borate de soude, dont l'effet est, à la fois, désinfectant et anesthésiant, c'est-à-dire qu'il prévient la fièvre typhoïde des accouchées ou métro-péritonite. On prend communément, pour les lotions, dix parties de chloral, cinq parties de borax et cent parties d'eau. Le pharmacien en chef de l'Hôtel-Dieu de Paris, M. le docteur Hébert, dans une des séances de la Société dosimétrique de Paris, a beaucoup insisté sur l'efficacité de ces lotions et injections en faisant observer que depuis qu'on les emploie à l'Hôtel-Dieu les infections puerpérales ont presque entièrement disparu. On peut encore faire usage d'eau phéniquée, mais son odeur pénétrante fait que les nouvelles accouchées la supportent difficilement.

Ici nous devons faire remarquer combien la sage-femme doit être sévère sur les soins de propreté, surtout passant d'un accouchement à un autre. On a remarqué dans les Maternités que ce sont souvent les internes qui transmettent la contagion. C'est à tel point qu'un professeur d'accouchement a défendu à ses élèves de pratiquer des autopsies, lesquelles, à part des cas extraordinaires, sont tout à fait superflues dans l'état actuel de la science, car ce n'est pas de ce que montre le cadavre, que la femme est morte, mais de l'état d'épuisement vital qui a précédé les lésions organiques. C'est pourquoi on ne saurait assez recommander les incitants vitaux et les toniques en général, pourvu qu'ils n'irritent pas. Ainsi nous insistons fortement sur l'emploi des arséniates de strychnine et de fer, seuls ou combinés, selon l'état des forces ; car il ne faut pas perdre de vue que dans l'état puerpéral il y a toujours de l'anémie. Ces moyens prépareront l'établissement du lait, qu'il ne faut pas confondre avec la fièvre qui précède souvent cette sécrétion et l'empêche de s'établir. Quand cette fièvre est violente, c'est-à-dire que le thermomètre appliqué sous l'aiselle indique 40° c., il faut aussitôt revenir à l'aconitine, à la vératrine et même à la digitaline, qui est le grand calmant du cœur. On donnera un granule, soit séparément, soit ensemble, tous les quarts d'heure, jusqu'à ce que la fièvre tombe.

Aujourd'hui, la thérapeutique des maladies aiguës est basée sur la thermométrie. Il faut se rappeler que la température du corps s'élève d'autant plus rapidement (40, 41, 42° c.) que l'adynamie est plus forte. Or, c'est cet état qu'il s'agit de modérer par les alcaloïdes que nous venons de nommer, et non en restant spectateur du mal.

Avant, il était très-difficile et même dangereux d'agir parce qu'on n'avait que des remèdes grossiers et tout à fait incertains ; mais aujourd'hui, avec les médicaments dosimétriques, la médecine est devenue un art de précision et, ce qui plus est, d'un emploi rapide, sûr et agréable pour le malade, puisqu'elle le dispense de prendre les drogues nauséabondes de la vieille pharmacie. L'expectation dans laquelle se tenaient les médecins, ne saurait donc plus se légitimer aujourd'hui.

Nous pensons que les considérations dans lesquelles nous venons d'entrer trouveront leur utilité pratique, surtout pour les sages-femmes de la campagne, souvent abandonnées à leurs propres ressources. La médecine est, avant tout, une question d'opportunité : perdre des moments précieux c'est souvent perdre son malade. Il faut agir d'une manière rapide, mais sûre, et pour cela avoir le coup d'œil du médecin qui s'acquiert par la pratique, mais qui doit être dirigé par une science sérieuse et non par l'empirisme : c'est-à-dire savoir ce qu'on fait et pourquoi. La vie de la femme qui vient de donner un nouveau membre à la société, est trop précieuse pour l'abandonner à l'ignorance d'une matrone ; voilà pourquoi les sages-femmes doivent bien se pénétrer de leur mission et savoir mériter leur nom, qui leur a été donné afin de les exciter à l'étude : le savoir, c'est-à-dire la sagesse ; et non, comme on dit aux enfants, d'être sages. La loi en leur accordant des prérogatives leur impose également des devoirs, d'autant plus sacrés qu'elles disposent, à la fois, de deux existences. Si elles ont des professeurs distingués, c'est pour profiter de leurs leçons et non pour s'en tenir à des pratiques purement routinières. Si elles ne peuvent employer les instruments dans les accouchements laborieux sans appeler un médecin ou chirurgien anciennement reçu (loi du 19 ventôse an XI) qu'elles ne se plaignent point de cette restriction qui est plutôt une garantie, une sécurité pour leur réputation et la vie de leurs clientes.

CVIII

Maladies aiguës et maladies chroniques.

Nous recevons d'un honorable confrère la lettre suivante, que nous reproduisons ici parce qu'elle touche au fond même de la dosimétrie.

« Monsieur et très-honoré confrère,

» Votre œuvre sera immortelle — comme votre nom — dans les annales de la médecine, mais elle est incomplète. Il vous sera facile de l'achever : votre expérience doit vous donner à cet égard toute facilité.

» Vous avez bien indiqué le traitement des diverses maladies n'ayant pas dépassé la période dynamique ; vous devriez faire un manuel indiquant le traitement le meilleur de toutes les maladies qui n'ont pas été jugulées dès le début — et c'est le cas le plus fréquent dans les campagnes, où le médecin n'est appelé que tardivement. Vous devriez faire aussi un manuel de petite chirurgie ou médecine manuelle.

» Un moyen très-facile de propager votre œuvre serait de faire faire par MM. Landrin et Morice un manuel des maladies du cheval. Tous les médecins, surtout ceux de la campagne, qui n'ont pas de vétérinaire à proximité pour faire soigner leur gagne-pain, achèteraient ce manuel, et le vétérinaire serait le propagateur de votre doctrine médicale humaine. »   Dr X...

Nous tâcherons de satisfaire à la demande de l'honorable confrère ; cependant nous faisons des vœux pour que tout médecin comprenne bien la doctrine de la jugulation des affections aiguës pour lesquelles ils sont généralement appelés à temps, puisque ce sont des cas pressants où l'École se tient dans une stérile expectation, faisant ce que le docteur

Amédée Latour a nommé avec autant de justice que de raison « une inutile histoire naturelle ».

A quoi bon, en effet, laisser s'étendre le cadre nosologique, si ce n'est à faire voir l'impuissance de l'art? Mais, comme le dit l'honorable confrère, le médecin — à la campagne surtout — n'est pas toujours appelé dès le début, mais lorsque la maladie a déjà dépassé sa période dynamique et est entrée dans sa phase organique. C'est donc dans cette dernière forme qu'il a, le plus souvent, à la combattre.

Nous supposerons une pneumonie — inflammation à marche rapide — bien qu'il soit rare qu'elle débute d'emblée, à moins d'être traumatique — et encore, dans ce cas, y a-t-il des prodromes qui laissent au médecin une certaine latitude pour agir.

Dans le premier degré il y a congestion du ou des poumons; mais déjà les râles humides sont assez prononcés pour que le médecin, à l'oreille attentive et exercée, ne puisse s'y tromper; l'inspiration et l'expiration vont diminuant, et les crachats rouillés ne laissent plus de doute. La fièvre est forte et a été précédée d'un frisson violent, indiquant une grande prostration vitale.

Dans le deuxième degré — dont il est quelquefois difficile de fixer les limites exactes, le passage de l'un à l'autre se faisant d'une manière insensible — les symptômes pneumoniques s'aggravent, en même temps que la fièvre, puisque le thermomètre permet de constater 40, 41, 42° c., surtout si la pneumonie est de nature ataxique.

Dans le troisième degré, la fièvre change de caractère et devient erratique; ce qui indique des hépatisations, des infiltrations purulentes et même des abcès ou vomiques.

Il résulte de ce que nous venons de dire que c'est toujours la fièvre qui constitue le danger. Niemeyer a fait voir des pneumonies sans fièvre, comme on peut avoir une lésion chirurgicale sans traumatisme. Nous avons en ce moment, dans notre service, un individu avec des fractures de côtes : il y a eu des crachats rouillés, des râles crépitants et sous-crépitants, de la bronchophonie, de la dyspnée, en un mot tous les symptômes de la pneumonie; cependant, grâce à la strychnine, à l'aconitine, à la vératrine, à l'arséniate de quinine, à la scillitine, notre individu a été arraché au danger, la fièvre ayant pu être maintenue dans les bornes compatibles avec la vie.

On dira qu'il n'y a pas eu lésion de tissus : mais les fractures, les râles crépitants et sous-crépitants, la bronchophonie, les crachats rouillés puis muco-purulents, n'auraient-ils plus leur signification alors qu'il s'agit de dosimétrie ? Le motif pour lequel les allopathes regimbent contre cette méthode c'est qu'avec leur système la mortalité est telle, qu'ils cherchent à la mettre sur le compte de la maladie. Et remarquons qu'il ne s'agit point de vulgaires praticiens : il résulte d'un relevé de Louis, que sur 123 pneumonies traitées dans le service de Chomel, à la Charité, la mortalité a été de 40 — ou d'un tiers.

Voici quelques autres relevés que nous empruntons à la *Clinique médicale* de Bouillaud : Sur 99 pneumoniques reçus dans le service de Guéneau de Mussy, 38 — ou les trois cinquièmes — succombèrent. La mortalité fut d'un quart chez les malades traités par Bertin et Cayol.

En réunissant ces divers relevés, on trouve une moyenne de mortalité d'un tiers. Au dire de Laënnec, il ne perdait presque aucun malade quand il pouvait administrer à temps l'émétique à doses élevées : cependant Bouillaud s'est convaincu, par un relevé exact de tous les malades traités dans le service de Laënnec, que celui-ci en perdait les deux cinquièmes. Sur 78 péripneumoniques cités par Louis (*Recherches sur les effets de la saignée*), il y a eu 28 morts, c'est-à-dire *un sur deux à trois*, ou deux onze quatorzièmes. La mortalité chez les malades traités par les saignées coup sur coup a été de *un* sur *huit*, ou huit quatre neuvièmes.

Laissons les allopathes — comme les fossoyeurs de Hamlet — discourir sur leurs morts, qui prouvent l'insuffisance ou plutôt l'impuissance de leurs traitements. Depuis, n'avons-nous pas vu se former le camp des *nihilistes* ou des *expectants?* Rallions-nous à la dosimétrie, à cette méthode qui attaque la maladie dans ses éléments vitaux ou dynamiques, persuadés que les lésions organiques ne sont plus alors qu'une question de temps — à moins que le temps ne fasse défaut, c'est-à-dire qu'on ait laissé la fièvre marcher.

Pour revenir au confrère, nous lui dirons que nous nous occuperons prochainement du Manuel qu'il demande. Quant à ce qu'il nomme le *gagne-pain* du médecin, c'est-à-dire son cheval, il trouvera des indications suffisantes dans la *Revue de médecine vétérinaire dosimétrique, d'hygiène et d'économie rurale.* En se rapprochant du fermier, le médecin de campagne augmentera son influence.

CIX

Traitement dosimétrique intra-utérin.

Dans un mémoire inséré dans le *British med. Journ.*, le docteur Mac-Clintock examine la question de savoir s'il est possible, par une médication appropriée, d'obtenir des enfants vivants, à terme, chez les femmes accouchant d'habitude prématurément.

C'est un fait bien connu que certaines maladies : la syphilis, la rougeole, la petite vérole, la scarlatine, etc., contractées par la mère dans le cours de la grossesse, peuvent être communiquées au fœtus. Des observations ont démontré que divers médicaments administrés à la première ont été retrouvés dans le sang et les sécrétions du second. D'une autre part, des recherches chimiques ont prouvé que certains médicaments pouvaient agir sur le fœtus s'ils étaient donnés à la mère un certain temps avant le terme de la grossesse. M. Mac-Clintock rapporte des cas de femmes qui accouchaient prématurément ou qui donnaient naissance à des enfants mort-nés et où l'administration journalière et longtemps continuée de chlorate de potasse et de perchlorure de fer a permis d'obtenir des enfants à terme et vivants.

Dans le cas de vomissements soi-disant *incoercibles* — car il n'est plus permis de les regarder comme tels — relaté dans le *Répertoire* du 15 avril 1879, l'arséniate de strychnine et l'arséniate de fer donnés à la mère ont excité les mouvements de l'enfant qui, jusque-là, ne donnait pas signe de vie, au grand chagrin de la mère (et il serait possible que ces deux causes, physique et morale, aient amené les vomissements). C'est donc un fait acquis qu'on peut agir, à la fois, sur la mère et sur l'enfant par les médications les plus énergiques, pourvu que ce ne soit pas par la masse, comme en allopathie. On peut mitiger une maladie aiguë telle que la variole, la rougeole, la scarlatine, et détruire une maladie virulente

telle que la syphilis. Cela étant, il en sera de même des maladies diathésiques. Les arséniates : de soude, d'antimoine, de fer devront donc
être donnés à la mère chaque fois qu'il y a crainte de phthisie ou tuberculose pulmonaire; et non-seulement on sauvera ainsi l'enfant, mais il y
aura chance de guérir la mère. Nous avons été consulté dernièrement
pour une femme, jeune encore, mère de quatre enfants, qu'elle a nourris
de son lait. Ces enfants sont lymphatiques et la pauvre mère est con-
damnée par la science. Si les idées que nous venons d'émettre se géné-
ralisent, on voit combien seront grandes les ressources de l'art, puisque
la grossesse sera une source de guérison. Nous appelons sur ce fait la
sérieuse attention de nos confrères. Il ne sert de rien au médecin d'être
un « inutile naturaliste » et de dire : « Il n'y a rien à faire. »
Le *primo non nocere* d'Hippocrate disparaît, puisque, avec les médicaments dosimétriques, on peut agir : *tuto, cito et jucunde.*

Au lieu de faire à la méthode nouvelle une opposition déraisonnable,
que les médecins l'expérimentent; du moins ils pourront alors la juger
en connaissance de cause; et nous leur prédisons une chose : c'est qu'ils
en seront enthousiastes autant qu'ils en sont les adversaires partiaux
aujourd'hui. Il y a là un devoir d'humanité et un intérêt de science, car
rien ne sert de vouloir se mettre en travers. Les hommes passent, les
idées restent. Connaît-on aujourd'hui les noms des juges de Galilée? En
scrutant l'histoire on pourrait les retrouver, mais il vaut mieux pour
eux qu'on les oublie.

De l'éclampsie chez les femmes enceintes et de son traitement dosimétrique.

En faisant le recensement de nos brochures (nous en avons plus de trois mille sur toute espèce de sujets), nous avons mis la main sur un travail publié, en 1854, par M. Ed. Robin et sur lequel nous croyons devoir revenir à cause de son importance au point de vue dosimétrique.

D'après des faits bien établis, la grossesse avancée (voir notre article sur l'état puerpéral), la primiparité, la distension excessive de l'utérus, l'albuminurie, l'infiltration, le rachitisme, le tempérament lymphatique, l'habitation dans les grandes villes, les vêtements trop serrés, l'abus des liqueurs fortes, le défaut d'exercice, voilà autant de causes prédisposantes de l'épilepsie puerpérale ou éclampsie des femmes enceintes. Mais pourquoi des causes en apparence si différentes concourent-elles néanmoins à des résultats communs : la fluidification du sang, l'œdème, l'albuminurie et enfin l'éclampsie? M. Robin trouve la réponse à cette question dans une diminution considérable de combustion opérée dans le sang, et ainsi la fluidification de ce liquide, le relâchement des tissus.

Nous disons que cette conclusion est fort importante au point de vue dosimétrique, puisqu'elle indique le régime et le traitement des femmes enceintes qui se trouvent dans les conditions invoquées par M. Robin.

De ces conditions quelques-unes peuvent être évitées par une bonne hygiène (quoique rien ne soit plus rare). Ainsi on peut conseiller aux femmes grosses, surtout aux primipares, d'éviter les vêtements trop serrés, de faire de l'exercice dans un bon air, la promenade, soit à pied, soit en voiture, d'éviter le grand monde, de s'abstenir de tout excès ou écart de régime ; mais on ne peut, malheureusement, refaire les constitutions, les tempéraments ; tout au plus peut-on les modifier par un traitement convenable.

C'est surtout ici que vient se placer la dosimétrie avec ses granules si commodes, si faciles à supporter, même par les femmes les plus impressionnables.

Dans le numéro du *Répertoire* du 15 avril 1879 nous avons fait voir comment les vomissements dits incoercibles cèdent à la quassine, à l'hyosciamine, à la strychnine ; et dans le numéro du 15 mai nous avons traité des moyens d'empêcher la fièvre puerpérale. Ces moyens — avons-nous dit — ne consistent point dans l'affaiblissement du sang, mais plutôt dans son renforcement par un régime albuminoïde et l'emploi de l'arséniate de strychnine, l'arséniate de fer, et, avant et après l'accouchement, de l'aconitine.

Pendant toute la durée de la grossesse on fera prendre à la femme, régulièrement chaque matin, une cuillerée à café de Sel Chanteaud, non-seulement pour laver la surface intestinale, mais afin de provoquer une espèce de pluie qui débarrasse le sang d'un excès d'eau et, par conséquent, d'empêcher les infiltrations et la distension trop forte de la matrice par les eaux amniotiques.

Ce régime salin aura en outre pour effet d'augmenter la densité du sang, de le rendre plus apte à s'oxygéner et donnera aux tissus la fermeté voulue pour résister aux sollicitations nerveuses exagérées.

« Les maladies nerveuses, dit M. E. Robin — si remarquables par un état normal de la fluidité du sang — naissent avec cet état, se dissipent avec lui, comme si elles résultaient d'une pénétration plus abondante, plus profonde de la substance nerveuse par un sang oxygéné et partant propre à entretenir la vitalité, à exciter les contractions. »

Ici nous ne pouvons nous ranger de l'avis de M. E. Robin ; c'est-à-dire qu'il faut un sang désoxygéné ou carbonisé pour empêcher les maladies éclamptiformes. Il argue de ce que l'éclampsie diminue à mesure que le sang passe à l'état veineux, ainsi que de l'emploi des anesthésiques qui ont le même effet.

Mais alors nous demanderons à M. Robin pourquoi un air chargé d'acide carbonique, les boissons alcooliques, de même que les causes mécaniques qui embarrassent la circulation de retour (le rachitisme, par conséquent), prédisposent la femme enceinte à l'éclampsie ? Quand on part de prémisses fausses on arrive à des conséquences erronées. Ainsi M. Robin va jusqu'à prétendre que la ligature d'une ou deux carotides fait cesser les convulsions ; et il en cite des cas, mais qui n'ont rien de commun avec l'éclampsie : par exemple l'épilepsie.

Le fait suivant mérite d'être rappelé ; il prouve jusqu'où va la témérité des chirurgiens américains.

Il s'agit d'un soldat d'une constitution athlétique, âgé de 25 ans, sujet depuis cinq ans à de violents accès d'épilepsie, qui ont lieu régulièrement tous les quatre jours, adonné aux liqueurs fortes (mais pas autant, ajoute le narrateur, que ses camarades). La saignée n'a produit aucun bon résultat. Le chirurgien de l'hôpital, M. Preston, ayant remarqué dans un des accès une forte congestion cérébrale, pensa que ce pouvait être le caractère essentiel de la maladie, et qu'il fallait l'empêcher pour guérir celle-ci ; il espéra y parvenir en liant une carotide ou les deux, s'il était nécessaire. Il n'en lia qu'une. L'opération eut pour résultat de suspendre les accès. C'est ce qu'on a également observé à la suite de plaies ou brûlures. On ne saurait donc rien conclure de ce fait. Par contre, on sait que l'anémie cérébrale produit des convulsions épileptiformes, comme nous l'avons observé chez un individu atteint d'un anévrisme de la crosse de l'aorte. Chez les femmes anémiées par de fortes hémorrhagies, pendant et après l'accouchement, on s'est bien trouvé de l'application momentanée de la bande d'Esmarch aux deux jambes, afin de porter le sang à la tête. L'épilepsie, comme l'éclampsie des accouchées, est une affection essentiellement nerveuse, un spasme intra-rachidien. Ce qui explique les succès qu'on a obtenus du bromure de potassium, comme relâchant de la fibre nerveuse. Mais ce moyen finit par hébéter en ramollissant la substance cérébrale. Nous avons quelquefois obtenu de bons effet de la digitaline, de l'hyosciamine, de la strychnine, là où il y a eu excès de boissons fortes, et rien n'empêcherait d'employer ces alcaloïdes dans l'éclampsie, avant, pendant et après les accès, d'autant plus qu'il y a toujours congestion veineuse, qui emporte souvent la femme, soit par asphyxie, soit par suffusion ou épanchement séreux.

Les moyens qu'on a mis jusqu'ici en usage contre cette terrible complication sont purement empiriques — comme, au reste, l'allopathie entière — ce sont les composés de zinc, de bismuth, de mercure, d'antimoine, d'arsenic, de cuivre, le sesquichlorure de fer, l'azotate de potasse et les sels neutres alcalins, le sucre, la créosote, le camphre, la valériane, les éthers et les composés analogues, la fumée de papier nitré, etc. Parmi ces moyens il y en a de bons ; ce sont les doses élevées auxquelles on les prescrit qui sont dangereuses. Au reste, quelle que soit la médication employée, il y aura toujours l'incertitude du résultat. Mais ce qui n'est pas douteux c'est qu'en préparant la femme enceinte, surtout la primipare, pendant la durée de la grossesse, surtout dans la seconde moitié, par l'arséniate de fer et l'arséniate de strychnine, aidé d'un bon

régime hygiénique quant aux aliments, à l'air, aux vêtements, aux exercices, etc., on lui donnera plus de chances d'échapper à cette terrible
maladie. Voici les moyens qu'on pourrait tenter pendant l'accès : placer
la femme la tête en bas; appliquer des bandes élastiques aux jambes et
aux bras; faire des lotions et appliquer des compresses avec de l'eau sédative sur le front et l'occiput; faire des pressions alternatives sur le thorax; placer la femme dans de bonnes conditions d'aération, et enfin,
quand la déglutition pourra se faire, donner tous les quarts d'heure un
granule d'arséniate de strychnine, d'aconitine et de digitaline (ensemble).

CXI

Pharmacodynamie. — Emploi de la pilocarpine dans l'éclampsie.

On sait que Double disait, à propos de certains médicaments nouveaux : « Hâtez-vous de vous en servir pendant qu'ils guérissent encore. » En sera-t-il de même de la *pilocarpine ?* Nous n'oserions le dire : toujours est-il qu'en ce moment il est beaucoup question de ce médicament. On le considère comme un stimulant énergique du système nerveux vasomoteur. Peut-être est-ce un sédatif ou anesthésique du grand sympathique, de sorte qu'il arriverait dans son emploi ce que Cl. Bernard a fait voir dans la section des nerfs ganglionnaires, c'est-à-dire que les parties auxquelles ces nerfs se distribuent s'injectent et prennent une teinte blafarde, avec augmentation de chaleur, et même, quand on pousse l'expérience trop loin, fonte des tissus.

La pilocarpine serait donc indiquée chaque fois qu'il y a tension extraordinaire du système nerveux ganglionnaire, avec action suspensive sur les nerfs pneumogastriques ; c'est ce qui arrive dans l'éclampsie ou épilepsie des femmes en couches. Le cœur va à la débandade et bientôt se paralyse ; c'est pour ce motif que dans un précédent article sur l'état puerpéral et les moyens de prévenir les accidents que cet état détermine (*Répertoire* du 1er mai), nous avons proposé, non un spécifique, mais une méthode de traitement consistant dans l'emploi de l'arséniate de strychnine, arséniate de fer, aconitine et vératrine. Nous laisserons les accoucheurs juges entre les deux.

Le docteur Bidder, dans le *Journal central de Gynécologie*, fait remarquer que la pilocarpine abaissant la tension artérielle doit servir aux mêmes usages thérapeutiques que les saignées, les narcotiques, les drastiques ; et à l'appui de cette assertion il rapporte deux faits dans lesquels les attaques d'éclampsie, avant et après l'accouchement, ont

cédé à une ou deux injections, chacune de 2 centigrammes de pilocarpine. Dans ces deux cas le docteur Bidder avait employé concurremment
avec la pilocarpine, des lavements de chloral hydraté, à la dose de 2 à
4 grammes chacun, de sorte qu'on ne sait auquel des deux il faut attribuer le résultat. C'est donc un point à éclaircir.

La pilocarpine manquait à la pharmacie dosimétrique. M. Chanteaud
a rempli cette lacune en préparant cette substance sous forme de granules.

CXII

Les allopathes au cœur léger.

Le *Répertoire* de 1876 a rendu compte d'une discussion de la Société
de médecine de Paris (ne pas confondre avec l'Académie du même nom)
sur les dangers de la digitale. Divers membres y sont venus faire leur
confession; et il s'en est peu fallu qu'on ne criât : « *Haro sur le baudet!* »
Il paraît que cette leçon n'a guéri personne, puisque nous lisons dans
le Bulletin de l'Académie de médecine — qu'il ne faut pas non plus
confondre avec la Société du même nom, mais où se rencontre encore le
nom de M. le docteur Duroziez, qui aura eu le mérite d'appeler l'attention de tous les médecins sur cette grave question de vie ou de mort (*Be
or not to be*), la note suivante :

« M. le docteur Duroziez a donné à l'Académie de médecine de Paris
lecture d'un mémoire sur les préparations *alcooliques de la digitale*. L'auteur a exposé de la manière suivante les conditions qui doivent présider
à l'emploi de ce médicament. Sous toutes les formes, la digitale doit être
employée aux plus faibles doses recommandées par les auteurs, *comme
si l'on avait affaire à des préparations très-bien faites*. Elle doit être
surveillée nuit et jour; *c'est la nuit qu'elle détermine le plus d'accidents*.
L'auteur a choisi les préparations alcooliques parce qu'elles sont les plus
dangereuses : elles contiennent la digitaline cristallisée qu'on ne peut
prescrire que par quarts de milligramme. La digitale doit être donnée
avec autant de réserve que la belladone. Une erreur a peut-être été
cause de la *prodigalité* qu'on montre aujourd'hui pour la digitale. On a
fait croire à Trousseau que Dickinson employait la poudre de digitale
à la dose de quarante-cinq (45!!) grammes par jour; il consentit à en
donner quinze (15!), que le malade vomit immédiatement.

» Les livres de thérapeutique les plus répandus ont répété ce fait. Or, dans l'article de Dickinson il s'agit de 45 grammes de l'infusion anglaise et non de la poudre.

» Ceux qui ont donné un gramme se sont alors trouvés très-modérés.

» Il y avait autrefois les granules d'Homolle et Quévenne, contenant *un* milligramme d'une *certaine digitaline*. M. Homolle, au moyen du chloroforme, a doublé la force de la digitaline ; les granules sont deux fois plus forts, conservant cependant la même appellation d'*Homolle et Quévenne*. Le Codex a adopté cette dernière digitaline — jusqu'à révision — nous l'espérons.

» Le Codex devra modifier son sirop de digitale, *qui est beaucoup trop fort*.

» Le vin de Trousseau devrait être appelé *vin trop digitalique de Trousseau*. Beaucoup de médecins ne savent pas qu'il contient des quantités dangereuses de digitale. Dans le *Traité thérapeutique* de Pidoux et Trousseau, il est placé à l'article *Scille* et manque à l'article *Digitale*.

» La formule a été changée par Trousseau et M. Regnauld : le vin est plus fort ; à la dose de 30 grammes par jour, *il détermine des accidents*.

» Nous le voyons recommandé dans les livres classiques à la dose de 50 à 150 grammes par jour (!).

» La teinture alcoolique de digitale donne 60 gouttes au gramme. Beaucoup de médecins prescrivent 10 gouttes ; quelques autres 3 grammes (180 gouttes). Dans le *delirium tremens* il n'y a plus de doses : c'est un délire.

» L'extrait alcoolique est très-énergique : à 10 centigrammes il fait vomir ; à 40 il fait délirer.

» La poudre, à la dose de 10 centigrammes, peut produire des accidents. »

En vérité, quand on lit de pareilles choses, les bras vous tombent !

Si les préparations de digitale du Codex ne produisent pas plus de morts d'hommes que celles signalées de temps à autre, c'est que rien n'est plus variable que leur composition. Mais en admettant que la digitale employée soit sauvage, c'est-à-dire vireuse, c'est incontestablement la forme la plus dangereuse : infusé, poudre, extrait, alcoolature. La digitaline amorphe vient en deuxième ligne ; puis la digitaline cristallisée. C'est ce qui a été démontré par les expériences comparatives de l'Académie royale de médecine de Belgique, dont le rapporteur, M. Thiernesse, directeur de l'École vétérinaire où ces expériences ont été faites, a rendu compte.

La note qu'on vient de lire est peu révérencieuse pour la mémoire de Trousseau ; ne dirait-on une sorte de mandarin auquel on faisait accroire tout ce qu'on voulait ? « On lui a fait croire — dit la note — que Dickinson donnait la poudre de digitale à la dose de 45 grammes par jour ; il consentit à en donner 15 grammes que le malade vomit immédiatement. » Mais admettons que cette dose n'eût point été rejetée, il en eût donné une deuxième, et ensuite d'autres jusqu'à concurrence de 45 grammes ; il y a cent à parier contre un que le malade eût succombé.

Or, voilà qu'il ne s'agit plus de 45 grammes de poudre de digitale, dans l'article de Dickinson, mais de 45 grammes de l'infusion anglaise.

M. Duroziez dit que sous toutes les formes la digitale en substance doit être employée aux plus faibles doses recommandées par les auteurs, comme si on avait affaire à des préparations très-bien faites. C'est-à-dire qu'il y en a qui le sont très-mal ; la preuve c'est que pour l'alcoolature il y a des médecins qui donnent 10 gouttes, d'autres 3 grammes ou 180 gouttes, probablement parce qu'ils n'en ont pas eu d'effet ; c'est-à-dire qu'il s'agit d'un médicament falsifié ou éventé. Mais qui en jugera *a priori ?* C'est le pauvre malade qui est victime de l'erreur. Il en est de même pour l'extrait alcoolique qui à 10 centigrammes fait vomir, et à 40 fait délirer ; de la poudre qui à 10 centigrammes peut produire des accidents — la mort, pourrait-on dire, car on en a vu des exemples.

Tous ces dangers disparaissent avec les granules Chanteaud. Il est vrai qu'on les a taxés d'être des mythes, mais l'honorable médecin qui a porté cette accusation dans la presse, s'est trompé ou a parlé sans examen préalable. C'est ce qui a été prouvé par un fait dont le *Répertoire* a entretenu ses lecteurs et qui s'est passé à Toulon, c'est-à-dire trop loin de nous pour qu'on puisse nous accuser de compérage. Le médecin en chef de l'hôpital de cette ville, M. le docteur Calvi, avait ordonné des granules de digitaline dans une maladie organique du cœur : quatre granules par jour. La sœur chargée de les administrer ayant mal compris, donna quatre granules à la fois, se préparant à donner une nouvelle dose, quand l'interne fut averti. Celui-ci tout effrayé et craignant un empoisonnement, fit arrêter la médication et appliqua le sphygmographe afin de constater l'effet du médicament sur le système artériel. Cet effet était sensible, mais pas tel qu'il y eût danger. Cela prouve qu'en dehors d'une action toxique les médicaments ont une action physiologique qu'il est possible de mesurer graphiquement au moyen du sphygmographe. *Experto crede Roberto,* c'est-à-dire qu'on peut croire, à notre expérience, puisque depuis plus de six ans nous prenons tous les soirs *trois* granules d'arséniate de strychnine, *trois* granules d'aconitine et *trois* granules de digitaline, et que, grâce au ciel (et à la dosimétrie), nous sommes malgré nos soixante-dix-sept ans, prêt à rompre une lance avec tout adversaire de la dosimétrie se présentant à visage découvert et non sous le voile de l'anonyme.

Dans les excitations nerveuses, tel que le *delirium tremens*, nous donnons la digitaline, à l'exclusion de l'opium et de ses sels ; rarement nous sommes obligé de dépasser vingt granules dans les vingt-quatre heures. Or, voici ce qui est arrivé à notre adjoint M. le docteur Biebuyck. Étant médecin du chemin de fer de l'État, il avait été demandé pour un garde pris de délire des buveurs, et à cause de la grande distance de chez lui à la demeure du malade, il avait remis à la femme de ce dernier quatre tubes Chanteaud de digitaline, c'est-à-dire quatre-vingts granules. Avait-elle mal compris ou fût-ce le désir d'en finir plus vite ? le fait est qu'elle donna les quatre tubes en un jour, au lieu de deux granules de demi-heure en demi-heure. Le surlendemain, le docteur Biebuyck trouva son malade sur pied. Il avait donc pris 40 milligrammes de digitaline en douze heures, sans aucun accident. La chose se conçoit. Les granules Chanteaud sont très-solubles, en totalité, en moins de dix à vingt minutes ; il n'y a donc pas d'accumulation dans l'estomac ou l'intestin, comme avec la digitale en poudre, ni absorption par les veines assez prompte pour occasionner l'empoisonnement, comme avec le soluté ou l'alcoolature. D'une autre part, la digitaline est un glycoside qui se décompose rapidement, après avoir exercé son action de catalyse sur le système circulatoire et uro-poïétique. De ce côté il n'y a donc rien à craindre.

Il paraît que M. Homolle — que la digitaline de M. Nativelle empêche de dormir — pour rendre ses granules de digitaline amorphe plus forts, y ajoute du chloroforme. À notre avis c'est un danger, puisqu'on risque de dépasser l'action voulue sur le cœur, c'est-à-dire de paralyser ce dernier. Le médecin peut être ainsi induit en erreur, car ces granules sont deux fois plus forts quoique conservant la dénomination de *granules d'Homolle et Quévenne* ; c'est : *Granules de digitaline au chloroforme*, qu'il faudrait les nommer.

Nous voulons qu'on n'apporte la moindre modification aux granules Chanteaud ; c'est pourquoi nous exigeons qu'ils soient préparés dans la même officine, pour la possibilité du contrôle. Libre aux médecins de faire confectionner ceux qu'ils ordonnent où et de la manière qu'ils l'entendent, mais quant à nous, nous n'avons confiance que dans les granules dont nous connaissons l'origine et le mode de préparation. Nous en faisons une question de sécurité et non de *bon marché*.

Il circule en ce moment des prix-courants de granules à bon marché, ayant la même forme, le même papier, le même caractère et la même classification que le prix-courant de M. Chanteaud. C'est là une tromperie manifeste à laquelle les médecins feront bien de ne pas se laisser prendre. Nous avons expérimenté ces granules sur nous-même et avons constaté que quelques-uns ont une virosité très-grande, parce qu'ils ont été faits avec des liqueurs concentrées et des matières insolubles, de sorte qu'ils agissent comme rubéfiants. Ainsi en mâchant un granule d'aconitine *contre fait*, nous avons eu la bouche et le gosier brûlés. D'honorables confrères ont fait de semblables expériences et remarques.

Nous avons livré nos doctrines à nos confrères, mais non nos médicaments à la contrefaçon de pharmaciens malhonnêtes, qui croient que tout ce qui est gain est licite. Après cela, nous laissons à chaque médecin le devoir de contrôler les granules qu'ils prescrit ; mais nous garantissons ceux préparés par M. Chanteaud, et non d'autres sur lesquels nous n'avons aucun contrôle. Non que nous prétendions contester la bonne foi des pharmaciens honnêtes, ne se servant pas du trompe-l'œil dont nous parlions tantôt ; mais parce que eux-mêmes ne savent pas, le plus souvent, quelles sont les matières premières que le commerce de la droguerie leur vend. Les alcaloïdes, par leur prix élevé, valent la peine qu'on les falsifie : ainsi, quant à la digitaline, en 1852 MM. Homolle et Quévenne constatèrent qu'il avait été livré par le commerce des granules de digitaline sans aucune trace d'alcaloïde.

Les digitalines du commerce ne présentent point le même degré de solubilité ; il y la digitaline dite *allemande* ou digitaline amorphe et soluble dans l'eau, et la digitaline *française* également amorphe mais insoluble dans l'eau. Il est probable que c'est de cette dernière que se servent les contrefacteurs, dans de l'alcool concentré. Mieux vaudrait sans doute se servir de digitaline cristallisée, mais celle-ci est encore d'un prix trop élevé pour l'usage courant.

Nous pourrions insister sur la falsification de la plupart des alcaloïdes : ainsi il y a quelques années, tout au début de la dosimétrie nous nous sommes rendu à Darmstadt, dans l'usine des frères Merck, pour nous assurer par nous-même du mode de fabrication et du prix de leurs alcaloïdes ; nous fûmes frappé du prix élevé de l'hyosciamine (20 francs le gramme) comparativement à ce qu'on la vend dans le commerce (8 francs). Ces messieurs nous firent voir que ce n'était pas de l'hyosciamine, mais un produit frelaté.

Vers la même époque, dans une visite à feu le professeur Gubler, pour l'entretenir des médicaments dosimétriques, comme nous lui faisions voir des granules de quassine, ce savant pharmacologue en fut étonné, disant qu'il n'y avait pas de *quassine* à trouver dans tout Paris. Il dut cependant bien se convaincre au goût, que c'était bien le principe du quassia que contiennent les granules Chanteaud. Or, quelque temps après, un de nos anciens élèves, M. le professeur Deneffe, nous donna connaissance d'un fait qui prouve combien certains pharmaciens sont peu consciencieux ou plutôt ont le *cœur léger*. Il avait prescrit à un de ses clients affecté de dyspepsie stomacale, les granules de quassine Chanteaud. — Il faut dire que les *bonnes âmes* faisaient courir le bruit que les médicaments dosimétriques, c'était purement de l'homœopathie déguisée. — Quelques jours après le docteur Deneffe revit son malade, qu'il trouva fort mécontent, disant que c'était mal à lui, médecin, de donner des médicaments sans nul effet; qu'en attendant il avait souffert, etc. Le docteur Deneffe se fit présenter les granules. C'étaient des pilules assez grossièrement fabriquées avec un extrait inerte. Nous ne disons pas que cela se passe toujours ainsi; mais il suffit que la chose ait eu lieu une fois pour que nous ayons dû prendre nos précautions. Aussi depuis plus de dix ans que la dosimétrie s'est répandue dans l'usage journalier, les médecins qui se servent des médicaments de M. Chanteaud sont unanimes pour en reconnaître les excellents effets. Il n'y a que ceux qui ne les ont pas expérimentés qui en parlent en mal — comme l'aveugle des couleurs.

Nous nous résumons. Pour les plantes vireuses, il est dangereux de les prescrire en substance : poudre, extrait, vins, alcoolatures, etc. Il faut employer le principe immédiat (alcaloïde, glycoside) et être bien certain de la provenance de ce dernier. Il faut en outre que ces granules soient parfaitement solubles, afin qu'il n'y ait point d'accumulation. Ce sont ces qualités que présentent les granules Chanteaud. Que ceux fabriqués par d'autres pharmaciens présentent les mêmes avantages, nous n'en savons rien et ne sommes pas en état de nous en assurer. Voilà pourquoi nous ne nous servons que des granules Chanteaud et les recommandons à nos confrères. Il nous importe peu qu'on dise que c'est de la réclame; nous n'avons en vue que l'intérêt des malades et laissons chacun maître d'agir comme il l'entend. Mais qu'on ne vienne pas ensuite se plaindre si les granules n'ont pas fait les effets qu'on en attend, effets qui sont constants avec les granules Chanteaud, dans la mesure de l'impressionnabilité ou idiosyncrasie des malades, car sous ce rapport il y a de grandes différences individuelles.

CXIII

Traitement dosimétrique du tremblement et du délire alcooliques.

Ces jours derniers on amena dans notre service, à l'hôpital civil de Gand, un individu qui, dans une dispute domestique, avait reçu un coup violent à l'arcade orbitaire gauche. Il en était resté étourdi ; puis, revenu à lui, il fut pris d'un violent délire. Cet homme, adonné aux liqueurs spiritueuses, présentait le tremblement alcoolique au plus haut degré. Le soir de son entrée, il fallut lui mettre la camisole de force, tant l'agitation était grande. Il vociférait et se croyait encore aux prises avec sa femme. Quand on l'interrogeait il répondait avec justesse. Il était évident que tous les torts n'étaient point de son côté.

Il fallut aller au plus pressé, c'est-à-dire faire tomber l'excitation nerveuse et sanguine et fixer les mouvements désordonnés. Le pouls était dur, à 120 par minute ; la face injectée ; les yeux brillants, avec cette expression menaçante propre aux alcoolisateurs.

Nous lui fîmes administrer des granules d'arséniate de strychnine, d'aconitine et de digitaline, deux de chaque à la fois, de demi-heure en demi-heure. Cette médication fut continuée dans la soirée et la nuit, de sorte que le lendemain matin vingt-quatre granules de chacun de ces alcaloïdes, ou douze milligrammes d'arséniate de strychnine et d'aconitine et vingt-quatre milligrammes de digitaline avaient été consommés. Une abondante diurèse avait eu lieu et le pouls était tombé au-dessous de 100. Le malade était calme ; à sa prière nous lui fîmes donner un petit verre de genièvre ou eau-de-vie de grain. Le surlendemain tout délire avait disparu et il n'y avait plus de tremblements musculaires.

Avant la dosimétrie nous eussions donné de fortes doses de laudanum et augmenté ainsi l'hébétude. Aujourd'hui grâce à la strychnine, à l'aconitine et à la digitaline, le traitement du tremblement et du délire alcooliques n'est plus qu'un jeu.

Nos confrères anglais (1) comprendront l'importance de cette observation, eux qui ont si souvent affaire à des ivrognes. Une autre habitude vicieuse tend à se répandre en Angleterre. A notre dernier voyage à Londres nous avons parcouru les environs des Docks, pour nous assurer par nous-même des *fumeurs d'opium*; et tout ce que les journaux en ont dit est malheureusement une triste réalité. Les Chinois sont bien vengés des Anglais! Ce sont les mêmes faces blêmes, décharnées, aux pommettes, saillantes, ayant à peine un aspect humain; de temps en temps un hoquet convulsif révèle la vie. Ils ont à côté d'eux une lampe où ils font chauffer la pâte d'opium au bout d'un fil de fer, et qu'ils déposent dans la cheminée d'une petite pipe et inhalent de leurs lèvres bestiales.

Cette habitude, qui est déjà devenue une fureur, provient des hauts droits dont le Gouvernement a chargé les spiritueux, pensant en restreindre l'usage. Hélas! il n'a fait que tomber de Charybde en Scylla. A ces natures abruties il faut des jouissances abrutissantes! Puisqu'on ne peut supprimer l'alcoolisme, surtout en Angleterre, on peut du moins en corriger les effets par les moyens que nous venons d'indiquer, c'est-à-dire l'arséniate de strychnine, l'aconitine et la digitaline. Il faut calmer le cerveau par le cœur. On ne gagne rien à narcotiser le premier organe, sinon d'augmenter l'hébétude. Il faut, au contraire, relever le ton général et diminuer ainsi la débilité nerveuse et la tendance aux infiltrations. Voyez les alcoolisateurs : malgré des apparences souvent herculéennes leurs mouvements sont indécis, leurs mains tremblent, leurs yeux sont injectés et larmoyants leur face bouffie, quoique rouge; ils ont toujours soif et l'appétit est presque nul. Au moindre accident, une chute, une contusion, une plaie, qui les mette hors d'état de satisfaire leur triste habitude, le délire s'empare d'eux et l'alcoolisme prend une forme aiguë. Qu'on s'abstienne de les saigner, car on précipiterait la crise fatale. Donnez-leur, au contraire, de l'arséniate de strychnine, de l'aconitine, de la digitaline, et le calme ne tardera pas à se rétablir. Une fois revenus à leur état normal, ils éprouveront le besoin et le plaisir de manger et laisseront ainsi leur triste habitude — car c'est surtout faute de repas réguliers qu'ils sont devenus buveurs. Un moyen puissant d'extirper l'ivrognerie serait des restaurants populaires à bon marché. On reproche au peuple ses vices, mais tient-on compte de ses privations? Il est facile à nos prêtres, comme aux ministres protestants, de prêcher la tempérance

---

(1) Cet article a paru dans le journal du docteur Phepson, à Londres.

après un bon dîner; mais le malheureux qui n'a rien à mettre sous la dent, il faut bien qu'il se soutienne. Il oublie ses maux en les noyant. L'alcool, le tabac, l'opium peuvent donc être de tristes nécessités. On ne peut exiger du peuple la vertu sans lui offrir le correctif de ses vices. En attendant qu'on puisse lui procurer ces compensations, c'est-à-dire le bien-être matériel, il faut lui donner des palliatifs, et c'est ici que le médecin doit intervenir au moyen de la strychnine, de l'aconitine et de la digitaline.

Tel est le but du présent article. Nous avons la conviction que nos confrères anglais en comprendront toute la portée.

CXIV

Des évacuants intestinaux dosimétriques.

Il y a quelques jours, à propos d'un malade atteint de fracture de cuisse
le forçant à garder la position horizontale, notre interne nous dit qu'il
n'y avait pas eu de garde-robe chez cet individu depuis son entrée à
l'hôpital, c'est-à-dire depuis huit jours, et que tous les purgatifs avaient
été employés inutilement, notamment le podophyllin. Je voulus lui
faire voir comment agissent les évacuants intestinaux et combien sont
mal nommés les prétendus purgatifs, puisque la plupart constipent. Je
lui fis remarquer qu'à proprement parler il n'y avait pas dans le cas
présent de plénitude abdominale, puisqu'il n'existait nul ballonnement et
que le malade n'était pas incommodé, mais que vu la position qu'il était
forcé de garder et en l'absence de tout mouvement, l'intestin était
endormi ; que par conséquent il fallait le réveiller par la strychnine et le
détendre par l'hyosciamine. Le fait suivit de près le précepte, car j'ordonnai de donner à notre individu réfractaire aux purgatifs, l'arséniate de
strychnine et l'hyosciamine, de chaque trois granules dans une cuillerée
à bouche d'huile de ricin, et au bout de trois quarts d'heure la débâcle
avait lieu. Mon interne en fut tout ébahi, ayant entendu dire par un de
ses professeurs que ces prétendues inventions c'était de la c..... en bouteille — car il paraît que cet honorable *professant* se pique d'atticisme).

Les faits de ce genre ne sont pas uniques ; et si les adversaires systé-
matiques de la dosimétrie se donnaient la peine de les suivre, ils s'épar-
gneraient des démentis presque journaliers. Les lecteurs du *Répertoire* se
souviendront sans doute de cet individu atteint d'intoxication saturnine,
auquel nous avions pratiqué l'opération de hernie étranglée sur la ligne
blanche abdominale et auquel nous avions fait administrer des granules

d'hyosciamine dans une cuillerée d'huile de ricin. Le lendemain matin, la garde-robe n'ayant pas eu lieu, nous ordonnâmes de joindre à l'hyosciamine le sulfate de strychnine, à la dose de trois granules de chaque, et la débâcle ne tarda pas à se produire.

Nous comprenons que ces faits gênent furieusement l'École, elle qui enseigne l'antagonisme des médicaments ou leur action neutralisante, comme si le corps humain était une cornue. Elle ne sait pas, l'École! ou feint de l'ignorer, qu'il y a en nous une force vitale qui empêche ou retarde l'action chimique, et que lorsque cette dernière a lieu, c'est aux confins de l'économie, en vue de l'élimination. On peut donc parfaitement donner à la fois deux médicaments soi-disant antagonistes, tels que la strychnine et l'hyosciamine, sans que pour cela ils se neutralisent mutuellement. Les faits que nous venons de citer sont sans réplique.

Ainsi, en thérapeutique, il faut faire la médecine des symptômes, n'importe la maladie et son siége; car c'est le malade qu'il faut soulager, c'est-à-dire ramener l'état physiologique et faire cesser le trouble des fonctions.

En vain dira-t-on qu'il n'est pas de symptômes sans lésions d'organes, il y a des lésions fort graves par elles-mêmes et même qui finissent par être mortelles, et qui, par intervalles quelquefois assez longs, laissent les malades parfaitement tranquilles. Nous avons traité un individu pour un ulcère rond de l'estomac (non cancéreux) et qui, quelquefois huit ou dix jours de suite, digérait parfaitement, vaquant à ses occupations, et qui au bout de ce temps était pris de crises gastralgiques que nous ne parvenions à faire cesser qu'à force de strychnine, d'hyosciamine et de morphine. A plus forte raison doit-il en être de même dans la gastralgie simple *sine materia*, même sans altération des fluides.

Que tous ces raisonneurs *ex cathedrâ* fassent donc comme tout médecin honnête doit faire, c'est-à-dire qu'ils soulagent leurs malades au lieu de raisonner sur la maladie. Il y a assez longtemps que l'humanité a été victime des pédants.

CXV

Des méthodes de vitesse en thérapeutique.

LU A LA SOCIÉTÉ DE MÉDECINE DOSIMÉTRIQUE DE PARIS,
DANS SA SÉANCE DU 5 AOUT 1879.

> Habemus fatentem reum.

« Il peut arriver telle circonstance en thérapeutique, qu'il ne s'agisse pas seulement de faire bien, mais surtout d'aller vite en besogne. Peu importe, en effet, l'énergie d'un traitement si on n'arrive pas à temps pour l'appliquer, ou si l'occasion d'y avoir recours vient à manquer.

Bien souvent une phase nouvelle ne se montre dans une maladie que parce qu'on n'a pas su se rendre maître de la phase antérieure, qui l'a rendue possible. On peut poser en principe que la richesse symptomatique d'un mal, et partant les risques auxquels il expose, sont en raison inverse de notre puissance curative.

Guérissez et surtout guérissez vite; dès lors vous supprimez ou du moins vous amoindrissez la séméiologie, science dont nous sommes trop fiers; car si elle prouve notre habileté d'observateurs, elle démontre d'une façon irrécusable *que nous sommes d'autre part de pauvres guérisseurs*.

A quoi bon (par exemple) s'appesantir sur la deuxième période de la pustule maligne? Nous ne l'eussions pas connue, cette période redoutable, si nous avions su conjurer le mal dans sa première manifestation.

On n'est exposé aux hémorrhagies intestinales et aux perforations dans la fièvre typhoïde, que parce qu'on laisse la maladie suivre — presque toujours — les diverses phases de son évolution.

On n'observe tant d'affections chroniques, dans la pratique courante, que parce qu'on a négligé, sans doute, l'occasion d'arrêter le mal à son début.

Les lésions d'orifice du côté du cœur sont bien fréquentes, mais le rhumatisme, si commun lui-même, n'est-il pas souvent abandonné à sa marche naturelle par *l'insuffisance des moyens qu'on lui oppose ?* On lui permet de prendre librement ses ébats, jusques et y compris la phase cardiaque, *devenue inévitable.*

Enfin cette phthisie pulmonaire n'est-elle pas l'aboutissant fatal de tant de cas divers et comme le *caput mortuum* de l'officine vitale?

Et ainsi de toutes les dégénérescences organiques : on laisse le stade *névrosique* devenir le stade *vasculaire,* et celui-ci se transformer, à son tour, en stade *trophique.* Alors tout est perdu.

Est-il un témoignage plus accablant de notre imprévoyance ou de notre incapacité?

L'idée d'aller vite en thérapeutique a dû nécessairement frapper beaucoup de bons esprits, quand ce ne serait que pour répondre à l'impatience si légitime des malades. N'est-ce pas, du reste, l'*occasio præceps* de notre maître à tous?

Certaines méthodes de traitement sont qualifiées d'*abortives;* d'autres fois on procède par voie de *jugulation.* On fait, dit-on, avorter une fièvre typhoïde par un éméto-cathartique, par un simple purgatif donné à propos, etc.; on jugule la pneumonie par des saignées coup sur coup, d'après la méthode de Bouillaud, etc.; mais qu'on ait jamais examiné la question dans son ensemble et d'une façon vraiment consciente, nous croyons avoir le droit de le contester.

Nous allons le prouver par des développements que nous donnerons au sujet et en montrant comment il se prête à un exposé dogmatique par la richesse et la concordance des détails.

La méthode de vitesse s'impose dans les conditions suivantes :

1° Arrêter dans sa source un mal dont les suites ne pourraient être que funestes.

2° Conjurer les dangers dérivant, à titres différents, du mal lui-même.

3° Empêcher les conséquences tardives d'une affection ayant déjà accompli ses premières périodes.

Puis, comme corollaires :

1° La mesure de l'efficacité d'une médication est donnée par sa rapidité même.

2° La richesse séméiologique d'une maladie est en raison inverse de la vitesse de sa guérison.

3° La vitesse d'une médication diminue les risques à courir dans toute maladie évoluant.

4° Les moyens de vitesse en thérapeutique doivent être calculés en vue d'une extrême efficacité et d'une non moindre opportunité.

Nous allons successivement reprendre chacun des aspects de la question.

1° *Arrêter dans sa source un mal dont les suites ne peuvent être que funestes.*

C'est un précepte élémentaire que de s'attaquer à un mal dès son origine. « *Principiis obsta* », surtout lorsqu'on a lieu d'en craindre les suites ; mais cela se fait avec plus ou moins de sûreté suivant le mode d'impression morbide : d'où résultent les différentes formes de la méthode abortive.

Pour ce qui est du *traumatisme simple*, nous n'avons à nous occuper que des cas où il y a effraction du tégument. Par cette porte ouverte tout est possible ; et les diverses infections d'origine extérieure n'ont pas d'autre point de départ : *érysipèle, angioleucite, phlébite, adénite,* etc., telles sont les conséquences ordinaires de la plus légère érosion de la surface cutanée et muqueuse. L'indication *abortive* fondamentale, c'est l'*occlusion*. Et encore n'est-il que *préventif;* il serait vraiment abortif dans le cas où la contamination aurait eu lieu déjà, soit par le fait de l'instrument vulnérant, soit par l'infection ultérieure de la plaie. Mais cela nous reporte au traumatisme compliqué d'un virus ou poison.

Le traumatisme chirurgical comporte les mêmes inconvénients, évités de nos jours par les précautions excessives de certaines opérations, dont la méthode de Lister présente le type le plus complet.

Indépendamment de la contamination d'une plaie primitivement simple, il existe un grand nombre d'affections morbides qui débutent par un accident local. Le plus souvent le traumatisme ou une très-légère effraction a rendu possible l'insertion du principe morbide; et même, dans certains cas — comme dans la vaccination — la main de l'opérateur y a concouru. Mais ce qui se rapporte à la petite plaie, bientôt cicatrisée, disparaît devant les modifications accomplies *in situ.* Pour exemples indiquons : la *vaccine,* le *chancre syphilitique,* le *charbon,* la *piqûre anatomique,* le *tubercule scrofuleux,* le *cancroïde,* etc., etc.

Tout porte à croire que le mal reste d'abord et pour un temps plus ou moins long, vraiment local. On observe bien, au point touché, une sorte de travail de *pullulation,* mais on peut avoir la prétention d'éteindre d'un seul coup toute activité menaçante, par voie de *neutralisation directe, action caustique, action spécifique,* etc. On enlève la cause du mal, de même que s'il s'agissait d'un corps étranger, d'une épine dans les chairs,

A beaucoup de points de vue, la cavité utérine, après la délivrance est une surface vouée aveuglément à toutes les absorptions. C'est alors qu'on doit se hâter pour faciliter les expulsions et fermer les veines béantes. L'ergot de seigle donné préventivement suffit souvent pour remplir ces indications d'urgence ; mais il ne faudrait pas craindre d'aller, par un *lavage direct,* dissiper les dernières mauvaises chances qu'un accouchement entraîne avec lui.

Ainsi *occlusion* et *neutralisation* tels sont les moyens dont l'art dispose pour arrêter à sa source même tout mal dérivant d'un traumatisme avec contamination. Mais il n'est pas moins curieux de rechercher comment, les choses étant abandonnées à elles-mêmes, la nature s'y prend pour s'opposer à l'invasion d'un principe morbide introduit de cette façon.

Le premier obstacle à la diffusion réside dans *une zone d'induration* promptement développée autour du corps irritant. C'est l'équivalent des adhérences séreuses dans les cavités viscérales, destinées à prévenir les épanchements. Cette atmosphère plastique et plus ou moins impénétrable, est surtout remarquable dans le *furoncle,* dans l'*anthrax,* dans le *chancre induré,* etc. Nous la voyons aussi se développer au plus haut degré dans nos injections sous-cutanées irritantes de nitrate d'argent, de chlorure de zinc, etc., et par elles nos petites opérations sont exemptes de tout danger de diffusion, encore bien qu'on s'en soit préoccupé sans raison.

Au delà, on voit s'opposer le premier groupe de ganglions correspondants à la région infectée. Le mal peut encore s'en tenir là. Il faut respecter, dans la pratique, ces barrières naturelles, et ne pas aller, par des débridements trop largement faits, comme au-devant du mal qu'on redoute. Ces indurations ne sont, du reste, que des moyens provisoires de protection ; la sauvegarde définitive repose sur la *suppuration éliminatrice,* sur la *gangrène* ou sur l'*enkystement* du corps étranger, dont la présence n'éveille plus dès lors aucune révolte.

Parmi ces impressions morbides topiques, il faut distinguer certains *catarrhes spécifiques,* qui ne sont pas moins virulents que telle ou telle inoculation circonscrite, et qui ont une malheureuse tendance à se diffuser sur place. Citons, par exemple, la *blennorrhagie vénérienne,* l'*ophthalmie catarrhale contagieuse, la coqueluche,* etc., qui réclament instamment une prompte et directe neutralisation.

Une troisième catégorie comprend les *infections d'emblée,* telles sont : la *variole,* la *scarlatine,* la *rougeole,* etc. Ou bien si, comme dans la *rage,* on observe une voie d'introduction manifeste, on peut se demander combien il se passe de temps avant la généralisation du mal. C'est ici surtout qu'il faut lutter de vitesse, lorsque quelques minutes de perdues suffisent pour rendre le malheur irréparable. Dans quelques-unes de ces maladies il existe une période d'*incubation* dont la thérapeutique n'a pas encore su tirer parti pour s'opposer à l'explosion des accidents attendus. La plupart de ces affections ont un caractère spécifique bien tranché et leur évolution est en quelque sorte forcée. Cependant il y a lieu à distinguer entre les maladies vraiment *sui generis* et les affections franchement inflammatoires : entre la *fièvre typhoïde*, par exemple, et la *pneumonie franche : a frigore*; tant que l'on se trouve encore dans ce qu'on appelle la phase étiologique de la maladie, on est en droit de procéder par avortement ou *jugulation*. Mais la situation est bien précaire : combien de soi-disant fièvres typhoïdes a-t-on fait *avorter* par un simple éméto-cathartique, alors qu'il s'agissait d'un typhus à tendances abortives? Et comment peut-on prétendre avoir *jugulé* une pneumonie par les saignées coup sur coup, lorsqu'on sait que cette maladie, dans sa forme la plus classique, tend naturellement vers la guérison? Ce n'est, le plus souvent, qu'une question de quelques heures gagnées au prix d'un lourd sacrifice. D'ailleurs dès que le mal est confirmé, on quitte le terrain étiologique pour entrer dans la phase suivante de l'évolution. -

---

Messieurs, les considérations dont vous venez d'entendre la lecture ne sont pas de nous, mais d'un médecin justement renommé, de M. le docteur Luton, de Reims. Avant de le suivre sur le terrain de la jugulation des maladies aiguës, qu'il nous soit permis de le féliciter d'être entré dans la voie préventive où vous-mêmes avez obtenu et obtenez chaque jour de si beaux succès. Il va sans dire qu'il s'agit de la méthode dosimétrique dont depuis près de dix ans nous agitons le drapeau, comme pour dire à nos confrères allopathiques : « Suivez-nous, la victoire est là. »

Oui, notre confrère de Reims a raison de dire : « *Guérissez et surtout guérissez vite*; le moment presse : *occasio præceps*. Il faut empêcher que la maladie de son stade *névrosique* n'entre dans son stade *vasculaire* et que celui-ci à son tour ne devienne *trophique*. »

Ce sont là les lois fondamentales de la médecine dosimétrique; et nous voyons avec un vrai bonheur que le docteur Luton se joigne à nous pour les proclamer. Seulement nous entrevoyons déjà de sa part un certain scepticisme : « Combien de soi-disant fièvres typhoïdes a-t-on fait avorter par un simple éméto-cathartique alors qu'il s'agissait d'un typhus à tendances abortives ou d'un embarras gastrique des plus ordinaires? » On pourrait rétorquer l'argument et dire : Combien de soi-disant embarras gastriques n'a-t-on pas laisser dégénérer en fièvre typhoïde en ne faisant rien ou le contraire de ce qu'on eût dû faire? Il en est de même de la pneumonie, quand M. Luton dit : « Et comment peut-on prétendre avoir jugulé une pneumonie par les saignées coup sur coup lorsqu'on sait que cette maladie dans sa forme la plus classique tend *naturellement* vers la guérison? On peut lui répondre que beaucoup de pneumonies deviennent anatomo-pathologiques précisément parce qu'on les a laissées marcher.

Mais voyons M. Luton à l'œuvre, nous le jugerons après.

CXVI

Du traitement par les saignées et alcaloïdes défervescents.

Sans aucun doute, on abuse de la saignée générale, en médecine vétérinaire surtout ; mais on aurait tort de vouloir proscrire ce moyen, car ce serait un autre danger. Pourquoi saigne-t-on ? Parce qu'il y a trop de sang ou un sang trop riche ou pléthore ; ou parce qu'il y a congestion sur un point ; ou bien enfin pour combattre l'inflammation.

Dans les deux premiers cas il n'y a point d'inconvénient ; et même, à ne pas saigner, il peut y avoir du danger, au point de vue des désordres physiques, telles que des déchirures de vaisseaux et extravasations ; et puis, il n'y a rien qui se répare plus vite que le sang chez l'homme ou l'animal sain.

Dans les inflammations franches, la saignée est encore indiquée, à leur première période, pour les mêmes motifs que dans les deux cas précédents. Ainsi, dans la pneumonie franche, il y aurait péril à ne pas saigner et même, au besoin, à ne pas répéter la saignée : encore une fois, parce que les forces vitales ne sont pas affaiblies ; mais, immédiatement après, il convient de donner les alcaloïdes excito-moteurs : la strychnine, l'aconitine, la vératrine, afin de resserrer le tissu pulmonaire et d'empêcher le sang de s'y engouffrer.

Ces réflexions nous ont été suggérées par un cas récent de pneumonie traumatique, dans notre service à l'hôpital civil de Gand : pouls petit, peau froide par suite de la commotion — l'accident s'était fait entre deux wagons de chemin de fer — respiration lente, avec rejet d'un sang spumeux et noirâtre ; il y avait évidemment rupture de cellules pulmonaires. Nous fîmes pratiquer une petite saignée, afin de relever le pouls, quitte à y revenir, et prescrivîmes des granules de sulfate de strychnine, deux toutes les demi-heures ; et, à mesure que la réaction se fit, l'aconitine et la vératrine, également deux par deux toutes les demi-heures, en maintenant la strychnine ; de sorte que dans la journée de l'accident et la nuit qui la suivit, le malade prit vingt-quatre granules de chacun de ces alcaloïdes. Le lendemain son état était aussi satisfaisant que possible, et il suffit de quelques expectorants pour dégager complétement la poitrine.

On voit qu'en combinant la saignée avec les alcaloïdes défervescents on se dispense de revenir sur la première ; ce qui est un grand avantage au point de vue de la convalescence.

Mais il n'en est pas de même dans les inflammations ataxiques, parce que là la saignée augmente la fibrine ou couenne du sang, et diminue par contre l'albumine. Il se fait alors une énorme prolifération de globules blancs ou leucocytose, avec tendance aux embolies, ainsi que Virchow l'a fait voir par ses belles expériences ; à tel point, que le sang peut paraître comme purulent ; c'est ce qui a pu tromper ceux qui, dans la pyoémie, croient à la présence du pus dans le sang.

Le docteur Bauer, dans une étude consignée dans le *Zeitschrift für Biologie*, étude que le *Répertoire* de 1875 a reproduite : « *De l'influence des soustractions sanguines sur les animaux* », signale surtout la décomposition plus active du liquide albumineux qui entoure les cellules (blastème), c'est-à-dire l'élimination des produits de cette décomposition l'azote). « L'organisme subit ainsi une grave déperdition, car la vie cellulaire, qui n'est pas possible sans la présence d'une grande quantité de principes albuminoïdes, se trouve par là considérablement entravée. Elle l'est d'autant plus, qu'en même temps que l'absorption de l'oxygène et l'élimination de l'acide carbonique sont diminuées (Zeït), une combustion moindre de graisse et un accroissement des dépôts de celle-ci dans l'économie, sont la conséquence de ce dernier trouble. Ce sont ces modifications survenues dans l'organisme, qui nous expliquent l'accumulation sensible de graisse après les saignées. Elles nous rendent également compte de cette dégénérescence graisseuse, si nuisible, des fibres organiques, dont elles favorisent la production dans le cours des maladies aiguës.

» Les données qui précèdent nous rendent parfaitement compte comment il se fait — ce qui est d'observation générale — que les individus anémiques sont d'ordinaire assez gras ; que les saignées habituelles produisent l'engraissement, mais ruinent la santé (hydrémie) ; que des soustractions sanguines fréquentes, mais peu abondantes, favorisent l'embonpoint. »

Les expériences du docteur Bauer — qui se trouvent, du reste, confirmées par d'autres recherches — réduisent à un minimum les avantages de la saignée. Il en résulte que dans le plus grand nombre de cas les soustractions sanguines sont plus nuisibles qu'utiles. Ces conclusions, doivent faire réfléchir ceux qui croient posséder dans la saignée un moyen de thérapeutique indispensable dans le traitement de toute maladie.

On voit que le présent article vient à point au moment où nous venons de finir le docteur Sangrado de Lesage ; et tout le monde sera unanime à reconnaître dans cet intrépide saigneur bien des originaux de nos jours, qui croyaient qu'en dehors de ce moyen il n'y a pas de médecine possible.

Nous pensons avoir déterminé les cas où la saignée est nécessaire et même urgente, c'est-à-dire quand il s'agit de prévenir des désordres mécaniques et que la constitution du malade n'est pas affaiblie, par conséquent, dans les cas traumatiques. Mais nous sommes opposé aux *bonnes* saignées, c'est-à-dire à la soustraction de plusieurs kilogrammes de sang en une fois, comme cela se pratique souvent en vétérinaire ; les petites saignées — répétées au besoin — suffisent pour rétablir la circulation — ou comme on dit — pour donner de l'air au tonneau. Mais même dans ces cas, on ne peut se dispenser de donner les alcaloïdes excito-moteurs, afin de favoriser le retour des vaisseaux sur eux-mêmes. Ce qui a trompé Broussais et ses disciples, c'est l'injection des vaisseaux : plus on saigne, plus cette injection augmente, et le sang prend une teinte de plus en plus foncée. Cela provient de ce que — comme l'a dit si justement le docteur Bauer, l'absorption de l'oxygène et l'élimination de l'acide carbonique sont diminuées, en même temps qu'il y a augmentaton de la fibrine et de l'eau du sang. Après des saignées coup sur coup, le caillot se resserre en boule au milieu d'une abondante sérosité. C'est tout au plus s'il y a une partie cruorique. Par contre, les leucocytes ont augmenté dans une énorme proportion. C'est cette leucocytose que favorisent les inflammations exsudatives et suppuratives. « Toutes les fois, dit Virchow, que l'augmentation de la fibrine est sensible, on remarque simultanément l'augmentation des globules blancs. Ainsi, nous retrouvons dans le sang les deux éléments constitutifs de la lymphe. Dans chaque cas d'hypérinose on peut compter sur une augmentation de globules blancs. Toute irritation locale d'un organe riche en lymphatiques et lié à de nombreux ganglions, provoque l'apport d'une plus grande quantité de globules blancs (corpuscules lymphatiques) dans le sang....

» A l'autopsie, l'augmentation des globules blancs semble plus frappante encore qu'elle ne l'est réellement : cela vient de la viscosité de ces globules qui s'amassent lorsque le courant sanguin se ralentit. Voilà pourquoi, sur le cadavre, on les trouve en grande quantité dans le cœur droit. Un jour, avant mon départ de Berlin pour Würzburg, j'ouvris le ventricule droit d'un leucémique. Le médecin qui avait traité le sujet, s'écria étonné : « Ah! c'est un abcès! » tant le sang ressemblait a du pus. Cette apparence ne se retrouve pas dans tous les points du système circulatoire; tout le sang ne ressemble pas à du pus parce que ce liquide contient encore un très-grand nombre de globules rouges; cependant, même pendant la vie, on voit le sang qui s'échappe de la veine présenter des stries blanchâtres. Bien plus, si l'on filtre le liquide et si on enlève ainsi la fibrine et qu'on laisse reposer le résidu, on voit les globules rouges et blancs se précipiter; deux couches se forment au fond du vase : la plus inférieure, formée de globules rouges, la supérieure blanchâtre, comme puriforme, formée de globules blancs. La différence des poids spécifiques de deux sortes de globules et la différence du moment où ils se précipitent, expliquent cette disposition. Ce moyen permet ainsi de distinguer le sang leucémique du sang chyleux (lipiémie), dans lequel le sérum est blanchâtre par suite de son mélange avec une certaine quantité de graisse. Si l'on défibrine le sang chyleux, il ne se forme pas un sédiment blanchâtre, mais une couche crémeuse à la surface. Jusqu'à présent il n'existe, dans tous les cas connus de leucémie, qu'une seule observation où le malade, après un traitement médical, put quitter l'hôpital avec un mieux sensible. Dans tous les autres cas, la maladie se termina par la mort. Je ne veux pas pour cela conclure que cette maladie est absolument incurable, j'espère, au contraire, qu'on finira par lui opposer un remède certain (1); mais il est remarquable de noter qu'ici, comme dans l'atrophie musculaire progressive, nous avons affaire à une affection qui, livrée à elle-même, empire nécessairement et se termine presque forcément par la mort. Enfin cette maladie présente ceci de particulier qu'elle aboutit à une diathèse hémorrhagique; il survient des hémorrhagies, et surtout des épistaxis épuisantes; quelquefois ce sont d'énormes apoplexies du cerveau ou des intestins (sous forme de mélœna). »

L'hypérinose ou excès de fibrine dans le sang, et la leucocytose ou excès de globules blancs, constituent donc un affaiblissement de ce liquide dû surtout à l'abus de la saignée, et les Sangrado de nos jours peuvent se mettre sur la conscience une bonne part de cette anatomo-pathologie

---

(1) Cet espoir du célèbre histologue vient corroborer la nécessité d'une réforme de la thérapeutique par la généralisation de la dosimétrie.

qu'ils se sont donné mission de combattre. Nous aurons encore occasion de revenir sur ce point.

Nous nous résumons en disant que les saignées ne sont que le moyen et non la fin du traitement, et qu'il faut d'autant plus ménager le sang que la constitution est plus affaiblie, soit par des maladies antérieures, soit par l'intensité même de la maladie actuelle ; mais qu'on peut la remplacer dans le plus grand nombre des cas par les alcaloïdes défervescents, notamment la strychnine, la vératrine, l'aconitine, et par les arséniates. Nous avons actuellement dans notre service un individu avec une arthrite fongueuse du coude ; il faudra probablement en arriver à la résection des extrémités malades, mais comme la fièvre était intense, nous avons commencé par l'abattre au moyen des alcaloïdes, et nous reconstituons le sang moyennant les arséniates de fer et de soude, en attendant l'opération. Il est vrai que celle-ci n'est qu'un moyen ; et opérer trop tôt c'est s'exposer souvent à une récidive. Voilà pourquoi les opérés ne peuvent être soumis à un régime débilitant. Dans notre service on ne connaît point la diète ; à moins d'un dérangement des voies digestives, les malades sont nourris comme des personnes saines. C'est à cela, ainsi qu'au traitement défervescent et reconstituant, que nous attribuons notre faible mortalité. Il est vrai que nos blessés prennent chaque jour du Sedlitz Chanteaud afin de pouvoir bien manger ; et au besoin nous stimulons l'estomac au moyen de la quassine. Il n'est donc plus question de diète ; et quant à la saignée, elle est tellement rare que nos internes n'ont même pas d'étui à lancettes. Où est le temps où le médecin ne marchait pas sans cela, et où, dans les hôpitaux, des palettes de sang se rencontraient presque à chaque lit. C'est contre cet abus que s'est élevé Lesage, mais il est pénible que la sanction ait eu lieu en dehors du corps médical et qu'elle n'ait pu se faire qu'au détriment de la dignité de ce dernier. L'autorité en médecine a toujours conduit à l'abus et à la résistance à tout progrès.

ÉPILOGUE

Dans la préface des *Études sur Hippocrate au point de vue de la médecine dosimétrique*, j'ai dit : « Ceci est un livre de combat. »

Dans l'épilogue du présent livre qui fait pendant au précédent, je dis : « Ceci est un livre de repos ou de halte. »

Pourquoi continuer la lutte avec des adversaires qui se dérobent? A poursuivre sans cesse on se fatigue plus qu'à combattre; et notre âge exige que nous nous arrêtions.

On nous demandera : « Pourquoi reproduisez-vous des articles que nous avons tous lus? » Là est précisément la question : car tous ne les ont pas lus; et ceux à qui leur position imposait le devoir de les lire et de les réfuter au besoin, les ont jetés au panier. Ils trouveront donc bon que nous les leur représentions sous forme d'un gros volume.

Il est permis à un homme qui a été tant jugé — souvent à tort et à travers — de résumer ses moyens de défense. Peut-être trouvera-t-on dans ces articles réunis ce qu'on n'a pas voulu y voir séparés. Nous n'avons pas l'outrecuidance de croire qu'on les lira tous, mais du moins il sera plus difficile de les jeter au rebut, ne fût-çe qu'à cause de la valeur matérielle, car un gros livre a toujours une valeur quelconque.

On dira que pour nous livrer à tant de dépenses nous devons, au moins, avoir la foi — et en fait de doctrine c'est la foi qui sauve — sans cela, on n'est qu'un imposteur.

Nous espérons donc que le présent livre sera également un livre d'apaisement, et que si nous avons été souvent agressif, on nous le pardonnera à cause de l'intention, qui a été d'être utile aux malades.

Nous pensons que nous l'aurons été également aux médecins, en faisant cesser le schisme homœopathique qui leur a été si préjudiciable en les faisant passer pour des augures.

Avec la dosimétrie la médecine est rentrée dans son domaine, d'où on ne pourra plus l'expulser, puisque son but est vital. Seulement, elle laissera à la porte du sanctuaire ce lourd bagage qu'on nomme « anatomie pathologique » — comme s'il était entré dans les vues de la nature de voir une anatomie morbide à côté d'une anatomie saine. Tous nos articles poursuivent le même objectif : c'est-à-dire la prédominance du vitalisme sur l'organicisme. Tous également font voir que la thérapeutique doit être physiologique, et que le règne des spécifiques est passé. A ce dernier point de vue, ceux qui ont le plus médit de la dosimétrie devront la bénir, puisque leur intérêt de boutique s'en trouvera bien. — Nous sommes bien obligé de le leur rappeler, puisqu'ils nous ont jeté tant de fois ce mot à la tête.

Les pharmaciens (déraisonnables) prétendent que nous les annulons. Nous ne voyons pas en quoi. Y a-t-il tant de mérite à faire une potion — dans la supposition qu'elle soit bien faite? Nous comprenons les apothicaires d'autrefois, puisqu'ils faisaient eux-mêmes leurs produits chimiques, tels que la morphine, la quinine; mais aujourd'hui ces produits se font en grand dans des établissements industriels. On voit par là que les pharmaciens n'ont plus la même importance qu'autrefois et qu'il serait déraisonnable de vouloir leur subordonner les progrès de la médecine. Leur règne est passé — comme celui des drogues composées — et ni l'un, ni l'autre ne reviendra plus.

Dr BURGGRAEVE.

Janvier 1883.

TABLE ANALYTIQUE

IV

Phénomènes vitaux. — Phénomènes chimiques. — Phénomènes physiques. — Méthode défervescente. — Méthode antithermique. — Action des alcaloïdes. — Les saignées et les bains froids. — Pleuropneumonie traumatique traitée par les défervescents.

V

Antiquité du traitement arsenical. — Action de l'acide arsénieux, de l'arséniate de strychnine et de l'arséniate de quinine. — Pourquoi ces deux sels doivent être employés simultanément dans les fièvres pernicieuses. — Sphygmographie des médicaments dosimétriques.

VI

Effets comparatifs de l'opium et de la morphine dans les diverses maladies. — Opinion de Hufeland.

VII

Actions morbides réflexes et directes. — Comment il faut comprendre la *dominante* et la *variante*. — Traitement de l'*odontalgie* et de la *stomatodynie*.

VIII

De l'entraînement médical. — En quoi la Dosimétrie diffère de l'Hahnemannisme et de l'Allopathie.

IX

Physiologie expérimentale. — Nature de l'intoxication saturnine. — Traitement par l'atropine.

X

Traitement par l'arséniate de soude et la quinine.

XI

Cet article fait voir qu'employer plusieurs médicaments à la fois, concourant au même but, est souvent nécessaire : autant de symptômes autant de modificateurs.

XII

Cette observation fait voir que la goutte puise généralement sa source dans l'abdomen et que l'estomac en est le premier élaborateur.

XIII

Traitement dosimétrique par l'acide phosphorique et le sulfate de strychnine.

XIV

Cette observation est remarquable à cause de la rapidité avec laquelle l'albuminose a disparu.

XV

Différentes causes des dyspepsies et de leur traitement dosimétrique. — Faits cliniques. — Histoire d'une cardiopathie.

XVI

Traitement du choléra indien. — Victor Jacquemont, le docteur Mandt et les médecins allopathes.

XVII

Œsophagisme levé par la strychnine et l'hyosciamine.

XVIII

Cet article fait voir comment il faut décomposer les symptômes, afin de les attaquer simultanément.

XIX

Cette observation et la précédente prouvent qu'il faut tenir compte des symptômes et non de la maladie en tant qu'entité morbide. Les mots « œsophagisme, dysphagie » ne s'appliquent qu'aux effets dont il faut déterminer les causes si on veut réussir dans le traitement.

XX

Même observation que pour les cas précédents, c'est-à-dire qu'en thérapeutique il faut décomposer les symptômes pour les attaquer un à un.

XXI

   1° Chloro-anémie suite d'une tumeur de l'abdomen ;
   2° Migraine intense guérie par la caféine ;
   3° Spasme intestinal levé par l'atropine ;
   4° Douleurs cancéreuses calmées par la cicutine.
Ces observations font voir la précision, la sûreté et la commodité des médicaments dosimétriques.

Cette observation prise sur nous-même fait voir que le flux hémorrhoïdal cède aux calmants quand il est dû à une simple irritation intestinale. Passé à l'état de dysenterie, il faut avoir recours aux styptiques, tel que le perchlorure de fer neutre.

XXII

Le but de cet article est de faire voir que la fièvre typhoïde en tant que fièvre

rémittente peut être jugulée, mais non en tant que lésion organique ; or, c'est là
où elle aboutit fatalement, si on ne fait rien pour l'arrêter dans son cours et qu'on
lui laisse suivre ses périodes. Il faut donc recourir aux anti-pyrétiques et aux antithermiques.

XXIII

Cet article fait voir que le traitement de l'infection purulente doit consister dans les
anti-fermentatifs, notamment l'acide phénique et les défervescents ou alcaloïdes.
L'hydro-ferro-cyanate de quinine doit jouer ici un grand rôle.

XXIV

Cet article fait voir comment il faut traiter les dyspepsies : selon leur siége et leurs
causes.

XXV

Dans ce traitement il faut avoir égard à l'irritation de la muqueuse et à l'état acide
des urines qui entretiennent cette irritation. Voilà pourquoi les alcalins sont
nécessaires. On tiendra également compte du spasme périnéo-uréthral qui exige
l'usage de la cicutine, de l'hyosciamine et souvent de la strychnine.

XXVI

La dosimétrie a été une des premières à se servir du camphre mono-bromé comme
sédatif de la moelle épinière et de ses nerfs. C'est un anesthésique qui se rapproche
beaucoup de l'iodoforme.

XXVII

Cette observation fait voir que dans l'asthme nerveux convulsif, il faut associer la
strychnine et l'hyosciasmine, afin de lever à la fois le spasme des bronches et la
paralysie pulmonaire.

XXVIII

Cette étude a pour objet de faire voir comment la température du corps se comporte dans les fièvres graves, c'est-à-dire par des oscillations nocturnes et diurnes, auxquelles le médecin doit opposer les alcaloïdes défervescents.

XXIX

Emploi de la quassine, de la caféine, de la vératrine, de l'aconitine, de l'arséniate et de l'hydro-ferro-cyanate de quinine, de l'hyosciasmine, de l'atropine, de la strychnine, de l'acide phosphorique, de l'hypophosphite de chaux. — Cet article fait voir que dans la cholémie il y a un empoisonnement du sang, le plus souvent par des miasmes palustres, et qu'il faut soutenir la vitalité, afin que la nature puisse expulser l'élément toxique.

XXX

Cet article a trait aux microbes dont dépendent les fièvres cycliques ou zymotiques. — C'est encore une question de panspermisme. — Les alcaloïdes défervescents doivent jouer le principal rôle dans le traitement des fièvres.

XXXI

Le but de cet article est de faire voir l'analogie qui existe entre les systèmes rénal et cutané, puisque le principe colorant du premier peut être sécrété par le second, — Le médecin doit se tenir en garde contre les fraudes des malades.

XXXII

Traitement de la pneumonie par la méthode dosimétrique. — Cet article suit la pneumonie dans ses diverses phases, afin de faire voir qu'elle peut être arrêtée dans son cours,

XXXIII

Cet article passe en revue les diverses causes de l'albuminurie et les traitements qu'il faut y opposer.

XXXIV

Même observation que pour l'article précédent.

XXXV

Cet article fait voir comment procède la nature dans les changements qu'elle fait
éprouver aux matériaux de la nutrition. C'est une chimie bien supérieure à celle
de nos laboratoires et avec des appareils bien autrement délicats que ceux dont
nous nous servons.

XXXVI

Ce traitement fait voir que dans la syphilis ancienne, il faut revenir aux iodures
mercuriels, afin d'éteindre le virus — c'est souvent une question *sine quâ non* de
réussite.

XXXVII

Le délire nerveux est dû le plus souvent à un ramollissement de la pulpe cérébrale,
il faut donc y opposer l'acide phosphorique, l'arséniate de strychnine et un régime
salin.

XXXVIII

Le mal est souvent héréditaire et exige les antispasmodiques métalliques, surtout le
cyanure de zinc.

XXXIX

Cet article fait voir que quoique s'annonçant brusquement, l'aconitisme n'est jamais
mortel, parce que c'est une simple dépression de la vitalité. Dans les maladies
aiguës, on est souvent obligé d'aller jusque-là, afin d'avoir raison de la fièvre.

XL

Cet article fait voir qu'en dehors de la circulation générale, il y a la circulation
particulière à chaque organe qui complète son idiosyncrasie propre.

XLI

Cet article fait voir comment se comportent les mouvements du cœur dans l'état scorbutique ou de ramollissement de cet organe. Il faut donc le tonifier par la strychnine, l'acide phosphorique, les arséniates. — Nous nous sommes particulièrement appuyé sur des observations sphygmographiques.

XLII

Cet article fait voir comment le médecin dosimètre peut toujours revenir sur ses pas, n'ayant pas, comme on dit, brûlé ses vaisseaux. — La médecine allopathique ne saurait en faire autant, étant comme l'aveugle de Barthez, c'est-à-dire sans savoir où il va. Voilà pourquoi feu le professeur Forget dit que les médicaments composés sont des décharges à mitraille, pouvant parfois atteindre la maladie, mais frappant le plus souvent le malade.

XLIII

Cet article fait voir qu'en même temps que la sécrétion biliaire, celle de l'urine est arrêtée, et qu'il faut donc agir sur l'une et sur l'autre.

XLIV

Cet article fait voir qu'il ne faut pas confondre la diététique avec la thérapeutique. Hippocrate faisait peu de thérapeutique, à cause de l'insuffisance de la matière médicale d'alors. Par contre, c'était un observateur qui avait souvent le chagrin de voir périr ses malades. Les médecins expectants de nos jours sont dans le même cas, sans avoir la même excuse.

XLV

Cet article fait voir combien l'action des médicaments dosimétriques est précise, pour ne pas dire mathématique.

XLVI

Cet article a été écrit en vue d'imperfections du service de santé des armées en campagne. Malheureusement les progrès sont difficiles à introduire en administration. « Leur siége est fait » ; on dit que « le mieux est l'ennemi du bien » ;

l'excuse serait valable si ce qui existe était bon. Mais c'est plutôt « détestable » qu'il faudrait dire.

XLVII

EMPLOI DES ALCALOÏDES DANS LES PYREXIES . . . . Page 235 à 250
Cet article fait voir que rien ne saurait remplacer les alcaloïdes défervescents dans le traitement des maladies aiguës et des pyrexies. Jusqu'à la dosimétrie, la médecine en était réduite aux débilitants ou à l'expectation dont les malades étaient également victimes, tandis qu'aujourd'hui, grâce à la méthode nouvelle, on peut dire : Il n'y a plus de maladies aiguës, mais de simples accidents dont le médecin dosimètre est toujours maître quand il est appelé à temps.

XLVIII

EMPLOI DES ARSÉNIATES DANS LES DYSCRASIES . . . . Page 241 à 243
Le but de cet article est de faire voir que les arséniates sont les véritables modificateurs du sang et qu'on donne en même temps du souffle. Ce sont donc des moyens de longévité, c'est-à-dire qui empêchent l'âge de se faire sentir. *Experto crede Roberto.*

XLIX

VIRULENCE ET PROPHYLAXIE. . . . . Page 245 à 247
Le but de cet article est de faire voir que toutes les maladies virulentes sont dues à la fermentation du sang, donnant lieu ainsi à la production de microbes ou germes contagieux. Les alcaloïdes tuent donc les uns et les autres.

L

DES MALADIES PAR FERMENTS MORBIDES ET DE LEUR TRAITEMENT PAR LES SULFITES, LES HYPOSULFITES, LES HYPOPHOSPHITES ET LES ARSÉNIATES . . Page 249 à 252
Cet article a été écrit en vue du système défervescent du docteur Giovanni Polli, de Milan. Malheureusement, ce médecin n'a pu s'appliquer son système à lui-même, car il a succombé à une maladie infectieuse, suite de ses travaux. — A diverses reprises nous avons cherché à le convertir à la dosimétrie, mais pour lui aussi « son siége était fait ».

LI

INSTRUCTIONS POUR L'EMPLOI DES MÉDICAMENTS DOSIMÉTRIQUES . Pages 253 et 254
Cet article a pour but de faire voir que dans le traitement des maladies aiguës par les alcaloïdes, il faut pousser ces derniers jusqu'à effet utile, c'est-à-dire jusqu'à ce que la fièvre tombe. On a prétendu que c'était arrêter la maladie dans sa marche naturelle, mais il n'y a que des organes qui souffrent et qu'il faut soulager. L'expectation est donc anti-humanitaire autant qu'anti-médicale, c'est-à-dire qu'il faut avant tout calmer la douleur.

LII

Le but de cet article est de faire voir que presque toutes les phthisies procèdent de la broncho-pneumonie et que, par conséquent, il faut leur opposer les arséniates, afin d'amender le terrain organique où sans cela se sèment les germes morbides comme dans un champ mal cultivé, l'ivraie. Les germes des tubercules ce sont les globules blancs.

LIII

Nous avons constaté cette insuffisance dans la *Gazette des Hôpitaux*, un des journaux de médecine les mieux renseignés, mais par cela même faisant à la dosimétrie la guerre du silence, qui ici est une guerre défensive.

LIV

Cet article fait voir que rien ne résiste aux remèdes dosimétriques employés avec énergie et intelligence. La pleurésie diaphragmatique est considérée généralement comme mortelle par les auteurs.

LV

Dans cet article nous jetons un coup d'œil rétrospectif sur la médecine, afin de faire voir que l'art se perfectionne en se simplifiant et que, par conséquent, la dosimétrie en est le couronnement.

LVI

Cet article a pour but de faire voir que les préparations ferrugineuses pour réussir dans ce cas ont besoin d'être appuyées par les incitants vitaux. Dire à un chloro-anémique : « Prenez du fer, » c'est comme à un dyspeptique : « Mangez un beef-steack. » Il faut avant tout leur en fournir la force.

LVII

Habemus fatentem reum, c'est-à-dire que les Codex se suivent et se ressemblent,

C'est toujours de la même officine que sortent ces formules qui ont la prétention de lier le médecin. Heureusement que la dosimétrie est venue lui rendre son indépendance.

LVIII

Dans cet article nous faisons voir qu'il y a deux sortes de médicaments : ceux qui s'assimilent à nos tissus et qui à ce titre constituent des aliments ou, comme on dit en agriculture, des « assolements » et ceux qui ont une action de pure catalyse. Ce sont les médicaments proprement dits, les premiers rentrant dans la catégorie des agents diététiques. C'est à la dosimétrie qu'on doit cette distinction qui est fondamentale. Ainsi le fer, l'arsenic sont des aliments. — Les alcaloïdes sont des médicaments, parce qu'ils ne restent point dans l'économie et ne font que la traverser. De là l'erreur des allopathes de donner des médicaments indigestes qui troublent les fonctions au lieu de les régulariser.

LIX

Le but de cet article est de faire voir qu'il existe une différence entre le typhus et la fièvre typhoïde ; leur traitement est le même, c'est-à-dire qu'il faut rafraichir le corps et venir en aide à la vitalité par les alcaloïdes défervescents. Le reste n'est plus alors qu'une affaire de régime.

LX

Cet article fait voir que dans les maladies de la peau il faut tenir compte de la vitalité du tissu, et au lieu de l'encrasser, comme on le fait habituellement, la tenir, au contraire, constamment libre. Une grande partie de ces affections proviennent d'une sensibilité exagérée qui réclame l'emploi de la cicutine, de la vératrine ; telles sont surtout les affections prurigineuses.

LXI

Mêmes observations que pour l'article précédent.

LXII

La goutte, comme l'a dit Hufeland, est une dyscrasie particulière des humeurs. Il faut donc, avant tout, activer les forces organiques, afin de brûler complétement les matières azotées. C'est le résultat qu'on obtient par les alcaloïdes defervescents.

moderne ; et le père de la médecine, revenant au monde, ne trouverait rien à y changer — à la dosimétrie s'entend, car quant aux allopathes et aux homœopathes, il leur dirait : *« Nescio vos. »*

LVIII

PHARMACODYNAMIE EXPÉRIMENTALE . . . . Page 331 à 334
Nous rappelons dans cet article les Commentaires de Gubler pour faire voir combien ses idées sur l'antagonisme des médicaments étaient fausses. Nous y rappelons aussi l'action auxiliaire de la strychnine et de l'hyosciamine en prenant pour exemple les affections striduleuses.

LXIX

TRAITEMENT DOSIMÉTRIQUE DES ACCIDENTS TRAUMATIQUES ET DES INFLAMMA-TIONS. . . . . Page 335 à 339
Nous combattons dans cet article cette assertion de l'École que la fièvre est la conséquence inévitable de la lésion et qu'il faut, ou la laisser s'éteindre d'elle-même, ou l'épuiser par des débilitants, théorie qui a fait tant de victimes et à laquelle la dosimétrie donne des démentis journaliers.

LXX

EMPLOI DOSIMÉTRIQUE DE L'ARSÉNIATE DE CAFÉINE DANS LE NICOTISME. P. 341 à 345
Dans cet article nous passons en revue les effets du tabac, tels que asthme, apepsie, congestions cérébrales, amblyopies, et nous faisons voir que l'usage journalier de la caféine remédie à ces accidents.

LXXI

DE LA FIÈVRE DES OPÉRÉS ET DE SON TRAITEMENT DOSIMÉTRIQUE . Page 347 à 349
Nous faisons voir dans cet article que cette fièvre est en raison directe de la débilitation de l'économie et que, par conséquent, plus on débilite les opérés, plus leur danger est grand. Nous citons la guerre de Crimée où Anglais et Français se sont trouvés côte à côte, les premiers avec leur service sanitaire à la discrétion des officiers de santé, les seconds, au contraire, à la discrétion de l'Intendance. A la guerre l'argent n'est rien, le salut du soldat est tout, puisqu'il donne à son pays son sang et sa vie.

LXXII

UN PROGRAMME DE CONCOURS DE MÉDECINE DOSIMÉTRIQUE . . . Page 351 à 356
Ce programme comprend toutes les grandes questions médicales, telles que la thermométrie physiologique et pathologique, celle des assolements dans les maladies dyscrasiques, les métamorphoses régressives : urémie, cholurie, etc.

LXXIII

Cet article a pour but de faire voir qu'en dosimétrie il n'y a pas de posologie absolue, ni maxima ni minima, puisqu'il faut aller jusqu'à effet. C'est la résistance aux remèdes qui détermine leur quantité. Au reste, on ne risque pas de dépasser le but, comme en allopathie, qui est le pavé de l'ours. Cet article fait voir également qu'en combinant les alcaloïdes entre eux, on en augmente les effets sans devoir augmenter la dose.

LXXIV

Cet article fait voir que la plupart des maladies de l'enfant sont dues à une combustion incomplète des matériaux de la nutrition et, par conséquent, le danger d'un régime saccharin et, au contraire, la nécessité d'un régime salin.

LXXV

Cet article fait voir que chez la femme enceinte l'*ultimum moriens*, c'est la matrice, et que, par conséquent, on peut encore provoquer l'accouchement après la mort, tant que la chaleur subsiste. Le même article fait voir la nécessité de l'entrainement puerpéral par la strychnine.

LXXVI

Cet article traite de l'emploi de la digitaline au début des maladies aiguës du cœur, conjointement avec la strychnine et la cicutine.

LXXVII

Cet article fait voir que les alcaloïdes font *sortir* l'éruption, comme une pluie printanière fait lever la semence dans un terrain aride.

LXXVIII

Cet article touche à la grande question des micro-organismes et de leur destruction par les alcaloïdes, c'est-à-dire des maladies miasmatiques en général.

Le but de cette conférence est de faire voir l'importance de la dosimétrie pour la médecine navale.

LXXXVI

Cette conférence a eu pour but de faire voir qu'en dehors de la vitalité le médecin ne peut rien et que c'est à tort que la médecine organicienne se base sur l'anatomie pathologique ou ce que feu le docteur Amédée Latour a nommé « une inutile histoire naturelle ».

LXXXVII

Dans cet article nous exposons notre système de longévité basé sur les lois de la physiologie.

LXXXVIII

Dans cet article nous examinons la source de l'hystéricisme qui est plutôt dans la moelle épinière que dans le système utérin.

LXXXIX

Cet article fait voir que dans tout traitement actif il y a un point culminant qu'il faut atteindre si on veut avoir les bons effets qu'on en attend. En allopathie on commence par brûler ses vaisseaux; voilà pourquoi on en est réduit ensuite à l'expectation.

XC

Cet article passe en revue les points fondamentaux qui doivent constituer l'unité de la médecine, unité prêchée par Hippocrate et dont on s'est départi par esprit de système, chacun voulant avoir sa médecine à soi. La dosimétrie qui n'a pas de système, mais qui agit selon les circonstances, est appelée à unifier la médecine que l'allopathie et l'homœopathie avaient divisée.

XCI

Dans cet article nous faisons voir les dangers d'une diète prolongée, l'économie se

CXIX

Cette note fait voir qu'avec la strychnine et l'hyosciamine la plupart des vomissements dits incoercibles peuvent être arrêtés.

C

Cet article fait voir que l'œil est le miroir de la pathologie, c'est-à-dire qu'il permet de constater *de visu* les maladies d'après leurs causes.

CI

Cet article montre comment se fait la propagande scientifique, c'est-à-dire en parlant à leur raison. En médecine l'apostolat est une foi et un devoir.

CII

Cet article fait voir qu'en dosimétrie tout est précision et que le véritable intérêt du médecin et du malade est là.

CIII

Cet article répond à ceux qui condamnent les phthisiques ou rien faire en thérapeutique.

CIV

Cet article fait voir le schisme qui existe parmi les homœopathes et que par conséquent ils ont tant intérêt à se rallier à la dosimétrie.

CV

Dans cet article nous établissons la théorie du sommeil d'après l'état physiologique
du cerveau.

CVI

Cet article fait voir que le médecin doit toujours avoir sur lui une pharmacie de poche
pour les cas urgents.

CVII

Cet article démontre que la plupart des maladies dites puerpérales peuvent être
conjurées par la dosimétrie.

CVIII

Le but de cet article est de faire voir que les maladies chroniques, comme les maladies aiguës, empruntent leur gravité à la fièvre et, par conséquent, que c'est à
juguler cette dernière que doivent tendre les efforts du médecin.

CIX

Cet article fait voir que la dosimétrie peut réveiller la vie de l'enfant dans le sein de
la mère, et l'amener ainsi à terme.

. CX

Cet article passe en revue les diverses causes de l'éclampsie et les moyens d'y
parer.

CXI

Cet article fait voir que la pilocarpine abaisse la tension artérielle et prévient ainsi
le spasme nerveux.

CXII

Cet article démontre combien les allopathes finissent par devenir insensibles, même
à leurs insuccès.

CXIII

Cet article fait voir que la strychnine et l'hyosciamine calment le système nerveux en
le tonifiant.

CXIV

Cet article montre qu'en fait de purgatifs il n'y a rien d'absolu et qu'il faut avant tout
lever la cause.

CXV

Cet article est le développement de l'adage : *Tuto, cito, jucunde* en thérapeutique.

CXVI

Cet article fait voir que les déplétions sanguines ont une action physique et les alcaloïdes une action vitale.

ÉPILOGUE